国家卫生健康委员会"十三五"规划教材

专科医师核心能力提升导引丛书

供专业学位研究生及专科医师用

疾病学基础

Foundation of Disease

主　编　陈国强　宋尔卫

副主编　董　晨　王　韵　易　静

　　　　赵世民　周天华

人民卫生出版社

·北　京·

图书在版编目（CIP）数据

疾病学基础/陈国强，宋尔卫主编. —北京：人民卫生出版社，2021.11

ISBN 978-7-117-31569-2

Ⅰ.①疾… Ⅱ.①陈…②宋… Ⅲ.①疾病学－教材 Ⅳ.①R366

中国版本图书馆 CIP 数据核字（2021）第 083302 号

| 人卫智网 | www.ipmph.com | 医学教育、学术、考试、健康，购书智慧智能综合服务平台 |
| 人卫官网 | www.pmph.com | 人卫官方资讯发布平台 |

疾病学基础
Jibingxue Jichu

主　　编：陈国强　宋尔卫
出版发行：人民卫生出版社（中继线 010-59780011）
地　　址：北京市朝阳区潘家园南里 19 号
邮　　编：100021
E - mail：pmph @ pmph.com
购书热线：010-59787592　010-59787584　010-65264830
印　　刷：三河市潮河印业有限公司
经　　销：新华书店
开　　本：850×1168　1/16　印张：27　插页：2
字　　数：762 千字
版　　次：2021 年 11 月第 1 版
印　　次：2021 年 12 月第 1 次印刷
标准书号：ISBN 978-7-117-31569-2
定　　价：128.00 元

打击盗版举报电话：010-59787491　E-mail：WQ @ pmph.com
质量问题联系电话：010-59787234　E-mail：zhiliang @ pmph.com

编 者 <small>(以姓氏笔画为序)</small>

马　端　复旦大学基础医学院

马礼坤　中国科学技术大学附属第一医院

王　颖　上海交通大学医学院上海市免疫学
　　　　研究所

王　韵　北京大学基础医学院

冯　涛　首都医科大学附属北京天坛医院

边惠洁　中国人民解放军空军军医大学基础
　　　　医学院

刘　军　上海交通大学医学院附属瑞金医院

刘　玮　上海交通大学附属第一人民医院

李小英　复旦大学附属中山医院

李军民　上海交通大学医学院附属瑞金医院

李孟森　海南省肿瘤与干细胞重点实验室

肖华胜　生物芯片上海国家工程研究中心

沈　南　上海交通大学医学院附属仁济医院

宋尔卫　中山大学孙逸仙纪念医院

陈国强　上海交通大学医学院附属仁济医院

陈京涛　吉林大学白求恩第一医院

林圣彩　厦门大学生命科学学院

易　静　上海交通大学医学院基础医学院

周　新　上海交通大学附属第一人民医院

周天华　浙江大学

赵世民　复旦大学代谢与整合生物学研究院

钟　清　上海交通大学医学院基础医学院

贾伟平　上海交通大学附属第六人民医院

徐　林　遵义医科大学

黄　雷　上海交通大学医学院基础医学院

黄灿华　四川大学华西基础医学与法医学院

龚　畅　中山大学中山医学院

龚卫娟　扬州大学医学院

董　晨　清华大学免疫学研究所

程金科　上海交通大学医学院基础医学院

谢　青　上海交通大学医学院附属瑞金医院

雷　鸣　上海交通大学医学院上海精准医学
　　　　研究院

鞠振宇　暨南大学衰老与再生医学研究院

编写秘书（兼）

王兆军　上海交通大学医学院

郑俊克　上海交通大学医学院

主 编 简 介

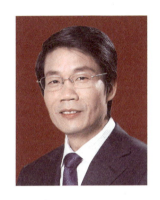

  陈国强 教授，中国科学院院士，上海交通大学医学院附属仁济医院癌基因和相关基因国家重点实验室主任，教育部基础学科拔尖学生培养计划 2.0 专家委员会主任、基础医学类教学指导委员会主任委员，中国病理生理学会副理事长、中国生物化学与分子生物学学会副理事长，悉尼大学、渥太华大学等荣誉教授，"Association of Academic Health Centers International"指导委员会成员等。

  作为国家重点基础研究发展计划（973 计划）首席科学家、国家杰出青年科学基金获得者和创新研究群体项目负责人等，长期致力于肿瘤尤其是白血病的病理生理学研究和教学，在肿瘤细胞命运决定和肿瘤微环境调控机制方面获得系列创新性成果，在 *Cancer Cell*、*Nature*、*Nat Chem Biol*、*Nat Cell Biol*、*Blood*、*Leukemia* 等国际重要期刊上发表论文 200 余篇，被他引 12 000 余次，并先后多次获国家自然科学奖二等奖、何梁何利基金科学与技术进步奖、上海市自然科学奖一等奖、中华医学科技奖一等奖、教育部国家级教学成果奖一等奖、上海市教学成果奖特等奖等，并获得"上海十大杰出青年"、上海市劳动模范、全国先进工作者、卫生部有突出贡献中青年专家、教育部长江学者等荣誉称号。

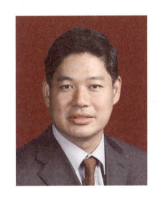

  宋尔卫 教授，主任医师，中国科学院院士。中山大学孙逸仙纪念医院院长，中山大学中山医学院院长。广州再生医学与健康广东省实验室（生物岛实验室）副主任；中山大学孙逸仙纪念医院乳腺肿瘤中心学科带头人、2005 年获国家杰出青年科学基金，2007 年被聘为教育部长江学者特聘教授，2009 年被评为美国中华医学基金会（CMB）杰出教授，2014 年入选中组部"万人计划"第一批科技创新领军人才。主持国家重点研发计划项目，国家重大科学研究计划项目，国家自然科学基金创新研究群体项目、重大项目、重点项目等多项科研项目。担任 *BMC Cancer*、*Cancer Science* 和 *Science China Life Sciences* 杂志副主编，中国抗癌协会乳腺癌专业委员会、肿瘤转移专业委员会副主任委员，中国临床肿瘤学会（CSCO）乳腺癌专家委员会候任主任委员。

  坚持临床实践与基础研究结合，围绕肿瘤免疫微环境和非编码 RNA（ncRNA）的作用开展深入研究。研究成果发表在 *Nature*、*Cell*、*Cancer Cell*、*Nature Immunology*、*Nature Cell Biology*、*Nature Cancer*、*Science Translational Medicine* 等，共计 154 篇，他引总数超 1 万次，单篇最高他引达 1 423 次；并应邀为 *Nature Reviews Drug Discovery* 撰写关于肿瘤微环境的综述。研究成果两次入选全国高校十大科技进展，作为第一完成人获国家自然科学奖二等奖、全国创新争先奖、何梁何利基金科学与技术创新奖、谈家桢生命科学奖等。

副主编简介

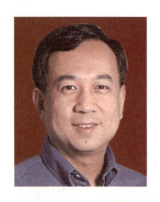

董　晨　教授，中国科学院院士，清华大学免疫学研究所所长。现任 *Frontiers in Immunology•T Cell Biology* 主编，《中国科学•生命科学》副主编，*Immunity*、*Cell Research* 等期刊编委。

主要致力于免疫学的研究，在 T 细胞分化和自身免疫病领域做出多项开创性贡献，自 2014 年起连续多年被评为全球"高被引科学家"。先后获得美国免疫学家学会"BD Bioscience"研究者奖、国际细胞因子与干扰素协会"Biolegend-William E. Paul Award"奖、吴阶平医药创新奖、吴阶平 - 保罗•杨森医学奖等。担任国家重点研发计划精准医学研究的首席科学家，国家自然科学基金委员会"炎症生物学与疾病"创新群体负责人。

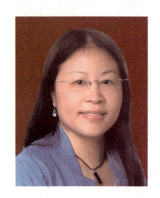

王　韵　教授，北京大学基础医学院副院长，北京大学神经科学研究所副所长，兼任中国生理学会理事长、教育部基础医学类教学指导委员会副主任委员。

长期致力于医学教育及生理学和神经生物学教学和研究。在痛及痛觉调制信号通路，神经系统发育损伤、修复及脑重大疾病分子机制研究方面取得了系列研究成果。共发表 SCI 论文 60 余篇，获中国发明专利 6 项。为教育部长江学者特聘教授，国家杰出青年基金获得者和国务院政府特殊津贴专家。曾获教育部高校青年教师奖、全国优秀科技工作者、北京市高等学校教学名师奖、北京市"教育先锋"先进个人、北京大学十佳教师、张香桐神经科学青年科学家奖和中国女医师协会五洲女子科技奖等荣誉称号和奖项。

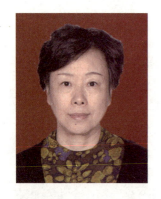

易　静　教授，上海交通大学基础医学院生物化学与分子细胞生物学系研究组长。中国细胞生物学学会资深理事、继续教育工作委员会委员和医学细胞生物学分会委员。

长期从事医学细胞生物学教学工作，担任教材《医学细胞生物学》(上海科学技术出版社)、《医学细胞生物学技术》(高等教育出版社)主编以及《医学细胞生物学》(人民卫生出版社)副主编。研究方向为蛋白质修饰和细胞信号转导，曾负责国家自然科学基金重点项目和面上项目多项以及国家重点基础研究发展计划(973 计划)课题，在 *Nature Communications*、*The EMBO Journal* 等期刊发表论文，多篇论文得到 *Nature Review* 系列期刊的综述引用，曾受邀在 *Antioxidants and Redox Signaling*、*Cancer Biology and Therapy* 等期刊发表综述。研究成果曾获得教育部自然科学奖二等奖等奖项。

副主编简介

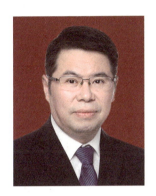

赵世民　教授，教育部长江学者特聘教授（2012—2017 年），复旦大学代谢与整合生物学研究院副院长，中国生物化学与分子生物学会常务理事。

代谢物信号研究国际先行者之一，提出并证实代谢物的信号调控属性，发现代谢的乙酰化调控新机制和氨基酸修饰。在 *Science* 等期刊发表研究论文 60 余篇，乙酰化调控代谢内容入选美国化学会"2010 年超级成就"，并作为独立章节被编入美国经典本科教材。多项成果获科技部"中国科学十大进展"、教育部"中国高校十大科技进展"、教育部自然科学奖一等奖等。长期从事生物及医学生化本科及研究生教学工作。

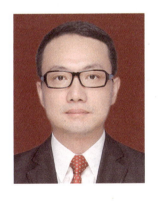

周天华　浙江大学求是特聘教授，现任浙江大学副校长、癌症研究院院长、医学院细胞生物学系主任、分子医学研究中心主任。兼任加拿大多伦多大学分子遗传学系教授，中国细胞生物学学会常务理事、细胞结构与细胞行为分会副会长、肿瘤细胞生物学分会副秘书长，中国学位与研究生教育学会学术委员会秘书长，*Cell Research*、*Cell signaling and Trafficking*、*Journal of Experimental*、*Clinical Cancer Research* 等期刊编委。

从事细胞生物学教学多年，担任《医学细胞生物学》（高等教育出版社）共同主编、《细胞生物学》（人民卫生出版社）副主编。主要研究领域为肿瘤分子细胞生物学，获国家杰出青年科学基金资助，入选国家"万人计划"科技创新领军人才、教育部"新世纪优秀人才支持计划"、科技部"中青年科技创新领军人才"。

全国高等学校医学研究生"国家级"规划教材
第三轮修订说明

进入新世纪,为了推动研究生教育的改革与发展,加强研究型创新人才培养,人民卫生出版社启动了医学研究生规划教材的组织编写工作,在多次大规模调研、论证的基础上,先后于2002年和2008年分两批完成了第一轮50余种医学研究生规划教材的编写与出版工作。

2014年,全国高等学校第二轮医学研究生规划教材评审委员会及编写委员会在全面、系统分析第一轮研究生教材的基础上,对这套教材进行了系统规划,进一步确立了以"解决研究生科研和临床中实际遇到的问题"为立足点,以"回顾、现状、展望"为线索,以"培养和启发读者创新思维"为中心的教材编写原则,并成功推出了第二轮(共70种)研究生规划教材。

本套教材第三轮修订是在党的十九大精神引领下,对《国家中长期教育改革和发展规划纲要(2010—2020年)》《国务院办公厅关于深化医教协同进一步推进医学教育改革与发展的意见》,以及《教育部办公厅关于进一步规范和加强研究生培养管理的通知》等文件精神的进一步贯彻与落实,也是在总结前两轮教材经验与教训的基础上,再次大规模调研、论证后的继承与发展。修订过程仍坚持以"培养和启发读者创新思维"为中心的编写原则,通过"整合"和"新增"对教材体系做了进一步完善,对编写思路的贯彻与落实采取了进一步的强化措施。

全国高等学校第三轮医学研究生"国家级"规划教材包括五个系列。①科研公共学科:主要围绕研究生科研中所需要的基本理论知识,以及从最初的科研设计到最终的论文发表的各个环节可能遇到的问题展开;②常用统计软件与技术:介绍了SAS统计软件、SPSS统计软件、分子生物学实验技术、免疫学实验技术等常用的统计软件以及实验技术;③基础前沿与进展:主要包括了基础学科中进展相对活跃的学科;④临床基础与辅助学科:包括了专业学位研究生所需要进一步加强的相关学科内容;⑤临床学科:通过对疾病诊疗历史变迁的点评、当前诊疗中困惑、局限与不足的剖析,以及研究热点与发展趋势探讨,启发和培养临床诊疗中的创新思维。

该套教材中的科研公共学科、常用统计软件与技术学科适用于医学院校各专业的研究生及相应的科研工作者;基础前沿与进展学科主要适用于基础医学和临床医学的研究生及相应的科研工作者;临床基础与辅助学科和临床学科主要适用于专业学位研究生及相应学科的专科医师。

全国高等学校第三轮医学研究生"国家级"规划教材目录

11　SAS 统计软件应用（第 4 版）　　　　主编　贺 佳
　　　　　　　　　　　　　　　　　　　　副主编　尹 平　石武祥

12　医学分子生物学实验技术（第 4 版）　主审　药立波
　　　　　　　　　　　　　　　　　　　　主编　韩 骅　高国全
　　　　　　　　　　　　　　　　　　　　副主编　李冬民　喻 红

13　医学免疫学实验技术（第 3 版）　　　主编　柳忠辉　吴雄文
　　　　　　　　　　　　　　　　　　　　副主编　王全兴　吴玉章　储以微　崔雪玲

14　组织病理技术（第 2 版）　　　　　　主编　步 宏
　　　　　　　　　　　　　　　　　　　　副主编　吴焕文

15　组织和细胞培养技术（第 4 版）　　　主审　章静波
　　　　　　　　　　　　　　　　　　　　主编　刘玉琴

16　组织化学与细胞化学技术（第 3 版）　主编　李 和　周德山
　　　　　　　　　　　　　　　　　　　　副主编　周国民　肖 岚　刘佳梅　孔 力

17　医学分子生物学（第 3 版）　　　　　主审　周春燕　冯作化
　　　　　　　　　　　　　　　　　　　　主编　张晓伟　史岸冰
　　　　　　　　　　　　　　　　　　　　副主编　何凤田　刘 戟

18　医学免疫学（第 2 版）　　　　　　　主编　曹雪涛
　　　　　　　　　　　　　　　　　　　　副主编　于益芝　熊思东

19　遗传和基因组医学　　　　　　　　　主编　张 学
　　　　　　　　　　　　　　　　　　　　副主编　管敏鑫

20　基础与临床药理学（第 3 版）　　　　主编　杨宝峰
　　　　　　　　　　　　　　　　　　　　副主编　李 俊　董 志　杨宝学　郭秀丽

21　医学微生物学（第 2 版）　　　　　　主编　徐志凯　郭晓奎
　　　　　　　　　　　　　　　　　　　　副主编　江丽芳　范雄林

22　病理学（第 2 版）　　　　　　　　　主编　来茂德　梁智勇
　　　　　　　　　　　　　　　　　　　　副主编　李一雷　田新霞　周 桥

23　医学细胞生物学（第 4 版）　　　　　主审　杨 恬
　　　　　　　　　　　　　　　　　　　　主编　安 威　周天华
　　　　　　　　　　　　　　　　　　　　副主编　李 丰　杨 霞　王杨淦

24　分子毒理学（第 2 版）　　　　　　　主编　蒋义国　尹立红
　　　　　　　　　　　　　　　　　　　　副主编　骆文静　张正东　夏大静　姚 平

25　医学微生态学（第 2 版）　　　　　　主编　李兰娟

26　临床流行病学（第 5 版）　　　　　　主编　黄悦勤
　　　　　　　　　　　　　　　　　　　　副主编　刘爱忠　孙业桓

27　循证医学（第 2 版）　　　　　　　　主审　李幼平
　　　　　　　　　　　　　　　　　　　　主编　孙 鑫　杨克虎

28	断层影像解剖学	主　编	刘树伟　张绍祥
		副主编	赵　斌　徐　飞
29	临床应用解剖学（第2版）	主　编	王海杰
		副主编	臧卫东　陈　尧
30	临床心理学（第2版）	主　审	张亚林
		主　编	李占江
		副主编	王建平　仇剑鉴　王　伟　章军建
31	心身医学	主　审	Kurt Fritzsche　吴文源
		主　编	赵旭东
		副主编	孙新宇　林贤浩　魏　镜
32	医患沟通（第2版）	主　审	周　晋
		主　编	尹　梅　王锦帆
33	实验诊断学（第2版）	主　审	王兰兰
		主　编	尚　红
		副主编	王传新　徐英春　王　琳　郭晓临
34	核医学（第3版）	主　审	张永学
		主　编	李　方　兰晓莉
		副主编	李亚明　石洪成　张　宏
35	放射诊断学（第2版）	主　审	郭启勇
		主　编	金征宇　王振常
		副主编	王晓明　刘士远　卢光明　宋　彬
			李宏军　梁长虹
36	疾病学基础	主　编	陈国强　宋尔卫
		副主编	董　晨　王　韵　易　静　赵世民
			周天华
37	临床营养学	主　编	于健春
		副主编	李增宁　吴国豪　王新颖　陈　伟
38	临床药物治疗学	主　编	孙国平
		副主编	吴德沛　蔡广研　赵荣生　高　建
			孙秀兰
39	医学3D打印原理与技术	主　编	戴尅戎　卢秉恒
		副主编	王成焘　徐　弢　郝永强　范先群
			沈国芳　王金武
40	互联网＋医疗健康	主　审	张来武
		主　编	范先群
		副主编	李校堃　郑加麟　胡建中　颜　华
41	呼吸病学（第3版）	主　审	钟南山
		主　编	王　辰　陈荣昌
		副主编	代华平　陈宝元　宋元林

42	消化内科学（第3版）	主　审	樊代明	李兆申		
		主　编	钱家鸣	张澍田		
		副主编	田德安	房静远	李延青	杨　丽

43	心血管内科学（第3版）	主　审	胡大一			
		主　编	韩雅玲	马长生		
		副主编	王建安	方　全	华　伟	张抒扬

| 44 | 血液内科学（第3版） | 主　编 | 黄晓军 | 黄　河 | 胡　豫 | |
| | | 副主编 | 邵宗鸿 | 吴德沛 | 周道斌 | |

45	肾内科学（第3版）	主　审	谌贻璞			
		主　编	余学清	赵明辉		
		副主编	陈江华	李雪梅	蔡广研	刘章锁

| 46 | 内分泌内科学（第3版） | 主　编 | 宁　光 | 邢小平 | | |
| | | 副主编 | 王卫庆 | 童南伟 | 陈　刚 | |

47	风湿免疫内科学（第3版）	主　审	陈顺乐			
		主　编	曾小峰	邹和建		
		副主编	古洁若	黄慈波		

48	急诊医学（第3版）	主　审	黄子通			
		主　编	于学忠	吕传柱		
		副主编	陈玉国	刘　志	曹　钰	

49	神经内科学（第3版）	主　编	刘　鸣	崔丽英	谢　鹏	
		副主编	王拥军	张杰文	王玉平	陈晓春
			吴　波			

| 50 | 精神病学（第3版） | 主　编 | 陆　林 | 马　辛 | | |
| | | 副主编 | 施慎逊 | 许　毅 | 李　涛 | |

| 51 | 感染病学（第3版） | 主　编 | 李兰娟 | 李　刚 | | |
| | | 副主编 | 王贵强 | 宁　琴 | 李用国 | |

| 52 | 肿瘤学（第5版） | 主　编 | 徐瑞华 | 陈国强 | | |
| | | 副主编 | 林东昕 | 吕有勇 | 龚建平 | |

53	老年医学（第3版）	主　审	张　建	范　利	华　琦	
		主　编	刘晓红	陈　彪		
		副主编	齐海梅	胡亦新	岳冀蓉	

| 54 | 临床变态反应学 | 主　编 | 尹　佳 | | | |
| | | 副主编 | 洪建国 | 何韶衡 | 李　楠 | |

55	危重症医学（第3版）	主　审	王　辰	席修明		
		主　编	杜　斌	隆　云		
		副主编	陈德昌	于凯江	詹庆元	许　媛

56	普通外科学（第3版）	主　编	赵玉沛			
		副主编	吴文铭	陈规划	刘颖斌	胡三元
57	骨科学（第3版）	主　审	陈安民			
		主　编	田　伟			
		副主编	翁习生	邵增务	郭　卫	贺西京
58	泌尿外科学（第3版）	主　审	郭应禄			
		主　编	金　杰	魏　强		
		副主编	王行环	刘继红	王　忠	
59	胸心外科学（第2版）	主　编	胡盛寿			
		副主编	王　俊	庄　建	刘伦旭	董念国
60	神经外科学（第4版）	主　编	赵继宗			
		副主编	王　硕	张建宁	毛　颖	
61	血管淋巴管外科学（第3版）	主　编	汪忠镐			
		副主编	王深明	陈　忠	谷涌泉	辛世杰
62	整形外科学	主　编	李青峰			
63	小儿外科学（第3版）	主　审	王　果			
		主　编	冯杰雄	郑　珊		
		副主编	张潍平	夏慧敏		
64	器官移植学（第2版）	主　审	陈　实			
		主　编	刘永锋	郑树森		
		副主编	陈忠华	朱继业	郭文治	
65	临床肿瘤学（第2版）	主　编	赫　捷			
		副主编	毛友生	沈　铿	马　骏	于金明
			吴一龙			
66	麻醉学（第2版）	主　编	刘　进	熊利泽		
		副主编	黄宇光	邓小明	李文志	
67	妇产科学（第3版）	主　审	曹泽毅			
		主　编	乔　杰	马　丁		
		副主编	朱　兰	王建六	杨慧霞	漆洪波
			曹云霞			
68	生殖医学	主　编	黄荷凤	陈子江		
		副主编	刘嘉茵	王雁玲	孙　斐	李　蓉
69	儿科学（第2版）	主　编	桂永浩	申昆玲		
		副主编	杜立中	罗小平		
70	耳鼻咽喉头颈外科学（第3版）	主　审	韩德民			
		主　编	孔维佳	吴　皓		
		副主编	韩东一	倪　鑫	龚树生	李华伟

71	眼科学（第 3 版）	主　审	崔　浩	黎晓新		
		主　编	王宁利	杨培增		
		副主编	徐国兴	孙兴怀	王雨生	蒋　沁
			刘　平	马建民		
72	灾难医学（第 2 版）	主　审	王一镗			
		主　编	刘中民			
		副主编	田军章	周荣斌	王立祥	
73	康复医学（第 2 版）	主　编	岳寿伟	黄晓琳		
		副主编	毕　胜	杜　青		
74	皮肤性病学（第 2 版）	主　编	张建中	晋红中		
		副主编	高兴华	陆前进	陶　娟	
75	创伤、烧伤与再生医学（第 2 版）	主　审	王正国	盛志勇		
		主　编	付小兵			
		副主编	黄跃生	蒋建新	程　飚	陈振兵
76	运动创伤学	主　编	敖英芳			
		副主编	姜春岩	蒋　青	雷光华	唐康来
77	全科医学	主　审	祝墡珠			
		主　编	王永晨	方力争		
		副主编	方宁远	王留义		
78	罕见病学	主　编	张抒扬	赵玉沛		
		副主编	黄尚志	崔丽英	陈丽萌	
79	临床医学示范案例分析	主　编	胡翊群	李海潮		
		副主编	沈国芳	罗小平	余保平	吴国豪

全国高等学校第三轮医学研究生"国家级"规划教材评审委员会名单

顾　问

韩启德　桑国卫　陈　竺　曾益新　赵玉沛

主任委员（以姓氏笔画为序）

王　辰　刘德培　曹雪涛

副主任委员（以姓氏笔画为序）

于金明　马　丁　王正国　卢秉恒　付小兵　宁　光　乔　杰
李兰娟　李兆申　杨宝峰　汪忠镐　张　运　张伯礼　张英泽
陆　林　陈国强　郑树森　郎景和　赵继宗　胡盛寿　段树民
郭应禄　黄荷凤　盛志勇　韩雅玲　韩德民　赫　捷　樊代明
戴尅戎　魏于全

常务委员（以姓氏笔画为序）

文历阳　田勇泉　冯友梅　冯晓源　吕兆丰　闫剑群　李　和
李　虹　李玉林　李立明　来茂德　步　宏　余学清　汪建平
张　学　张学军　陈子江　陈安民　尚　红　周学东　赵　群
胡志斌　柯　杨　桂永浩　梁万年　瞿　佳

委　员（以姓氏笔画为序）

于学忠　于健春　马　辛　马长生　王　彤　王　果　王一镗
王兰兰　王宁利　王永晨　王振常　王海杰　王锦帆　方力争
尹　佳　尹　梅　尹立红　孔维佳　叶冬青　申昆玲　田　伟
史岸冰　冯作化　冯杰雄　兰晓莉　邢小平　吕传柱　华　琦
向　荣　刘　民　刘　进　刘　鸣　刘中民　刘玉琴　刘永锋
刘树伟　刘晓红　安　威　安胜利　孙　鑫　孙国平　孙振球
杜　斌　李　方　李　刚　李占江　李幼平　李青峰　李卓娅
李宗芳　李晓松　李海潮　杨　恬　杨克虎　杨培增　吴　皓

前　言

基础不牢，地动山摇。掌握疾病的基本知识和基础理论对于科学研究和临床试验极其重要。为了进一步夯实我国医学研究生的知识基础，帮助临床医学专业的研究生深化对疾病基础知识的理解，促进非医学专业来源的研究生更多地了解人体疾病的发病机制，我们邀请国内有关学科的知名专家共同编写了《疾病学基础》。本教材作为第三轮全国高等学校医学研究生国家级规划教材，体现了单一学科向多学科延展、从单纯的生命科学或基础医学向临床医学知识拓展和从知识积累向科研思维转化的编写特色，以适应研究型医学人才所需的知识集成和整合，帮助读者夯实理论基础，提升科学思维能力。

本教材在简要回顾疾病发生、发展与诊治中具有重要意义的基本知识、基本理论、基本技能的基础上，按照先宏观后微观、再回归整体的思维，系统介绍疾病发生发展的主要共性机制，并围绕目前我国的主要疾病谱，选取多发疾病，阐述其发病机制和诊疗基础。同时，对相关领域的研究热点及发展趋势提出见解与展望，以拓展读者视野，培养创新思维和科学精神。为此，本教材第一章绪论，介绍疾病学概况、我国疾病谱特征，以及基础研究与疾病诊治的关系；第二章至第十章重点介绍疾病发生发展的主要共性机制；第十一章至第十八章介绍我国常见病、多发病的发病机制、诊治基础与研究进展。

在编写过程中，我们力图减少与基础医学和临床医学专业书籍内容上的重叠，着重描述疾病发生发展机制，注重生命科学基础医学和临床医学知识的交叉和运用，更加突出创新性科学研究在临床诊疗技术发展中的基础性作用，以启发读者的科研思维，指导临床实践。因此，本教材适用于生命科学和基础医学相关专业的研究生，以及从事疾病研究的临床研究人员，也可作为本科生拓宽视野的主要参考书。

在教材的编写过程中，每位编写者及其所在团队都付出了巨大心血。作为主编，我们谨向参与本教材编写的所有同仁表示崇高敬意和衷心感谢。同时，感谢人民卫生出版社为教材编写提供的全面指导和支持。

本教材是我们的首次尝试，虽经初稿讨论、交叉审稿、编委修订、主编再审和定稿等环节，力求精益求精，但是由于时间仓促和研究进展层出不穷，难免存在不足甚至错误。我们热诚欢迎使用本教材的师生提出批评建议，以便再版时进一步修正。

陈国强　宋尔卫

2021 年 11 月

目　录

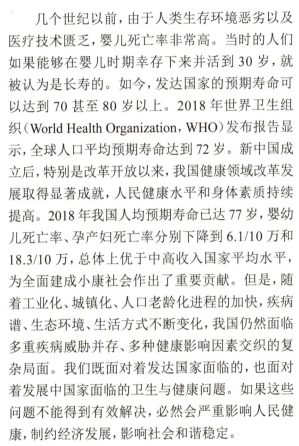

第一章 绪 论

几个世纪以前,由于人类生存环境恶劣以及医疗技术匮乏,婴儿死亡率非常高。当时的人们如果能够在婴儿时期幸存下来并活到 30 岁,就被认为是长寿的。如今,发达国家的预期寿命可以达到 70 甚至 80 岁以上。2018 年世界卫生组织(World Health Organization,WHO)发布报告显示,全球人口平均预期寿命达到 72 岁。新中国成立后,特别是改革开放以来,我国健康领域改革发展取得显著成就,人民健康水平和身体素质持续提高。2018 年我国人均预期寿命已达 77 岁,婴幼儿死亡率、孕产妇死亡率分别下降到 6.1/10 万和 18.3/10 万,总体上优于中高收入国家平均水平,为全面建成小康社会作出了重要贡献。但是,随着工业化、城镇化、人口老龄化进程的加快,疾病谱、生态环境、生活方式不断变化,我国仍然面临多重疾病威胁并存、多种健康影响因素交织的复杂局面。我们既面对着发达国家面临的,也面对着发展中国家面临的卫生与健康问题。如果这些问题不能得到有效解决,必然会严重影响人民健康,制约经济发展,影响社会和谐稳定。

党的十八大以来,我们国家从党和国家事业大局出发,统揽全局、系统谋划,作出推进健康中国建设的重大决策部署并上升为国家战略,"没有全民健康,就没有全面小康"的理念深入人心。2016 年 10 月,国务院印发并实施《"健康中国 2030"规划纲要》,这是推进健康中国建设的行动纲领。纲要指出要"坚持健康优先、改革创新、科学发展、公平公正的原则,以提高人民健康水平为核心,以体制机制改革创新为动力,从广泛的健康影响因素入手,以普及健康生活、优化健康服务、完善健康保障、建设健康环境、发展健康产业为重点,把健康融入所有政策,全方位、全周期保障人民健康,大幅提高健康水平,显著改善健康公平"。要"推动人人参与、人人尽力、人人享

有,落实预防为主,推行健康生活方式,减少疾病发生,强化早诊断、早治疗、早康复,实现全民健康"。作为医学工作者和 / 或生命医学科技工作者,为实现"健康中国"目标贡献力量,义不容辞。

第一节 健康与疾病的相关概念

人类对于健康(health)与疾病(disease)的认识随着时间的演变和科技的进步而得到不断发展。远古时代人类相信,愤怒的神或邪恶的灵魂会影响健康、导致疾病,为了治愈患者,必须安抚众神或驱赶恶灵离开身体,因此出现了部落治疗师或牧师;西方医学奠基人的希波克拉底认为健康是血液、黄胆汁、黑胆汁和痰等四种体液的平衡,而当这四种体液失去平衡,疾病也随之产生。现今,随着科学技术的进步和发展,医学模式已经由神灵主义医学模式、自然哲学医学模式、近代机械论医学模式发展至现代生物 - 心理 - 社会医学模式,医学也由古代原始医学、传统经验医学、近代实验医学发展至现代医学、系统医学与精准医学等。

医学进步日新月异,然而追本溯源,由于不同的人群处于不同的环境,各自的视角亦不相同,健康与疾病的构成、界限和定义依然难以完全确定或统一。人们对于健康的认识受到众多因素影响,包括遗传、年龄和性别、文化和民族差异以及个体、群体和政府的期望。健康与疾病也相互影响,现代社会随着人们健康水平的提高、预期寿命的增加、人口年龄的分布改变,人类疾病谱也在不断变化。

一、健康

1948 年,WHO 将健康定义为"不仅仅是没有疾病和身体虚弱(infirmity),而是躯体、精神和社会适应上的完好状态(state of complete well-being)"。对多数人来说,这是一生追求的理想化健康状态。在 1977 年的世界卫生大会上,WHO 成员国政府代表一致认为,他们的目标是到 2000 年使世界上所有公民达到健康水平,使成员国人民能够过上社会和经济上富有成效的生活。美国在 2020 健康公民报告(Healthy People 2020)中将健康的目标描述为:免于可预防疾病、残疾、受伤和过早死亡的生活,实现卫生公平,促进全民健康,以及促进整个生命周期的健康行为。

由此可见,健康并非仅仅是传统观念上的"没有疾病",衡量一个人健康与否,除了躯体上没有疾患以外,还需要在心理、精神以及社会适应状态等方面进行全面的评估。保持个体健康的完好状态既需要机体内部结构、功能与代谢的高度协调所形成的内环境稳定(homeostasis,也称稳态),同时也需要人与所处的自然环境、社会环境保持高度协调的外环境稳定。从某种意义上理解,健康是相对的,一方面没有绝对普遍适用的健康标准,另一方面也几乎没有完全符合身体、精神和社会完好状态的个体。血压≥130/80mmHg 能否被称之为高血压?不伴有糖尿病、高血压或高胆固醇等代谢性并发症的肥胖被称为"健康型肥胖(healthy obesity)",但这种肥胖是否真正健康?或许可称其为疾病。因此,不同时间阶段、不同地域、不同群体,其健康标准和健康程度各不相同。

近年来,随着社会的发展与进步,人们对于健康的需求日益增长,对于健康需求的外延也不断扩大,从过去单一的疾病诊治发展至健康管理、健康促进、康复和养老等。尤其是过去三十年来,经济全球化发展和一体化进程,使人类健康有了极大改善。但全球化同时也带来了新的健康挑战,疾病谱的改变,传染病的复燃和扩散,让世界上每个人的健康命运联结在一起,这些共同催生了全球健康(global health)的概念。全球健康被认为是"超越国家和政府边界,呼吁在全球层面采取共同行动以解决健康决定因素的一门学科",它"代表一种新的环境、新的认知和新的国际卫生战略方法",同时,全球健康将"健康"作为公共产品(a public good)。WHO 前总干事陈冯富珍博士认为,全球健康的目标是促进健康和健康公平,其内容包含全球范围内人群的健康状况、疾病负担、影响健康的社会决定因素、全球健康问题的治理模式

等内容。与此同时,全健康(One Health),(中文翻译的名称尚无统一,也称唯一健康、共同健康、协同健康等),理念也逐渐深入人心,并正在得到不断发展。"One Health"理念倡导健康科学领域内部和外部的多学科共同合作和人、动物、环境和谐统一,以促进人类健康、保障健康公平为宗旨,重点关注人兽共患病、环境改变、食品安全等全球议题,为人类健康、动物健康、环境健康三者共同成为一个健康整体而进行的工作和努力。

二、适应

机体无论处于健康或是疾病状态之中,总会不断受到各种体内、外损伤或应激因素的作用,对此机体必须具备在生理和心理上做出适应(adaptation)反应的能力。这种适应能力也称为代偿能力,可受多种因素包括年龄、健康状况、社会心理因素和适应反应的迅速性的影响。一般来说,适应是机体的整体反应,一旦健康状态或稳态遭受威胁,人体会动用充分有效的适应行为。当短期适应反应足够时,机体一般不使用长期机制。例如,伴随发热性疾病的心率增加是一种临时反应,旨在当低温升高增加机体代谢需要时,短时间内可以向组织输送额外的氧气;慢性高血压时,为了抵抗射血阻力,保持足够的心输出量,左心室发生肥大改变,这则是一种长期适应性反应。

适应能力受年龄因素的影响,婴幼儿因身体发育不成熟而适应能力较低,老年人的功能储备减弱,适应能力也会下降。例如,由于肾小管结构不成熟,婴儿尿液浓缩功能差。因此,与年龄较大的儿童或成人相比,婴儿无法很好适应水摄入量减少或水丢失过多的状况,容易发生脱水表现。适应能力也受疾病状况的影响,贫血患者由于携氧能力降低,因此无法适应严重缺氧的状况。适应反应也往往因机体损伤的程度和缓急而发生改变。例如,消化性溃疡慢性出血,即便造成 1L 以上血液的流失,机体也不会出现休克表现;反之,如果由于肝硬化胃底食管静脉曲张导致短时间内快速丢失等量的血液,则会引发低血压、循环衰竭和休克。

三、疾病

健康是相对的,而疾病是绝对的,它泛指任

何导致机体正常功能受到损害的情况。疾病是一个极其复杂的过程，通常从健康到疾病是一个由量变到质变的过程。从病理生理学的角度出发，疾病是指在一定病因作用下，机体内稳态调节紊乱而导致的生命活动障碍的过程。从这个定义出发，疾病具备如下基本特征：①任何疾病都是由于致病原因引起的。没有病因的疾病是不存在的。由于人们认识的局限，目前还有许多疾病的病因不清楚。②疾病发生的基础是机体稳态调节机制紊乱而引起的生命活动障碍。③疾病的发生常常引起一系列功能、代谢、形态结构的变化。在临床上，患者可出现各种症状（symptom）或社会行为、体征（sign）和实验室检查的异常表现。症状和体征是用以描述疾病临床表现的术语，是患病机体内功能、代谢、形态结构变化的外在表现。症状如疼痛、呼吸困难和头晕等是患者主观上的异常感觉，往往通过患者自身表述出来；体征如呼吸音异常和血压升高等是患者的客观表现，是由临床医护人员通过观察或检查所获得的。④疾病的发生和发展是一个动态过程，并具有发生、发展、转归的一般规律。临床进程或病程是指疾病的演变过程。疾病根据临床过程可分为急性、亚急性或慢性疾病。急性疾病是一种发病快、相对严重的疾病。慢性疾病则是一个持续的、长期的过程，慢性疾病可以保持稳定，也可以表现为病情加重和病情缓解。常见的慢性非传染性疾病（noninfectons chronic disease，NCD）主要指心脑血管疾病、恶性肿瘤、糖尿病、慢性阻塞性肺疾病和精神心理疾病等。亚急性疾病在病程进展上则是介于急性和慢性之间。例如乙肝等传染性疾病的病程范围可以从临床前/潜伏阶段一直到持续性慢性感染阶段。疾病的临床过程可分为潜伏期（latent period）、前驱期（prodromal period）、临床症状明显期（manifest illness period）和转归期（resultant period）。潜伏期患者没有临床症状，但有可能传播感染源；前驱期可以有一些非特异的表现，例如虚弱、疲劳、食欲下降、发热等；临床症状明显期则有特异性的疾病症状与体征出现，例如乙肝患者有黄疸、肝脏肿大、低白蛋白血症等；转归期是疾病发展的最终结果或结局，包括康复和死亡。亚临床疾病（subclinical disease）是指无症状的疾病，例如大多数肺结核病例在临床上并无明显表现，但通过抗体或细菌培养试验可以证明疾病的存在。

综合征或症候群（syndrome）是一组具有特定疾病状态特征的症状和体征，如代谢综合征（metabolic syndrome）有肥胖、高血糖、高血压、血脂异常、高尿酸等表现；全身性炎症反应综合征（systemic inflammatory response syndrome，SIRS）有体温异常、外周白细胞计数或比例异常、呼吸频率与心率加快、过度炎症反应、高代谢和高循环动力表现。并发症（complication）是指一种疾病在发展过程中引起的另一种疾病或病理过程，它可能是疾病的自身进展与恶化，或者是治疗的不良后果，例如糖尿病可引起大血管、微血管受损并危及心、脑、肾、周围神经、眼睛、足等。据世界卫生组织统计，糖尿病并发症高达100余种，是目前已知并发症最多的一种疾病。后遗症（sequelae）是由疾病或疾病治疗引起的组织损伤、病理改变和/或功能障碍，通常是一个长期平稳或极缓慢发展的过程，例如手术瘢痕、脑卒中后的肢体瘫痪、风湿病引起的心脏瓣膜改变和心功能异常、痛风后的关节畸形等。

四、流行病学和疾病谱

流行病学（epidemiology）最初是为了解释传染病在流行期间的传播规律，现在也已成为研究多因素疾病（如心脏病、脑血管疾病、糖尿病和癌症等）危险因素的科学。此外，流行病学还应用于促进人群的健康状态的研究。流行病学的主要研究方法是进行人群调查研究，其任务是在研究人群中疾病及健康状况及其影响因素的基础上，探索病因，阐明分布规律，制定防治对策，并评价其效果，从而达到预防疾病、促进健康的目的。

流行病学方法也用以研究疾病的自然发展史，评估新的预防和治疗策略，探索不同的医疗服务模式的影响，并预测未来的医疗保健需求。因此，流行病学研究是制定临床决策、分配医疗资源和制定公共卫生政策的基础。

1. 发病率和患病率 调查疾病发生频率是流行病学的一个重要内容。流行病学建立了一种预测人群中存在哪些疾病的方法，并提供这些疾病增加或减少速度的指示。疾病病例可以是现有病例，也可以是特定时期内诊断出的特定疾病的新发生次数。疾病发生率即发病率（incidence），是指一个群体在特定时间内出现的新病例数，它是通过将一种疾病的新病例数除以同一时期内有发展疾病风险（观察对象）的人群来确定的。患病率也称流行率（prevalence），是指在某一时期某一特定疾病患病人数在整个人群中的比率，是通过将现有病例数除以同一时期有发展疾病风险（观察对象）的人群总数来确定的。

2. 死亡率和致残率 流行病学研究可提供疾病的影响效应和造成死亡的特征信息。这些统计数据在预测卫生保健需求，规划公共教育项目，指导卫生研究工作和配置医疗保障资金方面有重要价值。死亡率或死亡统计提供了有关人口健康趋势的信息。在大多数国家，法律要求人们在死亡证明上记录年龄、性别和死因等内容。国际公认的分类程序即 WHO 对疾病的国际分类（international classification of diseases，IDC）用于对引起死亡的疾病原因进行编码，并以疾病死亡率数据表示。粗死亡率（crude mortality rate）指某一时期内死亡人数与同期人口总数之比，不考虑年龄、性别、种族、社会经济地位和其他因素。死亡率（mortality）通常表示为特定人群的死亡率，如婴儿死亡率。死亡率也可以根据年龄、性别和种族来描述死亡的主要原因。

致残率（morbidity）源于拉丁语"morbidus"，意为"患病，不健康"，是指某种状态或疾病致残的概率，反映疾病对个人生活健康的影响。许多疾病，如关节炎等，死亡率虽低，但对个人的生活有重大影响。致残率不仅与疾病的发病率有关，还与疾病的持久性和长期影响有关。在流行病学中，致残率与死亡率常成对出现，用以描述疾病的危害程度。

3. 危险因素 危险因素（risk factor）是指与疾病发生的因果关系尚不确定，但可能有助于疾病发生、发展的因素。例如，吸烟、高血压、糖尿病、高脂血症、应激等被认为是冠心病的危险因素。危险因素可以是机体内在因素（如高血压或肥胖超重），也可以是外部因素（如吸烟或饮酒）。不同类型的研究可用于确定危险因素，包括横断面研究（cross-sectional study）、病例对照研究（case-control study）和队列研究（cohort study）。历史上最为经典的队列研究是在美国马萨诸塞州弗雷明翰（Framingham）镇进行的 Framingham 心脏研究（Framingham heart study，FHS）。1948 年，美国政府赞助并启动了一项长期、持续的心血管病学研究即 FHS，旨在通过长期随访一个无心血管疾病（cardiovascular disease，CVD）、未发作心肌梗死或脑卒中的大规模人群，来确定导致 CVD 的共同作用因素和疾病特征。当时选择在弗雷明翰开展研究，主要考虑当地人口的规模、人群接触的相对容易程度、地区人口的稳定性以及附近有医疗中心可以配合开展相关研究。FHS 初始队列由 5 209 人组成，年龄在 30～62 岁之间，随机挑选，定期随访 20 年，其优势在于可以同时研究多个危险因素，并确定每种因素的相对重要性。FHS 确定了导致 CVD 的主要危险因素，包括高血压、高血脂、吸烟、不健康饮食、肥胖、糖尿病和缺乏运动等，同时也了解到这些因素对于不同性别或种族的人群可产生不同的影响。

4. 疾病的自然史 疾病的自然史（natural history）是指在没有医疗干预下的疾病的进展和预期结果。通过研究某种疾病在人群中随时间变化的规律和模式，流行病学家可以更好地了解它的自然史。了解自然史可用于确定疾病结果、确定卫生健康服务的优先策略、确定筛查和早期检测对疾病结果的影响，并将治疗的结果与未经治疗的预期结果进行比较。例如，丙型肝炎的自然史表明，80% 感染丙型肝炎病毒的患者不能清除病毒并发展为慢性感染，由此推动了献血者筛查、吸毒者教育以及疫苗开发的进程。

5. 预后 预后（prognosis）是对疾病的未来结果和康复前景的预测。疾病的预后不仅是简单的治愈及死亡，还包括并发症、致残、恶化、复发、缓解、迁延、预期生存时间（如五年存活率）及生存质量等状态情况。预后与疾病性质有关，也常常与治疗方案有关。

第二节 病因学基础

人类对病因的认识是一个漫长而曲折的过程。在很长一段时间内，人们将大部分身体病痛的原因，归结于天命、邪气入侵或鬼神作怪。随着人类文明的发展，人们认识能力提高，理性萌生。人们开始在感官世界寻找和认识疾病的原因，以耳、目、鼻、舌、身、意六根辨别事物，依靠感官的指引，建立了一些朴素唯物主义的思想，将外伤或虫兽咬伤等可见病因与疾病相联系。也逐步产生了各类学说以解释不可见病因与疾病之间的关系。如我国《黄帝内经》中将影响人体生命活动的各种因素，大致分为"六淫""七情""环境""饮食劳逸""运气"等因素，并根据各种病因的特点将其归纳为阴、阳两大类，提出"阴阳失调"为疾病的起因。古希腊希波克拉底观察地中海气候冷热干湿的季节演变规律，提出了与四季相关的"四体液"学说，认为人体内有血液、黏液、黄胆汁和黑胆汁，这四种体液的相互配合使人们有了不同的体质，体液失衡则引起疾病。这些学说都体现了辩证的思想，但因"阴、阳"，"体液"太过抽象、难以把握，未得到广泛认同。

19 世纪中后期，现代微生物学兴起，人类对疾病病因的认识发生了质的飞跃。随着显微镜技术的发展和应用，路易巴斯德（Louis Pasteur）开始用"实践—理论—再实践"的方法对微生物进行研究，在实验的基础上提出"细菌致病学说"并为人们广泛接受。同一时期，德国科学家罗伯特·科赫（Robert Koch）提出了著名的科赫法则（Koch's postulates）用来判断某种病原体是否为疾病的病原，在此基础上鉴定了一系列病原生物，并找到了控制这些病原体的有效方法，并由此形成了特异性病因学说即单一病因决定论。该学说认为每种疾病必由某一种特异的病原体引起，病原体与疾病呈一一对应的关系，且在时间顺序上，病原因子在前而疾病在后。如霍乱是由霍乱弧菌引起的，结核是由结核分枝杆菌引起的。现代看来，虽然这个观点并不全面、完整，但这一学说的创立为疾病，尤其是为传染病找到了特异的病因基础，体现了辩证唯物主义的物质观，对于现代疾病学的发展提供了坚实的科学基础，具有极其重要的作用。

现代医学认为疾病的发生是有原因和条件的。有的疾病由单一病因决定，有的疾病是多因素所致，是内因与外因相互作用的结果。人们对疾病病因的认识，是一个不断深入、不断完善的过程。没有病因就不可能发生疾病。虽然，目前很多疾病的病因尚不明确，但随着时代的发展和科学技术的进步，更多疾病的病因将最终得到阐明。

研究疾病发生的原因和条件的学科称为病因学（etiology），引起疾病的原因很多，大致可分为以下几类：

1. 感染性生物因素 在疾病的病因中，引起感染的病原微生物是最主要的外因。现已发现对人类有致病作用的生物因子有 500 多种，主要包括致病性的微生物（病毒、细菌、支原体、衣原体、立克次体、螺旋体、真菌等）和寄生虫（原虫、蠕虫、节肢动物等）。

病原生物的致病作用取决于病原生物侵入宿主的数量与致病性，亦与机体的防御及抵抗力强弱有关。各类生物因子入侵人体，在机体内发育增殖，可通过掠夺营养、直接破坏宿主组织、毒性物质作用或诱导免疫病理损伤等方式对宿主造成危害，宿主则通过免疫防御对病原体进行抵抗，两者相互作用可引起隐性感染、显性感染和潜伏感染等不同类型的感染。

除了致病性的病原微生物外，越来越多的研究表明存在于人体体表或体内的共生微生物也与健康和疾病密切相关。在人体皮肤、口腔、肠道、泌尿生殖道等存在大量的共生微生物。从群体生物学和生态学的角度观察人体，人体是由人体细胞与各类共生微生物共同构成的一个"超生物体"。据估算，人体共生微生物的数量可能是人体自身细胞数量的 10 倍，编码蛋白基因数为人体的 300 倍。共生微生物绝大多数对人体无害，甚至有益。正常生理状态下，共生微生物与人体之间"共进化、共发育、共代谢、共调节"，共同构成人体的微生态（microecology）体系。当人体微生态出现异常时，原非致病的共生微生物可转变为致病微生物，引发感染，导致疾病。此外，共生微生物通过复杂的生理、生化过程与宿主的免疫、代谢和神经中枢等相互作用，因而对宿主健康和疾病有着非常深刻的影响。在过去 10 余年最重要的进展之一即是揭示了共生微生物或是人体微生态相关的疾病，如肥胖、肠易激综合征、炎症性肠病、结直肠癌、肝癌、肝硬化、糖尿病、肾衰竭、心血管疾病、抑郁症、孤独症和阿尔茨海默病等。

2. 理化与营养因素 理化因素主要包括机械力、温度、气压、电流、电离辐射、强酸、强碱及毒物等。其中，物理因素的致病程度主要取决于其作用强度、部位、持续时间，对组织的损伤无明显选择性。大多数物理因素只引发疾病，而不影响疾病的发展。化学因素的致病对组织、器官有一定选择性，其致病作用取决于毒物剂量和机体的代谢与解毒功能。

机体的正常生命活动需要有充足、合理的各种营养元素、微量元素和纤维素。这些物质的缺乏或过剩都会对机体造成损害引发疾病，如糖、脂肪、蛋白质摄入不足可致营养不良，而摄取过量又引起肥胖，从而诱发或并发其他疾病。

3. 遗传因素 遗传因素是引起疾病最主要的内部因素。人的一生中约有 67% 的疾病发生与遗传因素相关。染色体或基因等遗传物质异常可直接引起遗传病。研究表明，早期自发性流产中约 50% 系胚胎染色体异常所致，1% 的新生儿带有染色体损伤，25 岁以下重病患者中有 5% 存在明显的遗传基因异常。染色体异常包括染色体数目异常和结构畸变，其可引起的疾病达数百种。其中，常染色体畸变通常可引起先天性智力低下，生长发育迟缓，伴五官、四肢、皮纹及内脏等多发畸形。性染色体畸变表现为第二性征发育不全，有时伴智力低下。基因异常包括基因缺失、易位、倒位、重复和突变等类型。这些异常通过改变 DNA 碱基顺序或碱基类型，致使蛋白质结构、功能发生变化而致病。

疾病的流行病学分析发现，遗传因素除直接引起遗传病，亦参与肿瘤、心血管疾病等疾病的发病过程。遗传因素所决定的个体患病风险（即在相同环境下，不同个体患病的风险）称遗传易感性，表现为某种遗传缺陷（如生殖细胞突变）或某种多基因多态性变异型的个体容易发生某种疾病的特征，如某些家族中的成员会具有易患精神分裂症、高血压病的倾向。

4. 免疫因素 人体免疫系统具有免疫防御、免疫稳定、免疫监视三大功能，主要发挥防止微生物入侵、抑制肿瘤细胞增殖、介导受损组织愈合等作用，从而达到预防或阻止疾病发生的目的。然而，不充分的免疫反应或免疫缺陷，或者不适当的免疫系统激活可导致疾病发生，如免疫缺陷性疾病、过敏或超敏反应、移植排斥反应和自身免疫等。

5. 精神、心理与社会因素 随着现代医学生物 - 心理 - 社会医学模式的确立，精神、心理与社会因素在疾病发生发展中的作用日益受到重视。激烈的竞争，学习、生活与工作压力，不良的人际关系，孤独、压抑、焦虑、悲伤、情怒等情绪反应，以及自然灾害、突发事件的重大打击等，这些因素不但可以引起精神障碍性疾病，还可通过精神、心理作用导致机体功能、代谢紊乱及形态结构变化，最终导致人体罹患疾病。据 WHO 的最新估计，全球有逾 3 亿人罹患抑郁症，约占全球人口的 4.3%，近十年来增速约 18%。这与社会经济的不断发展，生活节奏的加快，社会竞争日益激烈，人们的心理压力逐渐增大密切相关。此外，精神、心理与社会因素在心脏病、癌症、肺气肿、冠心病和高血压等疾病的发病中也起着重要作用。

第三节　发病学基础

发病学（pathogenesis）从广义上讲是对疾病本质的研究与认识，从狭义上讲则是研究致病因子如何引起疾病发生，以及疾病演变与发展的规律与内在机制。

中医发病学认为，"正邪相争""正不胜邪"是疾病发生、发展的原因。"风雨之伤人也，先客于皮肤，传入于孙脉，孙脉满则传入于络脉""络脉满则注于经脉，经脉满则入舍于脏腑也"，这是中医对于疾病发生、发展的描述。疾病发生的途径包括病由外入、病由内生、外伤致病；疾病的发展与转变则是通过经络系统表里相传、上下相传、脏腑相传实现的。

任何一种疾病，发生于不同个体，都有其各自的发生、发展规律。发病学所研究的是疾病发生、发展的一般规律，即各种疾病过程中一些普遍存在的共同的基本规律。

一、疾病的一般规律

1. 稳态紊乱 现代医学认为，任何疾病的发生与发展都是稳态（homeostasis）出现不平衡和紊乱的结果，即稳态紊乱是疾病发生、发展的基本机制。机体维持健康和正常生命活动依赖于体内众多精细的稳态调控机制，例如体温平衡、血压平衡、体液平衡、代谢平衡、免疫功能平衡、供氧与耗氧平衡、凝血与抗凝血平衡、细胞增殖和凋亡平衡等，这些平衡与稳态受到神经、体液、细胞和分子水平的调控，它们既独立运作又相互影响与联动，组成了复杂的网络化控制体系，这种体系不会被轻易打破，而一旦打破也不易纠正，严重时可危及生命。例如，体内氧的平衡主要依靠呼吸系统来维持，而呼吸系统正常功能的维持又与神经系统、循环系统、血液系统密切相关；急性缺氧通过神经反射作用可使呼吸加强、心率加快，从而增加氧的摄入和运输。如果机体长期处于缺氧状态，则可刺激肾皮质肾小管周围间质细胞分泌促红细胞生成素（erythropoietin，EPO），这种作用是通过缺氧引起肾间质细胞内低氧诱导因子（hypoxia-inducible factor，HIF）脯氨酰羟化酶的活性降低，抑制 HIF-1α 降解。后者与其 β 亚基结合进而促使下游靶基因 *Epo* 的表达增加。EPO 能够促进骨髓内红系定向干细胞分化为红系母细胞、有核红细胞的血红蛋白合成以及骨髓内网织红细胞和红细胞的释放，这有利于氧的结合与携带；然而，如果 EPO 表达持续增强，则又会造成红细胞生成过多，血液黏度增大，这将导致血管内血栓形成以及重要器官的缺血性损害。

2. 损伤和抗损伤反应 疾病发生、发展的整个过程都交织贯穿着损伤与抗损伤反应。当损伤反应大于抗损伤反应时，疾病向严重和恶化方向发展；反之，在抗损伤反应大于损伤反应时，疾病向好转、康复和痊愈的方向发展。例如，病原体侵入人体后，感染所致的炎症反应即为体内产生的抗损伤反应，当炎症反应中白细胞清除了病原体和坏死组织，感染性疾病逐步消退；而当炎症反应不足以抵御病原毒素的侵袭，则疾病加重，且持续加强的炎症反应又会引起组织水肿和脏器功能障碍。在细胞水平上，同样存在损伤与抗损伤反应，例如，内质网应激是维持细胞内稳态的重要方式，适宜的内质网应激有利于细胞内环境的恢复与稳定，然而当细胞遭遇损伤后引发过度应激则可导致细胞代谢障碍。目前已知内质网应激介导的炎症通路及细胞凋亡通路改变与细胞的生长、分化、存活及凋亡有密切联系，并在多种疾病如代谢性疾病的发生、发展过程中起作用。

3. 因果转化 因果转化是指原始病因引起的结果使机体发生某种损害，而这种损害又可作为原因引起机体新的损伤性变化，当新的损伤性变化又转换为加重原始病因的因素时，则使病情进一步恶化，从而造成疾病的恶性循环（vicious circle）。例如严重创伤、大面积烧伤、休克等可对

机体构成第一次打击，使机体免疫细胞处于被激活状态，如随后出现感染等第二次打击，即使程度并不严重，也可引起失控的过度炎症反应，免疫细胞释放大量细胞因子和炎症介质，再激活补体、凝血和纤溶系统，产生瀑布效应，形成"细胞激活 - 释放细胞因子和炎症介质 - 细胞活化"的恶性循环，从而引发多器官功能障碍综合征（multiple organ dysfunction syndrome，MODS）。

4. 局部和整体 多数疾病都有局部表现和全身反应，一方面局部的病变反应可以通过神经 - 体液途径引起机体的整体反应，另一方面机体整体反应也可影响局部病变的发展。所以在疾病进程中，局部和整体相互影响，相互制约。例如，局部胰岛 β 细胞内分泌缺陷导致体内胰岛素减少，进而影响全身多个脏器的功能障碍和糖尿病的发生；机体局部遭受严重损伤，可以引发全身性炎症反应综合征，继而影响远隔脏器功能，甚至发生 MODS；骨髓造血功能障碍可造成贫血、正常白细胞降低，进而引起全身器官组织的缺氧性损害、免疫力降低和继发感染。反之，发热、缺氧、血压下降或升高等全身性变化也必然影响局部组织脏器的功能维持。

二、疾病的基本机制

随着对于疾病发生、发展机制认识的不断深入，人们了解到每种疾病都有其各自的临床特点和特有的发病机制，但疾病的基本机制（fundamental mechanism）归纳起来不外乎神经机制、体液机制和细胞分子机制。

1. 神经机制 神经机制在许多疾病的发生、发展中发挥重要作用。一般而言，神经系统疾病的机制以神经机制为主，例如癫痫、重症肌无力、脑炎、帕金森病、阿尔茨海默病等，这些疾病由脑细胞电活动异常、神经传递障碍、病毒直接破坏神经元、神经元变性死亡等引起；脑卒中作为神经系统的常见疾病，是由脑血管意外所引起，随之发生的缺血性损伤或出血性损伤导致脑细胞功能变化则是其临床表现的神经机制。

神经机制也参与许多神经系统以外的疾病或病理过程，例如休克的形成与交感神经兴奋有关，胃肠功能紊乱与精神、神经因素有关，自主神经系统不稳定可触发心源性猝死，肝性脑病与脑

内神经递质异常有关。

2. 体液机制 疾病的体液机制主要是指致病因素引起体液的质和量的变化，并由此导致内环境紊乱并引发相应的疾病。体液因子包括细胞外液（血浆、细胞间液、淋巴液等）和细胞外液中的电解质成分（钠离子、钾离子、钙离子等）、内分泌激素（胰岛素、甲状腺素、肾上腺皮质激素、性激素等）、化学介质（组胺、前列腺素、补体、凝血与纤溶成分等）及细胞因子（IL-1、TNF、干扰素等）等。例如水肿、脱水、电解质紊乱、休克、MODS、内分泌疾病等都由体液机制所致。

在疾病发生、发展过程中，神经机制与体液机制常常相互影响，同时或先后发挥作用。例如，长期精神高度紧张可导致大脑皮质和皮质下中枢特别是下丘脑功能紊乱，血管运动中枢的反应性持续增强，交感 - 肾上腺髓质系统兴奋，外周小血管收缩，血压上升；同时，交感兴奋使肾血管收缩，激活肾素 - 血管紧张素 - 醛固酮系统，肾脏重吸收钠水增加，使机体血容量增多；最后，在神经因素和体液因素的共同作用下导致高血压的发生。

3. 细胞分子机制 严格意义上讲，任何疾病的发生都与细胞、分子机制相关。有些是致病因素直接损伤细胞，例如强酸、强碱、高压、高温和缺氧等。有些则选择性侵入细胞，逐步影响细胞的代谢、功能和结构，例如人类免疫缺陷病毒（human immunodificiency virus，HIV）专门攻击 CD4 阳性 T 细胞，造成机体免疫力下降；肝炎病毒入侵肝细胞，导致肝炎；疟原虫侵犯红细胞引发疟疾等。也有一些是遗传异常，例如血友病 A 是性联隐性遗传疾病，由于 X 染色体上的因子Ⅷ基因缺陷，导致凝血因子Ⅷ促凝成分（Ⅷ:C）缺乏，继而造成凝血功能障碍及异常出血的表现。

肿瘤的发生则是各种致病因素导致细胞内基因、RNA、蛋白和代谢的异常，进而引起细胞分化受阻、增殖加强或凋亡异常，如视网膜母细胞瘤（retino blastoma，Rb）是由于位于染色体 13q14 上抑癌基因 *Rb1* 的突变失活，引起 E2F 释放，进而导致细胞的恶性增殖。慢性粒细胞性白血病（chronic myelocytic leukemia，CML）是由于染色体 t（9；22）（q34.1；q11.21）易位形成费城染色体（Philadelphia chromosome，ph），使 9 号染色体上的原癌基因 *c-Abl* 与 22 号染色体上的 *Bcr*（break

point cluster region）基因融合形成 *Bcr-Abl* 融合基因，进而表达 Bcr-abl 融合蛋白促进粒细胞增殖或 / 和抑制细胞凋亡而引发白血病。

人类基因组序列为我们提供了基因遗传的第一个整体观点，这是未来生物医学研究的基础资源。46 条人类染色体（22 对常染色体和 2 条性染色体）含有近 30 亿对 DNA 碱基，其中包含 30 000～40 000 个蛋白质编码基因，编码区不到基因组的 5%，剩余 DNA 的功能正在不断挖掘，并不断产生新的进展。

由单个基因突变引起的遗传病称为单基因病（mono-gene disease 或 single gene disorder）。但是也有很多遗传病具有复杂的遗传模式，即多基因病（polygenic disease 或 multigene disease），例如糖尿病、哮喘、癌症和精神疾病等。在它们的发生过程中，存在多个基因的改变，这些基因对疾病的易感性和发生、发展都有各自的贡献。在这种情况下，解开其致病模式无疑是严峻的挑战，人类基因组序列的可应用性将在很大程度上帮助解开这些遗传调控模式的谜底。

分子病（molecular disease）是指由遗传物质即基因变异引起的一类以蛋白质结构或表达量异常为特征的疾病。分子病最早由美国化学家 L.C. 波莱纳斯·卡尔·鲍林（Linus Carl Pauling）在研究镰形细胞贫血症时提出，他发现患者的异常血红蛋白 β 链 N′ 端的第 6 位谷氨酸被缬氨酸所替代并将其命名为血红蛋白 S（HbS）。迄今已发现的血红蛋白异常达 300 多种，包括由于血红蛋白分子结构异常导致的异常血红蛋白病和血红蛋白肽链合成速率异常导致的血红蛋白病（如地中海贫血）。分子病除了血红蛋白病以外，还包括血浆蛋白异常（例如白蛋白异常、球蛋白异常、脂蛋白异常、铜蓝蛋白异常、转铁蛋白异常）、补体异常、酶蛋白异常（如葡萄糖 -6- 磷酸脱氢酶缺乏所致的蚕豆病）、受体蛋白异常（如 LDL 受体突变所致的家族性高胆固醇血症）、膜蛋白异常（如水通道蛋白 2 突变所致的肾性尿崩症）等。

第四节 中国疾病谱特征

疾病谱（spectrum of disease）是指根据特定国家或地区对特定疾病的发病率、死亡率或危害程度对疾病进行的排序。随着社会制度、经济状况、医疗卫生条件、生活习惯、生产方式和环境污染等变化，疾病谱亦会发生明显改变。人类文明进化的历史是追求健康，与疾病、死亡不断抗争的历史。在漫长的历史时期中，很长一段时间内，饥饿与急、慢性传染病是引起死亡的主要原因。直至近代，随着工业革命的推进，人类经济、社会整体发展，医学及医疗技术进步，人类健康水平不断提高，人类疾病谱发生明显变化。聚焦中国，我国曾远远滞后于西方国家和世界健康发展的历史进程，但经过近 70 年的努力，中国健康指标显著改善，现已超过世界主要健康指标的平均水平，疾病发病率及其构成也正在发生显著变化。

一、中国人民健康水平

（一）预期寿命与死亡率

人类的寿命在 19 世纪之前基本处于很低的水平，平均在 35 岁以下。近代工业革命以后，人类改造世界的能力大为增强，在经济、社会、环境、科学、行为等因素的共同作用下，人类预期寿命明显增加，1900 年时主要发达国家的平均预期寿命接近 55 岁，2000 年已超过 75 岁。

1900 年，我国人口平均预期寿命为 24 岁，到新中国成立前夕为 35 岁，大大低于当时世界人口平均预期寿命（1950 年 49 岁），仅相当于 18 世纪后期至 19 世纪西方国家近代工业革命前的水平。当时，中国婴儿死亡率高达 200‰～250‰；大城市孕产妇死亡率高于 15‰，每百人中就有一人以上死于分娩过程。此外，当时的中国还是世界上传染病流行猖獗、寄生虫病传播广泛、地方病发病率极高的国家之一。1949 年之前，我国传染病发病率高达 3 000/10 万，城市肺结核死亡率为 250/10 万，人口死亡率高达 25‰～30‰，属于典型的高死亡率国家。新中国成立以后，特别是改革开放以来，我国健康领域改革发展取得显著成就，医疗卫生服务体系日益完善，人民健康水平和身体素质持续提高。《2019 年我国卫生健康事业发展统计公报》显示，我国居民人均预期寿命达 76.7 岁，比 1949 年提高了 41 岁之多；婴儿死亡率下降到 6.1‰，比 1949 年减少了 96% 以上；孕产妇死亡率下降到 18.3/10 万，比 1949 年减少了近 99%；我国居民主要健康指标已超过世界主要健康

指标平均水平，处于发展中国家前列（表 1-4-1）。

表 1-4-1 我国婴儿死亡率与预期寿命

年份	婴儿死亡率 /‰	预期寿命 / 岁 合计	男	女
新中国成立前	200±	35	—	—
1973—1975	47.0	—	63.6	66.3
1981	34.7	67.9	66.4	69.3
1990	—	68.6	66.9	70.5
2000	32.2	71.4	69.6	73.3
2005	19.0	73.0	71.0	74.0
2010	13.1	74.8	72.4	77.4
2015	8.1	76.3	73.6	79.4
2016	7.5	76.3	—	—
2017	6.8	76.7	—	—
2018	6.1	77.0	—	—
2019	5.6	77.3	—	—

资料来源：《2020 中国卫生健康统计年鉴》表 9-2-1。

2019 年，我国居民的平均预期寿命是 77.3 岁。在上海、北京地区的人口平均预期寿命 2010 年就已分别达到 80.3 岁与 80.2 岁，已超过了 79.1 岁的美国人口平均预期寿命。2030 年，我国全国平均预期寿命将达到 79 岁。诺贝尔经济学奖获得者罗伯特·福格尔曾高度评价我国的健康革命：欧洲和美国花了 150 年时间才从高死亡率的阴霾走出来，达到平均寿命超过 70 岁的高水平，而中国则在很短的时间内完成了这种转变。

（二）中国疾病谱构成

国家统计局公布的数据显示，我国人口死亡率已在低水平持续较长时间。从解放初到现在，我们的死亡率发生了由高到低、平均预期寿命由低到高的显著性变化，与之相应的是我国居民病伤死亡原因也发生了明显改变：从传染性疾病作为主要死因到慢性非传染性疾病成为死因之首。表 1-4-2 列出了我国城市居民病伤死亡的主要原因以及位次。20 世纪 50 年代，呼吸系统疾病和传染病排在了死因谱的最前面，两者合计夺走 32.3% 的生命。20 世纪 70 年代中后期，我国疾病谱开始发生转变，1975 年，脑血管疾病与恶性肿瘤已位居我国死因谱的前两位，两者合计造成近 40% 的死亡，而以往两者仅分别占死因的 5.5% 及以下。2000 年后，恶性肿瘤、脑血管病和心脏病成为了死因谱上的"三座大山"，其中恶性肿瘤是我

表 1-4-2 我国城市居民病伤死亡的主要原因以及位次

位次	1957年			1975年			2000年			2019年		
	死因	死亡率/(1/10万)	构成比/%	死因	死亡率/(1/10万)	构成比/%	死因	死亡率/(1/10万)	构成比/%	死因	死亡率/(1/10万)	构成比/%
1	呼吸系统疾病	120.3	16.9	脑血管病	127.1	21.6	恶性肿瘤	146.6	24.4	恶性肿瘤	161.6	25.7
2	传染病	111.2	15.4	恶性肿瘤	111.5	18.8	脑血管病	128.0	21.3	心脏病	148.5	23.7
3	消化系统疾病	52.1	7.3	呼吸系统疾病	109.8	18.6	心脏病	106.7	17.7	脑血管病	129.4	20.6
4	心脏病	47.2	6.6	心脏病	69.2	11.7	呼吸系统疾病	79.9	13.3	呼吸系统疾病	65.0	10.4
5	脑血管疾病	39.0	5.5	传染病	34.3	5.8	损伤和中毒	35.6	5.9	损伤和中毒	36.1	5.7

资料来源：《社会医学（第三版）》与《2020 中国统计年鉴》。

国人民的"头号杀手"，导致的死亡率可占 25%，另有 40% 的死亡是由心脑血管疾病引发，而其他疾病在死因中的比重日渐下降，不再产生重大的威胁，原来相对分散的死因分布更趋于集中。随着我国工业化、城镇化和老龄化进程的加速，我国慢病的患病率不断增加。我国疾病死亡的原因已由急性传染病转变为慢病，恶性肿瘤、心脑血管疾病、高血压、糖尿病、慢性阻塞性肺疾病等慢病导致的死亡人数已占全死亡人数的 86.6%。中国重大慢病死亡率高于世界平均水平。

二、中国主要疾病流行状况

（一）恶性肿瘤

我国恶性肿瘤病死率近年不断上升，1973—1975 年为 83.65/10 万，1990—1992 年为 108.26/10 万，2004—2005 年为 134.80/10 万，2016 年为 164.36/10 万。2018 年，全球 1 800 万新增癌症病例及 960 万癌症死亡病例中，我国新增病例数为 380.4 万例，死亡病例数为 229.6 万例。这一组数据也就意味着：全球每新增 100 个癌症患者中，中国人就占了 21 个。我国每天有超过 1 万人确诊癌症，平均每分钟有 7 个人得癌症。全球每死亡 100 个癌症患者中，中国人占将近 24 个。平均每天都有 6 000 多人死于癌症，每分钟就有将近 5 人死于癌症。与全球类似，肺癌是我国发病率最高的恶性肿瘤，但我国消化系统的癌症，如结直肠癌、肝癌、食管癌、胃癌占比较全球更高，这与我国居民的吸烟人数多，饮酒，水果、蔬菜、膳食纤维和钙摄入不足，红肉、深加工肉类和腌菜食

用过多，空气环境污染等行为因素、饮食因素以及环境因素有关（表 1-4-3）。

表 1-4-3 中国癌症发病率与死亡率

位次	发病率		死亡率	
	男性	女性	男性	女性
1	肺癌	乳腺癌	肺癌	肺癌
2	胃癌	肺癌	肝癌	胃癌
3	肝癌	结直肠癌	胃癌	肝癌
4	结直肠癌	甲状腺癌	食管癌	结直肠癌
5	食管癌	胃癌	结直肠癌	乳腺癌
6	前列腺癌	宫颈癌	胰腺癌	食管癌
7	膀胱癌	肝癌	脑癌	胰腺癌
8	胰腺癌	食管癌	白血病	宫颈癌
9	脑癌	子宫癌	前列腺癌	脑癌
10	淋巴瘤	脑癌	淋巴瘤	卵巢癌

（二）心脑血管疾病

心脑血管疾病是心脏与血管疾病的统称，包含各类循环系统疾病，如心脏病、脑血管病、各类血管疾病等。

我国的心脑血管病患病率处于上升阶段。根据卫生行政部门公布的医学统计资料报告，50 年代末，我国心血管疾病的发病率仅为 5.1%，2017 年，我国患心脑血管疾病的患病率约为总人口的 21%，人数达 2.9 亿人。其中脑卒中 1 300 万，冠心病 1 100 万，肺源性心脏病 500 万，心力衰竭 450 万，风湿性心脏病 250 万，先天性心脏病 200 万，高血压 2.7 亿。

目前，心脑血管疾病死亡位于城乡居民总死

亡原因的首位，2015年我国农村心脑血管的死亡率为298.42/10万，城市心脑血管的死亡率为264.84/10万，农村、城市居民心脑血管病死亡占全部死因的比例分别为45.01%和42.61%，每5例死亡中就有2例死于心脑血管病。对我国心脑血管死亡亚组进行分析，中国城市人口中心血管病死亡率为136.61/10万，脑血管病死亡率为128.23/10万。农村人口心血管病死亡率为144.79/10万，脑血管病死亡率为153.63/10万；与美国等西方国家相比，我国心脑血管疾病的患病率略低，但死亡比例尤其是农村人口死因中心脑血管疾病所占比例较高。无论是心血管还是脑血管疾病的患病人数与死亡率近年来一直在增加，今后10年心血管病患病人数、死亡人数仍将增长，心脑血管疾病负担日渐加重。

（三）高血压

我国"十二五"高血压抽样调查中，曾在全国31个省（自治区、直辖市）采用分层多阶段随机抽样的方法，抽取≥18岁人群超过45万人进行调查。结果显示我国≥18岁人群高血压患病率为23.2%，患病人数达2.45亿，正常高值血压患病率为41.3%，患病人数4.35亿。相较2002年全国调查得到的18%患病率，增幅较大。调查结果显示，目前我国高血压知晓率、治疗率及控制率分别为46.9%、40.7%和15.3%，较以往虽有大幅提高，但仍显著低于欧美发达国家，如美国的高血压患者知晓率为84.1%，治疗率为76.0%，治疗控制率为54.4%。

目前，我国城市与农村高血压患病率差异无统计学意义，但北京、天津和上海居民的高血压患病率较高，分别为35.9%、34.5%和29.1%。多因素分析显示，男性、老龄、超重/肥胖、高血压家族史、教育程度低、吸烟和饮酒与高血压风险增加有关。

（四）糖尿病

随着经济的飞速发展，我国糖尿病发病率迅速上升。中国是全球糖尿病患者人数最多的国家。1979年，我国30万人口的调查中，糖尿病患病率为0.67%。1994年25万人的普查发现，>25岁人群中糖尿病患病率为2.51%。2013年中国糖尿病及糖尿病前期流行病学调查，对170 287名中国≥18岁人群参与者的数据进行分析表明，中国成人糖尿病总体患病率为10.9%（女性患病率为10.2%，男性患病率为11.7%）。其中，4%为之前已诊断的糖尿病患者，6.9%为新诊断的糖尿病患者，老年人群、男性、城市居民、经济发达地区居民及超重和肥胖人群的糖尿病患病率更高。2013年的调查数据显示，中国成人糖尿病前期患病率为35.7%（女性患病率为35.0%，男性患病率为36.4%），远高于2008年调查的15.5%。老年人群、超重和肥胖人群更高，而且农村居民的糖尿病前期患病率比城市居民高。我国总体糖尿病知晓率仅为36.5%（女性知晓率为39.8%，男性知晓率为33.5%）。

目前我国年轻人糖尿病的患病率在增加，2008年，我国20～39岁年龄组的糖尿病患病率为3.2%，而2013年为5.9%；糖尿病前期的患病率也从9.0%增加到28.8%。年轻糖尿病患者日后发生并发症的风险更高。研究显示，中国人群中，早发糖尿病患者发生非致死性心血管疾病的风险比晚发者明显升高。

在我国，饮食模式、生活方式、遗传因素和表观遗传修饰都对我国糖尿病患者的急剧增加产生了重要作用。中国人群相比欧美人群，在相对低的BMI时就易发生糖尿病。肥胖是糖尿病的易发因素，但中国人群在相对低的BMI（<23）时更易发生糖尿病，这可能与亚洲人群（含中国人群）趋于中心性肥胖相关。

（五）慢性阻塞性肺疾病

目前，我国呼吸系统疾病发病率约为15.6%，呼吸系统疾病引起死亡率为69.03/10万，占死亡构成的11.24%、我国病伤死亡原因的第四位。呼吸系统疾病一般包括传染性疾病如肺结核，及非传染性疾病如支气管哮喘、慢性阻塞性肺疾病（COPD）和慢性支气管炎等。其中COPD患者人数约1亿，已经与高血压、糖尿病一起成为最常见的慢性疾病，构成重大疾病负担。

2015年我国曾对各年龄段进行过一项大规模的COPD调查。研究人员通过对5万多名参与者进行肺部功能筛查后发现，COPD在我国非常普遍，约占我国成年人群比例的8.6%。我国年龄在20岁及以上患COPD的人群总数约为9 990万，其中包括6 840万名男性和3 150万名女性患者。COPD的流行率随着年龄增加而增加，20～39岁年龄组人群的患病率为2.1%，而40岁及以上人群中就能达到 13.7%，相比市区（7.4%）人群而言，居住在农村郊区的人群该病的患病率更高（9.6%）。男性人群中 COPD 的患病率（11.9%）比女性（5.4%）更高，这与男性人群中吸烟比率较高有关。从不吸烟的人群患上 COPD 与空气污染、儿童慢性咳嗽、呼吸道疾病史、体重低和教育程度低等因素相关。环境污染已经成为威胁我国人群健康的重大公共卫生危机。

（六）传染病

根据国家卫生健康委员会疾病预防控制局发布的 2019 年中国内地法定传染病的疫情概况，2019 年，中国内地法定传染病 10 244 507 例，死亡 25 285 人。报告发病率为 733.57/10 万。甲乙类传染病报告发病数居前 5 位的病种依次为病毒性肝炎、肺结核、梅毒、淋病、猩红热。其中，乙肝病毒携带者 8 000 万；结核病中活动性结核 550 多万，居世界第二。我国报告死亡数居前 5 位的传染病种依次为艾滋病、肺结核、病毒性肝炎、狂犬病和流行性出血热。此外，我国还存在突发性传染性疾病，如 SARS。

从不同传播途径分析我国传染病疾病谱的变化趋势，甲、乙类传染病中，血源及性传播疾病发病最多，占 56.12%，死亡病例也最多，占 74.34%；虫媒及自然疫源性传染病病死率最高。肠道类传染病的发病率呈逐年减少趋势；虫媒及自然疫源性传染病、肠道类传染病和呼吸道类传染病的死亡率呈逐年减少趋势，血源及性传播传染病的死亡率呈逐年增加趋势。

总结中国疾病谱的发展状况，近几十年来，由于卫生条件的改善和疫苗的使用等，我国传染病的控制取得显著的成效，但是，2020 年初发生的新型冠状病毒肺炎为我们敲响了警钟，传染性疾病的发生对政治、社会、经济、文化、健康、生命的影响不可小觑。总体而言，我们的疾病谱已由传染病逐渐转向慢病，这是当代疾病发展的总趋势。肿瘤、心脑血管疾病和内分泌疾病是我国发病率和死亡率均迅速上升的病种。在各种慢病中，心脑血管疾病、高血压为最常见的疾病。随着我国人民生活水平和诊疗水平的提高，内分泌和代谢性疾病患病人数上升的趋势非常明显，糖尿病患者越来越多，各种传染病、寄生虫病、妊娠产褥期疾病和围产期疾病的患病率明显降低。

第五节　疾病学研究与疾病诊治

临床上对于疾病的诊断、治疗多是基于基础研究和 / 或临床研究的成果，基础研究不仅仅是基础医学，还包括物理、化学等基础学科。基础和临床必须整合，但在整合过程当中，并不是所有的基础研究成果马上就可以运用于临床，还需要基础研究进一步结合临床进行理论阐述，从而使人类对疾病的认识更加清晰。

一、疾病学研究

古希腊学者建立了解剖学、生理学和病理学基础，这些是了解健康和疾病的最早的知识基础。希波克拉底（公元前 460—前 377 年）和他的追随者奠定了临床原则和伦理学的基础，并发展成为现代科学。古罗马时期的盖伦（129—199 年）扩展希波克拉底学说，并将实验引入创伤愈合研究，他的著作被认为是解剖学和生理学的百科全书。意大利解剖学和外科教授安德烈亚斯·维萨利乌斯（1514—1564 年）对长期信仰进行了重大挑战，他发表的关于人体结构的著作，展示了人体各器官组织的形态和功能运作的方式，为理解人体解剖学建立了一个新的标准。英国医生和生理学家威廉·哈维（1578—1657 年）在他的著作《动物的心脏和血液运动》中提供了血液循环的生理学框架；改进显微镜的荷兰透镜制造商安东·范·列文虎克（1632—1723 年）为细胞生物学时代奠定了基础；英国乡村医生爱德华·詹纳（1749—1823 年）进行了第一次成功的疫苗接种。19 世纪是一个具有诸多重大发现的时代，为理解传染病铺平了道路。英国外科医生约瑟夫·李斯特（Joseph Lister）认识到微生物导致伤口感染，德国细菌学家罗伯特·科赫（Robert Koch）发现了炭疽杆菌，从而首次确认了微生物及其引起的疾病；法国化学家和微生物学家路易斯·巴斯德（Louis Pasteur）发明了巴氏杀菌技术。19 世纪最著名的技术革新是德国物理学家威廉·伦琴发现 X 射线。20 世纪的科学研究和发现是革命性的，1910 年保罗·埃利希引入了化疗，1928 年亚历山大·弗莱明爵士在研究细菌和青霉之间的关系时发现了第一种抗生素。新的研究也使曾经致命或致残的疾病得到了有效控制或预防，弗雷德里克·班廷爵士和查尔斯·贝斯特在1922年发现了胰岛素，乔纳斯·索尔克在1953年开发了脊髓灰质炎疫苗。技术革新为新的外科技术奠定了基础，美国外科医生约翰·吉本发明的心肺机为冠状动脉搭桥手术和1967年南非外科医生克里斯蒂安·巴纳德首次成功的心脏移植铺平了道路。其他重要进展还包括肾脏透析、口服避孕药、CAT扫描仪和冠状动脉成形术等。公共卫生研究对人口健康产生重大影响，例如致力于增加疫苗接种、改善水和废物处理的卫生状况以及识别健康风险的项目等。有关遗传对健康和疾病影响的知识起源于查尔斯·达尔文（1809—1882年）关于遗传性状的进化理论和格雷戈·门德尔（1822—1884年）关于性状分离的理论，这为确立染色体作为遗传的结构单位奠定了基础。20世纪50年代初，美国的遗传学家詹姆斯·沃森和英国的生物物理学家弗朗西斯·克里克和莫里斯·威尔金斯发表了他们对DNA双螺旋结构的重大发现，开启了分子生物学时代，使遗传研究深入到分子层次，揭开了"生命之谜"的盖头，在以后的50年里，分子生物学、分子免疫学、细胞生物学等新学科相继出现，DNA重组技术更为利用生物工程技术的研究与应用开辟了广阔的前景。

疾病学的基础与临床研究随着科学技术的突破与进展逐步深入，从早期的临床表现研究发展至器官组织、神经体液、细胞、基因、分子和组学的研究。

1. 基础研究 基础研究侧重于利用假设驱动的实验设计与方法来确定人体在健康和疾病状态中功能变化的因果机制。所有在医学院、研究所和教学医院等学术机构进行的基础科学研究最终都是为了临床上提高健康、治愈疾病的能力与水平。基础研究也是新工具、模型和技术（如基因敲除小鼠、磁共振成像、CRISPR基因编辑等）的重要来源。基础研究有时也被称作实验室研究（bench research），涉及分子实验、细胞培养、动物研究和生理实验等，它为后续的临床应用提供知识基础。

按学科分类，基础科学研究包括解剖学、生物物理学、生物化学、细胞生物学、分子生物学、病理学、遗传学、药理学、生物信息学、分子病理学、基因组学、蛋白组学、代谢组学等。从宏观到微观分类，解剖学研究大体、形态改变，病理学研究组织改变，细胞生物学研究细胞变化，分子生物学、遗传学、分子病理学和组学等研究分子改变。如今，基础研究也越来越多地延伸到行为科学和社会科学，这对医学和健康有着同样深远的影响。

2. 临床研究 临床研究是以疾病的诊断、治疗、预后和预防为主要研究内容，以患者为主要研究对象，以医疗服务机构为主要研究基地，由多学科人员共同参与组织实施的科学研究活动。临床研究主要根据是否存在人为干预措施分为观察性研究和实验研究两种类型。

（1）观察性研究：在研究过程中无人为措施干预，又可根据是否存在对照组分为描述性研究（descriptive study）和分析性研究（analytical study）。描述性研究无对照组，研究形式主要包括病例个案报道（case report）、成组病例分析（case series）和单纯描述性横断面研究（cross-sectional study）。分析性研究有对照组，研究形式主要包括病例对照研究（case-control study）、队列研究（cohort study），也有一些横断面研究属于这个范畴。

横断面研究是在特定时间内研究特定范围内的人群疾病、健康状况，以及影响疾病和健康状况的危险因素分布，如饮酒者和非饮酒者的冠心病患病率。病例对照研究是以一组患有某种疾病的个体与未患这种疾病但具有可比性的个体相对照，调查两组对象是否暴露于可疑致病因子及其程度，通过比较，推断某种因子作为病因的可能性，例如肺癌患者（病例组）与非肺癌患者（对照组）的吸烟特征可以进行比较，来推断吸烟与肺癌发生的关系。队列研究是将某一特定人群按是否暴露于某可疑危险因素或暴露程度分为不同的亚组，追踪观察两组或多组研究对象的疾病发生情况，通过比较各组之间疾病发生率的差异来判定这些因素与该疾病之间有无因果关联及关联程度的研究方法。

（2）实验研究：又称干预研究，属于前瞻性研究，目的是观察某些人为设定的干预因素所导致的结果。实验研究分为随机对照试验（randomized controlled trial，RCT）与非随机对照试验（non-randomized controlled trial），其研究的核心元素包括：对象、干预、结局；五大原则为：随机、对照、重复、均衡、盲法。随机对照试验是临床研究中的"金标准"。

药物临床研究是指在人体(患者或健康志愿者)进行的药物系统性研究,以证实或发现试验药物的临床、药理和/或其他药效学方面的作用、不良反应和/或吸收、分布、代谢及排泄,目的是确定试验药物的安全性与有效性。药物临床研究包括临床试验(clinical trial)和生物等效性试验(bioequivalence study)。临床试验分为 I、II、III、IV 期。I 期临床试验为初步的临床药理学及人体安全性评价试验;II 期临床试验为治疗作用初步评价阶段,可采用多种形式,包括 RCT 研究;III 期临床试验为治疗作用确证阶段,一般为具有足够样本量的 RCT 研究;IV 期临床试验为新药上市后应用研究阶段。生物等效性试验是指用生物利用度研究的方法,以药代动力学参数为指标,比较同一种药物的相同或者不同剂型的制剂,在相同的试验条件下,其活性成分吸收程度和速度有无统计学差异的人体试验。

3. 转化研究 转化研究(translational research)是将基础研究与解决患者实际问题结合起来的医学研究,即将基础研究的成果"转化"应用于患者的疾病预防、诊断、治疗及预后评估。2003 年美国国立卫生研究院(National Institutes of Health,NIH)提出转化医学(translational medicine)。在中国,转化医学也成为国家在生物医学领域里一个重大的政策,《中共中央关于制定国民经济和社会发展第十二个五年规划的建议》辅导读本中指出:"以转化医学为核心,大力提升医学科技水平,强化医药卫生重点学科建设。"转化医学旨在打破基础医学与药物研发、临床医学及公共卫生之间的屏障,实现彼此之间连续、双向、开放的直接关联,其基本特征是多学科交叉合作,针对临床提出的问题,深入开展基础研究,使基础研究成果得以快速应用于临床实践,从而实现从"实验室到床边"的转化(bench to bedside translation),又从临床应用中提出新的问题回到实验室(bedside to bench),为实验室研究提出新的研究思路,循环往复、螺旋上升。

二、疾病的预防与诊治

1. 疾病的预防 疾病预防的基本类型有三种:一级预防、二级预防和三级预防。一级预防的目的是通过消除所有危险因素来防止疾病的发生,例如免疫接种。二级预防在疾病仍无症状时及早发现疾病,进而通过采取有效治疗措施来治愈疾病,例如巴氏涂片早期检测宫颈癌。三级预防主要是针对性的临床干预措施,以防止病情进一步恶化或在诊断后减少并发症,例如使用 β 肾上腺素等药物来降低心脏病患者的死亡风险。

2. 疾病的诊治 疾病的诊治依赖于疾病学研究基础,遵循循证实践(evidence-based practice)和循证实践指南(evidence-based practice guideline),以此作为提高卫生保健、临床诊治质量与效率的手段。1992 年萨科特(David Sackett)等首次提出循证医学(evidence-based medicine,EBM)概念,即以最佳可获得证据为基础进行临床诊疗的医学,从而改变了临床医师的思维方法与实践模式,成为 20 世纪临床医学最大的进步之一。现今,循证实践和循证实践指南在临床医师、公共卫生人员、卫生保健组织和公众中日益普及。循证实践被定义为认真、明确和明智地使用当前最佳证据来决定对单个患者的治疗与护理,它是基于个人专业知识与系统性研究所取得临床证据的结合。专业知识表示临床医师通过临床经验和临床实践获得的熟练程度和判断力,而有力的外部临床证据依赖于临床相关研究,这些研究通常来自基础科学研究和以患者为中心的临床研究。临床实践指南是医疗卫生系统发布、旨在指导医师和患者在特定临床情况下作出相关治疗方案的准确决定。基于证据的实践指南的制定通常使用荟萃分析等方法将不同研究的证据结合起来,以对诊断方法的准确性或治疗方法的效果做出更精确的估计。指南制定以后还须不断审查和更新,以跟上新的研究发现与成果。例如,由联合国委员会于 1972 年首次制定的《高血压预防、评价和治疗指南》已被修订 7 次以上。基于基础研究和临床研究的疾病诊治有许多成功的范例,上海市血液病研究所"一门四院士"开创"上海方案"攻克急性早幼粒细胞白血病就是其中的经典案例。

3. 精准医学与疾病的预防和诊治 进入 21 世纪,随着高通量测序等技术的高速发展,人们能够快速、准确、海量、低成本获得物种全基因组序列等多种生物学图谱和疾病相关大数据,从而为生命科学带来了革命性变化。临床医学也从中分析出正常人与患者之间、患者与患者之间、治疗前与治疗后的个体差异，进而从分子水平上（如基因位点突变、染色体易位、表观遗传特征改变、基因异常表达等）制定出适合每位患者的、独特的、最佳的个体化治疗和预防方案，由此颠覆了传统医疗模式，产生了个体化医疗（personalized medicine）的新概念。

个体化医疗强调的是个体差异，常容易被误解为能够给每一个患者设计独特的治疗，而其真正含义是根据患者的特定疾病易感性不同、所患疾病生物学基础和预后不同，及对某种特定治疗的反应不同，将患者细分为不同的亚群，采用针对性的、更精准的治疗手段。2011年，美国国家科学院下属的国家研究委员会出版了 *Toward Precision Medicine：Building a Knowledge Network for Biomedical Research and a New Taxonomy of Disease* 一书，首次将精准医学的概念展现到大众面前。2015年，美国总统奥巴马（Obama）提出精准医学计划（precision medicine initiative），将精准医学纳入美国国策。

中国也一直致力于精准医学的探索，2015年2月我国成立国家精准医疗战略专家委员会。2016年3月，科技部发布"精准医疗研究"重点研究专项指南，精准医疗被纳入"十三五"重大科技专项。2016年10月，中共中央、国务院印发并实施《"健康中国2030"规划纲要》，提出"发展组学技术、干细胞与再生医学、新型疫苗、生物治疗等医学前沿技术，加强慢病防控、精准医学、智慧医疗等关键技术突破"。

精准医学是根据患者的临床信息和人群队列信息，应用现代遗传技术、分子影像技术、生物信息技术，结合患者的生活环境和生活方式，实现精准的疾病分类及诊断，制定具有个性化的疾病预防和治疗方案。

精准医学是医学发展的必然要求，也体现了公众对健康的需求。2000多年前的中国传统医学中即有"辨证施治""同病异治"，可以说这是精准医学在哲学层面上的一种体现。随着现代科学技术的发展，尤其是2001年人类基因组工作草图完成，推动精准医学逐步进入快速发展阶段。人类基因组、转录组、蛋白质组、代谢组、免疫组、微生物组研究的进展，分子影像、分子诊断、分子病理、靶向药物等的使用，都为精准医学的发展打下了坚实的基础。目前"精准"的概念和实践要求已融入医学全过程，包括对疾病患病风险的"精准"预测、对疾病的"精确"诊断；对疾病的"精确分类"；对药物的"精确"应用；对疗效的"精确评估"，对预后的"精确"预测等。例如由于疾病过程中基因和蛋白的改变要早于临床病理的改变，找准疾病早期诊断的分子标志物，包括基因的遗传变异、表观遗传改变、代谢异常等，便能有利于疾病的早期诊断、疾病的分类鉴定、制定治疗方案、判断预后等。

精准医学的前提是做好疾病的基础研究，了解疾病的遗传背景、免疫、内分泌、代谢表征，细胞层面和分子层面的改变，进而再深入到组织器官与机体功能的改变。通过疾病学基础的研究，未来我们可以更清晰地了解疾病病因、疾病的进程和转归；找到特异的分子标志物及分子靶点、对疾病进行精准分类；研究特异有效的药物，通过临床信息和大数据优化治疗方案，形成精准治疗的路径、标准和指南。

（刘 玮 王兆军 陈国强）

参 考 文 献

[1] Grossman S C，Porth C M. Porth's Pathophysiology-Concepts of Altered Health States. 9th ed. Wolters Kluwer Health: Lippincott Williams & Wilkins，2013.

[2] 曾益新. 肿瘤学. 4版. 北京：人民卫生出版社，2014.

[3] 王建枝. 钱睿哲. 病理生理学. 3版. 北京：人民卫生出版社，2015.

[4] Wang Z Y，Chen Z. Acute promyelocytic leukemia：from highly fatal to highly curable. Blood，2008，111（5）：2505-2515.

[5] 王海. 新概念"精准医学"的理解和辨析. 中国科技术语，2018，20（2）：62-65.

第二章　疾病的神经内分泌机制

第一节　概　　述

　　机体细胞不与外界环境直接接触,而是通过细胞外液提供新陈代谢所需的养料,将代谢物排到细胞外液中,并通过细胞外液与外环境发生物质交换。因此,细胞外液被称为机体的内环境,以区别于机体所生存的外环境。内环境各项因素的相对稳定是高等动物生命存在的必要条件,但内环境的理化性质不是绝对静止的,而是各种物质在不断转换中达到相对平衡,即动态平衡状态,该平衡状态称为稳态(homeostasis)。由于细胞不断地进行变动也可影响内环境的稳态。而新陈代谢不断扰乱内环境的稳态,外环境的剧烈变化也可影响内环境的稳态,因此,机体的血液循环、呼吸、消化和排泄等生理功能需通过不断的调节来纠正内环境的过度变化,以维持机体的正常功能。机体生理功能的调节主要包含三种形式:神经调节,体液调节和自身调节。神经调节是通过神经系统的参与而影响生理功能的一种调节方式,其特点是迅速、短暂而精确。体液调节是通过体液中某些化学物质而影响生理功能的一种调节方式,其特点是缓慢、持久而弥散。自身调节是指组织及细胞不依赖于神经或体液因素,自身对环境刺激发生的一种适应性反应,其特点是调节的幅度和范围都较小,也不十分灵敏。不同形式的调节方式对机体功能发挥不同的调节作用。许多内分泌细胞所分泌的各种激素,就是借体液循环的通路对机体的功能进行调节的。有些内分泌细胞可以直接感受内环境中某些理化因素的变化,直接做出反应,但也有一些内分泌腺本身直接或间接受到神经系统的调节,在这种情况下,体液调节是神经调节的一个传出环节。除激素外,某些组织、细胞产生的一些化学物质,虽不能随体液至身体其他部位发挥调节作用,但可在局部组织液内扩散,改变邻近组织细胞的活动。这种调节可看作是局部体液调节,或称为旁分泌(paracrine)调节。由此可见,机体的稳态是神经系统和内分泌系统协同调节的结果,两者相互配合使生理功能调节更趋于完善。疾病发生、发展的基本环节就是病因通过其对机体的损害性作用而使体内自稳调节的某一方面发生紊乱,而调节的任何一个方面的紊乱,如神经调节或内分泌调节发生异常,就会使相应的功能或代谢活动发生障碍,甚至导致死亡的发生。本章节将重点阐述疾病发生的神经机制,内分泌机制及神经内分泌机制。

第二节　神　经　机　制

一、神经系统简介

　　神经系统的发现需追溯至100万年前甚至于更早的原始人。有证据表明,我们的史前祖先在那时已经意识到脑在生命活动中的重要作用。早在7 000年前,人们通过"环钻术"(trepanation),即在颅骨上钻孔来治疗疾病。5 000年前古埃及内科医生的记录中出现了多种脑损伤的症状。但那时并没有认识到脑的重要性,而将心脏视为灵魂的居所和记忆的存储库。将心脏视为意识和思维的所在的观点占据了很长一段时间,直到希波克拉底(Hippocrates)时代才受到强大的挑战,希波克拉底依据"结构 - 功能相关性"即身体的不同部位不同的结构行使不同的功能、外观的不同预示着功能的差异,提出:脑不仅仅参与对环境的感知,也是智慧的发祥地。但这一观点并未得到普遍认可。公元前384—前322年,著名的古希腊哲学家亚里士多德(Aristotle)始终相信"心脏是智慧的源泉"，他认为脑只起到"散热器"的作用，在心脏中被加热的血液在脑中降温。因此，他们用脑的强大的冷凝功能来解释躯体为什么可以保持合适的温度。公元130—200年，罗马医学史上最重要的一位人物希腊医师和作家盖伦(Galen)接受了希波克拉底关于脑功能的观点。盖伦通过对动物进行了大量和细致的解剖，了解到脑的不同部位形状不同，松软度也不一样。他从大脑和小脑所具有的不同结构和松软度来推测它们的功能：大脑松软，小脑坚硬。由于形成记忆的关键是将感知"刻印"于脑，他认为这一过程只能发生在松软的大脑上，因此认为大脑是接收感觉的场所，而稍坚硬的小脑则是支配肌肉的场所。对于大脑又是如何感知周围环境并支配躯体运动，盖伦将羊脑切开发现脑是中空的，在这些空心的腔室内有液体，这些腔室被称为脑室(ventricles，类似于心脏的心室)，为此盖伦提出这样的观点：脑接受感知的输入及对运动的控制都是由通过神经到达和离开脑室的体液流动实现的。盖伦认为神经是一种类似于血管的中空管道。这一理论符合当时的体液平衡学说。盖伦有关脑的观点延续了近1 500年。1514—1564年，文艺复兴时期，伟大的解剖学家Andreas Vesalius按照盖伦的观点绘制了脑室的详细结构，补充了脑结构方面的细节知识，但未对盖伦的观点提出异议。17世纪早期法国人发明了以水为动力的机械装置，以笛卡尔(Rene Descartes，法国数学家和哲学家)为代表倡导了脑功能的"液压-机械论"，认为人与其他动物不同，拥有智慧和一颗上帝赐予的心灵。人类特有的智慧独立于脑之外，智慧是一种精神实体，通过松果体与脑结构相联系并接受感觉和控制运动功能，认为精神与脑是彼此分离的，即直到现在还有人相信"心-脑问题"(mind-brain problem)。17～18世纪，科学家终于从盖伦的观点中获得突破，发现脑由两种结构组成即灰质和白质，并确定了二者的功能：白质是躯体神经的延续性结构，因此认为白质中含有神经纤维，这些纤维起到向灰质传递信息，以及传递灰质发出的信息的作用。18世纪末，由于神经解剖的发展，神经系统被确认包含中枢和外周两部分，中枢神经系统包括脑和脊髓，外周部位由周围神经构成全身神经网络。神经解剖史上

的一个重要突破是在脑的表面观察到广泛存在的脑回和脑裂，这一结构使得大脑以叶的形式存在，为不同的脑回存在不同的脑功能定位提供了理论基础，也开创了脑功能定位研究的新时代。到19世纪的100年时间内，人类对脑功能的了解远远超过此前记载的所有知识总和，为现代神经科学的发展奠定了坚实的基础。19世纪人类对脑功能的研究取得的关键性进展如下所述：

1. 神经"电缆"论　1751年，Benjamin Franklin出版《电的实验和观察》，宣告了对电现象的全新认识。意大利科学家Luigi Galvani和德国医生和生理学家Emil du Bois-Reymond证明神经受电刺激会引起肌肉颤动，脑本身也能产生电流。这些发现取代了"神经是一种流动的液体与脑相联系"的观点。新观点认为：神经是一些"电缆"，它们将电信号传入和传出脑。

2. 特定的功能在脑不同部位的定位　1823年，法国生理学家Marie-Jean-Pierre Flourens采用实验性切除法(毁损脑的特定部位，观察由此引起的感觉和运动障碍)证实小脑确实在运动的协调上起作用，同时推断，大脑与感觉和感知有关。虽然这个结论和Bell及盖伦的推测一致，但他的结论则有直接的实验依据支持。Flourens的实验结果对颅相学提出了质疑，颅相学认为颅骨上的隆起反映了脑表面的隆起，一个人的性格倾向，例如大度性、遮掩性和破坏性等都与脑的大小相关联。Flourens用切除实验表明，某一特定的气质并不因为大脑的一些区域被切除而丧失，而颅相学则认定与该气质相关联。但Flourens的实验也得出了一个错误的结论，他认为大脑的各个区域都均等地参与了所有的脑功能。而法国神经科医生Paul Broca依据临床病例和尸体解剖发现了不同的语言功能定位于大脑的不同区域。Broca的脑功能定位学说被一系列动物实验所证实。

3. 神经系统进化论　1859年，英国生物学家Charles Darwin出版《物种起源》一书。"进化论"指出所有生命物种均起源于共同的祖先，物种之间的差异源自自然选择的过程。作为可遗传性状之一的行为同样可以遗传。如人和狗等哺乳动物对危险和恐惧的行为反应基本相同：瞳孔放大、心跳加速、发根直立。按照Darwin的观点，反应模式的相似表明不同物种恐惧反应的脑机制

虽然不完全一样，但也基本相似。不同物种的神经系统进化源于共同的祖先，而且不同物种的神经系统具有共同的作用机制，这一思想为将动物实验的结果运用于人类提供了理论基础。因此有了如下的例子：枪乌贼巨大神经轴突上获得的电冲动传导知识同样适用于人类；大鼠获得重复性自我摄取可卡因的机会时，表现出与人类吸毒成瘾相同的症状，所以用大鼠研究成瘾药物对神经系统的作用是有价值的。今天，绝大多数神经科学家在希望获得对人类某一生理机制的了解时都是采用动物模型。另一方面，物种的许多行为性状与其生活环境有高度的特异性。比如：枝头灵活攀缘的猴子具有敏锐的视觉；习惯在地洞中穿梭的老鼠没有良好视觉，但其嘴边触须具有高度进化的触觉功能。每一物种脑的结构和功能反映了其对环境的适应，为科学家分析不同脑区功能定位提供了实验依据。

4. 神经元 神经元是脑组织的基本功能单位。19 世纪早期，科学家第一次有机会在高放大倍率下观察动物的脑组织。1839 年，德国动物学家 Theodor Schwann 提出了现在已经广为人知的细胞理论，即一切组织均由称为细胞的纤维单位所构成。尽管神经元已得到确认和描述，但围绕单个"神经元"是否是脑功能的基本单位这一观点仍存有争议。神经元有一些纤细投射（突起）。最初科学家无法肯定来自不同神经元的突起是否会像微血管那样融合到一起，如果可以，由不同神经元相互连接形成的"神经网路"才可能是脑功能的基本单位。

对脑功能的研究在 20 世纪得到前所未有的发展。1989 年美国启动了脑的十年的研究，确定从三个方面来研究大脑的功能：①第一个层面是了解：采用离体研究如电生理、化学、基因和形态等技术，和无创的在体研究如脑地形图、正电子发射、功能磁共振、断层扫描及行为变化从分子、细胞、网络到全脑层面研究大脑的工作原理以期达到对大脑功能的了解。短期目标是能明确知觉（perception）、情绪（emotion）和意识（consciousness）的脑区定位，理解学习记忆的机制，长期目标是理解自我意识（self-consciousness）以及语言在思维和智力中的作用。②第二个层面是保护脑：短期目标针对外因引起的疾病或单基因病找到治疗措施，长期目标是控制发育及衰老的进程，治疗多基因病。③第三个层面是开发脑：短期目标是开发人脑，即开发自我组织的记忆系统，增强智能，长期目标是模拟人脑即开发具有智力和情感的计算机系统，即人工智能。

美国启动了脑的十年计划后，其他各国也纷纷启动脑的十年计划，1991 年欧洲启动了脑的十年计划，日本于 1997 年启动了脑的十年计划，我国于 1999 年启动科技部脑科学研究的 973 计划，为我们脑科学的发展及人才队伍的培养奠定了坚实的基础。

然而我们知道，人脑是地球上最复杂的结构，据估计人脑含有 1 000 亿个神经元，3.2×10^9m 长的轴突，100 万亿个突触，近万亿个神经胶质细胞，脑科学以阐明脑和神经系统的工作原理和机制为目标，通常被认为是自然科学的"最后疆域"，21 世纪被世界科学界公认为是生物科学、脑科学的时代。

由此可见，神经系统是人体内最高级、最复杂的系统，不仅能调节人体各系统的活动，维持内环境的相对稳定，使人体成为完整的统一体，又能通过各种感受器接受外界刺激并做出相应的反应，使人体与外环境保持平衡和统一。神经系统除调控机体的感觉，运动和内脏等功能外，还能完成一些更为复杂的高级功能活动，如学习记忆、语言、思维判断和其他认知活动等。人类的大脑得到高度的发展，脑的高级功能更为突出。要完成对以上功能的调控，有赖于神经系统结构和功能的完整。如果神经系统结构和功能出现异常，将导致神经系统功能障碍甚至导致严重的神经系统疾病。

二、疾病的神经机制

神经系统由两部分组成：周围神经系统（peripheral nervous system，PNS）和中枢神经系统（central nervous system，CNS）。这两个系统在解剖学上是独立的，但在功能上是相互联系和相互融合的。PNS 由神经纤维组成，神经纤维将特定的感觉和运动信息传递给脊髓和脑。CNS 位于椎管和颅骨内，受到骨性结构的保护。此外，周围的脑膜和脑室系统也为 CNS 提供了额外的机械缓冲保护。神经系统由神经元和神经胶质细胞构成，神经系统的功能主要由神经元完成，神经元是神经系统的基本机构和功能单位。神经胶质细胞则主要发挥支持、营养、保护以及免疫防御等作用。

神经系统疾病可发生于中枢神经系统和外周神经系统，引起机体出现感觉、运动、内脏功能及学习记忆及意识等功能障碍的不同表现。但其内在机制主要是不同的病因影响了神经系统结构和功能的完整性，进而可导致神经系统功能障碍，严重时可引发严重的神经精神疾病。下面通过几个代表性的机制来阐述疾病的神经机制。

（一）神经元死亡和凋亡

在神经系统中，神经元负责信号的接收整合和处理，并将整合后的信息传递至下一个神经元或者效应器，如分泌细胞和肌肉等。神经元可以直接接收外部环境信号，如进入视网膜感光细胞的光线。神经元也可以接收其他神经元传递来的信号，比如神经元在化学突触部位释放的神经递质，或者相邻神经元从低电阻的缝隙连接处（电突触）传递的电信号。神经元非常活跃，氧化代谢率很高，因此需要持续稳定的氧气和葡萄糖供应。任一供应的中断都会导致神经元的快速死亡。因为大多数情况下成熟神经元不再分裂，因此神经元死亡是一个很严重的问题。神经元一旦出现死亡，将会导致其所支配器官和脏器出现严重功能障碍。如果不及时阻止神经元死亡，将会导致个体死亡。引起神经元死亡的原因有很多，下面以脑卒中引起神经元死亡为例来阐述其机制。脑卒中或脑血管意外是由血供中断造成的脑组织功能暂时性或永久性丧失。作为继心脏病和癌症后的第三大死因，脑卒中通常由疾病或创伤引发。脑卒中的病理生理改变包括了复杂的随时间和空间演变而序贯发生的一系列事件，启动了一系列恶性循环，最终导致脑细胞死亡。其主要机制包括兴奋性毒性、炎症和细胞的程序性死亡，这些过程的分子机制已被广泛研究。在不同部位脑卒中所涉及的机制也不同，在梗死部位核心区域，缺氧最为严重，脑组织迅速死亡。中心区周围的区域叫缺血半影区，该区域有残余的血流，并且脑细胞可能发生可逆性电生理和代谢障碍。这些细胞尚未进入导致细胞死亡的信号级联反应。半影区的大小可变，半影区的重要性在于

细胞损伤可能是可逆的，使用阻断兴奋毒素释放和活性的药物，可以减少或限制发生功能缺损的脑区面积。

当大脑处于低氧状态时，ATP水平开始下降，神经元和神经胶质细胞膜中ATP依赖性Na^+泵的功能发生障碍。无论是由于动作电位还是胞膜持续存在的渗漏导致的进入细胞的Na^+不能被泵出，都会导致细胞膜去极化。由于Na^+和Cl^-的内流远大于K^+外流，因此产生内向渗透力，由于水的被动内流而导致细胞肿胀，引起水肿。当超过细胞膜承受能力时，细胞最终破裂，这种死亡属于坏死。大脑在颅骨里，因此，如果神经元开始肿胀，颅内压就会升高，压迫脑室和脑血管。压迫血管，特别是静脉，会减少血流，从而减少氧供。这就形成一个导致脑灌注量快速下降的恶性循环。脑水肿是脑卒中（或头部损伤）中最早发生的事件之一，其严重程度决定着患者是否能存活过卒中发生后最初的几个小时。

将谷氨酸从突触间隙移除和维持谷氨酸传递稳定性的重摄取过程是能量依赖的，因此需要ATP。一旦氧含量下降，ATP水平降低，重摄取过程就会减慢。因此，谷氨酸开始在突触间隙积累，并随着细胞外K^+浓度的升高，细胞发生去极化。上述过程导致细胞过度兴奋和更多的谷氨酸释放，是又一个恶性循环过程。

大脑中有许多天然的防御分子以保护大脑免受自由基的损伤，这些分子是还原剂，它们阻止其他分子被氧化，并与自由基或氧化剂反应形成惰性物质。三种最重要的保护分子分别是维生素C（抗坏血酸）、维生素E（α-生育酚）和谷胱甘肽。维生素C是一种强大的水溶性还原剂，在中枢神经系统中含量很高，包括神经元和神经胶质细胞，在脑脊液中也有发现。维生素C是通过神经元去极化和神经元活性的增加被释放到脑脊液（cerebrospinal fluid，CSF）。在急性缺血缺氧后，CSF中维生素C含量急剧升高，这可能是"清除"低氧代谢过程中产生的自由基的一种保护措施。维生素E是脂溶性的还原剂，清除细胞膜上的自由基和其他富含脂质的结构，与维生素C发生协同作用。谷胱甘肽是一种通过谷胱甘肽过氧化物酶与许多氧化剂和自由基反应，使其无害化的肽类物质。

细胞内 Ca^{2+} 水平的增加可以引起细胞因子如肿瘤坏死因子-α，白细胞介素-1β 和血小板活化因子的形成。同时，Ca^{2+} 水平的增加也可促进环氧酶 2（cyclo-oxygenase 2，COX-2）的活性，参与缺血后的炎症反应。细胞因子可激活小胶质细胞释放更多的细胞因子、谷氨酸和其他神经毒素，吸引表达可诱导型一氧化氮合酶（inducible nitric oxide synthase，iNOS）的免疫细胞。细胞内高水平的 Ca^{2+}，会损伤线粒体，并激活半胱氨酸天冬氨酸蛋白酶，诱导细胞凋亡，特别是在半影区，上述过程更为显著。这种机制在更慢的时程上发挥作用，发生在原发性局灶性缺血事件发生后的几个小时至几天内。凋亡细胞不发生肿胀和破裂，而是皱缩和向内破裂。

（二）神经纤维损伤后修复不良或出现脱髓鞘

在周围神经损伤中，轴突的连续性中断，同时伴随着髓鞘的变性、崩解，因此损伤后修复过程主要包括了轴突再生与髓鞘再生两部分。其中，轴突再生的距离和精细程度决定了修复的终点，而髓鞘再生则可影响损伤修复后的功能重建。外周神经损伤后，受损神经元的轴突可立即开始再生。哺乳动物中，轴突再生在施万细胞外周轴突的损伤再修复过程中起重要作用。为了使外周神经再生，一个轴突的残端必须与一个施万细胞接触。这种接触可以刺激施万细胞进入有丝分裂，进而伸长突起至轴突生长锥。轴突沿着施万细胞以每天 2～5mm 的速度重新生长，这些施万细胞同时使新生轴突髓鞘化。而中枢神经系统中受损的神经元轴突不能成功再生，因为中枢神经系统中的胶质细胞能够释放特异性抑制轴突生长的因子。

外周神经系统的轴突再生能力显著强于中枢神经系统的轴突，其修复再生的过程与神经系统的发育过程有很多相似之处。当外周神经受损时，其受损位置的近端会形成一个生长锥，位于生长锥上的受体及其分子通路可通过识别周围环境中的生长信号，引导轴突向正确的方向延长和再生。外周神经纤维的再生速率平均为每天 1～3mm，可持续再生长达数月。

在神经末端发生的损伤，由于损伤处与远端受到支配的靶组织距离较近、轴突导向较精准，再生神经纤维经过一段时间生长便可以恢复与靶组织的连接，并恢复相应的运动及感觉功能。当神经损伤发生在接近神经丛和神经根的位置时，再生的神经纤维与靶组织距离过长，且轴突导向的环境复杂，因此较难恢复正常功能，可造成畸形、瘫痪、各类感觉严重减退、麻木或痛觉过敏。近年来的研究也发现，周围神经损伤后，非神经元如神经胶质细胞及免疫细胞等也可参与外周痛觉敏化的形成。但无论修复或疼痛，神经元的改变及其带来的影响，均是最直接和起决定性作用的。神经元能够进行再生的内在驱动力是外周神经系统所特有的。背根神经节（dorsal root ganglia，DRG）的神经元是假单极感觉神经元，其外周突受损时可展现出来较强的再生能力和修复程度，而中枢突受损时则很难再生。然而若在中枢突受损前后的时间窗内对其相应的外周突进行损伤，则可观察到相比于单一受损，中枢突的再生能力有了显著的提高。这一现象被称为"条件性效应"，间接提示了外周与中枢神经轴突再生可以被共同的通路调控；相应的研究模型则被称为"条件性损伤模型"，研究人员可以借此在外周神经修复的通路中寻找能够启动中枢神经修复的关键分子。但成年哺乳动物中枢神经系统损伤却再生和修复困难。在脊髓损伤、脑卒中以及多种神经病变的情况下，CNS 功能恢复非常有限，并且极易发生运动和感觉障碍等严重并发症。因此，CNS 再生问题一直是医学界和神经科学界在理论研究和临床实践中亟待解决的重大难题。中枢神经损伤后再生和修复的抑制因素很多，目前有 3 类 CNS 髓鞘蛋白受到特别关注，这些抑制因子的作用通常会引起培养的神经元生长锥的崩溃（growth cones collapse）。并且，许多针对它们的体外实验也证明：封闭它们的作用对轴突的再生有重大促进。这些抑制因子包括髓鞘相关蛋白 MAG、髓鞘相关生长抑制因子 Nogo 及 OMgP。其中 Nogo 被认为可能是影响轴突生长的最重要的抑制因子。

1988 年，Shcwab 等人从大鼠中枢神经系统髓鞘中分离出两个分子量分别为 250kDa 和 35kDa 的膜蛋白 NI-250 和 NI-35，其对 DRG 神经元的突起生长有很强的抑制作用，而且还可以抑制 3T3 成纤维细胞的铺展。针对 NI-250 制备的特异性抗体 IN-1 则能中和 CNS 髓鞘的抑制性作用。将

IN-1 注入大鼠损伤后的脊髓,可以使少量的轴突长入脊髓组织,同时动物的运动功能也有较好的恢复。2000 年年初,Shcwab、Strimttatter 及 Walsh 三家实验室通过对 NI-250 分子的六个肽序列的微测序,同时报告了作为 IN-1 的抗原——Nogo 分子的基因成功克隆。*Nogo* 基因的克隆具有里程碑式的意义,使科学家们开始从分子角度去探讨和认识 Nogo 的结构和功能,进一步去探索这个长期以来在中枢神经再生领域的最主要的抑制因子。

(三)突触的结构及突触传递功能异常

在神经系统中,突触是两个神经元相连并传递信息的部位,其结构基础是突触前的轴突末端和突触后的树突棘。神经冲动传导至轴突末梢,到达突触前,引起突触前递质释放,作用于突触后受体,引起下游信号通路的激活,完成信息在神经元间的传递。突触的发生、成熟和突触可塑性对神经环路和神经系统的高级功能至关重要,突触发育异常,树突棘异常修剪,神经递质的释放、降解或重摄取异常,突触后结构及突触后受体及受体信号通路的异常,与精神分裂症(schizophrenia)、孤独症(autism)、帕金森病(Parkinson disease,PD)和阿尔茨海默病(Alzheimer's disease,AD)等多种疾病的发生发展直接相关。相关内容详见其他章节。

由于研究手段不断促进神经科学的发展,光遗传学和化学遗传学在疼痛与镇痛、药物成瘾、学习记忆、焦虑抑郁、帕金森病及精神分裂症等领域的广泛应用推动了神经科学的研究。近十年来,脑环路的研究也拓展了人类对认知、情绪和行为的理解。用整体环路的角度解释生理和疾病状态可以弥补传统单分子、单一信号通路和单一脑区的研究的不足,促进更加精准和靶向药物的研发。

第三节　内分泌机制

一、内分泌系统简介

100 多年前,人们认为机体所有生理活动均由神经系统支配与调节,即巴甫洛夫(Pavlov)的神经论(nervism),对内分泌系统没有任何认识。

例如,肠道消化液的分泌认为是食物刺激口腔、消化道等部位,通过神经反射,引起胰液和肠液分泌。直到 1902 年,两位英国生理学家,贝里斯(Bayliss)和斯塔林(Starling)首次发现化学信号,奠定了内分泌学的基础。1902 年 1 月 16 日,贝里斯和斯塔林完成了一项伟大的实验。他们首先游离了一段空肠,切断所有神经,仅保留血管;之后,用稀盐酸灌注游离的空肠,观察到有胰液的分泌;进一步分离空肠黏膜层组织,经过研磨、过滤,静脉注射实验狗,同样观察到胰液的分泌。于是他们提出空肠黏膜层细胞存在一种化学物质,在接受稀盐酸刺激后分泌,通过血液循环达到胰腺,促使胰液分泌。他们命名这种化学信号为肠促胰液素(secretin),1905 年,斯塔林提出激素(hormone)概念,即机体一种组织器官分泌的某种化学信号,通过血液运输,作用在远处的组织器官,调节其生物学功能,这种化学物质称为激素,肠促胰液素成为第一个被发现的激素。

19 世纪中叶,德国医学生朗格尔汉斯(Langerhans)发现胰腺存在两种细胞,即腺泡细胞和胰岛细胞,随后胰岛又被称为朗格尔汉斯岛。19 世纪后叶,德国生理学家和病理学家闵可夫斯基(Minkowski)揭示胰岛的功能。他从狗身上切除胰腺,狗表现出和糖尿病患者一样的症状,多饮、多尿、血糖和尿糖增高。结扎狗的胰腺导管,胰腺萎缩,胰岛完好无损,狗不表现出任何糖尿病的症状。因此,他们建立了胰岛与血糖调节之间的关系,之后许多科学家尝试从胰岛中分离能够治疗糖尿病的物质。1921 年夏天,加拿大外科医生班廷(Banting)来到多伦多大学,开始了胰岛素发现之旅。首先,他说服了生理学系主任麦克劳德(Macleod)教授,给他两间实验室,并且麦克劳德还给他安排了一位生化系学生贝斯特(Best)。随后,麦克劳德离开多伦多去度假。班廷和贝斯特从结扎胰管的狗的胰腺中一次又一次纯化提取物,在暑期即将结束的时候,他们终于获得了成功,将提取物给胰腺切除而患糖尿病的狗注射,狗的糖尿病的症状很快得到缓解,此提取物取名为胰岛素(insulin)。为此,班廷和麦克劳德获得 1923 年诺贝尔生理学或医学奖。

肠促胰素和胰岛素均为多肽类激素,类固醇

激素则由美国化学家肯德尔（Kendall）首先发现。肯德尔于1934年从肾上腺皮质分离出皮质激素结晶，进而由此分离出20多种物质，从中得到化合物A、B、E、F四种类固醇，其中化合物E为可的松，F为氢化可的松。1948年，美国梅奥诊所（Mayo Clinic）的亨奇（Hench）把100mg化合物E注射进一位患了严重的风湿性关节炎的患者体内，2天之后患者的症状有了明显的好转，以前只能坐轮椅的患者，居然能够自己行走。这是人类第一次用一种内源性的化学物质治好了一种不治之症，这预示着现代医学不但可以利用外来的杀菌剂（抗生素）来治病，还可以想办法动员人体自身的抗病能力。亨奇和肯德尔因为发现可的松，并可以治疗一种严重的疾病而于1950年获得了诺贝尔生理学或医学奖。

随着激素的发现，人们想要知道这些激素在血液中浓度与变化。1960年，美国学者雅洛（Yalow）和贝尔松（Berson）创立了放射免疫法（radioimmunoassay，RIA），并首先用于糖尿病患者血中胰岛素浓度的测定。一直以为，糖尿病患者血中的胰岛素浓度应该很低。然而，检测发现一部分糖尿病患者血中胰岛素浓度不仅不低，反而偏高，由此提出胰岛素非依赖性糖尿病类型，也就是我们今天熟知的2型糖尿病。放射免疫法的创立，是医学和生物学领域中方法学的一项重大突破，开辟了医学检验史上的一个新纪元。它使得那些原先认为是无法测定的极微量而又具有重要生物学意义的物质得以精确定量，从而为进一步揭开生命奥秘打开了一扇窗，使人们有可能在分子水平上重新认识某些生命现象的生化生理基础。其后30年，内分泌科学的飞速进展，充分证明了这一超微量分析技术的巨大推动力。为此，雅洛因创立了放射免疫法而荣获1977年诺贝尔生理学或医学奖。

经过一个多世纪，内分泌学得到极大的发展。激素与激素受体的发现，激素作用原理的阐明，内分泌系统逐渐得到完善。内分泌系统包括产生与分泌激素的腺体或组织，血液循环中转运激素载体，激素的靶器官与细胞，作用的受体与信号通路，以及它们之间的反馈调节系统。内分泌系统是机体重要的生理调节系统，涉及全身几乎所有器官组织的功能调节。内分泌系统紊乱，轻者导致生理稳态失衡，重者导致内分泌疾病。

二、激素分类

激素是一种由高度分化的内分泌细胞合成并直接分泌入血的化学信息物质，它通过调节各种组织细胞的生物学活动来影响人体的生理功能，它是我们生命中的重要物质。激素的分类方法很多，按照激素的结构可以分为肽类/蛋白激素、类固醇激素、氨基酸衍生物、脂肪酸衍生物四大类（表2-3-1）；按照激素的化学性质可分为含氮激素和类固醇（甾体）激素；按照作用机制可分为膜受体作用激素和核受体作用激素。

三、内分泌激素的调节

激素从内分泌腺体或组织分泌出来，可以作用在邻近的细胞，称之为旁分泌，例如胰岛δ细胞分泌的生长抑素，作用在胰岛β细胞，抑制胰岛素的分泌；作用在胰岛α细胞，抑制胰高糖素的分泌。激素通常分泌进入血液循环，多肽/蛋白类激素以游离的形式在血液中运输，类固醇激素与转运蛋白以结合形式运输，作用在远处的靶器官。激素的分泌受到精确的反馈调节，调节形式多种多样，其中闭环式反馈调节最为普遍。负反馈调节是内分泌系统活动保持稳态的主要机制，下丘脑-垂体-靶腺的反馈调节是维持甲状腺、肾上腺、性腺功能的重要机制。例如，下丘脑分泌促甲状腺激素释放激素（thyrotropin releasing hormone，TRH），刺激垂体分泌促甲状腺激素（thyroid stimulating hormone，TSH），TSH又刺激甲状腺分泌甲状腺激素，甲状腺激素反过来可以抑制下丘脑的TRH和垂体的TSH分泌，形成了下丘脑-垂体-甲状腺轴精确调节系统，维持甲状腺功能稳态。胰岛素和胰高糖素的分泌则是受到血糖的调节，血糖升高，刺激胰岛β细胞分泌胰岛素，胰岛素促进葡萄糖转入细胞。空腹与饥饿时，血糖下降，刺激胰岛α细胞分泌胰高糖素，胰高糖素促使肝糖异生与肝糖输出。正是胰岛素与胰高糖素的作用维持血糖的稳态。任何原因导致的内分泌激素调节异常，都将引起机体相应的功能失稳态，进而引起相关内分泌疾病（图2-3-1）。

表 2-3-1 激素种类、来源和作用

种类	名称	主要来源	作用
肽类/蛋白激素	促甲状腺激素释放激素（TRH）	下丘脑	促进促甲状腺激素（TSH）分泌
	促肾上腺皮质激素释放激素（CRH）	下丘脑	促进促肾上腺皮质激素（ACTH）分泌
	促性腺激素释放激素（GnRH）	下丘脑	促进黄体生成素（LH）和卵泡刺激素（FSH）分泌
	生长激素抑制激素（SST）	下丘脑	抑制生长激素（GH）分泌
	泌乳素释放抑制因子（PIF）	下丘脑	抑制泌乳素（PRL）分泌
	促甲状腺激素（TSH）	垂体	促进甲状腺激素合成与分泌
	促肾上腺皮质激素（ACTH）	垂体	促进肾上腺糖皮质激素合成与分泌
	黄体生成素（LH）	垂体	促进睾丸间质细胞合成与分泌睾酮；促进卵巢卵泡膜细胞合成、分泌孕激素及促发排卵
	卵泡刺激素（FSH）	垂体	作用睾丸支持细胞，促进精子发育；作用卵巢颗粒细胞，促进雌二醇合成与分泌和卵泡发育
	泌乳素（PRL）	垂体	促进乳腺发育与泌乳
	生长激素（GH）	垂体	促进骨骼生长发育
	抗利尿激素（ADH）	垂体后叶	促进肾脏远曲小管和集合管对水的重吸收
	催产素（oxytocin）	垂体后叶	在分娩过程中促进子宫平滑肌的收缩
	甲状旁腺激素（PTH）	甲状旁腺	促进骨钙吸收与肾脏钙重吸收和磷的排泄，促进维生素D的活化
	降钙素（CT）	甲状腺C细胞	作用在破骨细胞，抑制骨吸收
	胰岛素（insulin）	胰岛β细胞	作用在骨骼肌、脂肪、肝脏等组织，促进血糖转运与利用。抑制糖异生与肝糖输出
	胰高糖素（glucagon）	胰岛α细胞	促进糖异生与肝糖输出
	生长抑素（SST）	胰岛δ细胞	作用在胰岛β和α细胞，抑制胰岛素和胰高糖素的分泌
	肠促胰液素（secretin）	小肠	促进胰液分泌
	胰高糖素样肽-1（GLP-1）	小肠	促进胰岛素分泌
	葡萄糖依赖性促胰岛素分泌肽（GIP）	十二指肠、小肠	促进胰岛素分泌
	胆囊收缩素（CCK）	小肠	促进胆囊收缩，胆汁排泄
类固醇激素	皮质醇（cortisol）	肾上腺	调节机体情绪、免疫、炎症、血压、代谢等
	醛固酮（Aldo）	肾上腺	促进肾小管对钠重吸收和钾的排泄
	睾酮（T）	睾丸	男性生殖器发育、生殖、性功能
	雌二醇（E₂）	卵巢	女性生殖器发育、生殖
氨基酸衍生物	三碘甲腺原氨酸（T₃）、甲状腺素（T₄）	甲状腺	调节全身基础代谢、器官发育，神经系统发育等
	肾上腺素（E）、去甲肾上腺素（NE）	肾上腺髓质	作用在心血管系统，使心脏收缩、心率增快、血管收缩
脂肪酸衍生物	前列腺素（PG）	全身	调节雌性生殖功能和分娩、血小板聚集、心血管系统平衡

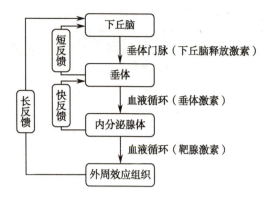

图 2-3-1 内分泌激素反馈调节

四、内分泌异常与疾病的关系

内分泌系统包括产生与分泌激素的腺体或组织，血液循环中转运激素载体，激素的靶器官与细胞，作用的受体与信号通路，以及它们之间的反馈调节系统。以上任何环节异常都将引起内分泌疾病。内分泌疾病的病因可分为四大类，包括遗传缺陷、自身免疫、肿瘤和代谢异常。其他系统的疾病，如心血管、肾脏、消化和生殖系统等的疾病常常伴有内分泌系统改变。

（一）内分泌系统疾病

1. 激素合成障碍 激素合成障碍是一类内分泌疾病，其原因包括编码激素的基因突变，内分泌腺体或组织受到炎症、缺血和肿瘤等因素破坏。如胰岛素基因突变，导致胰岛素的结构异常，不能与胰岛素受体相互作用，不能发挥正常的生物学作用，即不能促进葡萄糖转运与利用，结果导致血糖升高。高血糖又进一步促进结构异常的胰岛素（变异胰岛素）分泌增加，引起高胰岛素血症。1 型糖尿病系胰岛自身抗原诱导机体自身免疫反应，导致胰岛 β 细胞的破坏，细胞数量减少，胰岛素产生缺乏，血糖升高。产后大出血，如果没有得到及时治疗，导致垂体前叶缺血、坏死，垂体前叶功能减退，即席汉氏综合征。

类固醇激素的合成由胆固醇前体开始，经过多个酶促反应完成。因此，合成类固醇激素的酶缺陷，导致相应的类固醇激素合成障碍。如碳链裂解酶 *CYP11A* 基因突变，其编码的 11α 羟化酶缺陷，不能催化 27 碳的胆固醇转变为 21 碳的孕烯醇酮，导致肾上腺与性腺所有类固醇激素合成均受到影响。临床表现为先天性肾上腺皮质功能减退、性发育异常。肾上腺皮质激素与性激素合成的酶都有基因突变报道，可导致各种先天性肾上腺增生症与两性畸形。

2. 激素作用障碍 激素通过与膜受体或核受体结合，产生一系列信号转导，发挥调控生物学的作用。胰岛素与细胞膜上的胰岛素受体结合，激活胰岛素受体酪氨酸激酶活性，使胰岛素受体底物（insulin receptor substrate，IRS）家族的酪氨酸残基磷酸化。活化的胰岛素受体底物激活磷脂酰肌醇 3 激酶（phosphatidylinositol 3-kinase，PI3K）等下游信号转导通路，进而：①抑制磷酸烯醇丙酮酸羧化酶（phosphoenolpyruvate carboxylase，*PEPCK*）和葡萄糖 -6- 磷酸酶（glucose 6 phosphatase，*G-6-P*）基因表达，抑制肝糖异生；②使无活性的糖原合酶转为激活的形式，增加糖原的合成；③促进葡萄糖转运蛋白 4（glucose transporter 4，GLUT4）转位到膜上，从而增加外周组织摄取葡萄糖的能力。

胰岛素信号转导通路异常包括：①胰岛素受体前异常：受体前胰岛素抵抗主要与循环中存在胰岛素抗体有关，胰岛素抗体与胰岛素结合，阻碍了胰岛素与受体的结合，从而不能激活胰岛素信号转导通路。②胰岛素受体异常：由于编码胰岛素受体基因突变，导致胰岛素受体结构改变，胰岛素信号转导障碍。临床上表现为典型的胰岛素抵抗，包括矮妖精貌综合征（Leprechaunism），A 型胰岛素抵抗和 Rabson-Mendenhall 综合征。③胰岛素受体后信号转导异常：受体后信号转导异常机制十分复杂，也是 2 型糖尿病胰岛素抵抗最为常见的缺陷。受体后缺陷涉及受体自身磷酸化障碍；IRS 的丝氨酸位点磷酸化，抑制酪氨酸位点磷酸化；PI3K 和 AKT 活性受到抑制，蛋白酪氨酸磷酸酶 1B（protein tyrosine phosphatase-1 B，PTP-1B）活性增加等。细胞内炎症通路激活、内质网应激、氧化应激等均可导致胰岛素受体后信号通路改变，引起胰岛素抵抗，成为 2 型糖尿病发病的主要病理生理环节。

雄激素受体是经典的核受体，可以与睾酮和双氢睾酮结合，发挥雄激素的作用，包括促进男性性征发育、维持生育与性功能等。雄激素受体基因突变，导致雄激素受体结构异常，不能与睾酮和双氢睾酮结合发挥正常生物学作用，表现为男性女性化，轻者表现为外生殖器发育迟缓、性功能减退和生育障碍，即部分雄激素不敏感综合征（Reifenstein 综合征）；严重者表现为外生殖器完全女性化，即幼稚型女性外阴、盲端阴道和乳房发育，即完全性雄激素不敏感综合征。激素受体基因突变还包括糖皮质激素受体基因突变引起的糖皮质激素抵抗、盐皮质激素受体基因突变引起的盐皮质激素抵抗或假性盐皮质激素减少症、甲状腺激素受体基因突变引起的甲状腺激素抵抗、甲状旁腺激素受体基因突变引起的假性甲旁减和生长激素受体基因突变引起的侏儒综合征（Laron 综合征）等。

3. 激素产生增多　当内分泌腺体或组织自主产生大量激素，血液中激素水平增高，引起激素作用增强相关的疾病。激素分泌增多疾病主要病因为内分泌肿瘤、遗传与免疫。垂体肿瘤是一类较常见的激素分泌增多疾病，如促肾上腺皮质激素（adrenocorticotropic hormone，ACTH）瘤，产生大量 ACTH 分泌入血，作用在肾上腺皮质细胞上的黑皮素 2 受体（melanocortin receptor 2，MC2R），促进大量的糖皮质激素合成与分泌，引起库欣综合征，表现为向心性肥胖、水牛背、痤疮、紫纹和代谢紊乱等。垂体促甲状腺激素瘤可产生大量的 TSH 分泌入血，作用在甲状腺细胞上的 TSH 受体，促进甲状腺激素的合成与分泌，引起继发性甲状腺功能亢进症，表现为心悸、多汗、易饥、消瘦和乏力等症状，累及全身多个器官。垂体生长激素瘤产生大量的生长激素，在儿童表现为巨人症，在成人表现为肢端肥大症。其他常见的激素产生增多疾病包括肾上腺醛固酮瘤，分泌大量的盐皮质激素醛固酮，作用在肾小管上皮细胞，促进钠离子重吸收，钾离子排泄，引起原发性醛固酮增多症，表现为高血压与低血钾等。肾上腺皮质醇瘤，产生大量的糖皮质激素皮质醇，引起库欣综合征。肾上腺髓质瘤产生大量的肾上腺素与去甲肾上腺素，引起嗜铬细胞瘤，表现为高血压等。胰岛 β 细胞瘤产生大量胰岛素，引起低血糖症。内分泌腺体或组织以外的肿瘤组织产生的激素，称之为异位内分泌综合征。如异位肿瘤分泌抗利尿激素（antidiuretic hormone，ADH），引起不适当抗利尿激素分泌综合征（syndrome of inappropriate secretion of antidiuretic hormone，

SIADH）；异位肿瘤分泌 ACTH，引起异位 ACTH 综合征。内分泌肿瘤发生的原因通常不十分清楚，然而，有的内分泌肿瘤系抑癌基因突变所致，如多内分泌腺瘤病 1 型基因（MEN1）突变引起的胰岛细胞瘤、胃泌素瘤、甲状旁腺瘤、垂体瘤等。

甲状腺功能亢进症（简称甲亢）系自身免疫因素引起的激素分泌增多，由于遗传与环境的关系，甲亢患者体内存在 TSH 受体抗体（TSH receptor antibody，TRab），这种抗体与 TSH 受体结合，发挥 TSH 作用，促进甲状腺激素的合成与分泌，导致甲亢（Graves' 病）。遗传基因突变导致的内分泌激素增多相对较少，如合成糖皮质激素的 11β 羟化酶基因启动子区部分转录调节区序列转位到合成盐皮质激素的醛固酮合成酶基因启动子区，于是醛固酮的合成便受到 ACTH 的调节，引起糖皮质激素可抑制性原醛。垂体生长激素细胞内 G 蛋白耦联受体的 α 亚单位基因突变，可导致生长激素自主分泌。

4. 内分泌肿瘤　内分泌肿瘤是指来源于内分泌腺体和组织，或者某些产生激素的非内分泌组织的新生物。内分泌腺体来源的肿瘤较为常见，表现为典型的内分泌疾病。神经内分泌肿瘤，多内分泌腺瘤病和异位内分泌肿瘤属于特殊类型的内分泌肿瘤，其临床表现往往多种多样。内分泌肿瘤除了具有细胞异常增殖的特性外，大都有激素的异常分泌，临床常能被早期发现。内分泌肿瘤是一类基因缺陷性疾病，发生在生殖细胞和 / 或体细胞水平的癌基因与抑癌基因突变是内分泌肿瘤形成的根本原因。生殖细胞某些关键基因的突变导致遗传性内分泌肿瘤的发生；而非遗传性或体细胞性内分泌肿瘤的形成则是由于环境因素的改变，导致体细胞癌基因或抑癌基因突变所致。内分泌肿瘤多同时具有细胞增殖和激素大量分泌两方面异常，提示抑癌基因和癌基因的突变不仅影响细胞增殖，还涉及激素的异常分泌。内分泌肿瘤多为单克隆来源，即所有的肿瘤细胞都从一个祖细胞扩增而来。肿瘤细胞在扩增过程中，不断产生新的基因突变，以保持增殖优势。

内分泌肿瘤可以产生大量激素，称之为功能性内分泌肿瘤，引起激素产生和分泌增多相关内分泌疾病。还有一类内分泌肿瘤不产生激素，称之为无功能内分泌肿瘤，可引起肿瘤周围组织受

到压迫，出现相应的功能减退。如垂体无功能腺瘤，可压迫周围的 ACTH 细胞、TSH 细胞、FSH 和 LH 细胞等，产生相应的肾上腺皮质功能减退症、甲状腺功能减退症、性腺功能减退症。内分泌肿瘤多为良性肿瘤，有些无功能内分泌肿瘤可以长期存在，并不造成内分泌功能改变，如肾上腺偶发瘤等。

（二）其他系统疾病的内分泌改变

内分泌系统参与体内许多器官活动与功能调节。肾素 - 血管紧张素 - 醛固酮系统（renin-angiotensin-aldosterone system，RAAS）参与水盐代谢调节，糖皮质激素、肾上腺素、RAAS 系统参与血压、心率与心功能调节，下丘脑 - 垂体 - 肾上腺轴参与体内应激反应，甲状腺激素参与体温与能量代谢调节，甲状旁腺激素参与体内钙磷代谢调节。在疾病状态下，机体内分泌系统发生代偿性变化。

1. 心血管系统疾病　肾素 - 血管紧张素 - 醛固酮系统主要受到血液容量、肾小球灌注和离子浓度等因素调节。RAAS 系统的激活是继发性高血压的一个重要原因，如肾动脉狭窄和肾实质性疾病，肾小球灌注显著减少，肾素大量分泌，促进血管紧张素转化，引起醛固酮大量分泌。醛固酮作用在肾小管促进钠的重吸收，血液容量增加，血压升高。原发性醛固酮增多症则是醛固酮分泌首先增加，通过促进肾小管钠离子重吸收，增加血液容量，肾素分泌则受到抑制。即使在原发性高血压中，也有低肾素与高肾素之分。

脑钠肽（brain natriuretic peptide，BNP），又称 B 型利钠肽，主要由左心室心肌细胞分泌，它可以促进排钠、排尿，具较强的舒张血管作用，可对抗 RAAS 的缩血管作用。当心室负荷增加，如心衰时 BNP 大量释放。

当失血、血管扩张或心衰导致全身组织器官血流灌注不足休克时，机体多个内分泌系统出现代偿性变化。交感神经系统激活，大量肾上腺素分泌，增加心率和收缩血管。下丘脑 - 垂体 - 肾上腺轴激活，大量糖皮质激素分泌，恢复血管功能、阻断 α 受体、抗过敏和抗毒素，从而改善微循环。

2. 消化系统疾病　胃泌素由胃窦部的 G 细胞分泌，促进胃肠道的分泌功能。胃泌素瘤是一种胃肠胰神经内分泌肿瘤，大量分泌的胃泌素导致难治性、反复发作或不典型部位的消化性溃疡、高胃酸分泌，也称卓 - 艾综合征。

血管活性肠肽（vasoactive intestinal peptide，VIP），又名舒血管肠肽，是神经递质的一种，主要由肠道神经元释放。消化系统的主要作用是舒张肠道平滑肌，VIP 瘤分泌大量的血管活性肠肽，引起分泌性腹泻，水泻量大且持续时间长。

当呕吐、腹泻引起水和电解质大量丢失，导致机体出现一系列代偿反应。当电解质的丢失大于水的丢失时，出现血钠降低，血浆渗透压降低，垂体后叶的抗利尿激素分泌减少，同时 RAAS 系统激活，醛固酮分泌增加，增加肾小管钠的重吸收。

3. 肾脏疾病　由于活化 $1,25\text{-}(OH)_2\text{-}D_3$ 合成减少，导致肠道钙的吸收障碍，骨的钙盐沉积障碍。同时由于血钙降低、血磷升高，出现继发性甲状旁腺功能亢进，表现为骨量减少、骨折，即肾性骨病。肾脏疾病还可导致促红细胞生成素减少，出现肾性贫血。

肾小管疾病可以导致一系列内分泌变化，近曲小管缺陷导致磷的重吸收障碍，出现软骨病；肾小管钠钾氯离子通道（$NKCl_2$）缺陷，导致严重低血钾和高肾素，即 Bartter 综合征；肾小管上皮钠离子通道（epithelial sodium channels，ENaC）缺陷，引起肾小管钠离子重吸收增加，导致高血压，即假性醛固酮增多症。

4. 生殖系统疾病　下丘脑 - 垂体 - 性腺轴功能紊乱较为常见，精神因素、季节变化、工作环境、生活节律常常引起下丘脑 - 垂体 - 性腺轴功能紊乱，导致女性闭经。神经性厌食引起体重显著下降，常常导致下丘脑 - 垂体 - 性腺轴功能紊乱、女性闭经，同时可伴随下丘脑 - 垂体 - 性腺轴活跃，下丘脑 - 垂体 - 甲状腺轴功能抑制。

第四节　神经内分泌系统

神经内分泌调节是指神经系统与内分泌系统相互作用，调节机体的稳态平衡。体内某些特化的神经元（结构上属于神经系统而非内分泌系统）能分泌一些生物活性物质，经血液循环或局部扩散调节其他器官的功能，这些生物活性物质叫做神经激素，合成和分泌神经激素的神经元称为神经内分泌细胞。下丘脑有两类神经内分泌细胞，一类细胞产生激素，通过轴突深入到神经垂体分泌入血，例如，下丘脑产生的催产素和抗利尿激素经由神经垂体分泌入血，调节子宫肌收缩及肾脏对水的重吸收；另一类细胞产生释放激素，通过垂体门脉进入垂体前叶，调节腺垂体相应激素的合成和分泌。神经激素沿着轴突传递，进而在某些特化区域释放入血，从而在感觉刺激与化学应答之间构成了一种联系。神经内分泌的调节方式将机体的两大调节系统——神经系统与内分泌系统有机地结合在一起，大大扩大了机体的调节功能。

长期以来，大脑控制内分泌腺体功能一直备受关注，直到 20 世纪 60 年代，美国科学家古尔曼（Guillemin）从约一百五十万只羊的脑组织中分离得到促甲状腺激素释放激素（TRH），才揭开神经内分泌的神秘面纱。之后古尔曼和沙利分别从猪和羊的脑中分离到促性腺激素释放激素（gonadotropin-releasing hormone，GnRH）、生长激素释放激素（growth hormone releasing hormone，GHRH）、生长抑素（somatostatin，SST）等，这些下丘脑释放激素含量很少，作用在垂体，调节垂体激素的释放，再进一步作用于靶腺体与靶器官。

下丘脑作为神经内分泌中枢，不仅产生释放激素调节垂体功能，还有调节摄食、体温、睡眠、水平衡、血压以及自主神经功能等多方面作用。下丘脑又称丘脑下部，位于大脑腹面、丘脑的下方，是调节内脏活动和内分泌活动的高级神经中枢所在。通常将下丘脑从前向后分为三个区：视上部位于视交叉上方，由视上核和室旁核所组成；结节部位于漏斗的后方；乳头部位于乳头体。下丘脑位于丘脑下沟的下方，构成第三脑室的下壁，界限不甚分明，向下延伸与垂体柄相连。下丘脑面积虽小，但接受很多神经冲动，故为内分泌系统和神经系统的中心。下丘脑能通过下述三种途径对机体进行调节：①由下丘脑核发出的下行传导束到达脑干和脊髓的自主神经中枢，再通过自主神经调节内脏活动；②下丘脑的视上核和室旁核发出的纤维构成下丘脑——垂体束到达神经垂体，两核分泌的加压素（抗利尿激素）和催产素沿着此束流到神经垂体内贮存，在神经调节下释放入血液循环；③下丘脑分泌多种多肽类神经

激素对腺垂体的分泌起特异性刺激作用或抑制作用，称为释放激素或抑制释放激素。如损毁双侧下丘脑的外侧区，动物即拒食拒饮而死亡；损毁双侧腹内侧区，则摄食量大增引起肥胖。体温调节的高级中枢位于下丘脑，下丘脑前部受损，动物或人的散热机制就失控，失去在热环境中调节体温的功能；如后部同时受损伤，则产热、散热的反应都将丧失，体温将类似变温动物。损坏下丘脑可导致烦渴与多尿，说明它与水平衡的调节有关。

1994 年美国科学家弗雷德曼（Friedman）从 *ob/ob* 肥胖小鼠发现了瘦素（leptin）基因，从而揭开了下丘脑食欲调节的机制。瘦素主要来源于白色脂肪组织，瘦素通过作用在下丘脑的弓状核神经肽 Y（neuropeptide Y，NPY）和刺痛相关肽（agouti-related peptide，AgRP）神经元，抑制 NPY 和 AgRP 的作用，抑制食欲。生理情况下，瘦素参与进食与空腹时的饱腹和饥饿感的调节。*ob/ob* 小鼠由于存在瘦素基因缺陷，尽管血中瘦素浓度很高，却不能发挥抑制食欲的作用，小鼠进食量显著增加，出现显著肥胖。*db/db* 小鼠由于存在瘦素受体基因缺陷，瘦素同样不能发挥正常作用，也出现肥胖，甚至糖尿病。

20 世纪 70 年代，发现有一类刺激生长激素分泌的物质，与生长激素释放激素作用方式不同，这类物质作用在垂体生长激素细胞上的 G 蛋白耦联受体（G protein coupled receptor，GPCR）上，通过肌醇三磷酸（inositol trisphosphate，IP_3）促使钙离子内流，促进生长激素释放，这类受体称之为生长激素促泌剂受体（growth hormone secretagogue receptor，GHSR）。这类受体不仅分布在垂体，还分布在下丘脑等部位。然而，这类受体的内源性配体一直不清楚。1999 年日本科学家 Kojima 从大鼠胃组织中分离到一种 28 个氨基酸的多肽，能够作用在下丘脑弓状核神经元，促进 NPY 和 AgRP 的表达，从而促进食欲，称之为饥饿激素（ghrelin）。瘦素与饥饿激素形成对食欲调控的正负两个方面。

体温调节中枢位于下丘脑视前区，视前区约有 20% 神经元为温敏神经元，当体温升高时该神经元增加放电率，当体温下降时减少放电率。视前区约 10% 为冷敏神经元，当环境温度降低或

温敏神经元放电减少时,该神经元激活。视前区70%神经元对温度不敏感。人体正常体温恒定在37℃,由下丘脑体温中枢的温度不敏感神经元的体温调定点所决定。机体通过收缩血管、停止出汗、肌肉颤动、分泌肾上腺素、去甲肾上腺素与甲状腺素产热与保持体温。反之,通过扩张血管、增加出汗等散热。

神经内分泌紊乱包括下丘脑-垂体-靶腺轴功能异常、摄食异常、体温异常和睡眠异常等。其病因有肿瘤、基因缺陷、感染、炎症等。肥胖生殖无能综合征(Frohlich syndrome)是一种典型的神经内分泌紊乱,症状包括生长迟缓、性发育障碍、智力障碍、视力缺陷、多食和肥胖等。大多数由下丘脑垂体或其邻近部位肿瘤、脑炎、脑外伤等多种病因引起,下丘脑病变为引起本综合征的重要原因。

第五节　未来研究方向与展望

近年来,国际上主要发达国家均相继建立了自己的脑计划,美国于2013年4月时任总统奥巴马签署计划开展为期10年的美国"BRAIN Initiative"计划,重点在于利用新的技术手段描绘人脑活动图谱,探索人类大脑工作机制,开发大脑不治之症的疗法。2013年欧盟启动了人类脑计划(Human Brain Project),通过超级计算机技术来模拟脑功能,2014年9月,日本大脑研究计划Brain/MINDS(Brain Mapping by Integrated Neurotechnologies for Disease Study)主要是通过对狨猴大脑的研究来加快对人类大脑疾病,如阿尔茨海默病和精神分裂症的研究。蓄势而发的中国脑计划则将实现"一体两翼"以认识脑认知原理(认识脑),以脑重大疾病诊治(保护脑)及类脑计算与脑机智能(模仿脑)作为重点发展的方向。这些不同层面脑计划涉及神经科学的微观、宏观和介观尺度的研究。

1. 微观尺度　即应用分子生物学、电生理膜片钳、超分辨成像和电子显微镜等技术在细胞、分子水平上对单个神经元或少数细胞组成的神经环路进行研究。

2. 介观尺度　开发新技术来标记大范围神经环路的各个神经元,并研发具有高时间、空间分辨力的新型成像技术和操控工具,对大群神经元各单元活动进行同步检测和操控,搭建起微观与宏观之间的桥梁,如此弥合微观与宏观之间存在的"明显的鸿沟"。

3. 宏观尺度　应用无创伤脑成像技术、正电子发射、功能磁共振、多导程脑电图记录术和经颅磁刺激术等,对脑实施功能时不同脑区大群神经元(数以万计的神经元)的活动及其动态变化的检测和分析。

不同层面技术应用,将会为揭示脑的奥秘,正常状态下脑的工作原理及疾病状态脑的结构和功能改变的分子机制起到极大的推动作用,为人工智能及神经系统疾病的防治提供基础和有效的措施。

对于内分泌及神经内分泌调控方面,未来的研究将主要集中在以下几个方面:

下丘脑不仅产生释放激素调节垂体功能,还有调节摄食、体温、睡眠、水平衡、血压以及自主神经功能等多方面作用。下丘脑摄食中枢功能异常与肥胖密切相关。因此,研究下丘脑摄食中枢的食欲调节机制、能量消耗调节机制对于阐明肥胖发生机制,以及研发肥胖治疗药物具有十分重要的意义。

神经内分泌肿瘤(neuroendocrine neoplasia,NEN)十分常见,起源于神经内分泌细胞,后者广泛分布于机体各个器官,有些以单个细胞的形式存在,有些形成内分泌腺体。建立神经内分泌肿瘤的早期诊断方法,研发神经内分泌肿瘤的治疗药物将成为未来临床神经内分泌领域的重要方向。

神经系统与内分泌系统关系十分密切,随着对肠道菌群的研究深入,肠道菌群通过代谢产物、肠道激素、肠道神经等建立与中枢神经系统的关系,即脑肠轴。肝脏也是重要的内分泌代谢器官,其分泌的许多细胞因子也在中枢神经系统发挥作用,即脑肝轴。揭示中枢神经系统与外周组织器官功能的相互调控是一个重要的新兴领域。

(王　韵　李小英)

参 考 文 献

[1] Bear M F, Connors B W, Paradiso M A. Neuroscience-Exploring The Brain. 3rd ed. Philadelphia: Lippincott Williams & Wilkins, 2007.

[2] Bear M F, Connors B W, Paradiso M A. 神经科学 - 探索脑, 2 版. 王建军, 主译. 北京: 高等教育出版社, 2004.

[3] Michael-Titus A, Shortland P, Revest P. System of the body: The nerve system—Basic Science and Clinical Conditions. 2nd ed. London: Churchill Livingstone, 2010.

[4] Ji R R, Chamessian A, Zhang Y Q. Pain regulation by non-neuronal cells and inflammation. Science, 2016, 354(6312): 572-577.

[5] Hu X, Cai J, Yang J, et al. Sensory axon targeting is increased by NGF gene therapy within the lesioned adult femoral nerve. Experimental Neurology, 2010, 223(1): 153-165.

[6] Chan K M, Gordon T, Zochodne D W, et al. Improving peripheral nerve regeneration: from molecular mechanisms to potential therapeutic targets. Experimental Neurology, 2014, 261: 826-835.

[7] Richardson P M, Issa V M. Peripheral injury enhances central regeneration of primary sensory neurones. Nature, 1984, 309(5971): 791-793.

[8] Neumann S, Woolf C J. Regeneration of dorsal column fibers into and beyond the lesion site following adult spinal cord injury. Neuron, 1999, 23(1): 83-91.

[9] Neumann S, Skinner K, Basbaum A I. Sustaining intrinsic growth capacity of adult neurons promotes spinal cord regeneration. Proceedings of the National Academy of Sciences of the United States of America, 2005, 102(46): 16848-16852.

[10] Caroni P, Schwab M E. Two membrane protein fractions from rat central myelin with inhibitory properties for neurite growth and fibroblast spreading. J Cell Biol, 1988. 106(4): 1281-1288.

[11] Schwab M E, Caroni P. Antibody against myelin-associated inhibitor of neurite growth neutralizes nonpermissive substrate properties of CNS white matter. Neuron, 2008. 60(3): 404-405.

[12] Bareyre F M, Haudenschild B, Schwab M E. Long-lasting sprouting and gene expression changes induced by the monoclonal antibody IN-1 in the adult spinal cord. J Neurosci, 2002. 22(16): 7097-7110.

[13] Crona J, Skogseid B. GEP-NETS UPDATE: Genetics of neuroendocrine tumors. Eur J Endocrinol, 2016, 174: R275-290.

第三章 疾病的免疫学机制

第一节 概 述

一、免疫的定义和功能

免疫（immunity）最早的概念来自人类抵抗病原菌感染的过程，发展至今，免疫是机体识别自身和非己，并清除非己成分的一种生理功能。免疫功能是人类在漫长的进化过程中，适应生存环境由低到高、由简单到复杂逐步进化而成的一种极其复杂、并能精细调控的基本生理功能，保护人类免遭自然界（生存环境）中各种病原微生物的侵袭及其他生物分子的损伤。

免疫系统（immune system）是机体行使免疫功能的机构，由免疫器官（组织）、免疫细胞和免疫分子组成。其中免疫器官包括中枢免疫器官和外周免疫器官，前者主要包括骨髓和胸腺，分别

是 B 细胞和 T 细胞发育、分化和成熟的场所，后者则是指免疫细胞定居、增殖和发生免疫应答的场所，主要包括淋巴结、脾脏、扁桃体及黏膜相关淋巴组织（图 3-1-1）。免疫细胞包括参与所有免疫应答或与之相关的细胞，包括参与固有免疫应答和适应性免疫应答的所有细胞（图 3-1-2）。免疫分子则包括存在于体液中的抗体分子、补体分子、细胞因子和趋化因子等，以及存在细胞膜表面的分子（图 3-1-3）。

免疫学上将免疫系统识别和排斥异己的整个过程称为免疫应答（immune response）。因此，免疫系统的生物学功能是介导免疫应答，主要有三大基本功能：

1. 免疫防御 指免疫系统识别、防御和清除病原微生物，使人体免遭病原微生物侵袭的能力。

2. 免疫监视 针对异物或非己成分，免疫系统监视并及时清除体内出现的异物，如突变细

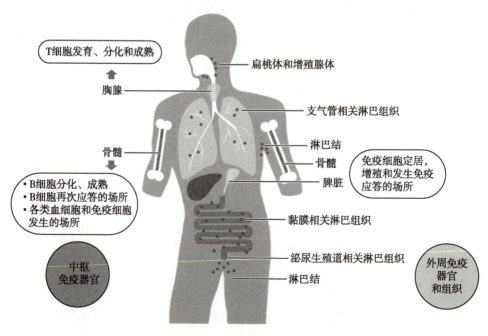

图 3-1-1 免疫器官的组成和功能

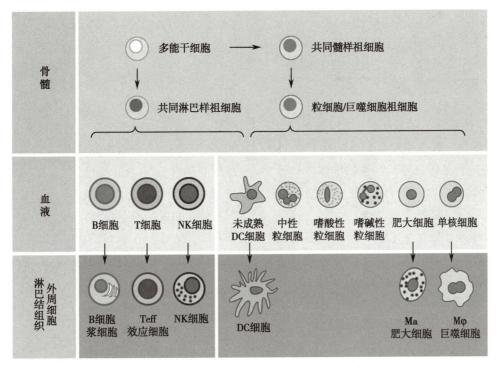

图 3-1-2 免疫细胞的种类

胞、被感染的细胞等，防止肿瘤和慢性感染发生及对机体的损害。

3. 免疫自稳 通过免疫调节和免疫耐受维持自身稳定，并与神经内分泌系统相互制约、相互协同，共同维持机体内环境的稳定。

二、免疫应答的种类

在进化长河中，人类进化产生了两套相互平衡、相互补充的免疫功能，即固有免疫和适应性免疫。

（一）固有免疫

固有免疫（innate immunity）也称天然免疫或非特异性免疫，是人类在进化过程中首先产生的免疫功能。固有免疫由固有免疫细胞（如吞噬细胞、自然杀伤细胞、树突状细胞等）通过模式识别受体（pattern recognition receptor，PRR）识别病原微生物表面的病原体相关分子模式（pathogen associated molecular pattern，PAMP）后吞噬病原菌，进一步发生活化，直接杀灭病原微生物和分泌多种功能性的免疫分子（主要是细胞因子），从而清除病原菌。固有免疫在抗感染免疫应答早期发挥重要作用。

固有免疫有三大特点，即先天具有、无特异性和无记忆性。

（二）适应性免疫

适应性免疫（adaptive immunity）也称获得性免疫（acquired immunity）或特异性免疫，是人类在进化过程中适应生存环境而产生的更高一级的免疫功能。适应性免疫由淋巴细胞（主要是 T 细胞和 B 细胞）通过其表面抗原受体特异性识别抗原后，经活化、克隆增殖、分化，产生效应细胞和效应分子，最终特异性地清除抗原（病原微生物）的全过程。适应性免疫在抵抗病原微生物感染，彻底清除有害病原菌或是病原菌感染的细胞中起关键作用。

适应性免疫三大特点是后天获得、特异性和记忆性。

三、免疫应答的基本过程

（一）免疫应答的启动者——免疫原

免疫原是指能够启动免疫应答（包括固有免疫应答和适应性免疫应答）的分子，是免疫系统识别自我和非己的物质基础，主要包括启动适应性免疫应答的抗原（antigen，Ag）和启动固有免疫应答的固有分子模式（innate molecular pattern，IMP）。

抗原是指能被淋巴细胞表面抗原受体识别，刺激机体产生免疫应答并能与应答产物（如抗体和免疫效应细胞)特异结合的物质。抗原具有两重特性，即免疫原性(immunogenicity)和免疫反应性(immunoreactivity)，其中免疫原性是指抗原刺激机体产生特异性免疫应答的特性。当抗原与机体之间亲缘性越远、异物性越强，则免疫原性越强，同时，抗原分子的分子量、结构复杂度、分子构象、理化特征等也与免疫原性的强弱密切相关。免疫反应性是指抗原与产生的抗体或致敏T淋巴细胞特异性结合的能力，是适应性免疫应答产物发挥免疫学功能的直接体现。

固有分子模式包括了PAMP和损伤相关分子模式(damage-associated molecular pattern，DAMP)，前者主要来源于病原体共有的保守成分，如革兰氏阴性菌的脂多糖、肽聚糖和分枝杆菌的阿拉伯甘露聚糖等；后者则是组织细胞受损后所释放的成分，如高速泳动族框蛋白1(HMGB1)、热休克蛋白90(HSP90)和ATP等。这些分子被PRR识别后，可以直接活化固有免疫细胞，发挥免疫学功效(表3-1-1)。

表3-1-1　常见的PAMP和DAMP

	类别		隶属微生物
PAMP	核酸	单链RNA(ssRNA)	病毒
	蛋白质	双链RNA(dsRNA)	病毒
		胞苷尿苷双核苷酸(CpG)	病毒
		菌毛素(pilin)	细菌
		鞭毛素(flagelin)	细菌
	胞壁脂类	脂多糖(LPS)	革兰氏阴性菌
		脂磷壁酸(LTA)	革兰氏阳性菌
	糖	甘露聚糖(mannan)	真菌，细菌
		DC相关凝集素(dectin)	真菌
DAMP	应急诱导蛋白	热休克蛋白	
	结晶	尿酸单钠	
	核蛋白	高速泳动族框蛋白1	

(二)免疫应答的基本过程

免疫应答的基本过程可以分为免疫识别、免疫活化(含增殖和分化)和免疫效应，并通过免疫效应分子和效应细胞发挥清除病原菌的作用。

1. 免疫识别　免疫应答始于免疫系统对免疫原的识别，无论是固有免疫应答，还是适应性免疫应答均建立了一套完善的识别系统，其中固有免疫细胞主要通过细胞膜上和胞内的PRR识别PAMP和DAMP，启动固有免疫细胞内的信号转导，介导细胞的活化。目前哺乳动物中已知的PRR包括位于细胞膜表面的清道夫受体、甘露糖受体和部分Toll样受体(Toll-like receptor，TLR)，及其位于胞内体膜表面的TLR3、TLR7、TLR8和TLR9分子，及其胞质内的NOD样受体(NOD-like receptor，NLR)和RIG样受体(RIG-like receptor，RLR)(图3-1-3)。

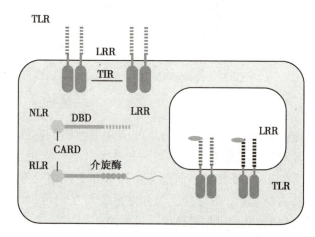

图3-1-3　主要模式识别分子结构示意图

参与适应性免疫应答的T细胞和B细胞，则通过细胞表面的T细胞抗原受体(T cell antigen receptor，TCR)和B细胞表面的B细胞抗原受体(B cell antigen receptor，BCR)分别识别抗原提呈细胞表面的主要组织相容性复合体(major histocompatibility complex，MHC)提呈的抗原肽和抗原分子后(图3-1-4)，通过和其非共价结合的信号传导分子CD3和CD79a/CD79b将胞外信号传递到胞内，启动细胞的活化。在此过程中，CD3和CD79a/CD79b的胞内段上的免疫受体酪氨酸活化基序(immunoreceptor tyrosine-based activation motif，ITAM)上的酪氨酸残基被磷酸后，可以进一步招募胞质内的游离信号转导分子，从而启动下游信号转导的级联反应。

无论从结构上还是作用方式上来看，TCR和BCR在进化上可能来自同一个基因，两种受体分子在T细胞和B细胞的前体细胞中均以没有

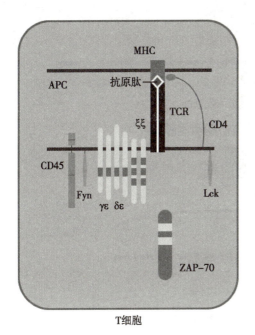
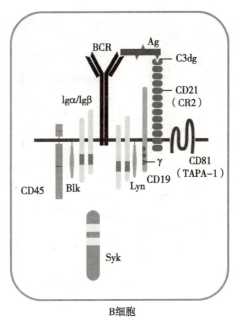

图 3-1-4　TCR 和 BCR 复合体结构示意图

功能的胚系基因存在，在中枢免疫器官发育过程中，通过胚系基因重排，每个细胞形成一个具有转录功能的 TCR 或是 BCR 的转录本，这些具有功能性的受体分子感知抗原分子后，激发免疫细胞的活化。而在胚系基因重排过程中所形成的高度多样性的 TCR 和 BCR 库（repertoire）则为识别抗原提供足够的受体种类储备。

2. 免疫活化　免疫细胞表面或是胞内的受体分子完成了对免疫原的识别后，即启动了胞内的信号通路，并最终通过转录因子的活化，促进免疫细胞中与增殖、分化和效应相关的免疫功能基因的表达（图 3-1-6），包括与增殖相关的细胞因子如白细胞介素 -2（interleukin 2，IL-2），与炎症相关的促炎因子白细胞介素 -1（IL-1）、白细胞介素 -6（IL-6）等，与细胞分化相关的细胞因子如干扰素 -γ（interferon-γ）、白细胞介素 -4（IL-4）以及促进免疫细胞进入分裂周期的 Myc 基因的表达，最终使免疫细胞分化为具有效应功能的细胞，产生效应分子（如抗体、细胞因子等）和功能性效应细胞。其中 CD4⁺T 细胞可以在不同转录因子调控下，分化为分泌不同细胞因子的功能性亚群，如 Th1、Th2、Th17、Th21 等，CD8⁺T 细胞则分化为具有特异性杀伤能力的功能亚群 - 细胞毒性 T 细胞（cytotoxic T cell，CTL）；B 细胞在识别抗原

后，通过形成生发中心，分化为抗体分泌细胞 - 浆细胞，浆细胞产生的特异性抗体是发挥免疫效应的主要分子；同时上述两类适应性免疫应答的细胞还可以分化为记忆性 T 细胞和 B 细胞，在再次应答中发挥作用（图 3-1-5）。

3. 免疫效应　无论是固有免疫细胞，还是经克隆增殖、活化和分化为效应细胞的功能性 T 细胞亚群或是浆细胞，其最终活化和分化后可以发挥杀伤或是直接清除病原菌的作用。

四、免疫应答与疾病的关系

固有免疫和适应性免疫应答协同作用下，可以保护机体抵御病原微生物的侵袭，防止疾病的发生；维持机体的内在稳定性，清除突变的细胞等，从而维持人体正常的生理功能。而一旦免疫功能发生失衡，则对机体造成损害，并与多种疾病的发生发展相关。如当免疫系统不能有效的识别非己抗原，或对非己抗原不能产生有效的免疫应答时，就会导致慢性感染或是肿瘤；而当免疫系统对自身抗原的识别过度时，则导致超敏反应、自身免疫病等发生，此外，免疫功能基因的遗传缺陷则导致免疫缺陷病的发生等（图 3-1-6）。因此，对疾病发生发展中的免疫学机制的认识，对于疾病的防控具有重要的理论和现实意义。

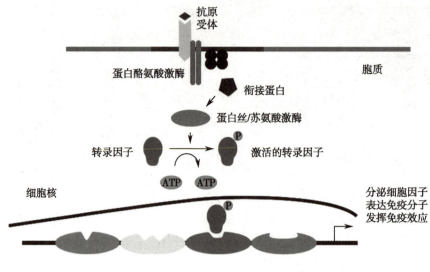

图 3-1-5　免疫细胞活化的信号转导模式图

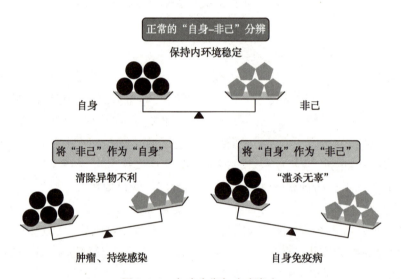

图 3-1-6　免疫失衡与疾病发生

第二节　疾病的体液免疫机制

　　疾病的体液免疫机制是指存在于血液和组织液中的各类免疫分子在参与疾病发生发展中的作用机制。目前，存在于体液中的免疫分子种类繁多，包括抗体、补体、细胞因子、趋化因子和可溶性分化抗原等。其中抗体是 B 细胞在抗原刺激下，分化后产生的；补体是存在于血清中的一组对热不稳定但能协助抗体清除病原体的成分，需要在抗体等其他体液分子的帮助下激活，在机体的抗微生物感染、介导炎症反应及调节免疫应答等方面都发挥重要作用；细胞因子和趋化因子则是介导免疫细胞间相互联系的主要介质，它们来源于免疫细胞和组织细胞，并通过相应的受体，以自分泌、旁分泌或是内分泌的途径作用于靶细胞，发挥生物学功效，目前已知的细胞因子有近 90 余种，趋化因子约有 50 种，体内众多的细胞因子和趋化因子在作用上既有相互叠加和协同，也有互为拮抗，由此构成了一个复杂的相互作用网络，共同参与调节机体的免疫功能，并与多种疾病的发生发展有关。

一、细胞因子与疾病

　　细胞因子（cytokine）是由免疫细胞和部分组

织细胞（如内皮细胞、成纤维细胞等）分泌的具有生物活性的小分子多肽或蛋白质，它们常作为细胞间的信号，调节局部和全身的免疫应答。目前已知有干扰素（interferon，IFN）、白细胞介素（interleukin，IL）、集落刺激因子（colony stimulating factor，CSF）、肿瘤坏死因子（tumor necrosis factor，TNF）、趋化因子（chemokine）以及生长因子（growth factor，GF）六大类别细胞因子。细胞因子通过与细胞表面的细胞因子受体结合，启动下游信号通路，活化发挥生物学功效（图3-2-1）。

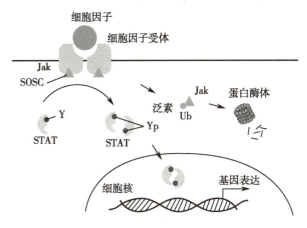

图3-2-1　细胞因子通过受体发挥生物学功能

细胞因子和疾病的关系非常密切，根据细胞因子在疾病患者中的水平，可以归为两大类，一类是表现为疾病中细胞因子水平的降低，如在晚期肿瘤患者和多种免疫缺陷病中可以检测到多种细胞因子水平的降低，另一类是在自身免疫病、移植排斥反应等疾病中表现为由免疫细胞的过度活化导致的细胞因子水平的升高，这些细胞因子往往也是与疾病的发生发展密切相关。本文中仅列举代表性细胞因子和疾病的关系。

（一）干扰素

干扰素（interferon，IFN）家族有Ⅰ型和Ⅱ型干扰素，其中Ⅰ型干扰素主要包括IFN-α和IFN-β，是重要的抗病毒细胞因子。其发挥作用的分子机制在于通过与细胞表面的IFN受体（由IFNRA1和IFNRA2组成的异二聚体）结合以后，激活胞内的JAK-STAT1/2信号通路，STAT1/2迁移到细胞核内，与干扰素诱导应答元件结合，从而促进干扰素激活基因（interferon-stimulating genes，ISGs）的表达。目前已知的ISGs超过150种，包括蛋白激酶、核糖核酸酶和RNA特异性腺苷脱

氨基酶等。这些蛋白的表达一方面可以直接降解入侵的病毒DNA/RNA，另一方面还可以发挥重要的免疫调节作用。干扰素的抗病毒作用已经在临床治疗中得到充分体现。而在每年暴发的流感病毒感染中，65岁以上老年人死于流感的百分比远远高于其他人群，其中的原因之一在于干扰素在老年人中的分泌显著减少，使其缺乏有效的抗病毒反应。

Ⅰ型干扰素除了抗病毒作用外，也具有非常重要的免疫调节作用，因此Ⅰ型干扰素异常与自身免疫病的发生密切相关，其中最典型的案例就是Ⅰ型干扰素和系统性红斑狼疮。Ⅰ型干扰素被认为是最重要的致病因子，其在系统性红斑狼疮中的主要产生细胞是浆细胞样树突状细胞（plasmacytoid dendritic cells，pDCs），主要免疫学机制在于Ⅰ型干扰素可以直接活化多种免疫细胞，如可以促进B细胞的活化和产生抗体，可以促进天然杀伤细胞杀伤功能的提高和IFN-γ的分泌增加，上调DC细胞表面共刺激分子表达，以及T细胞向滤泡状T辅助细胞的分化促进自身抗体的产生。

Ⅱ型干扰素的代表就是IFN-γ，它主要由活化的T细胞和NK细胞所分泌，并通过广泛表达于免疫细胞表面的IFN-γR1，发挥免疫效应功能。*IFNGR1*基因突变或是IFN-γR1（α链）表达缺陷可以导致吞噬细胞吞噬病原菌后的杀伤能力的丧失和T细胞功能缺陷，是卡介苗（BCG）接种及沙门菌感染引起播散性感染的主要原因。

（二）白细胞介素

白细胞介素（interleukin，IL）家族包括IL-1到IL-35，参与免疫细胞的发育和应答的各个过程，包括参与固有应答的炎症相关的细胞因子（如IL-1、IL-6、IL-12等）和参与适应性应答的细胞因子（如Th1、Th2、Th17、Th9等分泌的细胞因子）。在炎症、肿瘤、自身免疫病、移植排斥和过敏性疾病中都可检测到多种分子的表达升高，如IL-17、IL-6等是参与类风湿关节炎的重要致病因子，也是银屑病的重要致病因子。

（三）肿瘤坏死因子

和疾病发生发展关系最密切的肿瘤坏死因子（tumor necrosis factor，TNF）家族分子是TNF-α，主要是由单核/巨噬细胞和活化的Th1细胞产生，是炎症应答中的主要细胞因子之一，其受体

TNFR 有 I 型和 II 型，以同源三聚体形式和 TNF 结合后，可以激活血管内皮细胞，增加血管通透性，促进 IgG 的升高，并导致发热甚至全身休克等，在脓毒症、自身免疫病、动脉粥样硬化等多种炎症相关的疾病中都发挥作用。

（四）趋化因子

趋化因子（chemokines）属于 G 蛋白耦联受体超家族的成员，参与免疫细胞的趋化、迁移、黏附和活化，在肿瘤、自身免疫病、炎症和移植排斥中发挥重要的作用。趋化因子的结构中包括四个保守的半胱氨酸残基，并根据 N 端两个半胱氨酸残基的位置分成了 CXC、CC、C 和 CX_3C 型。其中 IL-8 是最常见的趋化因子，由单核 - 巨噬细胞、成纤维细胞、上皮细胞、内皮细胞等产生，感染发生后由单核 - 巨噬细胞大量表达，并招募中性粒细胞到达炎症部位，发挥吞噬作用；CXCL9（MIG）和 CXCL10（IP-10）也是两个在炎症早期就可以大量表达的细胞因子，在结核病、自身免疫病等均可检测到高水平的细胞因子的存在。

（五）细胞因子风暴

除了上述比较明确的疾病和特定细胞因子的关系外，细胞因子风暴（cytokine storm）是指多种细胞因子协同作用，并导致免疫病理损伤。细胞因子风暴的发生主要是由于大量的固有免疫细胞和 T 细胞被激活，在短时间分泌大量细胞因子，如干扰素家族、白介素家族分子（如 IL-1β、IL-6 等）、肿瘤坏死因子家族（如 TNF-α）和趋化因子（如 IL-8、MCP-1、IP-10 等），引发强烈的病理性效应。如在病原菌感染后释放的超抗原作为一种多克隆激活剂，在体内可以刺激 2%～20% 的 T 细胞发生增殖，导致全身性毒性反应和细菌感染所引起的临床危象，如毒素休克综合征（toxic shock syndrome）；在流感病毒感染中，病毒被固有免疫细胞的 PRR 识别后，通过下游信号通路激活大量免疫细胞，从而分泌大量炎症因子，并进一步招募免疫细胞聚集和活化，导致细胞因子风暴在肺部感染部位的发生，多种细胞因子和炎症因子可以作用于感染部位，造成肺泡上皮细胞坏死和毛细血管的受损，导致组织和器官功能受损，甚至死亡。此外，在肿瘤免疫治疗如 CAR-T 治疗中，细胞因子风暴也是严重不良反应之一，发生率为 8%～46%，其特点为发生快、难以控制，致死率高。当大剂量的活化 CAR-T 细胞输注后，伴随有细胞因子分泌的大量增加，从而发生细胞因子风暴的概率大大上升；而在免疫检查点抑制剂治疗中，由于免疫检查点抑制剂可以逆转耗竭 T 细胞的功能，重建 $CD4^+T$ 细胞、$CD8^+T$ 细胞和 NK 细胞的功能，这些功能重建的免疫效应细胞通过分泌大量细胞因子杀伤肿瘤细胞的同时，也会在部分患者中造成细胞因子风暴的发生。在 2020 年 1 月暴发的由 COVID-19 新型冠状病毒感染过程中，病毒通过血管紧张素转化酶 2（angiotensin-converting enzyme 2，ACE2）进入肺上皮细胞后，可以使肺部免疫细胞活化，一旦在部分人群中过度活化后，就可以导致大量炎症因子在肺部产生，招募大量的免疫细胞在肺部聚集，产生的组织液会阻塞肺泡与毛细血管间的气体交换，导致急性呼吸窘迫综合征。在这个过程中，IL-6 和粒细胞 - 巨噬细胞集落刺激因子（GM-CSF）是形成细胞因子风暴的关键细胞因子，GM-CSF 会进一步激活 $CD14^+CD16^+$ 炎症性单核细胞，产生更大量的 IL-6 和其他炎症因子，导致严重的肺部和其他器官的免疫损伤。

目前，临床上发生细胞因子风暴的人群特点和预测还不确定，但是一旦发生细胞因子风暴后，一方面可以通过低剂量的可的松等激素类药物降低炎症反应，这类药物可以抑制 NF-κB 和 AP-1 的活化，从而迅速减少细胞因子的转录和表达。此外，针对细胞因子风暴中的细胞因子等的治疗性抗体也进入临床研究，包括针对 TNF-α、IL-1 和 IL-6 等的治疗性抗体在控制细胞因子风暴中都处于前沿研究领域。

二、抗体介导的疾病发病机制

（一）抗体

抗体（antibody，Ab）是 B 细胞识别抗原后产生的能与相应抗原特异性结合并发挥免疫功能的球蛋白。对抗体理化性质的研究表明，抗体是一类存在于血清及组织液中的糖蛋白，而存在于 B 细胞表面的是 B 细胞受体（BCR）。

抗体具有多种生物学功能，分别由不同的功能区来完成。其中抗体的 V 区的功能主要是结合抗原，抗体直接与病毒或细菌毒素结合，阻止其进入细胞或发挥毒性作用，抗体的这种作用称为中和作用（neutralization）。与抗原特异性结合也是抗体发挥其他多种功能的前提条件，只有在结合抗原以后，抗体才能结合和激活补体，发挥补体溶解细胞的作用；巨噬细胞和中性粒细胞表面有 IgG Fc 受体，IgG 抗体与细菌抗原结合后，其 Fc 段即可与上述细胞的 Fc 受体结合，介导吞噬细胞对细菌的吞噬。这种促进吞噬细胞吞噬功能的作用称为抗体的调理作用（opsonization）；IgG 抗体与靶细胞（抗原）结合后，其 Fc 段可被表达 IgG Fc 受体的细胞（如 NK 细胞、巨噬细胞等）识别，促使细胞释放毒性颗粒介质，致靶细胞死亡，此即抗体依赖的细胞介导的细胞毒作用（antibody-dependent cell-mediated cytotoxicity，ADCC）。

（二）抗体与疾病

病理性抗体在超敏反应、自身免疫病和移植排斥反应中均发生致病性效应。

1. 超敏反应　超敏反应（hypersensitivity）是机体接触某些抗原并致敏后，再次接触到同一抗原出现的以组织细胞损伤或生理功能紊乱为主要临床表现的免疫应答。其中抗体分子参与了 Ⅰ、Ⅱ、Ⅲ型超敏反应。以抗体参与 Ⅰ型超敏反应为例，各类变应原，如吸入性抗原（花粉等）、注入性抗原（如青霉素药物等）、接触性抗原（如金属）和摄入性抗原（如海鲜等）被易感人群首次接触后，机体 CD4$^+$T 细胞活化分化为 Th2 细胞，并通过分泌 IL-4 促进 B 细胞分化为产生特异性的 IgE 的浆细胞，所分泌的 IgE 进入外周循环后，可以通过 Fc 段与嗜碱粒细胞、肥大细胞表面高亲和力 IgE 受体结合，使个体处于致敏状态，一旦个体再次接触变应原，就可以和特异性的 IgE 直接结合后，活化受体表达细胞，促使其合成和释放生物活性物质，引起病理过程。参与 Ⅱ型和 Ⅲ型超敏反应的抗体主要是 IgG，这些抗体所识别的抗原或者是位于细胞表面，导致细胞数量的减少（如自身免疫性贫血），或者形成游离的抗原 - 抗体复合物，并沉积到特定组织（如关节，肾脏等）和毛细血管中，通过激活补体系统，凝血系统等，并在血小板、嗜碱性及中性粒细胞等参与作用下，引起以中性粒细胞浸润为主要特征的炎症反应和组织损伤。

2. 自身免疫病　自身免疫是免疫系统产生针对宿主自身抗原的自身抗体和致敏淋巴细胞

的现象。它既可能是病理性的，也可能是生理性的。一般情况下，自身免疫应答是自限性的，属生理性自身免疫。其主要功能是维持机体生理自稳，清除体内衰老、凋亡或畸变的自身细胞成分，并调节免疫应答的平衡，在维护机体生理状态、防御感染和监视肿瘤等方面有重要意义。正常人血清中存在多种天然自身抗体，如针对肌动蛋白、肌凝蛋白、角蛋白、胶原蛋白、白蛋白、球蛋白、细胞因子、DNA、细胞色素 c、激素等的抗体。但是，在某些条件下免疫系统会对自身抗原产生病理性免疫应答，出现与自身抗原反应的抗体或 T 淋巴细胞，从而发生自身免疫现象，甚至造成自身组织或者器官的炎症性损伤并影响其生理功能，导致自身免疫病（autoimmune disease）。已经发现的人类自身免疫病有近百种，几乎涉及人体所有的组织和器官，属于常见病和多发病。

病理性抗体则是机体针对自身抗原所产生的抗体，天然自身抗体与病理性自身抗体在产生机制和功能上均有所不同。前者具有一定的生理功能，比如帮助清除体内的死亡细胞碎片等。而病理性自身抗体则引起自身免疫病，它们是受抗原刺激生成的，多为 IgG，特异性强，与自身抗原结合的亲和力高。例如，系统性红斑狼疮是以抗体介导的自身免疫病，外周抗核抗体的水平和疾病发生和转归密切相关，目前的研究结果显示在系统性红斑狼疮中 B 细胞存在异常活化，同时自身抗原特异性 T 细胞在其发病过程中也发挥重要的作用，参与病理性自身抗体的产生。

病理性自身抗体造成机体组织病理损伤的机制包括：

（1）抗体介导的细胞毒作用：自身抗体（主要是 IgG 类）与细胞膜表面自身抗原相结合，触发免疫细胞（如巨噬细胞、中性粒细胞、NK 细胞）对组织细胞的杀伤作用，如自身免疫性贫血。

（2）抗体刺激靶细胞：某些甲状腺功能亢进症患者血清中的长效甲状腺刺激素（LATS）就是一种抗甲状腺组织抗原的 IgG 型抗体。某些激素受体的抗体可通过刺激或抑制细胞功能干扰受体信号。例如在 Graves 病中，LATS 可作为抗体连接到甲状腺刺激激素（TSH）受体上，竞争性抑制 TSH 功能，并通过负反馈调节导致甲状腺分泌 TSH 过量。同样地，胰岛素受体抗体也可通过阻断胰岛素与受体的作用造成胰岛素抵抗型糖尿病。

（3）抗体中和作用：抗体与体内有重要生理活性的抗原物质或受体结合，使其灭活和丧失功能，从而出现相应病症。临床已经证实的有：抗血凝物质抗体使抗凝物质失活；重症肌无力症患者出现的抗乙酰胆碱受体抗体；青年型糖尿病抗胰岛素受体的抗体使相应细胞受体的生物效应丧失。抗磷脂综合征中的抗磷脂抗体可结合磷脂β$_2$糖蛋白 I 复合物，引起栓塞、反复流产等临床表现。在寻常型天疱疮中，自身抗体结合到表皮细胞桥粒部分，并通过刺激表皮蛋白酶产生破坏细胞 - 细胞连接而发挥病理效应，导致水疱形成。韦格纳肉芽肿患者血清中可检出 IgG 型抗中性粒细胞胞质抗体（c-ANCA），为细胞内 29kDa 的丝氨酸蛋白酶 3 的抗体，可使已致敏的中性粒细胞活化和降解。

（4）与抗原形成免疫复合物后的损伤作用：自身抗体与游离抗原结合形成免疫复合物，在一定条件下可沉积于全身或局部血管壁基底膜或滑液囊、组织间隙。免疫复合物在局部激活补体，引起持续性的局部炎症反应。

（5）通过补体系统活化炎症反应干扰细胞的正常生理功能：例如，在自身免疫性溶血性贫血中，免疫球蛋白结合于红细胞膜表面而导致红细胞被吞噬、裂解。肺肾综合征（Good Pasture syndrome）是一种以肺出血与肾小球肾炎为特征的疾病，其发病机制主要是由于自身抗体结合了基底膜 IV 型胶原，导致补体、中性粒细胞在局部的聚集、活化，产生组织损伤。系统性红斑狼疮中肾损伤的主要机制是免疫复合物沉积于肾小球，活化补体连锁反应。某些特异性自身抗体可诱导携带易感基因的实验动物患病，这些自身抗体可视为疾病的标志性抗体，如抗乙酰胆碱受体抗体可诱发重症肌无力的动物模型。

3. 移植排斥反应 在宿主抗移植物反应的超急性排斥反应中，受者血液中预先存在针对供者抗原的抗体（以 IgM 为主），可以是 ABO 血型不合所存在的天然抗血型抗体，也可以是由于输血、妊娠、前次移植等原因诱导产生的抗同种异型 HLA 抗体等。血管接通后，预存抗体进入移植物后立即与血管内皮细胞表面的相应抗原结合，血管内皮细胞表面也表达 AB 血型抗原。抗

原抗体的结合迅速通过经典途径激活补体系统，产生攻膜复合体和补体活性片段，引起血管扩张通透性增加、中性粒细胞浸润、血管内皮细胞损伤、纤维蛋白沉积、血小板聚集等效应，形成出血、水肿、血栓等病理改变，导致移植器官不可逆性缺血、变性和坏死。超急性排斥反应一旦发生，难以用药物控制，应以预防为主。

第三节　疾病的细胞免疫机制

一、固有免疫应答异常与疾病

固有免疫细胞是固有免疫应答的主要执行者，包括自然杀伤细胞、单核吞噬细胞、树突状细胞、粒细胞和肥大细胞等。作为免疫应答第一道防线，固有免疫细胞与感染、肿瘤、自身免疫病、移植排斥和心血管疾病等关系非常密切，相对于生理条件，在病理条件下的固有免疫细胞的功能更加具有人群和疾病特点。

（一）自然杀伤细胞

自然杀伤细胞（natural killer cell，NK 细胞）是机体重要的免疫细胞，能不依赖于抗原刺激，杀伤多种肿瘤细胞和被病毒感染的细胞，所以称为自然杀伤细胞。NK 细胞具有多种功能，不仅能抗肿瘤、抗病毒感染，还可参与机体的免疫调节。通过 NK-IFN-γ-Mφ-IL-12-NK 免疫网络调节巨噬细胞和细胞毒性 T 细胞的功能。此外，在某些情况下还参与超敏反应和自身免疫病的发生。

NK 细胞具有细胞毒效应，无需抗原预先致敏，能自发的以非特异性方式杀伤靶细胞，靶细胞可以是同基因、异基因或无 MHC 表达，免疫效应无记忆反应，所以被认为是机体抗感染抗肿瘤的第一道天然防线。NK 细胞发挥杀伤作用主要依赖于胞质颗粒的穿孔素（perforin）和颗粒酶（granzyme，Gzm），其中穿孔素是一种单体蛋白，具有成孔能力，在细胞膜上多聚化成孔，可以使细胞裂解；颗粒酶是一群丝氨酸酯酶，必须进入胞质才能发挥作用，目前已知的颗粒酶有 GzmA、GzmB、GzmK 和 GzmH 等。当 NK 细胞与靶细胞接触后，可以发生脱颗粒，并释放上述物质。颗粒酶进入胞质后，可以促进靶细胞凋亡。颗粒内容物中存在着蛋白聚糖——硫酸软骨素 A，则能

保护 NK 细胞本身不受上述毒性物质的作用；同时 NK 细胞表面的 FcγR 能与 IgG1 和 IgG3 的 Fc 段结合，发挥靶细胞特异性 IgG 抗体介导下的杀伤作用。细胞因子如 IL-2 可明显增强 NK 细胞介导的 ADCC 作用；NK 细胞也能够释放可溶性 NK 细胞毒因子，与靶细胞表面的 NKCF 受体结合，从而选择性杀伤靶细胞；此外，活化的 NK 细胞还可释放 TNF-α 和 TNF-β，TNF-α 通过多种机制杀伤靶细胞，如影响细胞膜磷脂代谢、改变靶细胞溶酶体的稳定性、激活靶细胞凋亡途径；NK 细胞表面还可以表达 FasL，与靶细胞表面的 Fas 结合，激活细胞凋亡途径而杀伤靶细胞。

由于 NK 细胞的直接杀伤作用，所以 NK 细胞是抗肿瘤的重要效应细胞，目前肿瘤免疫治疗领域中，基于 NK 细胞的 CAR-NK 利用了 NK 细胞的广谱杀伤活性和靶向性成为了肿瘤细胞免疫治疗中的新方向；同时 NK 细胞在母胎界面比例异常则与复发性习惯性流产密切相关。

（二）吞噬细胞

吞噬细胞主要包括血液中的单核细胞（monocyte，MC）、中性粒细胞（neutrophil）及组织中的巨噬细胞（macrophage，Mφ）。吞噬细胞来源于骨髓中的造血干细胞，这些干细胞受到细胞因子，如 GM-CSF 和多集落刺激因子（multi-CSF）的刺激，首先发育成粒细胞 - 单核细胞前体细胞，进而分化成为未成熟的单核细胞进入血液循环，在血流中分化为成熟的单核细胞。MC 占外周白细胞总数的 3%～8%，在血液中仅停留 8 小时左右，经毛细血管内皮迁移到不同的组织，分化成为组织特异的 Mφ，寿命达数月至数年。Mφ 广泛分布于机体的各种组织中，定居于组织器官中组织特异的巨噬细胞被赋予特定的名称，如肺中的肺泡巨噬细胞、结缔组织中的组织细胞、肝中的枯否细胞、骨组织中的破骨细胞、肾的肾小球系膜细胞、脑组织中的小胶质细胞以及骨髓的基质巨噬细胞；某些仍然保持运动性，成为游走型巨噬细胞，如腹腔巨噬细胞，它们以类似于变形虫样的运动方式游走于机体组织间。成熟的 Mφ 能够表达 MHC Ⅰ/Ⅱ类分子、协同刺激分子（B7-1/2，CD40）、FcγRⅡ、FcγRⅢ、FcεRⅡ、CD1、CD2、CD14、TLR、补体受体 CR1 和 CR3 等免疫相关分子，它们参与 Mφ 的识别、吞噬、活化以及生物学

效应。其中 CD14 被认为是细胞表面较特异的标志，可用以作为细胞亚群的鉴定。

巨噬细胞既是非特异性免疫的主要参与者，也是特异性免疫应答的效应细胞，是特异性免疫细胞发挥机体防御外来病原体入侵的重要机制。巨噬细胞的活化起始于调理性受体和非调理性受体对免疫原的识别。其中 IgG Fc 受体和补体受体属于调理性受体，可以通过与 IgG 或是补体活化后释放的 C3a 和 C5a 的结合，介导对靶细胞的吞噬作用；表达于巨噬细胞表面的 PRR，能够直接识别并结合病原体共同表达的和宿主衰老损伤及凋亡细胞表面呈现的特定的分子结构，经吞噬或吞饮作用将病原体等摄入胞内形成吞噬体，进而通过一系列途径消化和清除抗原，发挥清道夫的作用。

同时，PRR 还可以进一步启动下游信号活化通路，促进 Mφ 的活化。活化的巨噬细胞可通过非氧依赖和氧依赖的方式来直接杀菌。其中非氧依赖的代谢杀菌系统不需要氧分子的参与。被吞噬的细菌在代谢过程中产生大量乳酸，使微环境的 pH 下降至 4.0 以下，酸性环境造成微生物死亡；细胞中的溶酶体含有大量蛋白水解酶和防御素，当吞噬小体和溶酶体融合成吞噬溶酶体后，酸性环境激活各种蛋白水解酶如溶菌酶，破坏革兰氏阴性菌胞壁肽聚糖，从而起到杀菌的作用，连同防御素一起裂解和消化被吞噬的异物。氧依赖的杀伤作用起始于有氧呼吸暴发，呼吸暴发是指巨噬细胞在吞噬异物后出现有氧代谢活跃、耗氧量剧增的现象。呼吸暴发过程中产生的氮氧化物和活性氧是杀菌的重要武器，如过氧化氢等。同时，巨噬细胞还可表达诱导型一氧化氮合酶（iNOS），利用氧分子和 L- 精氨酸合成 NO，进而自发转变为具有杀菌活性的氮代谢物。

巨噬细胞还是参与和促进炎症反应的重要细胞，通过细胞表面的单核细胞趋化性蛋白 -1（monocyte chemotactic protein-1，MCP-1）、GM-CSF、M-CSF 和 IFN-γ 等细胞因子受体，Mφ 能与炎症部位产生的 MCP-1、GM-CSF、M-CSF 和 IFN-γ 等结合，被募集到感染部位并活化，进一步加强其吞噬杀菌能力。与此同时，活化的 Mφ 又可以通过多种途径参与和促进炎症反应，如分泌巨噬细胞炎症蛋白 -1α/β（macrophage inflammation protein-1α/β，MIP-1α/β)、MCP-1 和 IL-18 等趋化性细胞因子，募集和活化更多的 Mφ、中性粒细胞和淋巴细胞，发挥抗感染免疫作用；分泌多种炎性细胞因子如 IL-1β、TNF-α、IL-6 以及其他低分子量炎性介质如前列腺素、白三烯、血小板活化因子和多种补体成分等参与和促进炎症反应；分泌 IFN-α/β 和一系列胞外酶如溶菌酶、胶原酶、尿激酶、弹性蛋白酶等，增强机体抗感染免疫作用或使机体组织细胞发生损伤。感染部位适当产生上述分泌产物引发的炎症反应对机体有益，可产生抗感染免疫保护作用。

Mφ 属于专职抗原提呈细胞，具有强大的吞噬能力，在加工和提呈胞外病原体和颗粒性抗原中发挥重要作用。可以将摄入的外源性抗原和内源性抗原处理成为小分子肽段，以 MHC- 抗原肽复合物的形式表达于 Mφ 表面供 T 细胞识别，为 T 细胞应答提供活化的第一信号。此外，由于细胞因子的刺激以及吞噬病原体可以诱导协同刺激分子 B7-1/2 的表达，Mφ 细胞与 T 细胞表面的 CD28 相互作用，产生共刺激信号，从而为 T 细胞的活化提供第二信号，启动适应性免疫应答。

Mφ 还具有双相免疫调节作用，其效应主要取决于激活程度和分泌细胞因子的不同。Mφ 分泌的 IL-6 能激活淋巴细胞，促进抗体产生；IL-1 能激活血管内皮细胞和淋巴细胞，引起发热并促进 IL-6 的产生；IL-12 能激活 NK 细胞，促进 Th1 细胞分化；IL-10、IL-1β 等因子则抑制 Mφ、T 细胞以及 NK 细胞的活化；TGF-β 在修复、调控和炎症反应中发挥作用；MIP-1α/β、MCP-1、IL-8 具有趋化作用。此外，Mφ 在各种体内因素的影响下，还能通过改变细胞表面分子的表达来呈现不同的功能状态，并以此进一步调节免疫系统的应答状态。

巨噬细胞作为固有免疫应答重要的组成部分，分布广泛。当机体受到病原菌感染后，遍布于生物体各组织的巨噬细胞能快速做出反应，吞噬、清除异物。巨噬细胞在局部微环境的作用下，可以极化为两种类型，即经典活化型（M1 型）和替代活化型（M2 型）。巨噬细胞的极化受到 JAK/STAT、PI3K/Akt、JNK、Notch 等不同信号通路的调节，其中 AKT2、RBP-J、STAT1、p65/p50、p38、NF-κB 和 AP-1 等分子主要与 M1 型巨噬细胞分化有关，而 SMAD3、AKT1、STAT3、STAT6、

p50/p50、SMAD2/3/4 等分子主要和 M2 型巨噬细胞有关。M1 型主要由 GM-CSF、LPS 等刺激活化，分泌多种促炎性细胞因子，如 IL-23、TNF-α、IL-6、IL-1β 等，在促进炎症，加速细胞外基质降解和细胞凋亡，促进 Th1 型免疫应答中发挥作用，但 M1 型巨噬细胞功能亢进能够导致机体组织损伤，与自身免疫病的发病有关；M2 型巨噬细胞为选择活化性巨噬细胞，主要由 M-CSF、IL-4 等刺激活化，高表达抗炎细胞因子 IL-10、转化生长因子 -β（TGF-β）、Arg1、CD206 和 CD163 等分子，可以抑制 T 细胞的增殖和活化，调节 Th2 型免疫应答，发挥抗炎作用，然而在肿瘤局部微环境中大量 M2 的浸润是造成肿瘤局部免疫抑制微环境重要的因素，成为肿瘤局部免疫功能不能有效发挥的重要原因。

细菌感染后巨噬细胞主要向 M1 型分化，这对机体启动急性感染期的炎症反应，清除病原菌是非常重要的。但是过度的 M1 型巨噬细胞反应会引发炎症瀑布，从而导致败血症。有些细菌则可诱导巨噬细胞向 M2 型分化从而逃避机体的免疫反应。有研究证明在病原菌长期存在的慢性感染性疾病中，巨噬细胞常常向 M2 型分化。

在类风湿关节炎患者中，关节滑膜巨噬细胞以 M1 型为主，这些细胞分泌的促炎性细胞因子 IL-1、TNF-α 等除加重已有的炎症反应，还能激活关节软骨周围的滑膜成纤维细胞和软骨细胞，使其分泌多种蛋白酶、胶原酶、基质降解酶、明胶酶 B 和白细胞弹性蛋白酶等以裂解胶原和透明质酸，从而造成关节组织破坏。

（三）树突状细胞

树突状细胞（dendritic cell，DC）是 1868 年由 P. Langerhans 首先在表皮中发现，当时被称为朗格汉斯细胞（Langerhans cell）；1973 年美国人 R. Steinman 在表皮以外组织中也发现此类细胞的存在，形态特点是成熟时细胞表面有许多树突状突起，因此命名为树突状细胞；随后又相继在体外扩增出人和小鼠的 DC。DC 是唯一能够激活初始 T 细胞的抗原提呈细胞，也是目前所知抗原提呈功能最强大的抗原提呈细胞，是机体适应性免疫应答的始动者，在适应性 T 细胞免疫应答的诱导中具有独特的地位。

根据来源，可将 DC 分为髓样树突状细胞

（myeloid DC，MDC）和淋巴样树突状细胞（lymphoid DC，LDC）。两者都起源于多能造血干细胞，但具有各自的前体细胞，且组织分布、表面标志和功能均不相同。其中髓系 DC 前体（与单核、粒细胞有共同的祖细胞）能分化发育成巨噬细胞，而淋巴系 DC 前体（与 T、NK 细胞有共同前体细胞）能分化为淋巴细胞。大多数 DC 来源于骨髓，由骨髓进入外周血，继而分布到全身各处组织。

DC 数量极少，仅占人外周血单个核细胞的 1% 以下，占小鼠脾细胞的 0.2%～0.5%，却广泛分布于脑以外的全身各脏器。根据分布部位的不同，可将 DC 大致分为：淋巴样器官中的 DC，包括 T 细胞区的并指状 DC（interdigitating DC，IDC）、B 细胞区的滤泡 DC（follicular DC，FDC）以及边缘区 DC；非淋巴样器官中的 DC，包括器官内的间质性 DC、皮肤黏膜的朗格汉斯细胞等；循环体液中的 DC，包括隐蔽细胞（veiled DC）和血液中的 DC。由于树突状细胞没有特异的表面分子，因此对树突状细胞的鉴定要综合判断，包括形态、组合表面标志以及在混合淋巴细胞反应中能刺激初始 T 细胞增殖。通常的标准为典型的树突状形态、高表达协同刺激分子 CD54、CD58、CD80、CD86 和 MHC Ⅱ类分子，迁移到淋巴器官并能刺激初始 T 细胞增殖活化。

DC 具有多种功能，如抗原的摄取、加工和提呈，维持中枢和外周免疫耐受，参与胸腺内 T 细胞的阳性选择和阴性选择以及维持免疫记忆等，其中摄取、加工和提呈抗原是树突状细胞最重要的功能。

DC 与多种疾病的发生发展相关，如在很多感染性疾病中，DC 细胞在吞噬病原菌进行抗原加工提呈的同时，也可能成为病原菌的"庇护所"，病原菌可以在树突状细胞内长期存活；如 HIV 病毒、结核分枝杆菌等，形成大量潜伏感染的存在，被 HIV 感染的 DC 细胞的功能出现障碍，活化受到抑制；而被 HIV 感染的 pDC 细胞则产生 IFN-α 的水平也显著下降，并能够产生 IDO，促进调节性 T 细胞的数量增加，从而加剧免疫抑制的产生；树突状细胞与自身免疫病的关系也非常密切，除了前面提到过的 pDC 和系统性红斑狼疮的关系以外，在牛皮癣皮损局部的 DC 细胞可以通过分泌大量的 TNF-α 和 IL-23 在局部炎症

中发挥重要的作用；由于 DC 具有吞噬抗原的作用，所以它和过敏的发生也密切相关，肠道或呼吸道来源的过敏原被局部的树突状细胞吞噬后，可以促进 DC 细胞活化 Th2 细胞，并产生 IL-4、IL-5 和 IL-13 等 Th2 型细胞因子，在促进抗体产生的同时，也可以驱动抗体类别转换产生 IgE 等关键致病分子；TSLP 则可以诱导外周 DC 细胞进一步分化成熟和促进 Th2 细胞的分化，与哮喘发生相关。DC 在肿瘤发生发展中的作用，一般认为主要是由于肿瘤形成过程中导致 DC 细胞对其耐受，所以不能发挥有效的抗原提呈作用，也不能提供共刺激分子，所以使得抗肿瘤 T 细胞不能有效被激活，肿瘤微环境中抑制性细胞因子如 TGF-β 抑制浆细胞样树突状细胞激活和分泌细胞因子的能力。

（四）粒细胞

粒细胞（granulocyte）亦来源于骨髓造血干细胞，参与特异性免疫和非特异性免疫，在炎症中发挥作用。包括中性粒细胞、嗜酸性粒细胞（eosinophil）和嗜碱性粒细胞（basophil），其中中性粒细胞具有高度的吞噬能力和游走能力，占血液中粒细胞总数的 90%。中性粒细胞表达 FcγR，在异物入侵和炎症早期，可吞噬、杀灭病原体等异物；并可在抗体参与下发挥 ADCC 的作用，清除抗原异物，参与特异性免疫。嗜酸性粒细胞仅占血液中粒细胞总数的 2%～5%。主要分布在呼吸道、消化道和泌尿生殖道的黏膜组织中。通过细胞脱颗粒的方式，参与抗寄生虫性蠕虫免疫；通过分泌某些酶类等活性物质，如组胺酶、芳基硫酸酯酶等，灭活组胺和白三烯，负性调节Ⅰ型超敏反应。嗜碱性粒细胞在正常人循环中含量最少，约占血液中粒细胞总数的 0.2%，胞质中含有大量椭圆形嗜碱颗粒。炎症时在趋化因子的诱导下迁移出血管外。虽然和肥大细胞属于不同的细胞谱系，但两者在很多方面很难区分。变应原与结合在嗜碱性粒细胞表面 FcεRⅠ上的特异性 IgE 抗体结合导致 FcεR 的交联，触发细胞脱颗粒，释放肝素、过敏性趋化因子、组胺等生物活性介质，一方面在Ⅰ型超敏反应中发挥重要作用；另一方面，由于增强了炎症反应，有利于机体的抗寄生虫免疫应答。

中性粒细胞和疾病的关系非常密切，中性粒

细胞是病原菌感染后最早响应的宿主免疫细胞之一，它们可以迅速在感染部位聚集，通过吞噬功能发挥免疫抵抗的作用，在很多细菌性感染患者早期可以检测到中性粒细胞数量的上升；在COPD和哮喘的发病过程中，感染或过敏原导致的局部炎症可以招募中性粒细胞的浸润和活化，并迁移到气道中，分泌多种蛋白酶成分，导致黏液的大量分泌和支气管炎的发生，同时局部炎症导致多种细胞因子和趋化因子的水平增加，如IL-8、IL-17和TNF-α等，可以进一步活化中性粒细胞分泌基质金属蛋白酶9（matrix metallopro-tein-9，MMP-9），弹性蛋白酶和TGF-β等水平升高，导致气道高敏感性和气道结构的重塑；同时中性粒细胞还具有一个独特的生理特点——形成中性粒细胞胞外捕获机构（neutrophil extracellular traps，NETs），该结构既可以由活的中性粒细胞所形成，也可来自凋亡的细胞，NETs的主体部分是来自细胞核和线粒体的DNA，并固定了各种蛋白颗粒，如弹性蛋白酶、组织蛋白酶G、髓过氧化酶（myeloperoxidase，MPO）等，直径在15～17nm之间，在电镜下可观察多网状结构。NETs结构是宿主捕获和固定病原菌包括细菌、寄生虫、真菌和病毒等的重要手段，可以直接防止病原菌的播散，是中性粒细胞抗菌的另一个重要手段。但是，NETs内大量存在的具有杀伤活性的蛋白质成分（如组蛋白、弹性蛋白酶、防御素等）和大量的自身抗原（如DNA、组蛋白、MPO和蛋白酶3）等也是导致宿主发生病理症状的重要分子，已经在银屑病、系统性红斑狼疮、糖尿病、肺纤维化和肿瘤等中发现了NETs结构相关的致病作用。

（五）肥大细胞

肥大细胞（mast cell）在循环中不存在，但却在皮肤、黏膜下结缔组织的微血管周围和内脏器官的被膜下广泛分布。肥大细胞表面表达IgE Fc受体，胞质内含有特异性颗粒，变应原通过与细胞表面的IgE交联，刺激肥大细胞脱颗粒，释放各种介质如组胺、肝素等，从而引起I型超敏反应。除此之外，由于肥大细胞还表达MHC分子和协同刺激分子，分泌IL-1、IL-3、IL-12、GM-CSF及TNF-α，因此既可作为抗原提呈细胞来加工、提呈抗原，启动免疫应答，也能参与免疫调节，发挥免疫效应功能。

肥大细胞参与了多种疾病的发生发展，在自身免疫病中，肥大细胞被异常活化后，胞内形成炎症小体，分泌多种细胞因子，如IL-1β、GM-SCF、SCF、IL-17等，导致局部炎症反应的水平增加。如在类风湿关节病变组织局部可以发现大量肥大细胞的浸润，这些肥大细胞可以表达IL-17，并储存在细胞内，在发生脱颗粒时即可释放到关节局部；在SLE患者肾脏也可以发现有大量肥大细胞的浸润，伴随IgE水平的升高；在肿瘤局部的肥大细胞的作用有双重性：一方面可以通过嗜酸性粒细胞直接杀伤肿瘤细胞；但是也可以通过分泌VEGF、FGF2和MMP-9等促进肿瘤的转移；在过敏反应中，肥大细胞则是可以被肺泡巨噬细胞和IL-33活化后，协助Th2细胞的活化和分化。

（六）固有淋巴样细胞

固有淋巴样细胞（innate lymphoid cell，ILC）是近年来新发现的一群参与固有免疫的淋巴细胞，早年发现的自然杀伤细胞（natural killer cell，NK cell）和淋巴组织诱导细胞（lymphoid-tissue-inducer cell，LTi）也已经被纳入这一新的细胞类群。这类细胞具有淋巴细胞的形态，不依赖于重组激活基因（recombination activating gene，RAG）驱动的抗原受体重排过程，也不表达其他免疫细胞谱系的标志，但是组成性的表达IL-2受体α（CD25）和IL-7受体α（CD127）。ILC分为ILC1、ILC2和ILC3。其中ILC1表达转录因子T-bet能够在IL-12和IL-18的刺激下分泌TNF和IFN-γ，参与抗胞内细菌感染，而ILC1中的NK细胞类似于细胞毒性T细胞，通过直接杀伤作用参与胞内菌的清除和肠道免疫；ILC2则在IL-33、IL-25、TSLP的刺激下分泌IL-4、IL-5、IL-9、IL-13等Th2型细胞因子，主要参与抗寄生虫感染，也与过敏反应的发生密切相关；ILC3则依赖于RORγt，在IL-1β和IL-23的刺激下分泌IL-22、IL-17A等细胞因子，参与肠道免疫功能。

ILC作为固有免疫的重要组成成分，其发挥作用与多种类型细胞相互协调而进行，如ILC与上皮细胞相互作用，共同维持上皮的稳态；与肠道隐窝处的肠道干细胞相互作用，调节肠道干细胞的分化及功能；ILC与基质细胞的相互作用对于淋巴器官的形成以及组织稳态的维持具有非常重要的作用；ILC细胞除了在感染损伤的早期发挥调控作用外，还可以调控适应性免疫细胞的功能，影响适应性免疫过程。ILC除了发挥抗菌作用外，还能够通过与造血系和非造血系细胞的相互作用，调控共生菌群与机体的相互关系，既防止共生菌群的扩散，同时抑制机体对共生菌群的免疫反应。

ILC细胞的持续活化与多种炎症性疾病的发生密切相关。目前研究较多的是ILC细胞参与IBD发生。在小鼠模型中，IFN-γ⁺ILC1、IFN-γ⁺ILC3、IL-17A⁺ILC3会通过分泌细胞因子促进炎症的发生，而IL-22⁺ILC3能在一定程度上减缓炎症。在患有克罗恩病的患者中ILC3分泌的IL-17A会增多，同时一部分ILC3可能会转分化为ILC1，导致ILC1的比例增高；此外MHCⅡ⁺ILC3会减少和Th17细胞的增多，也与肠道炎症的发生密切相关。

除了炎症性肠道疾病外，参与肺部和皮肤的炎症性疾病的主要是ILC2细胞，如在小鼠模型中由木瓜蛋白酶、尘螨等诱导产生的肺部炎症、人的哮喘、特应性皮炎、慢性鼻窦炎等。ILC2细胞引发炎症反应主要受IL-25和IL-33的刺激后，分泌IL-4、IL-5、IL-9和IL-13而引起的，此外ILC2细胞还能够通过与粒细胞、巨噬细胞、T细胞相互作用，影响这些细胞的正常作用，进而导致炎症发生。由高脂饮食引起的肺部炎症则是ILC3发挥关键作用。Nlrp3炎症小体能够通过分泌IL-1β作用于ILC3，诱导IL-17A的分泌增加，从而引起呼吸道高敏反应。此外，在药物诱导的皮肤炎症和患者的牛皮癣病灶中均有ILC3的分布。

二、适应性免疫应答异常与疾病

T细胞在抗原刺激后，分化为不同的效应细胞发挥功效，其中介导细胞免疫效应过程主要是Th1和Tc细胞，Th17则通过分泌细胞因子促进固有免疫和炎症反应，Th2细胞辅助B细胞参与体液免疫应答。这些效应T细胞作为发挥特异性免疫功能的主要细胞，其在疾病中的作用也已经得到广泛的研究。

（一）Th1细胞

Th1细胞是在IL-12等细胞因子作用下由Th0细胞分化而来，介导以单核和巨噬细胞浸润

为主的免疫效应。Th1细胞通过分泌各种细胞因子，诱导骨髓产生和释放单核细胞与中性粒细胞；改变局部血管内皮细胞的表面特性，有利于血管内的单核细胞和中性粒细胞外渗进入组织间隙并被吸引至炎症部位；通过表达CD40L与巨噬细胞表面CD40相互作用，以及通过分泌IFN-γ等细胞因子，激活单核巨噬细胞。激活的巨噬细胞在吞噬能力、杀伤活性、细胞因子分泌、MHCⅡ类分子和共刺激分子表达等各方面的活性均大大提高。可以有效地吞噬、杀伤病原体和介导炎症反应，并更有效地向新的T细胞提呈抗原，增强和放大T细胞免疫应答。

Th1细胞是参与类风湿关节炎病理过程的主要效应细胞之一，作为典型的慢性进行性炎症，类风湿关节炎患者关节滑膜局部及滑液中存在大量的异常活化的自身反应性Th1细胞，它们通过分泌IL-2促进T细胞的增殖，通过IL-6促进滑膜细胞的增生，通过分泌IL-4促进自身抗体的产生，造成巨噬细胞和淋巴细胞的聚集和炎性介质的持续释放，最终形成以促炎细胞及纤维组织为主的结节。

在胞内寄生菌、病毒等感染时，可激发Th1型细胞免疫应答，在杀灭病原体的同时也损伤病原体寄生的组织细胞并形成局部炎症。在病原体产生抵抗形成慢性感染时，更可通过巨噬细胞等刺激局部增生形成肉芽肿。肺结核空洞形成、干酪样坏死、麻风皮肤肉芽肿形成、天花和麻疹的皮疹、单纯疱疹的皮肤损害、皮肤霉菌病和血吸虫病等，均是以Th1型应答所形成的局部组织细胞损伤。

（二）Th2细胞

IL-4是诱导Th2细胞分化的关键细胞因子，IL-4和受体结合后，可以促进STAT6的磷酸化和形成二聚体，并进而启动GATA3转录因子的基因表达和细胞分化，此外TCR介导的ERK和MAPK信号通路也可以诱导GATA3的基因表达。除了IL-4，其他细胞因子包括胸腺基质淋巴细胞生成素（TSLP）、IL-25和IL-33也可以促进Th2细胞的分化，IL-33可以诱导IL-5的产生。

Th2细胞在Ⅰ型超敏反应中的作用最为直接。在过敏原的刺激下，Th0细胞可以分化为Th2细胞，并进一步产生抗原特异性的IgE抗

体，这些抗体可以与肥大细胞等表面高亲和力的 FcεR 结合，成为一个致敏个体；当接触过敏原后，就可以迅速导致肥大细胞等的活化，肥大细胞脱颗粒以后，释放各类细胞因子和介质，如细胞因子（IL-1、TNF-α）、组胺、前列腺素、白三烯和激肽原酶等，并作用于组织和器官，导致支气管收缩、血管扩张、血管通透性增强和炎症细胞的聚集，从而产生过敏症状。在哮喘患者外周，可以检测到高水平的 $CD4^+CD45RO^+CCR4^+Th2$ 免疫记忆细胞；与 Th2 细胞分化和功能相关的分子，如 STAT6、GATA3、NF-κB、IRF4 和 Bach2 等均会影响慢性气道炎症的病理特征。

Th2 和特异性皮炎也非常相关，在患者皮损处有大量的 Th2 细胞的浸润，并伴随有 NF-κB 和 AP-1 的活化显著增加，提示 Th2 细胞的大量活化。

（三）Th17 细胞

Th17 是由 Th0 细胞在 IL-6、IL-23 和 TGF-β 等细胞因子的刺激下，通过 SMAD2 和 STAT3 的活化，协同 RORγt 分化而成的一类效应 T 细胞，通过分泌 IL-17 和 IL-22 等细胞因子，刺激上皮细胞、内皮细胞、成纤维细胞和巨噬细胞等分泌多种细胞因子，诱导组织细胞表达黏附分子、趋化因子及其受体，是参与炎症反应的一类重要的细胞。

Th17 细胞在多种自身免疫病的发病中发挥重要的作用，如类风湿关节炎、强直性脊柱炎、多发性硬化、银屑病、炎症性肠病、过敏性哮喘等。以类风湿关节炎为例，虽然 Th1 被认为是重要的启动因素，但是 Th17 及其所分泌的细胞因子如 IL-17A、IL-17F 和 IL-22 可以直接刺激滑膜成纤维细胞和巨噬细胞产生大量的炎症因子，包括 IL-1、IL-6、TNF 和 PGE_2 等，从而进一步放大滑膜局部的炎症；同时 Th17 细胞可以刺激滑膜基质细胞和 ILCs 细胞分泌 GM-CSF，与关节炎症的加重密切相关；通过促进血管内皮细胞的活化，促进其分泌 VEGF 和新生血管的生成，并能促进滑膜成纤维细胞分泌 MMP-3 和 MMP-9，直接诱导破骨细胞的生成，从而导致骨关节软骨的破坏和骨侵蚀。因此，Th17 成为引起类风湿关节炎病理变化的重要免疫细胞。

（四）细胞毒性 T 细胞

细胞毒性 T 细胞（cytotoxic T lymphocyte，CTL）的活化和分化依赖于 TCR 特异性识别靶细胞表面 MHC I 类分子提呈的抗原肽后，诱导 CTL 细胞表达的黏附分子从低亲和力转向高亲和力状态。黏附分子的相互作用使 CTL 细胞与靶细胞紧密接触，然后通过穿孔素 / 粒酶、Fas-FasL 途径及分泌 TNF 等细胞因子杀伤靶细胞。5～10 分钟后，CTL 细胞表达的黏附分子又从高亲和力状态恢复到低亲和力状态，使 CTL 细胞与靶细胞分开，再去作用于下一个靶细胞。一个 CTL 细胞可连续杀伤数十个靶细胞而自身不受损伤。

第四节　免疫调节与疾病

免疫调节是指机体本身对免疫应答过程作出的生理性反馈，以保持机体内环境的稳定。包括正向和负向两个方面。免疫应答调节可分为分子水平、细胞水平、整体和群体水平，主要涉及固有免疫应答信号转导分子、抑制性受体介导、调节性 T 细胞参与、抗独特型淋巴细胞克隆和其他形式的免疫调节。而上述调节机制的异常是疾病发生的重要因素。

一、分子水平的免疫调节

免疫分子作为参与免疫应答的重要组成，既参与了固有免疫应答和适应性免疫应答的各个阶段，同时也参与多种的免疫调节机制。其中重要的分子水平的调节方式之一是由免疫细胞表面活化性受体和抑制性受体介导免疫调节。参与免疫应答的免疫细胞通过表面的抗原受体和抗原结合后，启动胞内的信号转导通路，其中传递活化信号的受体及其受体相关分子胞内段含有免疫受体酪氨酸激活基序（immunoreceptor tyrosine-based activation motif，ITAM），其特征性氨基酸序列为 YxxL/I，一旦 Y（酪氨酸）基序被磷酸化后，就可以和含有 SH2 结构域的蛋白酪氨酸激酶（PTK）分子或衔接蛋白分子结合，从而将胞内相关分子招募到抗原受体附近，启动下游活化信号转导。含有 ITAM 的受体也称为活化性受体。此外，在淋巴细胞表面还有一类分子，它们的胞内段含有免疫受体酪氨酸抑制基序（immunoreceptor tyrosine-based inhibitory motif，ITIM），其氨基酸序列为 V/L/IxYxxL，其中的 Y 残基被磷酸化以后，则是招募胞质内的蛋白磷酸酶（PTP）分子，将活化信号通路中的分子去磷酸化，从而起到负向调控的作用，这些受体也被称为抑制性受体，是免疫细胞生理性反馈调节的重要机制。

如参与 T 细胞活化的分子中，CD3 和 CD28 胞内段含有 ITAM，而抑制性受体胞内段皆带有 ITIM 结构域，包括 CTLA-4、程序性死亡蛋白 -1（PD-1）和 BTLA 等；在 B 细胞表面的 B 细胞受体（BCR）复合物中的 Igα 和 Igβ 介导抗原识别信号的转导，其抑制性受体包括 FcγR II-B 和 CD22 等，胞内段带有 ITIM 分子基序。比较有意思的是在 T 细胞中 CTLA-4 的表达是细胞活化后的现象，是一种生理性的反馈调节机制，其结果是在保证免疫应答正常发挥功能的同时，也可以通过这些抑制性受体将免疫应答的程度控制在一定的时间和强度范围内，从而实现免疫的内在稳定性。因此，也把它们称为免疫检查点（immune checkpoint）分子。在 B 细胞中，FcγR II-B 也是依赖于 BCR 的交联和活化发挥作用，也属于特异性抗原作用下的反馈调节机制（图 3-4-1）。

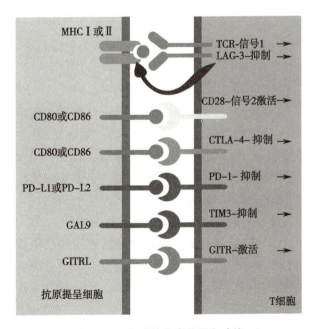

图 3-4-1 免疫检查点分子和功能

MHC：主要组织相容性复合体；TCR：T 细胞抗原受体；LAG-3：淋巴细胞活化基因 3；CTLA-4：细胞毒性 T 细胞相关抗原 4；PD-1：程序性死亡蛋白 -1；PD-L：程序性死亡配体；GAL9：半乳糖凝集素 9；TIM3：T 细胞免疫球蛋白黏液素 3；GITR：糖皮质激素诱导的肿瘤坏死因子受体；GITRL：糖皮质激素诱导的肿瘤坏死因子受体配体

上述参与免疫细胞调节的分子大多数为诱导表达，而在肿瘤或是慢性感染中，可以检测到多种参与负向调控的免疫检查点分子在 T 细胞、单核 - 巨噬细胞、B 细胞等的表达升高，从而影响了免疫细胞杀伤肿瘤细胞，或是清除感染细胞的能力。

二、细胞水平的免疫调节

（一）免疫效应细胞的互为调节机制

免疫细胞在活化分化为效应细胞后，主要通过分泌细胞因子来发挥其免疫功效，而它们所分泌的细胞因子对于不同亚群的免疫细胞来说，可以起到免疫调节的作用。其中最典型的是 Th1 和 Th2 效应细胞的互为抑制作用，Th1 细胞所分泌的 IFN-γ 在促进细胞免疫的同时，可以抑制 Th2 细胞的分化，而 Th2 分泌的 IL-4、IL-5 等细胞因子则可以抑制 Th1 细胞的分化，从而使 T 细胞免疫应答更为高效。

（二）调节性 T 细胞

调节性 T 细胞（regulatory T cell，Treg）是一群具有免疫抑制功效的 T 细胞，根据其表面标志、产生的细胞因子和作用机制不同，可以分为 CD4+CD25+Treg、Tr1、Th3 等多种类型。

目前，研究最多的为 CD4+CD25+Treg，可以分为：①自然调节 T 细胞（naturally occurring Treg，nTreg）：nTreg 为来源于胸腺的一类调节性 T 细胞，表现为 CD4+CD25+Foxp3+，具有阻遏自身免疫性 CD4+CD25-T 细胞增殖的活性，行使抑制功能时依赖细胞间的接触，一般无需细胞因子参与。自然调节 T 细胞可抑制 CD4+ 和 CD8+T 细胞的活化和增殖，发挥免疫负调节作用，在防止自身免疫病的发生中起重要作用。②适应性调节 T 细胞（inducible Treg，iTreg）：iTreg 通常是在外周由抗原诱导及多种因素激发而产生，主要通过分泌细胞因子发挥其免疫调节功能，其中包括 Tr1 细胞可分泌 IL-10 和 TGF-β、Th3 细胞可分泌 TGF-β。两类调节性 T 细胞的比较见表 3-4-1。

Treg 细胞最早即在自身免疫病小鼠模型中发现，近年来在肿瘤、感染性疾病和过敏反应等疾病中均发现 Treg 细胞的数量和功能异常。

1. Treg 和自身免疫病 Treg 最早是在 IPEX 综合征患者中发现，并鉴定出 Foxp3 是 Treg 细胞

表 3-4-1　两类 CD4$^+$CD25$^+$ 调节性 T 细胞的比较

特点	自然调节性 T 细胞	适应性调节性 T 细胞
诱导部位	胸腺	外周
CD25 表达	+++	-/+
转录因子 Foxp3	+++	+
抗原特异性	自身抗原（胸腺中）	组织特异性抗原和外来抗原
发挥效应主体	细胞接触，分泌细胞因子	主要依赖细胞因子
功能	抑制自身反应性 T 细胞应答	抑制自身损伤性炎症反应和移植排斥反应，有利于肿瘤生长

分化的关键转录因子，Foxp3 缺陷小鼠也表现为多个免疫器官，如脾脏和淋巴结的异常增大，外周自身抗体水平的增加等，由此确定了 Treg 是一类具有免疫抑制功能的细胞。其他如 *IL-2R* 和 *CTLA-4* 等基因的突变或是缺陷都可以导致小鼠和人中自身反应性 T 细胞和自身抗体的异常增高，并在多种自身免疫病，如 1 型糖尿病、类风湿关节炎、系统性红斑狼疮中发现了 Treg 数量或是功能的异常，表明这些疾病中免疫抑制的功能受损，同时这些疾病的全基因组关联性分析结果也显示 *IL2RA* 和 *CTLA4* 的基因存在单核苷酸多态性。

2. Treg 和肿瘤　Treg 可以抑制抗肿瘤免疫应答，在肿瘤局部浸润有大量的 FOXP3^{high} 效应 Tregs，和外周血或是非肿瘤部位的 Treg 相比，它们高表达 CD25、CTLA-4、ICOS、OX40、4-1BB、LAG3、TIGIT、GITR（糖皮质激素诱导的肿瘤坏死因子受体）和 PD-1 等功能性分子，这些肿瘤局部浸润的 Treg 和外周 Treg 的 TCR 谱也不相同，表明肿瘤局部 Treg 独特的抗原特异性差异。

3. Treg 和 Th17 平衡　由于 TGF-β 为 Treg 和 Th17 分化的重要细胞因子，并能够调控 RORγt 和 Foxp3 的表达，提示了 Treg 和 Th17 的分化过程中存在一定的竞争关系，也是两类细胞之间发生相互转化的基础，而 Th17/Treg 的失衡与多种自身免疫病有关，如在类风湿关节炎、银屑病、多发性硬化和炎症性肠病中均发现 Treg/Th17 的失衡，表现为 Th17 细胞的比例显著升高，而 Treg 细胞的比例较少。目前，针对 IL-6R、IL-17 等细胞因子的治疗性抗体对类风湿关节炎治疗的有效

性，以及针对 RORγt 的小分子在实验性多发性硬化中的有效性都证明了提高 Treg/Th17 比例的重要意义。

（三）活化诱导的细胞死亡

活化的 T 细胞或 NK 细胞可诱导性表达 FasL，作用于自身表达或周围其他活化的 T、B 或 NK 细胞 Fas，诱导凋亡，即为活化诱导的细胞死亡（activation-induced cell death，AICD）。这种生理性的负反馈调节在保持免疫自稳中具有重要作用。*Fas* 或 *FasL* 基因突变或其他因素导致 AICD 反馈调节无效，可引起细胞增殖失控而导致免疫细胞的增殖异常。

（四）免疫 - 内分泌 - 神经系统的相互作用和调节

神经递质、内分泌激素、受体以及各种免疫细胞和免疫分子之间还可构成调节性网络，从而形成免疫 - 内分泌 - 神经系统的相互调节网络，其中神经 - 内分泌系统分泌的多种因子（包括激素、细胞因子等）都可以直接作用于免疫系统，影响免疫系统的功能；免疫细胞分泌的细胞因子如 IL-1、IL-6 和 TNF-α 等通过下丘脑 - 垂体 - 肾上腺轴线，刺激皮质激素的合成，后者下调 Th1 和巨噬细胞的活性，使细胞因子分泌量下降，反过来导致皮质激素合成减少，解除对免疫细胞的抑制。

三、免疫耐受和疾病

免疫耐受（immune tolerance）是机体免疫系统对抗原刺激表现为"免疫不应答"的现象，具有抗原特异性，即抗原不能激活特异性 T 或 B 细胞完成特异性免疫应答的过程。诱导耐受形成的抗原为耐受原（tolerogen）。

（一）免疫耐受的形成及表现

1. 胚胎期及新生儿期接触抗原所致的免疫耐受　在胚胎期，不成熟的自身反应性免疫细胞接触自身抗原后，导致克隆清除，形成对自身抗原的免疫耐受。如 T 细胞在胸腺发育过程中和 B 细胞在骨髓发育中均经历了自身抗原诱导的阴性选择过程，那些针对自身抗原的未成熟的 T、B 细胞被清除，出生后再遇到同样的自身抗原，免疫系统则不易产生应答。而在新生儿期接触到外来抗原，由于新生儿期免疫细胞尚处于早期发育未成熟阶段，也可以导致免疫耐受的形成。

2. 后天接触抗原导致的免疫耐受 不仅在胚胎期和新生儿期接触抗原后可以形成免疫耐受，在一定条件下，成年期也可以诱导对特异性抗原免疫耐受的形成。

低剂量抗原易于诱导 T 细胞的免疫耐受，且耐受持续时间长；高剂量抗原则诱导 T 细胞发生细胞凋亡，或者诱导 T 细胞的无免疫应答性；诱导 B 细胞耐受的抗原剂量相对较高，且诱导耐受所需的时间较长，耐受形成后的持续时间也较短。同时，抗原的类型也会影响免疫耐受的形成，如聚合的蛋白易被 APC 加工而激发免疫应答，可溶性单体易诱发免疫耐受。抗原免疫途径也与免疫耐受的形成有一定关系，口服途径诱导免疫耐受的能力最强；而皮下或是皮内注射则往往是诱导免疫应答。同时，那些易发生变异的病原体感染（HIV、HCV）也可诱导免疫耐受。

除了上述抗原因素，机体对特定抗原产生免疫应答或是免疫耐受也具有很大的影响，如免疫系统的发育阶段是影响免疫耐受形成的关键，一般在胚胎期和新生儿期接触抗原后易形成免疫耐受，而成年阶段则不易形成免疫耐受；成年阶段可以通过使用免疫抑制药物促进免疫耐受的形成，如在移植后的药物使用；同时个体的免疫应答状态和耐受程度受遗传背景的影响，主要可能与 MHC 有关。

（二）免疫耐受形成的机制

免疫耐受可以发生于个体发育的不同阶段，其中在胚胎期及出生后 T、B 细胞发育过程中遇到自身抗原所形成的耐受，被称为中枢耐受（central tolerance）；而成熟 T 细胞和 B 细胞在外周接触抗原刺激时，不产生免疫应答而显示免疫耐受称为外周耐受（peripheral tolerance）。

1. 中枢耐受 T 细胞和 B 细胞在胸腺和骨髓内发育过程中，大部分自身反应性 T、B 细胞在阴性选择阶段时被删除，产生中枢耐受。中枢耐受的破坏可导致自身免疫病。

2. 外周耐受 中枢耐受是不完全的。在中枢免疫器官中未被删除的自身反应性 T、B 细胞进入外周后受到外周耐受的制约。外周耐受机制如下：

（1）克隆清除和免疫忽视：T 细胞克隆的 TCR 对组织特异性自身抗原具有高亲和力，且这种组织特异性自身抗原浓度高者，则经未活化的 APC 提呈，因缺乏有效的共刺激分子提供第二信号，导致此类 T 细胞发生凋亡、克隆清除。T 细胞克隆的 TCR 对组织特异自身抗原的亲和力低，或这类自身抗原浓度很低，经活化的 APC 提呈，不足以活化相应的初始 T 细胞，这种自身应答 T 细胞克隆与相应组织并存，不引发自身免疫病的现象，称为免疫忽视。

（2）克隆无能及不活化：自身抗原特异性 T、B 细胞在识别抗原时，如缺乏第二信号而不能充分活化，呈克隆无能状态。

（3）免疫调节细胞的作用：$CD4^+CD25^+Foxp3^+$ T 细胞具有负调节作用，经细胞间的直接接触抑制 $CD4^+$ 及 $CD8^+T$ 细胞免疫应答功能；其他类型免疫抑制性 T 细胞可通过产生 TGF-β 和 IL-10 等细胞因子，抑制 Th 和 Tc 功能。

（4）免疫豁免（immunological privilege）：脑、眼前房等由于在解剖上与免疫细胞隔绝或在局部微环境中存在抑制免疫应答的机制，从而一般不对外来抗原（包括移植物抗原）产生应答。

1）生理屏障：阻止免疫豁免部位的抗原进入淋巴和血液循环，同时阻止免疫细胞进入豁免部位。

2）免疫豁免部位的组织通过分泌 TGF-β、IL-4、IL-10 等细胞因子和表达 FasL，抑制 Th1 里细胞功能。

（三）免疫耐受与临床

免疫耐受与临床疾病的发生、发展和转归密切相关。自身耐受的破坏将导致自身免疫病的发生，对病原体或肿瘤细胞的耐受将导致疾病的发生发展，而在器官移植中应诱导免疫耐受防止排异。临床上应根据具体情况分别采用建立免疫耐受和打破免疫耐受的治疗方法。

1. 建立免疫耐受 在移植中，除了服用大量免疫抑制剂防止免疫排斥外，建立免疫耐受成为最终克服排斥的重要目标。虽然目前对免疫耐受的建立机制的认识还不完全，但是还是有很多方法开展实验性诱导免疫耐受的尝试。包括采用口服免疫原的方法可以在导致局部肠道黏膜特异性免疫的同时抑制全身免疫应答；在器官移植前注射供体血细胞，以建立特异性免疫耐受，延长移植物的存活；也可以应用同种异型基因转染入受者骨髓干细胞，使分化的 T、B 细胞视同种异型抗原为自身抗原，防止器官移植排斥；通过低剂量多次注射特异性变应原用于 I 型超敏反应的治疗；还可利用独特型网络的原理，诱导产生具有特异拮抗作用的调节性细胞；建立抗独特性 T 细胞，拮抗 Th1 细胞功能等方法人工建立免疫耐受。

2. 打破免疫耐受　感染性疾病和肿瘤患者中往往存在免疫功能的低下而导致免疫耐受，因此针对性地打破免疫耐受可以更好地发挥疾病治疗的目的。

在肿瘤患者中，可以通过注射肿瘤肽疫苗，诱导肿瘤肽特异性的细胞免疫应答，打破患者对肿瘤细胞的免疫耐受；还可以通过将共刺激信号分子基因转入肿瘤细胞，提高免疫细胞对肿瘤细胞的杀伤作用；还可以通过抵抗免疫抑制分子的作用，如阻断 CTLA-4 对免疫应答负调控作用，逆转 Treg 细胞的抑制功能增强机体抗肿瘤作用。

慢性感染的形成也是机体对感染源免疫耐受的表现形式之一。为此，可以通过注射干扰素等方式，上调 APC 和组织细胞的抗原提呈能力，起到治疗的目的。

第五节　炎症反应

一、定义

炎症是针对感染等各种刺激物和组织损伤的一种生理性应答。炎症反应具有三个重要作用：一是把效应分子和效应细胞输送到感染部位，增强防御第一线巨噬细胞对入侵病原体的杀伤；二是提供一个生理屏障，防止感染扩散；三是加快损伤组织的修复。

二、主要致病机制

炎症反应是多种疾病的重要致病机制，其主要通过参与炎症反应的免疫细胞，如巨噬细胞、T 细胞等，分泌多种类型的介质，如趋化因子、细胞因子、血浆酶介质和脂类炎症介质等发挥作用。巨噬细胞模式识别受体识别 PAMP 后，通过 NF-κB 和 MAP 激酶途径被激活。其中最为关键的有三个细胞因子：IL-1、TNF-α 和 IL-6。它们不仅引起局部炎症反应，并可诱发全身效应，包括

脓毒性休克；存在于血浆中的激肽（kinin）系统、凝血（clotting）系统、纤溶（fibrinolytic）系统和补体系统在炎症反应中也被活化，从而导致血管通透性增加，进一步招募免疫细胞等；而脂类炎症介质主要来源于炎症细胞（巨噬细胞、单核细胞、中性粒细胞和肥大细胞）膜上的磷脂降解为花生四烯酸及血小板溶解激活因子，后者再转化为血小板激活因子（PAF）。PAF 不仅活化血小板，并启动炎症效应，趋化嗜酸性粒细胞，使中性粒细胞和嗜酸性粒细胞激活和脱颗粒，从而增加血管通透性，使血管扩张，诱导中性粒细胞趋化。凝血烷引起血小板凝聚和血管收缩。

三、致病过程

炎症反应包括急性和慢性两类。急性过程通常启动迅速，持续时间短，并可引起全身性应答，构成急性相反应。慢性过程见于持续感染性疾病。

（一）急性炎症性应答

1. 局部急性相反应　两千多年前人类已经用红、肿、热、痛和功能丧失五个方面来描述局部急性炎症反应。反应通常启动快，发生组织损伤后数分钟内，激肽系统、凝血系统和纤溶系统开始激活，在缓激肽和血纤肽的直接作用下，血管扩张和通透性增加，液体溢出，引起局部红肿和疼痛。此时，在过敏毒素的间接参与下，肥大细胞脱颗粒并释放组胺。组胺是炎症反应的强有力介质，引起血管进一步扩张和平滑肌收缩。同时出现的前列腺素水平升高，显示相似功效，共同引发了急性炎症反应。

发生上述血管性变化后数小时，衬在血管内壁的内皮细胞被激活，表达的黏附分子，特别是其中的选择素和整合素，能改变细胞的黏附特性，引起循环的白细胞黏着于血管壁内侧，并越过内皮细胞间隙向炎症部位游走，这一过程称为细胞外渗（extravasation），包括四个步骤：滚动黏附、紧密黏附、细胞渗出和细胞迁移。

其中中性粒细胞最早发生黏附，并从血管迁移到组织中。中性粒细胞可吞噬入侵的病原体和释放促炎症介质，包括巨噬细胞炎性蛋白（MIP-1α 和 -1β）及多种能够使巨噬细胞迁移到炎症部位的趋化因子。激活的巨噬细胞一般在炎症开

始后 5～6 小时后抵达炎症部位,参与吞噬病原体和分泌各种参与炎症反应的介质和细胞因子。其中和炎症反应关系最为密切的是 IL-1、IL-6 和 TNF-α。

大量炎症细胞在病原体入侵部位的聚集,有效地吞噬了病原体,然而细胞所释放的炎症介质和具有裂解活性的酶类,也开始损伤正常细胞和组织。而且,短寿的中性粒细胞在完成了一轮吞噬之后即告死亡,形成脓液。

2. 全身急性相反应 感染一旦发生血行播散并出现全身症状,则构成全身急性相反应。特点是出现发热。发热并非直接由细菌成分引起,而主要由参与炎症反应的细胞因子如 TNF-α、IL-1 和 IL-6 引起,因而这些因子称为内源性热源。应该说,发热本身并非坏事,因为可抑制病原体增殖,增强对病原体的免疫应答,这也是上述细胞因子参与炎症反应的一个方面。同时机体迅速合成激素如 ACTH 和糖皮质激素,白细胞计数上升,肝脏产生大量急性相蛋白。其中的 C 反应蛋白的水平可增加 1 000 倍以上。这些急性相蛋白又是上述促炎症细胞因子 IL-1、IL-6 和 TNF-α 作用于肝细胞的结果。其中的 TNF-α 还作用于血管内皮细胞,使之分泌各种集落刺激因子如 M-CSF、G-CSF 和 GM-CSF,它们可刺激造血,引起血液白细胞数量升高,促进炎症反应。促炎症细胞因子能诱导肝细胞产生急性相蛋白,是因为这些细胞因子和肝细胞表面的受体结合之后,激活了共用的转录因子 NF-IL6,后者再激发一个结构与之同源的肝脏专一性转录因子 C/EBP,使各种急性相蛋白编码基因加速激活,其中还可诱导产生白蛋白和甲状腺素运载蛋白(transthyretin)。

全身性的革兰氏阴性菌感染,因巨噬细胞大量释放 TNF-α 而出现脓毒症(sepsis),引起血管通透性增加而导致大量血浆外渗,引起脓毒性休克(septic shock),出现弥散性血管内凝血(DIC)和血栓形成,导致全身器官衰竭。

(二)慢性炎症应答

慢性炎症的产生源于抗原的持续存在。例如有些微生物可以以其特殊的胞壁结构逃避吞噬,由此引发慢性炎症和组织损伤。因而自身免疫病中的自身抗原和不断侵犯组织使其结构改变的一些肿瘤,皆可引起慢性炎症。

慢性炎症的重要特点是巨噬细胞的积累和激活。这些巨噬细胞所释放的细胞因子刺激成纤维细胞增殖和产生胶原,使得慢性炎症部位发生纤维化。慢性炎症还会诱发肉芽肿(granuloma)的产生。肉芽肿是大量激活的淋巴细胞包绕着一群激活的巨噬细胞,后者往往借助胞间融合在肉芽肿核心部位形成多核巨细胞。肉芽肿的形成使得免疫系统难以有效地清除留存在巨噬细胞中的胞内寄生菌如结核分枝杆菌,使疾病迁移不愈。

(三)炎症小体和疾病

炎症小体(inflammasome)是固有免疫应答系统中重要的感受分子,主要通过调节天冬氨酸蛋白水解酶(caspase)的活化,诱导炎症反应,抵抗病原菌的感染和细胞所产生的危险因子对自身的破坏。在炎症小体的组成中,包含了多种模式识别受体,包括 NOD 样受体(NOD-like receptor,NLR)和 AIM2 样受体(AIM2-like receptor,ALR)。当细胞接收到外界刺激信号后,NLR 和 AIM2 就可以发生聚合,形成活化 caspase-1 的复合体结构,活化的 caspase-1 可以进一步将 IL-1β 和 IL-18 剪切成活性形式分泌到胞外,同时也可以诱导炎症细胞的焦亡。其中研究最为典型的 NLRP3(图 3-5-1),同时对其他炎症小体如 NLRP6、NLRP7、NLRP12 和 IFI16 的认识也在逐步深入。

炎症小体参与多种炎症性疾病和自身免疫病,包括神经退行性疾病、代谢综合征等。在炎症性疾病发生的早期,炎症小体已经发挥重要的作用。如在阿尔茨海默病中,CD36 分子可以介导可溶性 β-淀粉样蛋白的内吞,并形成纤细样的结构,这种结构直接导致吞噬溶酶体的破坏和组织蛋白酶 B 的释放,从而激活 NLRP3 和后续的炎症反应的发生。在动脉粥样硬化中,游离脂肪酸通过 TLR2/TLR4 直接激活 NLRP3,氧化的低密度脂蛋白(oxidized low-density lipoprotein,oxLDL)是通过 CD36-TLR4-TLR6 信号复合物被内吞后,可以转化成胆固醇结晶,破坏吞噬溶酶体,进而激活 NLRP3 炎症小体;同时动脉粥样硬化患者游离的胆固醇也可以直接激活炎症小体,随着 IL-1β 的释放,可以导致动脉粥样硬化斑块破裂。上述炎症小体的异常活化导致的 IL-1β 和 IL-18 的产生,也使其成为重要的治疗靶点。

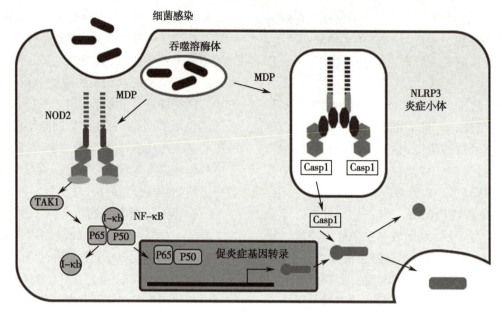

图 3-5-1　炎症小体 NLRP3 的结构和功能

第六节　未来研究方向与展望

免疫系统是疾病发生发展中的重要参与者，对疾病发生过程中免疫学机制的认识在疾病预防、诊断、治疗中均发挥了重要的作用。因此，医学免疫学已经成为疾病机制研究的重要切入点，也是开展科研成果转化研究的前沿。尽管目前无论是在基础研究领域，还是在临床免疫，或是制药领域，免疫均为研究热点和重要方向，但是，仍然还有许多方面的研究需要继续加强。

一、疾病免疫学机制的基础研究

对疾病发病的免疫机制的深入研究不仅可以拓展免疫学的理论范畴，同时也是将研究成果进行转化的重要依据。过去 20 年，疾病免疫学机制的认识随着免疫学基础理论体系的完善不断得到飞速发展，新的免疫分子、免疫细胞和免疫调节机制的出现，都会应用于在疾病发生发展中的作用。同时，利用以果蝇、斑马鱼和小鼠为代表的模式生物也成为了研究疾病发病机制的重要工具。在上述研究基础上，疾病的免疫学机制研究在未来需要将实验动物模型和人体免疫学更好地结合起来，这种结合的必要性在于，过去以实验模型为主的研究模式主要以有限数量的基因修饰为主，而在人类的疾病发生发展中往往更加

复杂，其中有群体遗传背景的差异，也有疾病发生发展中的复杂的相互作用网络，为此，需要充分利用学科交叉的优势，将基因组学、分子生物学、细胞生物学、分子影像、组织工程等其他相关领域的研究手段和研究方法应用到疾病的免疫学机制的研究中，一方面用系统生物学的研究策略对疾病人群开展更为系统的研究，包括人群队列的研究和疾病个体发展过程中的跟踪研究；而各种新技术在研究中的应用，包括利用单细胞转录组、空间转录组，以及数据挖掘为策略的免疫致病基因谱的鉴定和寻找都将进一步加深对疾病的发生发展的免疫学机制的认识。

在开展疾病的研究策略上，虽然外周免疫是最容易获得的实验材料，但是由于疾病病理变化部位处于不同的组织器官中，为此还需要更加注重对病变部位的免疫学机制的研究，如在肿瘤的免疫学机制研究中注重对肿瘤局部免疫微环境的研究和认识，而对于自身免疫病的认识也更加注重对靶器官的研究，从而更有利于寻找更为有效的治疗靶点。

二、疾病免疫学机制的转化研究

研究疾病的免疫学机制是为了能够为疾病的临床诊断和治疗提供靶点，部分在疾病机制研究中获得的免疫分子和免疫细胞已经成为了目前

临床上有效的治疗靶点，如针对免疫检查点分子 CTLA-4、PD-1 和 PD-L1 的治疗性抗体已经成功在肿瘤治疗中取得了显著的疗效，而针对细胞因子 TNF-α、IL-6 和 IL-17 的单克隆抗体也用于自身免疫病的治疗。但是，相对于基础研究领域所取得的进展，将其转化为临床治疗的新靶点则还值得不断加强。这也与人类对自身免疫系统和免疫功能认识的不够深入密切相关，也需要进一步促进基础研究科研人员和临床医生的密切合作。同时，将免疫学研究成果的产业化则是实现疾病免疫学机制研究的终极目标。

（王　颖　董　晨）

参 考 文 献

[1] 周光炎. 免疫学原理. 3 版. 北京：科技出版社，2013.

[2] 王兆军，王昊. 疾病学基础. 2 版. 北京：人民卫生出版社，2018.

[3] 曹雪涛. 医学免疫学. 7 版. 北京：人民卫生出版社，2018.

[4] Abbas A K, Lichtman A H, Pillai S. Cellular and Molecular Immunology. 8th Ed. Amsterdam：Elservier，2014.

[5] Pestka S, Krause C D, Sarkar D, et al. Interleukin-10 and related cytokines and receptors. Annu Rev Immunol，2004，22：929-979.

[6] Dong C. TH17 cells in development: an updated view of their molecular identity and genetic programming. Nat Rev Immunol，2008，8（5）：337-348.

[7] Reynolds J M, Angkasekwinai P, Dong C. IL-17 family member cytokines: regulation and function in innate immunity. Cytokine Growth Factor Rev，2010，21（6）：413-423.

[8] Guo H T, Callaway JB, Ting J P Y. Inflammasomes: Mechanism of Action, Role in Disease, and Therapeutics. Nat Med，2015，21（7）：677-687.

[9] Khoja L, Butler M O, Kang S P, et al. Pembrolizumab. J Immunother Cancer，2015，3：36.

[10] Nakayama T, Hirahara K, Onodera A, et al. Th2 Cells in Health and Disease. Annu Rev Immunol，2017，35：53-84.

[11] Fasching P, Stradner M, Graninger W, et al. Therapeutic Potential of Targeting the Th17/Treg Axis in Autoimmune Disorders. Molecules，2017，22（1）：134.

[12] Lee G R. The Balance of Th17 versus Treg Cells in Autoimmunity. Int J Mol Sci，19（3）：pii: E730.

[13] Wei S C, Duffy C R, Allison J P. Fundamental Mechanisms of Immune Checkpoint Blockade Therapy. Cancer Discov，2018，8（9）：1069-1086.

[14] Sakaguchi S, Mikami N, Wing J B, et al. Regulatory T Cells and Human Disease. Annu. Rev. Immunol，2020，38：541-566.

[15] Liu J Z, Sommeren S, Huang H L, et al. Association analyses identify 38 susceptibility loci for inflammatory bowel disease and highlight shared genetic risk across populations. Nat Genet，2015，47（9）：979-986.

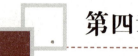

第四章 疾病的细胞机制

第一节 概　述

细胞是构成生命体的基本单位,细胞的数量与性质决定了生物从组织到器官的结构与功能。细胞通过分裂增加其数量,经过分化形成特定形态、结构和生理功能的子代细胞,最终以细胞死亡的方式清除衰老、受损或突变的细胞,以调控机体的正常发育并维持内稳态。细胞内、外因素的变化可能导致细胞损伤,损伤程度低时,细胞可以修复重建内稳态,而当过度损伤超越细胞自我修复的极限时,则导致死亡发生。细胞增殖、分化、损伤或死亡的调控错综复杂,既受到胞外信号的影响,又依赖细胞内的级联反应,是多因素参与的有序的时空调控过程,该网络的任何一环或多节点发生障碍,都会导致特定细胞、组织或器官的结构与功能的异常,导致或促进疾病的发生发展,并影响疾病的预后与治疗。

一、细胞周期

(一)细胞周期的概念

一个完整的细胞周期,是指细胞从上一次细胞分裂结束开始到下一次分裂完成所经历的过程。根据细胞是否正在组装纺锤体,细胞周期可以分为细胞分裂间期和有丝分裂期(mitotic phase, M phase)。根据细胞分裂间期不同时间段所发生的事件的特点,细胞分裂间期又可以分为三个阶段,即 DNA 合成前期(first gap phase, G_1 期)、DNA 合成期(synthetic phase, S 期)和 DNA 合成后期(second gap phase, G_2 期)。细胞分裂按照 G_1→S→G_2→M 四个时相单向循环。

细胞并不是随时都处于细胞分裂周期内进行细胞增殖。根据细胞是否处于细胞分裂周期内可以将细胞归入三种状态:①连续分裂细胞:这一类细胞处于细胞分裂周期内,按照 G_1→S→G_2→M 四个时相循环连续分裂,细胞数目不断增长。②G_0 期细胞:这一类细胞暂时或者永久地退出了细胞周期,不处于增殖状态。根据是否具有返回细胞周期分裂的能力,这类细胞又可以分为休眠期(quiescence)细胞和衰老(senescence)期细胞。③终末分化细胞:这一类细胞是由干细胞分化而来,不能再进一步分化,一般认为这些细胞不可逆地退出细胞周期,不会再进行分裂和增殖。不同于衰老细胞,终末分化细胞并未出现衰老表型而是具有正常的生理功能,这些细胞会长期存活,并维持正常的代谢。

(二)细胞周期的调控

细胞周期受到严密的调控,从而保证细胞内遗传物质的稳定以及组织器官功能和状态的正常。细胞周期进程是单向不可逆的,按照 G_1→S→G_2→M 方向循环;正常细胞分裂的各个阶段,存在着细胞周期检验点(checkpoint),只有当细胞的状态满足检验点检验条件时,细胞周期才会向下进行;细胞是否进入分裂周期还受到诸多细胞外信号的调控。细胞周期主要依靠细胞内一整套周期调控机制来控制,而细胞外的信号可以通过干预细胞内的周期调控机制来实现细胞周期调节。

1. 周期蛋白(cyclin)、周期蛋白依赖性激酶(cyclin-dependent kinase,CDK)以及 CDK 抑制因子 80 年代 Timothy Hunt 在研究海胆受精卵分裂过程时发现,有两种蛋白质的含量随细胞分裂周期发生相应的周期性升降,他把这两个蛋白命名为"cyclin"。在细胞周期不同的阶段,各类 cyclin 表现出独特的表达和降解特性,使得 cyclin 的种类和含量在不同细胞周期有序变化,调控周期蛋白依赖性激酶(CDK)活性,协调细胞分裂有序地发生。CDK 抑制因子是特异性抑制 CDK 的蛋白,主要包括 CIP/KIP(CDK interacting protein/

kinase inhibitory protein）家族和 INK4 家族。其中 CIP/KIP 家族主要包括 p21^{CIP1}、CDKN1B 和 p57^{KIP2}；INK4 家族是另外一类 CDK 抑制因子，包括 p16^{INK4a}、p15^{INK4b}、p18^{INK4C} 和 p19^{INK4d}，INK4 家族是 CDK4 的抑制分子，主要在 G_1 期发挥作用。

2. 细胞周期检验点 Leland Hartwell 在研究酵母细胞分裂时，提出了细胞周期检验点的概念。细胞周期检验点是保证细胞分裂正常进行、DNA 正确分配的一种调控细胞周期的负反馈调节机制。当细胞分裂过程出现异常时，细胞周期检验点就会被激活，抑制细胞周期的进行，等待细胞的修复机制发挥功能。当修复完成后，细胞周期检验点失活，细胞周期才会继续进行。主要检验点包括①G_1/S 期检验点：检验 DNA 是否存在损伤，细胞体积是否足够大，以及 G_1 期合成的各种物质是否充足；②G_2/M 期检验点：主要作用是检验经过 DNA 复制后，DNA 是否存在损伤，以及复制是否完成；③M 期检验点：也叫纺锤体组装的检验点，这个检查点主要检查纺锤体的组装是否正确，纺锤丝微管是否正确连接在染色体的着丝粒上。

3. 细胞外信号对细胞周期的调节 细胞外的信号可以促进或者抑制细胞周期的进行。生长因子和丝裂原等分子可以促进细胞分裂，如表皮生长因子受体（epithelium growth factor receptor, EGFR）、转化生长因子-β（transforming growth factor-β, TGF-β）和 Hedgehog（Hh）等信号。华人科学家王小凡教授克隆了 TGF-β 的 1/2/3 型受体并研究了其调控通路。

二、细胞分化

（一）细胞分化的概念

同一来源的细胞通过细胞分裂增殖产生结构和功能上有特定差异的子代细胞，这一过程就是细胞分化（cell differentiation）。从发育生物学角度来看，细胞分化是指专业化程度低的细胞类型（less specialized cell type）向专业化程度高的细胞类型（more specialized cell type）转变的过程。机体有两种方式产生新的分化细胞：通过已分化细胞的简单倍增；由未分化的干细胞产生。

细胞分化的特点包括：稳定性、全能性、时空性、选择性和细胞分化条件的可塑性。

1. 稳定性 细胞分化具有高度的稳定性，正常生理条件下，已经分化为某种特异的、稳定类型的细胞一般不可能逆转到未分化状态或者成为其他类型的分化细胞。

2. 全能性 细胞分化的潜能随个体发育进程逐渐"缩窄"，在胚胎发育过程中，细胞逐渐由"全能"到"多能"，最后向"单能"的趋向，是细胞分化的一般规律。

3. 时空性 细胞分化具有时空性，在个体发育过程中，多细胞生物的细胞既有时间上的分化，也有空间上的分化。细胞分化是一种普遍存在的生命现象，在整个个体发育过程中均有细胞分化活动，但细胞的分化是有限度的。一种细胞在不同的发育阶段中可以衍生出不同的形态和结构，这是时间上的分化。同源细胞一旦分化，由于各种细胞所处的空间位置不同，其环境也不一样，出现形态上的差异和功能上的分工，产生不同的细胞类型，这称为空间上的分化。

4. 选择性 细胞分化与细胞的分裂状态和速度相适应，分化必须建立在分裂的基础上，即分化必然伴随着分裂，但分裂的细胞不一定分化。分化程度越高，分裂能力也就越差。

5. 可塑性 已分化的细胞在特殊条件下重新进入未分化状态或转分化为另一种类型细胞的现象。

总之，细胞分化是指同一来源的细胞逐渐产生出形态结构、功能特征各不相同的细胞类群的过程，其结果是在空间上细胞产生差异，在时间上同一细胞与其从前的状态有所不同。细胞形态结构、生化特征、生理功能可以作为判定细胞分化的三项指标。

（二）细胞分化的机制及其调控

细胞之所以存在表型上的差异是由于基因表达的不同，而不是由于基因数量的不同。某一特定的细胞中，其表达的基因数量只占基因组所编码的基因总数的 10%～20%。同一机体的不同分化细胞是通过表达不同基因群来决定它们的蛋白质合成和含量并以此决定其形态和功能。不同分化细胞基因群表达的不同取决于分化过程，因此分化过程实质上是一种基因群的开放和/或关闭状态向另一种基因群的开放和/或关闭状态转换过程。在特定的分化过程终末时，基因群的开放状态便确定了下来,此时的细胞就成了特定的分化细胞。

发育过程中的细胞分化也可被理解为基因调控网络(gene regulatory network)导致的结果。调节基因及其顺式调节模块(cis-regulatory module)是基因调节网络的节点:它们接受输入信号作用,然后在网络的其他部位体现输出效应。控制细胞分化的主要分子作用过程就是细胞信号转导(cell signal transduction),包括多种细胞内和细胞间的信号分子。

1. 细胞分化过程是通过信号通路调节基因表达水平来完成的 细胞在各种信号分子(因素)的作用下,通过基因调节网络的调控来完成对细胞分化的调节:

(1)诱导(induction):是指某细胞或者组织发出的信号影响另一细胞或者组织的发育命运的信号级联过程。在胚胎发育过程中,一部分细胞可对邻近的另一部分细胞产生影响,并决定其分化方向。细胞间还有互相抑制分化的作用。

(2)细胞的不对称分裂(asymmetric cell division):这种细胞分裂发生于肝细胞的分裂时。不对称分裂时产生的两个子细胞性质不同,其中一个与干细胞完全相同,另一个可程序化地继续分化为其他类型的细胞,或成为终末细胞。造成这种结果的机制在于,在干细胞的细胞质中存在所谓的命运决定子(fate determinant,FD)。干细胞在即将分裂发生时,FD 集中分布在细胞的一极,另一极则没有,即其中一个子细胞有 FD,继续保持干细胞的特性,另一个子细胞没有 FD,成为分化细胞。就某一种分化细胞而言,决定细胞是否发生分化的 FD 分子可以是多种分子的集合。细胞能否发生分化的标志是细胞是否含有相应的 FD 分子大集合。终末细胞是不含有任一 FD 集合的细胞。某一种干细胞是只含有相应 FD 集合的细胞。细胞分化的过程实际上是丧失相应 FD 集合的过程。

(3)基因的差异表达:在个体发育过程中,细胞内的基因按照一定的程序,有选择地相继激活表达的现象,这被称为基因的差异表达(differential expression)或者顺序表达(sequential expression)。根据在基因组中的表达与维持细胞最低生存状态的关系分为两类:一类是管家基因(house-keeping gene),是维持细胞最基本生命活动所必需的,它们编码产生生命活动所必需的结构和功能蛋白质,例如,组蛋白基因、tRNA、rRNA 等的基因都是管家基因;另一类是奢侈基因(luxury gene),是指编码决定细胞性状的特异蛋白的基因,这类基因对细胞自身生存并不是必需的,而是对决定细胞的性状所必需的。奢侈基因表达的出现表明细胞已经发生了分化,如专一选择性表达的红细胞血红蛋白、皮肤角蛋白等。

2. FD 的表达受到多种因子的调控 既然 FD 是细胞内的分子,很多又是蛋白质分子,那么这些分子就一定是由基因组中相应的基因编码的。

(1)同源框基因(homeobox,Hox):是存在于动物,植物和菌类中,与发育调节相关的基因中的一类 DNA 序列。这种 DNA 序列长度大约 180bp,其编码的蛋白称为同源域蛋白(homeodomain protein)。同源框基因编码的蛋白是转录因子,作为独立蛋白分子表达时,可以结合 DNA。同源框基因的缺陷将导致个体发育异常,出现不正常的表型。

(2)DNA 甲基化:DNA 甲基化是指组成 DNA 的某一碱基发生甲基化。DNA 甲基化多见于 G-C 序列中。DNA 甲基化位点阻碍转录因子的结合,甲基化程度越高,DNA 转录活性越低。哺乳动物的 DNA 甲基化现象较为普遍。

影响细胞分化的因素是很多的。这些因素可以是细胞本身的内在因素,如基因组内的基因,细胞质中的成分,也可以是细胞自身外的因素,如生长因子等。此外,激素和环境因素(温度、光线、射线、细胞接触的物质)等也会影响细胞的分化。

三、细胞损伤

细胞损伤是细胞因外部和内部环境变化而引起的应激变化。这可能是由于物理、化学、传染源、营养或免疫反应等造成的。

(一)细胞损伤的诱因

1. 缺氧 缺氧破坏细胞的有氧呼吸,损害线粒体的氧化磷酸化过程,使 ATP 的产生减少甚至停止,从而引起细胞损伤。缺氧的原因包括血流量减少(细胞缺血)、血液氧合不足、血液携氧能力下降,如贫血或一氧化碳中毒(产生稳定的碳氧血红蛋白，阻止氧的输送）。根据缺氧的严重程度，细胞可能会适应、损伤或死亡。

2. 物理因素 能够导致细胞损伤的物理因素包括：机械损伤、极端温度（烧伤和冻伤）、大气压力突然变化、辐射和电击等。机械损伤能使细胞、组织破裂；高温可使细胞内蛋白质（包括蛋白酶）变性，低温可使血管收缩、受损，引起组织缺血、细胞损伤；电流通过组织时引起高温，同时也可直接刺激组织，特别是神经组织，引起功能障碍；电离射线能直接或间接造成生物大分子损伤，引起细胞损伤和功能障碍。

3. 化学因素 许多物质能与细胞或组织发生化学反应，从而引起细胞的功能障碍。物质对细胞的毒害作用与物质的种类、浓度和持续作用的时间相关。高渗浓度的葡萄糖或盐等简单化学物质也可直接导致细胞损伤或破坏细胞内电解质平衡。同样，即使是氧气在高浓度时也可能诱发细胞损伤。而微量的有毒物质，如砷、氰化物或汞盐，可能在几分钟或几小时内摧毁足够数量的细胞，导致死亡。另外空气污染物、杀虫剂、除草剂、工业废物（一氧化碳和石棉等）、酒精和麻醉药物在人体内累积后都有可能造成细胞损伤。

4. 生物因素 可引起细胞损伤的生物因素包括多种细菌（如白喉杆菌外毒素能抑制细胞的氧化过程和蛋白合成，链球菌溶血素能破坏细胞膜，结核分枝杆菌通过引起变态反应造成组织损伤等）、病毒（寄生在细胞内干扰细胞的代谢过程，或产生毒性蛋白质，或通过变态反应引起细胞和组织损伤），真菌（如放线菌、白色念珠菌、黄曲霉菌等均可以其毒素损伤组织），原虫（如疟原虫等），以及寄生虫等。

5. 免疫反应 虽然免疫系统在防御病原体方面发挥着重要作用，但在一定条件下免疫反应也可以造成细胞的损伤。其中包括针对异体蛋白质及其他抗原而发生的变态反应如风湿热及弥漫性肾小球肾炎，以及针对自身组织发生的自身免疫反应如红斑狼疮、类风湿关节炎等。

6. 基因损伤 基因损伤可能导致不同程度的缺陷，如唐氏综合征中染色体异常导致先天性畸形，而镰刀状细胞性贫血中，血红蛋白S的单一氨基酸的取代，引起红细胞寿命缩短。另外，DNA的突变导致某些蛋白酶失活以及错误折叠蛋白质的累积都有可能引起细胞损伤。

7. 营养失调 营养失衡被认为是细胞损伤的主要原因。在贫困地区，蛋白质与热量的摄取不足导致大量的细胞死亡。胆固醇过多容易引起动脉粥样硬化；肝脏中脂滴的过度累积，会导致肝细胞的受损。肥胖也会导致细胞受损，与一些重要疾病，如糖尿病和癌症的发病率成正比。

8. 其他 内分泌因素、衰老、心理和社会因素等也会导致细胞和组织的损伤。

（二）细胞损伤的生化机制

细胞损伤由一种或多种细胞基本成分或生化功能的异常所引起，其主要的生化机制包括：

1. ATP 耗竭 ATP 消耗和 ATP 合成减少通常与低氧和化学毒性损伤有关。细胞内许多合成和降解反应需要 ATP 提供能量，如膜转运、蛋白质合成、脂肪生成和磷脂降解等。ATP 的生物合成有两种途径：①哺乳动物中的主要途径是在线粒体中通过电子传递链完成 ADP 的氧化磷酸化，伴随氧气的还原和消耗；②第二种途径是糖酵解途径：该途径可以在没有氧的情况下使用来自体内或者糖原水解的葡萄糖来产生 ATP。因此，有更强糖酵解能力的组织（比如肝脏）在氧化磷酸化代谢抑制导致 ATP 减少的损伤时具有较强的耐受性。

当 ATP 减少到细胞正常水平的 5%～10% 时，细胞中的许多关键系统会被影响，包括细胞膜上钠泵活性的下降，细胞能量代谢的紊乱，钙离子泵功能的障碍，蛋白合成的受损，蛋白质折叠的异常等。

2. 线粒体损伤 线粒体是细胞内呼吸和产生 ATP 的主要场所，其还参与细胞凋亡、自由基产生和脂质代谢等过程。缺氧和中毒都可以导致线粒体损伤。具体来说，胞质钙离子浓度的增加、氧化应激、磷脂降解以及由此产生的游离脂肪酸和神经酰胺都可使线粒体受损。线粒体功能损伤会导致许多常见疾病，包括神经退化、代谢疾病、心力衰竭和缺血再灌注损伤等。

3. 钙离子内流以及其内环境的破坏 钙离子对于维持细胞膜两侧的生物电位，维持正常的神经传导，肌肉伸缩与舒张以及神经 - 肌肉传导都具有重要的作用，同时钙离子也是细胞损伤的重要介导因素。

正常生理条件下，与细胞外钙离子浓度 1.3mmol

相比,胞质内游离钙离子浓度相当低,小于 $0.1\mu mol$。细胞内绝大多数的钙离子存在于线粒体和内质网。细胞维持钙离子的浓度差是通过细胞膜上的钙离子泵(plasma membrane Ca^{2+} ATPase, PMCA),钠离子 - 钙离子交换体(sodium-calcium exchanger, NCX)等来实现的。缺氧和某些毒素引起钙离子内流的净增加以及线粒体、内质网钙离子的释放。细胞内钙离子浓度的增高会导致多种酶的活性升高,而引发多种毒害作用:活化 ATP 酶加速 ATP 的耗竭;活化磷脂酶促进膜磷脂分解,导致膜损伤,膜磷脂的降解产物花生四烯酸、溶血磷脂等的增多,增加膜通透性,加重膜的功能紊乱;活化蛋白酶导致膜和骨架蛋白的降解,促进黄嘌呤脱氢酶转变为黄嘌呤氧化酶,使自由基生成增多;活化核酸内切酶导致 DNA 和染色体破碎。

4. 氧自由基的积聚 自由基是含有不成对电子的离子、原子、原子团或分子。正常代谢过程中,细胞将氧分子还原为水而产生能量。此过程可以产生少量含氧自由基(活性氧自由基),是线粒体呼吸过程中不可避免的副产物。自由基由于结构的不稳定性,易通过与周围分子相互作用释放出能量,因此它们具有很强的生物活性,可与细胞中包括蛋白、脂质和核酸在内的诸多重要成分反应,导致蛋白质失活,生物膜系统和生物结构的损坏,以及 DNA、RNA 结构和功能上的损伤。此外,自由基还可引发自身裂解反应,从而使细胞损伤链进一步放大。一般来说细胞具有清除这些自由基避免造成氧化损伤的防御机制,但当自由基的产生速率远超过自由基清除的速率或自由基产生的量远超过细胞内抗氧化系统的承载能力就会引发氧化应激,造成细胞变形、基因突变、衰老和凋亡等损伤。

5. 膜渗透性的缺陷 早期膜渗透性的丧失,并最终导致膜损伤是大多数细胞损伤的共同特征。膜损伤可以影响线粒体、细胞膜和其他膜性细胞器。ATP 耗竭和钙激活磷酸酯酶可导致细胞损伤。细菌毒素、病毒蛋白和多种物理化学成分也可直接损伤细胞膜。细胞膜损伤可导致膜渗透的失衡,液体和离子内流,蛋白、酶、辅酶和核酸的流失。溶酶体膜的损伤会造成溶酶体内酶的泄漏及激活,导致细胞中多种成分的降解,最终引发坏死。

四、细胞死亡

当细胞遭遇严重不可逆的损伤时,即导致细胞死亡。根据细胞死亡的形态学、生物化学特征以及分子机制的不同,细胞死亡主要分为细胞凋亡和细胞坏死(主要包括细胞程序性坏死和细胞焦亡)等多种类型。不同死亡类型,细胞形态、生化特征、调控机制及其在疾病中的作用与意义都有差异。

(一)细胞凋亡

Kerr 等人在 1972 年首次提出了细胞凋亡(apoptosis)的概念,认为细胞凋亡是一种可被调控的细胞自我清除方式,是一种主动的程序性细胞死亡(programmed cell death, PCD)。细胞凋亡具备广泛的生物学意义,参与了胚胎发育、形态发生、细胞稳态维持以及免疫防御等诸多生理功能。相应地,细胞凋亡的异常(增多或减少)则常会导致自身免疫病、神经退行性疾病、恶性肿瘤等多种疾病的发生。

1. 细胞凋亡的形态学与生化特征 典型的凋亡细胞通常伴随着胞质空泡的产生,空泡进一步与细胞膜融合,致使胞膜出泡。空泡从细胞内排出,导致水分流失和细胞固缩;同时,细胞膜和核膜保持完整,线粒体发生超浓缩;染色质发生异固缩,并向核周"崩裂"形成一到多个块状结构或"致密球体",或向外以类似出芽的形式形成葡萄串样小球体。有时,染色质也向核一侧固缩呈半月形。在细胞凋亡的末期,薄层细胞膜下陷,包被碎裂的核片、细胞器或胞质,形成凋亡小体(apoptotic body)。凋亡的细胞将被邻近组织细胞,主要是巨噬细胞所吞噬并清除,不会导致周围组织损伤和炎症反应,这有利于组织稳态的维持。凋亡发生非常快,通常持续 2~4 小时。

凋亡的生化特征表现为:

(1)内源性核酸内切酶的活化与 DNA 非随机片段化:凋亡诱导因素通过信号通路的调控,激活内源性核酸内切酶,通常先把基因组 DNA 剪切为 200~300kb 和 30~50kb 的片段,再进一步作用于核小体连接区,降解产生大小相当于核小体(160~200bp)倍数的 DNA 片段。因此,上述片段在琼脂糖凝胶电泳图谱上呈现出特征性的"梯状"条带,而坏死细胞则因 DNA 的随机降解表现为连续弥散的带谱。这种梯状 DNA（DNA ladder）现象常常被看作是细胞凋亡的重要生物化学标志。原位末端标记（in situ end labeling, ISEL）是根据 DNA 聚合酶能够填补双链 DNA 中单链的缺失部分的原理，应用标记的三磷酸核苷酸形成新 DNA，被广泛应用于完整细胞的 DNA 降解的检测。

（2）细胞膜磷脂酰丝氨酸的外翻：正常细胞膜的脂类分布不对称。胆碱类磷脂如磷脂酰胆碱、鞘磷脂大多分布在膜外侧，而氨基类磷脂如磷脂酰丝氨酸（PS）和磷脂酰乙醇胺则多分布在膜内侧。早期凋亡细胞的重要特征之一就是 PS 外翻。Ca^{2+} 依赖的磷脂结合蛋白 annexin V 能高亲和结合 PS，被当作探针用于凋亡细胞的检测。坏死的细胞也能出现 PS 外翻，同时使用非膜通透性的 DNA 染料如碘化丙啶（propidium iodide, PI）则能区分凋亡和坏死。

（3）含半胱氨酸的天冬氨酸蛋白水解酶（caspase）的活化：在 caspase 依赖的细胞凋亡过程中，caspase 的活化是细胞凋亡的重要特征。至今，至少已鉴定 14 种哺乳动物的 caspase，按其功能大致分为三类：参与凋亡起始（如 caspase-2、caspase-8、caspase-9、caspase-10）、参与凋亡执行（如 caspase-3、caspase-6、caspase-7）和辅助促炎症反应（如 caspase-1、caspase-4、caspase-5、caspase-11、caspase-12、caspase-13 和 caspase-14）。caspase 特异地剪切天冬氨酸残基后的肽键，有效的酶切至少需要四肽，以 DEVD、（I/L/V）EXD 等序列为主决定了被剪切底物的特异性，也实现了 caspase 功能的差异。

（4）需要充足的能量供给：凋亡的发生需要 ATP 提供能量，胞内 ATP 水平可能决定细胞死亡的形式。凋亡诱导剂十字孢碱（staurosporine）、钙亲和剂和 Fas 配体在 ATP 存在时诱导凋亡，在缺乏 ATP 时却诱导坏死。

2. 凋亡的分类与调控

（1）依赖 caspase 的凋亡：目前研究比较清楚的依赖于 caspase 的凋亡调控方式主要有：

1）死亡受体途径：死亡受体（death receptor）属于肿瘤坏死因子受体（tumor necrosis factor receptor, TNFR）超家族。目前已知的死亡受体有 TNFR1、Fas、TRAILR1、TRAILR2、DR3、DR6、外异蛋白 A 受体（ectodysplasin A receptor, EDAR）和神经生长因子受体（nerve growth factor receptor, NGFR）等。上述受体除了具有富集半胱氨酸的胞外结构域外，还含有一段 60～80 个氨基酸胞质死亡结构域（death domain, DD），对于凋亡信号传导至关重要。通过与胞外的配体结合，死亡受体被激活，并以三聚体形式的 Fas、TRAILR1 或 TRAILR2 与接头蛋白 FADD（Fas-associated death domain）结合。FADD 含有两个重要结构域，DD 和死亡效应结构域（death effector domain, DED），通过 DD 和 Fas 的 DD 结合外，也通过 DED 与胱天蛋白酶原（procaspase）-8、procaspase-10 的 DED 相互作用，形成由死亡受体、FADD、procaspase-8、procaspase-10 组成的死亡诱导信号复合体（death-inducing signaling complex, DISC）。足量 DISC 的形成导致足量 procaspase-8 活化，引起效应 caspase-3 快速活化。少量 DISC 形成和少量 procaspase-8 活化，需要通过线粒体放大凋亡信号。即少量活化的 caspase-8 剪切 Bid（BH3 interacting domain death agonist）蛋白使其产生活化片段，活化的 Bid 蛋白定位到线粒体引起线粒体的膜电位崩塌，导致促凋亡因子的释放，引起下游一系列的级联放大反应，扩大凋亡信号。不同于 Fas、TRAILR1 和 TRAILR2，TNFR1 激活后会引起两种复合体的形成。复合体 I 形成于细胞膜，由结合了 TNF 的 TNFR1 募集 TRADD（TNFR-associated death domain protein），TRADD 募集含有 DD 的激酶受体结合蛋白（receptor-interacting protein, RIP），RIP 又进一步募集 TRAF2（TNFR-associated factor 2）和 / 或 TRAF5 组成。复合体 I 能够激活 NF-κB、JNK 和 p38 信号通路，引起炎症反应和促细胞存活的转录活动。另一方面，复合体 I 形成之后，TRADD 和 RIP 由于发生了翻译后修饰，从复合体 I 解离进入胞质。在胞质中，它们募集 FADD 和 procaspase-8 形成复合体 II。procaspase-8 在复合体 II 中被活化并启动下游凋亡信号的传导。此时，细胞的存亡取决于复合体 II 形成的效率以及 caspase-8 活化的程度。

2）线粒体途径：多种凋亡刺激，例如热休克、DNA 损伤和放化疗药物的使用等都可以活化线粒体凋亡途径。线粒体外膜的通透化（mitochondrial outer membrane permeabilization, MOMP）和线粒体内膜可溶性蛋白的释放是线粒体凋亡途径中的关键环节，决定细胞生死。

Bcl-2家族、线粒体膜通透转运孔（mitochondrial membrane permeability transition pore，mPTP）的开放、电压依赖的VDAC的开放、神经酰胺通道的开放等都能调控MOMP。MOMP导致线粒体膜间隙中可溶性蛋白扩散到细胞质，并与胞质蛋白互作，活化caspase。以细胞色素c（cytochrome c，Cyt c）为例，在ATP的参与下，Cyt c与Apaf-1以及caspase-9前体形成"凋亡体"（apoptosome），导致caspase-9的自身剪切和活化，进一步诱导下游caspase-3、caspase-6、caspase-7的级联激活，诱发凋亡。

3）内质网应激介导的凋亡途径：氧化应激、钙失衡等病理生理条件，可引起内质网腔中大量非折叠或错误折叠蛋白的累积，诱发内质网应激（ER stress）和非折叠蛋白反应（unfolded protein response，UPR）。内质网上的跨膜蛋白（pancreatic ER kinase-like ER kinase，PERK）和转录激活因子6（activating transcription factor 6，ATF6）等参与并起始了UPR的信号通路。它们主要通过转录调控的方式影响氨基酸代谢、氧化还原、蛋白质分泌等，维持细胞存活；当UPR所激活的信号通路不足以应对内质网中错误折叠蛋白的持续积累，则启动凋亡程序。IRE1途径可能是上述三条途径中，内质网应激诱发的凋亡最为重要的：一方面通过募集ASK1、JNK等引发凋亡信号；另一方面，IRE1的活化可促使caspase-12的募集。

4）颗粒酶B途径：细胞毒性T细胞和自然杀伤细胞释放的丝氨酸蛋白酶——颗粒酶B可以直接裂解并激活caspase促进凋亡。

（2）不依赖caspase的凋亡：线粒体膜间隙释放的凋亡诱导因子（apoptosis-inducing factor，AIF）蛋白以不依赖caspase的方式诱导凋亡。AIF自线粒体释放后即运转到细胞核内，与核酸内切酶G（endonuclease G，Endo G）和/或亲环素A（cyclophilin A）协同作用，引起染色质浓缩和DNA降解，参与凋亡调控。此外，钙稳态的失衡也与凋亡密切相关。凋亡发生时，胞质钙显著上升，既能增强caspase-3的活性，又能激活核酸内切酶、其他钙依赖的蛋白酶如calpain等，因此钙可以同时通过依赖caspase和不依赖caspase的方式发挥促凋亡的作用。

（二）细胞坏死

细胞坏死（necrosis）是最早被发现的细胞死亡方式，普遍被认为是不同于凋亡的一种不受调控的被动死亡方式；主要用于描述病理性细胞死亡，即细胞因物理因素（如辐射）、化学因素（如有毒物质）或者生物因素（如病原体）等而导致的被动死亡，其形态学特点是细胞及细胞器溶胀、细胞质囊泡化、细胞膜破裂、内容物流出，并引发周围组织的炎症反应。

1. 坏死的形态学与生化特征　细胞坏死的主要特征有：①细胞质膜钠钾泵难以维持，细胞质膜通透性增高；②细胞质内酸度增加，原有细微结构消失；③内质网溶酶体、线粒体等细胞器膜损伤，各种水解酶释放到细胞质基质中；④细胞核断裂固缩，后期染色质DNA降解；⑤结构脂滴游离，细胞质内出现空泡；⑥细胞膜破裂，细胞内容物释放到细胞外，引起炎性反应。

2. 坏死的分类与机制　随着研究的深入，科学家们发现细胞坏死也是受调控的，称之为受调控的坏死。它们广泛参与众多疾病的病理过程，包括感染性疾病、急性炎症损伤、缺血性心脑血管疾病、神经退行性疾病和肿瘤等。在过去十几年中，根据分子机制的不同，鉴定了多种受调控的细胞坏死类型，其发生机制与生物学功能研究取得了重大的进展。目前研究最为深入的两种类型是：细胞程序性坏死（necroptosis/programmed necrosis）和细胞焦亡（pyroptosis）。

（1）细胞程序性坏死：细胞程序性坏死最早被发现于死亡配体肿瘤坏死因子（tumor necrosis factor，TNF）处理的细胞。研究人员发现TNF-α除了能够诱导凋亡外，还能诱导细胞表现出坏死的形态学特征，而且caspase抑制剂zVAD能够促进TNF-α诱导的细胞坏死。随后，越来越多的证据表明在凋亡通路缺陷或者受阻的情况下，死亡配体TNF-α、FasL/CD95L和TRAIL能够激活不依赖于caspase的细胞坏死途径。华人科学家袁钧瑛博士课题组在2005年发现小分子化合物necrostatin-1能够抑制死亡受体介导的细胞坏死，并将此细胞坏死途径命名为necroptosis。当受体与配体结合后，受体相互作用蛋白激酶1和3（receptor-interacting protein kinase 1/3，RIP1/3或RIPK1/3）在程序性坏死中发挥关键作用，二者形成蛋白复合体而活化，RIP3 进一步磷酸化下游底物，混合谱系激酶结构域蛋白（mixed lineage kinase domain-like protein，MLKL），介导细胞坏死的发生。necrostatin-1 通过特异性抑制 RIP1 的激酶活性从而阻断程序性坏死。随着研究的深入，其他多种受体与配体的结合也能激活 RIP3-MLKL 介导的程序性坏死；根据受体与配体的不同类型，细胞程序性坏死分为以下几类：①死亡受体通路；②Toll 样受体（Toll like receptor，TLR）通路；③干扰素受体（interferon receptor，IFNR）通路；④病原体感染通路。（图 4-1-1）

1）死亡受体介导的程序性坏死：该类型坏死的机制研究主要集中于 TNF-α 诱导的细胞坏死途径。当 TNF-α 与其受体 TNFR1 结合，TNFR1 发生寡聚化，RIP1 被招募到 TNFR1 复合体中并被泛素化修饰，激活 NF-κB 信号通路。在去泛素化酶头帕肿瘤综合征蛋白（cylindromatosis，CYLD）的作用下，RIP1 去泛素化进入细胞质，与 RIP3 通过

各自的 RIP 同型结构域（RIP homotypic interaction motif，RHIM）相互作用形成蛋白复合体 - 坏死复合体（necrosome）。RIP3 激活并发生磷酸化（人源细胞 RIP3 S227 位点发生磷酸化），并催化底物蛋白 MLKL（人源细胞 MLKL T357 和 S358 位点发生磷酸化）。磷酸化的 MLKL 发生寡聚化，通过 N- 末端与磷脂酰肌醇磷脂（phosphatidylinositol phosphate lipids，PIPs）结合并转运到细胞膜上，最终导致细胞膜破裂。尽管目前对于 MLKL 导致细胞膜破裂的机制尚不明确，但存在以下几种可能性：①影响质膜上离子通道，引起离子流动失衡，破坏细胞膜的稳定性；②与 PIPs 的结合直接在细胞膜上形成孔道；③通过下游未知的调控因子介导细胞膜破坏。

2）Toll 样受体介导的细胞程序性坏死：Toll 样受体（TLR）是一类病原模式识别受体（pattern-recognition receptor，PRR），在机体对病原体的天然免疫应答中起关键作用。每种 TLR 识别特定

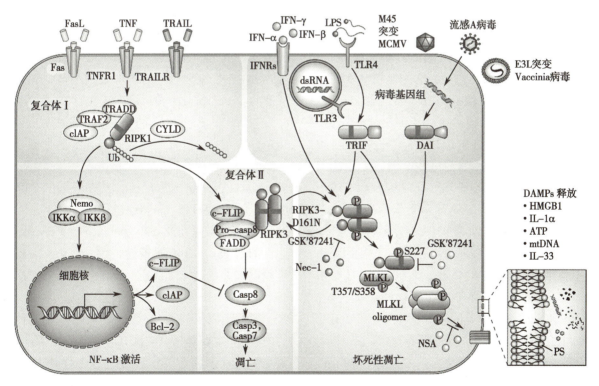

图 4-1-1 细胞程序性坏死

TNFR 家族蛋白受体、TLR3、TLR4、干扰素受体和病原都会诱导坏死。所有诱导的坏死信号都集中到 RIPK3 激酶上。RIPK3 与 RIPK1 或 TRIF、DAI 等含有 RHIM 的蛋白结合位点而激活。在 TNF 诱导的信号通路中，TNF 与 TNFR1 结合形成由 TRADD、TRAF、cIAPs 和 RIPK1 组成的膜相关复合体 I。其中 RIPK1 被泛素化修饰，激活 NF-κB，诱导下游促炎因子或抗凋亡因子的转录激活。Smac 模拟 cIAPs 的诱导降解，导致 CYLD 或 A20 介导的 RIPK1 去泛素化，促使复合体 I 向包含有 FADD、caspase-8 前体和 RIPK1 的复合体 II 转变，激活 caspase-8 诱导凋亡。当 caspase-8 被抑制后，RIPK1 和 RIPK3 结合而活化，磷酸化并激活 MLKL，导致 MLKL 寡聚化转移到细胞膜表面诱导程序性坏死。RIPK1 抑制剂 Necrotair-1（Nec-1），RIPK3 抑制剂 GSK'87241 和 MLKL 抑制剂 necrosulfonamide 44（NSA）是目前用于抑制程序性坏死的药物

病原体的病原体相关分子模式（pathogen associated molecular pattern，PAMP），如 TLR3 特异地识别病毒双链 RNA（double-stranded RNA，dsRNA）以及人工合成的 dsRNA 类似物；TLR4 识别细菌细胞壁的脂多糖（lipopolysaccharides，LPS）。当 TLR3 和 TLR4 识别相应的病原体时，机体会启动免疫应答，激活 NF-κB 信号途径和干扰素 IFN-β 前体。TLR3 和 TLR4 主要表达在巨噬细胞等免疫细胞的表面，用 z-VAD 阻断凋亡时，被相应的配体活化的 TLR3 和 TLR4 可以诱导巨噬细胞发生 TRIF/RIP1/RIP3/MLKL 依赖的程序性坏死。

3）干扰素受体介导的细胞程序性坏死：干扰素（interferon，IFN）作为细胞因子，与细胞表面的干扰素受体结合激活信号转导通路，发挥抗病毒和调节机体免疫的功能。Ⅰ型干扰素以 IFN-α 与 IFN-β 为主，Ⅱ型干扰素只有 IFN-γ。在巨噬细胞中阻断凋亡，如使用抑制剂 zVAD 或在凋亡蛋白 FADD、caspaes-8 缺失的情况下，Ⅰ型干扰素或者 Ⅱ型干扰素分别结合各自的受体，诱导细胞发生 RIP1/RIP3/MLKL 依赖的细胞程序性坏死。

4）病原体感染介导的细胞程序性坏死：宿主细胞被病原体感染后，自发死亡也是机体实现防御的一种方法。人单纯疱疹病毒（herpes simplex virus，HSV）和流感病毒 A（influenza A virus，IAV）等能够诱导 RIP3 介导的程序性坏死。国内知名科学家何苏丹博士与韩家淮博士课题组发现 HSV-1 病毒感染小鼠细胞能够启动依赖于 RIP3 的程序性坏死。HSV-1 病毒蛋白 ICP6 含有 RHIM 结构域，通过结合 RIP3，直接激活并启动 RIP3/MLKL 依赖的程序性坏死。流感病毒 A 感染小鼠细胞后，释放的病毒基因组 RNA 被宿主胞内蛋白 DAI 识别，促进 DAI 与 RIP3 的结合，并启动 RIP3/MLKL 介导的程序性坏死以及 RIP1-RIP3-FADD-caspase-8 介导的细胞凋亡。

（2）细胞焦亡：细胞焦亡是由炎症小体（inflammasome）引起的细胞炎性死亡，形态学上以细胞肿胀裂解、内容物释放、核膜完整的核固缩为主要特征；生化特征上伴随着 caspase-1 或 caspase-11、caspase-4、caspase-5 的激活，细胞质膜上渗透小孔的形成，导致细胞渗透性裂解，并释放 IL-1β、IL-18 等促炎因子，诱发级联放大的炎症反应。病原微生物或内源危险信号如 ROS 等，都可以通过激活炎症小体诱导细胞焦亡的发生。根据炎症小体的不同种类、caspase 的激活形式及下游效应分子的不同类别，细胞焦亡主要分为以下两种形式（图 4-1-2）：

1）caspase-1 依赖的经典途径：病原微生物、致病菌的鞭毛蛋白、毒素、双链 DNA、ROS 等，激活依赖 caspase-1 的炎症小体，通过剪切 caspase-1 前体（pro-caspase-1），激活 caspase-1，主要起两方面的作用：①切割 gasdermin 家族蛋白，导致质膜上孔道的形成，促进细胞肿胀裂解；②对白介素前体进行剪切，加工成具有活性形式的 IL-1β 和 IL-18，进一步扩大炎症反应。

通常包括以下几个步骤：

①炎症小体的组装激活 caspase-1：在病原体刺激下，细胞内的模式识别受体如 NOD 样受体（nucleotide binding oligomerization domain receptor protein，NLRP）NLRP1，NLRP3，NLRC4，黑色素瘤缺乏因子 -2（AIM2）以及 pyrin 等作为感受器识别病原体的信号，通过与凋亡相关斑点样蛋白（apoptosis-associated speck-like protein containing CARD，ASC）与 caspase-1 前体（pro-caspase-1）结合，形成一个大分子复合物即炎症小体，促使无活性的 pro-caspase-1 裂解成有活性的 caspase-1。

②活化的 caspase-1 剪切 gasdermin 家族蛋白和白介素前体：一方面造成质膜孔道的形成，另一方面产生有活性形式的 IL-1β、IL-18。

③Gasdermin 家族蛋白 N 端寡聚化在质膜上成孔导致细胞裂解：gasdermin 家族蛋白是焦亡（pyroptosis）最重要的效应分子，活化的 caspase-1 通过剪切 gasdermin 家族蛋白，使其 N 末端 p30 片段识别并结合细胞膜上的磷脂类分子，寡聚化而形成膜孔，诱导细胞渗透性裂解。

④细胞因子释放：质膜破裂释放可溶性胞质的内容物，主要包括 IL-1β、IL-18 等促炎因子，募集更多炎症细胞，扩大炎症反应，最终诱发组织细胞呈现一种介于凋亡与坏死之间的特殊程序性死亡。细胞焦亡在感染性疾病、神经系统相关疾病和动脉粥样硬化性疾病以及肿瘤等的发生和发展中发挥着重要作用。

2）caspase-4、caspase-5、caspase-11 依赖的非经典途径：人源的 caspase-4、caspase-5 和鼠的 caspase-11 可以直接和细菌脂多糖（lipopoly-

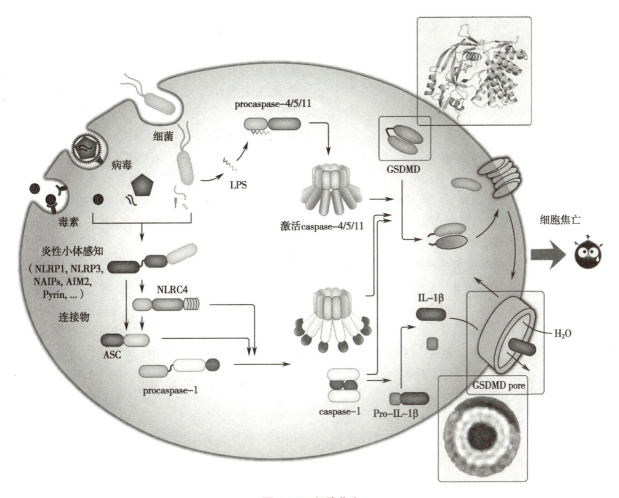

图 4-1-2 细胞焦亡

消皮素 D（gasdermin-D，GSDMD）通过在质膜上打孔来完成炎性 caspase 诱导的细胞焦亡。经典的炎性小体通过感知各种微生物信号，并通过 ASC 或 NLRC4 配体激活 caspase-1；而 LPS 通过直接结合 caspase-4、caspase-5 和 caspase-11 将其激活。活化的 caspase 剪切 GSDMD，释放出的 gasdermin-N 结构域与质膜中的磷酸肌醇肽结合，并寡聚化形成内径 12～14nm 的膜孔，破坏了渗透电位，导致细胞膨胀和裂解，并促进成熟 IL-1β 的释放

saccharide，LPS）结合，发生寡聚化而激活，切割 gasdermin 家族蛋白诱导细胞焦亡；也可以激活 NLRP3 炎症小体活化 caspase-1，释放 IL-1β 和 IL-18 至胞外增强炎症反应。此外，上述三种 caspase 可以激活质膜上 pannexin-1 通道释放 ATP，激活对 ATP 敏感的 P2X7 受体。P2X7 受体位于质膜上，被 ATP 反复刺激后会开放离子通道使 Na^+、Ca^{2+} 内流和 K^+ 外流，形成非选择性小孔，使细胞发生焦亡。其释放的 K^+ 还可以激活 NLRP3 炎症小体造成 IL-1β 的释放。值得一提的是，国内科学家邵峰团队发现了 caspase-11 在焦亡中的关键底物 gasdermin D，揭示了 gasdermin 蛋白在膜上打孔的机制，并阐述这一家族蛋白在肿瘤抗药性中的功能。

第二节 细胞周期调控异常 与相关疾病

人体各个组织内细胞分裂增殖以及细胞的状态都被有序地调控着，机体通过整合各级信号最终通过细胞内的控制机制调节细胞周期，而这些调节信号的紊乱或者细胞内的异常，会造成细胞过度增殖、过少增殖或者处于异常状态，最终造成疾病。

一、细胞过度增殖与疾病

众多疾病与细胞过度增殖相关，如各器官的息肉、增生，肿瘤，多囊性疾病，原发性血小板增多症，家族性红细胞增多症和类风湿关节炎等。其中恶性肿瘤是最常见、最典型的细胞过度增殖

引发的疾病。下面以恶性肿瘤为例，探讨细胞周期过度活化与癌细胞增殖之间的关系。

1. 细胞周期抑制性分子 CKI 表达量下调或突变 作为细胞周期调节中重要的负调控因子，CIP/KIP 家族和 INK4 家族蛋白的缺失、下调或者突变常常伴随着癌症的发生。CIP/KIP 家族成员可以结合并抑制 CDK/cyclin 复合体的激酶活性，在肿瘤发生中起着重要的作用。$p21^{CIP1}$ 下调或缺失可促进细胞分裂，导致细胞过度增殖，在黑色素瘤、肝癌、骨肉瘤以及某些结肠癌和乳腺癌病例中，经常可以看到 $p21^{CIP1}$ 的下调。CDKN1B 的低表达与肿瘤的发生、分级与预后有一定的关联性，在多种人类肿瘤中都观察到 CDKN1B 的下调，如脑癌、肺癌、淋巴癌、乳腺癌、胃癌、前列腺癌、结肠癌、黑色素瘤和白血病等，而且 CDKN1B 的下调往往意味着癌症分级高、预后差。INK4 家族蛋白的失活和表达量下调在癌症中也很常见。INK4 家族蛋白可以直接和 CDK4/6 结合，抑制其激酶活性，从而使 Rb 蛋白始终处于高活性状态，抑制 E2F 的转录功能，抑制细胞进入 S 期。INK4 家族中，以 $p16^{INK4a}$ 的作用最为广泛，$p16^{INK4a}$ 低表达与多种恶性肿瘤相关，如胰腺癌、肺癌、胶质瘤、黑色素瘤、结直肠癌和白血病等。

2. cyclin 和 CDK 表达上调 细胞周期的调控主要依赖于 cyclin 周期性的变化。研究发现，肿瘤中经常观察到 cyclin D 和 cyclin E 的表达上调，cyclin D 和 cyclin E 是细胞周期 G_1 期的关键蛋白，这两个蛋白的高表达，可以促进细胞为 DNA 合成做准备，而且促进正常细胞的恶性转化。乳腺癌、食管癌、结肠癌和胶质瘤中都观察到 cyclin D 的表达上升；在部分乳腺癌组织中也观察到 cyclin E 的上调。CDK 的过量表达也会促进细胞分裂，在多种癌组织中都发现了 CDK 表达升高，而且 CDK 增加还会促进癌症的转移和浸润。在小细胞肺癌、肺鳞癌以及胃癌组织中均发现 CDK1 的上调，而在宫颈癌中出现 CDK4 的上调。

3. 细胞周期检验点功能障碍 细胞周期检验点是细胞周期负向调控机制。细胞周期检验点的关键蛋白失活，会导致细胞周期过度活化，使得细胞增殖能力上升。Rb 蛋白是 G_1 期细胞周期检验点的关键蛋白，同时也是人类鉴定的第一个抑癌基因，华人科学家李文华教授在 *Rb* 基因克隆方面做出了主要贡献。Rb 的作用是抑制 E2F 的转录能力，阻止细胞从 G_1 期向 S 期过渡，从而负向调节细胞周期的进行。视网膜母细胞瘤的主要发病原因就是 *Rb* 基因突变所造成的 Rb 蛋白失活。p53 作为另外一个关键的细胞周期负向调控蛋白，主要在 DNA 损伤以及中心体复制缺陷所引发的细胞周期阻滞过程中发挥作用。当 DNA 出现损伤或者中心体异常后，p53 会被上游激酶磷酸化，造成其降解减少，并在细胞核内积累，转录一系列细胞周期抑制蛋白，使细胞周期停滞。p53 的失活与 50% 左右的肿瘤发生存在关联，肝癌、乳腺癌、膀胱癌、胃癌、结肠癌、前列腺癌、软组织肉瘤、卵巢癌、脑瘤、淋巴细胞肿瘤、食管癌、肺癌和骨肉瘤等绝大部分肿瘤类型中都观察到 *p53* 基因的突变或者缺失。

4. 细胞外调控通路异常 机体内的细胞增殖受到细胞外信号的调节，这些调控信号的异常也会造成细胞增殖能力上升。如 EGFR 是细胞膜上的一类受体，通过接受细胞外信号，激活细胞增殖。研究表明在许多实体瘤中都存在 EGFR 的高表达或异常表达。胶质瘤、肾癌、肺癌、前列腺癌、胰腺癌和乳腺癌等组织中都有 EGFR 的过表达；许多肿瘤中有突变型 *EGFR* 存在，*EGFR* 突变会以自激活的形式促进癌症细胞增殖。

二、细胞增殖能力下降与疾病

细胞增殖能力下降也会导致多种疾病，如再生障碍性贫血和糖尿病肾病。再生障碍性贫血是由骨髓造血功能减弱或者衰竭造成的疾病，表现为骨髓造血细胞增殖能力下降和外周血全血细胞减少。正常的造血干细胞有很强的增殖能力，由于遗传、药物、感染或者辐射等原因，造血干细胞的增殖能力大为下降或者丧失，造成血细胞数目不足，并引起系统性的血液疾病。糖尿病患者的血糖水平高于常人，会造成肾小管上皮细胞损伤以及增殖缺陷，最终造成肾小管的萎缩和肾间质纤维化，肾脏功能损伤。

三、细胞衰老与疾病

细胞衰老后会永久的进入 G_0 期，细胞周期停滞通常由 $p53-p21^{CIP1}$ 通路和 $p16^{INK4A}-pRb$ 通路所介导，在衰老细胞中通常可以看到 $p16^{INK4A}$ 的积累。很多衰老细胞会出现促进炎症反应的衰老相关分泌表型（senescence-associated secretion phenotype，SASP），而慢性炎症可引起系统性免疫抑制，干扰机体的稳态，导致衰老相关的组织损伤和变性，甚至可能加速包括癌症在内的疾病发生。在神经系统里，神经元衰老，可能会促进帕金森病的进展。而巨噬细胞的衰老可能促进脂肪和蛋白质在动脉上的堆积，加速动脉壁上斑块的出现，增加心脏病、脑卒中的发病风险。

细胞增殖相关疾病中，最常见的是恶性肿瘤。针对细胞周期的调节机制，是临床上常用的癌症治疗手段。放射性治疗，可以使肿瘤细胞发生大量的 DNA 损伤，会造成癌细胞死亡，同时 DNA 损伤会造成细胞周期阻滞，抑制癌细胞增殖。化疗也是临床上经常用于癌症治疗的手段，许多化疗药物的目的，是造成 DNA 损伤后杀伤癌细胞或者降低癌细胞增殖速度；紫杉醇是一种细胞微管稳定剂，可以打破细胞微管的动态活性、破坏旺盛分裂的癌细胞纺锤体组装能力，从而抑制细胞周期，造成癌细胞死亡。

现阶段，靶向治疗也是癌症治疗常用的手段，靶向治疗往往针对细胞周期的调控通路。EGFR 阻断剂，如吉非替尼、埃罗替尼等小分子化合物作为标准方案治疗晚期非小细胞肺癌，阻断 EGFR 通路对头颈部肿瘤和卵巢癌也有一定疗效。伊马替尼是一种酪氨酸激酶抑制剂，主要针对 *Bcr-Abl* 融合基因，用于既往干扰素治疗失败的 CML、急性淋巴细胞白血病、胃肠道恶性间质细胞瘤以及恶性胶质瘤都有很好的效果。

第三节 细胞分化调控异常与相关疾病

细胞增殖分化异常从本质上讲是基因的调控异常。细胞分化的调控异常可以在胚胎发育期和成年人体细胞中发生，并引起相应的疾病。例如：畸胎瘤是由于胚胎期细胞分化调控异常导致的，银屑病是由于表皮增生和不完全分化引起的，肿瘤细胞是由于细胞过度增殖与低分化导致的。

一、畸胎瘤

哺乳类动物早期胚胎细胞有高度的适应性，半胚胎和双胚胎的嵌合体都能产生正常个体。但当环境受到严重扰乱时，胚胎细胞的增殖和分化将会失控。畸形的发生是胚胎发育分化调控异常所致，畸胎瘤就是在错误的时空条件下增殖和分化而形成的一种畸胎。畸胎瘤呈现的胚胎发育分化调控异常表现为：

1. **异位发育** 动物的卵细胞可以未经排卵就被激活，在卵巢中进行异位发育，这是细胞的增殖和分化失控，形成分化的毛发、牙、骨、腺上皮等和未分化的干细胞杂乱聚集形成无组织的肿块（畸胎瘤）。

2. **转化为畸胎癌** 畸胎癌能无限生长导致带瘤宿主死亡，畸胎癌干细胞持续增殖而不分化，能在宿主间连续移植肿瘤细胞或体外培养的办法无限期保持下去。

3. **被诱导分化成正常细胞** 畸胎瘤转化成的畸胎癌干细胞体外培养，加维甲酸或者二甲基亚砜等诱导剂，可逆转化为多种正常的细胞，这表明畸胎癌细胞的转化并非由于控制细胞正常增殖的基因突变，很可能是基因调控失误而使表型异常。

二、恶性肿瘤

1. 恶性肿瘤细胞异常分化的特点

（1）低分化：肿瘤细胞表现为形态上的幼稚性，即细胞的异常性，失去正常排列极性，同时伴有功能上的异常。

（2）去分化或反分化：当组织发生肿瘤时，该组织的多种细胞表型又返回到原始的胚胎细胞表型，即发生细胞的去分化或者反分化，这正是由于细胞分化的可逆性所引起的。

（3）趋异性分化：肿瘤组织呈现不同程度的形态和功能上的异质性，主要表现为肿瘤细胞的差异性。这种现象可使得肿瘤细胞呈现多项分化，如髓母细胞瘤可见神经元分化和各种胶质细胞分化成分，甚至出现肌细胞成分，后者称为趋异性分化。不同组织起源的肿瘤在形态上的重叠性和同种组织的肿瘤在形态上出现的异质性，以及多种异常分化现象，反映了肿瘤细胞基因组的全息性和幼稚肿瘤细胞的多向分化潜能。

2. 恶性肿瘤细胞异常分化的机制

（1）细胞的增殖和分化脱耦联：正常细胞的分化与增殖存在着耦联，干细胞在分化的初期大量增殖,随后在有关活性物质的影响下增殖逐渐减慢而出现分化特性,而恶变细胞呈现细胞增殖和分化的耦联失衡倾向。在体外培养的癌细胞,增殖失去密度依赖性的抑制,即它并不因为细胞密度增加到相互接触而停止,以致在培养瓶中形成多层堆积,并能无限传代成永生的细胞系,在体内增殖失控而形成新肿块——瘤,并且侵袭破坏周围正常组织,形成转移瘤。

(2)基因表达时空失调:细胞分化是基因在特定的时间和空间上选择性表达。在某一种基因表达过程中,涉及激活、转录和翻译。任何环节出现错误,甚至只有一个核苷酸的改变,即可引起突变,这是分化异常的物质基础。肿瘤细胞来源于正常细胞,具有起源细胞的某些分化特点,但更多的是缺少或者完全缺失这种特点。肿瘤发生时,分化基因呈两种形式:①特异性基因表达受到抑制:如肝癌细胞不能合成蛋白质,胰岛细胞瘤无胰岛素合成等,这说明肿瘤细胞功能异常与特异基因表达受抑制有关;②胚胎型基因重现表达:如有些肝癌患者血中出现高浓度的胚胎基因产物——甲胎蛋白,同时可见肝癌细胞不表达成年型醛缩酶B,而表达胎儿型醛缩酶A。

(3)癌基因和抑癌基因的协同失调:癌基因和抑癌基因是细胞正常的基因,是调节细胞增殖和分化的相互拮抗的力量之一,机体借着这一对立统一的机制,保证细胞的数量和质量。癌基因包括 Src、Ras、Sis、Myc、Myb 等家族,当其受到物理、化学、生物等因素刺激时,通过基因突变、外源性基因插入、基因扩增、染色体易位与基因重排、基因丢失、DNA 甲基化程度降低等方式而被激活,癌基因表达产物在量或质上发生了改变,尤其是它们的表达不再受原有调节系统对它们在时相(细胞周期,发育阶段),空间(细胞类型)的控制时,其表达产物干扰细胞分化和增殖的各个环节,最终使细胞过度增殖和恶变,也有的干扰细胞骨架系统,将放大了的生长信息向核内传递,从而加速或者缩短了细胞内信息的传递,可使细胞分化或者增殖失控,增加细胞恶性转化的可能性。另外抑癌基因(Rb、P53 等)表达产物,作为细胞信号转导系统中的负信号,以不同方式对抗癌基因的作用,参与调节细胞的增殖和分化,当抑癌基因在各种因素作用下发生突变、丢失而失活时,则不能对抗过度增强的正信号,失去抑癌基因的作用,增加细胞恶性转化的可能性。如 Rb 基因编码细胞核内磷蛋白——Rb 蛋白,在儿童的视网膜母细胞瘤和青少年骨肉瘤都发现 Rb 基因的缺失。因此,从分子水平来看,正常细胞的分化和增殖,是受癌基因和抑癌基因的协同调节控制的;恶性肿瘤的发生则是这种协同调节失控的结果,可能是癌基因数目增多、活性超常或者抑癌基因缺失、失活、突变所致。

3. 细胞分化与肿瘤治疗 由于细胞癌变时存在细胞分化异常,包括细胞分化和增殖的脱耦联、基因表达失调、癌基因和抑癌基因的协同失去平衡,因此,恢复肿瘤细胞调控正常增殖和分化相关基因的表达能力,癌症就有可能逆转。研究表明,在一些化学物质的作用下,恶性肿瘤细胞可以像正常细胞演变分化,甚至完全转变成正常细胞,这种现象即称为肿瘤细胞的诱导分化(或称再分化,肿瘤逆转)。这些可以诱导肿瘤细胞逆转的物质称为分化诱导剂。运用分化诱导剂导致恶性肿瘤细胞重新分化为正常细胞,这种治疗恶性肿瘤的方法称之为诱导分化疗法。细胞动力学研究证实,经过分化诱导剂处理后肿瘤细胞分布于 G_0 和 G_1 期的比例明显增加,表明分化诱导剂可以通过调节肿瘤细胞增殖周期而起作用。临床现已用全反式维甲酸、三氧化二砷等诱导一些肿瘤细胞向正常成熟的方向发展,甚至成为终末分化的细胞,并能诱发癌细胞凋亡,达到常规化疗和放疗前所未有的疗效。同时,抑制癌基因表达或提高抑癌基因表达可能是分化诱导剂促使肿瘤细胞分化的关键。

三、血红蛋白病

血红蛋白病(hemoglobinopathy)是由血红蛋白分子结构异常(异常血红蛋白病),或珠蛋白肽链合成速率异常(珠蛋白生成障碍性贫血,又称海洋性贫血)所引起的一组遗传性血液病。临床可表现溶血性贫血、高铁血红蛋白血症或因血红蛋白氧亲和力增高或减低而引起组织缺氧或代偿性红细胞增多所致。异常血红蛋白病是由遗传缺陷(常染色体显性遗传)引起珠蛋白的基因突变、肽链结构异常或合成障碍,导致一种或一种以上结构异常的血红蛋白部分或完全替代了正常的血红蛋白。

四、银屑病

银屑病是一种以角质形成细胞异常分化、高度良性增殖和皮肤的炎症浸润为特征的皮肤疾病，但其确切的发病机制尚不清楚，据此提出多种细胞毒药物的应用曾一时颇受重视，但大多数终因其严重副作用而被淘汰。甲氨蝶呤仍被保留用于治疗严重的银屑病。延胡索酸亦认为具有抗增殖的作用，但迄今仍是研究的对象。有研究显示生长激素和促生长因子能刺激角朊细胞增生，因此可尝试应用生长激素释放抑制因子治疗银屑病。尽管银屑病表皮增生的深层机制不断被挖掘，迄今抑制表皮增生仍只是银屑病实验性治疗的一个目标。

五、白血病

白血病（leukemia）是一类造血干细胞的恶性克隆性疾病。克隆中的白血病细胞增殖失控，分化障碍，凋亡受阻，而停止在细胞发育的不同阶段。在骨髓和其他造血组织中白血病细胞大量增生累积，并浸润其他组织和器官，而使正常造血受抑制。根据白血病细胞的分化成熟程度，白血病可分为急性和慢性两大类。急性白血病的细胞分化停滞在较早阶段，多为原始细胞及早期幼稚细胞和成熟细胞，病情发展迅速，自然病程仅数月。慢性白血病的细胞分化停滞在较晚阶段，多为较成熟幼稚细胞和成熟细胞，病情发展慢，自然病程为数年。

由于白血病分型和预后分层复杂，因此没有千篇一律的治疗方法，需要结合细致的分型和预后分层制定治疗方案：

1. AML 治疗（非 M_3） 通常需要首先进行联合治疗，即所谓"诱导化疗"，常用 DA（3＋7）方案。诱导治疗后，如果获得缓解，进一步可以根据预后分层安排继续强化巩固化疗或者进入干细胞移植程序。巩固治疗后，目前通常不进行维持治疗，可以停药观察，定期随诊。

2. M_3 白血病（APL） 由于靶向治疗和诱导凋亡治疗的成功，PML-RARα 阳性急性早幼粒白血病成为整个 AML 预后最好的亚型。其中，来自上海瑞金医院的王振义院士于 1986 年在国际上首先应用全反式维甲酸（all trans retinoic acid,

ATRA）诱导分化治疗急性早幼粒细胞白血病，使得症状获得很高的缓解率，为"在不损伤正常细胞的情况下，通过诱导分化疗法取得效果"这一新的理论，提供了成功的范例。王振义院士依据诱导分化学说，在大量实验的基础上提出了治疗 APL 的诱导分化疗法，证明采用全反式维甲酸可以将恶性早幼粒白血病细胞诱导分化为良性细胞。他的学生陈竺、陈赛娟和陈国强院士继续优化相应治疗方案，并且与哈尔滨医科大学的张庭栋教授[三氧化二砷（arsentic trioxide，ATO）治疗 APL 的发现者]合作并提出了"协同靶向治疗"的方法。经过多年努力，全反式维甲酸和三氧化二砷两药联合治疗 APL 可使患者的五年生存率达到 90% 以上，从而使 APL 成为第一类可治愈的成人白血病。

在临床治疗获得成功的同时，王振义又揭示了全反式维甲酸诱导分化 APL 是一种针对致癌蛋白分子的"靶向治疗"方法。PML-RARα 是 APL 发病的重要融合基因，源于 t（15；17）染色体易位，编码一种具有转录调控作用的融合蛋白。PML-RARα 的转基因小鼠虽然一年后延迟发病但可出现典型的 APL，这证实了 PML-RARα 是 APL 的关键驱动（driver）突变。PML-RARα 蛋白由 2 个部分组成，PML 的 N 端 RBCC 区（RING，B Boxes 和 coiledcoil）和大部分 RAR。目前认为，PML-RARα 具有显性负调控作用，影响多个细胞发育过程，如髓系分化、凋亡、DNA 复制和修复。此外，PML-RARα 的致病作用还包括与 RXRα 结合，与染色质重塑复合物相互作用，并可抑制关键的髓系转录因子 PU.1。PML-RARα 的特殊结构也使它成为 2 个有效药物，即 ATRA 和 ATO 的靶标。砷剂可以与 PML 的 RBCC 区结合，而 ATRA 靶向 PML-RAR 的 RAR 部分，从而导致 PML-RARα 的降解，使 APL 获得治愈。此外，动物模型显示 ATO 可以清除白血病起始细胞（leukemia initiating cells，LICs），除了 PML-RARα，它还可以靶向其他一些与 LICs 特征有关的蛋白，如 PML、Gli2 和 NF-κB；而 ATRA 则诱导 LICs 的分化及自我更新。

3. ALL 治疗 通常先进行诱导化疗，成人与儿童使用方案有差异，缓解后需要坚持巩固和维持治疗。高危患者有条件可以做干细胞移植。

4. 慢性粒细胞白血病治疗 慢粒首选酪氨酸激酶抑制剂（如伊马替尼）治疗，应尽早且足量治疗，延迟使用和使用不规范容易导致耐药。

第四节 细胞损伤调控异常与相关疾病

根据损伤程度，细胞做出相应反应以适应这些变化。如果损伤不严重，细胞会重建修复体内平衡。但是当损伤的严重程度超过细胞自我修复能力时，就会发生细胞死亡或各种疾病。以下详细介绍几种重要的损伤和疾病的关系：

一、缺血/缺氧性损伤与疾病

缺血和缺氧损伤是临床上最常见的细胞损伤类型，并被广泛研究。血红蛋白饱和不足可导致缺氧。缺血通常是动脉阻塞血流减少或中断的结果。有血流但缺氧时组织内糖酵解仍然可以进行，但缺血时由于底物和代谢产物的运输发生障碍，无氧酵解不能正常进行。因此缺血比缺氧对组织的损伤来说更为迅速，且严重。

缺血性损伤的程度取决于不同细胞类型和缺血的时间。当缺血时间较短，损伤可以在氧合代谢底物随血流恢复时得以修复。延长缺血时间，细胞结构将进一步被破坏，细胞出现不可逆的坏死或者凋亡，即使恢复血流也不可挽救受损的细胞。

缺血导致氧化磷酸化的骤减，ATP 耗竭，钠离子泵障碍，钾离子的丢失，钠离子和水的内流，以及细胞的水肿。当缺血继续时，进一步的 ATP 耗竭将导致细胞骨架的改变，微绒毛的消失，细胞表面小泡的出现，线粒体的肿胀，内质网的扩张，细胞严重水肿。但是当供血供氧恢复时，这些损伤是可逆的。当缺血持续更长时间，细胞会出现不可逆损伤。线粒体严重肿胀，细胞膜大范围被破坏，溶酶体肿胀，大量钙离子内流激活蛋白酶，细胞发生坏死，或通过线粒体途径诱发凋亡。坏死后，细胞内酶泄漏到细胞外，细胞外的大分子进入坏死细胞，脂蛋白的解离和磷酸基的暴露，导致细胞内和细胞外的髓鞘样小体（myelin figures）形成，最终坏死细胞可由大团磷脂构成的髓鞘样结构所取代。髓鞘样结构是指细胞质膜和/或细胞器膜脂质片段的螺旋状或同心圆层状卷曲。它们可以被其他细胞吞噬或降解为脂肪酸，并钙化成钙皂。

二、缺血-再灌注损伤与疾病

如果损伤是可逆的，当缺血组织的血流恢复后，其组织细胞可恢复正常。如果细胞损伤不可逆，那么恢复血流也不会有挽救的作用。然而，有些情况下，仅仅缺血时还不足以导致细胞发生损伤，而是在缺血一段时间后又突然恢复供血（即再灌注）才出现损伤。在创伤性休克、外科手术、器官移植、烧伤、冻伤和血栓等血液循环障碍时，都会出现缺血后再灌注损伤。缺血组织再灌注时造成的损伤主要是由活性氧自由基引起的，这已在多种器官中得到证明。在缺血组织中具有清除自由基的抗氧化酶类合成能力发生障碍，从而加剧了自由基对缺血再灌注组织的损伤。

三、化学损伤与疾病

某些化学分子可以直接与生物体内的关键分子结合而引发损伤。氯化汞中毒时，汞离子可与体内的酶或蛋白质中许多带负电的基团如巯基等结合，使细胞内许多代谢途径受到影响，从而影响了细胞的功能而造成损伤。氰化物可与线粒体电子传递链中的细胞色素 c 氧化酶（cytochrome c oxidase）或称为细胞色素复合物IV（cytochrome complex IV）结合，阻断线粒体的氧化磷酸化，进而造成细胞损伤。许多抗癌药物和抗生素也会通过直接的毒害作用而引起细胞损伤。

有些化学分子本身没有生物毒性，但是进入人体后，在肝内被细胞色素 P450 代谢，产生具有强毒性的三氯甲基自由基等（$CCl_4 + e \rightarrow CCl_3 \cdot + Cl^-$），从而破坏生物膜结构和功能的完整性。四氯化碳导致的肝损伤发病迅速并十分严重，在三十分钟内可出现肝蛋白合成下降，两小时内出现内质网的肿胀和核糖体的解离。因不能合成脂蛋白而影响脂肪的运出，造成肝脂肪病变，接着出现线粒体肿胀，质膜破裂，钙离子流入和细胞死亡。又如对乙酰氨基酚（Acetaminophen），是止痛、退烧药的主要成分，通过硫酸化和葡萄糖醛酸氧化（glucuronidation）在肝脏中解毒，少量对乙酰氨基酚在细胞色素 P450 催化氧化下转化成亲电的、毒性很高的代谢物。该代谢物可与谷胱甘肽

（glutathione，GSH）相互作用而解除毒性。但当大剂量的药物被摄入时，谷胱甘肽耗尽，有毒的代谢产物在细胞中积累，破坏蛋白质和核酸，最终导致大量肝细胞坏死。

四、细胞内/外物质异常积聚与疾病

细胞损伤或代谢异常时可表现为细胞内物质积聚，包括：正常细胞成分（如水、脂质、蛋白质和糖类）、外源性或内源性异常物质（如矿物质、感染物、异常代谢产物）以及色素。细胞内物质的严重异常积聚可导致组织坏死，甚至患者死亡。

细胞内物质异常积聚有以下几种原因：代谢异常导致内源性物质无法正常消除，比如肝脏的脂质转运障碍导致肝脏的脂肪病变。此外，物质因自身的缺陷造成转运障碍而聚集，如α1-抗胰蛋白酶缺乏症，由于单个氨基酸的突变导致该蛋白酶错误折叠，聚集在肝细胞内质网而无法被转运。再有，外源性物质无法被细胞消化或转运，如炭末。

当细胞内某些生物大分子及受损或多余细胞器异常积聚时，细胞会启动自噬（autophagy）等途径来清除机体内的"垃圾"。通常情况下，细胞内自噬水平较低。当细胞遭受饥饿、氧化应激、内质网应激、DNA损伤和感染等刺激时，自噬将被激活。细胞自噬的异常与各种人类疾病密切相关，包括神经退行性疾病、心血管疾病和肿瘤等。

细胞内常见的积聚物质有脂质、蛋白质、糖原和玻璃样变、黏液样变、病理性色素沉积、病理性钙盐沉积等。

1. 脂质异常积聚

（1）脂肪变：细胞内脂肪的异常积聚称作脂肪变。根据脂肪变发生的组织或器官不同，可分为肝脂肪变，心肌脂肪变，肾小管上皮细胞脂肪变等。肝脂肪变（脂肪肝）是一种常见的脂肪变。中重度肝脂肪变（hepatic steatosis，fatty liver）时，肝脏体积增大，表面光滑，边缘钝，色淡黄，质软，比重轻，切面有油腻感。脂肪变是可逆的，病因消除后病变可消除，但脂肪肝严重时可能进一步发展为肝硬化、肝衰竭和肝细胞性肝癌。引发脂肪肝的原因有许多，包括：慢性酒精中毒、营养缺乏或营养过度、高脂血症、糖尿病、内分泌紊乱和化学毒剂（如四氯化碳）等。

（2）胆固醇和胆固醇酯：胆固醇是细胞膜的重要成分，但在病理情况下，胆固醇可贮积在细胞内，包括粥样硬化、黄色瘤、炎症、坏死和尼曼-匹克病等。

2. 蛋白质异常积聚

常见的细胞内蛋白的积聚可发生在蛋白尿，分泌蛋白合成过多和蛋白质折叠缺陷等情况下。

蛋白在核糖体上合成后，需折叠形成正确的三维构象，才能发挥其正常功能和被转运。在折叠过程中，可出现部分折叠的中间型蛋白。它们在细胞内自身积聚或同其他蛋白缠绕在一起。正常情况下，这些中间型蛋白可在分子伴侣的帮助下进一步折叠回正确构象。某些分子伴侣是在应激情况下产生的，如某些热休克蛋白，可避免应激蛋白异常折叠。如果折叠不成功，分子伴侣则促进损伤蛋白的降解。待降解蛋白被泛素化后在蛋白酶体中降解或者通过自噬途径降解。蛋白折叠缺陷可造成蛋白在细胞内的堆叠，严重时引发疾病，常见的形式有：①细胞内转运和分泌关键蛋白的缺陷：如α1-抗胰蛋白酶缺乏症是一种由于该酶蛋白缺乏或水平降低导致的肺和肝损害的疾病。α1-抗胰蛋白酶缺陷由控制该酶合成和释放的遗传性基因突变引起。突变造成蛋白折叠的显著减慢，导致部分折叠的中间型蛋白形成，积聚在肝细胞的内质网内不能分泌，导致肝功能异常。有些肝功能异常可进一步发展成肝硬化，肝癌风险增加。此外，α1-抗胰蛋白酶水平降低使蛋白激酶损害肺组织，导致肺气肿等疾病。α1-抗胰蛋白酶水平降低有时也会见到其他器官发生疾病，如皮下脂肪层炎症（脂膜炎）、致命性出血、动脉瘤、溃疡性结肠炎、血管炎及肾脏疾病。②由未折叠和异常折叠蛋白引发的内质网危机：这些蛋白积聚在内质网内并诱发很多细胞反应，称为未折叠蛋白质反应（unfolded protein response，UPR）。未折叠蛋白反应可激活信号传导通路以减少异常蛋白的形成，增加分子伴侣的产生，降低蛋白的翻译，也可通过激活caspase，尤其是位于内质网的caspase-12而导致细胞凋亡。因此未折叠蛋白反应最初是起到保护细胞的作用，但是当异常蛋白持续存在，则主要发挥促进细胞凋亡的毒性作用。因遗传突变、老化或其他因素引起的异常折叠蛋白的积聚与许多疾病密切相关，如阿尔茨海默病、帕金森病、舞蹈病和2型糖尿病等。

对于急性损伤，目前治疗方法有限，如急性心肌梗死或者缺血性脑梗死的治疗方式以溶栓、抗凝以及对症支持治疗为主。而对于慢性损伤引起的器官功能衰竭，外科移植手术是目前最佳治疗方法之一。但移植手术仍存在许多问题：①首先有些器官比如脑组织移植，因存在伦理争议性而不具备通过移植手术治疗的可能性；②供体器官来源有限；③供体器官质量问题：如小儿活体肝移植手术，供肝多来自家属，家属常存在年龄偏大，合并脂肪肝等问题，虽配型成功但不能成为最佳供体。另外即便移植成功，患者还需要长期服用免疫抑制剂以减轻排异反应，而免疫抑制剂可能出现诸多不良反应。最后，移植手术还需要经验丰富的医生，患者需要支付高昂的手术费用。这些原因都促使医学界不断寻找新的治疗方式。

无论急性组织损伤还是慢性器官功能衰竭，都存在不同程度和不同类型的细胞损伤。近来医学界发展了一种利用干细胞修复受损细胞、组织和器官的治疗方法。干细胞是一类具有自我更新和无限分化能力的多潜能细胞。间充质干细胞（mesenchymal stem cell，MSC）是最早被发现、也是最早被批准应用于临床的干细胞类型。间充质干细胞广泛存在于全身多种组织中，可在体外培养扩增，并能在特定条件下分化为包括神经元、成骨细胞、软骨细胞、肌肉细胞和脂肪细胞在内的多组织系统的细胞，还在造血、免疫炎症反应和血管新生等人体功能中起重要调节作用。目前全世界各地获批了一些干细胞的治疗药物，比如韩国食品药品管理局批准的自体骨髓间充质干细胞 Hearticellgram-AMI 和脐带血来源的间充质干细胞 CARTISTEM，分别用于治疗急性心肌梗死、退行性关节炎以及膝关节软骨损伤。基于间充质干细胞治疗细胞损伤相关疾病的临床研究也正在进行。这些研究包括了利用干细胞治疗全身性损伤（如放射伤、系统性红斑狼疮和创伤性多器官功能不全）和局部创伤（如颅脑损伤、脊柱损伤和皮肤损伤）等涉及组织细胞变性、坏死、缺失的疾病。由于"归巢"机制，静脉滴注的干细胞，能够随血液循环迁移到组织损伤部位而发挥治疗作用。其次，干细胞能通过分泌多种生物活性物质，影响局部和全身的病理生理过程，减轻炎症损伤，促进再生修复。因此，利用干细胞治疗细胞损伤引发的疾病是很有前景的。

但需要强调的是任何基于干细胞的治疗方法都必需谨慎使用。迄今为止，只有一款基于干细胞的治疗产品获得 FDA 的批准允许在美国本土使用。这是一款源自脐带血的造血干细胞药品用于治疗血液系统疾病。基于干细胞的治疗手段还有许多需要系统深入研究的地方。干细胞注入人体后，如何保证其在特定的环境下分化成需要的细胞来执行功能是一个非常重要，又极具挑战的科学难题。只有通过严格临床试验的干细胞治疗产品，才可获批上市用于实际的临床治疗。

第五节　细胞死亡调控异常与相关疾病

一、细胞凋亡与疾病

细胞凋亡是机体维持细胞群体与数量稳态的重要方式，凋亡调控的异常（即凋亡不足或凋亡过度）都会成为诱发疾病的因素。而导致凋亡异常的机制主要包括以下几方面：①促凋亡及抑凋亡基因的异常表达，相应蛋白表达的失衡；②凋亡信号通路紊乱及转导通路障碍；③ caspase 和核酸内切酶的活性异常。

1. 凋亡不足与疾病　凋亡不足与肿瘤、自身免疫病和病毒感染性疾病等有关，其共同的特点是：细胞群体稳态失衡，病变细胞数量异常增多，病变组织器官提及增大，功能异常。

（1）肿瘤：恶性肿瘤是目前全球导致人类死亡的重要原因之一，其本质就是细胞生长与死亡平衡紊乱的结果。细胞凋亡在肿瘤发生发展过程中主要起负调控作用，可以限制肿瘤细胞迅速生长。相对应的，肿瘤细胞则通过多种方式以逃逸细胞凋亡的发生。其机制可以大致分为：①破坏促凋亡和抗细胞凋亡蛋白之间的平衡；②凋亡信号通路的紊乱；③降低 caspase 等促凋亡酶的功能。

（2）自身免疫病：凋亡在调节免疫中起重要作用，凋亡机制正常，机体免疫系统会对自身抗原耐受，若凋亡不足，则可能导致自身免疫病的发生。自身免疫病的主要特征是：自身抗原受到自身抗体或致敏 T 淋巴细胞攻击，导致器官组织损伤。正常发育过程中，针对自身抗原的免疫细胞主要通过凋亡的方式被清除，如果凋亡不足引起自身反应性细胞的存活与增殖，就会产生自身免疫病，比如胰岛素依赖性糖尿病、多发性硬化、慢性甲状腺炎等。

2. 凋亡过度与疾病

（1）心血管疾病：心脏发育过程中，心肌细胞凋亡发挥重要功能，促进心腔间隔、心瓣膜和心内传导束的形成，如果凋亡过度，则出现新生儿先天性心脏病，如心腔间隔缺损、传导阻滞等。

在病理情况下，心肌缺血是引起心肌细胞凋亡和坏死的潜在因素，单纯的缺血通常导致缺血心肌细胞发生凋亡，适宜的再灌注会减轻凋亡，而不当的再灌注则会加剧再灌注区域细胞的凋亡。心肌梗死一般同时伴随着心肌细胞的凋亡和坏死，凋亡细胞主要位于低灌注的边界区域，位于中央坏死区和活细胞区之间；而非梗死区心肌细胞的凋亡可能与心肌重构和心腔扩张有关。

心力衰竭也与凋亡相关：心肌细胞的凋亡是渐进性心功能减弱的发病机制。心力衰竭发生发展过程中的多种病理因素，如氧化应激、缺血缺氧、压力或容量负荷过重、神经 - 内分泌失调等，都可以诱导心肌细胞凋亡。心脏移植手术过程中可以观察到凋亡现象，缺血性心肌病、代偿性心肌肥大转向失偿性心肌肥大、中毒性心肌病等都伴随着心肌细胞凋亡的发生。上述事实提示，阻断诱导心肌细胞凋亡的信号或通路，防止心肌细胞数量减少，维持并改善心功能状态是今后防治心衰的有效方法。

（2）神经退行性疾病：神经系统疾病中有一类是以特定神经元丧失为病理特征的，如阿尔茨海默病（Alzheimer's disease, AD）等，凋亡是造成该皮质神经元丧失的主要原因，其临床表现为大脑皮质萎缩，脑实质和血管壁有进行性 β 淀粉样蛋白的沉积以及神经胶质增生。Aβ 的聚集诱导细胞内钙离子稳态紊乱，诱发凋亡；此外，不同神经生长因子在脑内分布的异常或其受体表达异常，也与 AD 发生相关。

二、细胞程序性坏死与疾病

程序性坏死主要参与感染性疾病、炎症、心血管疾病、神经退行性疾病、肾脏疾病和肿瘤等多种疾病的发病进程。

1. 感染性疾病

多种病原菌如肺炎双球菌、李斯特菌以及大肠杆菌等，通过分泌成孔毒素诱导巨噬细胞发生 RIP1/RIP3/MLKL 依赖的程序性坏死，导致细菌性出血性肺炎。Ⅰ 型干扰素通过诱导巨噬细胞发生 RIP1/RIP3 依赖的死亡，减弱机体控制病毒感染的能力。此外，人类免疫缺陷病毒（human immunodeficiency virus, HIV）感染时，程序性坏死的发生导致 HIV 特异性的 CD8$^+$ 毒性 T 淋巴细胞增殖能力下降，降低机体抵御病毒的能力。

2. 炎症

RIP1/RIP3 介导的细胞程序性坏死，在类风湿关节炎、炎症性肠炎、急性胰腺炎等炎症性疾病中起着重要的作用。细胞坏死释放的内容物，如损伤相关分子模式（damage-associated molecular pattern, DAMP），能促进炎症反应，因此是否诱导炎症反应的发生是程序性坏死的重要标志。在 TNF-α 诱导的小鼠模型中，RIP3 的缺失、RIP1 激酶的失活或 RIP1 抑制剂 necrostatin-1 的使用，都能有效地缓解炎症反应并提高小鼠存活率。此外，RIP3 的缺陷也能够减缓炎症性肠病和急性胰腺炎等。目前已经有 RIP1 抑制剂处于 Ⅱ 期临床试验，用于治疗类风湿关节炎和炎症性肠炎等。

3. 心血管疾病

程序性坏死参与了心血管疾病的发病进程：RIP3 敲除小鼠能够减少心肌细胞的坏死，对缺血再灌注引起的心肌损伤以及阿霉素诱导的心力衰竭具有一定的保护作用。然而，RIP3 激活所导致的心肌细胞毒性效应不依赖于 MLKL，RIP3 通过磷酸化钙调蛋白激酶Ⅱ（CaMKⅡ）激活钙调蛋白信号通路，改变线粒体膜通透性诱发程序性坏死。RIP3 的缺失能够缓解载脂蛋白 E（apolipoprotin E, ApoE）缺乏或低密度脂蛋白受体缺陷导致的动脉粥样硬化。necrostatin-1 能有效降低心脏缺血再灌注导致的心肌损伤。因此，调控细胞程序性坏死的关键分子，可能成为研发新型心血管疾病药物的有效靶点。

4. 神经退行性疾病

程序性坏死在神经退行性疾病中发挥重要作用，与 AD、多发性硬化（multiple sclerosis, MS）和肌萎缩侧索硬化症（amyotrophic lateral sclerosis, ALS）有关。AD 病患者的小胶质细胞表现出 RIP1 的高表达，抑制 RIP1 能够减轻病理程度。MS 的特点是少突胶质细胞及脱髓鞘的损伤，在患者的病理样本中能够检测到 RIP1、RIP3 和 MLKL 的活化，RIP1 抑制剂能够在 MS 动物模型中阻止少突胶质细胞的死亡，提示 RIP1 可能是一个有效的治疗靶点。ALS 是一种运动神经元退行性疾病，RIP3 的缺陷、RIP1 失活或者 RIP1 抑制剂都能抑制 ALS 小鼠模型的发病进程。因此，靶向程序性坏死有望为神经退行性疾病的治疗提供新方法。

5. 肾脏疾病　在多种肾脏疾病的小鼠模型中，如缺血再灌注引起的急性肾损伤（AKI），尿路结石，以及单侧肾切除手术导致的慢性肾疾病等，RIP1、RIP3 和 MLKL 的蛋白表达水平及磷酸化水平有所升高。在上述疾病模型中，necrostatin-1 可以对肾脏起到保护作用；*RIP3* 和 *MLKL* 敲除小鼠相比野生型小鼠，对 AKI 敏感性较低；*RIP3* 敲除也能保护缺血再灌注引起的急性肾损伤。程序性坏死参与了多种肾损伤疾病的病理进程，因此，靶向程序性坏死关键分子、减少细胞坏死可能成为上述疾病治疗的新策略。

6. 肿瘤　程序性坏死在肿瘤中的调控相对比较复杂：一方面，肿瘤细胞通过下调 RIP3 和 MLKL 的表达逃避死亡；肿瘤细胞还可以通过引发血管内皮细胞的程序性坏死，促进肿瘤细胞的转移；此外，程序性坏死通过释放 DAMP 促进炎症反应，加速肿瘤的生长和转移。另一方面，程序性坏死导致急性髓细胞白血病祖细胞的坏死，抑制肿瘤生长；还能促进细胞毒性 T 细胞的激活，增强抗肿瘤反应。因此，未来需要在更多类型的肿瘤中深入揭示程序性坏死的作用与机制，以便更加精准地干预程序性坏死，以达到提高肿瘤治疗的效果。

三、细胞焦亡与疾病

细胞焦亡与疾病的关系是近年来细胞死亡领域一大研究热点，这些疾病主要包括肿瘤、神经退行性疾病和感染性疾病等。

1. 肿瘤　目前，细胞焦亡在肿瘤的发生、发展、转移以及治疗中作用的研究处于起始阶段。在结直肠癌、肝癌、乳腺癌、皮肤癌及胃癌等不同类型的肿瘤中，发现炎症小体组分如 NLRP3、AIM2、ASC 以及 caspase-1、GSDMD 等的缺失、突变或表达下调，可能通过抑制焦亡的发生保护肿瘤细胞，并促进肿瘤细胞的生长与转移；且 NLRP3 与 AIM2 的表达量，分别与肝细胞癌和结直肠癌的病理分级和不良预后相关。小檗碱可以通过诱导 caspase-1 介导的细胞焦亡，降低 HepG2 细胞的增殖、迁移和侵袭。Gasdermin E 在人神经母细胞瘤、恶性黑色素瘤等细胞中有较高表达，在 topotecan、etoposide、cisplatin 等化疗药物的作用下，GSDME 被 caspase-3 切割激活，断裂后的 N 端蛋白具有打孔活性，引发细胞焦亡。而在 caspase-3 缺失的细胞系中，caspase-7 可被激活以进入细胞凋亡。在许多 GSDME 表达水平较低的癌细胞里，*GSDME* 基因的启动子区域被甲基化，若施加 decitabine 等 DNA 甲基化酶抑制剂，则会上调 GSDME 蛋白的表达，从而增强化疗药物的疗效。上述研究虽然提示细胞焦亡的异常与肿瘤的发病与治疗相关，但缺乏系统和机制性的研究。总结目前的研究，诱导肿瘤细胞发生焦亡，可能为肿瘤的治疗提供新思路。

2. 神经退行性疾病　细胞焦亡在病毒性脑炎、脑卒中、MS 和 AD 等疾病中发挥重要作用。在脑卒中和创伤性脑损伤时，局部自身免疫激活会造成神经损伤。在肺炎链球菌脑膜炎中，NLRP3 炎症小体活化后释放 IL-1β 和 IL-18，加剧炎症反应和神经系统损伤。外伤性脑损伤后，脑脊液中 NLRP1、ASC 和 caspase-1 水平显著升高，而且这些蛋白表达较高的患者预后较差。LPS 致敏巨噬细胞中的 Aβ 激活 NLRP3 炎症小体，促使 IL-1β 的释放，形成炎性环境，促进 AD 的发展。因此，阻断炎症小体活化，减少神经元焦亡的发生，可能成为神经退行性疾病治疗的重要方法。

3. 感染性疾病　炎症小体能够广泛地识别各种病原体相关分子模式，参与针对病毒、细菌和真菌等多种病原体的宿主防御反应。通过焦亡激活炎症小体，释放细胞因子，诱发炎症反应，加速免疫系统对于病原的清除，抵御各病原的入侵。但过度的细胞焦亡及其产生的免疫反应对机体是有害的，会诱发包括败血症在内的多种炎症反应和自身免疫病。

综上所述，细胞凋亡和细胞坏死是目前研究相对集中且深入细胞死亡方式，尽管具体的分子机制大相径庭，但它们都参与了肿瘤、神经退行性疾病、心血管疾病、炎症及感染性疾病等的病理进程。深入研究它们在不同疾病中的作用及具体机制，将有助于更好地理解上述疾病的发病机制。在此基础上，开发精确的体内检测手段和特异性靶向药物，用于精准检测并干预细胞死亡，有望为相关疾病的诊断与治疗提供理论基础和可靠靶点。

第六节　未来研究方向与展望

一、新调控机制及靶点有待发现

细胞周期的调控是基本的生命科学问题，并且与人类疾病息息相关。一方面，机体和组织需要正常的细胞分裂来维持器官中细胞数目的稳定，保持器官原有的体积和功能，从而实现正常的生理功能；另一方面，细胞不正常的分裂会引发多种疾病，如细胞无节制增殖造成癌症。长期以来的研究表明，科学界对细胞周期调控的基本机制还是不够透彻，尤其是肿瘤的发生和发展与细胞周期调控失常的关系，可能还需要长时间的摸索。根据现有的知识，利用这些已知的细胞周期调控机制，也在不断开发药物，用于刺激或者抑制细胞分裂，达到治疗相关疾病的目的。在未来，我们需要更精准的理解不同细胞，尤其是不同类型的肿瘤细胞细胞分裂调控的具体机制，这些研究将助于发现新的、有效而精确的治疗靶点，针对这些靶点，可以开发特异性的药物，从而提高治疗效果，降低广谱性的副作用。总而言之，细胞周期调控与疾病发生关系密切，了解细胞周期规律和调控机制对生物学和医学研究以及临床治疗都有重要的意义。

细胞凋亡、细胞程序性坏死和细胞焦亡是目前研究最多的细胞死亡方式，尽管这些死亡方式所表现出来的形态学特征和调控机制有所不同，但它们都参与了炎症、感染性疾病、心血管疾病、神经退行性疾病和癌症等疾病的病理过程。深入研究它们的分子机制以及在不同疾病中所起的作用，将有助于更好地理解这些疾病的发病机制。在此基础上，开发精确的检测手段和特异性抑制剂，用于精准检测和干预细胞死亡，有望为相关疾病的诊断与治疗提供新策略。

二、现有治疗方法有待改进

干细胞具有分化成人体各种细胞的能力，进而可以形成皮肤、骨骼、神经、血液、心脏等组织器官，根据这一特性，人们寄希望于通过干细胞领域的研究治愈诸如老年痴呆症、帕金森病、癌症和糖尿病等传统方式无法治愈的疾病。尽管干细胞治疗在临床上的效果尚未得到完全确证，但还是有越来越多的研究加入。然而，干细胞治疗想要真正从实验室走向临床应用还面临着诸多挑战，尚有很多关键性问题有待解决。随着 iPS 细胞及其在医疗上研究应用的深入，将为各类疾病的治疗开拓更加广阔的应用前景。

利用注射的干细胞在损伤部位分化成特定的细胞以重建组织或器官功能的技术非常有希望成为未来治疗损伤和坏死的重要手段，对提高人类的生活质量和延长人类寿命具有重大意义。如前文所述，虽然目前获批上市用于临床治疗的干细胞药物不多，但是正在进行临床研究的干细胞治疗项目非常多。我们相信不久的将来会有不少有效且安全的干细胞药物可以通过实验室研究以及临床检验最后成功上市，用于临床治疗。

另外，对于蛋白质异常累积导致的疾病，如阿尔茨海默病、帕金森病、亨廷顿病等，近来国际上也有一些新的治疗策略备受关注，如通过特异性降解聚集的致病蛋白来治疗这些疾病的策略。如果能够利用小分子药物特异性地降低致病蛋白而不影响相应的正常蛋白，那么将给这些疾病的治疗带来革命性的进展。

其中有一种蛋白降解靶向嵌合体技术（proteolysis targeting chimera，PROTAC）就是根据这样的思路设计的。进入到细胞内的小分子可以拉近靶蛋白和 E3 泛素连接酶，以实现通过泛素 - 蛋白酶体途径特异降解靶蛋白。2019 年公布的 Tau 蛋白的 PROTAC 小分子在 Tau-opathy 模型小鼠中的实验结果显示通过肠外营养给药的 PROTAC 小分子抑制剂可以跨越血脑屏障，并降解消除小鼠大脑中超过 95% 的致病 Tau 蛋白，这可能成为阿尔茨海默病治疗的新方法。

此外，来自复旦大学的研究团队创造性地提出利用自噬小体绑定化合物（ATTEC）降解致病蛋白。ATTEC 可特异性结合自噬关键蛋白 LC3 以及致病蛋白，但不结合正常蛋白，所以可将致病物质特异包裹进入自噬小体并降解。该项研究在细胞实验和小鼠模型实验中都实现了对致病变异

亨廷顿蛋白的选择性降解，并可缓解小鼠的亨廷顿症状。因此，ATTEC 有望为亨廷顿等大分子或细胞器异常聚集疾病的临床治疗带来新思路。

（钟　清　黄灿华）

参 考 文 献

[1] Hochegger H, Takeda S, Hunt T. Cyclin-dependent kinases and cell-cycle transitions: does one fit all?. Nat Rev Mol Cell Biol. 2008, 9: 910-916.

[2] Bertoli C, Skotheim J M, de Bruin R A. Control of cell cycle transcription during G1 and S phases. Nat Rev Mol Cell Biol. 2013, 14: 518-528.

[3] Martin S. Deconstructing the cell cycle. Nat Rev Mol Cell Biol.2011, 12(11): 689.

[4] Orford K W, Scadden D T. Deconstructing stem cell self-renewal: genetic insights into cell-cycle regulation. Nat Rev Genet. 2008, 9: 115-128.

[5] Malumbres M, Barbacid M. Cell cycle, CDKs and cancer: a changing paradigm. Nat Rev Cancer. 2009, 9: 153-166.

[6] Hanahan D, Weinberg R A. Hallmarks of cancer: the next generation. Cell. 2011, 144(5): 646-674.

[7] Hanahan D, Weinberg R A. The hallmarks of cancer. Cell. 2000, 100(1): 57-70.

[8] Murray A W. Recycling the cell cycle: cyclins revisited. Cell. 2004, 116(2): 221-234.

[9] Harashima H, Dissmeyer N, Schnittger A. Cell cycle control across the eukaryotic kingdom. Trends Cell Biol. 2013, 23(7): 345-356.

[10] Yellon D M, Hausenloy D J. Myocardial Reperfusion Injury. N Engl J Med. 2007, 357(11): 1121-1135.

[11] Hausenloy D J, Yellon D M. Myocardial ischemia-reperfusion injury: a neglected therapeutic target. J Clin Invest. 2013, 123(1): 92-100.

[12] Levine B, Kroemer G. Biological Functions of Autophagy Genes: A Disease Perspective. Cell. 2019, 176(1-2): 11-42.

[13] Sanyal A J. Past, present and future perspectives in nonalcoholic fatty liver disease. Nat Rev Gastroenterol Hepatol. 2019, 16: 377-386.

[14] Aguzzi A, O'Connor T. Protein aggregation diseases: pathogenicity and therapeutic perspectives. Nat Rev Drug Discov. 2010, 9: 237-248.

[15] Degterev A, Huang Z, Boyce M, et al. Chemical inhibitor of nonapoptotic cell death with therapeutic potential for ischemic brain injury. Nat Chem Biol. 2005, 1(2): 112-119.

[16] Vanlangenakker N, VandenBerghe T, Vandenabeele P. Many stimuli pull the necrotic trigger, an overview. Cell Death Differ. 2012, 19(1): 75-86.

[17] Degterev A, Hitomi J, Germscheid M, et al. Identification of RIP1 kinase as a specific cellular target of necrostatins. Nat Chem Biol. 2008, 4(5): 313-321.

[18] Zhang D W, Shao J, Lin J, et al. RIP3, an energy metabolism regulator that switches TNF-induced cell death from apoptosis to necrosis. Science. 2009, 325(5938): 332-336.

[19] Oberst A, Dillon C P, Weinlich R, et al. Catalytic activity of the caspase-8-FLIP(L)complex inhibits RIPK3-dependent necrosis. Nature. 2011, 471(7338): 363-367.

[20] Narayan N, Lee I H, Borenstein R, et al. The NAD-dependent deacetylase SIRT2 is required for programmed necrosis. Nature. 2012, 492(7428): 199-204.

[21] Kaiser W J, Upton J W, Long A B, et al. RIP3 mediates the embryonic lethality of caspase-8-deficient mice. Nature. 2011, 471(7338): 368-372.

[22] Zhang H, Zhou X, McQuade T, et al. Functional complementation between FADD and RIP1 in embryos and lymphocytes. Nature. 2011, 471(7338): 373-376.

[23] Sudan He, Xiaodong W. RIP kinases as modulators of inflammation and immunity. Nature immunology. 2018, 19(9): 912-922.

[24] Shi J, Gao W, Shao F. Pyroptosis: Gasdermin-mediated programmed necrotic cell death. Trens in Biochemical Sciences. 2017, 42(4): 245-254.

[25] Levine B, Liu R, Dong X, et al. Beclinorthologs: integrative hubs of cell signaling, membrane trafficking, and physiology. Trends Cell Biol. 2015, 25(9): 533-544.

第五章　细胞器与疾病

第一节　概　　述

细胞是人体组织结构和功能的基本单位，因此，细胞的异常是人体疾病的基础。医学细胞生物学的奠基人 George E. Palade 因发现糙面内质网的形态和功能而获得 1974 年诺贝尔生理学或医学奖，他在获奖报告中的表述指出了从细胞器角度研究人体生理和病理活动的意义："细胞生物学使（人类的）世纪梦想成为可能，那就是在细胞水平分析疾病，而这是最终控制疾病的第一步"。

一、细胞器的概念

细胞器（organelle）是真核细胞内的超微结构，其定义并不统一，一般有两种表述，一种泛指细胞内具有特定结构、成分和功能的亚细胞区室或大分子复合物，可以有或无膜包围，另一种则仅将膜包围的亚细胞结构叫作细胞器。所以，细胞核、内质网、高尔基体、内体、溶酶体、过氧化物酶体和线粒体是典型的膜包围的细胞器，分泌颗粒、脂滴这样的某些组织细胞富集的膜泡结构以及自噬小体这样的临时性膜泡结构自然也属于膜包围的细胞器，而中心体、核糖体和细胞骨架，包括纺锤体这样临时性的结构，则为非膜包围的细胞器。

生物进化中出现细胞器，使真核细胞内化学物质和反应存在和发生于特定的区室，相比于原核细胞显然提高了生物化学反应的特异性和效率，这是区室化的优势。每种细胞器具有独特的形态、结构和化学组成，这些决定了它们执行独特的功能。所以，我们认识人体生理和病理活动时，必须认识各种细胞器的形态、结构、化学组成和功能，并且，除了熟记教科书一般介绍的细胞器的形态、结构、化学组成和功能方面的普遍

性质，还应注意了解各种组织中细胞器的特殊性质。比如，大多数细胞的线粒体在电子显微镜下的形态是内膜向基质凸起排列成平行的板层状，但是在肾上腺皮质细胞和睾丸间质细胞，线粒体内膜并不形成这种结构，而是呈现管状和泡状的结构，这与这些细胞合成类固醇激素的功能有关。在此基础上才能准确认识这些组织细胞中线粒体在疾病状态下的可能改变。又如，溶酶体是细胞降解外来物质和自身成分的细胞器，外来物质由胞吞途径摄入后提供给溶酶体，自身物质由自噬途径提供给溶酶体。自噬是各种组织细胞普遍存在的。但是就处理外来物质的胞吞途径而言，在人体专职的吞噬细胞中，溶酶体是消灭病原微生物、处理外来抗原的场所；而在非吞噬细胞中，也就是在人体的绝大多数细胞，溶酶体降解和处理的外来物质就主要是运输营养物质的蛋白质、信号分子、细胞外基质等。在少数种类的组织细胞，溶酶体的功能和执行功能的方式则不同于此。例如，在破骨细胞，溶酶体的主要作用是将酸性水解酶释放到细胞外，参与骨组织的改建；细胞毒性 T 细胞的溶酶体专门用于对外分泌；血小板的溶酶体既用于分泌，又有常规功能。因此，认识细胞器结构和功能的组织特异性是我们全面准确地认识细胞器的一个要点。

细胞器的普遍功能和组织特异性功能都由它们特定的基因表达谱决定。那些体现细胞器功能的蛋白质在数量、质量和分布上发生异常，往往是相关疾病发生的重要原因。

正常的细胞活动依赖各种细胞器独特的功能，同时也依赖它们之间的协调合作。不同的细胞器可以构成一条"途径"的上下游，成为多种细胞活动的基础。比如，细胞的质膜蛋白、分泌蛋白和溶酶体蛋白在内质网开始合成和加工，随后进入高尔基体接受进一步地加工，接着在高尔基

体的反面管网结构被分选包装后定向运输到质膜或内体/溶酶体。这条"生物合成-分泌途径"（biosynthetic-secretory pathway）上下游各个节点细胞器即核糖体、内质网、高尔基体、分泌小泡、内体、溶酶体的功能发生异常，可表现为蛋白肽链合成、折叠、修饰、分选、运输的异常，对质膜蛋白、分泌蛋白和溶酶体蛋白的数量和质量都会带来损害。因此，在研究这类蛋白水平和质量与疾病的关系时，从整条"生物合成-分泌途径"追溯各个节点，是符合逻辑的。

必须强调的是，那些并不共同位于特定膜泡运输途径上的细胞器也在各种细胞活动中发生交互串话（cross-talk），甚至直接接触。例如，溶酶体的主要功能是消化降解外源的和内源的大分子，它与内体和自噬小体发生相互作用是易于理解的，但是，近来溶酶体作为细胞应激和代谢活动的协调者的角色开始得到关注，主要因为研究发现介导营养和生长信号的mTOC1激酶复合物与溶酶体有密切关联：mTOC1在营养物和生长因子两方面信号共同作用于细胞时移位于溶酶体表面并在那里活化，激活下游信号通路，增强蛋白质合成代谢和糖脂代谢，促进细胞增殖，而在营养物和生长因子信号撤除时离开溶酶体，转而激活自噬。溶酶体可作为一个平台整合mTOC1的应答反应，通过转录因子TFEB与细胞核对话，还可以通过与内质网和线粒体的直接接触来传递相关信号。

近年来，随着活细胞荧光蛋白标记技术和超高分辨显微技术等研究手段的突飞猛进，人们对各种细胞器之间的联系有了新的认识，其中一些发现甚至颠覆经典概念。比如，发现细胞器之间可以通过特定的膜接触点（membrane contact site）发生直接接触。内质网被认为可能与几乎所有细胞器直接接触，这些接触可能介导不同种细胞器之间物质和信息的交流，从而产生互相影响乃至调控的作用。近年研究又表明，线粒体与溶酶体之间也存在膜接触点，具有传递钙铁离子、活性氧、脂质和蛋白质的作用，并且互相调控彼此的功能和生成-清除活动。小G蛋白Rab7是溶酶体表面的一种蛋白，其活性受其结合的GTP-GDP转换控制，最近被发现介导线粒体与溶酶体之间的膜接触点；而线粒体外膜蛋白Fis1可通过招募

胞质溶胶蛋白TBC1D15将Rab7结合的GTP水解为GDP，从而令两种细胞器之间的膜接触点松解。如果这种细胞器之间的接触联系最终被证实是普遍存在的调控方式，那么这些接触点的结构和介导接触的分子的异常也就会与疾病有关。事实上，Rab7和TBC1D15的突变已经被发现与一些疾病相关。

在给定的细胞类型中，细胞器在数量和质量上处于动态平衡的稳定状态。线粒体通过生成和清除以及分裂（fission）和融合（fusion）来动态控制总体数目、体量（mass）和质量；老化和受损线粒体以自噬的形式被溶酶体降解清除，该活动被称为线粒体自噬（mitophagy）。糙面内质网是合成加工几大类蛋白质的起点细胞器，具备对合成和加工错误的蛋白质进行修正和补救的机制。这种在细胞器数量和质量上的稳态（homeostasis）一旦被破坏，不但损害细胞器的功能，还给细胞命运带来危机。例如，各种原因引起内质网内蛋白质折叠加工异常，内质网进入一种应激状态，即内质网应激（endoplasmic reticulum stress，ER stress），启动一种未折叠蛋白质反应（unfolded protein response，UPR）的信号应答，表现为内质网质量保障系统的若干酶活化、伴侣蛋白转录增加、进入内质网的蛋白质的翻译暂停、未折叠蛋白或错误折叠蛋白的降解增加等。当内质网应激超出细胞代偿能力并持续发生时，可能导致所在细胞的死亡和组织的炎症反应。

二、细胞器与疾病的关系

基于上述对细胞器分子和功能的特殊性、细胞器之间关联性以及细胞器稳态的认识，我们可以从以下几个方面考虑细胞器与疾病的关系。

（一）细胞器功能蛋白异常相关的疾病

在认识细胞器与疾病的关系时，我们首先应该从各个细胞器特有的分子和功能去理解：细胞器功能蛋白的缺陷是重要的致病原因。例如，细胞核的内层核膜下存在着由核纤层蛋白（lamin）构成的网架，叫作核纤层（nuclear lamina），起着支撑核膜和提供染色体附着点的作用。一种遗传性早老症"Hutchinson-Gilford progeria综合征"就是核纤层蛋白基因突变引起的，患者的组织细胞核纤层结构紊乱，其全身各系统的异常早衰与细

胞核内染色体的位置和功能异常有关。又如，线粒体是一种半自主的细胞器，具有自己的遗传物质 - 线粒体 DNA（mitochondrial DNA，mtDNA），其基因编码的 13 个参与氧化磷酸化的蛋白都是内膜电子传递链复合物的组分，这些基因发生突变后，线粒体氧化磷酸化过程受损，ATP 产生减少，往往表现为中枢神经系统、心肌和骨骼肌以及分泌腺这些高度耗能的组织和系统的缺陷。当然，大部分线粒体蛋白还是由核 DNA（nDNA）的基因编码的，因此，遗传性线粒体疾病的原因并不仅限于线粒体基因缺陷。

溶酶体是细胞内降解多种物质的场所，含有约 60 种酸性水解酶，膜上有质子泵和特异的糖蛋白。溶酶体贮积症（lysosomal storage disease，LSD）是一类溶酶体酶底物在细胞中堆积导致的疾病，根据底物分类至少有 40 多种，累及全身组织和脏器，突出表现为内脏、眼部、神经和骨骼异常。例如，Niemann-Pick 病的原因之一是溶酶体鞘磷脂酶缺陷造成鞘磷脂堆积，导致神经系统损伤，是一种严重的遗传病。LSD 主要源于编码溶酶体酸性水解酶和膜蛋白的基因突变，也可源于编码溶酶体生成、运输和功能调控相关蛋白的基因突变。

上述疾病的特征是细胞器功能的缺陷，有些是由细胞器功能蛋白缺如所致，也就是基因突变导致不能正确地合成蛋白质；但另一些是由细胞器功能蛋白质量缺陷所致，也就是基因突变导致不能正确地折叠、加工、运输蛋白质或不能降解清除错误的蛋白质。总体来说属于功能丧失型突变（loss-of-function mutation）。

这类疾病多为单基因遗传病，其中各种类型分别属于人群发病率很低的罕见病。极少数病例可以因自身免疫反应或药物、毒物造成细胞器功能蛋白的缺陷。

（二）细胞器相互作用异常相关的疾病

各个细胞器分隔独立，但又彼此关联，其中一些细胞器构成了一条"途径"的上下游，比如内质网 - 高尔基体 - 溶酶体这条"生物合成 - 分泌途径"的旁路。对 I 细胞病（inclusion cell disease，I cell disease）的研究发现，基因缺陷导致蛋白质在高尔基体 - 内体 / 质膜分选运输障碍，所阐释的发病机制既解释了 I 细胞病这种溶酶体疾病的病因，更为细胞内蛋白质分选信号提供了信号肽和信号斑以外的一种新形式 - 蛋白质上糖基的修饰。I 细胞病是一种著名的 LSD，患者细胞缺乏各种溶酶体酶，但是血清中却可以检测到这些酶。研究证实在患者高尔基体中为溶酶体酶加上分选信号甘露糖 -6- 磷酸的酶（N- 乙酰葡萄糖氨基 -1- 磷酸转移酶）存在基因缺陷，导致各种溶酶体酶被错误分选包装后运输到质膜而不是到内体，结果溶酶体酶被分泌到细胞外，而在溶酶体内部却缺如。这就是细胞器之间联系异常导致的疾病。

细胞自噬（autophagy）是通过自噬小体形成并与溶酶体融合从而降解细胞组分的活动，涉及胞吞途径、自噬途径和分泌途径上一系列膜泡的动态变化，在胚胎发育和细胞应激反应中不可或缺，其缺陷和异常可以由介导这些"上游"或"下游"膜泡形成和融合的分子的缺失或异常引起。例如，BCLN1 蛋白是介导自噬小体膜延伸的蛋白质复合物成员，ATG5 蛋白是介导自噬小体膜闭合的蛋白质复合物成员，它们的缺陷都会造成自噬减少，或造成自噬相关的分泌减少。自噬异常又与炎症、自身免疫、神经活动异常和肿瘤发生发展等密切相关。

线粒体和溶酶体并不处于传统认识上任何一条"途径"上，但是这两种细胞器的相互影响近来得到越来越多的关注。线粒体自噬是自噬小体包裹线粒体并与晚期内体或溶酶体融合的过程，是细胞保持线粒体在数量和质量上稳态的重要机制，其异常会导致线粒体功能异常。人们早就注意到帕金森病的多巴胺能神经元存在线粒体和溶酶体的功能异常。家族性帕金森病患者存在多巴胺能神经元编码 *PARKIN* 和 *PINK1* 的基因突变，导致损伤的线粒体无法通过线粒体自噬途径被溶酶体降解清除，而损伤的线粒体在细胞内堆积导致的活性氧增多是多巴胺能神经元死亡的重要原因。除了这种相互作用，这两种细胞器之间的直接相互调控也与各自功能有关。最近的一项研究揭示了各种原因引起的急性线粒体氧化应激，可以直接通过将多巴胺氧化而抑制溶酶体酶的活性，从而造成细胞内致病蛋白的累积。这一基于患者细胞的研究阐明了线粒体影响溶酶体的步骤，为细胞器相互作用异常成为致病因素提供了新的范例。

腓骨肌萎缩症 2 型（Charcot-Marie-Tooth Type 2，CMT2）是一种常染色体显性遗传的轴突性周围神经疾病，以运动神经元功能丧失为突出表现。患者的突变基因中就包括有 Rab7 这一溶酶体 - 线粒体膜接触点蛋白的基因。突变造成 Rab7 结合的 GTP 不能被水解而长期处于活化状态，提示线粒体 - 溶酶体之间膜接触点过度活跃是致病原因之一。

这类疾病的特征是一种或多种细胞器功能的缺陷。这类疾病的原因既可以是遗传性的单基因缺陷，也可以是细胞内外因素造成的应激状态，极少数可以因自身免疫反应造成。

（三）细胞器稳态失常相关的疾病

在我们认识细胞器与疾病关系时还必须充分考虑的是，细胞器稳态被打破带来的细胞总体效应。

前述溶酶体贮积症的致病机制除了溶酶体酸性水解酶的缺乏造成底物的异常堆积和相应的组织功能缺陷，还有因溶酶体数量和质量异常引起细胞死亡所致的组织功能缺陷。

线粒体触发细胞凋亡的早期事件是线粒体内蛋白质如细胞色素 c 释放到细胞质（cytosol）激活 caspase-9。组织缺血再灌注、药物、辐射、DNA 损伤等各种细胞内外应激因素一旦破坏原有的线粒体内膜电位差，就可以通过这一事件触发细胞凋亡。

线粒体的数量和质量在各种细胞活动和应激状态中发生动态变化，这是通过线粒体生成 - 清除以及分裂 - 融合的平衡实现的。mtDNA 受损的线粒体需要被部分切割进而清除或整体清除，这是通过线粒体分裂和自噬完成的。介导这些活动的关键蛋白质如 PGC-1α、MITOFUSIN-2、OPA1、DRP1、PARKIN、PINK1 等在维持线粒体的功能上扮演关键角色，它们的异常造成细胞凋亡，是一系列慢性神经退行性疾病如帕金森病、阿尔茨海默病的重要原因，也与多种神经系统遗传病如少年性帕金森病、Charcot-Marie-Tooth Type 2 相关。组织缺血再灌注损伤是急性线粒体损伤的常见原因，危及高度耗能脏器如心、脑、肾的功能，这些组织细胞的线粒体突然大量发生肿胀或固缩、嵴断裂、分裂增加甚至碎片化等形态学变化，同时发生内膜电位差崩塌、细胞色素 c 泄漏、钙离子释放、ATP 合成受阻和活性氧大量产生等功能障碍，这些大量的受损线粒体短期内无法被及时清除，随即引发的细胞死亡是心肌梗死、脑梗死和肾衰竭等疾病的直接原因。

肿瘤细胞存在各种细胞器稳态的改变，尤其是线粒体。肿瘤细胞能量代谢特点是有氧糖酵解，线粒体的丙酮酸脱氢酶活性低下，氧化代谢受抑，DRP1 活性高，分裂活跃，这些改变与肿瘤细胞过度增殖和抵抗凋亡的特征有很大关系。

内质网应激相关疾病包括代谢综合征、脑病、肝病和肿瘤等。胰岛 β 细胞含有丰富的糙面内质网，胰岛素在内质网中合成和加工。不管是胰岛素基因突变这样的内因还是胰腺组织缺血缺氧这类外因，都会造成内质网应激，长期处于应激就会导致 β 细胞死亡。β 细胞总数减少是 1 型糖尿病的原因，而 2 型糖尿病的胰岛素抵抗造成持续的胰岛素高分泌也可以诱发 β 细胞内质网应激，进而最终导致 β 细胞数目衰减和功能退化。随着人们对于内质网应激和未折叠蛋白质反应的认识深入，已有一系列干预这一反应的小分子化合物被研发出来，有望成为治疗相关疾病的药物。

与上述第二类疾病相似，这类疾病的原因既可以是遗传性的单基因或多基因缺陷，也可以是细胞内、外因素造成的应激状态。比如 1 型糖尿病的 β 细胞存在持续的内质网应激，其原因可以是编码胰岛素基因缺陷导致的胰岛素蛋白在内质网中无法正确折叠，也可以是细胞长期处于缺氧状态而使内质网氧化还原环境异常。

显然，这类疾病的特征除了细胞器功能的缺陷，主要是细胞死亡带来的特定组织细胞数目衰减、相关联的细胞增殖和分化的异常，以及组织炎症甚至癌变。

本章简要介绍线粒体、内质网、高尔基体、溶酶体和细胞骨架的结构、功能和相关疾病。

第二节 线 粒 体

线粒体（mitochondria）是真核细胞中直径较大的细胞器，有多种形状，并且可以互相融合，最多可占据细胞质总体积的 25%。线粒体的形状、大小、数目和总量（mass）是动态变化的，并与其所处的细胞类型和功能状态密切相关。线粒体是动物细胞核外唯一具有遗传物质的细胞器,含有线粒体 DNA 及其相关的基因表达系统。同时,线粒体功能受到核基因组和线粒体基因组两套遗传系统的调控,因而被称为半自主性细胞器。线粒体最重要的功能是通过氧化磷酸化过程产生三磷酸腺苷(adenosine triphosphate,ATP),从而为细胞提供能量,因此线粒体也被称为细胞的"动力工厂"。哺乳动物细胞中线粒体的数量与细胞对 ATP 的需求密切相关。一般需要大量能量的细胞拥有较多的线粒体,因此线粒体结构和功能异常会导致高度依赖能量的组织或器官出现疾病。

一、线粒体的基本特征

在电子显微镜下,线粒体是一个长度为 1～2μm、宽度为 0.1～0.5μm 的椭圆形细胞器。线粒体是一个高度动态的细胞器,可以在细胞内不断地融合、分裂进而形成网状结构,它由两层膜包围:线粒体外膜(outer mitochondrial membrane,OMM)和线粒体内膜(inner mitochondrial membrane,IMM)。这样,线粒体就产生了两个空间部分:线粒体外膜与内膜之间的膜间隙(intermembrane space)以及内膜包围的基质(matrix)。

(一)线粒体的遗传系统

线粒体 DNA 是环状的,人类 mtDNA 长度为 16 569 个碱基对。整个人类线粒体的形成需要 1 500 个基因,而 mtDNA 只编码其中的 37 个基因,包括 2 个核糖体 RNA(rRNA)、22 个转运 RNA

(tRNA)基因和 13 个信使 RNA(mRNA)基因。这 13 个 mRNA 编码的蛋白包括 NADH 脱氢酶复合物(复合物Ⅰ)的 7 个亚基,细胞色素 b(复合物Ⅲ)的 1 个亚基,细胞色素 c 氧化酶(复合物Ⅳ)的 3 个亚单位,ATP 合酶的 2 个亚单位(图 5-2-1)。

人类线粒体基因组具有以下特征:①大多数线粒体整个基因组都是编码序列,极少数含有内含子。②在线粒体中密码子和反密码子的碱基互补配对规则是非常不严格的,以至于许多 tRNA 分子可识别 mRNA 中密码子第三位碱基(A、G、C、U)中的任何一种。这种不严格的配对方式使得一种 tRNA 分子可与 4 种密码子中的任何一种配对,这就是线粒体可利用种类不多(22 种)的 tRNA 分子进行蛋白质合成的原因。③线粒体基因组遗传密码不同于核基因组的遗传密码。例如,UGA 在核基因组遗传密码中编码一个终止密码子,而在人类线粒体基因组中编码色氨酸。④人类线粒体基因组绝大多数来自母亲的卵子,受精卵中来自父亲精子 mtDNA 数量很少。因此,mtDNA 的基因缺陷引起的线粒体疾病通常是母系遗传的。⑤线粒体基因组具有异质性(heteroplasmy)和阈值效应(threshold effect)。mtDNA 是多倍体,单个细胞中 mtDNA 的拷贝数可达到上千个。异质性表示一个细胞或组织中既含有突变型的线粒体基因组,也含有正常的野生型线粒体基因组。在含有异质性线粒体基因组的细胞中,突变型与野生型线粒体 DNA 的比例决定了细胞

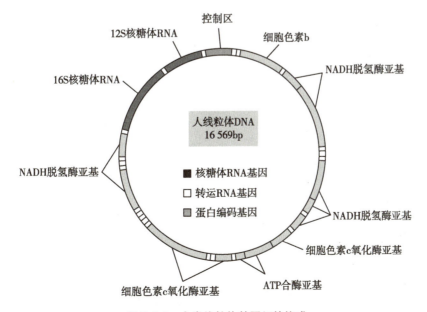

图 5-2-1 人类线粒体基因组的构成

是否出现能量供应障碍。突变 mtDNA 的比例必须超过临界阈值水平，才会有受损的表型出现，即阈值效应。⑥线粒体的电子传递系统会产生活性氧（reactive oxygen species, ROS），而线粒体 DNA 没有组蛋白和染色质结构的保护，因此，线粒体 DNA 突变发生的风险比核 DNA 高 10～20 倍。

（二）线粒体的功能

线粒体是真核生物进行氧化代谢的部位，是糖类、脂肪和氨基酸最终氧化释放能量的场所。线粒体最重要的功能是通过氧化磷酸化（oxidative phosphorylation, OXPHOS）产生 ATP，从而为细胞提供能量。线粒体大约可以产生人体所需的 90% 能量，由于这种高效的产能过程需要氧气，因此被称为有氧呼吸。在有氧呼吸过程中，1 分子葡萄糖经过糖酵解、三羧酸循环和氧化磷酸化将能量释放后，可产生 30～32 分子 ATP。在细胞质基质中完成的糖酵解和在线粒体基质中完成的三羧酸循环，可以产生还原型烟酰胺腺嘌呤二核苷酸（reduced nicotinarnide adenine dinucleotide, NADH）和还原型黄素腺嘌呤二核苷酸（reduced flavin adenine dinucleotide, $FADH_2$）等高能分子，而氧化磷酸化则是利用这些物质还原氧气、释放能量、合成 ATP。其次，线粒体具有物质代谢功能，包括血红素的合成、铁硫簇的合成、类固醇的合成、脂肪酸代谢、钙稳态、氨基酸代谢、碳水化合物代谢和蛋白质分解代谢。例如，血红素生物合成的起始和终末过程均在线粒体中进行，而中间阶段在细胞质中进行。最后，线粒体是产生和消除 ROS 的主要细胞器。正常机体内 ROS 产生的主要来源是线粒体呼吸链。在有氧呼吸过程中，大部分电子沿呼吸链传递至末端与分子氧结合生成水，但有小部分电子（2%～3%）可由呼吸链酶复合体Ⅰ和Ⅲ处漏出，使得氧分子单电子还原，生成具有较强氧化作用的超氧阴离子，并通过特定的反应转变成各种 ROS。如果 ROS 不能被有效地清除而过量累积，可以损伤 mtDNA，并影响整个细胞的氧化还原平衡。

二、线粒体与疾病

线粒体作为细胞的能量代谢中心，其功能异常可导致疾病，尤其是依赖氧化磷酸化的高需能器官，如脑、肌肉和心脏等。因此，线粒体疾病的

临床表现通常为肌病、脑肌病、心肌病、耳聋、失明、痴呆、代谢异常及休克等症状（图 5-2-2）。当细胞含有缺陷的线粒体时，它不仅无法正常合成 ATP，还会积累未使用的能量分子和氧气，进而导致线粒体功能异常，产生病理性损伤。线粒体疾病主要源于 mtDNA 突变、编码线粒体蛋白的核基因突变、或其他因素导致的线粒体结构功能的障碍。因此，维持正常的线粒体结构和功能，对于细胞的生命活动至关重要。

本节以若干线粒体相关疾病为例，阐述线粒体自身蛋白异常、线粒体与其他细胞器相互作用异常或线粒体稳态异常所导致的疾病及其发病机制。

（一）线粒体蛋白基因缺陷疾病

线粒体基因编码 13 个参与氧化磷酸化的蛋白都是电子传递链复合物的组分，这些基因发生突变后，线粒体氧化磷酸化过程受损，ATP 产生减少，往往表现为中枢神经系统、心肌和骨骼肌以及分泌腺这些高度耗能的组织和系统的缺陷。

线粒体肌病伴乳酸酸中毒及卒中样发作综合征（mitochondrial encephalomyopathy with lactic acidosis and stroke-like episodes, MELAS）是最常见的线粒体脑病。发病年龄通常在 2～40 岁之间，平均年龄为 10 岁。该线粒体病一般表现为运动不耐受、癫痫、痴呆、肌肉无力、听力丧失、失明、偏头痛型头痛、肌病、胃动力障碍、多神经病、上睑下垂、心肌病、糖尿病、肾衰竭和矮小等。在 MELAS 病例中，线粒体脑肌病既可由 mtDNA 缺陷引起，也可由核 DNA 缺陷引起，前者为散发或母系遗传，后者为散发或孟德尔遗传。80% 的 MELAS 患者存在 mtDNA A3243G 突变，15% 由 T3271C、A3252G 突变引起。其他 MELAS 的点突变还包括 $tRNA^{Val}$、$tRNA^{Phe}$、$tRNA^{Lys}$、$tRNA^{His}$ 等基因上的 10 余个位点。碱基突变发生在两个 $tRNA^{leu}$ 基因中的一个。值得注意的是，发生在 $tRNA^{leu(UUR)}$ 基因上的 A3243G 突变中，UUR 代表亮氨酸 tRNA 的密码子，前两个位置是尿嘧啶，第三个位置（R）为嘌呤。一般情况下，A3243G 是异质性的，当 A3243G 突变达到 40%～50% 的时候，就有可能出现慢性进行性眼外肌麻痹（chronic progressive external ophthalmoplegia, CEPO）、肌病和耳聋。当肌肉组织中 mtDNA 的突变达到

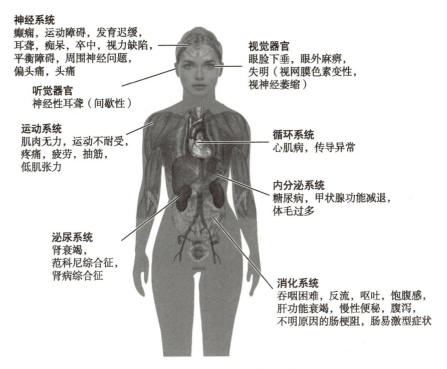

神经系统
癫痫，运动障碍，发育迟缓，耳聋，痴呆，卒中，视力缺陷，平衡障碍，周围神经问题，偏头痛，头痛

视觉器官
眼睑下垂，眼外麻痹，失明（视网膜色素变性，视神经萎缩）

听觉器官
神经性耳聋（间歇性）

运动系统
肌肉无力，运动不耐受，疼痛，疲劳，抽筋，低肌张力

循环系统
心肌病，传导异常

内分泌系统
糖尿病，甲状腺功能减退，体毛过多

泌尿系统
肾衰竭，范科尼综合征，肾病综合征

消化系统
吞咽困难，反流，呕吐，饱腹感，肝功能衰竭，慢性便秘，腹泻，不明原因的肠梗阻，肠易激型症状

图 5-2-2 线粒体疾病的临床特征

90% 时，复发性休克、痴呆、癫痫和共济失调的发病风险就会增加。综上所述，线粒体突变的异质性可能导致不同的临床病理表型。

（二）线粒体与溶酶体相互作用异常的相关疾病

1989 年，人们首次发现线粒体功能障碍可能导致帕金森病（Parkinson disease, PD）。越来越多的证据表明，线粒体在其发病机制中起重要作用，目前已报道一些具有线粒体定位的蛋白功能的异常会引起帕金森病。例如，PINK1 蛋白定位在多种组织中的线粒体，在线粒体自由基代谢、钙稳态和 mtDNA 维持中起重要作用。来自 *PINK1* 突变的帕金森病患者的成纤维细胞和 *PINK1* 基因敲除动物模型都显示氧化磷酸化缺陷，自由基损伤增加，线粒体数量减少。在 30 岁以下的患者中，*Parkin* 基因的突变是导致帕金森病的主要原因。*Parkin* 突变的帕金森疾病动物模型中存在线粒体功能障碍和氧化应激增加。*Parkin* 或 *PINK1* 的突变也能通过干扰线粒体自噬的过程，积累缺陷线粒体，导致帕金森病的发生。

人们早就注意到帕金森病的多巴胺能神经元存在线粒体和溶酶体的功能异常。家族性帕金森病患者存在多巴胺能神经元编码 *Parkin* 和 *PINK1* 的基因突变，导致损伤的线粒体无法通过

自噬途径被溶酶体降解清除，而损伤的线粒体在细胞内堆积导致的活性氧升高是多巴胺能神经元死亡的重要原因。有研究揭示了这样一种质量控制机制，即囊泡在线粒体中出芽，并继续到溶酶体中退化。在细胞器内发生过度氧化损伤条件下，*Parkin* 和 *PINK1* 基因可选择性地将线粒体的功能失调组件导入溶酶体，可损害线粒体选择性降解氧化受损蛋白质的能力。随着时间的推移，就会导致在遗传性帕金森病中观察到的线粒体功能障碍。这一发现为线粒体影响溶酶体功能而成为致病因素提供了范例。

（三）线粒体稳态失常的相关疾病

缺血再灌注损伤（ischemia reperfusion injury, IRI）是心脑血管病的重要病理生理机制。心肌缺血，是指血液灌注减少，心脏供氧减少，心肌能量代谢紊乱不能支持心脏正常工作的一种病理状态。心肌缺血本质上可认为是缺血造成的心肌细胞氧供和能量不足所致的饥饿状态。急慢性缺血情况下均可引起线粒体损伤，产生过量的 ROS 和细胞色素 c 等促凋亡因子释放，这些信号均可以激活线粒体自噬，促进线粒体在体内的更新以及维持线粒体在细胞内的数量及心肌细胞收缩力，进而保护心肌细胞。尽管在再灌注损伤阶段，自噬对于细胞的作用仍存在争议，但线粒体自噬在

心肌缺血阶段主要作用是保护心肌。线粒体分裂在线粒体自噬中起到一个重要的作用，线粒体动力相关蛋白 1（dynamin-related protein 1，Drp1）与 Parkin 协同维持小鼠心脏结构及功能。抑制 Drp1 能加重心肌缺血损伤，同样在缺失 Drp1 的小鼠上也表现出致死性的心脏缺陷，主要是通过抑制线粒体分裂而进一步抑制线粒体自噬发挥作用。

缺血时，心肌以无氧酵解为主，酸性产物蓄积，ATP 耗竭，线粒体基质 Ca^{2+} 超载，ROS 大量生成。研究表明：ROS 和 Ca^{2+} 超载可能会通过介导线粒体动力学相关蛋白的表达调控线粒体动力学变化，从而在心肌损伤中发挥重要作用。线粒体分裂可能会引起线粒体能量代谢异常，促进心肌细胞的凋亡，导致心肌梗死后心室的重构。有研究发现：小鼠心肌细胞的胞质中 Drp1 蛋白水平及其磷酸化蛋白水平均降低，而线粒体外膜 Drp1 蛋白水平却升高，抑制 Drp1 能延迟 mPTP 开放，减少细胞死亡并降低心肌梗死面积，表明抑制 Drp1 具有潜在的治疗效果。在再灌注的心脏中，Ca^{2+} 超负荷是再灌注后 Drp1 的调节因子，细胞质中 Ca^{2+} 积累激活钙调磷酸酶，使 Drp1（S637）去磷酸化，导致线粒体分裂和细胞凋亡。尽管 Mfn1 和 Mfn2 是线粒体融合所必需的，但它们在 IRI 中具有相反的作用，这可能是由于 Mfn2 的分裂效应造成的。在 IRI 过程中 Mfn2 使 ROS 上调，足以通过抑制 Akt 和激活半胱天冬酶来诱导心肌细胞凋亡。

Bcl-2 家族蛋白 Bax、Bak 和 Bnip3 也与 IRI 有关，这些蛋白可以引起 IRI 中线粒体动力学异常和线粒体嵴重构，并导致线粒体功能紊乱和细胞死亡。

第三节 内 质 网

一、内质网的基本特征

（一）内质网的形态结构

内质网（endoplasmic reticulum，ER）广泛分布于除成熟红细胞以外的所有真核细胞的胞质中。内质网以平均膜厚度 5～6nm 的小管（ER tubule）、小泡（ER vesicle）或扁囊（ER lamina）为其基本"结构单元"（unit structure）。这些大小不同、形态各异的膜性管、泡和扁囊，在细胞质中彼此相互连通，构成了一个连续的膜性三维管网结构系统。一般而言，不同种生物的同类组织、细胞的内质网基本是相似的。然而，在同一组织细胞中，内质网的数量及结构的复杂程度，则往往与细胞的发育进程呈正相关，即逐渐地发生着从少到多、从简单到复杂、从单管少囊的稀疏网状到复管多囊的密集网状的变化。

内质网通常可占到细胞全部膜相结构的 50% 左右，占细胞总体积的 10% 以上，相当于整个细胞质量的 15%～20%。同细胞膜等其他膜相结构一样，内质网膜也以脂类和蛋白质为其结构的主要化学组成成分。内质网膜的类脂双分子层组成包括磷脂、中性脂肪、缩醛磷脂和神经节苷脂等，其中以磷脂含量最多。

根据电子显微镜观察的资料，通常把内质网划分为两种基本类型，即所谓的糙面内质网（rough endoplasmic reticulum，RER）和光面内质网（smooth endoplasmic reticulum，SER）。糙面内质网又称颗粒内质网（granular endoplasmic reticulum，GER），以其网膜胞质面有核糖体颗粒的附着为主要形态特征，并因此而得名。在结构形态上，糙面内质网多排列较为整齐的扁平囊状；在功能上，糙面内质网主要和分泌型蛋白及多种膜蛋白的合成、加工及转运有关。因此，在具有肽类激素或蛋白分泌功能的细胞中，糙面内质网高度发达；而在肿瘤细胞和未分化细胞中则相对少见。光面内质网又称无颗粒内质网（agranular endoplasmic reticulum，AER）。电镜下呈表面光滑的管、泡样网状形态结构，并常常与糙面内质网相互连通。

除了上述两种基本形态结构类型的内质网之外，在某些特殊组织细胞中还存在着一些由内质网局部特化、衍生而来的异形结构。比如，见于视网膜色素上皮细胞中的髓样小体（myeloid body）、松果体细胞以及一些癌细胞中的环孔片层（annulate lamellae）等。这些异形结构亦可被看作是内质网的第三种结构类型。

（二）内质网的功能

1. 糙面内质网的主要功能是进行蛋白质的合成、加工修饰、分选及转运 许多蛋白质都是在糙面内质网中合成的，包括：①外输性或分泌性蛋白质：如肽类激素、细胞因子、抗体、消化酶和细胞外基质蛋白等；②膜整合蛋白质：如膜抗原、膜受体等；③构成细胞器中的驻留蛋白（retention protein）：如定位于糙面内质网、光面内质网、溶酶体等各种细胞器中的可溶性驻留蛋白。

（1）蛋白质的修饰与加工：在糙面内质网合成并进入内质网腔的蛋白质发生的主要化学修饰作用有糖基化、羟基化、酰基化与二硫键的形成等。糖基化伴随着多肽合成同时进行，是内质网中最常见的蛋白质修饰。在内质网腔面，寡糖链连接在插入膜内的多萜醇磷酸（dolicholphosphate）上，当穿过内质网膜的多肽链上出现天冬酰胺残基时，在膜上的糖基转移酶的作用下，寡糖基将由多萜醇磷酸上转移到相应的天冬酰胺残基上。寡糖基转移到天冬酰胺残基的过程称为N-连接的糖基化，与天冬酰胺直接结合的糖都是N-乙酰葡糖胺。

（2）糙面内质网是蛋白质分选的起始部位：蛋白质的合成都是从胞质中游离的核糖体上开始的，如果待合成蛋白质 N 端无信号肽，那么它们将继续在胞质中的游离核糖体上合成，直至合成结束。当待合成蛋白的 N 端含有信号肽序列时，通过信号肽，蛋白质会在翻译的同时进入内质网，然后经过各种加工和修饰，不同去向的蛋白质将带上不同的标记。最后，经过高尔基复合体反面网络进行分拣，蛋白质将被包装到不同类型的小泡，并运送到目的地，包括内质网、高尔基体和溶酶体等。以上过程称为蛋白质分选（protein sorting）。因此，信号肽被视为蛋白质分选的初始信号。从膜结合型核糖体合成蛋白质角度来看，可以说糙面内质网是蛋白质分选的起始部位。

2. 光面内质网是作为胞内脂类物质合成主要场所的多功能细胞器 脂类物质合成是光面内质网最为重要的功能之一。经由小肠吸收的脂肪分解物甘油、甘油一酯和脂肪酸，进入细胞之后，可在内质网中可被重新合成为甘油三酯。

在类固醇激素分泌旺盛的细胞中，其发达的光面内质网中存在着与类固醇代谢密切相关的关键酶。这说明脂肪的合成和类固醇的代谢是在光面内质网中进行的。除线粒体特有的两种磷脂外，细胞所需的全部膜脂几乎都是由内质网合成的。内质网脂质合成的底物来源于细胞质基质；催化脂质合成的相关酶类是定位于内质网膜上的膜镶嵌蛋白；脂质的合成起始并完成于内质网膜的胞质侧。

内质网参与了糖原的分解过程。在肝细胞光面内质网胞质面附着的糖原颗粒可被糖原磷酸化酶（glycogen phosphorylase）降解，形成葡萄糖-1-磷酸，然后在胞质溶胶中的磷酸葡萄糖变位酶（phosphoglucomutase）的作用下转化为葡萄糖-6-磷酸。最后经光面内质网腔面上的葡萄糖-6-磷酸酶催化，葡萄糖-6-磷酸发生去磷酸化降解为葡萄糖——后者更易于透过脂质双层膜进入光面内质网腔，最后被释放到血液中。

另外，不同细胞类型中的光面内质网，因其化学组成上的某些差异及所含酶的种类不同，常常表现出完全不同的功能作用。比如有些光面内质网是细胞解毒的主要场所，而肌细胞的光面内质网则是 Ca^{2+} 的储存场所，在其他细胞中的光面内质网却与胃酸、胆汁的合成和分泌密切相关等。

二、内质网与疾病

内质网作为一种重要的膜结合细胞器，在真核细胞中广泛存在，在蛋白质的折叠、组装、加工、运输等方面具有重要作用。在正常的生理条件下，内质网保持内稳态，保证其基本功能的实现。然而在多种病理生理情况刺激下，内质网功能会发生紊乱，导致大量未折叠或错误折叠蛋白质在内质网腔内蓄积，发生 ER stress。内质网应激可引发细胞的未折叠蛋白质反应，而 UPR 可以通过三个方面缓解内质网应激，即控制蛋白合成、促进蛋白质降解、协助未折叠及错误折叠蛋白正确折叠，以维持内稳态，保障细胞存活。但如果应激持续存在或应激损伤超出细胞存活的保护能力，内质网相关的凋亡途径将被启动，进而引起细胞凋亡。

在细胞内质网应激过程中，细胞主要通过 3 条信号传导通路激活 UPR：①双链 RNA 依赖的蛋白激酶样 ER 激酶（protein kinase R-like endoplasmic reticulum kinase，PERK）通路；②需肌醇酶 1（inositol-requiring enzyme 1，IRE1）通路；③活化转录因子 6（activating transcription factor 6，ATF6）通路。

目前研究发现内质网的功能紊乱与多种疾病

的发生发展密切相关,例如内质网功能蛋白的异常会导致 Wolcott-Rallison 综合征;内质网与其他细胞器相互作用的异常会导致肌萎缩侧索硬化(amyotropyic lateral sclerosis, ALS)、阿尔茨海默病;内质网稳态失常与肿瘤、病毒性肝炎等有关。

(一)内质网蛋白基因缺陷的相关疾病

Wolcott-Rallison 综合征(WRS)是一种罕见的常染色体隐性遗传病,其特征是患儿在新生儿期或婴儿早期发生胰岛素依赖型糖尿病,可同时表现为多发性骨骺发育不良和生长迟缓。其他常见的多系统表现包括肝肾功能不全、智力低下和心血管异常。研究发现,在 WRS 患者中,编码真核起始因子 2 激酶 3(EIF2AK3)的 *Eif2ak3* 基因存在突变。该基因位于染色体 2p12,编码蛋白通过使真核起始因子 2(eIF2)的亚基磷酸化来调节应激过程中的蛋白质合成。*Eif2ak3* 基因被报道具有多种变异形式,包括移码突变、错义突变、无义突变等。在 *Eif2ak3* 基因突变的小鼠模型中,PERK 磷酸化水平显著降低,导致内质网中错误折叠的蛋白产生积累,进而引起内质网应激,诱导细胞凋亡。此外,在 *PERK* 基因敲除的小鼠模型中,胰腺内分泌功能出现异常损伤,胰岛素与血糖水平也发生异常改变,同时出现相应的临床症状。

(二)内质网稳态失常的相关疾病

1. 内质网稳态失常与肿瘤 近年来研究发现,内质网应激及其引发的 UPR 在肿瘤的发生发展中扮演着关键的角色。在实体瘤组织中,相对于正常细胞,肿瘤细胞生长迅速,具有较强的增殖能力,因此对营养物质和氧等的需求较大,常处于缺氧、营养物质缺乏、活性氧堆积等肿瘤微环境中,进而导致大量未折叠或错误折叠蛋白聚集于内质网,产生内质网应激。后者可启动 UPR,恢复内质网稳态,使肿瘤细胞能够耐受缺氧、营养物质缺乏、酸中毒等不利因素,维持肿瘤细胞的生存、增殖和侵袭等能力。具体来说,UPR 通过激活下游 PERK、IRE1 和 ATF6 三条通路,一方面减轻内质网负荷、恢复内质网稳态,另一方面促进细胞的恶性转化,促进肿瘤的形成与发展。

细胞自噬是真核生物中进化保守的、对细胞内物质进行周转的重要过程。在该过程中,损坏的蛋白或细胞器被双层膜结构的自噬小泡包裹后送入溶酶体中降解,进而被循环利用。在缺氧的微环境中,肿瘤细胞可以通过激活 UPR 进一步引起细胞自噬,降解损伤的细胞器和异常蛋白质,维持细胞内稳态。研究发现,PERK-eIF2-ATF4 通路和 IRE1-ASK1-JNK 通路都可以引起细胞自噬,进而促进肿瘤细胞在应激状态下的存活,有利于肿瘤的发展。

2. 内质网稳态失常与病毒性肝炎 病毒性肝炎是由多种肝炎病毒(如乙型肝炎病毒、丙型肝炎病毒等)引起的、以肝脏病变为主的一种传染病,以上腹部不适、肝区痛、乏力等为主要临床表现,疾病进展后可发展为肝硬化,甚至肝癌。相对于其他各组织和器官的细胞,肝细胞中的内质网含量较为丰富。在病毒性肝炎发生的过程中,内质网中会有大量的病毒复制产物聚积,使得内质网稳态失常,进而引起细胞 UPR,诱发内质网应激。例如,乙型肝炎病毒 HBV 不仅可以通过其 X 蛋白(HBx)活化 ATF6 和 IRE1-XBP1 信号通路,引起 UPR,还可以通过激活 ERAD 相关通路引发内质网应激。丙型肝炎病毒 HCV 不仅可以利用核心蛋白通过 eIF2α 和 ATF6 相关通路激活内质网应激,还可以利用包膜蛋白 E1 和 E2 通过 PERK 激活 CHOP,引起肝细胞损伤。

(三)内质网与其他细胞器相互作用异常的相关疾病

内质网是真核细胞中最大的膜性细胞器。经由接头蛋白形成内质网接触点(ER contact site, ERCS),内质网可与多种细胞器如高尔基体、线粒体、过氧化物酶体等进行物质交换、信号转导等生理活动。

肌萎缩侧索硬化(amyotropyic lateral sclerosis, ALS)是上运动神经元和下运动神经元损伤后导致的四肢、躯干、胸部、腹部等肌肉逐渐无力和萎缩的神经变性疾病。作为内质网、线粒体和高尔基体连接的主要接头蛋白,内质网蛋白 VAPB 的表达在家族性 ALS 患者脊髓运动神经元中明显降低,进而减弱内质网与线粒体以及内质网与高尔基体间的联系。相似地,位于内质网与线粒体接触点的 Sigma-1 受体(Sigma-1 receptor, *Sig-1R*)基因突变或表达降低可使其与内质网钙离子通道 IP3 受体(IP3 receptor, IP3R)不能正常结合,进而影响与胞质中伴侣蛋白 Grp75 和定位于线粒体外膜的电压依赖性阴离子通道1（voltage-dependent anion channel 1，VDAC1）相连，从而干扰内质网与线粒体间钙离子流动。此外，家族性 ALS 被认为与超氧化合物歧化酶1（superoxide dismutase 1，SOD1）基因突变有关。在 SOD1 突变的 ALS 转基因小鼠中，突变的 SOD1 主要在脊髓和脑运动神经元中的内质网与线粒体接触点处积聚，阻止内质网与线粒体的连接。而在 ALS 患者中，研究发现脊髓细胞内 PERK、IRE1 和 ATF6 的浓度升高，神经元中内质网发生明显膨胀并且出现错误折叠蛋白质的沉积。突变的 SOD1 蛋白可以通过与其 C 末端直接相互作用来阻止 ERAD 相关逆转录元件的表达，从而引起错误折叠的蛋白在细胞内聚积，激活 IRE1-TRAF2-ASK1 通路，进而促进神经元死亡。

　　阿尔茨海默病是一种起病隐匿的慢性神经系统退行性疾病，临床上以记忆障碍、失语、失用、失认以及人格和行为改变等全面性痴呆表现为特征。其主要病理特征是过度磷酸化的 Tau 蛋白在细胞内形成神经元纤维缠结、细胞外淀粉样蛋白 β（amyloid-β，Aβ）沉积形成老年斑。与 Aβ 形成有关的淀粉样前体蛋白（Aβ precursor protein，APP）在内质网和高尔基体中经过折叠、加工后转运到细胞质膜等待裂解。当 APP 基因发生突变时，APP 裂解过程会发生改变，APP 将被剪切为具有神经毒性的 Aβ，而 Aβ 的大量沉积会诱发 UPR，引起内质网应激。此外，线粒体相关内质网膜（mitochondrial associated ER membrane，MAM）是内质网和线粒体间物理接触所形成的复合结构，可以调控两个细胞器间的钙离子流。在阿尔茨海默病患者的脑组织中，研究发现 Aβ 还可引起 MAM 上 PACS-2 和 Sig-1R 等重要的连接蛋白表达增加，进而增强内质网与线粒体间的联系，导致线粒体钙超载。

第四节　高尔基体

一、高尔基体的基本特征

（一）高尔基体的形态结构

　　电镜观察表明，高尔基体（Golgi apparatus）是一种膜性的囊泡结构复合体，其主体是由3～8个扁平囊泡（cisterna）整齐地排列层叠在一起形成的高尔基体堆（Golgi stack）。高尔基体具有明显的极性特征：扁平囊泡靠近细胞核的面被称为顺面（cis-face）或形成面（forming face），形成面附近的囊泡大多数是由其附近的糙面内质网芽生、分化形成，它们之间相互融合，既可以实现从内质网到高尔基体的物质转运，又可以更新和补充扁平囊泡的膜结构及其内含物；靠近细胞膜的面被称作反面（trans-face）或成熟面（mature face），成熟面附近的囊泡中包含扁平囊泡的分泌物，根据分泌物中蛋白质的分选信号进行不同去向的运输。构成高尔基体主体的囊泡，从形成面到成熟面可呈现为典型的扁平囊状、管状或管/囊复合形式等结构形态。现在一般将高尔基体膜囊层依次划分为顺面高尔基网（cis-Golgi network）、高尔基中间膜囊（medical Golgi stack）和反面高尔基网（trans-Golgi network）三个组成部分。顺面高尔基网主要显示嗜锇的化学特征；高尔基中间膜囊的主要功能是进行糖基化修饰和多糖及糖脂的合成；反面高尔基网主要对蛋白质进行分选，最终使经过分选的蛋白质或被分泌到细胞外，或被转运到溶酶体。

　　高尔基体在不同的组织、细胞中具有不同的分布特征。神经元中的高尔基体围绕细胞核分布，肝细胞中的高尔基体沿胆小管分布在细胞边缘，在输卵管内皮、肠上皮黏膜等具有生理极性的细胞中，高尔基体常常在细胞核附近趋向于一极分布。

（二）高尔基体的功能

　　作为内膜系统的主要结构组成之一，高尔基体不仅和内膜系统其他结构组分一起构成了胞内物质转运的特殊通道，而且也是胞内物质合成、加工的重要场所。其主要的功能作用包括：

　　1. 高尔基体是细胞内蛋白质运输和分泌的中转站　分泌型蛋白、胞内溶酶体中的酸性水解酶蛋白、多种细胞膜蛋白以及胶原纤维等细胞外基质成分都是经由高尔基体进行定向转送和运输的。因此可以说高尔基体是细胞内蛋白质运输和分泌的中转站。

　　2. 高尔基体是胞内物质加工合成的重要场所　在内质网中合成并经由高尔基体运输的蛋白质，绝大多数都是经过糖基化修饰加工合成的糖蛋白，主要包括 N- 连接糖蛋白和 O- 连接糖蛋白两种类型。前者的糖链合成与糖基化修饰始于内质网，完成于高尔基体；后者的糖链合成与糖基化修饰则主要或完全是在高尔基体中进行和完成的。对糖蛋白中寡糖链的修饰加工是高尔基体的主要功能之一。由内质网转运而来的糖蛋白在进入高尔基体后，其寡糖链末端区的寡糖基往往要被切去，与此同时再被添加上新的糖基，比如UDP-半乳糖、UDP-葡萄糖和UDP-唾液酸等。

对蛋白质的水解修饰，是高尔基体物质加工修饰功能的另一种形式。某些蛋白质或酶只有在高尔基体中被特异性地水解后，才能够成熟或转变为其作用的活性存在形式。例如人胰岛素的C肽在高尔基体中被水解切除后才成为有活性的胰岛素。胰高血糖素和血清白蛋白等的成熟也是经过在高尔基体中切除修饰完成的。

3. 高尔基体是胞内蛋白质的分选和膜泡定向运输的枢纽 高尔基体在细胞内蛋白质的分选和膜泡的定向运输中具有极为重要的枢纽作用。其可能的机制是通过对蛋白质的修饰、加工，使不同的蛋白质带上了可被高尔基体膜上专一受体识别的分选信号，经过分拣和浓缩步骤，形成不同去向的运输和分泌小泡。

二、高尔基体与疾病

高尔基体是重要的细胞器，研究发现高尔基体的异常与多种人类疾病相关。研究报道高尔基体的结构改变与肿瘤、神经退行性疾病（包括阿尔茨海默病、亨廷顿病、肌萎缩侧索硬化症和帕金森病）及心血管疾病相关。高尔基体的糖基化修饰功能受损会导致多种疾病发生。当高尔基体常驻蛋白的表达因基因突变而改变时，也会对机体健康造成一系列的影响，从而导致多种疾病的发生。另外，高尔基体与其他细胞器相互作用发生异常时，也会导致多种疾病的发生。

（一）高尔基体蛋白异常的相关疾病

当高尔基体常驻蛋白发生异常时，会对机体健康造成一系列的影响，可能与多种疾病的发生发展相关。

高尔基体蛋白73（GP73）又称Ⅱ型高尔基膜蛋白，是顺面高尔基网上的一种跨膜糖蛋白，最早是由Kladney等人在2000年研究成人巨细胞病毒性肝炎患者遗传蛋白差异时报道的。其基因位于第九号染色体长臂，全长3 080个核苷酸，内含1个1 299bp的开放阅读框，编码区位于199～1 404，共编码400个氨基酸，大小为73kDa。在正常生理情况下，人体肝脏细胞几乎不表达GP73，而在胆管上皮细胞、结肠表面的高分化腺体细胞、支气管纤毛柱状上皮细胞、肾脏远曲小管和集合管上皮细胞、前列腺腺体上皮细胞中以低水平持续表达。在病理情况下，GP73的mRNA和蛋白质水平均明显升高，表明其在疾病的发生发展中发挥了重要作用。原发性肝癌（primary hepatic cancer，PHC）是国内外常见的恶性肿瘤之一，目前它主要通过影像学、血清AFP和病理学的检查进行诊断。AFP是唯一推荐的、检测肝癌的血清标志物，但其敏感度和特异度均不理想。因此，为了提高患者的生存率，就非常需要一种能够检测出早期肝癌的方法。2005年，Block等人发现在患肝细胞癌（hepatocellular carcinoma，HCC）的美洲旱獭的血清中，GP73显著高于非HCC美洲旱獭，首先指出了GP73与HCC之间的密切相关性。随后GP73在HCC早期诊断中引起了广泛的关注。随着蛋白组学技术的进一步发展，GP73的异质体-岩藻糖基化的GP73（Fc-GP73）被发现与肝癌的发生更为密切。在一项包含80名患者的研究中，Fc-GP73诊断肝癌的敏感度和特异度分别高达90%和100%，这个数据提示可能在一些肝癌患者血清中GP73的水平不高，但Fc-GP73明显增高。因此，血清中的Fc-GP73可能是更好的肝癌标志物。有研究发现，在HCC与胆管细胞癌患者体内，GP73表达水平均明显升高，且表达水平与肝癌的分级有关。同时，肝癌组织中GP73的表达与肿瘤大小、血管侵犯等成正相关，提示肿瘤的侵犯和转移。故无论是肝细胞还是胆管上皮细胞的恶性病变，都可以刺激GP73的表达和分泌。肝癌患者血清中升高的GP73正是来源于发生癌变的肝细胞，从而为其成为肝癌的血清标志物提供了依据。

除肿瘤之外，多种骨骼肌肉系统疾病也与高尔基体蛋白功能异常相关。RAB33B是小GTP结合蛋白Rab家族的一员，定位于高尔基体，参与高尔基体向内质网的逆向运输，并且与细胞自噬相关。在两种不同的骨骼发育异常的患者中，发现了RAB33B GTPase结构域的两种错义突变。在 Smith-McCort 发育不良综合征患者体内，RAB33B 蛋白表达水平的降低与高尔基体的肿胀与碎裂相关。GOSR2（Golgi SNAP receptor complex member 2）定位于高尔基体，参与高尔基体对蛋白质的分类运输，其异常与"North Sea"进行性肌阵挛性癫痫相关，这种疾病是一种与骨骼畸形相关的进行性神经退行性疾病。

（二）高尔基体稳态失常的相关疾病

在压力、酒精或药物的长期作用下，高尔基体会出现结构改变，例如轻微增大或完全碎裂。最常见的高尔基体结构改变为高尔基体碎裂，可以是中心性或外周性。在人类疾病中，外周性高尔基体碎裂很罕见，最常见的仍是中心性高尔基体碎裂。高尔基体碎裂在一系列神经系统退行性疾病中均有报道，包括阿尔茨海默病、亨廷顿病、肌萎缩侧索硬化症和帕金森病。最近的一些研究证明，高尔基体形态的改变，特别是高尔基体的碎裂，可以直接导致神经毒性。细胞周期蛋白依赖激酶 5（cdk5）可以磷酸化高尔基 GRASp65 结构性蛋白和 GM130 蛋白（cis-Golgi 矩阵蛋白）。有报道指出，阿尔茨海默病患者颅内 β 淀粉样蛋白（Aβ）的积累会通过激活 cdk5 而导致高尔基体的碎裂。高尔基体碎裂同时也会进一步增加 Aβ 的累积，从而进一步促进神经性毒性蛋白的产生。为了直接评估高尔基体结构改变是否会导致体内神经退行性变，有研究敲除了小鼠神经元中高尔基体蛋白 GM130，发现 GM130 缺失会导致原代神经元高尔基体结构发生重大改变及神经元中高尔基体的碎裂。这些研究表明高尔基体的碎裂会导致神经元退行性改变。

高尔基体形态的完整性改变也与多种肿瘤的发生发展有密切关系。肿瘤细胞内高尔基体形态的改变与细胞极性的丧失、DNA 损伤修复通路的异常以及 galectin-1 诱导的细胞凋亡有关。高尔基体结构蛋白 GOLPH3 的编码基因已经被确认是一种致癌基因。Golph3 基因的扩增及过表达会导致高尔基体的碎裂，并且可以增加 DNA 损伤细胞的存活。另一方面，Golph3 基因的敲除会阻止高尔基体的碎裂，同时增强 DNA 损伤细胞的凋亡。据报道，高尔基体形态改变与 DNA 损伤之间的关系是由 DNA 损伤反应激酶 DNA-PK 介导的，DNA-PK 可以磷酸化 GOLPH3 蛋白，并

增强其与细胞骨架肌动蛋白的相互作用，从而导致高尔基体的碎裂。另一项研究发现 RhoBTB1 和高尔基体结构与肿瘤细胞的侵袭有关。乳腺癌细胞中 RhoBTB1 的丢失可以降低高尔基体精氨酸甲基转移酶 METTL7B 的表达，从而导致高尔基体的碎裂和正常极性丧失。RhoBTB1 的重新表达不仅恢复了高尔基体的正常形态，而且降低了肿瘤细胞的侵袭。在一项前列腺癌的研究中发现，高尔基体在雄激素难治性肿瘤细胞中呈碎片状，而正常的前列腺细胞则具有典型的致密高尔基体形态。雄激素难治性肿瘤细胞的高尔基体碎裂与糖基转移酶的错误定位有关，从而导致 O- 糖基化改变和 galectin-1 诱导的细胞凋亡的缺陷。通过敲除非肌细胞性肌凝蛋白或利用药物抑制肌动蛋白聚合，可恢复高尔基体致密的丝带状结构，增加 galectin-1 诱导的细胞凋亡，表明高尔基体能够调节 O- 糖基化和 glycan-galectin 信号通路，从而影响细胞的增殖与凋亡。

（三）高尔基体与其他细胞器相互作用异常的相关疾病

肌萎缩侧索硬化症（amyotrophic lateral sclerosis，ALS）是累及大脑皮质、脑干和脊髓运动神经元的神经退行性疾病。研究发现在 ALS 早期即发生高尔基体病变，可能与运动神经元的变性死亡有关。高尔基体发生不可逆的结构碎裂是神经退行性疾病中出现较早且持续性的病理特征之一。大量研究证明，高尔基体碎裂是 ALS 运动神经元的典型病理改变之一：在家族性和散发性 ALS 患者中可检测到高尔基体形态或相关蛋白表达水平的改变，且发生在临床症状出现之前。有研究发现，ALS 患者体内运动神经元高尔基体的碎裂与内质网 - 高尔基体分泌途径受损有关。衣被蛋白复合体 II（COP II）介导内质网与高尔基体（ER-Golgi intermediate compartment，ERGIC）对分泌型蛋白质运输的初始步骤，COP II 包被的囊泡将货物蛋白从 ER 转运到高尔基体。COP I 介导从高尔基体到内质网和高尔基体隔室之间的逆向运输，主要负责回收、转运内质网逃逸蛋白（escaped proteins）返回内质网。囊泡出芽和融合之间的平衡被破坏则会导致高尔基体结构的改变及其成熟囊泡的丧失。分泌型蛋白 VSVG 需从内质网运输到高尔基体，可作为检测早期分泌通

路功能的标志性蛋白。在 ALS 患者脊髓运动神经元、SOD1G93A 转基因小鼠的皮质和脊髓运动神经元以及过表达 ALS 致病突变 TDP43、FUS 和 SOD1 的 Neuro2a 细胞模型中都发现 VSVG 主要定位在内质网，囊泡运输过程受阻使其在高尔基体定位减少。且突变的 TDP43 和 FUS 主要位于内质网，影响运输通路前期分泌型蛋白及 COPⅡ 有被囊泡的出芽形成过程，而突变的 SOD1 主要游离于胞质中，影响囊泡沿微管的运输及与高尔基膜融合过程。这提示在 ALS 中，早期分泌途径受损早于高尔基体碎裂，可能是引起高尔基体形态改变的原因之一。

除此之外，有研究发现，在心脏病患者体内也存在高尔基体与其他细胞器交互异常。研究发现，Rab1 能够调节 AT1R 在内质网 - 高尔基体 - 细胞膜之间的转运，实验证明过表达 Rab1 能够促进新生心肌细胞的生长及小鼠心肌肥大，这表明内质网 - 高尔基体之间的蛋白转运能够调节心肌细胞的生长。Nielsen 等人在心肌细胞中观察到高尔基体相关的囊泡、小管中有小的脂质染色颗粒。因此，由于高尔基体具有分泌脂蛋白的能力，其损伤可能导致脂蛋白分泌的丧失，从而导致心肌脂肪堆积。修复受损的内质网 - 高尔基体囊泡转运通路的结构和功能，可消除心脏移植排斥反应。Limas 等发现高尔基体参与心肌细胞表面 β- 肾上腺素受体的回收。心脏提取物和造血因子 CNTF 均能刺激 T 型 Ca^{2+} 通道的表达，蛋白质转运抑制剂 brefeldin A 抑制了心脏提取物和 CNTF 的刺激作用，提示蛋白转运调节了 T 型 Ca^{2+} 通道的功能表达。因此，高尔基体与其他细胞器之间的蛋白质转运的功能障碍可能会对心血管疾病产生相关影响。

第五节 溶 酶 体

溶酶体（lysosome）是内膜系统的重要结构组分之一，因其内含多种水解酶而被命名为溶酶体。

一、溶酶体的基本特征

（一）溶酶体的形态结构特点和化学组成

溶酶体普遍地存在于各类组织细胞之中，由一层单位膜包裹而成，膜厚约 6nm，通常呈球形。其大小差异显著，一般直径为 0.2～0.8μm，最小直径仅 0.05μm，而最大直径可达数微米。典型的动物细胞中含有几百个溶酶体，但是在不同细胞中，溶酶体的数量差异是巨大的。

一般而言，在溶酶体中可含有 60 多种酸性水解酶，能够分解机体中几乎所有生物活性物质，这些酶作用的最适 pH 通常为 3.5～5.5。表 5-5-1 为溶酶体含有的几种主要酶类及其作用底物。但是，在每一个溶酶体中所含有的酶的种类却是有限的。不同溶酶体中所含有的水解酶亦并非完全相同，这使它们表现出不同的生化或生理性质。

表 5-5-1 溶酶体含有的主要酶类及其作用底物

酶的种类	作用底物
内肽酶、外肽酶、胶原酶、顶体酶	多肽链
糖胺酶、糖基化酶	糖蛋白
磷蛋白磷酸化酶	磷蛋白
酸性麦芽糖酶	糖原
内糖苷酶、外糖苷酶、溶菌酶、硫酸酯酶	蛋白聚糖
芳基硫酸酯酶 A、N- 脂酰鞘氨醇酶、糖苷酶	糖脂
三酰甘油酯酶、胆碱酯酶	神经脂
磷脂酶、磷酸二酯酶	磷脂
核酸酶、核苷酸酶、核苷酸硫酸化酶、焦磷酸酶	核酸与核苷酸

尽管溶酶体是一种高度异质性的细胞器，但是也具有许多重要的共性特征：①所有的溶酶体都是由一层单位膜包裹而成的囊球状结构小体。②均含有丰富的酸性水解酶，包括蛋白酶、核酸酶、脂酶、糖苷酶、磷酸酶和溶菌酶等多种酶类。其中，酸性磷酸酶是溶酶体的标志酶。③溶酶体膜中富含两种高度糖基化的穿膜整合蛋白 LAMP-1 和 LAMP-2。溶酶体相关膜蛋白（lysosomal-associated membrane protein，LAMP）是位于溶酶体膜上的高度糖基化的单次跨膜蛋白，其糖链分布在溶酶体膜腔面，可能有利于防止溶酶体所含的酸性水解酶对其自身膜结构的消化分解。④溶酶体膜上嵌有质子泵，可依赖水解 ATP 释放出的能量将 H^+ 逆浓度梯度地泵入溶酶体中，以形成和维持溶酶体囊腔中酸性的内环境。

（二）溶酶体的功能

溶酶体内含 60 多种酸性水解酶，具有对几乎所有生物分子的强大消化分解能力。

1. 溶酶体能够分解胞内的外来物质及清除衰老、残损的细胞器　溶酶体能够通过异噬性溶酶体和自噬性溶酶体的不同途径，及时地对经胞吞（饮）作用（endocytosis）摄入的外来物质或细胞内衰老、残损的细胞器进行消化，使之分解成为可被细胞重新利用的小分子物质，并透过溶酶体膜释放到细胞质基质，参与细胞的物质代谢。这不仅使可能影响细胞正常生命活动的外来异物和丧失了功能的衰老、残损的细胞器得以清除，有效地保证了细胞内环境的相对稳定，也有利于细胞器的更新。

2. 溶酶体具有物质消化与细胞营养功能　溶酶体作为细胞内具有消化功能的细胞器，在细胞饥饿状态下，可通过分解细胞内的一些对于细胞生存并非必需的生物大分子物质，为细胞的生命活动提供营养和能量，维持细胞的基本生存。例如，蛋白酶将蛋白质降解成氨基酸，核酸酶进一步将核酸降解成单核苷酸，磷酸酶则可切除单核苷酸和磷脂的磷酸基等。事实上，原生动物从外界摄入的各种营养物质就是完全依赖溶酶体的分解消化作用才被细胞有机体吸收利用的。

3. 溶酶体的其他功能　溶酶体强大的物质消化和分解能力则是细胞实现其免疫防御功能的基本保证和基本机制，如巨噬细胞有发达的溶酶体使被吞噬的细菌或病毒颗粒被分解消化。溶酶体常常在某些腺体组织细胞的分泌活动过程中发挥着重要的作用，如甲状腺球蛋白（thyroglobin）受到刺激后，首先要通过吞噬作用进入分泌细胞内，在溶酶体中水解成甲状腺素，然后才被分泌到细胞外的毛细血管中。溶酶体在生物个体发生与发育过程中也起重要作用，如动物精子中溶酶体特化为其头部最前端的顶体（acrosome），它含有多种水解酶，如顶体蛋白、透明质酸、神经氨酸酶、酸性磷酸酶和蛋白酶等，可溶解、消化围绕卵细胞的滤泡细胞及卵细胞外被，从而为精核的入卵受精打开一条通道。

二、溶酶体与疾病

溶酶体在细胞生命活动中具有多方面的重要生物学功能。通常把由于溶酶体的结构或功能异常所引起的疾病统称为溶酶体病。近些年来，人们对于溶酶体与人类某些疾病的关系，进行了颇为广泛深入的探讨和研究，也取得了一定的成果。

（一）溶酶体酶基因缺陷的相关疾病

溶酶体强大的降解作用对于细胞内毒性物质的清理、受损细胞器的清除、细胞内环境的维持都非常重要，而当溶酶体蛋白功能发生异常时，常常会引发 LSD。LSD 是一组罕见的、隐性遗传的先天性代谢缺陷疾病，其总体发病率为 1/5 000。LSD 是由于编码特定溶酶体组分的基因发生突变，导致溶酶体中物质不能被正常降解而在溶酶体内逐渐贮积，引起一些组织和器官的功能发生障碍，积累的物质多为黏多糖、鞘脂、糖蛋白、糖原和脂褐素，病症的突出表现包括严重的神经退行性变、智力下降、认知障碍和行为异常等，其他容易受累的组织还包括内脏、眼部、骨骼和肌肉。目前已经发现近 60 种先天性溶酶体病是由溶酶体中某些酶的缺乏或缺陷所引起，比如由于溶酶体内的 β- 葡糖脑苷酶（β-glucocerebrosidase，GBA）功能缺陷导致葡萄糖神经酰胺大量积累而引起的戈谢病（Gaucher disease，GD）、由于溶酶体鞘磷脂酶缺陷造成鞘磷脂堆积而引发的 Niemann-Pick 神经系统损伤遗传病等。

除了由先天遗传缺陷导致的溶酶体酶功能异常以外，某些药物也会诱发获得性溶酶体酶缺乏的相关疾病，比如，磺胺类药物会造成巨噬细胞内 pH 的升高，导致所吞噬的细菌不能被有效地杀灭而引发炎症；又如抗疟疾、抗组胺及抗抑郁之类的药物，或因药物本身在溶酶体中的蓄积，或因引起某些细胞代谢中间产物在溶酶体中的蓄积，从而直接或间接地导致溶酶体病的发生。此外，新近研究更揭示了溶酶体酶功能异常的其他诱因：急性线粒体氧化应激可以直接通过将多巴胺氧化而抑制溶酶体酶的活性。总体来说，获得性溶酶体酶缺乏的相关疾病是比较少见的。

1. 泰 - 萨氏病（Tay-Sachs disease）　泰 - 萨氏病旧称黑矇性痴呆。它是由于基因缺陷使脑细胞溶酶体中氨基己糖酶 A 缺乏，使之不能降解糖脂分子，导致了 GM2 神经节苷脂的代谢障碍，使得其在脑及神经系统和心脏、肝脏等组织出现大量累积，超过正常人的 100~300 倍。此病多发生于儿童，在出生后 6~8 个月出现临床症状，一般在 2~6 岁死亡。

2. 糖原贮积症Ⅱ型（glycogen storage disease type Ⅱ） 该病是最早发现的先天性代谢病。基因缺陷使肝细胞溶酶体内缺乏 α- 葡萄糖苷酶，导致糖原无法被降解而大量蓄积在肝细胞和肌细胞的溶酶体内，使溶酶体越来越大，以致大部分细胞质被溶酶体占据，导致细胞变性和器官功能受损。其主要受累器官组织有：脑、肝、肾、肾上腺、骨骼肌和心肌等。此病多见于儿童，主要表现为肌无力、心脏增大、进行性心力衰竭等，患儿一般于两岁内死亡。

（二）溶酶体稳态失常的相关疾病

由于受到某些理化或生物因素的影响，使得溶酶体膜的稳定性发生改变，导致酶的释放，结果造成细胞、组织的损伤或疾病。病症包括硅沉着病、痛风、类风湿关节炎；此外，休克发生后的细胞与机体的不可逆损伤也与溶酶体稳态失常有着密切关系。

1. 硅沉着病 硅沉着病，曾称矽肺，是一种与溶酶体膜受损，导致溶酶体酶释放有关的常见职业病。其发病机制是：吸入肺部的大量矽尘颗粒（二氧化硅，SiO_2）会被肺组织中的巨噬细胞吞噬，形成吞噬体。吞噬体进一步与内体性溶酶体（或初级溶酶体）融合为吞噬性溶酶体，而巨噬细胞内的溶酶体不能分解消化这些颗粒。这些带有负电荷的矽尘颗粒在溶酶体内形成矽酸分子，以非共价键与溶酶体膜受体或膜上的阳离子结合，影响到溶酶体膜的稳定性，使得溶酶体酶和矽酸分子外泄，造成巨噬细胞的自溶。一方面，外泄的溶酶体酶消化和溶解周围的组织细胞；另一方面，释放出的不能被消化分解的矽尘颗粒又被巨噬细胞所吞噬，如此反复。巨噬细胞的不断自溶刺激肺成纤维细胞增生，并分泌大量胶原物质，形成大小不等的硅沉着病结节，进而降低肺的弹性，引起肺组织功能障碍甚至丧失。

2. 痛风 痛风是以高尿酸血症为主要临床生化指标的嘌呤代谢紊乱性疾病。当尿酸盐的生成与排出之间平衡失调、血尿酸盐升高时，尿酸盐会以结晶形式沉积于关节、关节周围及多种组织，并被白细胞所吞噬。被吞噬的尿酸盐结晶与溶酶体膜之间形成的氢键结合改变了溶酶体膜的稳定性。溶酶体中水解酶和组胺等可致炎物质的释放在引起白细胞自溶坏死的同时，引发所在沉积组织的急性炎症。被释放的尿酸盐又继续在组织沉积。当沉积发生在关节、关节周围、滑囊、腱鞘等组织时，会形成异物性肉芽肿；而在肾脏，则可能导致尿酸性肾结石或慢性间质性肾炎。

（三）溶酶体与其他细胞器相互作用异常的相关疾病

细胞自噬是一种溶酶体参与的细胞器交互作用的重要方式。溶酶体和自噬功能障碍是常见神经退行性疾病的主要发病机制之一，例如阿尔茨海默病（Alzheimer's disease，AD）、PD、亨廷顿病（Huntington disease，HD）、额颞痴呆（frontotemporal dementia，FTD）及 ALS。细胞清除异常导致神经退行性变主要包含两种机制：首先，参与溶酶体 - 自噬通路的基因功能丧失突变可影响细胞组分降解回收过程；其次，易于聚集的蛋白（例如 SNCA、APP、HTT 和 MAPT）功能获得性突变可能导致蛋白聚集能力增强，溶酶体 - 自噬途径的吞噬作用也增强。无论涉及何种机制，细胞清除异常都导致了神经毒性蛋白聚集和神经元细胞死亡。

另外，自噬的异常也与肿瘤的发生发展密切相关。

1. AD AD 是最常见的年龄相关的神经退行性疾病，其发病与病理性蛋白聚集有着紧密的关系。AD 患者典型特征包含细胞外 β 淀粉样蛋白（amyloid β-protein，Aβ）斑块沉积和细胞内含过度磷酸化的 Tau 的神经元纤维缠结。Aβ 和 Tau 是自噬的底物，AD 中的自噬结构含大量未消化的底物，这表明 AD 中自噬异常。Aβ 和 Tau 聚集过程中自噬体的成熟缺陷，以及随着年龄增加，神经元自噬能力的减弱加重了病理性蛋白聚集。目前研究已证实跨膜蛋白早老素 1（presenilin-1）基因突变的家族早发性 AD 患者溶酶体和自噬功能障碍，其中至少包含两种机制：一是溶酶体酸化机制受损，二是溶酶体 Ca^{2+} 稳态失衡，自噬流受阻。已有研究显示，在体外神经退行性疾病细胞模型中，上调促自噬相关蛋白表达的转录因子 TFEB 可显著减少 Aβ 和 Tau 等致病蛋白。

2. 胰腺导管癌（pancreatic ductal adenocarcinoma，PDA） 肿瘤细胞持续的增殖伴随着生物能量的损耗，这就需要更多的营养去支持大分子的合成，而溶酶体分解代谢中的部分产物可作为肿瘤细胞增殖的物质基础。因此与邻近的正常组织相比，许多肿瘤细胞中的溶酶体酶活性增强。PDA细胞可以通过巨胞饮作用直接摄取细胞外的白蛋白以及其他大分子物质，然后运送至溶酶体进行降解，从而获取大量的游离氨基酸，为肿瘤的生长提供原材料。研究还发现了PDA细胞获取营养的另一条重要途径，即通过上调MiT/TFE转录因子的表达水平，增强了自噬活性，进而驱动了胞内蛋白的分解代谢。在肿瘤微环境中营养物质匮乏的情形下，该通路对PDA细胞维持细胞内高水平的氨基酸含量以及蛋白合成能力至关重要。

综上所述，溶酶体不只是细胞的"垃圾站"，近年来其在疾病中的作用越发受到重视。已有报道显示，保护溶酶体功能可以维持损伤细胞的稳态，并可能有助于延缓相关疾病的进展。开发溶酶体相关疾病的治疗新策略具有较好的前景，而阐明疾病状态下溶酶体的损伤机制是制定相关治疗策略的重要前提条件。

第六节　细胞骨架

细胞骨架（cytoskeleton）一般指真核细胞中的蛋白纤维状网架结构，主要包括微丝（microfilament）、微管（microtubule）和中间丝（intermediate filament）三种丝状结构组分。细胞骨架具有高度动态性和功能多样性，不仅在维持细胞形态、保持细胞内部结构的有序性方面起重要作用，而且还参与许多重要的生命活动，其异常与肿瘤发生发展、神经系统疾病和遗传病等密切相关。

一、细胞骨架组分的基本特征

（一）细胞骨架的形态结构和组装

1. 微丝　肌动蛋白（actin）作为微丝的主要成分，主要有两种存在形式，球状肌动蛋白（globular actin，G-actin）以及由多个肌动蛋白组成的纤维状肌动蛋白（fibrous actin，F-actin）。肌动蛋白组装过程一般分为三个阶段：首先是成核（nucleation）阶段，G-肌动蛋白聚集成短的、不稳定的寡聚体。一旦寡聚物达到一定长度（三个或四个亚基），会进入微丝快速组装的延伸阶段，新的肌动蛋白单体加到微丝两端的速度不同，速度快的一端为正极，速度慢的一端为负极。随着肌动蛋白

单体的组装和溶液中单体含量的减少，组装过程达到一个稳定状态，称为稳定阶段。这时微丝两端的组装与解聚活动仍然在同时进行，由于正端延长长度等于负端缩短长度，因此长度保持不变。

在体内，微丝的成核是微丝组装过程中的关键，成核促进因子、微丝相关蛋白2/3（Arp2/3）、形成蛋白（formin）等能促进微丝的成核。微丝的稳定性主要由加帽蛋白（capping protein）调控，结合ATP的微丝末端肌动蛋白单体继续发生水解，使得整根微丝处于不稳定的状态。微丝的解聚依赖于肌动蛋白解聚因子（actin depolymerizing factor，ADF）/丝切蛋白（cofilin），ADF/cofilin能增强肌动蛋白单体从负端解离的速率，并可切断微丝产生更多的末端；而前纤维蛋白（profilin）可以逆转ADF/cofilin的这种作用，通过刺激ATP的结合，促进ATP-肌动蛋白单体的形成，使微丝与ADF/cofilin解离，进而组装成丝。

一些特殊的化合物可以改变肌动蛋白的聚合状态，从而影响细胞内微丝的网络结构。从真菌蠕孢代谢物中提取的生物碱细胞松弛素B（cytochalasin B）与肌动蛋白丝的正端结合并阻断新单体的加入，发挥阻碍肌动蛋白聚合的作用。鬼笔环肽（phalloidin）是从毒覃鬼笔伞菌中提取的剧毒双环杆肽，可与肌动蛋白丝紧密结合，阻止它们分解成单个肌动蛋白分子，发挥抑制微丝解聚的作用。鬼笔环肽只与F-actin结合，而不与G-actin结合；因此，用荧光染料（如异硫氰酸荧光素或罗丹明等）标记的鬼笔环肽可以用于特异性标志F-actin，被广泛应用于微丝结构与功能的研究。

2. 微管　组成微管的蛋白质是微管蛋白（tubulin）。α微管蛋白和β微管蛋白结合形成的异二聚体是微管组装的基本结构单位，由于每个纤维丝都由此异二聚体有规律地排列而成，这样每个纤维丝的两端都是不对称的，一端为α微管蛋白，另一端为β微管蛋白，进而形成微管的极性。微管在体外的组装过程可以分为成核期、生长期以及平衡期三个阶段。由于在体外缺乏中心体等微管组织中心，一些微管蛋白异二聚体首先纵向聚合形成短的丝状结构，即所谓的成核反应。随着异二聚体更多地结合到原纤维的两端和侧面，逐渐扩展成片状，当片状聚合物加宽到大致13根原纤丝时，即合拢成为一段圆管状微管。

新二聚体不断地添加到这段微管的两端,使其延长(生长期)。

在 α 微管蛋白上存在一个 GTP 结合位点,结合在该位点的 GTP 通常不会水解,因而被称为不可替换位点。在 β 微管蛋白也有 GTP 结合位点,该 GTP 在微管蛋白二聚体参与组装成微管后会被水解成 GDP,当微管去组装后,β 微管蛋白上的 GDP 可以被 GTP 所替换,然后再参与微管的组装,因此 β 微管蛋白上的 GTP 结合位点是可替换位点。GTP 水解速度越慢,游离的微管蛋白浓度越高,微管越容易延长。当组装体系中结合 GTP 的微管蛋白异二聚体的浓度较高,微管末端的组装速度大于 GTP 的水解速度时,可以在微管的末端形成一个结合 GTP 的帽子,从而可以防止微管的解聚。当微管两端组装与解聚的速度相同时,微管的总体长度保持稳定。

微管结合蛋白(microtubule associated protein,MAP)可通过蛋白互作和翻译后修饰等方式参与微管结构、组装以及功能的调控。微管结合蛋白主要包括 MAP-1、MAP-2、Tau、MAP-4、+TIP(plus-end-tracking protein)、XMAP215(Xenopus microtubule-associated protein)和 stathmin 等。+TIP 蛋白包括 CLIP-170(cytoplasmic linker protein-170)和 EB1(end-binding protein 1),它们在不断增长的末端积累,参与控制微管的形成和微管的"踏车"运动;XMAP215 可以结合微管,稳定微管的游离末端,抑制微管从生长到缩短的转变;一分子 stathmin 结合两个微管蛋白异二聚体从而阻止异二聚体添加到微管的末端。

一些化合物能够抑制微管的组装和去组装。秋水仙素和微管蛋白形成的二聚体复合物加到微管的正负两端,会阻止其他微管蛋白二聚体的加入或丢失。低浓度的秋水仙素在处理动物和植物细胞时,会将细胞周期进展阻断在有丝分裂的中期,因此被广泛应用于细胞周期的研究中。紫杉醇是红豆杉属植物中一种复杂的次生代谢产物,只能与聚合的微管相互作用,可维持微管的稳定,抑制微管解聚,在科研上被用于细胞周期的研究,在临床上被用于多种肿瘤的治疗。诺考达唑(nocodazole)能够和稳定游离的微管蛋白结合,使其无法聚合形成微管,促进微管的解聚,将细胞周期阻滞在分裂期,常用于细胞周期的研究。

3. 中间丝 中间丝又称中间纤维,直径介于微管和微丝之间(8~10nm)。由于中间丝具有明显的组织特异性,因此其种类、成分、结构和功能具有多样性。中间丝可被分为角蛋白(keratin)、波形蛋白(vimentin)、结蛋白、神经丝蛋白、神经胶质纤维酸性蛋白六种主要类型。中间纤维蛋白具有相似的结构域,一般分为头部、杆部和尾部,中央是 α 螺旋杆状区,两侧则是大小和化学组成不同的端区。头部和尾部氨基酸组成和化学性质的多样性决定了中间纤维外形和性质的差异和特异性。中间丝的装配与解聚不同于微丝和微管的动态特征,不表现为典型的踏车行为。中间丝蛋白可以在原有的中间丝的多个位点加入,新的中间丝蛋白可以通过交换的方式加入原有的纤维。与微管和微丝类似,中间丝的结合蛋白(intermediate filament associated protein,IFAP)对于中间纤维的功能维持也起到重要作用,目前已经发现 10 多种 IFAP,如桥粒斑蛋白(desmoplakin)、网蛋白(plectin)和 BPAG1(bullous pemphigoid antigen 1)等。IFAP 一般具有相似的结构,即中间为一段长的 α 螺旋区,两侧为非 α 螺旋的 N 端和 C 端。不同的 IFAP 具有组织细胞表达的专一性,但大多数 IFAP 的具体功能还亟待研究。同时,到目前为止,还没有发现公认的可作用于中间丝的特异性化合物,因此人们对其分子组装和细胞功能仍知之甚少。

(二)细胞骨架的功能

1. 维持细胞形态 微丝作为维持细胞形态的基础,也是细胞感受力学刺激的重要感应器。微管具有一定的强度,能抗压、抗弯曲,为细胞提供了较好的机械支持力;同时,三联微管可组装成为两个相互垂直的中心粒,形成中心体,参与维持细胞的形态。中间丝填充于整个细胞质,对细胞起到支撑作用,进而保证细胞的完整性。这样,微丝、微管和中间丝及其与其他细胞器的连接赋予细胞一定的强度和机械支撑力。

2. 参与细胞分裂 细胞进入有丝分裂期后,真核细胞的微管会组装形成有丝分裂期纺锤体(mitotic spindle),染色体动粒连接的微管的组装与去组装以及动粒微管与动粒之间的相对滑动推动染色体在细胞中的运动,进而完成遗传物质精准地向两个子细胞的分配。中心体作为细胞微管组织中心，在细胞有丝分裂期形成纺锤体的两极，保证细胞分裂的对称性，调控染色体的精确分离。有丝分裂后期在纺锤体微管的作用下，染色体向两极运动。在细胞分裂末期，肌动蛋白的精细调控保证了细胞分裂的正常进行，两个即将分离的子细胞之间会形成大量平行排列但方向不同的肌动蛋白和肌球蛋白形成的纤维束，称为收缩环（contractile ring）。通过收缩环的逐渐收紧，两个子细胞被分开，完成胞质分裂（cytokinesis）。收缩环收紧的动力来自纤维束中肌动蛋白和肌球蛋白的相互滑动。

3. 参与细胞运动　细胞迁移一般为细胞伪足形成、新的黏附建立、主体前移和尾部收缩等过程在时空上的交替进行。当细胞前缘突起时，Arp2/3 被激活作为成核位点促进微丝形成，新生的肌动蛋白纤维推动细胞膜形成伪足，在此过程中，formin、ADF/cofilin、gelsolin 等微丝结合蛋白都在时空相互协作，调控伪足的形成；当细胞前端形成伪足后，一些连接蛋白包括踝蛋白（talin）、纽蛋白（vinculin）、α- 辅肌动蛋白（α-actin）会将肌动蛋白丝连接到基质，为细胞的移动提供临时的黏附位点，并可进一步发展成为细胞迁移的黏着斑，巩固细胞的前行；中心体与微管及微丝骨架共同协调，使细胞主体部分（尤其是细胞核）前移；细胞主体前移后，尾部黏着斑解体并与基质分离，肌球蛋白所产生的收缩力以及微丝的动态聚合促进尾部收缩，进而完成细胞迁移的一个循环。

4. 参与胞内物质运输　与微管或微丝结合的马达蛋白是介导细胞内物质沿细胞骨架运输的重要蛋白。马达蛋白可分为 3 类：驱动蛋白（kinesin）、动力蛋白（dynein）以及肌球蛋白（myosin），前两者以微管作为轨道，而肌球蛋白则与微丝相互作用。驱动蛋白沿微管由负端向正端运动，而动力蛋白则负责微管正端到负端的物质运输。同时，肌球蛋白也可以携带货物沿微丝从负端到正端。另外，细胞骨架还与 mRNA 运输、病毒及细菌的感染相关。胞质中的 mRNA 主要由微管、微丝进行转运，可锚定于中间丝。mRNA 在细胞中的定位对其翻译和发挥功能具有重要的影响。

二、细胞骨架与疾病

尽管微管、微丝和中间丝相对独立，但是三者在许多生物学基本过程中相互依赖，共同发挥重要的生理学作用。细胞骨架的结构、功能或相互协调异常，将导致机体出现各种疾病，这些疾病可以因细胞骨架蛋白的基因缺陷、修饰异常以及影响其他细胞器的功能或自身稳态而引起。

（一）细胞骨架蛋白基因缺陷疾病

罕见遗传病原发性纤毛运动障碍（primary ciliary dyskinesia，PCD）的发生是由于纤毛内微管结构的动力蛋白臂、放射辐或者中央鞘的缺陷。纤毛（cilia）是突出于细胞表面、由膜包裹基于微管形成的特化细胞结构。人体的纤毛广泛分布于鼻咽部、耳咽管、鼻窦、支气管到终末细支气管的下呼吸道、输卵管、脑和脊髓的室管膜等处。纤毛轴丝由微管组成，含有 100 多种蛋白，各蛋白的编码基因突变会引起蛋白的功能缺陷，而任何蛋白的功能缺陷都会引起纤毛的结构或者功能异常。其中 *dna11* 作为第一个被确认的基因，该基因编码纤毛微管动力蛋白中间链，其 18 个突变位点已被报道与 PCD 相关。人体各器官的纤毛功能障碍，导致儿童或成人出现累及上下呼吸道、耳、生殖系统等的慢性疾病。呼吸道的纤毛运动能力下降，患者会出现呼吸障碍、慢性中耳炎、鼻窦炎、慢性肺部炎症和支气管扩张等症状，呼吸道疾病是原发性纤毛运动障碍患者最为普遍的表现。精子鞭毛和输卵管的纤毛结构缺陷使精子的运动能力降低以及受精卵在输卵管内的运输时间延长，从而影响生育进而导致不育不孕以及宫外孕等。部分患者胚胎发育早期即有纤毛摆动异常，会出现内脏转位。患者就诊时，除了通过 CT、超声等手段观察发病部位的异常，利用透射电镜（TEM）观察纤毛或鞭毛超微结构是否异常以及基因检测纤毛相关致病基因的突变更能确诊。对于 PCD 患者的治疗目前主要以内科治疗为主，例如抗生素、黏液促排剂、促进纤毛运动的药物，此外患者应该注意雾霾天减少外出并戴口罩，建议每年接种肺炎链球菌和流感疫苗；对于患者的外科治疗，如先天性心脏病、鼻窦炎、中耳炎、不孕不育等，根据适应证进行手术。

Wiskott-Aldrich 综合征是一种免疫缺陷病，该疾病由于微丝相关蛋白 Wiskott Aldrich 综合征蛋白（WASP）编码基因的突变引起，患者表现为血小板和淋巴细胞变小，微绒毛数量减少。又如，单纯性大疱性表皮松解症是由于角蛋白14基因（CK14）的突变，患者角蛋白纤维网络不能正常组装，表现为皮肤起疱，基底细胞容易破裂，患者容易死于机械创伤。

（二）细胞骨架稳态异常的相关疾病

细胞骨架赋予细胞自身活动以及应对外界应激压力的能力，当细胞骨架动态平衡被打破时，会导致疾病的发生。例如阿尔茨海默病（Alzheimer's disease，AD），是一种慢性神经退行性疾病，在该疾病中微管的功能异常，引起神经元细胞稳态失常（图 5-6-1）。目前普遍认为，AD 的进程与大脑中纤维状类淀粉蛋白质斑块的沉积以及 Tau 蛋白相关。Tau 蛋白是一种微管相关蛋白，它主要分布在中枢神经系统和周围神经系统神经的轴突中，主要功能是促进微管聚集，稳定微管结构以及通过磷酸化调节细胞发育。AD 患者体内神经元存在 Tau 蛋白的过度翻译后修饰，患者的 Tau 蛋白存在 30 多个异常磷酸化位点，其磷酸化水平达到正常人的 3 倍左右。Tau 蛋白的异常磷酸化导致患者神经元微管结构受到严重损害，神经元微管数量减少、长度变短并发生囊泡和细胞器的轴突肿胀，进而引起神经元的慢性病变甚至坏死，最终导致 AD 的发生。基于对 Tau 蛋白与AD 的深入研究，Tau 蛋白被应用于阿尔茨海默病的临床诊断以及治疗。酶联免疫吸附法（enzyme linked immunosorbent assay）测定患者血浆以及脑脊液中 Tau 蛋白含量，可以用于 AD 的诊断以及相关疗效的观察，其特异性可以达到 70%。Tau 蛋白还被作为药物靶点进行了药物的开发与研究，但目前多种靶向 Tau 蛋白的药物仍然处于临床试验中。

（三）细胞骨架与其他细胞器相互作用异常的相关疾病

细胞骨架与细胞内其他细胞器彼此关联、相互协调，对于细胞执行正常复杂的生物学功能起到重要作用。肿瘤是在机体各种致癌因素下，局部细胞异常导致的过度增生和异常分化。癌症的发生涉及细胞骨架成分以及细胞骨架相关细胞器的形态和功能改变。

中心体是动物细胞中一种重要的细胞器，作为细胞主要的微管组织中心，在细胞的间期和有丝分裂期起着重要作用，其数量、长度、周围基质以及中心体相关蛋白的磷酸化异常导致中心体功能障碍时，可能会导致染色体分裂异常及微管骨架结构紊乱，与非整倍体细胞形成即癌变有关。

在多种人类肿瘤细胞中，也会出现细胞骨架

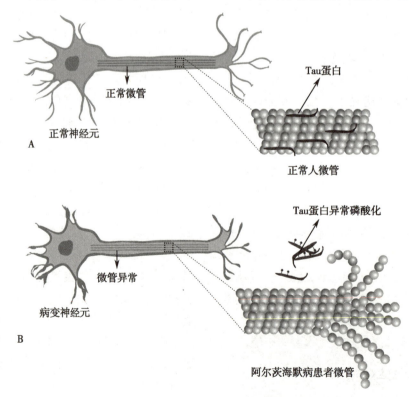

图 5-6-1 阿尔茨海默病中微管异常的机制

微丝的分布异常和结构无序。

因此，微丝和微管的形态以及功能改变可能作为细胞恶性转化的重要标志之一。

临床上利用微管和微丝作为肿瘤化疗药物的作用靶点，如长春花碱、秋水仙素和细胞松弛素及其衍生物等已经成为有效的肿瘤化疗药物，但这些药物通常副作用较大，因此在药物使用期间的每个阶段都需要专家的评估。

第七节 未来研究方向与展望

回顾人类医学史，伴随近半个世纪分子细胞生物学知识的积累而形成的生物医学模式，对我们认识疾病发生的分子细胞机制和开发新型诊疗手段作出了巨大贡献。尤其是近二十年来，抗癌靶向药物和免疫疗法有望将恶性肿瘤转变为慢性病，使癌症患者长期存活成为可能；对溶酶体贮积症这类单基因遗传病缺陷的治疗手段，则先是有了酶替代治疗，后来又发现造血干细胞移植可以补偿酶的缺乏和缓解病程。凡此种种，无一不是建立在对相关疾病的分子细胞机制深入研究的基础上。另一方面，疾病研究反过来为我们对细胞器结构、分子和功能的认识提供了模型，也就是说，对细胞器相关疾病机制的剖析拓展了我们对细胞器的认知。展望未来，首先需要梳理目前对于这些疾病的诊断、预防和治疗的策略所面临的问题和挑战；其次，基于在细胞器层面对疾病机制认识的进一步深化和完善，开发新的更有效的诊疗策略、技术和药物。

一、诊断现状和挑战

细胞器相关遗传病的早期甚至产前诊断，需要高水平的医院、有专业经验的医生、相应的配套设施和新型的生物标志物。

与所有单基因遗传病类似，溶酶体贮积症和线粒体病之类细胞器疾病的预防主要依赖于对阳性家族史胎儿的产前诊断。对于小儿和成年患者的诊断，鉴于这类疾病的多脏器受累，临床表现为综合征，有经验的专业医生可以作出诊断，但需一系列实验室检查确定，包括血清和尿液代谢物检查、血液白细胞和尿液沉淀细胞的酶活性检测和基因检测、皮肤活检成纤维细胞的组织病理

学检查、酶活性检测和基因检测等。

为了争取早期诊断和及时治疗，寻找更加敏感而特异的生物标志物一直是基础和临床研究人员致力实现的目标。例如，转化生长因子 TGF-β 家族成员 GDF15 的血清浓度升高被证明对线粒体病有 98% 的敏感度，但特异性仅有 86%（心衰、肾功能不全和前列腺癌等也有该因子升高）。酶活性和小分子代谢物水平作为生物标志物也存在类似的特异性不足的问题。

21 世纪初，因蛋白组学技术的兴起，细胞器的蛋白组学得到发展。后来蓬勃发展的外显子测序技术常常在数据分析中列出细胞器的相关基因表达水平。这些测序和蛋白组学数据在若干特定细胞器疾病中的特征，可能可以为诊断提供新的信息，只是这类费工费钱的工作的完成有待时日，从数据中总结出真正敏感特异的指标组合更是需要大量的投入。

二、治疗现状和挑战

治疗策略总体上是针对功能丧失型突变疾病的功能补偿和针对紊乱失常状态的纠正，主要包括以下方法。

（一）酶替代疗法

针对酶功能缺失型的遗传性细胞器疾病，外源性补充正常的酶是基本策略。酶替代疗法（enzyme replacement therapy，ERT）用重组 DNA 技术制备含有信号肽的酶蛋白，静脉注射，进入患者全身细胞相应的细胞器。这一策略 1990 年在 LSD 之一 Gaucher 病得到第一次成功应用，后来用于各种 LSD。因为溶酶体接纳胞吞途径摄入的大分子，所以外源溶酶体酶可以完好地到达溶酶体，实施消化功能。这一疗法遇到的挑战主要是三方面：不能透过血脑屏障进入脑内而纠正中枢神经系统的酶不足；引发免疫反应；需要终生反复给药，花费巨大。

（二）造血干细胞移植

与 ERT 同样旨在补充正常的酶，造血干细胞移植（hematopoietic stem cell transplantation，HSCT）已成功用于多种类型 LSD 的治疗。异体取自骨髓、周围血或脐带的造血干细胞被移植给患儿。患儿自身造血干细胞经体外基因修饰纠正，也可以作为移植细胞。移植的细胞一方面分

泌溶酶体酶，酶被血管内皮细胞摄入，另一方面分化定植到相应组织，成为正常制造溶酶体酶的细胞，弥补原有组织的酶缺陷。与 ERT 相比，HSCT 的优越性恰好克服了 ERT 不能进入中枢神经系统和需要终生反复给药的缺点，引发移植物免疫反应的风险则通过供者配型的完善以及免疫抑制剂的使用来降低。

HSCT 能延缓 LSD 疾病进程，改善患儿生活质量和生存率，但不能治愈 LSD，而且对有些类型的 LSD 无效。近年临床研究发现在患儿生命早期数月甚至数周进行 HSCT 可以获得更有效和长久的疗效。移植的造血干细胞在患儿体内究竟分化成了哪些组织细胞？这些细胞是否都以分泌性溶酶体为主，从而能将溶酶体酶递送到周围大多数细胞？尽早移植的疗效是否与分化效率提高有关？为什么只有某些 LSD 有效？将移植细胞种类改变为骨髓基质干细胞或祖细胞，能否因其分化谱系的不同（可成为肌细胞、脂肪细胞、肝细胞等）而获得更好的疗效？这些问题尚待从基础研究的层面明确。

HSCT 也在线粒体病得到尝试，但是预后效果不佳，主要原因是移植后免疫抑制剂的使用可损伤线粒体。

（三）代谢毒物或底物干预

通过饮食补充剂减少某些代谢物的水平，减轻酶的负担或增强酶的活性，是代谢酶缺陷的遗传性细胞器疾病的常用治疗方法。例如在线粒体病用 CoQ、维生素 C 和 E 对抗氧化物，用维生素 B_2 调整电子传递链，用维生素 B_3 促进线粒体生成等。

使用药物来减少水解酶消化对象即底物的生成，是 LSD 的治疗方法之一。这些药物通常是生成底物的酶的抑制剂。例如 miglustat 在美国被批准用于两种 LSD 的治疗。

三、未来研究重点和转化医学生长点

（一）细胞生物学的前沿探索

细胞生物学研究发展迅速，对细胞器相关未知科学问题的探索，必将深化人类对自身的认识，产生新的理论和技术，从而惠及人类疾病的诊断和治疗。

1. 细胞器的组织特异性　在遗传病如溶酶

体贮积症的治疗上出现的新方法——酶替代疗法和干细胞移植疗法显示了很好的疗效，其背后的逻辑基于扎实的基础和临床研究，却反过来对经典教科书上的溶酶体知识提出了挑战。

酶替代疗法首先在一种叫作戈谢病（Gaucher disease）的 LSD 得到应用。该病的原因是巨噬细胞溶酶体缺乏葡萄糖脑苷酶。相关基础研究的积累是：早在 20 世纪 70 年代，研究者注意到血浆中末端残基为甘露糖、葡萄糖和 N-乙酰葡萄糖胺的糖蛋白是被肝脏的单核吞噬细胞系统（当时叫作"网状内皮系统"）结合和清除的；溶酶体糖苷酶属于此类糖蛋白，会从血浆大量进入肝脏的枯否细胞（单核吞噬细胞系统成员）。治疗所输入的酶早先是从胎盘、尿液提取的，在产业化中，至 20 世纪 90 年代，酶由重组蛋白技术生产出来，对巨噬细胞的靶向性是通过让酶带上 M-6-P 实现的。这一进展其实又基于 20 世纪 70 年代后期一个突破性发现，即细胞表面有 M-6-P 受体，因而能够以受体介导胞吞的方式摄入溶酶体酶。这就是为什么静脉输入的酶可以集中在患者的单核吞噬细胞系统的原因。20 世纪 90 年代以来，造血干细胞移植治疗 LSD 得到推广，其主要作用原理是单核细胞进入组织后分化成为单核吞噬细胞系统的各种成员，其分泌的溶酶体酶被周围组织细胞摄入，从而补偿酶缺陷，尤其可贵的是弥补了酶替代疗法不能纠正脑部酶缺陷的不足。

长期以来，在论述溶酶体的生成和运输时，溶酶体酶的分泌和摄取很少被提及，被认为是黑色素细胞和少数其他细胞特有的行为。酶替代疗法和干细胞移植疗法的基础则恰恰是溶酶体酶可以被多种细胞分泌并被组织细胞摄取。目前教科书和文献对此的记述依然并不详尽，造成学习者和研究者对"溶酶体酶被分泌和摄取是不是普遍存在"的困惑。因此，从拓展知识和优化应用的需求出发，对于溶酶体的形成和功能的组织特异性有许多值得探究的问题，包括但不限于：①吞噬细胞分泌溶酶体酶的功能意义是什么；②单核吞噬细胞系统以外还有哪些细胞类型也有分泌溶酶体酶的行为，其各自作用是什么；③从细胞外摄取溶酶体酶是否仅限于单核吞噬细胞系统和成纤维细胞，即 M-6-P 受体是否在各种组织细胞普遍存在，如果是，其生物学意义是什么；④干细胞移植在有些类型的 LSD 无效的原因是什么；等等。

2. 细胞器的未知功能　外泌体（exosome）是近年来受到极大关注的一种细胞外囊泡，装载着各种 RNA、蛋白质和脂质，在干细胞、免疫细胞、神经元、肿瘤细胞等多种细胞的组织微环境中承担细胞之间物质和信号交流的中介，并且正在被开发为癌症等疾病的诊断和治疗的手段。对于外泌体的细胞内来源，目前尚无权威教科书的说明，研究者一般认为它们来自多泡体（multivesicular body），是多泡体的膜与质膜融合后，腔内小泡释放到细胞外而成的。对于多泡体的结构和功能，传统认识是一种内体，位于胞吞途径上，可以与溶酶体融合，其腔内小泡所携带的被内吞的质膜成分可以被溶酶体降解。但是，要理解外泌体的物质交流角色，必须对多泡体的形成和走向有新的解释。值得探究的问题主要有：①外泌体装载的物质来自哪里；如果是被内吞进来的细胞外物质，经由胞吞途径再重新释放到胞外，意义是什么；如果是在多泡体上输入的，这些物质何以能够穿越多泡体膜和小泡膜；②多泡体是作为晚期内体与溶酶体融合，降解其腔内小泡，还是与质膜融合释放其腔内小泡（外泌体），决定这一分选的机制是什么；③外泌体被分装了不同物质，其靶向运输的分选信号和机制是什么；④胞吞与胞吐两条途径之间存在从多泡体到外泌体这样的捷径，在进化上有什么意义；等等。

溶酶体的经典角色是细胞内各种物质的降解场所，但是近年来的研究提示，溶酶体还是一个储存离子和小分子的仓库，更是一个调控代谢和生长信号平台。这些新发现的溶酶体功能的分子机制及其与代谢、炎症、肿瘤等疾病的关系，是正在开发的研究领域。鉴于过去十年来对 mTORC1 结构与功能的研究进展，一些与溶酶体相关的重要基础问题包括：①感应营养物水平而调控代谢和生长的信号复合物 mTORC1 为什么必须定位于溶酶体表面才能活化，也就是说 mTORC1 的激活蛋白 Rheb 分布于溶酶体膜上的意义是什么；②为什么 mTORC1 对细胞氨基酸水平的感知需要溶酶体膜上的质子泵 -v 型 ATP 酶参与；③ mTORC1 感知的氨基酸水平是否包含细胞质基质中和溶酶体腔内两方面的氨基酸水平，溶酶体内外的氨基酸水平又是如何关联的；溶酶体膜上的氨基酸转运体在此扮演什么角色；等等。

3. 细胞器的相互作用　细胞器相互作用的一个重要形式是膜接触点。目前已知，通过膜接触点，内质网与线粒体发生钙离子和铁离子的输送，内质网和脂滴发生脂质和蛋白质的输送。通过膜接触点，内质网调控线粒体的分裂，也调控内体的分裂，溶酶体也可调控线粒体的分裂。膜接触点上除了双方细胞器，还有细胞器与细胞骨架微丝的相互作用。是否有更多细胞器通过膜接触点调控线粒体或其他细胞器的分裂，介导膜接触点形成的一系列蛋白质如何相互作用，它们的变异与疾病的关系，值得深入研究。

细胞自噬的首发事件是隔离膜形成并延伸，逐渐包裹细胞器或细胞质组分，形成自噬小体。对于隔离膜的细胞器起源一直存在不同意见。目前认为内质网、高尔基体、质膜、线粒体都可以是隔离膜的来源，可能因细胞和应激类型而异。这方面研究还在深入。

（二）新型治疗方法和药物的转化研究

1. 基因治疗　在 LSD 动物模型，以逆转录病毒、慢病毒、腺病毒或腺相关病毒为载体导入正常基因，可以改善 LSD 表现。对于线粒体病，也有用 TALENT 技术去除突变 mtDNA 的试验，甚至用此类基因编辑技术在携带突变 mtDNA 的卵母细胞中进行纠正。真正在患者普遍使用这些方法，尚有待于病毒载体介导基因治疗的安全性得到确保以及有关操作的伦理问题得到共识。

2. 药物性伴侣分子疗法（pharmacological chaperone therapy）　针对突变基因导致蛋白质折叠异常所带来的运输和降解异常，人们设计了药物性的伴侣分子，旨在纠正蛋白质三维结构错误。这类小分子化合物药物用于 LSD 的临床试验正在进行中。

3. 小分子化合物　近二十年来，内质网应激、自噬和线粒体分裂 / 融合分子机制的研究催生了相关的干预化合物的出现。这些小分子化合物或小肽以相应分子为靶点，可以精准地干预特定的信号通路，从而调控细胞器功能，或代偿细胞器功能的丧失。正如肿瘤靶向药物展现了骄人成效那样，可以期望这类干预细胞器活动的化合物将为许多疾病的治疗和诊断提供全新的方案。

持续的内质网应激与癌症、神经退行性疾病、代谢性疾病、免疫相关疾病等相关，为此研发人员开发出一系列靶向 UPR 的小分子化合物。UPR 是以下三个分子起始的信号通路协调下进行的：感知内质网内部应激信号的酶 inositol-required enzyme 1（IRE1，IRE1α and IRE1β），内质网激酶 protein kinase RNA-like ER kinase（PERK）和转录因子 activating transcription factor 6（ATF6，ATF6α and ATF6β）。小分子化合物可以与这三个酶及其下游分子结合，抑制酶活性，减轻 UPR 程度，控制内质网应激带来的不良细胞效应。这些化合物在鼠类模型上的应用展示了对相应疾病的治疗前景。

干预溶酶体活动的化合物，例如抑制溶酶体酸化和酶活性的化合物，以及阻碍溶酶体与自噬小体融合的化合物，被用于抑制细胞自噬，虽然主要作为工具药使用，其潜在药用价值是干扰肿瘤细胞依赖自噬而存活和耐药的性状，实现抗癌效果。相反地，激活溶酶体酶促进自噬的化合物被试验用于神经退行性疾病的治疗。

靶向线粒体离子通道、电子传递链复合物、膜蛋白、分裂介导物的化合物正在大量出现，期望可以保护缺血再灌注损伤条件下的心脑细胞，用于心脑血管意外的治疗。也有靶向 Drp1 与 Fis1 相互作用的小肽被设计出来，在培养的帕金森病模型细胞上抑制了过度活跃的线粒体分裂和活性氧生成，改善了神经元的存活，暗示了用于治疗神经退行性疾病的可能前景。

（周天华　边惠洁　易　静）

参 考 文 献

[1] 杨恬. 医学细胞生物学. 3 版. 北京：人民卫生出版社，2014.

[2] 陈誉华. 医学细胞生物学. 6 版. 北京：人民卫生出版社，2018.

[3] 刘佳，周天华. 医学细胞生物学. 北京：高等教育出版社，2014.

[4] 易静，汤雪明. 医学细胞生物学. 2 版. 上海：上海科学技术出版社，2013.

[5] Alberts B，Johnson A，Lewis J，et al. Molecular Biology of the Cell. 6th ed. New York/Abingdon: Garland Science，2015.

[6] Ahmed N，Dawson M，Smith C，et al. Biology of Disease. New York/Abingdon: Taylor & Francis Group，2007.

[7] Hetz C，Axten J M，Patterson J B. Pharmacological targeting of the unfolded protein response for disease intervention. Nat Chem Biol，2019，15（8）：764-775.

[8] Burbulla L F，Song P，Mazzulli J R，et al. Dopamine oxidation mediates mitochondrial and lysosomal dysfunction in Parkinson's disease. Science，2017，357（6357）：1255-1261.

[9] Lawrence R E，Zoncu R. The lysosome as a cellular centre for signalling，metabolism and quality control. Nat Cell Biol，2019，21（2）：133-142.

[10] Wong Y C，Kim S，Peng W，Krainc D. Regulation and Function of Mitochondria-Lysosome Membrane Contact Sites in Cellular Homeostasis. Trends Cell Biol，2019，29（6）：500-513.

[11] Hirabayashi Y，Kwon S K，Paek H，et al，ER-mitochondria tethering by PDZD8 regulates Ca^{2+} dynamics in mammalian neurons. Science，2017，358（6363）：623-630.

[12] Veeresh P，Kaur H，Sarmah D，et al. Endoplasmic reticulum-mitochondria crosstalk: from junction to function across neurological disorders. Ann N Y Acad Sci，2019，1457（1）：41-60.

[13] Chan D C. Mitochondrial dynamics and its involvement in disease. Annu Rev Pathol，2020，15：235-259.

[14] Tkach M，Théry C. Communication by Extracellular Vesicles：Where We Are and Where We Need to Go，Cell. 2016，164（6）：1226-1232.

[15] Schapira A H V. Mitochondrial diseases. The Lancet，2012，379（9828）：1825-1834.

[16] Wang M，Kaufman R J. Protein misfolding in the endoplasmic reticulum as a conduit to human disease. Nature，2016，529（7586）：326-335.

[17] Cubillos-Ruiz J R，Bettigole S E，Glimcher L H. Tumorigenic and immunosuppressive effects of endoplasmic reticulum stress in cancer. Cell，2017，168（4）：692-706.

[18] Kaneko M，Imaizumi K，Saito A，et al. ER stress and disease：toward prevention and treatment. Biol Pharm Bull，2017，40（9）：1337-1343.

[19] Zappa F，Failli M，De Matteis M A. The Golgi complex in disease and therapy. Curr Opin Cell Biol，2018，50：102-116.

[20] Murphy M P，Hartley R C. Mitochondria as a therapeutic target for common pathologies. Nat Rev Drug Disco，2018，17（12）：865-886.

[21] Davidson S M，Vander Heiden M G，Critical functions of the lysosome in cancer biology. Annu Rev Pharmacol Toxicol，2017，57：481-507.

[22] Leidal A M，Levine B，Debnath J. Autophagy and the cell biology of age-related disease. Nat Cell Biol，2018，20（12）：1338-1348.

[23] Lawrence R E，Zoncu R. The lysosome as a cellular centre for signalling，metabolism and quality control. Nat Cell Biol，2019，21（2）：133-142.

[24] Ballabio A，Bonifacino J S. Lysosomes as dynamic regulators of cell and organismal homeostasis. Nat Rev Mol Cell Biol，2020，21（2）：101-118.

[25] Fletcher D A，Mullins R D. Cell mechanics and the cytoskeleton. Nature，2010，28：463（7280）：485-492.

[26] Akhmanova A，Steinmetz M O. Control of microtubule organization and dynamics：two ends in the limelight，Nat Rev Mol Cell Biol，2015，16（12）：711-726.

[27] Siemers E R，Sundell K L，Carlson C，et al. Phase 3 solanezumab trials：Secondary outcomes in mild Alzheimer's disease patients，Alzheimers. Dement，2016，12（2）：110-120.

[28] Wischik C M，Novak M，Edwards P C，et al. Structural characterization of the core of the paired helical filament of Alzheimer disease. Proc Natl Acad Sci USA，85（13）：4884-4888.

[29] Li C，Gotz J. Tau-based therapies in neurodegeneration：opportunities and challenges. Nat Rev Drug Discov，2017，16：863-883.

[30] Kodamullil A T，Zekri F，Sood M，et al. Tracing investment in drug development for Alzheimer disease. Nat Rev Drug Discov，2017，16（12）：819.

第六章　细胞信号转导与疾病

细胞信号转导（cell signal transduction）是细胞最基本的生命过程，也是细胞生命活动最基本的调控机制。单个细胞信号转导过程是一个基本的类似线性反应的过程，借此来实现信号转导的特异性和对生命活性的特异性调控。细胞针对特定信号形成了特定的信号通路；而不同的信号通路之间，可以通过对话（crosstalk）和整合（integration）来形成信号转导的网络，实现细胞生命活动的协调与稳态的维持。大量的观察研究已经表明，信号转导分子和转导过程的异常，是多种疾病包括肿瘤、心血管疾病和炎症性疾病等发生发展的分子病理基础。在本章中，我们将围绕经典途径包括 JAK-STAT、NF-κB、MAPK、GPCR 等转导通路异常与疾病的关系进行介绍，旨在帮助读者从分子和细胞的层面来认识疾病发生的基础，进而理解基于这种认识制定疾病的诊治策略和开展药物研发的重要意义。

第一节　概　述

细胞信号转导是细胞内外一系列分子间的相互作用，将对细胞的刺激（stimulus）转变为细胞内应答（response）的过程。细胞感受和应答是生物体最基本的生命特征。负责感受和识别刺激信号的蛋白质称为受体（receptor）。细胞通过受体接收对细胞的刺激信号，通过特定的信号通路进行传递，改变细胞生物学过程。1994 年两位美国科学家 Alfred G. Gilman 和 Martin Rodbell 对 G 蛋白耦联受体（GPCR）的发现及对其功能的诠释，极大地推动了信号转导这一概念的广泛应用。

一、细胞信号

能够结合并活化细胞受体的胞外物质，称之为信号或者第一信使（first messenger），种类繁多，包括激素、神经递质、细胞因子、生长因子等。激素一词来源于希腊语 hormao，本意是兴奋或者激动。1902 年，英国科学家 Bayliss 和 Starling 率先在小肠黏膜细胞中发现促胰液素并提出了激素的概念。根据激素的来源和化学本质，主要分为四类（表 6-1-1）。根据激素的溶解性质，则可分为水溶性和脂溶性两大类。神经递质是在突触传递中担当信使的化学物质，由突触前膜释放后与突触后膜的受体结合后，调控离子通道的开放或关闭，导致突触去极化或者超极化，引发或抑制突触兴奋性。神经末梢也会释放神经递质，作用于支配的神经元或者效应细胞。生长因子和细胞因子的化学本质为多肽，现也被认为属于广义的多肽类激素范畴。与激素相比，生长因子和细胞因子的作用范围相对局限，多作用于邻近细胞或者细胞自身，称为旁分泌或者自分泌。

表 6-1-1　激素的化学本质和分类

化学本质	激素
氨基酸衍生物	甲状腺激素、肾上腺髓质激素、松果体激素等
肽类或者蛋白质	胰岛素、胰高血糖素、下丘脑激素、甲状旁腺素、心钠素、内皮素、胃肠道激素、瘦素、脂联素等
类固醇	肾上腺皮质激素、性激素、1, 25-$(OH)_2$-D_3 等
脂肪酸衍生物	前列腺素等

二、细胞受体

受体有些位于细胞膜上，有些位于细胞内，分别称为细胞膜受体和细胞内受体。细胞膜受体接受的是不能进入细胞的水溶性化学信号，以及邻近细胞表面分子的信号（黏附分子等）。细胞内受体接受的则是可直接通过脂质双分子层进入细胞内的脂溶性化学信号。受体的作用，一是识别配体并与之结合；二是转换配体信号，使之成为细胞内分子可识别的信号，并传递给胞内其他分子引起细胞应答。

根据受体的结构、接受信号的种类和信号转换方式等的差异，细胞膜受体主要又分为 GPCR、离子通道受体和酶耦联受体三类。GPCR 由于与异源三聚体 G 蛋白（heterotrimeric G protein）结合并活化 G 蛋白而得名，G 蛋白介导活化的受体与下游效应蛋白的信号传递。GPCR 是一条肽链组成的糖蛋白，氨基端位于胞外，羧基端位于胞内，跨膜区则是 7 次跨膜的螺旋结构，因此又被称为七次跨膜受体（图 6-1-1）。现已报道 GPCR 的种类超过 800 种。离子通道型受体主要在神经冲动的快速传递中发挥作用。这类通道受体的关闭或者开放，直接受其配体即神经递质的控制，因此又被称为配体门控受体型离子通道（图 6-1-1）。酶耦联受体绝大多数是糖蛋白，仅含有一个跨膜结构，传递信号时需要直接依赖酶的催化作用作为信号转换的第一步，因此又被称为酶耦联受体（图 6-1-1）。这一类受体本身就具有酶活性。与上述两种膜受体相比，酶耦联受体发挥功能时，与配体结合后，通常形成异源二聚体或者多聚体的形式发挥信号传递功能。

细胞内受体又称之为核受体（nuclear receptor，NR），可存在于细胞质或细胞核中（图 6-1-2），通常具有转录因子的活性，在与相应配体如糖皮质激素等结合后，激活转录因子活性并调控下游基因的转录。1985 年和 1986 年，糖皮质激素受体（glucocorticoid receptor，GR）和雌激素受体（estrogen receptor，ER）的编码基因最先被克隆。核受体在分子结构上具有相似性，因此被称为核受体超家族。当脂溶性激素进入细胞核与核受体结合后，会导致受体构象的改变并暴露出 DNA 结合位点，识别靶基因上的激素反应元件并与之结合，调控基因的表达。

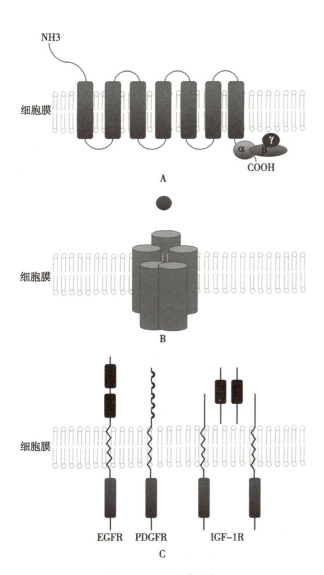

图 6-1-1　细胞膜受体
A. G 蛋白耦联受体；B. 离子通道型受体；C. 酶耦联受体

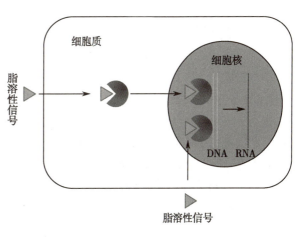

图 6-1-2　细胞内受体

三、第二信使

1957 年，美国生理学家 Sutherland 在研究肾上腺素如何促进肝糖原分解的机制时，发现了环腺苷酸（cyclic AMP，cAMP）的存在，由此提出了信号转导的第二信使（second messenger）假说，其由于在"激素作用机制方面的研究"而获得 1971 年诺贝尔生理学或医学奖。第二信使是指细胞内的一些小分子化合物或离子，如环核苷酸、二脂酰甘油（diacylglycerol，DAG）、肌醇三磷酸（inositol triphosphate，IP_3）、花生四烯酸、钙离子、NO 等。配体与膜受体结合后，通常不进入细胞内，但能改变细胞内这些小分子物质的浓度，因此第二信使在信号转导过程中的主要变化是浓度的改变。目前已知的细胞内环核苷酸类第二信使主要是 cAMP 和 cGMP，分别由腺苷酸环化酶和鸟苷酸环化酶催化生成，而环核苷酸的水解则由磷酸二酯酶催化，也是调节 cAMP 水平的重要机制。细胞膜的磷脂成分，如磷脂酰肌醇 -4，5- 二磷酸（phosphatidyalinosital-4，5-diphosphate，PIP_2），可在磷脂酶 C（phospholipase C，PLC）的作用下，分解为重要的第二信使 DAG 和 IP_3。IP_3 是水溶性分子，可扩散至内质网或肌浆网膜上，与其受体结合。其受体是 Ca^{2+} 通道，IP_3 与之结合后，促进其开放，Ca^{2+} 迅速释放后促进细胞内局部 Ca^{2+} 浓度迅速升高。Ca^{2+} 在细胞内外和细胞器中的分布具有明显的区域特征。当信号冲动引起细胞膜或者细胞内钙库的 Ca^{2+} 通道开启，可引起胞外钙内流或者细胞内钙库的钙释放，导致胞质内 Ca^{2+} 浓度急剧升高。

四、信号转导通路

信号转导通路主要由蛋白质构成，包括酶尤其是修饰酶、一些调节蛋白（modulator）、转录因子（transcription factor）等。在信号转导过程中，这些蛋白质通过相互作用形成一过性的传递通路，而酶尤其是修饰酶的作用特点赋予了信号通路许多重要的特征。比如酶和底物的特异结合，使得信号通路具有特异性；酶的催化活性能够使信号放大、修饰酶参与的可逆性蛋白质修饰反应，可实现信号传递的一过性特点等。从这一角度来看，蛋白质修饰构成了信号转导的重要基础。蛋白质翻译后修饰（post-translational modification，PTM）的调节，是一个精细、动态并且可逆的共价修饰过程。最早发现的翻译后修饰方式是蛋白质磷酸化（phosphorylation）和去磷酸化修饰（dephosphorylation）。信号转导途径中的很多蛋白都具有酶活性，组成级联的磷酸化修饰反应，对细胞外信号的传递具有放大效应。常见的蛋白质翻译后修饰还包括乙酰化（acetylation）与去乙酰化、甲基化

（methylation）与去甲基化、泛素化（ubiquitination）与去泛素化、类泛素化（SUMOylation）与去类泛素化等。这些修饰过程通过改变底物蛋白的活性、定位、稳定性以及与其他信号蛋白的相互作用，参与众多的细胞信号转导途径和调控广泛的细胞生理病理过程。修饰酶和去修饰酶的活性，决定了蛋白质修饰的水平。通过调控这些修饰酶的表达和活性，能够调控蛋白质的修饰水平，继而影响所参与的信号通路的活性。因此，参与蛋白质修饰调控的酶类，往往是信号通路的核心成员和调控的重要节点。

在信号通路中，除了酶与底物分子的结合外，参与转导的蛋白多含有一些结构域（domain），介导其与其他信号蛋白的相互作用。很多结构域都能够识别修饰后的蛋白质序列，如 SH2 结构域（Src homology domain 2，Src 同源的结构域 2），能够与磷酸化的酪氨酸序列结合，而 SH3 结构域则能够与富含脯氨酸的序列相互作用。此类结构域能够识别未修饰和修饰后的氨基酸残基序列，因此被称为读者（reader）结构域。通过特异的结构域的相互作用，可以实现特异的多蛋白复合体的装配，并受蛋白质修饰的调节。在细胞信号转导过程中，信号蛋白也可以发生位置的改变，这些位置的改变主要是使一些功能性蛋白复合体能够在一定的细胞区域内形成。这种情况亦被称之为区室化（compartmentization）。信号蛋白定位的改变，是对信号传递的时空特异性进行调控的一种机制。一些蛋白质具有定位序列（信号肽，singalpeptide），如核定位信号（nuclear location signal，NLS）。特定信号刺激可引发蛋白构象的改变，暴露或遮蔽核定位序列，从而改变蛋白的核内外分布，诱导不同的细胞反应。

五、细胞信号转导通路的基本规律

细胞信号通路具有传递信号特异性的机制，包括受体特异性的识别信号、由酶与底物特异性关系构成的关键信号传递节点、基于蛋白质特定结构域所形成的蛋白质复合体等，这些机制提供了实现信号通路特异性转导信号的分子基础。不同的信号通路间可发生相互作用，来构成细胞内复杂的信号转导网络。这些信号网络使得细胞针对信号的应答表现为一种细胞整体的反应。不同

信号通路之间发生相互作用的分子，往往构成了这些信号网络的关键节点，这些节点分子如何实现信号转导的特异性则是信号网络研究中的一个关键问题。信号在传递过程中被放大也是信号转导的一个基本特征，这对于提高细胞应答的敏感性和维持细胞的稳态有重要意义。酶的催化活性是放大信号的一个最重要基础，信号通路还可以通过第二信使等正反馈机制放大信号。信号转导往往表现为一过性的特点，即信号转导经历发生、增强、减弱和消失的过程。这种特性的改变将导致疾病的发生，比如肿瘤等。细胞信号通路中某些机制保障了信号转导的一过性特点。由修饰酶介导的蛋白质修饰是一种可逆反应，这种特点是由修饰酶参与的信号转导一过性形成的重要基础，催化这些可逆反应的去修饰酶亦成为调控信号转导一过性的关键因子。除此外，受体蛋白的内吞机制所导致的受体脱敏、信号转导的负反馈机制等均能使信号转导表现为一过性。

随着对细胞信号转导研究的不断深入，尤其是与疾病相关信号转导异常的不断认识，为疾病诊断和治疗提供了更多的新手段。在对多种病理过程进行研究和探索的过程中，发现了多种信号分子结构与功能的异常与疾病之间关系密切，从而为新药的筛选和开发提供了治疗靶点，并由此产生了靶向药物这一概念。其基本理念是通过筛选特定信号分子的特异性激动剂或者抑制剂，比如受体和蛋白激酶的抑制剂与抗肿瘤药物的研发等，目前已经有不少药物得以在临床应用。

第二节　JAK-STAT 信号通路与疾病

JAK-STAT 信号通路主要由三部分组成，即膜受体、酪氨酸激酶 JAK（Janus kinase）和转录因子 STAT（signal transducer and activator of transcription）。许多细胞因子和生长因子通过 JAK-STAT 信号通路来传导信号，它们识别的受体具有共同的特点，均是单次跨膜蛋白，本身不具有激酶活性，但胞内段具有与酪氨酸激酶 JAK 的结合位点，受体与 JAK 直接耦联，称为酪氨酸激酶耦联受体。受体与配体结合后，通过与之相结合的 JAK 的活化，磷酸化各种靶蛋白的酪氨酸残基。JAK 家族共包括 4 个成员：JAK1、JAK2、JAK3 以

及 TYK2，结构上的共同点是都有 7 个 JAK 同源结构域（JAK homology domain，JH），其中 JH1 结构域为激酶区、JH2 结构域是伪激酶区、JH6 和 JH7 是受体结合区。JAK 是一类非跨膜型的酪氨酸激酶，既能磷酸化与其相结合的细胞因子受体，形成募集 STAT 结合的位点，又能磷酸化多个含特定 SH2（Src homology domain 2）的信号分子如 STAT。转录因子 STAT 被称为"信号转导子和转录激活子"，顾名思义，STAT 同时发挥信号转导蛋白和转录因子的作用，可以将细胞因子信号经受体和 JAK 传到核内，调节特定基因的表达。STAT 家族有七个成员，即 STAT1-4、STAT5a、STAT5b、STAT6。在结构上可分为以下几个功能区：N- 端保守序列、DNA 结合区、SH3 结构域、SH2 结构域及 C- 端的转录激活区。STAT 锚定在受体后，其 C- 端的酪氨酸残基被 JAK 磷酸化。磷酸化的 STAT 从受体上解离，通过 SH2 结构域形成 STAT 二聚体，暴露其核定位序列，转位到细胞核调控多种基因的表达（图 6-2-1）。

生理条件下，信号通路的活化程度和持续时间受到严格的负调控，使细胞和机体的生理活动得以正常运行。JAK/STAT 通路的负调控包括以下三类分子：蛋白酪氨酸磷酸酶（PTP）、细胞因子信号抑制因子（SOCS）和 STAT 的蛋白抑制因子（PIAS）。PTP 去磷酸化 STAT、JAK 或者相应的受体后，使他们失活。PIAS 通过阻止活化的 STAT 二聚体与下游靶蛋白结合或者抑制其反式激活能力。SOCS 分子干扰 STAT 募集到膜受体胞内结构域，抑制 JAK 活化，或者促进蛋白酶体降解活化的 JAK 或相应的受体。有趣的是，SOCS 同时受到 JAK/STAT 信号通路的转录调控，形成负反馈调控机制。

一、JAK/STAT 通路与肿瘤

1. JAK/STAT 与血液肿瘤　JAK/STAT 信号是血液系统发育和免疫反应的核心调控信号之一。血液细胞中 JAK/STAT 信号通路失调导致的 STAT 持续活化，与血液肿瘤的发生相关。血液细胞中 JAK/STAT 信号通路的信号分子或其正向调控因子中的多位点突变，会导致免疫反应缺陷或血液系统增殖性疾病。功能缺失型突变导致某些免疫性疾病和丧失对某些感染的抵抗力。相反

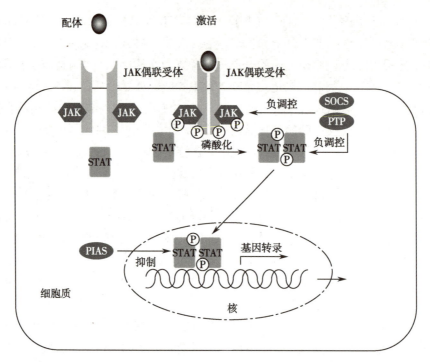

图 6-2-1 JAK-STAT 信号通路

JAK/STAT 信号异常激活促进骨髓增生性疾病，包括白血病和淋巴瘤等。

JAK2 和组成性激活 JAK 的易位性白血病基因（*Tel/Etv6*）融合，是某些慢性髓系白血病和急性淋巴细胞白血病的发病机制。真性红细胞增多症通常由 JAK2 的激活突变（V617F）引起，这种突变导致红细胞的异常增生。JAK2（V617F）突变在骨髓增生性肿瘤发生中的作用已在动物模型中得到验证，过表达 JAK2（V617F）突变体会导致真性红细胞增多症的病理表型。激活性突变导致的 JAK3 功能失调是淋巴结外的 NK/T 细胞淋巴瘤（NKCL）的发病机制，这种突变导致了持续性 STAT3 活化，并使肿瘤细胞获得了侵袭性生长的优势，预后较差。

功能获得性突变不仅局限于 STAT 的上游激活激酶，这种突变也发生在 STAT 本身。在源于 NK 或 T 细胞的恶性淋巴瘤细胞中检测到 STAT3 和 STAT5b 的突变。STAT5b（N642H）突变在 T 细胞的恶性淋巴瘤中检测到的频率较高，并且 STAT 的突变与上调的磷酸化修饰水平相关。这种突变使 NK 细胞获得了生长优势，并且能够被 JAK1/2 的抑制剂所抑制。STAT5b（N642H）突变在儿童 T 淋巴细胞白血病中非常常见，这种等位基因与复发高风险密切相关。STAT3 突变导致其组成

性高度活化。在 40% 的 T 细胞大颗粒性淋巴瘤患者中，可检测到 STAT3 功能获得性突变。在动物模型中，STAT3 组成性磷酸化突变形式 STAT3（Y640F），可通过促进髓系细胞和巨核细胞扩增导致骨髓增生性肿瘤。癌基因导致血细胞的恶性转化也常常导致 STAT1、3 或 5 的异常活化，具体何种 STAT 活化取决于原始细胞的类型，并且其激活并不依赖经典的上游刺激信号的改变。

目前 JAK 抑制剂 AG490 用于治疗急性淋巴细胞白血病，其他一些类似物也在体外研究中显示出很好的抑制急性髓系白血病的进展。JAK1/2 抑制剂 Ruxolitinib（Jakafi）是目前唯一用于治疗骨髓纤维化的药物。Tofacitinib（Xeljanz）是一种泛 JAK 抑制剂，通过抑制 JAK1/3 和 STAT1 调控炎症反应，已在美国被批准治疗炎症性关节炎和类风湿关节炎。

2. JAK/STAT 与实体瘤 JAK/STAT 通路的异常在实体瘤的发生发展和预后也具有重要的病理调控作用，在多种实体瘤中均发现存在 STAT3 的高表达和高活性。多项研究证实在超过 80% 的非小细胞肺癌（non-small cell lung cancer, NSCLC）中均可发现 STAT3 蛋白的异常高表达，超过半数的非小细胞肺癌中发现持续的 STAT3 磷酸化。伴有上皮生长因子受体突变的 NSCLC 细胞中，

其 p-STAT3 的表达高于野生型，推测突变的上皮生长因子受体可使 STAT3 发生磷酸化。肺癌细胞中 STAT3 的异常活化被认为与肺癌的发生、侵袭和转移，以及放化疗抵抗等有密切关系。在多种胃癌细胞株中，STAT3 的活性也明显高于正常人胃黏膜细胞，分化较低的胃癌细胞中 STAT3 的活性高于分化程度高的胃癌细胞。过表达 STAT3 或者 JAK 的抑制因子能诱导这些肿瘤细胞发生凋亡。另外，STAT3 的活化程度与 VEGF 的表达和肿瘤组织中微血管密度相关。长期随访发现 STAT3 活化程度与胃癌患者的 TNM 分期和患者预后呈负相关，提示 STAT3 可能作为判断胃癌预后的标志物。也有研究分析了 SOCS3 在胃癌标本中的表达，发现 SOCS3 是提示胃癌淋巴结转移的最好指标。STAT3 的持续性激活在乳腺癌中非常显著，超过 40% 的乳腺癌中可检测到磷酸化修饰的 STAT3，其激活后导致多种促增殖、促血管生成和促上皮间质转化基因的表达。

STAT5 和 STAT3 虽然在蛋白结构上相似，但调控的靶基因具有不同甚至相反的作用，使乳腺癌细胞表现出相反的表型。激活 STAT5 会使乳腺癌细胞侵袭性下降，相反，失活 STAT5 会刺激癌细胞的侵袭。在许多乳腺癌病例中，尤其是在肿瘤变得更具侵略性和转移性时，STAT5 活性下调。STAT5 激活会抑制细胞增殖，同时对诱导细胞死亡的敏感性增加。这可能也是 STAT3 和 STAT5 同时激活的乳腺癌患者，比仅有 STAT3 活化的患者具有更长的生存期的原因。STAT1 的活化则抑制乳腺癌的发生、发展，如 STAT1 基因敲除的小鼠发生雌激素受体阳性乳腺癌的概率明显升高；而高表达 STAT1 三阴性乳腺癌的患者具有较好的预后，故有研究者提出将 STAT1 作为预测三阴性乳腺癌患者预后的一种标志基因。

在前列腺癌中，STAT3 也调控前列腺癌细胞的命运，调控肿瘤细胞与微环境的相互作用，维持肿瘤干细胞（CSC）的数量，以及调控上皮-间质转化、肿瘤血管生成、肿瘤细胞和基质细胞介导的免疫抑制。前列腺癌的雄激素阻断治疗中，由于疾病进展而进入转移性去势抵抗状态，严重降低患者的生存期。STAT3 在此过程中发挥了关键的促进作用，它通过激活 IL-6、EGFR、PI3K/AKT 和 MAPK 等信号途径发挥作用。STAT5 的

激活也可作为前列腺癌患者治疗后疾病复发和进展的标志物。在小鼠模型中，STAT5 促进 PCA 生长和转移播散。前列腺癌组织中检测到高度磷酸化并入核的 STAT5，提示肿瘤的早期复发并预测生存期缩短。

二、JAK-STAT 通路与炎症性疾病

1. 类风湿关节炎(rheumatoid arthritis, RA)

类风湿关节炎是以多关节受累为主要表现的自身免疫病，其病理特征主要表现为关节滑膜增生、血管翳生成、炎性细胞浸润、关节软骨破坏，最终关节功能障碍，甚至畸形。虽然 RA 的病因及发病机制目前尚未明确，但其病理过程主要是由滑膜自分泌或旁分泌的方式，大量产生多种细胞因子，通过复杂的互作网络，最终引起免疫失衡、炎症反应和滑膜细胞增殖。关节穿刺发现，RA 患者滑液中 IL-6、IL-15、GM-CSF 和 IFN 等细胞因子的水平显著升高，能分别通过不同受体激活 JAK-STAT 信号通路，是 RA 发病和导致关节破坏的重要因子。

STAT1 在正常人或关节炎患者滑膜中很少表达，而在 RA 患者滑膜组织中表达较高，且治疗后表达明显降低。相对于反应性关节炎和骨关节炎患者，RA 患者滑膜细胞和 T、B 细胞中 STAT1、p-STAT1 蛋白表达上调，发挥促炎作用。也有研究发现 RA 患者滑膜组织中 STAT1 的活化激活细胞的促凋亡机制，对滑膜组织的增生发挥抑制作用。STAT3 主要由 IL-6、IL-10、IFN-γ 激活，与普通关节炎患者滑膜不同，RA 患者的滑膜组织中 STAT3 被激活，STAT3 的活化促进 T 细胞存活、B 细胞产生抗体，并抑制滑膜细胞的凋亡，在 RA 发病过程中起到关键性作用。

STAT4 通过介导 IL-12 信号诱导 Th1 细胞反应，导致 Th1/Th2 免疫失衡，使炎性细胞因子受体、黏附分子及 IFN-γ 增多。在 RA、脊柱关节病、OA 患者活检的滑膜组织中，只有 RA 的滑膜组织中的树突状细胞高度表达 STAT4 及 JAK3 蛋白，这可能成为早期鉴别诊断 RA 的标志。而 STAT6 则通过介导 IL-4 信号诱导 Th2 细胞反应调节 Th 细胞亚型的平衡。RA 有遗传易感性，研究表明 STAT 基因多态性与 RA 的遗传易感性有关，且不同 STAT 成员的影响程度存在差异。新

英格兰医学杂志最先报道了 2 号染色体长臂上的 STAT4 基因第三内含子中有 4 个单核苷酸多态性与北美人群 RA 易感性相关。多国人群中的研究也证实了其中一个 SNP 位点 rs7574865（G/T）与 RA 的相关性最强。

2. 银屑病　银屑病是一种慢性炎症性皮肤疾病，与表皮细胞过度增殖及异常分化、真皮乳头血管增生和淋巴细胞的浸润有关。银屑病患者皮肤和免疫系统之间的复杂关系出现异常，但其具体发病机制尚不清楚。在银屑病皮损中，树突状细胞、内皮细胞、巨噬细胞及 IL-17 分泌细胞常同时高表达 IL-6。IL-6 诱导和促进银屑病角质形成细胞的过度增生，并增加 T 细胞在表皮内的聚集，STAT3 介导 IL-6 在角质形成细胞内的信号传递，促进银屑病皮损的形成。过度活化的 STAT3 通过表达 caspase、生存素、p53、p63 来干扰银屑病表皮细胞的凋亡。银屑病真皮乳头血管增生与皮损部位角质形成细胞的 STAT3 持续活化，还调控 VEGF 的表达，促进血管增生，病情严重的银屑病患者血清 VEGF 水平明显升高。

Th17 细胞在银屑病发病中起重要作用。内皮细胞、树突状细胞和 Th17 细胞分泌的 IL-6 通过激活 STAT3 抑制调节性 T 细胞（Treg）分化，促进 Th17 细胞分化成熟，分化成熟的 Th17 可以分泌 IL-17、IL-21、IL-22 等多种细胞因子募集炎症细胞，诱导炎症因子产生，促进银屑病的炎症反应。IL-22 在银屑病中呈高水平表达，其外周血水平与疾病的严重程度密切相关，在疾病发展的晚期阶段发挥关键性作用。IL-22 不仅可以激活 JAK-STAT 信号通路来抑制与角质形成细胞正常分化相关基因的效应，还可诱导角质形成细胞表达角蛋白 17 和 CC 亚族趋化因子配体 20（CCL20）发挥一定的免疫调节作用。

基于 JAK/STAT 信号通路在银屑病中的重要作用，多种 JAK 抑制剂治疗银屑病的Ⅲ期临床试验已经完成或正在进行中，如托法替尼和巴瑞克替尼已被证明对于治疗中重度斑块状银屑病有效。

3. 溃疡性结肠炎和克罗恩病　炎症性肠病（inflammatory bowel disease，IBD）包括克罗恩病（Crohn's disease，CD）和溃疡性结肠炎（ulcerative colitis，UC），是以反复发作的慢性胃肠道炎症为病理特征的肠道疾病。这类疾病的病因学并不明确，但普遍认为该类疾病源于遗传因素、环境因子、免疫失衡、屏障破坏和肠道微生态改变等共同作用。

肠道上皮的屏障作用和免疫系统的监视作用保障了肠道的免疫稳态。研究表明 JAK-STAT 通路调节效应性 T 细胞和调节性 T 细胞（Treg）的平衡，以及调节肠上皮细胞和髓系细胞以获得有效的肠道免疫能力。很多炎症因子在发病机制中扮演促炎或者抗炎的作用，或者影响上皮屏障的完整性和防御功能。JAK-STAT 通路通过不同的 JAKs 和 STATs 组合传递信号，介导炎症因子的作用并改变相应细胞的功能，是 IBD 重要的发病机制。同时，全基因组关联研究（genome-wide association study，GWAS）发现 IL-23R、IL-12B、JAK2、TYK2 和 STAT3 基因多态性和 IBD 发病风险高度相关。

在 IBD 中，JAK-STAT 通路的过度活化打破了免疫稳态，以效应性 T 细胞失衡为疾病特征。比如 CD 患者 Th1 细胞增加，表现为黏膜 Th1/Th17 型免疫反应；而 UC 患者更倾向 Th2 介导的Ⅱ型免疫反应。这种免疫失衡的机制可能是不同的炎症因子通过特定 JAK 和 STAT 成员的组合传递信号，影响不同类型免疫细胞的存活、增殖、分化所导致。另外，JAK-STAT 通路还可通过影响急性期巨噬细胞和中性粒细胞的募集与活化，或者影响上皮屏障的完整性等不同环节，影响 IBD 的起始和发展。

第三节　NF-κB 信号通路与疾病

NF-κB（nuclear factor-κB）得名于它能够与 B 细胞免疫球蛋白 κ 轻链基因的增强子 κB 序列（GGGACTTTCC）特异结合，是最重要的转录因子之一。它调控的靶基因与免疫功能的调节关系密切，包括免疫相关受体、细胞因子、炎症因子、黏附分子、急性期蛋白等。NF-κB 不仅可以调控 T/B 淋巴细胞的发育和免疫细胞的激活，还广泛参与机体的应激和炎症反应，并与细胞增殖、分化和凋亡有密切关系。通常 NF-κB 是由两个亚基（p50 和 p65，p65 也称为 RELA）通过各自的 N 端同源区结合，组成异二聚体，该二聚体能进入细胞核与特定序列 DNA 结合，发挥转录因子的作用。另外，NF-κB 家族成员还包括 p62、RELB 和 c-REl。在细胞静息状态下，NF-κB 与其天然的抑制因子 IκB（the inhibitor of κB）家族蛋白结合在一起，IκB 覆盖了 NF-κB 的核定位信号，将 NFκB 锚定在胞质内。当细胞受到刺激（如感染、抗原和辐射等）时，IκB 激酶（I-κB kinase，IKK）激活并磷酸化 IκB 的 Ser32 和 Ser36，磷酸化的 IκB 泛素化后被蛋白酶体降解，使 NF-κB 得以释放并暴露出核定位信号，随之进入核内与特定基因启动子序列结合，启动基因的转录（图 6-3-1）。在 NF-κB 介导的信号传递过程中，IκB 的磷酸化、泛素化和降解是引发信号传递的关键调控步骤。催化 IκB 磷酸化的是 IκB 激酶，IKK 的上游还有 IKK 的激酶（IKKK）调控。以该途径的常见配体 TNF-α 为例，其与受体结合后，通过 TNF 受体耦联死亡域蛋白（TRADD）和 TNF-α 受体耦联因子 2（TRAF2）两个接合蛋白，激活受体相互作用蛋白激酶（RIP），RIP 进一步激活 IKKK。除了 TNF-α 外，NF-κB 还可被 IL-1、LPS、紫外辐射等多种刺激因素激活。

在多数细胞类型中，NF-κB 都定位在细胞质中，直到细胞接受刺激信号才诱导入核调控基因转录。但是在角膜上皮细胞和血管平滑肌和一些免疫细胞中，发现 NF-κB 的核定位现象，进一步的研究发现 NF-κB 的组成性激活具有重要的功能意义。B 细胞中 NF-κB 的组成性激活研究较

为深入。B 细胞的发育与程序性表达免疫球蛋白有密切关系，NF-κB 的功能之一就是调控 Ig 基因的表达。另外，NF-κB 在调控 B 细胞凋亡中具有促进和抑制凋亡的双重作用。在新鲜分离的胸腺细胞中，NF-κB 组成性激活并结合在 IκB 位点上，胸腺微环境中的间质细胞提供了这种组成性激活的刺激信号，NF-κB 及其他因子形成的复合物，在 CD4⁺/CD8⁺ 双阳性细胞分化为 CD4⁺ 或 CD8⁺ 的单阳性细胞中发挥了重要的作用。NF-κB p50 和 RELA 在大鼠胚胎的一些神经元中组成性激活，其激活调控血管内皮黏附分子 VCAM-1 的表达，VCAM-1 在神经系统的发育中发挥重要作用。NF-κB 还能调控神经元 HIV 启动子活化，参与正常脑功能活动。

一、NF-κB 信号通路与肿瘤

肿瘤被认为是一种慢性炎症性疾病。肿瘤微环境中存在着多种免疫细胞，包括肿瘤相关巨噬细胞（tumor-associated macrophage，TAM）、骨髓来源性抑制细胞（myeloid-derived suppressor cell，MDSC）、树突状细胞（dendritic cell，DC）等。NF-κB 对上述细胞均有调节作用，通过调控免疫细胞来影响肿瘤进程。TAM 是肿瘤微环境中数量最多的免疫细胞，通过产生细胞因子、趋化因子和细胞外基质重塑相关蛋白酶等，促进肿瘤发生发展。TAM 在数量增长的同时还可发生

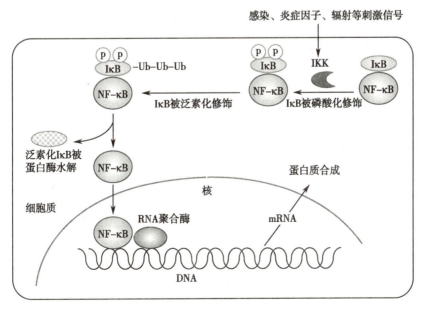

图 6-3-1 NF-κB 信号通路

极化，即成熟巨噬细胞在某些因素的诱导下出现的表型和功能分化。TAM 在不同的刺激下可极化成两种不同类型的巨噬细胞：促炎的 M1 型巨噬细胞和抑炎的 M2 型巨噬细胞。NF-κB 对于 TAM 极化发挥关键调控作用。内毒素导致 p50 缺失，能够抑制 M2 型巨噬细胞，活化相关基因启动子区的 RNA 聚合酶Ⅱ，减弱 M2 型巨噬细胞样免疫反应，增强 M1 型巨噬细胞样免疫反应。许多 M1 型巨噬细胞的基因也含有受 NF-κB 通路调控的启动子序列，能够促进 iNOS、环加氧酶 2（cyclooxygenase 2，COX-2）等分子的表达。另外，研究发现若通过增强 IκB 磷酸化而激活 NF-κB，则能使巨噬细胞活动增强，如诱导一氧化氮合酶、TNF-α 和 IL-6 等。

肿瘤细胞转移受到多种因素的调节，包括肿瘤细胞本身、炎症细胞和血管内皮细胞等。研究发现在多种肿瘤细胞中，NF-κB 通路被活化，阻断高转移的肿瘤细胞内 NF-κB 信号通路，可以显著降低细胞转移。NF-κB 信号通路可调节多种与肿瘤侵袭相关的基因和细胞因子的表达，包括金属基质蛋白酶（matrix metalloproteinases，MMP）、尿激酶型纤溶酶原活化因子（urokinase-type plasminogen activator，uPA）、IL-8 等。有研究报道，骨桥蛋白（osteopontin，OPN）通过 NF-κB 信号通路上调 MT1-MMP 的表达，通过 MMP2 促进肿瘤细胞的迁徙和对细胞外基质的浸润。头颈部鳞状细胞癌 NF-κB 信号通路和细胞丝裂原活化蛋白激酶（mitogen-activated protein kinase，MAPK）通路的共激活，可使 IL-8 和血管内皮细胞生长因子（vascular endothelial growthfactor，VEGF）表达增高，参与肿瘤细胞的血管生成。NF-κB 调节的多种黏附分子，如 ICAM-1、VCAM-1 和 ELAM-1 都在肿瘤转移中发挥重要作用。与肿瘤转移密切相关的诱导型一氧化氮合酶（inducible nitric oxide synthase，iNOS），也受到 NF-κB 通路的调节。Helbig 等研究发现，NF-κB 可直接诱导趋化因子受体 4（chemokine receptor，CXCR4）的表达，促进乳腺癌转移。在前列腺癌转移机制的研究中也发现，TIP60 和 β-CATENIN-REPTIN 对转移抑制因子 KAI1 的负性调节，也是选择性下调一些靶基因的表达，其中包括 NF-κB 相关靶基因。骨髓来源的抑制性细胞（myeloid-drived suppressor cell，MDSC）是一群尚未分化成熟的髓系混合细胞群，是髓系细胞分化的中间阶段，在肿瘤等病理条件下会数量扩增，并且获得免疫抑制活性，从而促进肿瘤生长和转移。体内和体外研究证实，IL-1β 通过 NF-κB 信号，激活 MDSC 获得免疫抑制活性，其中单核型 MDSC（M-MDSC）是 NF-κB 通路激活的主要亚群。

二、NF-κB 信号通路与心血管疾病

动脉粥样硬化（atherosclerosis，AS）是动脉对内膜损伤做出的炎症 - 纤维增生性反应的结果，最终导致血管腔狭窄、纤维斑块破裂和栓子形成。NF-κB 途径是激活炎性细胞因子的主要信号通路，而血管内皮细胞是炎症反应的主要靶细胞。AS 易感部位 p65、IκBα 和 IκBβ 的表达水平高于正常部位 5～18 倍，而内皮型一氧化氮合酶（endothelial nitric oxide synthase，eNOS）表达减少且并不影响 p65 的表达及其在内皮细胞内定位，表明 NF-κB 在 AS 早期即发挥作用。在 AS 进展的不同阶段，都有 NF-κB 的参与。AS 的损伤中 NF-κB 调控的基因产物，如 MCP-1、TNF-α、IL-1β、ICAM-1、巨噬细胞克隆刺激因子及血浆中细胞因子水平升高。巨噬细胞克隆刺激因子等激活的巨噬细胞，通过 NF-κB 途径增加 MMP-9 的表达，破坏粥样斑块的稳定性。通过抑制 NF-κB 通路活性，下调炎症反应和 AS 相关分子的表达，是治疗 AS 的重要途径，DHMEQ 选择性阻滞 NF-κB 减少 AS 损伤。DHA 不但抑制 NF-κB 通路上游 IKK-β 和 IκBα 的磷酸化和 IκBα 降解，还能降低 NF-κB 和 AP-1 的核转位，进而降低 VCAM-1 的表达，改善 AS 的进展。NF-κB 还能通过抑制 IκBα 和 A20 基因的表达，抑制自身活性。A20 基因产物通过丝氨酸 / 苏氨酸蛋白激酶 -1 和 TNF 受体相关因子 -6 的相互作用，抑制 NF-κB 的活性，降低其下游产物的表达，减少 AS 损伤。

NF-κB 与心肌梗死的发病密切相关，炎症反应和氧化应激仍是重要途径。大样本研究显示 BRAP 调控蛋白的高表达提高了亚洲人群心肌梗死的患病风险，可能与高表达的 BRAP 通过激活 NF-κB 途径促进了炎症反应有关。大鼠冠脉微栓塞心肌组织中 NF-κB 活性增强，TNF-α、IL-6 和

ICAM-1 表达也显著上调,炎症反应加剧,并最终导致大鼠心脏损害。卡维地洛可降低梗死后大鼠左室非梗死心肌组织中的炎症介质和 NF-κB 的活性,降低 MMP-8、MMP-13 的 mRNA 水平和左心室舒张末期压力,保护非梗死心肌组织。敲除 p50 亚基亦明显改善梗死后心功能和患者存活率。这些均表明干预 NF-κB 通路在心肌梗死的治疗中发挥重要作用。

第四节　MAPK 信号通路与疾病

丝裂原活化蛋白激酶(mitogen-activated protein kinase, MAPK)是一类进化保守的蛋白激酶,在许多生命活动过程中发挥关键调控作用。MAPK 信号通路可被多种细胞外刺激经由受体或非受体依赖途径所激活,如生长因子、细胞因子、有丝分裂原、激素以及各种细胞应激因素,包括氧化应激(oxidative stress)、缺氧(hypoxia)、缺血(ischemia)和 DNA 损伤等。MAPK 信号通路由三层激酶信号级联组成(图 6-4-1),包括:MAPK 激酶激酶(MAPK kinase kinase, MAPKKK/ MAP3K)、MAPK 激酶(MAPK kinase, MAPKK/ MAP2K)与 MAPK。MAPKKK 是由磷酸化激活的 Ser/Thr 蛋白激酶,其激活后可使下游 MAPKK 发生磷酸化并活化,然后 MAPKK 通过双重磷酸化 MAPK Thr-X-Tyr 结构域中的 Thr 和 Tyr 残基,激活 MAPK,该结构域位于 MAPK 的激酶结构域活化环内,具有很好的结构保守性。MAPK 被磷酸化激活后,可进一步对细胞内的底物蛋白进行磷酸化修饰,调控靶基因表达并产生生物学效应。MAPK 信号转导途径异常会导致多种疾病的发

生,包括各类肿瘤、心血管疾病、神经退行性疾病、代谢性疾病和感染性疾病等。同时,MAPK 各级信号途径中的关键分子也是治疗相关疾病的药物靶点。

哺乳动物中,MAPK 信号通路主要分为四类:ERK1/2(extracellular signal-related kinase 1/2)、JNK1/2/3(JUN amino-terminal kinase 1/2/3)、p38(α、β、γ 和 δ)以及 ERK5。本文首先简要介绍四类 MAPK 信号通路的组成与生物学功能。

ERK1 与 ERK2 蛋白分别由基因 *MAPK3* 与 *MAPK1* 编码。人类 ERK1 和 ERK2 蛋白序列的相似度为 84%,其功能类似,因此常被称为 ERK1/2。生长因子等外界信号通过 RAS(rat sarcoma)蛋白激活 ERK1/2 信号通路。RAS 家族蛋白包括 H-RAS、K-RAS 和 N-RAS 三种。首先,生长因子与其受体的结合导致鸟嘌呤核苷酸交换因子如 Son-of-Sevenless(SOS)等募集至细胞膜,促进 GDP 与 RAS 蛋白的解离;细胞中浓度较高的 GTP 取代 GDP 与 RAS 结合,将 RAS 转化为活性构象。RAS-GTP 可结合 RAF 蛋白,在细胞膜上形成活性同二聚体或异二聚体,然后使 MEK1/2 磷酸化,激活 ERK1/2,即 RAS-RAF-MEK-ERK 信号传递的级联通路。该通路参与调节细胞各种生理过程,包括细胞周期、黏附、增殖、迁移、存活、分化和代谢等。

JNK 信号蛋白由三种基因编码,即 MAPK8、MAPK9 与 MAPK10 分别编码 JNK1、JNK2 和 JNK3 蛋白,加上可变剪接的作用,可产生至少十种异构体(isoforms)。JNK1 和 JNK2 几乎在所有细胞中表达,而 JNK3 主要在脑组织中表达。JNK 被上游 MKK4 和 MKK7 等激酶激活。目前已发现多种 JNK 的下游作用底物,但鉴定 JNK 家族成员的特异底物蛋白以及分子互作网络,仍然是该领域研究的重点。由于外界刺激强度和时间的不同,JNK 信号通路的激活可产生不同的生物学效应,包括诱导凋亡、促进存活或影响增殖等。因此,JNK 信号通路在各类型肿瘤发生中作用也具有较大的差异性。转录因子 AP1(activator protein 1)是 JNK 主要的底物蛋白之一,由 FOS 和 JUN 家族成员组成。JNK / JUN 信号通路可调控大量含有 AP1 结合位点的靶基因,包括控制细胞周期的基因,以及存活和凋亡相关基因等。

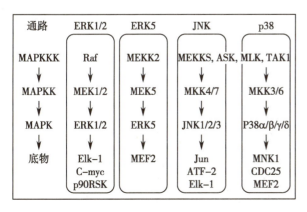

图 6-4-1　MAPK 信号通路级联反应示意图

p38α、p38β、p38γ 和 p38δ 分别由基因 *MAPK14*、*MAPK11*、*MAPK12* 与 *MAPK13* 编码。根据蛋白质序列的同源性、底物蛋白的特异性以及对抑制剂的敏感度不同，可将 p38 MAPK 家族成员分为 p38α 与 p38β，以及 p38γ 与 p38δ 两类。p38α 与 p38β 的蛋白相似度为 75%，而 p38γ 和 p38δ 与 p38α 的相似度分别为 62% 和 61%。此外，p38 MAPK 家族成员在组织分布上的差异也较大，如 p38α 在大多数细胞类型中表达丰度很高，而 p38β 主要表达于大脑，p38γ 主要表达于骨骼肌以及 p38δ 主要表达于内分泌腺。p38 MAPK 由上游 MKK3、MKK6 或 MKK4 激酶激活，其自身磷酸化也有助于 p38 MAPK 的激活。p38 MAPK 可通过磷酸化调节两类蛋白的活性，一是转录因子，如 p53、ATF2、Elk1、MEF2 和 C/EBP 等；二是蛋白激酶，包括 MK2、MSK1、MNK1 和 MNK2 等。

ERK5 蛋白由 *MAPK7* 基因所编码，其分子量大小是其他 MAPK 家族蛋白的两倍，因此，ERK5 也称为 BMK1（big MAP kinase 1）。ERK5 的氨基末端含有激酶结构域，其功能与 ERK1/2 类似。但 ERK5 的羧基末端较长，导致其蛋白结构与功能区域与其他 MAPK 蛋白不同，如在 ERK5 的羧基末端除包含有核定位信号（nuclear localisation signal domain）之外，还具有两个可与含 SH 结构域（Src homology domain）蛋白结合的富含脯氨酸结构域（proline-rich domain），以及与 MEF2（myocyte enhancer factor 2）相互作用的区域等。在刺激条件下，MEKK2 或 MEKK3 可激活 ERK5 的特异性激酶 MEK5，随后 MEK5 磷酸化并激活 ERK5，激活的 ERK5 进一步磷酸化激活转录因子 MEF2 等。与 ERK1/2 的基本功能类似，ERK5 同样可以调节细胞的增殖、分化与迁移等过程，但由于 ERK5 蛋白羧基末端的结构与功能，以及其组织表达分布的特异性，使得 ERK5 信号通路在机体生理与病理过程中可发挥其独特的作用。

一、ERK 信号通路与肿瘤

大量研究表明 RAS-RAF-MEK-ERK1/2 信号通路可通过调节细胞的增殖、存活与迁移等过程，影响肿瘤的发生与发展。该信号通路中 *RAS* 基因突变是常见的致癌因素之一，包括 *KRAS*、*NRAS* 与 *HRAS*，约占所有癌症突变的 33%。其中以 *KRAS* 的激活突变最为常见，80%～90% 的胰腺导管腺癌出现 *KRAS* 突变。此外，*NRAS* 突变发生在约 20% 的黑色素瘤和 15% 的甲状腺未分化癌，而 *HRAS* 的突变发生在大约 20% 的膀胱癌和 2% 的肾细胞癌。这些突变使得 RAS 蛋白在无外界刺激信号的条件下也处于激活状态，导致细胞异常增殖与存活。

除 *RAS* 突变之外，研究发现 RAF 或 MEK 蛋白的活化突变同样可促进肿瘤发生，而干扰 RAF、MEK 或 ERK 的活性则可抑制该过程。例如，RAF 家族成员 BRAF 蛋白的异常激活，特别是 *BRAF-V600E* 突变与黑色素瘤、甲状腺癌以及结直肠等肿瘤的发生密切相关。与 *RAS* 和 *RAF* 的高频突变相比，*ERK1/2* 本身的突变在肿瘤发生中较少见，但也有报道在头颈部鳞状细胞癌与宫颈癌等肿瘤中发现了 *ERK2* 本身的致癌突变，如 *ERK2 E322K* 突变，该突变体由于其磷酸酶 DUSP（dual-specificity phosphatase）结合的能力缺陷，从而持久地处于激活状态。以上研究表明 RAS-RAF-MEK-ERK1/2 通路中各级信号分子的激活突变均可促进肿瘤的发生。

ERK1/2 被磷酸化激活后与 MEK1/2 解离，并快速转移至核内，然后激活其底物蛋白如 Elk-1 与 Sap-1 等，影响细胞周期与生长相关基因的转录表达，以调控肿瘤细胞增殖。ERK1/2 信号通路激活还可通过调控 Bcl-2 蛋白家族等，促进肿瘤细胞的存活。近年来，该领域的研究多集中于寻找 RAS-RAF-MEK-ERK1/2 信号通路抑制剂，如已发现的 MEK 抑制剂 Cobimetanib 和 Trametinib，ERK1/2 抑制剂 Ulixertinib（BVD-523）以及口服 ERK1/2 抑制剂 MK-8353 等，目前 ERK1/2 抑制剂已在细胞与动物实验上取得了较好的肿瘤治疗效果。

与 ERK1/2 类似，ERK5 被 MEK5 磷酸化激活后可移位至细胞核，通过调控下游靶基因的转录以响应外界刺激，其下游靶基因包括 *Mef2*、*Pparα1* 和 *c-Fos* 等。在一些肿瘤细胞中，ERK5 与 ERK1/2 一样可被 RAS 信号所激活，因此 MEK5-ERK5 通路同样参与了 RAS 突变所致的肿瘤发生过程。癌基因如 *Cot*（cancer osaka thyroid）等可激活 ERK5，促进肿瘤的转化过程。同时，有研究表明癌基因 c-*Src* 介导了氧化应激对 ERK5 的激活，以及对细胞骨架与肌动蛋白的调控。此外，肿瘤抑制因子 VHL 可通过介导 ERK5 的泛素化降解，影响肾透明细胞癌的进程。

二、JNK 信号通路与肿瘤

JNK 信号通路可通过其调控细胞周期、凋亡、分化与迁移的作用影响肿瘤的进展，并在不同条件下具有促癌与抑癌的双向作用。JNK 的促癌功能主要基于其磷酸化 JUN 与激活 AP1 的能力，而肿瘤抑制功能可能与其促细胞凋亡有关。此外，JNK/JUN 信号通路还与调控炎症和肿瘤相关细胞因子的表达有关。在无外界刺激条件下，细胞中 JUN 主要受到 JNK2 信号通路的调控并发生泛素化降解，而在受到外界刺激后，JNK1 信号通过磷酸化 JUN 蛋白的 Ser73 位点以维持其稳定性并激活其转录活性。因此，与野生型相比，JNK2 敲除的成纤维细胞生长较快，而 JNK1 敲除细胞则生长较慢。

目前，已有研究表明 JNK 信号通路对肿瘤细胞的凋亡具有重要的调控作用。JNK 缺陷可导致细胞凋亡下降，而外源给予细胞色素 c 则可抑制该现象，此研究提示我们 JNK 信号通路介导了细胞的凋亡过程，且与线粒体凋亡途径有关。此外，JNK 信号通路可以调控 Bcl-2 蛋白家族成员的磷酸化和表达水平，如 Bax 与 Bad 蛋白等。同时，JNK 信号通路还可通过磷酸化 14-3-3 蛋白，促进促凋亡蛋白的释放，并介导细胞凋亡的发生。因此，当 JNK 信号通路的促凋亡作用被启动时，可抑制肿瘤细胞的生长。JNK 信号通路还可调控细胞的分化与迁移，而细胞的分化与迁移对肿瘤的形成与转移具有重要意义。如在细胞分化的调控上，有研究显示 JNK 信号通路可调控破骨细胞、T 淋巴细胞和神经元等的分化过程。在细胞迁移的调控上，JNK1 可以通过磷酸化桩蛋白（paxillin）调控上皮细胞迁移功能，而 JNK 信号通路与 Hippo 信号的相互作用则介导了肿瘤细胞的侵袭与转移过程。

近年来，大规模测序分析在人类肿瘤中鉴定出了可激活 JNK1/2 信号通路的体细胞突变。这些数据表明 JNK 信号通路中的突变直接参与了肿瘤发生与发展，如 MAP2K4 的突变可促进肿瘤的形成。与 JNK1 和 JNK2 功能不同，由于在人

类脑组织肿瘤中发现了 JNK3 的功能缺失突变，提示 JNK3 可能是肿瘤抑制基因。以上研究提示，JNK 信号通路具有促癌与抑癌的双向作用。JNK1 缺乏可显著降低对乙基亚硝胺诱导的肝细胞癌形成。同时有数据显示，HCC 细胞的增殖与肝癌的发生依赖于 JNK1 对 p21 的调控，以及对 p53 促凋亡作用的拮抗。在前列腺癌中，PTEN 缺失可导致 AKT 活化，提高前列腺癌肿瘤细胞株和患者组织中的 JNK 活性。基因表达分析显示，JNK 信号通路中关键分子在前列腺癌中出现上调。而另一方面，前列腺癌易感基因 LanCL1 可通过抑制 JNK 信号通路，使前列腺癌细胞免于氧化损害，JUNB 已被证实为前列腺癌发生的抑制基因。因此，JNK 信号通路对前列腺癌的发生与发展具有双向调控作用，可能与前列腺癌的分型及遗传背景等有关。在皮肤肿瘤中，JNK1 缺失可促进佛波酯诱导的皮肤癌发生，而在 JNK2 敲除小鼠中则发现乳头瘤形成显著减少，表明 JNK1 具有促进皮肤癌发生的作用，而 JNK2 则相反。

三、p38 MAPK 信号通路与肿瘤

传统观点认为 p38α 是一种肿瘤抑制因子，具有负调节细胞周期和诱导凋亡的作用，介导了 p38α 的抑癌功能。然而，部分研究则显示 p38α 同样具有促进肿瘤发生的作用，包括促进侵袭、炎症和血管发生等。下面分别阐述 p38α 的抑癌与促癌作用。

研究发现，p38 MAPK 信号通路的负调节因子在人类肿瘤和癌细胞系中高表达，包括磷酸酶 PPM1D 和 DUSP26 等，从而提示了 p38α 是一种肿瘤抑制因子。增加 p38 MAPK 的活性可诱导肝癌细胞凋亡。同时，p38 MAPK 的激活介导了 WIP1 蛋白磷酸化缺失对肿瘤生长的抑制等，而抑制 p38α 或其激酶 MKK2/MKK6 则可促进肿瘤的生长；并且 p38α 失活可引起肺上皮的过度增殖，促进 K-RAS（G12V）诱导的肺癌发生。p38α 在肝细胞中特异性缺失后，由于其拮抗 JUN/MAPK 信号作用的解除，从而促进了肝癌的发生。此外，p38 MAPK 还介导了 PCAT-1 基因缺失所导致的头颈癌细胞的凋亡。以上研究基于对肿瘤细胞增殖与凋亡的调控，直接证实了 p38 MAPK 信号通路对肿瘤发生的抑制作用。

而基于 p38α 对肿瘤细胞转移与肿瘤血管生成的调控作用，p38α 在特定条件下可以促进肿瘤的进展。首先，磷酸化 p38α 水平的增加与各种癌症的恶性相关，包括滤泡性淋巴瘤、甲状腺癌和乳腺癌等，以及 p38α 对促炎介质环氧合酶 2（cyclooxygenase 2，COX2）的调控作用，可促进非黑色素瘤皮肤癌和神经胶质瘤等肿瘤的进展。此外，p38α 可调控很多具有促炎、促增殖和促血管生成作用的细胞因子生成，包括 TNF-α、IL-1 和 IL-6 等。p38α 还可通过调节转录因子（如 NF-κB）的活性，调控细胞因子的表达，或在转录后通过调控 mRNA 稳定性调节细胞因子的表达。因此，将 p38 MAPK 信号通路作为靶点进行临床治疗时，须谨慎考虑肿瘤细胞类型、肿瘤微环境、肿瘤发生发展的具体阶段等因素。

第五节　GPCR 介导的信号通路与疾病

G 蛋白耦联受体（G-protein coupled receptor，GPCR）是人体内一类最庞大的膜受体家族，参与调节包括代谢、免疫反应、神经突触传递、视力和嗅觉、情绪和行为等生物体内几乎所有的生理学过程。与 GPCR 介导的信号通路相关研究，已经十次荣膺诺贝尔奖。GPCR 识别的细胞外配体种类众多，包括无机离子、氨基酸、多肽、蛋白质、脂类、核苷酸、生物碱等。GPCR 还能感受外界环境中的光线、味觉和嗅觉信号。因此，GPCR 介导的信号通路，是沟通细胞内外环境的重要桥梁。GPCR 转导途径的异常，已被报道与多种疾病，包括肿瘤、代谢和心血管疾病、炎症和神经系统疾病的发生发展密切相关。

GPCR 的拓扑构象是七次跨膜的螺旋受体，识别胞外配体并结合后，能够通过其胞内段，活化三聚体 G 蛋白（heterotrimeric G-protein），因此被称为 G 蛋白耦联受体。三聚体 G 蛋白由 α、β 和 γ 亚基组成，不同的 αβγ 组合可与不同的下游分子组成信号转导途径，但基本模式大致相同，主要包括以下几个步骤：①细胞外信号分子结合受体，通过别构效应将其激活；②受体激活 G 蛋白，G 蛋白在有活性和无活性状态之间连续转换，称为 G 蛋白循环（G protein cycle）（图 6-5-1）；③活

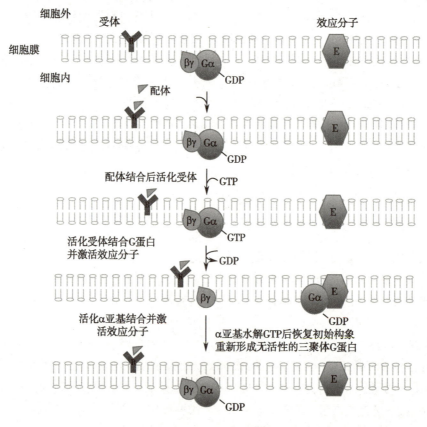

图 6-5-1　G 蛋白循环

化的 G 蛋白激活下游效应分子, 不同的 α 亚基激活不同的效应分子; ④ G 蛋白的效应分子向下游传递信号的主要方式是催化产生小分子信使; ⑤小分子信使作用于相应的靶分子, 使之构象改变而激活; ⑥蛋白激酶通过磷酸化作用激活一些与代谢相关的酶类、与基因转录调控相关的转录因子以及一些与细胞运动相关的蛋白质, 产生各种细胞应答反应。

鉴于 GPCR 介导的信号通路在生理和病理过程中的重要作用, GPCR 是迄今为止最大的一类药物靶标, 在哮喘、心血管疾病中 β 肾上腺素受体激动剂和拮抗剂均有广泛的应用。对于多种复杂性疾病, 如疼痛、血栓形成, 以及心衰、动脉粥样硬化等心血管疾病, GPCR 都可以成为治疗的靶点, 但单纯靶向一种 GPCR 往往效果欠佳。由于 GPCR 种类和结构的多样性, 直接靶向 G 蛋白的 α 或者 βγ 亚基可能具有更为广泛的治疗效应, 在多个临床前疾病模型中已经取得良好效果, 具有很好的应用前景。

一、GPCR 介导的信号通路与糖尿病

GPCR 介导的信号通路失衡, 在肥胖、胰岛素抵抗 (insulin resistance, IR) 和 2 型糖尿病的发展过程中扮演了重要的角色。迄今为止, 已报道多种 GPCR 与肥胖和 2 型糖尿病 (T2DM) 的发病相关, 其配体包括肾上腺素、去甲肾上腺素、趋化因子、白三烯 B_4 和前列腺素 E_2 等。

生物体肾上腺释放的肾上腺素和交感神经末梢释放的去甲肾上腺素, 是体内重要的升血糖激素, 识别它们的受体包括 α_1、α_2 和 β 肾上腺素受体。α_1 受体主要表达于胰腺、肝脏、肌肉和心脏, 主要激活 Gαq/11 蛋白, 通过 IP_3-DAG/PKC 调控组织功能。α_2 受体主要在胰腺的 α 和 β 细胞表达, α_2 受体的活化, 会促进胰腺 α 细胞分泌胰高血糖素, 同时抑制 β 细胞分泌胰岛素, 导致血糖的升高。有研究发现, 在糖尿病大鼠模型 (Goto-Kakizaki 大鼠) 中, α_{2A} 肾上腺素受体基因拷贝数和表达的增加, 会导致血糖升高引发的 β 细胞应答反应和胰岛素分泌下降, 导致 2 型糖尿病的发生。β_2 肾上腺素受体是 β 受体家族中分布最广泛的成员, 其组织分布包括骨骼肌、心肌、血管平滑肌、肝脏、胰腺和脂肪组织等。在肝脏中, β_2 受体

介导通路的活化, 会导致肝糖原分解增加, 显著提高血糖水平。与之相反, 骨骼肌细胞中 β_2 受体的活化, 却会显著促进葡萄糖转运体 4 (glucose transporter 4, GLUT4) 对葡萄糖的转运, 其转运过程并不依赖于胰岛素的分泌。在 Goto-Kakizaki 大鼠或者肥胖 C57BL/6J 小鼠体内应用长效 β_2 受体激动剂, 能够有效改善胰岛素抵抗症状。然而, 在脂肪组织中, β_2 受体信号活化后, 由于脂解 (lipolysis) 作用的加剧, 胰岛素调控的葡萄糖转运过程会受到抑制。由于 β_2 受体介导的信号通路具有配体选择性和特异性, 如果能研发出特异性激动骨骼肌 β_2 受体, 而对肝脏糖原分解没有影响的 β_2 受体激动剂, 则有望降低血糖水平和临床治疗糖尿病。

胰高血糖素样肽 1 (glucagon-like peptide 1, GLP-1) 是一种肠分泌的降糖素, 在进食后血糖升高时可促进胰岛素的分泌, 其生理功能广泛, 包括维持胰岛 β 细胞的质量 (mass)、抑制胰高血糖素的分泌、加速胃排空和食物摄取等。GLP-1 还具有心脏和神经系统保护功能。GLP-1 识别的受体也是一种 G 蛋白耦联受体, 即 GLP-1R, 其下游激动的 G 蛋白包括 $G_{\alpha i}$、$G_{\alpha o}$ 和 $G_{\alpha q/11}$ 等。动物实验和人群研究均表明, GLP-1R 激动剂能够有效促进胰腺 β 细胞的增殖、再生和新生。自 2005 年起, 美国 FDA 相继批准上市了多个 GLP-1R 激动剂, 包括艾塞那肽、利拉鲁肽等。GLP-1R 激动剂在临床应用已证实可显著增进糖尿患者和肥胖患者的饱腹感, 有效减轻患者体重, 改善胰岛素抵抗的现象, 有效降低血糖。

G 蛋白耦联雌激素受体 (G protein-coupled estrogen receptor, GPER), 也称为 GPR30, 广泛表达于心脏、小肠、生殖系统、免疫细胞 / 脂肪组织、骨骼肌和肝脏等。近年来, 也发现胰腺 β 细胞表达 GPER, 且雌性小鼠表达量显著高于雄性小鼠。雌激素受体激动剂如 17β 雌二醇, 也能够激活该受体介导的信号转导过程, GPER 活化后可以激活下游 $G_{\alpha s}$ 和 $G_{\alpha i}$ 蛋白, 提高细胞质内 cAMP 和 Ca^{2+} 水平。GPER 敲除小鼠出现很多代谢相关表型, 包括能够抵御高脂饮食诱导的肥胖和胰岛素抵抗, 但仅限于雌性小鼠。但 GPER 在代谢性疾病发生发展中的作用, 以及是否存在性别差异, 目前还存在不少争论。

二、GPCR 介导的信号通路与心血管疾病

交感神经系统和肾上腺素受体在心血管疾病发生发展中的重要作用，是毋庸置疑的。人体心脏组织表达三种类型的 β 肾上腺素受体（β-adrenergic receptor，β-AR），其中 β_1-AR 为心脏特异性表达，在三种受体中表达量最高（占 75%~80%），主要通过激活 G_s 蛋白 -cAMP-PKA 途径发挥调控作用。β_2-AR 表达量为 15%，β_3-AR 表达量最低。肾上腺素受体是对心率和心脏收缩能力进行调控的最重要的 GPCR。衰老人群心脏组织中发现 β_1 受体表达和敏感性下降。β_1-AR 敲除小鼠大多为胚胎致死，活下来的小鼠即使基础心率和血压正常，但给予体育锻炼和激动剂刺激时，心率和血压均无反应。与之相反，过表达 β_1-AR 的转基因小鼠，虽然早期表现出心脏功能的增强，但最终会由于 β_1 受体信号通过的持续慢性激活，引发严重的心脏损伤。β_2-AR 也能够通过活化 G_s 蛋白，调控 Ca^{2+} 循环调控心肌收缩力。但研究发现，与 β_1 受体的活化不同，β_2-AR 早期激活活化 G_s 蛋白后，晚期效应可激活抑制性 G 蛋白。β_2-AR 敲除小鼠发育正常，静息状态下的心率也正常，并且运动时表现出更好的心功能，只是肾上腺素激动剂或者锻炼后容易出现高血压，提示 β_2-AR 是压力诱导型肾上腺素系统活化的重要调控者，其机制可能与 G_i 蛋白的活化有关。

β 肾上腺素受体途径与心力衰竭的发生发展关系密切。心衰患者心肌细胞凋亡率是正常人的 200 倍，体内外给予 β-AR 激动剂，均会导致心肌细胞的凋亡。而 CaMKⅡ表达和活性的升高，是诱发心肌细胞凋亡的一个机制。体内给予 CaMKⅡ抑制剂，能够逆转 β-AR 激动剂所诱导的左心室重建，缓解心衰模型中心肌细胞的凋亡数量。CaMKⅡ活性升高，还报道与糖尿病心肌病有关，会导致糖尿病心肌重构和心律失常的发生。CaMKⅡ活性受到心肌细胞内 Ca^{2+} 浓度调控，下游对心脏电生理、心肌细胞线粒体活性和能量供应、心肌细胞内 Ca^{2+} 浓度、心肌收缩力、心肌细胞死亡和纤维化、炎症反应等，均有调控功能。

G_q 蛋白耦联受体在调控心肌细胞生长、凋亡和心肌肥大过程中非常重要。其下游效应酶是 PLCβ，促进 PIP_2 水解成 IP_3 和 DAG 后，活化 PKC 以调节生理功能。血管紧张素Ⅱ受体（AT_1 受体，AT_1R）是一种典型的 $G_{q/11}$ 蛋白耦联受体，AT_1R 在心肌肥大和心肌缺血的状态下表达会上升，而终末期心衰患者心肌中表达却出现下降。内皮素（endothelin）是一种会引起心肌收缩异常、心律失常和心脏重塑的多肽类激素，其受体分为两型，ET_A 和 ET_B，均为 GPCR。其中 ET_A 主要活化 $G_{q/11}$ 蛋白，调控平滑肌细胞收缩，并且在心肌肥大和心力衰竭过程中发挥病理性调控作用。

溶血磷脂（lysophospholipids，LPL）在动脉粥样硬化发病过程中非常重要。LPL 种类众多，主要通过 GPCR 发挥调控功能，促进或者抑制下游第二信使 IP_3、DAG 和 Ca^{2+} 的产生等。研究已发现有 26 种 GPCR 与 LPL 有关。动脉粥样硬化是一种慢性的血管病变，可能会导致心梗和脑卒中等严重的心脑血管事件。内皮细胞的过度活化、血管平滑肌细胞的异常增生、促炎的单核和巨噬细胞、成纤维细胞、单核细胞来源的树突状细胞、血小板等，均参与了动脉粥样硬化的发展过程。与动脉粥样硬化发病相关的 LPL 及其 GPCR 介导的信号转导过程，总结见表 6-5-1。

表 6-5-1 已鉴定的部分 G 蛋白耦联溶血磷脂受体及其传导机制

配体	受体	G 蛋白	信号通路
LPA	LPA1	$G_{i/O}$, G_q, $G_{12/13}$	MAPK↑, AC↓, $(Ca^{2+})i$↑, PLC↑, Rho↑, Rac↑, PI3K/Akt↑, ERK↑
LPA	LPA2	$G_{i/O}$, G_q, $G_{12/13}$	$(Ca^{2+})i$↑, PLC↑, MAPK↑, AC↓, Rho↑, PI3K/Akt↑, ERK↑
LPA	LPA3	$G_{i/O}$, G_q, G_S	$(Ca^{2+})i$↑, PLC↑, cAMP↑, MAPK↑, AC↑↓, ERK↑
LPA	LPA4	G_S, $G_{i/O}$, G_q, $G_{12/13}$	$(Ca^{2+})i$↑, AC↑, Rho↑, cAMP↑
LPA	LPA5	G_S, $G_{i/O}$, G_q, $G_{12/13}$	$(Ca^{2+})i$↑, PLC↑, AC↑, Rho↑, cAMP↑
S1P, SPC	S1P1	$G_{i/O}$	MAPK↑, AC↓, $(Ca^{2+})i$↑, PLC↑, (Rho↑), PI3K/Akt↑, Rac↑, ERK↑

续表

配体	受体	G蛋白	信号通路
S1P, SPC	S1P2	G_s, $G_{i/o}$, G_q, $G_{12/13}$	$(Ca^{2+})i\uparrow$, MAPK$\uparrow$, AC$\uparrow\downarrow$, PLC$\uparrow$, Rho$\uparrow$, Rac$\downarrow$, ERK$\uparrow$, cAMP$\uparrow$, Cdc42$\uparrow$
S1P, SPC	S1P3	G_s, $G_{i/o}$, G_q, $G_{12/13}$	MAPK$\uparrow$, AC$\uparrow\downarrow$, $(Ca^{2+})i\uparrow$, PLC$\uparrow$, Rho$\uparrow$, Rac$\uparrow$, PI3K/Akt$\uparrow$, ERK$\uparrow$
S1P, SPC	S1P4	G_s, $G_{i/o}$, $G_{12/13}$	MAPK$\uparrow$, AC$\downarrow$, $(Ca^{2+})i\uparrow$, PLC$\uparrow$, Rho$\uparrow\downarrow$, ERK1/2$\uparrow$, Cdc42$\uparrow$
S1P, SPC	S1P5	G_s, $G_{i/o}$, $G_{12/13}$	$(Ca^{2+})i\uparrow$, PLC$\uparrow$, DNA$\downarrow$, MAPK$\downarrow$, AC$\downarrow$, ERK$\downarrow$, JNK$\uparrow$
S1P	GPR3	G_s, $G_{i/o}$	AC$\uparrow$, $(Ca^{2+})i\uparrow$
SPC, LPC	GPR4	G_q, G_s	$(Ca^{2+})i\uparrow$, ERK$\uparrow\downarrow$, MAPK$\uparrow$, AC$\uparrow$
LPS	GPR34	$G_{i/o}$	$(Ca^{2+})i\uparrow$, ERK$\uparrow$
LPI	GPR55	G_q, $G_{12/13}$	$(Ca^{2+})i\uparrow$, ERK$\uparrow$, PLC$\uparrow$, rhoA$\uparrow$, cdc42$\uparrow$, rac1$\uparrow$
LPC, LPE, LPI	GPR119	不明	AC$\uparrow$, cAMP$\uparrow$, PKA$\uparrow$

注：LPA. lysophosphatidic acid，溶血磷脂酸；S1P. sphingosine 1-phosphate，1-磷酸鞘氨醇；SPC. sphingosylphosphorylcholine，神经鞘氨醇磷酸胆碱；LPC. lysophosphatidylcholine，溶血磷脂胆碱；LPS. lysophosphatidylserine，溶血磷脂丝氨酸；LPE. lysophosphatidylethanolamine，溶血磷脂酰乙醇胺；LPI. lysophosphatidylinositol，溶血磷脂酰肌醇。

第六节 未来研究方向与展望

现代分子生物学技术的飞速发展，极大地推动了细胞信号转导领域的进步。20世纪80年代是本研究领域得到长足发展的年代，包括经典的细胞外配体如生长因子的鉴定和发现、信号转导过程中蛋白质的动态修饰、信号蛋白互做结构域的结构和功能分析等，使得调控各种生理和病理过程的细胞内关键信号转导途径日益得以阐明。在对细胞内信号转导途径及生理病理作用进行解析的过程中，有很多问题出乎意料却又发人深思，比如说信号转导中的负反馈调节即刹车机制、如何通过分子间的互作实现信号传递的特异性、同一条信号转导途径为何具有不同的生理作用等。展望未来，细胞信号转导领域的研究还将日新月异，特别是信号转导异常与疾病的联系，以及信号转导分子作为疾病治疗的潜在靶点，一定是未来研究的方向和热点，并且具有极大的临床意义和应用价值。

一、近年来研究热点

（一）新型信号分子的发现和鉴定

1. ROS 作为信号分子 活性氧（reactive oxygen species，ROS）已不再被看作是线粒体氧化的毒性副产物，其作为信号分子调控细胞内众多转导通路活性的作用，已逐渐被研究者们所接受。ROS介导的信号转导异常，在炎症、糖尿病、高血压、神经退行性疾病和肿瘤等众多疾病中均发挥病理性调控作用。细胞内ROS包括氧自由基（O_2^-）、羟基自由基（$OH^\cdot$）、过氧化氢（H_2O_2）等。不同的活性氧分子，具有不同的下游靶蛋白分子，ROS产生后可对这些靶蛋白分子进行可逆的共价修饰，其作用的氨基酸残基不仅包括半胱氨酸，还包括硒代半胱氨酸、甲硫氨酸、组氨酸残基等。信号分子一般需要具备以下几个特征：①可通过生成和清除控制细胞内浓度；②有特异性受体；③信号效应可逆。H_2O_2是符合以上特征的优秀信号分子，其作用部位是靶蛋白分子半胱氨酸残基的巯基基团。研究发现，受到H_2O_2信号调控的下游信号通路众多，以下做简要叙述：

（1）蛋白酪氨酸磷酸酶（PTPs）和受体酪氨酸激酶（RTK）：PTPs是一类研究得最为充分的ROS靶标。PTPs催化活性部位处半胱氨酸氧化后生成次磺酸后，丧失磷酸酶活性。PTEN和PTP1B都可以受到这种H_2O_2特异性激活的调节方式。除了通过调控磷酸酶活性影响细胞内磷酸化反应，ROS也可以通过巯基氧化机制对激酶活性进行直接调控。

（2）生长因子受体（growth factor receptor）：研究发现，血小板源性生长因子受体（platelet-derived growth factor receptor，PDGFR）信号通路活化时，细胞内 ROS 生成达到顶峰，抑制 H_2O_2 生成后会抑制通路活性。表皮生长因子受体（epithelium growth factor receptor，EGFR）结合配体后，通过形成同源二聚体活化下游 RAS/MAPK 或 PI3K/Akt 信号通路。EGFR 将 ROS 作为传递信号的第二信使，激活 c-SRC 活性。与 PDGFR 和 EGFR 相类似，血管内皮生长因子受体（vascular endothelial growth factor receptor，VEGFR）活化导致的 ROS 生成也会诱导受体的自身磷酸化，活化下游 RAS/MAPK、PI3K/AKT 等底物活性。胰岛素受体激酶（insulin receptor kinase，IRK）是一种胰岛素活化的异常四聚体，已报道 H_2O_2 可作为第二信使传递胰岛素调控信号，调控糖脂代谢，并且 H_2O_2 的浓度和维持时间可影响胰岛素信号通路的强弱。

（3）非受体类激酶：在多种类型的细胞中，均已证实 AKT 活性受 H_2O_2 调控，其活化过程受到 SRC 激酶活性的调控。H_2O_2 诱导的 SRC 活化通常与其 416 位酪氨酸残基（tyrosine，Tyr）的磷酸化相关，而失活则与 527 位的 Tyr 磷酸化有关。另外，陆续也有报道 MAPK、CaMK Ⅱ、IκB、PKG 等众多非受体激酶的活性均受到 ROS 调控，从而得以调控体内众多的信号转导过程，与多种疾病的发生发展密切关联。

2. 代谢物作为信号分子 信号代谢物（signaling metabolites）是近年来兴起的一个概念，认为细胞内许多重要的中间代谢产物不仅可以为能量代谢提供能源，也可以发挥类似于激素和神经递质等细胞外信号分子的作用。食物来源或者由肠道菌群产生的信号代谢物通常通过神经内分泌和免疫调节的方式，作用于全身各个靶器官。而细胞内代谢反应产生的中间代谢产物作为信号分子，通常通过自分泌和旁分泌的方式作用于肝脏、胰腺和脂肪组织等代谢器官。有些代谢物可以直接与脂溶性核受体，如过氧化物酶体增殖物受体（peroxisome proliferator-activated receptor，PPAR）和法尼酸受体（farnesoid X receptor，FXR）结合，通过调控靶基因转录参与代谢和炎症调控。GPCR 也是一大类感受信号代谢物刺激的膜受体，其中很多可以感受游离脂肪酸（free fatty acid，FFA）信号，即 FFA 受体（free fatty acid receptors，

FFARs），与肥胖和胰岛素抵抗相关的炎症反应密切相关。代谢物活化的 GPCR 通路有显著的细胞类型特异性，并且其激活的下游 G 蛋白种类也多种多样。在免疫系统和脑组织中，如脑胶质细胞和神经元中也有此类受体的表达，说明了代谢物作为信号分子靶向作用的广泛性。很多代谢物均可以作为胞外信号分子的新概念，拓展了我们对于代谢相关信号通路调控的认知，但其具体传导机制远未阐明。特别是相关通路之间，比如说代谢物活化的 GPCR 通路和核受体通路之间如何相互对话，影响特定靶器官的代谢过程和炎症反应，将是很有意思的研究方向。

（二）近年来引起人们广泛兴趣的信号传递新方式和新通路

1. 肿瘤微环境中各种细胞通过外泌体（exosome）相互通信 外泌体通过影响肿瘤微环境，调控肿瘤血管生成、肿瘤免疫和肿瘤转移，近年来在肿瘤生物学研究领域引起了研究者们的广泛关注。外泌体能够在细胞间传递核酸、蛋白质、脂类等生物分子。现已证实，肿瘤和肿瘤相关间质细胞都能够释放外泌体，从而实现肿瘤微环境中细胞间的相互对话。外泌体介导的细胞间信号通信主要包括四种模式：①外泌体作为信号复合物直接作用于靶细胞；②外泌体能够在细胞间传递受体；③外泌体能够向靶细胞传递蛋白；④外泌体能够向靶细胞传递遗传物质如 mRNA 和 miRNA 等。

外泌体相关的信号传递在肿瘤进展和治疗方面的作用不可忽视。大量证据证实 RAS 信号通路的活化在外泌体生成、维持、分泌和物质运输中发挥关键作用。与野生型 K-RAS 细胞来源的外泌体相比，突变型 K-RAS 肿瘤细胞来源的外泌体中含有大量的癌蛋白，包括 K-RAS、整合素、EGFR、Src 等，从而具有很强的细胞恶性转化和促肿瘤转移的能力。肿瘤干细胞（cancer stem cell，CSC）是肿瘤微环境中一类自我更新能力很强的、具有分化潜能的细胞。CXCR4 阳性乳腺癌干细胞分泌的外泌体，能够通过旁分泌途径促进乳腺癌细胞表达干性基因，从而在体内外促进肿瘤的增殖和侵袭转移。近年来，多个研究系统均证实肿瘤干细胞来源的外泌体能够促进肿瘤转移。人肾癌干细胞来源的外泌体能够通过促进肿瘤血管

生成和肺中转移相关龛（niche）的形成，促进肾癌肺转移过程。脑胶质瘤释放的胞外囊泡，能够促进肿瘤的转移、神经球的生长和内皮细胞管腔的形成。上述证据说明，CSC 能够通过与肿瘤微环境中其他类型细胞的对话，调控肿瘤的进展和预后。另外，微环境中的肿瘤细胞和间质细胞分泌的外泌体，也能够影响肿瘤干细胞的行为，但目前的研究还非常初步。

2. 胆汁酸（bile acid）信号和肠道菌群在器官信号对话和疾病中的重要作用 人类胃肠道中存在大量的共生菌和微生物，统称为肠道菌群。胆汁酸是联系肝脏和肠道的重要有机物，由肝脏合成后经胆道系统排入肠道后发挥促进脂类消化吸收的功能。肠道微生物能够通过调控胆汁酸生成等调控胆汁酸信号途径。胆汁酸可以作为 GPCR 和 FXR 的配体，胆汁酸信号也可以反过来调控肠道菌群的组成和结构。炎症导致的 FXR 表达下降会导致肝脏胆汁排出受阻，从而引发胆汁淤积性肝损伤。在肝炎发病过程中，由于 FXR 信号通路的失活，会导致肝脏中胆汁持续淤积和持续的肝脏炎症，最终导致肝癌的发生。胆汁酸能够直接破坏细胞膜，活化 PKC 后进一步活化 p38 MAPK，从而导致 NF-κB 的活化，引发细胞凋亡和组织炎症。活化的 NF-κB 入核后，还能够转录激活一系列促炎因子如 TNF、IL-1β 和 IL-6 等。TGR5 是一种胆汁酸特异性的 GPCR，在人和小鼠组织中广泛表达。体内慢性或急性炎症状态如克罗恩病或溃疡性结肠炎时，体内先天性免疫系统、促炎和抑炎因子的分泌会处于一种失衡状态。巨噬细胞是肠道中最重要的免疫细胞，主要通过活化 TGR5 受体通路调控细胞因子的分泌。在野生型小鼠体内，TGR5 通路活化能够抑制 LPS 注射引发的 NF-κB 活化，但 *TGR5* 敲除小鼠则无法观察到上述效应，提示胆汁酸和 TGR5 信号通路在肠道炎症发生发展中的重要作用。

二、信号转导通路相关疾病的治疗和靶点

（一）以 GPCR 介导的信号通路为靶点的治疗

GPCR 是目前最为成功的药物靶点，获准上市的药物中约有 35% 靶向 GPCR。其作为靶点受到工业界的关注，一是由于 GPCR 参与调控生理和病理过程的广泛性，二是由于其与天然配体互作模式较易被小分子化合物模拟。但是，由于人类 GPCR 种类超过 800 种，成为药物靶点的只占其中 15% 左右，其研发空间仍然非常广大。GLP1-GLP1R 信号在糖尿病治疗中已证实卓有成效，近年来 FFARs 作为靶点治疗代谢性疾病也引起了人们的普遍兴趣。利用基因修饰动物对 GPCR 介导的信号通路进行更为深入细致地研究，将使下一代 GPCR 靶向药物的设计更为合理、有效和特异。已有学者提出了 "GPCRomics"（GPCR 组学）的概念，是用组学的方法对 GPCR 组（GPCRome）进行研究，特别是利用 RNA 测序（RNA-sequencing, RNA-seq）的方法，以期发现新的 GPCR 分子，定义其在生理和病理过程中的作用，并寻找新的药物作用靶点。

（二）PPARγ 信号通路与代谢性疾病

PPARγ 是一种细胞核内受体，其信号通路在糖脂代谢、免疫、细胞生长和分化中具有重要调控作用。噻唑烷二酮（Thiazolidinediones, TZDs）是一种 PPARγ 的小分子激动剂，作为胰岛素增敏剂已应用于临床治疗糖尿病，但副反应很多。PPARγ 能够被一些脂肪酸代谢产物如溶血磷脂酸所活化，但其在细胞内的天然配体尚不是很明确。噻唑烷二酮药物如曲格列酮、吡格列酮、罗格列酮等可通过激活 PPARγ，提高组织的胰岛素敏感性。这类药物的副作用包括骨质疏松、水钠潴留和体重增加等，还有恶化充血性心力衰竭的副反应。其中，曲格列酮已经由于严重的肝脏毒性从市场撤药，而吡格列酮也有增加患者膀胱癌的风险，罗格列酮则可能会导致心梗等心血管恶性事件的发生。基于上述结果，我们认为，能够特异性激活特定组织中 PPARγ 信号的药物，将是未来此类药物研发的重要方向。PPARγ 信号对于巨噬细胞和 T 细胞功能的调控，与代谢性和心血管疾病的关联，是一个值得认真考虑的研究方向。相关药物的研究还要基于在分子、细胞和动物水平，对 PPARγ 信号通路调控机制更为深入细致的研究，特别是对于组织特异性 PPARγ 信号传递途径和下游作用分子的阐明。

（三）PD-1 与肿瘤免疫治疗

对程序性死亡蛋白 -1（programmed death-1，PD-1）和其配体 PD-L1、PD-L2 的研究和认识，是

近年来在 T 细胞活化和耐受、以及免疫病理领域取得的重要进展。T 细胞耐受（T cell tolerance）的诱导和维持需要 PD-1 信号的活化，其配体 PD-L1 来源于非造血细胞，二者的相互作用能够限制效应 T 细胞（effector T cell，T_{eff}）反应，减轻免疫反应导致的组织损伤。PD-1 是一个含有 288 个氨基酸残基的跨膜蛋白，含有 1 个免疫球蛋白（immunoglobulin，Ig）超家族结构域；跨膜区含有 95 个氨基酸残基，含有 1 个免疫受体酪氨酸抑制基序（immunoreceptor tyrosine-based inhibitory motif，ITIM）和 1 个免疫受体酪氨酸转换基序 immunoreptor tyrosine-based switch motif，ITSM）。肿瘤细胞能表达 PD-1 的特异性配体 PD-L1 和 PD-L2，PD-L1 和 PD-L2 与 T 细胞表面的 PD-1 结合后，抑制 T 细胞增殖和诱导 T 细胞凋亡，从而帮助肿瘤细胞实现免疫逃逸的过程。基于以上作用原理，科学家们研发出了抗 PD-1/PD-L1 单抗类药物，陆续已经在黑色素瘤和肺癌中进行免疫治疗，提高 T 细胞杀死肿瘤细胞的能力，并取得了一定的效果。其潜在市场巨大，期待未来更多其他类型的肿瘤患者能从免疫治疗中获益。

三、未来研究方向

展望信号转导与疾病相关研究领域的方向，新技术的发展和研究策略的联合应用将是推动进展的必要条件和最大助力。细胞信号转导领域尚有很多最基本的问题需要回答和解决。比如说，在器官和组织处于不同生理和病理状态下，不同的细胞信号转导途径如何通过相互对话和整合，完成信号转导和生物调控功能，还缺乏宏观和系统性认识。这些信号通路的整合是如何决定细胞效应的输出？信号传递的特异性是如何实现的？特定组织和细胞如何同时响应多个信号的刺激？信号转导的过程如何与基因的表观遗传调控和基因表达过程有机整合？这些问题都远远没有回答清楚。对这些问题的回答，将不仅有利于深刻理解疾病发生发展的机制，对于转化医学和临床治疗的推动也具有重要意义。在细胞信号传递过程中，很多信号蛋白都受到不同形式的翻译后修饰。许多蛋白的磷酸化位点都已通过质谱等予以鉴定和证明，但是在信号通路传递过程中发挥何种功能，特定蛋白磷酸化位点在信号转导过程中的特异性和意义何在，还有大量的工作要做。

另外，我们还缺乏对信号传递过程精确定位的认识，这将依赖于超高分辨率荧光成像技术的进步和发展，单细胞成像乃至于单分子成像将是未来研究的利器。由于信号传递的过程具有一过性和可逆性的特点，研究者们需要开发出能够在细胞内动态观察传递过程的技术和方法，比如说更多的实时成像技术和定量质谱技术等，能够真实地反映在生理和病理状态下细胞内信号传递的过程和异常改变。在整体动物水平，能够通过可视化探针实时观察生物学过程，比如说用体内荧光探针观察肿瘤内的 ROS 水平等，是非常具有吸引力的研究策略，现在已经部分成为可能。虽然在细胞信号转导异常和疾病研究领域仍然有许多基础性问题存在，同时研究技术的发展也是瓶颈之一，但是相信在不久的将来将会不断得以克服，为推动临床疾病靶点的寻找和精准治疗的进步做出更大贡献。

（程金科）

参 考 文 献

[1] Alberts B，Jonhson A，Morgan D，et al. Molecular Biology of The Cell. 6th Ed. London: Garland Science，2014.

[2] Hynes N E，Ingham P W，Lim W A，et al. Signalling change: signal transduction through the decades. Nat Rev Mol Cell Biol，2013，14（6）：393-398.

[3] Lee M J，Yaffe M B. Protein Regulation in Signal Trans-duction. Cold Spring Harb Perspect Biol，2016，8（6）：1-19.

[4] Kolch W，Halasz M，Granovskaya M，et al. The dynamic control of signal transduction networks in cancer cells. Nat Rev Cancer，2015，15（9）：515-527.

[5] O'Shea J J，Schwartz D M，Villarino A V，et al. The JAK-STAT pathway: impact on human disease and

therapeutic intervention. Annu Rev Med, 2015, 66: 311-328.

[6] Villarino A V, Kanno Y, O'Shea J J. Mechanisms and consequences of Jak-STAT signaling in the immune system. Nat Immunol, 2017, 18 (4): 374-384.

[7] Groner B, von Manstein V. Jak Stat signaling and cancer: Opportunities, benefits and side effects of targeted inhibition. Mol Cell Endocrinol, 2017, 451: 1-14.

[8] Sun S C. The non-canonical NF-κB pathway in immunity and inflammation. Nat Rev Immunol, 2017, 17 (9): 545-558.

[9] Taniguchi K, Karin M. NF-κB, inflammation, immunity and cancer: coming of age. Nat Rev Immunol, 2018, 18 (5): 309-324.

[10] Atay O, Skotheim J M. Spatial and temporal signal processing and decision making by MAPK pathways. J Cell Biol, 2017, 216 (2): 317-330.

[11] Santos E, Crespo P. The RAS-ERK pathway: A route for couples. Sci Signal, 2018, 11 (554): eaav0917.

[12] Samatar A A, Poulikakos P I. Targeting RAS-ERK signalling in cancer: promises and challenges. Nat Rev Drug Discov, 2014, 13 (12): 928-942.

[13] Weis W I, Kobilka B K. The Molecular Basis of G Protein-Coupled Receptor Activation. Annu Rev Biochem, 2018 (87): 897-919.

[14] Campbell A P, Smrcka A V. Targeting G protein-coupled receptor signalling by blocking G proteins. Nat Rev Drug Discov, 2018, 17 (11): 789-803.

[15] Pfleger J, Gresham K, Koch W J. G protein-coupled receptor kinases as therapeutic targets in the heart. Nat Rev Cardiol, 2019, 16 (10): 612-622.

[16] Hynes N E, Ingham P W, Lim W A, et al. Signalling change: signal transduction through the decades. Nat Rev Mol Cell Biol, 2013, 14 (6): 393-398.

[17] Husted A S, Trauelsen M, Rudenko O, et al. GPCR-mediated signaling of metabolites. Cell Metab, 2017, 25 (4): 777-796.

[18] Ahmadian M, Suh J M, Hah N, et al. PPARg signaling and metabolism: the good, the bad and the future. Nat Med, 2013 (19): 557-566.

[19] Luan H H, and Medzhitov R. Food Fight: role of itaconate and other metabolites in antimicrobial defense. Cell Metab, 2016 (24): 379-387.

[20] Chen G, Huang A C. Exosomal PD-L1 contributes to immunosuppression and is associated with anti-PD-1 response. Nature, 2018, 560 (7718): 382-386.

[21] Poggio M, Hu T, Pai C C. Suppression of Exosomal PD-L1 Induces Systemic Anti-tumor Immunity and Memory. Cell, 2019, 177 (2): 414-427.e13

第七章　疾病的代谢机制

第一节　概　述

代谢（metabolism）是生命的基础。代谢的必要性是由生命进化过程中演化出的独特膜系统决定的。在生命出现初期，细胞外膜的出现使原始生命从环境中分隔出来，致使生命的运行独立于环境，降低了生命运行的环境负担，是生命形成的标志性事件。随着生命的进化，细胞内功能有了区分的必要，更多的膜系统出现了。例如，剧烈的氧化还原反应需要相对较高的温度提高其反应的速度，同时产生大量的可能损伤蛋白质功能的活性氧（reactive oxygen species，ROS）。因此，细胞内所有的氧化还原反应被集中到致密双层膜包裹的线粒体中，既避免了氧化还原化反应产生的 ROS 对细胞内其他蛋白质功能的伤害，又使反应能够在高于细胞平均温度的环境下高效进行。据测定，哺乳动物细胞内线粒体的温度高于 50℃，远高于 37℃左右的细胞温度。又如，相对于细胞胞质的弱碱性（pH 约为 7.2），被膜包裹的溶酶体内的 pH 低至 4.5～5.0，有利于多肽等的降解，同时又防止了强酸性对细胞内其他生命分子的破坏。进化也使生命从单细胞生物发展成复杂多细胞生物。在多细胞生物中，由细胞膜分隔的各个细胞不但可以单独运行，实现各自的功能，同时，当某个细胞发生损伤时，可被定点清除，而并不影响生命个体整体生存的延续。

生物膜系统在带给生命独特的运行优势的同时，也阻隔了生物与外界、以及细胞内各个亚细胞器之间的物质交换，代谢应运而生。首先，细胞需要从环境获取自身运行需要的物质，以支持细胞运行的物质和能量需求，同时需要把自身运行中产生的不需要或有害的物质排放到环境中，形成物质交换；与此同时，在细胞内，不同代谢物需要在各个亚细胞器之间相互交换。无论是从环境还是从其他细胞器交换而来的化合物，均与细胞或亚细胞器自身的化合物有所不同，需要通过系列生化反应进行物质转换，以生成与适应自身需求的化合物。生命与外界的物质交换和细胞内部的物质转换构成了生命代谢。代谢的英文单词 metabolism 来自希腊文"μεταβολή"，意思为转换。

人类是典型的异养（heterotroph）生物，靠细胞从外界获得的营养物质运行。营养物质首先是物质能量化合物，包括很多种类，最重要的三种是碳水化合物、脂肪和氨基酸。碳水化合物主要来自植物性食物，脂肪和氨基酸主要来自动物性食物。碳水化合物和脂肪是最主要的能量来源，其代谢中间物也为众多的生物分子合成提供原料。氨基酸是三类主要能量中唯一含有氮元素的营养物，因此，除了作为合成蛋白质的原料和能量来源以外，一个重要的功能是向 DNA 和 RNA 等核酸合成提供氮元素。细胞内的营养物质在溶液中运输和转换，胞内溶液的疏水性、离子强度以及酸碱性均对代谢物的运输和代谢反应具有重要的影响。因此，身体及细胞内的电解质水平至关重要，微量元素、氢离子等电解质的交换也是生命代谢的重要组成部分。

生命代谢系统由代谢酶系统和代谢物系统构成。和日常的供电系统类似，代谢酶系统构成代谢系统的基础设施，代谢物作为流动相在转运蛋白和代谢酶组成的设施中流动。代谢的稳态（homeostasis）是代谢最重要的特性。代谢失衡一般是指由于代谢酶的功能失调或营养物质摄取失调造成的代谢物失衡。代谢物失衡是疾病发生的最广泛也是最直接的原因，因为无论是代谢酶失衡还是营养失衡，都通过代谢物的失衡导致人类疾病的发生。

糖、脂和参与蛋白质合成的氨基酸是细胞最

主要的能量来源。然而,代谢物失衡致病的最主要原因却不是能量供给的失衡,因为细胞能量可以由多种代谢物来源获得,一种代谢物缺乏造成的能量缺乏可以很容易地被其他代谢物生成的能量所弥补,而且,各种代谢物之间还可以相互转换。代谢物失衡致病的原因主要来自代谢物的另外两个特性。第一,代谢物是生命过程中很多中间物质的来源,特定代谢物的失衡会导致与之相关的生物合成或降解的失衡,进而导致疾病的发生。第二,近年来发现,代谢物还被可以被特定的信号蛋白感知而发出代谢物信号,代谢物失衡可以通过直接改变细胞信号通路来导致疾病的发生。

第二节 碳水化合物代谢

一、碳水化合物的消化和吸收

碳水化合物和脂肪是人体主要的能量来源。膳食来源的碳水化合物主要包括来源于谷物和块茎类中的淀粉多糖,以及饮料中常添加的蔗糖和葡萄糖等寡糖和单糖。人类的消化道能吸收葡萄糖、果糖和半乳糖等单糖,而寡糖和多糖则需要先被分解成单糖才能被人体吸收。除了这些能被人体直接消化吸收的碳水化合物之外,碳水化合物还包括纤维素、木质素、果胶和葡聚糖等无法被人类消化道的消化酶直接分解的膳食纤维。

(一)寡糖和多糖的消化与疾病

进入消化道的二糖能被定位于肠上皮细胞刷状缘侧细胞膜的二糖酶水解为单糖。而植物多糖(淀粉)和动物多糖(糖原)则需要先经过唾液腺和胰腺分泌的淀粉酶分解成寡糖。肠道中二糖水

平的增加会促使肠上皮细胞产出更多的与二糖类型对应的二糖酶。因此,对大多数二糖而言,其被吸收的限速步骤是肠上皮细胞转运二糖水解产物单糖的过程。乳糖是一个例外,乳糖酶的水平不会在乳糖水平上升时被上调,因此乳糖吸收的限速步骤是乳糖的水解。寡糖和多糖消化途径及相关疾病和药物见图 7-2-1。

1. 阿卡波糖(Acarbose) 一种阻断复杂膳食碳水化合物消化成能被肠道吸收的单糖的药物,临床广泛用于糖尿病(diabetes mellitus,DM)治疗。其本身是一种复杂的低聚糖,结构类似寡糖,能与膳食来源的寡糖竞争结合位于小肠刷状缘的 α- 糖苷酶(α-glucosidase)和胰脏分泌的 α-淀粉酶(α-amylase),减缓淀粉分解成寡糖进而分解成葡萄糖的速度,以及蔗糖分解成葡萄糖和果糖的速度,因此造成肠道葡萄糖的吸收减慢,从而降低餐后血糖。研究表明,阿卡波糖对于膳食中碳水化合物含量明显较高的东亚人群可能有较好的效果。

2. 乳糖不耐受(lactose intolerance,LI) 由于 β- 半乳糖苷酶[β-galactosidase,β-gal,别名乳糖酶(lactase)]分泌少、不能完全消化分解母乳或牛乳中的乳糖所引起的非感染性腹泻,又称乳糖酶缺乏症。乳糖酶缺乏是广泛存在的世界性问题,远东人群发生率高,大部分人群不出现症状,但在以乳汁为主要饮食的新生儿及婴幼儿中常发生腹泻等症状。母乳和牛乳中的糖类主要是乳糖,小肠尤其是空肠黏膜表面绒毛顶端的乳糖酶分泌量减少或活性不高时,不能完全消化和分解乳汁中的乳糖,部分乳糖被结肠菌群酵解成乳酸、氢气、甲烷和二氧化碳。乳酸和二氧化碳刺激肠壁,使肠蠕动加快而出现腹泻,有时还可能

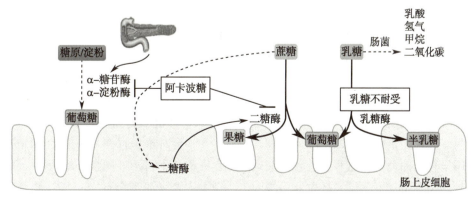

图 7-2-1 寡糖和多糖的消化及相关疾病和药物

刺激肠痉挛出现肠绞痛。乳糖不耐受一般分为先天性乳糖酶缺乏、继发性乳糖酶缺乏、成人型乳糖酶缺乏三种类型。先天性乳糖酶缺乏较为罕见，是由乳糖酶先天性缺乏或活性不足引起，属于常染色体隐性遗传病。成人型乳糖酶缺乏较常见，表现为出生时能产生足够的乳糖酶，但随着年龄增长，乳糖酶活性逐渐下降直至消失，引起乳糖不耐受或乳糖吸收不良。事实上，这种非持续性的乳糖利用能力改变在人类和其他动物中是正常现象。在人类漫长的演化过程中，北欧、中欧以及撒哈拉以南地区部分畜牧人群乳糖酶基因启动子区域的多次遗传突变使得他们能够很好地利用牛奶中的营养物质，也使得他们具备了强大的生存优势，同时也使这些突变得以保留。继发性乳糖酶缺乏则可能由肠炎、肠道寄生虫、麸质过敏和慢性肠道炎症造成的肠黏膜损伤而诱发。

（二）单糖的吸收与疾病

1. 单糖的转运 尽管所有单糖都能通过简单扩散跨膜进入肠上皮细胞，但是这个过程极为缓慢。因此，单糖转运体介导的主动转运在单糖转运入细胞中起主要作用。单糖转运体包括钠离子依赖型葡萄糖共转运体（sodium-glucose linked transporter，SGLT）家族和葡萄糖转运体（glucose transporter，GLUT）家族成员，它们都是跨膜蛋白，有不同的底物偏好性。在小肠中，SGLT 家族成员 SGLT1 介导葡萄糖和半乳糖通过主动转运进入肠上皮细胞，GLUT 家族成员 GLUT2 介导的协助扩散也起到一定作用。未经肠上皮细胞利用的葡萄糖则通过肠上皮细胞基底面的 GLUT2 转运出细胞。果糖则是由 GLUT5 介导的协助扩散转运入肠上皮细胞。未经利用的果糖再由 GLUT2 和 GLUT5 转运出细胞，通过肝门静脉进入肝脏进行代谢。当膳食中的果糖超出小肠吸收的能力时，果糖会进入大肠，被肠道菌群分解产生二氧化碳、短链脂肪酸（short-chain fatty acid，SCFA）和有机酸。在肌肉和脂肪细胞中高表达的 GLUT4 是一种比较独特的葡萄糖转运体。与其他葡萄糖转运体不同，GLUT4 在未受刺激时几乎都储存于细胞质的囊泡内。在胰岛素刺激下，GLUT4 迅速转位到细胞膜用于转运葡萄糖。这种特性使得肌肉和脂肪能迅速响应胰岛素信号，并从血液中吸收葡萄糖，调控血糖稳态。单糖转运过程相关转

体的编码基因缺陷会造成葡萄糖 - 半乳糖吸收不良症（congenital glucose-galactose mal absorption，CGGM）和葡萄糖转运体 -1 缺乏综合征（glucose transporter 1 deficiency syndrome，GLUT1-DS）。单糖转运途径及相关疾病见图 7-2-2。

（1）果糖吸收不良症（fructose malabsorption，FM）：在人群中是很常见的，会影响到大概三分之一的人。肠道中未被吸收的果糖在肠道菌群作用下被分解，代谢产物引起患者腹泻和呕吐。该症病因不明，有可能存在果糖转运体缺陷，使得肠道上皮细胞吸收果糖能力下降。值得注意的是，该症曾被称为饮食果糖不耐受症（dietary fructose intolerance，DFI），要注意与遗传性果糖不耐受症（hereditary fructose intolerance，HFI）的差异。

（2）糖尿病（diabetes mellitus，DM）：糖尿病的最重要的特征就是血糖和尿糖的升高。跟胰岛素刺激下的肌肉和脂肪对葡萄糖的吸收以及肝脏产生葡萄糖有密切关系。详见第十四章。

2. 葡萄糖的重吸收 为了防止人体内有用的营养物质从尿液中大量流失，正常肾小管对葡萄糖具有很强的重吸收潜力，每天会过滤和重吸收 160g 葡萄糖。肾小管重吸收葡萄糖的上限是每天 450g，当血糖水平上升使得需要过滤的葡萄糖超过这个界限时，多出的葡萄糖就会从尿液中排出。这种情况会出现于糖尿病患者中。肾脏的葡萄糖重吸收主要是由位于肾脏近曲小管的 SGLT 家族成员 SGLT2 负责的。

（1）格列净（Gliflozins）：是一类葡萄糖转运蛋白 SGLT2 抑制剂，能通过抑制葡萄糖在肾脏的重吸收而降低血糖，用于糖尿病的治疗。

（2）肾性葡萄糖尿（renal glycosuria）：在血糖浓度正常或低于正常水平条件下因近端肾小管重吸收葡萄糖功能降低甚至缺失引起的糖尿，可分为原发性肾性糖尿和继发性肾性糖尿。原发性肾性糖尿主要是由编码葡萄糖转运蛋白 SGLT2 的基因突变造成的。继发性肾性糖尿较少见，可由慢性肾病或肾毒性物质造成。

（三）膳食纤维与疾病

膳食纤维根据在水中的溶解性分为可溶性膳食纤维和不可溶性膳食纤维两类。不可溶性膳食纤维主要来源于全谷物、豆类、果仁、一些蔬菜和某些水果的果皮，不能被肠道吸收，但能促进肠道

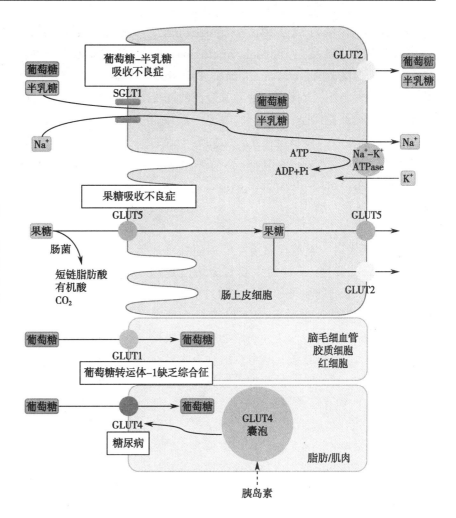

图 7-2-2 单糖的转运途径及相关疾病

SGLT1：sodium-glucose linked transporter 1，钠离子依赖型葡萄糖共转运体 -1；GLUT：glucose transporter，葡萄糖转运体；$Na^+/K^+ ATPase$：钠 / 钾 ATP 酶

蠕动，加快食物通过肠道的速度，减少肠道对其他营养成分的吸收。可溶性膳食纤维主要来源于豆类、燕麦、块茎类以及一些水果和蔬菜，虽也无法被人体直接吸收，但能被肠道细菌分解并产生短链脂肪酸。如果肠道对膳食淀粉的吸收能力下降，多余的碳水化合物也会被肠道菌群转变为短链脂肪酸。寡糖、二糖、单糖以及多元醇（polyol）等短链碳水化合物都能被发酵，也都能作为生成短链脂肪酸的原料。短链脂肪酸可直接被结肠黏膜吸收，部分在肠道细胞被利用，其他则通过门静脉循环等途径进入循环系统。这其实是人体内一种糖脂转换的途径。

短链脂肪酸通常被认为参与多种促进健康的生理过程，对血糖、血脂、肠道环境和肠道的免疫功能都有影响。在临床上，人们发现，减少短链碳水化合物摄入对部分胃肠道紊乱患者，尤其是肠易激综合征（irritable bowel syndrome，IBS）患者有益。

二、细胞内单糖的分解利用

（一）糖酵解与疾病

糖酵解（glycolysis）是人体所有细胞，甚至是肠道微生物中葡萄糖代谢的核心途径，其反应在胞质溶胶中进行。丙酮酸（pyruvate）是无氧糖酵解的终产物。在具有线粒体和氧化代谢能力的细胞中，丙酮酸最终会被转化为二氧化碳和水，这一过程被称为有氧糖酵解（aerobic glycolysis）。而在红细胞这类不含线粒体也不具备氧化代谢能力的细胞中，丙酮酸会被还原成乳酸，即所谓的无氧糖酵解（anaerobic glycolysis）。

1. 糖酵解的调控 在进食状态，伴随着身体消化、吸收和处理营养物质，糖酵解的活性也随之上升。胰脏响应餐后血糖的上升，分泌胰岛素，胰岛素进而刺激肌肉、肝脏和脂肪细胞的葡萄糖代谢。糖酵解受到葡萄糖水平、氧气、糖酵解途径的代谢酶等多个方面的调节。己糖激酶（hexokinase，HK）或葡萄糖激酶（glucokinase，GCK）、磷酸果糖激酶 -1（phosphofructokinase1，PFK1）和丙酮酸激酶（pyruvate kinase，PK）是糖酵解的三个关键酶，直接影响糖酵解途径的速度和流向。值得注意的是，糖酵解的限速步骤并非一成不变，而要视具体情况而定。比如近年来的研究发现，有氧糖酵解时，甘油醛 -3- 磷酸脱氢酶（glyceraldehyde-3-phosphate dehydrogenase，GAPDH）催化的步骤可能是该情况下决定性的限速步骤。

2. 果糖代谢　果糖代谢途径与葡萄糖有几个重要差异。首先，果糖的主要代谢场所是肠道、肝和肾。果糖的主要转运体 GLUT5 不受胰岛素调节，果糖摄入会刺激 GLUT5 表达。值得注意的是，长期以来人们认为肠道细胞代谢果糖能力很差，大多数果糖被肠道上皮细胞吸收后会被转运出细胞，通过肝门静脉进入肝脏代谢。但近期通过同位素示踪的结果表明，在小鼠中，低剂量果糖直接在小肠上皮细胞被代谢，超出小肠分解能力的果糖才进入肝脏代谢。这使得人们需要重新审视肠道和肝脏在人体果糖代谢中的功能和相互作用。其次，果糖与葡萄糖的代谢途径不一样。果糖分解与葡萄糖酵解比，有三个独特的步骤。果糖分解不产生葡萄糖 -6- 磷酸（glucose-6-phosphate，G-6-P）、果糖 -6- 磷酸（fructose-6-phosphate，F-6-P）等有反馈抑制能力的中间代谢物，也绕过了糖酵解途径中 PFK1 这个最主要的反馈调控节点，使得果糖分解途径缺少了在糖酵解过程中的"刹车"机制。果糖 -1- 磷酸也更容易转化为甘油 -3- 磷酸（glycerol-3-phosphate，G-3-P）和乙酰辅酶 A，而被用于脂肪合成。可能基于这些差异，与葡萄糖相比，过量摄食果糖更易发生非酒精性脂肪肝病（non-alcoholic fatty liver disease，NAFLD）。

3. 糖酵解途径相关的疾病和药物　编码单糖分解途径相关代谢酶的基因缺陷会导致原发性果糖尿症（essential fructosuria）、遗传性果糖不耐受症或果糖 -1，6- 二磷酸醛缩酶 B 缺陷病（fructose-1,6-bisphosphate aldolase B deficiency）和半乳糖血症（galactosemia）等遗传病。糖酵解途径与相关疾病见图 7-2-3。

（1）糖酵解异常导致的溶血性贫血（hemo-

lytic anemia）：由于红细胞缺乏线粒体，无法进行氧化磷酸化产生 ATP，因此依赖于糖酵解途径供能，糖酵解途径中多种酶的活性缺失或不足都会导致红细胞 ATP 不足，使得细胞外排电解质和维持渗透压的能力受损。最终导致红细胞膨胀和损伤，造成非球形红细胞性溶血性贫血（non-spherocytic hemolytic anemia）。己糖激酶缺陷症（hexokinase deficiency，HKD）是极罕见的常染色体隐性遗传疾病，与主要在红细胞表达的 I 型己糖激酶（hexokinase I，HKI）异常有关。约有 25% 的患者有新生儿期高胆红素血症，大部分患者 10 岁前就出现轻度贫血或反复黄疸。丙酮酸激酶缺陷症（pyruvate kinase deficiency，PKD）是发生频率仅次于葡萄糖 -6- 磷酸脱氢酶缺乏症（glucose-6-phosphate dehydrogenase deficiency，G-6-PDD）的一种红细胞酶病。一些血液病如白血病也会导致继发性的丙酮酸激酶不足。磷酸甘油酸激酶缺乏症（phosphoglycerate kinase deficiency，PGKD）极为罕见，属于 X- 染色体连锁隐性遗传病，分溶血型和肌病型两类，可能跟红细胞和肌肉细胞供能不足有关，但是目前尚不清楚为何该酶的缺陷会导致不同的症状。

（2）肿瘤：相对于正常细胞而言，肿瘤细胞即使是在有氧条件下也会通过加快葡萄糖消耗而产生更多乳酸。这种肿瘤细胞中的有氧糖酵解现象被称为瓦伯格效应（Warburg effect）。肿瘤细胞通过糖酵解产生的 ATP 的很大一部分被用于合成脂肪酸、蛋白质和 DNA。此外，瓦伯格效应还为肿瘤细胞提供乳酸、丙酮酸、乙酸等用于合成乙酰辅酶 A 的前体物质，而乙酰辅酶 A 正是细胞合成脂肪酸最重要的原料。充足的脂肪酸可以为快速分裂的肿瘤细胞的内外膜结构的生成提供原料。在多种肿瘤中，己糖激酶 2（HK2）、磷酸果糖激酶（PFK）和 M2 型丙酮激酶（PKM2）等糖酵解途径酶表达水平的异常升高等均可产生瓦伯格效应。此外，由糖酵解途径的支路代谢途径，如从葡萄糖 -6- 磷酸分支的磷酸戊糖途径和从 3- 磷酸甘油酸分支的丝氨酸从头合成途径在多种肿瘤中也有不同程度地上调，为肿瘤细胞提供生物合成所需的生物大分子和还原力。详见第十二章。

（3）汞中毒：体内的许多酶都含有能和汞作用的巯基。尤其是 GAPDH 有一个对其催化活性至

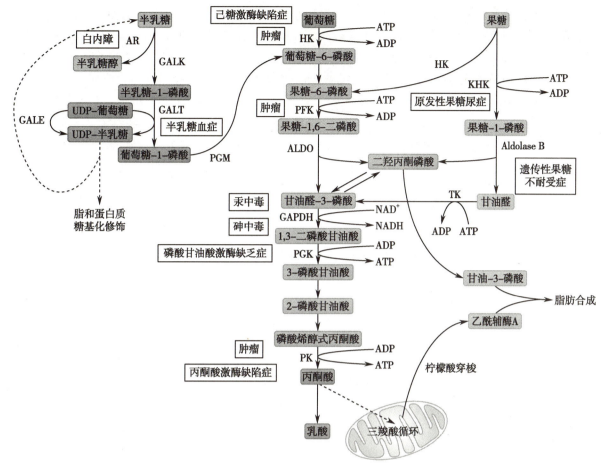

图 7-2-3 单糖的分解途径及相关疾病

HK：hexokinase，己糖激酶；PGI：phosphoglucose isomerase，磷酸葡萄糖异构酶；PFK1：phosphofructose kinase 1，磷酸果糖激酶 -1；GPDH：glyceraldehyde-3-phosphate dehydrogenase，3- 磷酸甘油醛脱氢酶；PGK：phosphoglycerate kinase，磷酸甘油酸激酶；PGAM：phosphoglycerate mutase，磷酸甘油酸变位酶；PK：pyruvate kinase，丙酮酸激酶；AR：aldose reductase，醛糖还原酶；GALK：galactokinase，半乳糖激酶；GALT：galactose-1-phosphate uridyltransferase，半乳糖 -1-磷酸尿苷转移酶；GALE：uridine diphosphate galactose-4-epimerase，UDP- 半乳糖 -4- 表异构酶；PGM：phosphoglucose mutase，磷酸葡萄糖变位酶；KHK：ketohexokinase，乙酮糖激酶；ALDOB：aldolase B，醛缩酶 B；TK：triokinase，丙糖激酶；AMP：adenosine monophosphate，腺嘌呤核苷单磷酸；ADP：adenosine diphosphate，腺嘌呤核苷二磷酸；ATP：adenosine diphosphate，腺嘌呤核苷三磷酸

关重要的巯基，这个巯基和汞有着很高的亲和力。汞结合到该巯基时，酶失活，从而阻断糖酵解。

（4）砷中毒：在人体内，砷酸盐会被还原成毒性更强的亚砷酸盐。亚砷酸盐的一个致命效应是在 GAPDH 催化的糖酵解反应中取代无机磷酸，生成 1- 砷酸 -3- 磷酸甘油酸（1-arseno-3-phosphoglycerate，1-As-3-PG）这一极易自发水解的不稳定的分子，而替代 1,3- 二磷酸甘油酸（1,3-bisphosphoglycerate，1,3-BPG），从而阻断糖酵解。

（二）三羧酸循环与疾病

三羧酸循环（tricarboxylic acid cycle，TCA-cycle）又被称为柠檬酸循环（citric acid cycle）或

Krebs 循环，主要在线粒体基质进行。三羧酸循环实际上是所有能源物质共用的一个途径。葡萄糖作为能源时，糖酵解产生的丙酮酸经过转运体从胞质溶胶转运入线粒体后，在丙酮酸脱氢酶（pyruvate dehydrogenase，PDH）的催化下成为乙酰辅酶 A。而乙酰辅酶 A 也是脂肪酸和蛋白质分解的产物。因此，三羧酸循环实际上提供了一个不同能源物质和代谢物的相互转化平台。乙酰辅酶 A 在三羧酸循环中被氧化，脱电子，并产生还原型的辅酶如还原型烟酰胺腺嘌呤二核苷酸（reduced nicotinamide adenine dinucleotide，NADH）和还原型黄素腺嘌呤二核苷酸（reduced flavin adenine dinucleotide，FADH$_2$）。这些产物进入电子传递链用于产生 ATP。因此，三羧酸循环的两个主要功能是生物合成和生产能量。

1. 三羧酸循环的调控 三羧酸循环整体的活性与作为三个脱氢反应底物的烟酰胺腺嘌呤二核苷酸（reduced nicotinamide adenine dinucleotide，NAD$^+$）的供应密切相关。NAD$^+$ 的水平在很大程度上又是由 NADH 在电子传递链氧化的速度决定的，而后者又由细胞对 ATP 的需求和 ADP 的产出决定。PDH 和异柠檬酸脱氢酶（isocitrate dehydrogenase，IDH）是调控三羧酸循环的重要节点。

2. 三羧酸循环活化或抑制的生理状态 三羧酸循环是细胞产生 NADH 和 FADH$_2$ 这些还原力以供 ATP 合成的主要氧化代谢途径。因此，在有氧运动时，骨骼肌和心肌细胞的三羧酸循环代谢流量会升高。相反，在禁食时，肝脏的三羧酸循环活性相对较低。此时，三羧酸循环的中间代谢产物会被转化为苹果酸（malate），并被转运出线粒体，为糖异生提供底物。而肝脏中脂肪酸氧化产生的乙酰辅酶 A 不进入三羧酸循环，而是被用于酮体合成，并被转运出肝细胞，进入血液循环。由此，酮体也能被肌肉等组织作为能源物质而利用，减少这些组织对血糖的消耗，来保证中枢神经系统对血糖的需求。丙酮酸激酶的活性在进食状态下上调，因为进食状态下大多数组织依赖于葡萄糖供能。在有氧运动时，肌肉中丙酮酸激酶活性也会上升。SDH 和 α-酮戊二酸脱氢酶（α-ketoglutarate dehydrogenase，KGDH）的遗传缺陷会导致乳酸中毒和严重的神经系统异常。

3. 三羧酸循环异常相关的疾病和药物 三羧酸循环途径相关代谢酶编码基因的缺陷会导致丙酮酸脱氢酶缺乏症（pyruvate dehydrogenase deficiency，PDHD）和延胡索酸酶缺乏症（fumarase deficiency，FHD）等遗传病。三羧酸循环及相关疾病与药物见图 7-2-4。

（1）维生素 B$_1$ 缺乏：众所周知，维生素 B$_1$ 的缺乏会造成脚气病。膳食中缺乏维生素 B$_1$ 会导致焦磷酸硫胺素（TPP）的水平下降，从而使得 PDH、三羧酸循环中的 KGDH 以及磷酸戊糖途径中的硫胺素焦磷酸依赖型转酮醇酶（transketolase，TKT）的活性均会下降。这对于能量需求高的组织，比如心脏和脑会造成严重危害。

（2）氟乙酸（fluoroacetate，FAC）：氟乙酸，又称氟醋酸，曾作为有机氟灭鼠剂广泛使用，由于毒性强烈，且极易造成二次中毒，对人、畜的危害性很大，我国已明令禁止生产和使用。近年来，由于自杀、中毒、食用受污染食品等原因，氟乙酸中毒事件仍时有发生。氟乙酸进入人体内，与 ATP 和辅酶 A 在乙酸硫激酶的催化下形成氟乙酰辅酶 A，后者作为乙酰辅酶 A 的类似物，进入三羧酸循环，与草酰乙酸在柠檬酸合成酶的催化下形成氟柠檬酸。氟柠檬酸与柠檬酸在结构上相似，但不能被乌头酸酶（aconitase，ACO）所利用，导致三羧酸循环受阻，细胞能量代谢障碍，进而出现中枢神经系统和心脏损害等中毒表现。

（3）异柠檬酸脱氢酶（isocitrate dehydrogenase，IDH）突变与肿瘤：NADP$^+$ 依赖型异柠檬酸脱氢酶（IDH1）突变是胶质瘤中最常见的突变（～70%）。*IDH1* 的突变会导致其获得把 α-酮戊二酸（α-ketoglutarate，α-KG）催化成 2-羟基戊二酸（2-hydroxyglutarate，2-HG）的能力。*IDH1* 突变的肿瘤细胞往往会采用独特的代谢模式，在三羧酸循环的代谢酶出现缺陷时仍能维持生存。比如谷氨酰胺在肿瘤细胞中转化为谷氨酸后，可用于补充 α-酮戊二酸。而 α-酮戊二酸经由还原羧化途径，沿着三羧酸循环的反方向生成异柠檬酸（isocitrate），接着异柠檬酸被转化为柠檬酸，再被用于脂质从头合成途径（*de novo* lipogenesis，DNL）。

（三）线粒体电子传递链（electron transport chain，ETC）和氧化磷酸化（oxidative phosphorylation，OXPHOS）与疾病

线粒体的电子传递途径是碳水化合物、脂肪和氨基酸氧化分解的最后一个环节，是一个发生于线粒体内膜的将能源物质的氧化转化为 ATP 的过程。最近的结构生物学研究发现，执行电子传递链的复合体有可能形成被称为超复合体或"呼吸体"的高级结构，使各种酶复合体之间建立底物通道，增加电子转移的速率和效率。通过复合体 I-Ⅳ，NADH 或 FADH$_2$ 的还原当量被转移到氧分子上，质子会被泵送穿过线粒体内膜并在膜间隙中积聚，产生跨膜电化学梯度。储存于电化学梯度的势能大多会被 ADP 和无机磷酸捕获，在 ATP 合成酶（ATP synthase）催化下合成 ATP，这个过程被称为氧化磷酸化。氧化磷酸化是人体

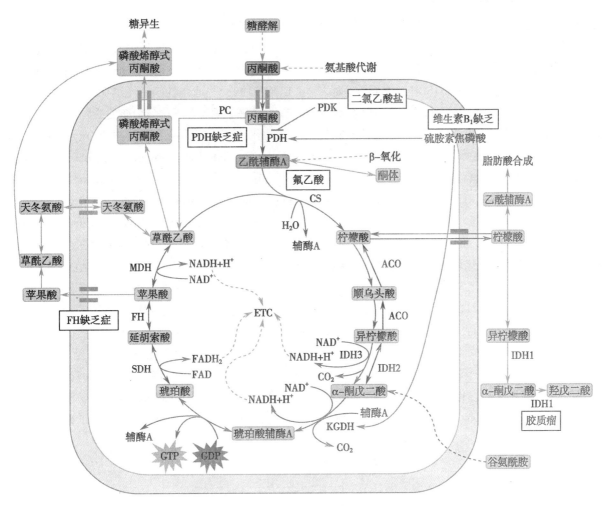

图 7-2-4 三羧酸循环途径及相关疾病和药物

PDH: pyruvate dehydrogenase,丙酮酸脱氢酶;CS: citrate synthase,柠檬酸合酶;ACO: aconitase:乌头酸酶;IDH:
isocitrate dehydrogenase,异柠檬酸脱氢酶;KGDH:α-keto-glutarate dehydrogenase,α 酮戊二酸脱氢酶;succinyl-
coAsynthetase:琥珀酰辅酶 A 合成酶;SDH: succinate dehydrogenase,琥珀酸脱氢酶;MDH: malate dehydrogenase,苹果
酸脱氢酶;PDK: pyruvate dehydrogenase kinase,丙酮酸脱氢酶激酶;PC: pyruvate carboxylase,丙酮酸羧化酶;NADH:
reduced nicotinamide adenine dinucleotide,还原性烟酰胺腺嘌呤二核苷酸;FADH$_2$: reduced flavin adenine dinucleotide,还
原性黄素腺嘌呤二核苷酸;GDP: guanosine diphosphate,鸟嘌呤核苷二磷酸;GTP: guanosine triphosphate,鸟嘌呤核苷三
磷酸;ETC: electron transport chain,电子传递链

大多数组织产生 ATP 的主要途径。氧化磷酸化和解耦联途径及相关疾病和药物见图 7-2-5。

1. 氧化磷酸化的耦联与解耦联 大多数情况下,电子供体的氧化和 ADP 被磷酸化产生 ATP 的过程是耦联在一起的,只有在有 ATP 需求时,才会氧化底物,传递电子,并消耗氧气。这种调控依赖于 ADP 和磷酸与 ATP 合成酶复合体的结合。在无 ADP 和磷酸的条件下,线粒体膜间隙的质子无法通过线粒体内膜上的 ATP 合成酶进入线粒体基质,使得电势能无法被释放,导致质子泵无法向膜间隙泵出质子,电子供体的氧化停止。在线粒体内膜结构受损时,线粒体会出现一定程度的解耦联,即所谓的"质子泄漏"。此时,质子能直接穿过线粒体内膜。值得注意的是,棕色脂肪细胞中还存在着一条由位于线粒体内膜的解耦联蛋白(uncoupling protein,UCP)介导的、独立于 ATP 合成酶复合体的质子通道。质子通过解耦联蛋白时,不产生 ATP,而是产热,这是非颤抖性产热(non-shivering thermogenesis,NST)的重要机制,也是棕色脂肪组织和米色脂肪组织调节体温和消耗机体能量的主要机制。

2. 氧化磷酸化与 ROS 线粒体是细胞内产生 ROS 的最主要场所。如超氧阴离子自由基(O_2^-)、过氧化氢(H_2O_2)、羟自由基(OH·)和单线态氧等 ROS 都是有氧代谢的副产物。在大多数细胞中，超过 90% 的氧是在线粒体中消耗的，其中 2% 的氧在线粒体内膜和基质中被转变成为氧自由基。目前的共识是，少量 ROS 对人体有益，而大量 ROS 则会对人体造成伤害。ROS 与肿瘤和神经退行性疾病等密切相关。细胞内有多种机制用于清除 ROS，包括超氧化物歧化酶（superoxide dismutase，SOD）、过氧化氢酶（catalase，CAT）和谷胱甘肽过氧化物酶（superoxide dismutase，GPX）等抗氧化酶，硫氧还蛋白（thioredoxin，TRX）系统，以及维生素 C 和维生素 E 等抗氧化剂。

3. 电子传递和氧化磷酸化异常相关的疾病

线粒体电子传递和氧化磷酸化异常会导致线粒体内膜两侧电势的变化，可能导致细胞能量供应不足或产生过量自由基，进而发生一系列疾病。氧化磷酸化和解耦联途径与相关疾病见图 7-2-5。

（1）线粒体蛋白缺陷：许多退行性疾病是由编码电子传递或氧化磷酸化相关蛋白质的突变造成的，包括符合孟德尔遗传定律的细胞核 DNA 编码

基因的突变，以及通常为散发或符合母系遗传的由线粒体 DNA 编码的基因突变。雷伯氏遗传性视神经萎缩症（Leber hereditary optic neuropathy，LHON）和一些遗传性脑神经退化症（如 Leigh disease）的患者携带了编码蛋白质的线粒体 DNA 的突变；而肌阵挛癫痫伴破碎红纤维症（myoclonic epilepsy associated with ragged-red fibers，MERRF）和线粒体脑肌病伴高乳酸血症和卒中样发作症（mitochondiral myopathy，encephalomyopathy，lactic acidosis，and stroke like episodes，MELAS）则是编码 tRNA 的线粒体 DNA 突变造成的。由于大脑、心脏和骨骼肌对线粒体的 ATP 产出有较大的依赖性，因此这类疾病的患者在发病早期通常就会表现出神经系统和肌肉系统的异常。

（2）电子传递抑制剂：抑制电子传递并导致线粒体的 ATP 产出受阻的物质都是高毒性的。比如常用作鼠药的鱼藤酮（Rotenone）能抑制呼吸复合体 I；抗霉素 A（antimycin A）是呼吸复合体 III 的抑制剂；一氧化碳、叠氮化物和氰化物能抑

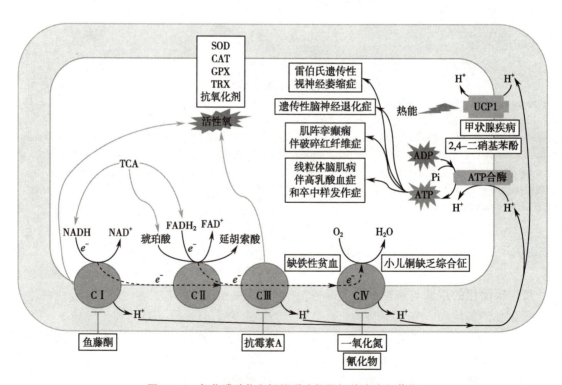

图 7-2-5　氧化磷酸化和解耦联途径及相关疾病和药物

C I：NADH-coenzyme Q reductase, NADH- 辅酶 Q 脱氢酶；C II：succinate-coenzyme Q reductase，琥珀酸 - 辅酶 Q 脱氢酶；C III：coenzyme Q-cytochrome c reductase，辅酶 Q- 细胞色素 c 还原酶；C IV：cytochrome c oxidase，细胞色素 c 氧化酶；UCP1：uncoupling protein 1，解耦联蛋白 1；SOD：superoxide dismutase，超氧化物歧化酶；CAT：catalase，过氧化氢酶；GPX：glutathione peroxidase，谷胱甘肽过氧化物酶；TRX：thioredoxin reductase，硫氧还蛋白还原酶；NADH：reduced nicotinamide adenine dinucleotide，还原性烟酰胺腺嘌呤二核苷酸；FADH$_2$：reduced flavin adenine dinucleotide，还原性黄素腺嘌呤二核苷酸

制呼吸复合体Ⅳ中的细胞色素 c 氧化酶；抗真菌药寡霉素（Oligomycin）则可抑制 ATP 合成酶。

（3）解耦联剂：典型的解耦联剂主要是疏水性的弱酸或弱碱化合物。这些化合物因为能直接穿透线粒体内膜并向线粒体基质运回质子，所以能使得电子传递和 ATP 产生解耦联，使电子传递得到的能量以热量的方式释放。正因如此，这些解耦联剂本身是抑制线粒体 ATP 合成的、具有毒性的产热素（thermogenin）。曾在 20 世纪 30 年代曾作为减肥药使用的 2，4- 二硝基苯酚（2，4-dinitrophenol，DNP），因会导致白内障和致命性发热而退市。

（4）甲状腺疾病：甲状腺激素的重要功能之一就是维持能量稳态。甲状腺素（thyroxine）会刺激包括细胞色素 c 氧化酶、ATP 合成酶和腺苷酸转运酶（adenine nucleotide translocase，ANT）在内的多个负责电子传递系统和氧化磷酸化的蛋白质的合成，使得线粒体合成 ATP 的能力上升，ATP/ADP 比值下降，进而加快氧化磷酸化。与此同时，甲状腺功能亢进（hyperthyroidism）还会导致通过氧化呼吸产生 ATP 的比例下调，而使氧化呼吸产生的能量更多以热量的方式释放。相反，尽管甲状腺功能减退（hypothyroidism）会提高 ATP 生成的比例，但会使 ATP 合成减少。

（5）缺铁性贫血（iron-deficiency anemia，IDA）：机体对铁的需求与供给失衡，导致体内贮存铁耗尽，继之出现组织缺铁、红细胞内铁缺乏。红细胞内缺铁时，大量原卟啉不能与铁结合成为血红素，血红蛋白生成减少，红细胞胞质少，体积小，最终引起缺铁性贫血；组织中缺铁时，细胞中铁硫蛋白和细胞色素蛋白功能降低，电子传递链受阻，线粒体的氧化磷酸化反应减弱，进而出现精神行为异常，如烦躁、注意力不集中、异食癖，体力、耐力下降，易感染，儿童生长发育迟缓、智力低下等。

（6）小儿铜缺乏综合征（neonatal copper deficiency syndrome）：铜是电子传递链复合体Ⅳ的细胞色素 c 氧化酶和其他氧化酶的通用成分。人体如果缺乏铜元素，会因为细胞色素 c 氧化酶合成受阻而影响 ATP 生成。因为成年人在肝脏等组织有一定量的铜元素的储备，铜缺乏症在成人中较罕见。但是对于铜元素储备水平低的婴儿来说，铜摄入不足可能会导致贫血和心脏病。因此婴儿配方膳食中必须包含足够的铜元素。

三、糖的合成和储存

（一）糖原合成（glycogenesis）和糖原降解与疾病

红细胞和大脑依赖血糖供能，因此保证血糖在两餐之间不至于降得过低是非常重要的。糖原是人体内的多糖储备方式，也是抵抗血糖下降的第一道防线。在肝脏和肌肉中，葡萄糖以及少量果糖和半乳糖在进食后会迅速通过糖原合成途径生成糖原。在两餐之间，肝糖原会逐渐分解，释放出葡萄糖来维持血糖稳定。而肌肉中的糖原在运动时被分解，全部用于肌肉的能量代谢。在运动之后，肌肉会迅速加快糖原合成，以备下次运动之需。

1. 糖原合成 糖原合成从葡萄糖 -6- 磷酸开始，糖原合成酶（glycogensynthase，GYS）是重要的调控节点。

2. 糖原降解 糖原分解途径包括胞质溶胶途径和溶酶体途径，在多种组织中存在，但是两者在糖原降解中的相对贡献大小仍不清楚。胞质溶胶中的糖原分解并非糖原合成的逆反应，由糖原磷酸化酶（glycogenphosphorylase，PYG）等催化产生葡萄糖 -6- 磷酸。葡萄糖 -6- 磷酸在肝脏经糖异生途径的限速酶——葡萄糖 -6- 磷酸酶（glucose-6-phosphatase，G-6-Pase）去磷酸后生成葡萄糖，再由葡萄糖转运体运出肝细胞。肌肉由于缺乏 G-6-Pase，糖原分解生成的葡萄糖 -6- 磷酸主要进入糖酵解途径被分解。催化糖原分解第一步反应的 PYG 是胞质溶胶糖原分解的重要调控节点。

溶酶体的糖原降解途径是由溶酶体中的酸性 -α- 葡萄糖苷酶（acid-α-glucosidase，GAA）又称酸性麦芽糖酶（acid maltase）催化的，可能由糖原自噬（glycogen autophagy）介导。GAA 的前体蛋白合成后，需要先在内质网经糖基化修饰才能转位到溶酶体，再经剪切形成有活性的酶。

3. 糖原代谢的调控 胰高血糖素、肾上腺素和皮质醇是促进糖原分解的主要激素。胰高血糖素和肾上腺素都能通过激活蛋白激酶 A（protein kinas A，PKA）而直接促进 GYS 的抑制性磷酸化，以及间接促进 PYG 的激活性磷酸化修饰，从而促进糖原分解。血液中皮质醇水平上升也会通过调控基因转录来促进糖原分解。随着餐后血糖上升，胰腺分泌胰岛素。胰岛素一方面通过激活蛋白激酶 B（protein kinase B，PKB，又称 AKT）拮抗胰高血糖素诱导的糖原代谢途径的蛋白质的磷酸化，从而抑制 PYG 并激活 GYS；另一方面，又可以通过促进葡萄糖转运体 GLUT4 向细胞膜转运葡萄糖，增强肌肉和脂肪对葡萄糖的吸收，以促进糖原和三酰甘油（triacylglycerol，TAG）的合成和储存；此外，还能在基因转录水平增强与碳水化合物储存以及将葡萄糖转变为 TAG 相关的代谢酶的表达。除了激素调节，葡萄糖 -6- 磷酸会激活 GYS，并抑制 PYG。

4. 糖原代谢异常相关疾病　糖原合成或分解途径代谢酶的编码基因缺陷会造成多种类型的糖原贮积症（glycogen storage disease，GSD）。糖原合成途径和分解途径及相关疾病见图 7-2-6。

（1）新生儿低血糖症（hypoglycemia of newborn）：分娩过程中，母体对孩子的葡萄糖供应突然中断，导致新生儿在出生后 1～2 小时内出现短暂的低血糖状态，于是血液中肾上腺素和胰高血糖素浓度增加，刺激肝脏启动糖原分解，这对新生儿的生存至关重要。在妊娠晚期，胎儿的肝脏通常会储备 10～12g 糖原，为新生儿提供约 12 小时的葡萄糖供应。然而，早产儿或妊娠期糖尿病孕妇的新生儿可能缺乏足够的肝糖原储备，如未及时给予这些缺乏肝糖原的新生儿进行静脉注射，可能会危及生命。如果孕妇营养过剩，导致胎儿长期处于过剩葡萄糖的环境中，会使胎儿体内糖原储备量过高，导致胎儿血浆胰岛素水平升高，而胰高血糖素偏低，抑制新生儿肝脏中糖原分解。这种情况下，尽管这些婴儿有大量糖原储备，但无法用于分解产糖，使他们处在低血糖的风险。

（2）肌糖原的超量恢复：肌肉静息时利用脂肪提供能量，而运动的肌肉则是由葡萄糖和脂肪酸混合提供能量，随着运动强度的增加，葡萄糖对能量代谢的贡献率也随之提高。持续的剧烈运动通常会在 1～3 小时内消耗糖原储备；但是肌糖原只能在细胞内部使用，所以糖原只会在那些积极锻炼的肌肉中消耗。激烈运动后的 1～2 天，肌肉中消耗的糖原又会恢复。如果饮食中的碳水化

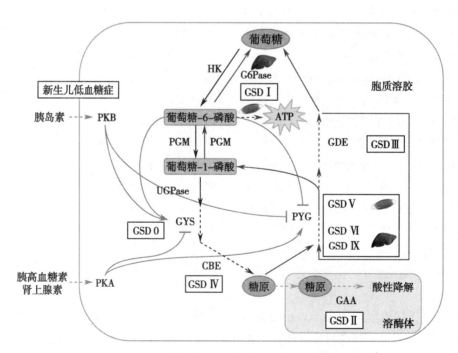

图 7-2-6　糖原的合成和分解途径及相关疾病和药物

PGM：phosphoglucomutase，磷酸葡萄糖变位酶；UGPase：UDP-glucose pyrophosphorylase，尿嘧啶二核苷酸 - 葡萄糖焦磷酸化酶；GYS：glycogen synthase，糖原合成酶；GBE：glycogen branching enzyme，糖原分支酶；PYG：glycogen phosphorylase，糖原磷酸化酶；GDE：glycogen debranching enzyme，糖原脱支酶；GAA：acid α-glucosidase，酸性 -α- 葡萄糖苷酶；GSD：glycogen storage disease，糖原贮积症；G6Pase：glucose-6-phosphatase，葡萄糖 -6- 磷酸酶；PKA：protein kinas A，蛋白激酶 A；PKB：protein kinas B，蛋白激酶 B；HK：hexokinase，己糖激酶

合物达到总热量的50%～60%，可使糖原的储存翻倍。因此，在赛前两三天进行高强度训练，然后摄入高碳水化合物饮食的运动员，参加比赛时的肌糖原储备高于正常水平，运动持久性也有所提高。

（二）磷酸戊糖途径与疾病

所有细胞中都存在磷酸戊糖途径（pentose phosphate pathway，PPP），该途径中的反应在细胞质中进行，因是细胞中产生用于合成核苷酸以整合入DNA或RNA的磷酸戊糖的主要来源而得名。从糖酵解途径的中间代谢物葡萄糖-6-磷酸分支，磷酸戊糖途径可以分成产生还原型烟酰胺腺嘌呤二核苷酸磷酸（reduced nicotinamide adenine dinucleotide phosphate，NADPH）和戊糖磷酸的还原阶段，和将戊糖磷酸循环从果糖-6-磷酸或甘油醛-3-磷酸汇入糖酵解途径的可逆反应阶段。葡萄糖-6-磷酸脱氢酶（glucose-6-phosphate dehydrogenase，G-6-PD）和6-磷酸葡萄糖酸脱氢酶（6-phosphogluconate dehydrogenase，6-PGD）是磷酸戊糖途径的限速酶，催化的反应会产生NADPH。红细胞和不分裂的细胞对核酸合成的需求不大，因此大部分通过磷酸戊糖途径生成的戊糖都重新进入糖酵解途径。磷酸戊糖途径还原阶段生成的NADPH既能为胆固醇、类固醇、TAG和胆酸盐的生物合成提供反应所必需的还原力，又是细胞内抗击氧化损伤的重要物质。

1. 磷酸戊糖途径活跃的组织

（1）吞噬细胞：磷酸戊糖途径的限速酶G-6-PD的表达水平在中性粒细胞和巨噬细胞等吞噬细胞中最高。在吞噬细胞中，NADPH催化氧气生成超氧化物自由基。生成的超氧化物阴离子又可以促使产生其他ROS，以杀灭被吞噬入细胞的微生物。超氧化物阴离子还能与一氧化氮反应，生成过氧亚硝基（ONOO⁻），进而生成其他含氮自由基。因此，在吞噬细胞暴露于细菌或面对其他刺激时，其耗氧量会显著上升，这一过程被称为氧暴发（oxygen burst）。

（2）红细胞：红细胞的生物合成活性很弱，但是仍有10%的葡萄糖会进入磷酸戊糖途径。这主要是为了产生NADPH。谷胱甘肽（glutathione，GSH）是细胞内非常重要的抗氧化剂，其与过氧化氢反应，生成氧化型谷胱甘肽二聚体（glutathione disulfide，GSSG）和水。而磷酸戊糖途径生成的NADPH此时就能充当还原力，和GSSG反应，重新生成GSH。这样就能在抗ROS的过程中，实现GSH的循环。除细胞质中的磷酸戊糖途径之外，线粒体的苹果酸酶（malic enzyme，ME）途径也能产生NADPH。然而，由于成熟红细胞中没有线粒体，其对磷酸戊糖途径的依赖性比其他组织更强。一旦红细胞中的磷酸戊糖途径产出NADPH不足，红细胞就难以应对ROS对其胞内的蛋白质、膜系统中的脂质以及DNA的攻击，进而增加溶血的风险。

（3）肝脏：磷酸戊糖途径生成的NADPH能为脂肪酸和胆固醇的生物合成提供还原力。在饱食状态下，肝脏的磷酸戊糖途径是很活跃的，而膳食来源的多余的碳水化合物会被转变成脂肪酸进而合成TAG。饱食状态下，血糖和胰岛素/胰高血糖素比例会升高。而血糖升高和胰岛素/胰高血糖素比例的升高则诱导产NADPH的酶——G-6-PD和6-PGD水平的上升。此外，肝脏在对药物解毒和排出的过程中也需要NADPH。

2. 磷酸戊糖途径异常相关的疾病 编码磷酸戊糖途径的代谢酶的基因缺陷会导致葡萄糖-6-磷酸脱氢酶缺乏症（glucose-6-phosphate dehydrogenase deficiency，G-6-PDD）和6-磷酸葡萄糖酸脱氢酶缺陷症（6-phosphogluconate dehydrogenase deficiency，PGDD）等遗传病，见图7-2-7。

葡萄糖-6-磷酸脱氢酶缺乏症：该症是最常见的先天代谢缺陷，G-6-PD基因是X-连锁的，半合子男性和纯合子女性会受到影响；而杂合子的女性通常是不受影响。许多G-6-PD缺乏的人通常没有症状发生。主要临床表现是氧化胁迫后出现急性溶血性贫血。患者在其出生几天后会出现新生儿溶血性黄疸。溶血性贫血通常发生在氧化胁迫的几个小时内，因为氧化胁迫显著增加了对NADPH的需求。溶血过程呈自限性是本病的重要特点。常见的氧化胁迫包括病毒和细菌的感染，如抗疟疾药或磺胺类抗生素的使用，或某些食物，如未成熟的蚕豆。

细胞内G-6-PD活性极低的患者较罕见。很可能患跟炎症关系密切的慢性贫血，因为中性粒细胞中NADPH供给不足，以致无法在吞噬作用中支持足够的H_2O_2生成，而无法杀灭细菌。

在疟疾流行的地区，有5%～25%的G-6-PD

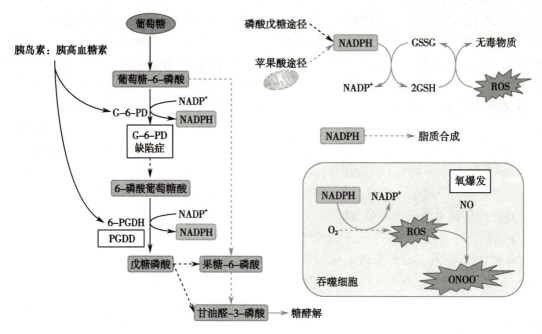

图 7-2-7　磷酸戊糖途径及相关疾病和药物

NADPH: reduced nicotinamide adenine dinucleotide phosphate, 还原型烟酰胺腺嘌呤二核苷酸磷酸; G-6-PD: glucose-6-phosphate dehydrogenase, 葡萄糖 -6- 磷酸脱氢酶; 6-PGD: 6-phosphogluconate dehydrogenase, 6- 磷酸葡萄糖酸脱氢酶; GSH: glutathione, 谷胱甘肽; GSSG: glutathione disulfide, 氧化型谷胱甘肽二聚体; ROS: reactive oxygen species, 活性氧

缺乏症患者。半合子男性和杂合子女性不易患重症疟疾。这是因为 G-6-PD 缺乏症患者的红细胞对疟原虫产生的 H_2O_2 更敏感，红细胞膜损伤造成红细胞溶血，使红细胞内的疟原虫在成熟之前死亡。这使得该症患者在疟疾流行区具备一定的生存优势。

（三）糖异生

糖异生（gluconeogenesis）是一种将非糖物质转变为葡萄糖或糖原的过程，是人体维持血糖水平的另一个重要机制。糖异生反应既需要用于生物合成的能量的投入，又需要碳源作为葡萄糖分子的骨架。作为糖异生反应原料的碳骨架主要来自红细胞和肌肉通过无氧糖酵解产生的乳酸、肌肉中蛋白质分解产生的氨基酸以及脂肪组织中 TAG 水解产生的甘油。

1. 糖异生活跃的组织　肝脏是重要的葡萄糖生成器官，占据全身内源性葡萄糖生成约 90%。人体在过夜饥饿后，肝脏的糖异生贡献了肝脏血糖输出的 50% 以上。最近的研究表明，肾皮质对糖异生的贡献被低估了。据估计，长期禁食情况下，肾皮质产生葡萄糖的能力比肝脏强，产出的葡萄糖大部分用于肾髓质。肾脏的糖异生还可以防止肝功能异常导致的严重低血糖。

2. 糖异生的调控　和糖原代谢调控类似，激素调节是肝脏的糖异生调控的重要方面。胰高血糖素和肾上腺素激活 PKA，使其磷酸化肝细胞特异性型丙酮酸激酶（liver type isozyme of pyruvate kinase，PKLR），从而抑制糖酵解。同时，PKA 还通过促进磷酸果糖激酶 -2/ 果糖 -2，6- 二磷酸酶（6-phosphofructo-2-kinase/fructose-2，6-biphosphatase 3，PFKFB3）这个双功能酶的磷酸化，活化其去磷酸酶的功能，而减少果糖 -2，6- 二磷酸（fructose-2，6-bisphosphate，F-2，6-BP）的生成。果糖 -2，6- 二磷酸正是糖异生途径的限速酶果糖 -2，6- 二磷酸酶 1（fructose-2，6-bisphosphatase 1，FBP1）的别构抑制剂，及对应的糖酵解酶 PFK1 的激活剂。此外，胰高血糖素和肾上腺素也会在基因转录水平促进糖异生途径的另一个限速酶——G6Pase 催化亚基（glucose-6-phosphatase，catalytic subunit，G6PC）的表达。胰岛素对糖异生途径的调控方式与调控能力目前存在争议，早期研究认为与在糖原代谢调控中类似，胰岛素能直接拮抗 PKA 的功能。但是近年来的研究发现，生理浓度下的胰岛素可能仅通过调控糖异生途径的限速酶——磷酸烯醇式丙酮酸羧化激酶（phosphoenolpyruvate carboxykinase，PCK）和

G6PC 的基因转录而缓慢起效。

除了激素之外，糖异生途径的底物、产物和中间代谢物也会调控糖异生途径。比如肝细胞线粒体中的乙酰辅酶 A 就是 PDH 的抑制剂和丙酮酸羧化酶（pyruvate carboxylase，PC）的激活剂。当饥饿等条件下，脂肪酸氧化分解活跃，产生的大量乙酰辅酶 A 就会抑制丙酮酸氧化，而使其羧化进入糖异生途径。

3. 糖异生异常相关的疾病 编码糖异生途径的代谢酶的基因缺陷会造成糖原贮积症 I 型（glycogen storage disease type I，GSD I）或冯吉尔克氏病（von Gierke disease）、果糖 -1，6- 二磷酸酶缺陷症（fructose-1，6-bisphosphatase deficiency，FBP1D）或贝 - 温病（Baker-Winegrad disease）、磷酸烯醇式丙酮酸羧化激酶缺陷症（phosphoenol pyruvate carboxykinase deficiency，PEPCKD）和丙酮酸羧化酶缺陷症（pyruvate carboxylase deficiency，PCD）等遗传病。糖异生途径及相关疾病见图 7-2-8。

（1）糖异生异常升高是 II 型糖尿病患者空腹血糖增高的主要因素。二甲双胍（metformin）是一种双胍类化合物，是目前是治疗 II 型糖尿病的一线药物。有研究表明其作用机制主要是抑制肝脏的糖异生，但其具体作用机制不完全明确。

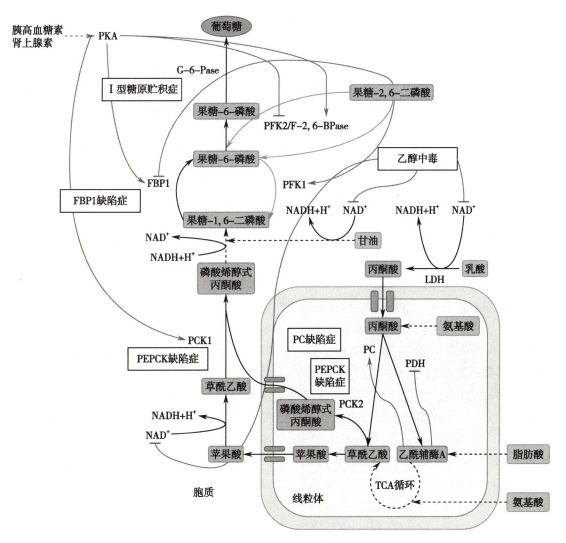

图 7-2-8　糖异生途径及相关疾病和药物

PKA：protein kinase A，蛋白激酶 A；G-6-Pase：glucose-6-phosphatase，葡萄糖 -6- 磷酸酶；PFK2/F-2，6-BPase：6-phosphofructo-2-kinase/fructose-2，6-biphosphatase 3，磷酸果糖激酶 -2/ 果糖 -2，6- 二磷酸酶；PFK1：phosphofructokinase 1，磷酸果糖激酶 -1；FBP1：fructose-2，6-bisphosphatase 1，果糖 -2，6- 二磷酸酶 -1；LDH：lactate dehydrogenase，乳酸脱氢酶；PCK：即 PEPCK，phosphoenolpyruvate carboxykinase，磷酸烯醇式丙酮酸羧化激酶；PC：pyruvate carboxylase，丙酮酸羧化酶；PDH：pyruvate dehydrogenase，丙酮酸脱氢酶

（2）乙醇中毒：乙醇代谢的主要途径包括两个连续的氧化步骤，这两个步骤都需要 NAD^+ 并生成 NADH，由此造成 $NADH/NAD^+$ 比值的升高，并将消耗糖异生的底物。因此，急性乙醇中毒往往伴随着严重低血糖，尤其是营养不良、糖原储存有限的人摄入乙醇时更易发生乙醇中毒。

第三节 脂质代谢

一、膳食脂肪的消化和吸收

脂质（lipid）指的是不溶于水而能溶于非极性有机溶剂的化合物。脂质包括脂肪酸（fatty acid）、类固醇（steroid）、三酰甘油（triacylglycerol，TAG）、磷脂（phospholipid）和鞘脂（sphingolipid）等。脂质，尤其是 TAG，是人体内最重要的用于储存能量的营养物质，食物中大约 90% 的脂质是TAG。某些脂质还具有信号分子的功能，比如胆固醇调节元件结合蛋白（sterol-regulatory element binding protein，SREBP）家族成员是位于内质网、受细胞内胆固醇水平调控的重要转录因子；又如某些脂肪酸能作为过氧化物酶体增殖剂激活受体（peroxisome proliferator-activated receptor，PPAR）家族成员的配体，调节其转录活性。

根据其饱和度，脂肪酸可分为饱和脂肪酸（saturated fatty acid）、单不饱和脂肪酸（monounsaturated fatty acid）以及多不饱和脂肪酸（polyunsaturated fatty acid）三大类。TAG 根据其脂肪酸链的饱和度也可以分为类似的三类。奶油和猪油等动物来源的脂肪都是高度饱和的，棕榈油、椰子油和可可油中也含有饱和脂肪。单不饱和脂肪酸同样也广泛存在于动植物的脂肪中，在橄榄油中尤为丰富。而油酸（oleic acid）是膳食中最主要的单不饱和脂肪酸。多不饱和脂肪酸又包括 ω-3 脂肪酸和 ω-6 脂肪酸两类。ω-3 脂肪酸包括α- 亚麻酸（α-linolenic acid，ALA）、二十碳五烯酸（eicosapentaenoic acid，EPA）和二十二碳六烯酸（docosahexaenoic acid，DHA），主要存在于鱼类、贝类和浮游植物中，也存在于橄榄油、葵花油、大豆油和玉米油等植物油中。ω-6 脂肪酸包括花生四烯酸（arachidonic acid，ARA）和亚油酸（linoleic acid，LA），主要存在于大豆油、芥花油以及三文鱼和沙丁鱼等脂肪含量高的鱼类的鱼油中。LA和 ALA 无法在人体内合成，必须从膳食中摄取，因此被称为必需脂肪酸（essential fatty acid，EFA）。人体中，其他几种多不饱和脂肪酸可以由必需脂肪酸少量合成。脂肪消化和吸收的任一功能性成分的异常都可能导致腹泻及脂溶性维生素的吸收障碍。

（一）脂质的消化水解相关疾病

1. 脂质的乳化 因为脂质的疏水性，水溶性的消化酶只能作用于脂肪球表面一层有限的脂质。因此脂质消化的关键之一就是使其溶解。而脂质乳化后就可以扩大脂质与消化酶的接触面。胃的温度、蠕动、酸稳定性的唾液和胃内的脂酶都参与了脂质的乳化。当脂肪酸从脂质释放出后，因为其有表面活性剂（surfactant）的性质，能加快乳化过程。膳食中的磷脂、脂肪酸和单酰甘油（monoacylglycerol，MAG）也能作为表面活性剂。

2. 胆汁和胰脂酶（pancreatic lipase，PNLIP）的作用 脂质乳浊液从胃进入十二指肠，在肠道蠕动下形成更小的脂质乳滴。胆汁中的胆酸盐和磷脂都是双亲性的高效表面活性剂，其结合到脂质乳滴表面，能防止脂质乳滴重新聚集。PNLIP将脂质乳滴中脂质消化，生成的 MAG、脂肪酸、胆酸盐、磷脂、脂溶性维生素和胆固醇等结合在一起，形成脂质微团（lipidmicelle），运载到上皮细胞表面。脂质微团不断地动态分解和重聚，产生部分可溶的 2-MAG 和脂肪酸，被肠道上皮细胞吸收。

3. 脂质消化相关的疾病和药物 脂质消化相关疾病见图 7-3-1。

（1）胆结石（gallstone）：约 80% 的胆结石是由胆固醇组成的。胆汁中的胆固醇可溶解于含磷脂和胆汁酸的脂质微粒，但是在胆汁中的胆固醇含量过高、胆酸盐不足或者胆囊排空减缓等情况下，胆固醇可能难以完全溶解，而形成晶体。在胆囊中，这种晶体因水和电解质被重吸收而进一步浓缩，进而产生胆结石。治疗胆结石的主要策略是通过手术切除胆囊。胆囊切除后，胆汁会直接从肝脏释放到小肠，所以患者在术后消化膳食脂质的能力相对正常。胆酸盐可以溶解小的胆固醇结石，因此口服胆酸盐是不适于手术的胆固醇型结石患者的一种替代治疗方案。

（2）胆汁不足（insufficient secretion of bile）：在胆道堵塞导致胆汁无法进入小肠的情况下，粪便会因为缺乏随胆汁分泌的胆色素而呈现灰色，而非正常的红棕色。缺乏胆酸盐则会导致腹泻和脂溶性维生素的吸收障碍。

（3）三酰甘油水解障碍：慢性胰腺炎会导致PNLIP分泌下降。在胃癌和其他导致胃酸分泌过剩的情况下，肠道PNLIP活性也会下降。而对于肥胖症患者，抑制PNLIP活性从而减少膳食脂肪的吸收是一种较为安全的减肥策略。减肥药奥利司他（Orlistat）就是从一种链霉菌中提取出的天然PNLIP抑制剂。腹泻是该药的常见副作用，与病理性PNLIP活性下降类似。

（二）膳食脂质的吸收与疾病

1. 脂肪酸的吸收　根据其脂肪链的长短，脂肪酸可以分为短链（C_5及更短）、中链（C_6～C_{12}）、长链（C_{13}～C_{21}）、超长链（C_{22}及更长）脂肪酸。短链脂肪酸又被称为挥发性脂肪酸。在人体中，短链脂肪酸主要由结肠中的膳食纤维发酵产生，除了被肠道细胞直接利用的部分之外，主要通过肠道毛细血管经由肝门静脉被身体吸收。游离的短链脂肪酸能借由单羧酸转运蛋白（monocarboxylate transporter）通过血脑屏障。棕榈核及椰子油中有丰富的主要由中链脂肪酸构成的中链TAG，不同物种的奶中普遍含有10%～20%的中链TAG。

中链脂肪酸也大多能直接在消化道进入肝门静脉而被吸收。长链脂肪酸和超长链脂肪酸则需要在肠上皮细胞经过重酯化形成TAG，进而通过载脂蛋白B48（apolipoprotein B-48，ApoB48）包装成乳糜微粒（chylomicron，CM），通过毛细淋巴管被吸收。

2. 胆固醇的吸收　正常情况下，食物中的胆固醇有30%～60%在消化道被吸收，随后以CM或脂蛋白的形式被运入肝脏和外周组织。当食物中摄取的胆固醇上升时，细胞内以SREBP为核心的胆固醇感应信号通路会抑制内源性的胆固醇合成，从而维持人体胆固醇水平的稳定。膳食来源的胆固醇在肠道的吸收是由尼曼-皮克C1样蛋白（Nieman-Pick C1-like，NPC1L1）转运体介导的。

3. 与脂质吸收相关的疾病和药物　编码微粒体TAG转移蛋白（microsomal triglyceride transfer protein，MTTP）的基因缺陷会造成β脂蛋白缺陷症（β lipoproteinemia，ABL），脂质吸收途径及相关疾病见图7-3-1。

（1）肠黏膜脂质吸收障碍：乳糜泻（celiac disease，CD）会导致脂质和其他营养素的吸收障碍。而肠道黏膜存在炎症或囊性纤维化、肠菌过度增殖综合征以及小肠手术切除等都可能导致脂质吸收障碍。

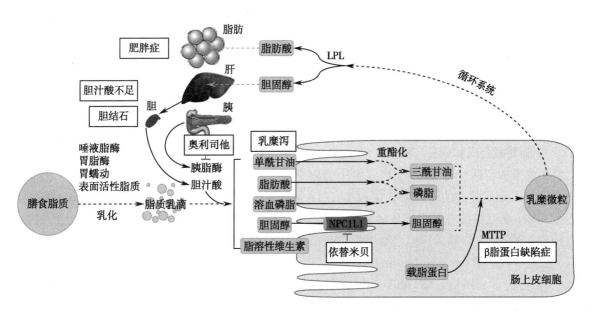

图7-3-1　脂质的消化和吸收途径及相关疾病和药物

LPL: lipoprotein lipase，脂蛋白脂肪酶；MTTP: microsomal triglyceride transfer protein，微粒体TAG转移蛋白；β脂蛋白缺陷症：β lipoproteinemia，ABL；NPC1L1: Nieman-Pick C1-like，尼曼-皮克C1样蛋白

（2）静脉输液：因为绕过了消化系统，对于严重消化不良综合征、婴儿期的坏死性肠炎、短肠综合征等消化系统疾病的患者来说，静脉输液有所助益。由于营养是通过静脉而非消化道输入患者体内，因此需要为患者提供葡萄糖和氨基酸以替代淀粉和蛋白质。与此不同的是，静脉输液可以使用表面覆盖了磷脂的包含 TAG 的脂肪乳剂。这类脂肪乳剂和 CM 类似，在血液循环过程中能被脂酶水解，释放出脂肪酸和甘油等，被组织吸收利用。

（3）胆固醇吸收抑制剂：依替米贝（Ezetimibe）能抑制 NPC1L1 的功能，减少小肠对胆固醇的吸收，同时因为减少了肝细胞获取的外源性胆固醇，而使其增加从循环系统中吸收胆固醇，从而降低血液胆固醇的水平。临床上被用于治疗高胆固醇血症（hypercholesterolemia）。

（4）肥胖症：肥胖症是指体脂过度累积以至于可能对健康造成不良影响的状态。评价肥胖的指标包括身体质量指数（body mass index，BMI）[即体重（kg）除以身高（m）的平方]、腰臀比等。肥胖症病因复杂，受行为因素、环境因素和遗传因素共同作用。本质上是能量收（源自饮食和吸收）支（用于基础代谢、体温和运动等）平衡直接或间接被打破，而导致以 TAG 的形式储存过多能量。近年的人群研究发现，单基因缺陷仅占肥胖症患者少数，主要涉及食欲调节相关通路的紊乱。目前临床上治疗肥胖的药物的主要作用机制包括抑制食欲、减少脂肪吸收和提高基础代谢率等。重度肥胖患者采用胃旁路术等外科手术治疗有较高的有效率和长期疗效。

二、脂质的合成

（一）脂肪酸合成和储存与疾病

脂肪酸合成有两个主要功能：将饮食中的碳水化合物和多余氨基酸的碳骨架转化为 TAG 以储存或运输，在饥饿的时候为人体提供能量；生成多种脂肪酸，为生物膜结构中的脂质提供合成原料，也是前列腺素（prostaglandin）、凝血噁烷（thromboxane）和白细胞三烯（leukotriene）等类二十烷酸（eicosanoid）脂质激素的前体。胰岛素能促进葡萄糖摄取、糖酵解、三羧酸循环和脂肪酸合成，因此在脂肪酸的合成和储存上起重要作用。

1. 脂肪酸的合成

（1）脂肪酸合成途径：脂肪酸在大多数细胞和组织的胞质溶胶和内质网中合成。肝细胞和脂肪细胞具有特别高的脂质从头合成（de novo lipogenesis，DNL）的能力。脂质从头合成途径是将乙酰辅酶 A 的两个碳原子依次添加到正在合成的脂肪酸链中，通过这种方式可以生成棕榈酸（palmitic acid，PA）。而棕榈酸又可以通过延伸和去饱和形成其他长链饱和脂肪酸和单不饱和脂肪酸。脂肪酸的合成需要还原型烟酰胺二核苷酸磷酸（NADPH）提供还原力。线粒体内乙酰辅酶 A 需经三羧酸循环转化为柠檬酸，柠檬酸转运到胞质溶胶后被腺嘌呤核苷三磷酸 - 柠檬酸裂解酶（ATP-citratelyase，ACLY）分解，产生的胞质溶胶中的乙酰辅酶 A，才能作为脂质从头合成的原料。值得注意的是，人体无法从头合成多不饱和脂肪酸，而要依赖于膳食直接提供，或由膳食中的 LA 和 ALA 作为多不饱和脂肪酸合成前体，通过一系列延伸和去饱和反应分别生成 ARA 和 EPA，再以此二者为基础合成其他多不饱和脂肪酸。

（2）脂肪酸合成的调控：乙酰辅酶 A 羧化酶 -α（acetyl-CoA carboxylase alpha，ACACA），即 ACC1，是催化脂质从头合成途径第一步的酶，也是限速酶。在空腹时，代表低能量状态的腺嘌呤核苷一磷酸（AMP）水平上升，腺嘌呤核苷 - 磷酸依赖性蛋白激酶（AMP-dependent protein kinase，AMPK）活化并磷酸化 ACC1，抑制其活性，从而关闭脂质从头合成途径。饱食后，胰岛素会刺激 ACC1、FAS 和 SCD1 的合成，将碳水化合物分解产生的大量乙酰辅酶 A 用于脂肪酸合成，再以脂肪的形式储存。

（3）脂肪酸合成相关的疾病：脂肪酸合成途径及相关疾病见图 7-3-2。

1）多不饱和脂肪酸缺乏：ω-6 脂肪酸缺乏的临床症状主要是皮疹和脱发。然而，LA 之类的 ω-6 脂肪酸会作为去饱和以及延伸途径中的底物与 ALA 竞争多不饱和脂肪酸合成，因此过量摄入 ω-6 脂肪酸又会导致 ω-3 脂肪酸的缺乏。含有 DHA 等 ω-3 多不饱和脂肪酸的磷脂对大脑正常发育和视网膜功能至关重要。早产儿的大脑生长速度很快，而出生时脂肪储备有限，因此 DHA 很容易缺乏。由于早产常出现肝功能不成熟、多不饱和脂肪酸延伸和去饱和的功能不足,因此婴儿配方奶粉中会直接添加 DHA 和 ARA 分别替代 ALA 和 LA 这两种前体。

2)肿瘤:近年来的研究发现,不少类型的肿瘤对脂质从头合成途径有很强的依赖,不同类型的肿瘤细胞都检测到脂肪酸合成酶(fatty acid synthase,FAS)、硬脂酸辅酶 A 去饱和酶(stearoyl-CoA desaturase,SCD)或长链脂酰辅酶 A 合成酶(acyl-CoA synthetase long-chain family,ACSL)家族成员的上调。这可能与肿瘤对能量和生物膜合成需求的异常升高,以及脂肪酸作为信号分子调控肿瘤增殖和迁移的功能有关。详见第十二章。

2. TAG 的合成 TAG 的合成有两条途径,即单酰甘油途径(monoacylglycerol pathway)和甘油磷酸途径(glycerolphosphate pathway)。这两条途径主要发生于内质网膜和脂滴(lipiddroplet,LD)表面。单酰甘油途径指的是小肠上皮细胞将从肠道吸收的脂肪酸和 2-MAG 重酯化,这是小肠吸收脂肪的主要途径。肝脏和脂肪组织则采用甘油 -3- 磷酸途径来合成脂肪。该途径的底物甘油 -3- 磷酸的来源在不同组织有所差异,肝脏可以直接通过甘油激酶(glycerol kinase,GK)使甘油分子磷酸化,而脂肪组织缺少 GK,只能由糖酵解产生的二羟丙酮磷酸(dihydroxy-acetone phosphate,DHAP)在甘油 -3- 磷酸脱氢酶(glycerol-3-phosphate dehydrogenase,GPD)的催化下生成

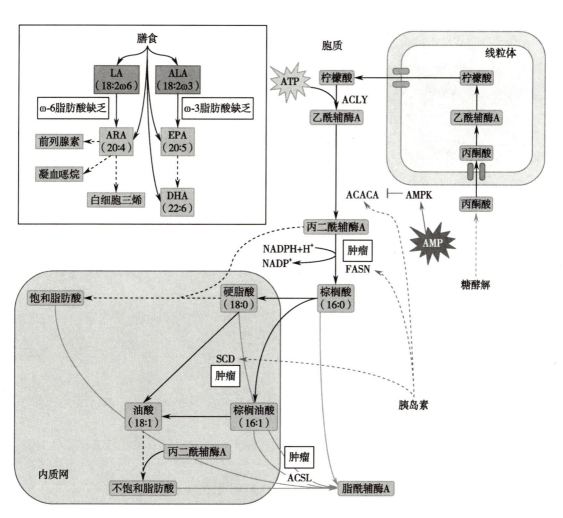

图 7-3-2　脂肪酸的合成途径及相关疾病和药物

LA:linoleic acid,亚油酸;ALA:α-linolenic acid,α- 亚麻酸;ARA:arachidonic acid,花生四烯酸;EPA:eicosapentaenoic acid,二十碳五烯酸;DHA:docosahexaenoic acid,二十二碳六烯酸;ACACA:acetyl CoA carboxylase alpha,乙酰辅酶 A 羧化酶 α;AMPK:AMP-dependent protein kinase,腺嘌呤核苷一磷酸依赖性蛋白激酶;AMP:adenosine monophosphate,腺嘌呤核苷一磷酸;ACLY:ATP-citrate lyase,ATP 柠檬酸裂合酶;FASN:fatty acid synthase,脂肪酸合成酶;SCD:stearoyl-CoA desaturase,硬脂酰辅酶 A 去饱和酶;ACSL:acyl-CoA synthetase long-chain family,长链酰基辅酶 A 合成酶家族

甘油 -3- 磷酸。脂肪酸需要先经过脂酰辅酶 A 合成酶（acyl-CoA synthetase，ACS）催化形成脂酰辅酶 A（fatty acyl-CoA）才能用于 TAG 合成。TAG 合成的限速酶包括，分别催化两条途径的第一步反应的单酰甘油酰基转移酶（monoacylglycerol O-acyltransferase，MOGAT）和甘油 -3- 磷酸酰基转移酶（glycerol-3-phosphateacyl transferase，GPAT），以及催化两条途径通用的最后一步反应的二酰甘油酰基转移酶（diacylglycerol O-acyltransferase，

DGAT）家族成员，其中 DGAT 受胰岛素和葡萄糖的转录调节。先天性全身性脂质营养不良（congenital generalized lipodystrophy，CGL）或贝 - 赛综合征（Berardinelli-Seip syndrome）即是由患者脂肪细胞中 1- 酰基甘油 -3- 磷酸酰基转移酶 -2（1-acylglycerol-3-phosphate O-acyltransferase 2，AGPAT2）功能的丧失引起。三酰甘油合成途径及相关疾病见图 7-3-3。

（1）2 型糖尿病患者的血脂异常：2 型糖尿病

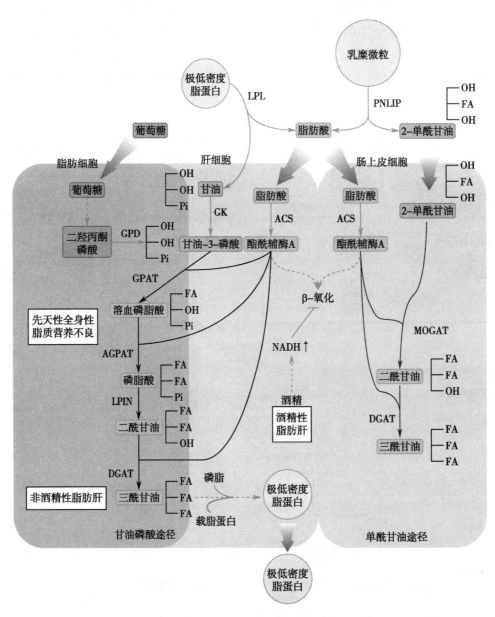

图 7-3-3　三酰甘油的合成途径及相关疾病和药物

GK: glycerol kinase，甘油激酶；DHAP: dihydroxy-acetone phosphate，二羟丙酮磷酸；GPD: glycerol-3-phosphate dehydrogenase，甘油 -3- 磷酸脱氢酶；GPAT: glycerol-3-phosphate acyltransferase，甘油 -3- 磷酸酰基转移酶；AGPAT：1-acylglycerol-3-phosphate O-acyltransferase，1- 酰基甘油 -3- 磷酸酰基转移酶 -2；LPIN: phosphatidate phosphatase，磷脂酸磷酸酶；DGAT: diacylglycerol O-acyltransferase，二酰甘油酰基转移酶；LPL: lipoprotein lipase，脂蛋白脂酶；PNLIP: pancreatic lipase，胰脂酶；ACS: acyl-CoA synthase，脂酰辅酶 A 合成酶；MOGAT: monoacylglycerol O-Acyltransferase，单酰甘油酰基转移酶

患者的胰岛素抵抗会使脂肪细胞中脂肪分解增加，导致肝脏中游离脂肪酸的供应增加，进而使肝脏中 TAG 的合成增加，VLDL 合成和分泌增加，最终导致血浆 TAG 浓度升高。

（2）非酒精性脂肪肝病：包括无症状的肝细胞 TAG 贮积、非酒精性脂肪肝炎、肝纤维化和肝硬化等系列肝脏病变。患者的肝脂肪变性和胰岛素抵抗之间有很强的相关性。胰岛素抵抗导致肝脏对脂肪酸的摄取及 TAG 的合成增加。而 TAG 装载到 VLDL 的过程依赖于载脂蛋白和磷脂。尽管胰岛素和游离脂肪酸水平的升高会刺激载脂蛋白的产生，但用于合成磷脂酰胆碱（phosphatidylcholine，PC）的胆碱（choline）和甲硫氨酸（methionine）可能相对不足。此时合成的 TAG 超过了肝脏组装和分泌 VLDL 的能力，导致 TAG 在肝脏贮积。

（3）酒精性脂肪肝病（alcoholic fatty liver disease，ALD）：在酗酒者体内，酒精代谢在肝脏产生还原型烟酰胺二核苷酸（NADH），NADH/NAD⁺ 的比例显示上升，从而抑制脂肪酸氧化。而由膳食来源或者脂肪动员而来的脂肪酸就会重酯化生成 TAG。在酗酒早期，TAG 能被载脂蛋白包装并以 VLDL 的形式从肝脏运输至血液。随着肝脏代谢紊乱的进展，脂蛋白合成不足，进而导致 TAG 在肝累积。

（4）"运动员悖论（the athlete's paradox）"：正常情况下骨骼肌和心肌的 TAG 含量很低。若肥胖发生，则骨骼肌中 TAG 会增加，这与胰岛素抵抗和 2 型糖尿病有关。有趣的是，运动能增加肌肉中 TAG 合成酶的表达，可能导致 TAG 在经过训练的运动员的肌肉中积累。而与此同时，运动员也增加了动员肌肉内的 TAG 以产生的脂肪酸供能的能力，这反而赋予了运动员一种优势。

（二）甘油磷脂的合成与疾病

甘油磷脂（glycerophospholipid）分布于生物膜成分或脂蛋白中。几乎所有细胞都能合成一种或多种甘油磷脂。肝脏是人体合成甘油磷脂的主要场所，肝脏合成的甘油磷脂除了满足其自身需求之外，还分泌入胆汁或被覆盖在血浆中的脂蛋白表面。肠道上皮细胞为了将胆汁中或膳食磷脂分解产生的溶血磷脂（lysophospholipid，LPA）重酯化，也有很高的甘油磷脂合成能力。此外，II型肺泡细胞也能合成和分泌二棕榈酰卵磷脂胆碱（dipalmitoyl phosphatidyl choline，DPPC）作为肺部表面活性剂。合成甘油磷脂的反应大多都在内质网的胞质面和高尔基体中进行，包括从头合成途径（de novo pathway）和重塑途径（remodeling pathway）。磷脂合成途径及相关疾病和药物见图 7-3-4。

1. 新生儿肺透明膜病（hyaline membrane disease，HMD）或新生儿呼吸窘迫综合征（neonatal respiratory distress syndrome，NRDS） 怀孕 26 周的胎儿肺中 II 型细胞开始合成包括 DPPC 在内的表面活性剂的成分。表面活性剂不足会导致新生儿呼吸障碍，这是全世界婴儿尤其是早产儿死亡的主要原因。胎儿肺的成熟度可以用羊水中磷脂酰胆碱／鞘脂比值来评价，比值越高，肺越成熟。严重感染或化疗产生的副作用也会损伤成年人身上的 II 型肺泡细胞，导致呼吸衰竭。

2. 胆碱缺乏症（choline deficiency） 胆碱是一种必需的营养物质，因为虽然肝脏有一定的胆碱合成能力，但不总是能满足人体对胆碱的需求。对于那些只摄入少量蛋白质的人来说，他们体内用于胆碱合成的甲硫氨酸较少。胆碱缺乏会损害肝脏 VLDL 的合成和分泌，从而导致肝脏的 TAG 无法输出，而产生非酒精性脂肪肝病。胆碱缺乏也可能损害大脑发育、记忆功能和心血管健康。

3. 巴氏综合征（Barth syndrome，BTHS） 是一种因 Tafazzin（TAZ）基因突变引起的遗传性心肌病。Tafazzin 参与了磷脂重塑途径，其将特定的脂肪酸从磷脂酰胆碱转移到主要位于线粒体内膜的心磷脂（cardiolipin，CL），对于线粒体正常功能的执行具有重要意义。

（三）鞘脂的合成与疾病

鞘脂几乎只存在于生物膜成分尤其是细胞质膜中。部分鞘脂包含了多变的碳水化合物结构，这些结构暴露于细胞的外部环境，使得它们有多样的识别功能。鞘脂是一类双亲性的极性脂类物质，其结构核心是由棕榈酸和丝氨酸氧化脱羧的产物——鞘氨醇骨架。在鞘脂中，长链脂肪酸通过酰胺键而非甘油磷脂中的酯键连接到鞘氨醇骨架的氨基上。鞘氨醇骨架可以通过其氨基末端酰化而形成神经酰胺（ceramide）。神经酰胺和鞘氨

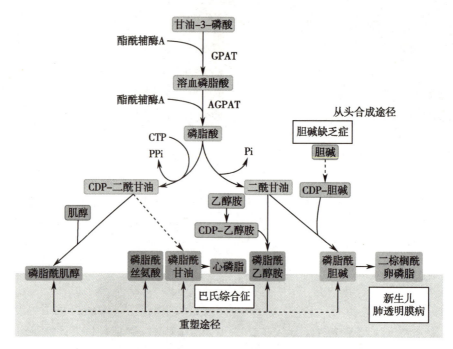

图 7-3-4 磷脂合成途径及相关疾病和药物

GPAT: glycerol-3-phosphate acyltransferase, 甘油-3-磷酸酰基转移酶; AGPAT: 1-acylglycerol-3-phosphate O-acyltransferase, 1-酰基甘油-3-磷酸酰基转移酶-2; LPA: lysophosphatidic acid, 溶血磷脂酸; PA: phosphatidic acid, 磷脂酸; DAG: diacylglycerol, 二酰甘油; CTP: cytidine triphosphate, 胞嘧啶核苷三磷酸; CDP: cytidine diphosphate, 胞嘧啶核苷二磷酸; PPi: 焦磷酸

醇(sphingosine)可相互转化,又是鞘磷脂(sphingomyelin)和鞘糖脂(glycosphingolipid)的前体和骨架结构。鞘磷脂是唯一一种包含磷酸基团的鞘脂,也是神经髓鞘的主要磷脂类物质。鞘糖脂又被称为糖脂(glycolipid),包括中性鞘糖脂(neutral glycosphingolipid)、硫苷脂(sulfatide)和神经节苷脂(ganglioside)。这三类糖脂化合物的极性头部都是糖类,通过糖苷键连到神经酰胺的羟基上形成糖脂。

霍乱(cholera)的发病机制就是肠黏膜细胞上的神经节苷脂与霍乱毒素(cholera toxin)结合,使其进入细胞,激活腺苷酸环化酶(adenylatecyclase, ADCY),刺激氯离子的外排并导致腹泻。神经节苷脂还可以结合破伤风神经毒素(tetanusneurotoxin)和流行性感冒病毒。鞘脂合成和相关疾病见图 7-3-5。

(四)胆固醇和类固醇的合成与疾病

1. 胆固醇的合成 胆固醇是细胞膜结构的重要组成部分,是蛋白质翻译后的胆固醇修饰的原料。胆固醇合成过程还为细胞提供了生长、电子传递以及抗氧化应激的物质,同时,胆固醇也

是合成类固醇激素、胆汁酸和维生素 D 的前体物质。除脑组织和成熟红细胞外,几乎全身各组织均可合成胆固醇。肝脏合成能力最强,占人体总合成量的 3/4。胆固醇合成极为复杂,乙酰辅酶 A 是胆固醇合成的起始原料,并需 ATP 供能和 NADPH 供氢。胆固醇合成酶分布于细胞质和内质网。胆固醇的过量摄入或者细胞中胆固醇代谢的异常与动脉粥样硬化有着密切的联系。人体血液中的胆固醇水平受内源性胆固醇合成和膳食摄取量的影响。值得注意的是,胆固醇本身是重要的信号分子,通过抑制转录因子 SREBP 的活性,而下调启动子含胆固醇调节元件(sterol-regulatory element, SRE)的基因转录。多个胆固醇合成途径的酶都受到这种负反馈机制的调节,包括 3-羟基-3 甲基戊二酰辅酶 A 还原酶(3-hydroxy-3-methylglutaryl coenzyme A reductase, HMGCR)这个胆固醇合成途径的限速酶,使得可以根据人体胆固醇的水平调节内源性胆固醇的合成,维持胆固醇稳态。

2. 胆固醇酯(cholesteryl esters, CE)和胆汁酸的合成 循环中的游离胆固醇只占总胆固

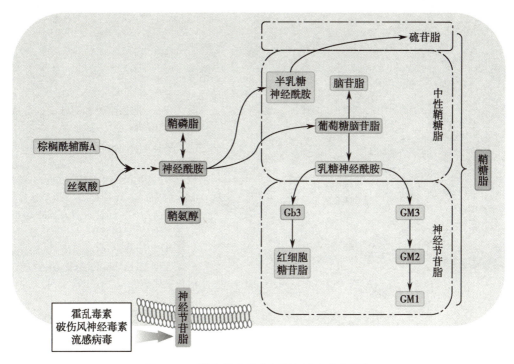

图 7-3-5 鞘脂的合成途径及相关疾病和药物

Gb3：globotriaosylceramide，神经酰胺三己糖苷；GM3：monosialoganglioside 3，单唾液酸神经节苷脂
GM3；GM2：monosialoganglioside 2，单唾液酸神经节苷脂 GM2；GM1：monosialoganglioside 1，单
唾液酸神经节苷脂 GM1

醇的 30% 左右，大多数胆固醇与长链脂肪酸形成 CE。游离胆固醇的水溶性很差，而 CE 的水溶性更差。在细胞内，CE 主要储存在脂滴中。肝脏具有完整而复杂的胆汁酸合成途径，涉及胞质溶胶、内质网、线粒体和过氧化物酶体，能将疏水性的胆固醇转化为双亲性的胆酸（cholic acid，CA）和鹅脱氧胆酸（chenodeoxycholic acid，CDCA）。胆汁酸合成途径的限速酶是细胞色素 P450 家族蛋白——胆固醇 7-α- 羟基化酶（cholesterol 7-α-hydroxylase，CYP7A1）；固醇 12-α- 羟基化酶（sterol 12-α-hydroxylase，CYP8B1）则决定了 CA 和 CDCA 的相对比例。胆固醇酯和胆汁酸的合成途径及相关疾病和药物见图 7-3-6。

3. 类固醇的合成 皮质类固醇、雄性激素和雌性激素等都属于类固醇激素。所有的类固醇激素都通过与核受体（nuclear receptor）的结合而发挥作用。类固醇的合成主要发生在肾上腺皮质、睾丸和卵巢。胆固醇是所有类固醇激素的前体物质。肾上腺的束状区（zona fasciculata）和网状区（zona reticularis）是合成皮质醇和肾上腺雄性激素的场所，肾上腺外层的球状区（zona glomerulosa）

则合成醛固酮（aldosterone）。睾丸间质细胞（Leydig cell）和卵巢的颗粒细胞（granulosa cell）都含有丰富的能把皮质类固醇转化为雄性激素的酶。卵巢的颗粒细胞还有大量能把雄性激素转变为雌性激素的酶。细胞色素 P450 家族蛋白参与了胆固醇转化为类固醇的大多数反应。

4. 胆固醇和类固醇合成相关的疾病和药物
编码胆固醇和类固醇合成途径的代谢酶的基因缺陷会导致史 - 伦 - 奥综合征（Smith-Lemli-Opitz syndrome，SLOS）、先天性肾上腺增生症（congenital adrenal hyperplasia，CAH）、先天性类脂性肾上腺增生（lipoid congenital adrenal hyperplasia，LCAH）和先天性胆汁酸合成障碍（inborn errors of bile acid synthesis）等遗传病。考来烯胺（Cholestyramine，CSM）是最早的被用于降低胆固醇的药物之一，是一种阴离子交换树脂，能结合胆汁酸以阻断胆固醇的肝肠循环（enterohepatic circulation），从而提高 CYP7A1 活性，并促使肝脏合成并排出更多的胆汁酸。胆固醇和类固醇合成途径及相关疾病和药物见图 7-3-7。

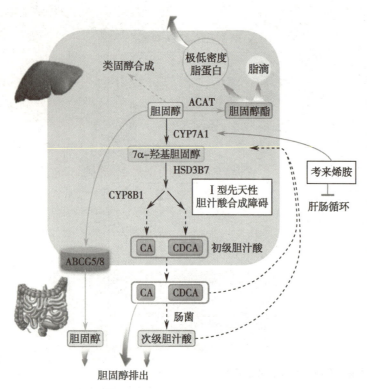

图 7-3-6　胆固醇酯和胆汁酸的合成途径及相关疾病和药物

CYP7A1: cholesterol 7-α-hydroxylase, 胆固醇 7-α-羟基化酶; CYP8B1: sterol 12-α-hydroxylase, 固醇 12-α- 羟基化酶; HSD3B7: hydroxy-Δ-5-steroid dehydrogenase, 羟基 -Δ-5- 类固醇脱氢酶; ACAT: acyl-CoA-cholesterol acyl transferase, 酰基辅酶 A- 胆固醇酰基转移酶; CA: cholic acid, 胆酸; CDCA: chenodeoxycholic acid, 鹅脱氧胆酸; ABCG5/8: ATP-binding cassette G5/G8, 腺嘌呤核苷三磷酸结合盒 G5/G8 蛋白

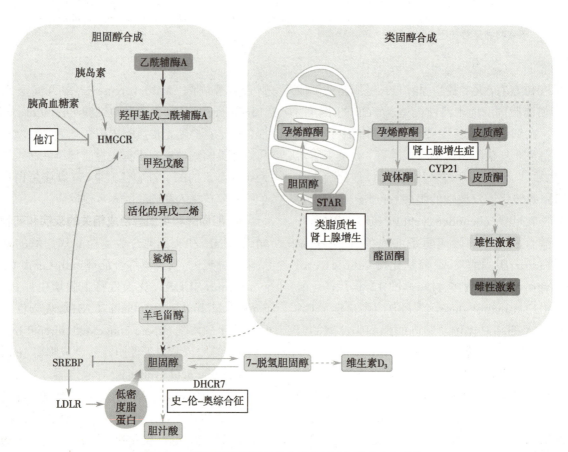

图 7-3-7　胆固醇和类固醇的合成途径及相关疾病和药物

HMGCR: HMG-CoA reductase, 羟甲基戊二酰辅酶 A 还原酶; SREBP: sterol-regulatory element binding protein, 胆固醇调节元件结合蛋白; DHCR7: 7-dehydrocholesterol reductase, 7- 脱氢胆固醇还原酶; LDLR: low-density lipoprotein receptor, 低密脂蛋白受体; STAR: steroidogenic acute regulatory protein, 类固醇合成急性调节蛋白; CYP21: 21-Hydroxylase, 21- 羟基化酶

三、脂蛋白和脂质的运输与疾病

由于脂质的疏水性使其无法在循环系统直接运输。脂蛋白这种血浆中由蛋白质和多种脂质构成的，包含疏水、亲水和双亲性分子的聚合体，能作为脂质运输载体而实现在肠、肝和外周组织间分配 TAG 和胆固醇。

（一）脂蛋白和载脂蛋白

脂蛋白的核心是疏水性的 CE 和 TAG，外围则由磷脂、游离胆固醇和载脂蛋白构成。脂蛋白颗粒按照大小和密度可以分为 CM、VLDL、中间密度脂蛋白（intermediate-density lipoprotein，IDL）、LDL 和高密度脂蛋白（high-density lipoprotein，HDL），这些脂蛋白颗粒中的 TAG 比例依次下降，而颗粒密度逐渐上升。不同类型的脂蛋白包含不同的载脂蛋白。研究显示 LDL 胆固醇是动脉粥样硬化性心血管疾病的主要危险因素，俗称为"坏胆固醇"；而 HDL 胆固醇曾被认为具有心血管保护作用，号称"好胆固醇"，但近年来的研究发现提高 HDL 胆固醇水平对心血管疾病无益，甚至提高了发病风险。

（二）脂蛋白受体

细胞要摄取脂蛋白，就需要脂蛋白的膜受体。LDL 受体（low density lipoprotein receptor，LDLR）是重要的脂蛋白受体，是血浆胆固醇水平的主要决定因素。LDLR 也受到胆固醇水平的负反馈调节。当内源性胆固醇合成减少，细胞就会提高 LDLR 在细胞膜的密度，加快吸收血浆中富含胆固醇的 LDL。在吞噬细胞中，还有一类清道夫受体（scavenger receptor，SR），结合被氧化修饰的 LDL 和乙酰化修饰的 LDL。肝内的 SR 家族成员 SCARB1 也能结合 HDL。SR 不受负反馈调节。

（三）脂蛋白代谢

脂蛋白代谢包括在组织间分配 TAG 的能源运输阶段、胆固醇运输阶段以及胆固醇逆向转运（reverse cholesterol transport，RCT）阶段。小肠在餐后会将吸收重酯化的 TAG 通过 CM 输送到外周组织，而肝脏在餐后和饥饿状态下都会合成 VLDL，输送给外周组织。CM 和 VLDL 中的 TAG 在外周组织被脂蛋白脂酶（lipoprotein lipase，LPL）水解，释放出脂肪酸供组织使用。此时，这两种脂蛋白表面的载脂蛋白的分布也发生变化，使其能结合 LDLR 而被细胞内吞。接着，脂蛋白 - 受体复合体在细胞内被溶酶体中的酶消化，释放出游离胆固醇，而受体则被运回细胞膜以循环使用。HDL 介导了胆固醇的逆向转运，将外周组织的胆固醇运回肝脏再循环或合成胆汁酸排泄，有清除外周胆固醇的功能。HDL 水平下降与心血管疾病发病风险上升相关，详见第十一章。

（四）脂质运输相关的疾病和药物

脂蛋白代谢途径及相关疾病和药物见图 7-3-8。

1. **PCSK9 抑制剂**　PCSK9 是一种肝源性分泌蛋白，与 LDLR 等脂蛋白受体的胞外区结合，促进这些受体在细胞内酸性囊泡内的降解，从而降低肝细胞上这些脂蛋白受体的数量，使血液中 LDL 不能被清除。目前 PCSK9 抑制剂是一类降脂新药。

2. **家族性高胆固醇血症（familial hypercholesterolemia，FH）或家族性高 β 脂蛋白血症（familial dysbetalipoproteinemia，FD）**　LDLR 缺陷是最常见的病因，患者血液中 LDL 胆固醇水平超高。杂合型家族性高胆固醇血症患者在四十到六十岁患冠心病的风险增加。纯合型患者关节处的皮肤会有称为黄疣的胆固醇沉积，通常在二十岁之前就会发生冠心病。杂合型患者因其存在正常的等位基因，仍可响应他汀（Statins）刺激而提高功能性 LDLR 的产出，以清除血浆里的脂蛋白；而纯合型患者由于完全无法产生正常的 LDLR，因此对他汀类药物的响应较差。

3. **载脂蛋白 E 的基因多态性**　载脂蛋白 E（apolipoprotein E，ApoE）主要存在于 CM、VLDL 和部分 HDL。在人群中，*ApoE* 有三种等位基因亚型，分别是 *E2*、*E3* 和 *E4*。*E3* 是最常见的形式，常被称为"野生型"。大多数的 FH 患者是纯合的 *E2* 亚型。*E2* 亚型和肝 LDLR 的结合更困难，从而延缓了血浆中 CM 和 VLDL 残体的清除。ApoE 还与 β- 淀粉样蛋白（β-amyloid）沉积密切相关，携带 *E4* 等位基因的人患阿尔茨海默病（Alzheimer's disease，AD）的风险高，发病早。这可能跟大脑星形胶质细胞和小胶质细胞合成 ApoE，以调控中枢神经系统中的胆固醇稳态有关。

4. **家族性乳糜微粒血症（familial chylomicronemia syndrome，FCS）**　主要病因是 LPL 或载脂蛋白 C2（apolipoprotein C2，ApoC2）的遗传

缺陷，很罕见。患者空腹血浆中 TAG 浓度极高。ApoC2 是 LPL 的辅因子，会加快脂肪分解的速度。通常患者在儿童时期即发生胰腺炎并反复发作，具体机制不明，可能跟血浆中高水平的 TAG 有关。缺乏 ApoC2 的患者常需输血来提供外源性的载脂蛋白。

5. 家族性高密度脂蛋白缺乏症（familial α-lipoprotein deficiency）或丹吉尔氏病（Tangier disease，TD） 因胆固醇逆向转运的罕见遗传缺陷造成，主要表现为血浆中 HDL 胆固醇的缺失和极低的载脂蛋白 A1（apolipoprotein A1，ApoA1）水平，大量 CE 蓄积于网状内皮系统、肠黏膜和皮肤中。ATP 结合盒转运蛋白 -1（ATP-binding cassette transporter 1，ABCA1）的功能缺失突变会引起该症。ABCA1 负责将游离胆固醇从细胞转移到 ApoA1 以新生成 HDL。而 ApoA1 若无法接受胆固醇，就会被肾脏迅速从循环中清除。值得注意的是，

尽管 HDL 水平极低，但患者的心血管疾病发病率并未显著上升，机制不明，可能跟患者 LDL 也发生异常有关。卵磷脂胆固醇脂酰转移酶（lecithin-cholesterolacyl transferase，LCAT）的完全和部分缺陷，即家族性 LCAT 缺陷症（familial LCAT deficiency，FLD），也可能导致类似症状。LCAT 在胆固醇逆向转运中有重要作用，可特异性结合 HDL，将游离胆固醇酯化后储存于 HDL。

6. 胆固醇酯转移蛋白（cholesteryl ester transfer protein，CETP）抑制剂 CETP 由肝、小肠、肾上腺等组织分泌入血。在胆固醇逆向转运中，HDL 核心的胆固醇酯可被 CETP 转移给 VLDL 和 LDL。此后 HDL 再与 SCARB1 结合，将胆固醇酯运入肝脏，而其自身进入下一个逆向转运的循环。编码该蛋白的基因缺陷会导致 HDL 水平和 ApoA1 水平异常升高。然而，CETP 抑制剂的临床试验显示，抑制 CETP 虽能提高 HDL 和

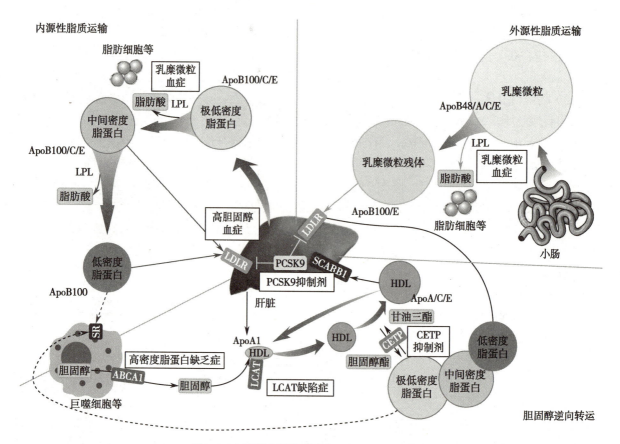

图 7-3-8 脂蛋白的代谢途径及相关疾病和药物

LPL：lipoprotein lipase，脂蛋白脂肪酶；HDL：high-density lipoprotein，高密度脂蛋白；LDLR：low density lipoprotein receptor，低密度脂蛋白受体；SR：scavenger receptor，清道夫受体；ABCA1：ATP-binding cassette transporter 1，腺嘌呤核苷三磷酸结合盒转运蛋白 -1；LCAT：lecithin-cholesterol acyltransferase，卵磷脂胆固醇脂酰转移酶；CETP：cholesteryl ester transfer protein，胆固醇酯转移蛋白；SCARB1：scavenger receptor B1，清道夫受体 B1；ApoA/B/C/E：apolipoprotein A/B/C/E，载脂蛋白 A/B/C/E）；PCSK9：proprotein convertase subtilisin/kexin type 9，前蛋白转化酶枯草杆菌蛋白酶 /kexin9 型

ApoA1 的水平，但对心血管疾病的预防作用有限，这也使人们开始重新审视"好胆固醇"理论的原因之一。

四、人体内脂质的分解和排出

（一）脂解与疾病

脂解（lipolysis）是将 TAG 水解成甘油和脂肪酸、或胆固醇酯被水解成胆固醇和脂肪酸的代谢途径，主要在脂肪组织发生。脂解的主要功能是动员人体储存的能源，来满足饥饿或运动时的能量需求。脂解途径包括细胞质中的中性脂解和溶酶体中的酸性脂解。在血浆中，脂解释放的脂肪酸以白蛋白为载体运输到其他细胞被利用，是大多数组织的重要能源，甘油则是糖异生的原料。脂解途径及相关疾病如图 7-3-9。

1. 中性脂解途径 该途径在细胞质的中性 pH 环境下进行。胰高血糖素、肾上腺素、去甲肾上腺素和皮质醇等多种激素可诱导脂解发生。由于细胞质内的 TAG 主要储存于脂滴中，而脂滴外围的围脂滴蛋白（perilipin，PLIN）会防止细胞质中脂酶与 TAG 接触，因此，中性脂解反应开始之前，要先解除 PLIN 对 TAG 的保护。激素诱导激活的蛋白激酶 A（protein kinase A，PKA）可以通过磷酸化 PLIN 使其失去保护作用。此外，PKA 还能通过磷酸化 LIPE 来加速脂解反应。

2. 酸性脂解途径 脂蛋白由早期和晚期内体运载到溶酶体中，在酸性 pH 环境下，其运载的 TAG 可由溶酶体酸性脂酶（lipase A，lysosomal acid type，LIPA）分解。近年来发现细胞质中的脂滴也可以通过溶酶体进行酸性脂解，又被称为脂嗜（lipophagy）。

3. 脂解相关疾病 如胆固醇酯贮积病（cholesterol ester storage disease，CESD），患者因 LIPA 活性降低而导致肝脏与肠细胞中 CE 和 TAG 贮积，出现肝脾肿大。

（二）脂肪酸氧化与疾病

脂肪酸的分解必须有氧参与，反应发生于线粒体和过氧化物酶体，完全氧化会产生二氧化碳和水并释放大量能量。肝和肌肉内的脂肪酸氧化反应最为活跃。

1. 脂肪酸的线粒体 β 氧化（β-oxidation） 线粒体中的脂肪酸 β 氧化途径是最主要的脂肪酸分解途径。在进行 β 氧化之前，脂肪酸需要先和乙酰辅酶 A 通过高能硫酯键形成脂酰辅酶 A 而被活化。短链和中链脂肪酸能以被动扩散透过线粒体的膜，在线粒体内形成脂酰辅酶 A；超长链脂肪酸则先在过氧化物酶体内被降解为长链脂肪酸，长链脂肪酸在细胞质中形成脂酰辅酶 A，再通过肉碱（carnitine）转运入线粒体。在线粒体中，β 氧化释放出乙酰辅酶 A、NADH 和还原型黄素腺嘌呤二核苷酸（reduced flavin adenine dinucleotide，$FADH_2$）。肌肉中脂肪酸 β 氧化生成的乙酰辅酶 A 主要进入三羧酸循环和氧化磷酸化（oxidative phosphorylation，OXPHOS）用于产能；而在肝脏，脂肪酸 β 氧化生成的乙酰辅酶 A 则主要用于合成水溶性的酮体（ketone bodies），用以输送给其他组织使用。

2. 脂肪酸的其他氧化途径 包括丙酸（propio-

图 7-3-9 脂解途径及相关疾病和药物

MGLL: monoglyceride lipase，单酰甘油脂酶；LIPE: lipase E，hormone sensitive type，激素敏感型脂酶，又称 HSL，hormone sensitive lipase，激素敏感型脂酶；PNPLA2: Patatin like phospholipase domain containing 2，Patatin 样磷酸脂酶结构域蛋白 2，又称 ATGL，adipose triglyceride lipase，脂肪三酰甘油脂酶；PLIN: perilipin，围脂滴蛋白；PKA: protein kinase A，蛋白激酶 A；LIPA: lipase A，lysosomal acid type，溶酶体酸性脂酶

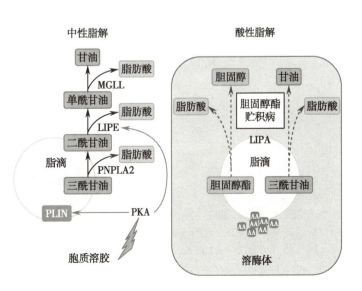

nate)氧化、α- 氧化（α-oxidation）、ω- 氧化（ω-oxidation）和过氧化物酶体 β 氧化等。

3. 与脂肪酸氧化相关的疾病和药物 编码脂肪酸氧化途径的代谢酶的基因缺陷会导致中链酰基辅酶 A 脱氢酶缺乏症（medium-chain acyl-CoA dehydrogenase deficiency，MCADD）、长链脂肪酸氧化缺陷（long-chain fatty acid oxidation disorders，LC-FAOD）、系统性原发性肉碱缺乏症（systemic primary carnitine deficiency，CDSP）、肾上腺脑白质营养不良（adrenoleukodystrophy，ALD）、雷弗素姆氏病（Refsum disease，RD）、脑肝肾综合征（cerebrohepatorenal syndrome，CHRS）或齐薇格综合征（Zellweger syndrome）和新生儿肾上腺白质营养不良症（neonatal adrenoleukodystrophy，NALD）等遗传病。此外，某些类型的低血糖和酮症也和脂肪酸氧化关系密切。脂肪酸氧化途径及其相关疾病和药物如图 7-3-10 所示。

（1）次甘氨酸（hypoglycin）：未成熟的西非荔枝果中含有次甘氨酸，其代谢中间产物——亚甲基环丙基乙酸（methylene cyclopropylacetic acid，MPCA）可抑制线粒体酰基辅酶 A 脱氢酶氧化短链和中链脂酰辅酶 A，造成严重的低血糖症。

（2）酮症酸中毒（ketoacidosis）：血液和尿液中酮类物质的显著升高。当肝糖异生特别活跃以及酮的产生超过肌肉等组织的氧化限度时，就会发生酮症。儿童因具有更高的代谢率、更低的糖原储存以及更高的脑重 / 肝重比率，更易患上酮症，也可能因感染引起的厌食和呕吐而进一步加重酮症。未治疗的 1 型糖尿病患者因胰岛素不足而导致脂肪动员、糖异生以及酮体合成增加，也易发生酮症。

（三）鞘脂的分解与疾病

糖脂上寡糖的降解过程与其合成过程类似，也是糖的残基逐一进行的，只是顺序相反。这

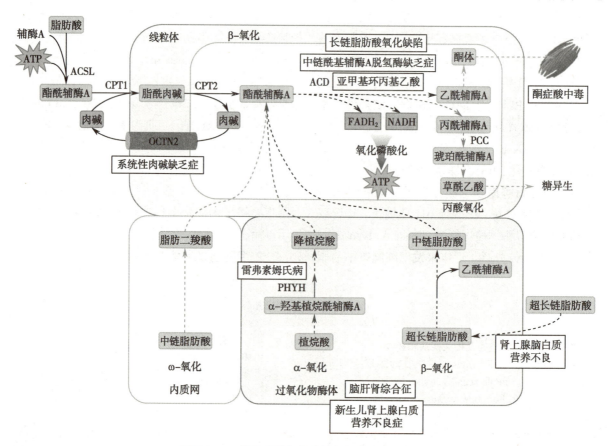

图 7-3-10 脂肪酸的氧化途径与相关疾病和药物

FADH₂：还原型黄素腺嘌呤二核苷酸；NADH：还原型烟酰胺二核苷酸；ACSL: acyl-CoA synthetase long-chain family，长链脂酰辅酶 A 合成酶；CPT1: carnitine palmitoyltransferase 1，肉碱棕榈酰转移酶 1；CPT2: carnitine palmitoyltransferase 2，肉碱棕榈酰转移酶 2；ACD: acyl-CoA dehydrogenase，酰基辅酶 A 脱氢酶；PCC: propionyl-CoA carboxylase，丙酰辅酶 A 羧化酶；OCTN2: sodium-dependent organic cation transporter-2，钠离子依赖型有机阳离子转运体 -2，即 SLC22A5，solute carrier family 22 member 5；PHYH: phytanoyl-CoA 2-hydroxylase，植烷酸酰辅酶 A-2- 羟基化酶

个降解过程是由溶酶体内一系列的外切糖苷酶（exoglycosidases）催化的。鞘脂分解异常会导致鞘脂贮积症（sphingolipidoses）和神经节苷脂贮积症（gangliosidosis）这些溶酶体贮积症。编码鞘脂分解途径代谢酶的基因缺陷会导致戈谢病（Gaucher disease，GD）、法布瑞氏症（Fabry disease，FD）、神经节苷脂病或戴-萨克斯症（Tay-Sachs disease，TSD）、Ⅱ型黏脂贮积症（mucolipidosis Ⅱ，MLⅡ）或Ⅰ-细胞病（I-cell disease）和 A 型或 B 型尼曼-皮克病（Niemann-Pick disease）等遗传病。鞘脂的分解途径与相关疾病见图 7-3-11。

（四）胆固醇和类固醇的排出与疾病

胆固醇的结构无法被人体分解，而只能以胆汁酸或者游离胆固醇的形式由肝脏通过胆汁排出至肠道。大多数胆汁酸在回肠末端被重新吸收并被运输回肝脏，完成肝肠循环。腺嘌呤核苷三磷酸结合盒 G5/G8 蛋白（ATP-binding cassette G5/G8，ABCG5/8）是游离胆固醇排出肝细胞的转运体，每天大约有 1g 胆固醇经由粪便排出人体。

C 型尼曼-皮克病是一种常染色体隐性遗传病，可导致进行性神经退化以及在中枢神经系统和网状内皮细胞中的溶酶体贮积胆固醇、神经节苷脂、双单酰甘油等。该病是由编码尼曼-皮克 C1 蛋白（Nieman-Pick C1，NPC1）和尼曼-皮克 C2 蛋白（Nieman-Pick C2，NPC2）的基因突变造成的。这两个蛋白介导了内体和溶酶体外排胆固醇。NPC1 和 NPC2 功能缺失时，脂蛋白虽能通过 LDLR 运送到溶酶体分解产生胆固醇，但不能排出胆固醇，导致胆固醇在溶酶体中积累，并无法向细胞膜结构提供胆固醇。

多数类固醇经由尿液以水溶性硫酸盐或葡萄糖苷酸（glucuronide acid）结合体的形式排出人体。在固醇结构转变为这些水溶性化合物之前，类固醇要先通过一系列的降解反应以消除生物活性。气相色谱-质谱（gas chromatography-mass spectrometry，GC-MS）技术可用于鉴定尿液中的固醇代谢物，而这些代谢物的相对水平可作为诊断类固醇合成途径异常相关疾病的依据。

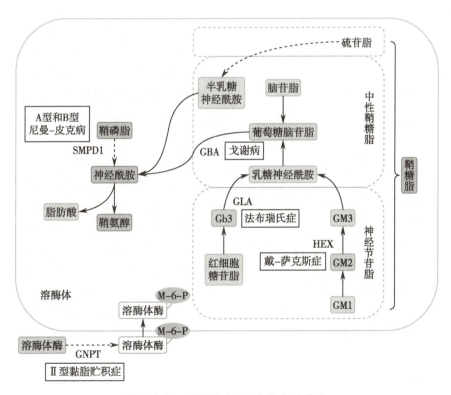

图 7-3-11 鞘脂的分解途径与相关疾病

Gb3：globotriaosylceramide，神经酰胺三己糖苷；GM3：monosialoganglioside 3，单唾液酸神经节苷脂 GM3；GM2：monosialoganglioside 2，单唾液酸神经节苷脂 GM2；GM1：monosialoganglioside 1，单唾液酸神经节苷脂 GM1；SMPD1：sphingomyelin phosphodiesterase 1，溶酶体鞘磷脂磷酸二酯酶；GNPT：N-acetylglucosamine-1-phosphate transferase，N-乙酰葡萄糖胺磷酸转移酶；GLA：galactosidase α，α-半乳糖苷酶；HEX：hexosaminidase，β-氨基己糖苷酶；GBA：glucosylceramidase β，葡萄糖脑苷脂酶

第四节 氨基酸代谢

尽管氨基酸是人体的肌肉和其他组织中除水以外的第二大组分，人们从分子水平认识氨基酸的历史却仅 200 余年。1806 年，法国化学家 Pierre Jean Robiquet 从欧洲人常吃的蔬菜芦笋（asparagus）中提取出了精氨酸，并将其命名为 asparagine，意为芦笋素。这是人类第一次获得的提纯氨基酸。至今，人们已经在自然界中发现了超过 500 种氨基酸。从普遍化学结构来看，所有的氨基酸都含有氨基（-NH₂）、羧基（-COOH）和各个氨基酸特异的侧链（图 7-4-1）。此外，氨基酸还有多种分类方法。比如，按氨基所连接的碳原子的位置区分，可以分别为 alpha-（α-，氨基连接在与羧基相连的第一个碳上），beta-（β-，氨基连接在与羧基相连的第二个碳上），gamma-（γ-，氨基连接在与羧基相连的第三个碳上），以此类推；按侧链的不同特性，氨基酸可以区分为极性与非极性、疏水性与亲水性、还原性与非还原性等多种。

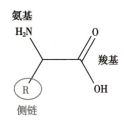

图 7-4-1　氨基酸的结构特征

氨基酸在人体内的功能众多。有 20 种氨基酸最为人熟知的功能是作为合成蛋白质的原料，在细胞中最为丰富，被称为蛋白氨基酸（protein amino acid）。此外，硒代半胱氨酸（selenocysteine）和吡咯赖氨酸（pyrrolysine）通过特殊的机制能合成到蛋白质中。氨基酸的脂肪链和氨基决定其功能。首先，氨基酸的脂肪链可以被氧化，作为细胞能量的来源，氨基酸因此与碳水化合物和脂肪一道被称为三大营养物质。此外，氨基酸是三大营养物质中唯一含氮元素的营养元素，从氨基酸分解出来的氮是细胞内维生素合成以及核酸等大分子合成的氮来源。

人细胞内的氨基酸通过外源获取和自身合成两个途径获得。赖氨酸、色氨酸、苯丙氨酸、甲硫氨酸、苏氨酸、异亮氨酸、亮氨酸、组氨酸和缬氨酸这九种氨基酸在人体内（或其他脊椎动物）自身不能合成，或合成速度不能满足人体需要，必须从食物中摄取，称为必需氨基酸。人体内其他的氨基酸可以通过自身合成。此外，由于人类食物中包含大量蛋白质，因此，无论是必需氨基酸还是非必需氨基酸，都可以通过食物大量获得。

一、氨基酸的合成

非必需氨基酸合成往往起始于一种中心代谢物或中心代谢物的衍生物，这样的合成途径比完全从头合成更为经济。按照反应类型可以将必需氨基酸合成途径分为几类，包括简单合成反应、芳香氨基酸（酪氨酸）合成反应、丝氨酸 / 甘氨酸合成反应、和其他氨基酸合成反应等。

谷氨酰胺、谷氨酸、天冬氨酸、天冬酰胺和丙氨酸都通过一步简单化学反应合成。有趣的是，这些反应都可以溯源到 TCA 中心代谢物 α- 酮戊二酸。α- 酮戊二酸（α-ketoglutarate）通过谷氨酸脱氢酶（glutamate dehydrogenase, GDH）加氨，形成谷氨酸。谷氨酸是氨基酸简单合成的中心分子，通过谷氨酰胺合成酶（glutamate-ammoniali-gase, GLUL）/（glutamine synthetase, GS）加氨形成谷氨酰胺。由于 GLUL 催化的反应是可逆的，因此，α- 酮戊二酸和谷氨酰胺都可以被认为是谷氨酸的合成前体。谷氨酸与草酰乙酸（oxaloacetate）通过谷草转氨酶（aspartate transaminase, AST）交换氨基生成天冬氨酸，谷氨酸与丙酮酸通过谷丙转氨酶（serum glutamate pyruvate transaminase, SGPT）交换氨基生成丙氨酸。最后，通过天冬酰胺合成酶（asparagine synthetase, AS）将谷氨酰胺的氨转移到天冬氨酸上可以生成天冬酰胺。丙氨酸也可以被谷丙转氨酶转移氨而形成谷氨酸。在人体内的三种芳香氨基酸中，只有酪氨酸不是必需氨基酸。芳香氨基酸的合成需要先合成一种参与多种生物合成途径的代谢物分支酸（chorismic acid）。分支酸由糖酵解中间产物磷酸烯醇式丙酮酸（phosphoenol pyruvate, PEP）和磷酸戊糖途径中间产物赤藓糖 -4- 磷酸（erythrose-4-phosphate）作为起始原料，通过 6 步反应生成。分支酸经过多步反应可以生成酪氨酸。丝氨酸和甘氨酸合成通路起始于糖酵解代谢物 3- 磷酸甘油酸（3-phosphoglycerate，3-PG）。甘氨酸通过逆转成丝氨酸降解，丝氨酸通过脱氨反应降解为丙酮酸。脯氨酸、精氨酸、半胱氨酸、蛋氨酸和组氨酸合成反应与其他氨基酸合成不共享，每个氨基酸使用一条特定的合成通路。半胱氨酸合成由丝氨酸起始，经过两步简单反应完成。脯氨酸与精氨酸合成都从谷氨酸开始，通过多步反应完成。其中，脯氨酸的合成需要 4 步反应，而精氨酸的合成则需要多达 8 步的反应。组氨酸的合成途径则更为复杂，前五步与嘧啶从头合成重叠，从 5- 磷酸核糖 -1α- 焦磷酸（5′ phosphoribosyl-1-pyrophosphate，PRPP）起始，合成阿卡地新（5-aminoimadiazole-4-carboxamide ribonucleotide，AICAR），再与咪唑甘油磷酸酯（imidazole glycerol phosphate）经过 4 步反应生成。组氨酸的复杂合成途径为我们了解从原核生物开始的生命遗传和生化现象提供了很多的启示。

二、氨基酸的降解

氨基酸分解的目的是为细胞提供能量和合成核苷酸的氮源。食物蛋白质中的氨基酸以多聚体的形式存在，不能直接被细胞吸收，需要通过胞外酶分解成多肽或氨基酸方可被细胞吸收利用。细胞内蛋白质中的氨基酸同样需要通过蛋白酶体降解成多肽或在溶酶体中降解为单个的氨基酸方可被进一步分解利用。在通常情况下，为细胞提供能量时，氨基酸分解产生的氮源远多于细胞合成核苷酸的需要，因此需要通过尿素循环（urea cycle）将氨基酸分解生成的氮转化为尿素排出体外。氨基酸的分解具有一定的规律。一般说来，一些氨基酸通过转氨酶将氨基转给一个氨基受体分子，剩下的脂肪酸链通过脂肪酸氧化途径生成三羧酸循环代谢物，进而被氧化产生 ATP。由于脂肪酸氧化都在线粒体内进行，因此，所有氨基酸的氧化分解也都需要线粒体参与。一些氨基酸脱氨后的产物与 TCA 循环和其他脂肪酸代谢的中间体相同，这些氨基酸可以通过一步的脱氨反应或氧化脱氨反应而进入能量代谢途径。

三、氨基酸的非代谢特性

（一）氨基酸的转运

一部分氨基酸是极性分子，不能自由穿越胞膜和亚细胞器膜。和其他很多代谢物和离子一样，氨基酸具有多种转运方式，包括被动运输、主动运输、胞吞胞吐、穿胞运输、胞内膜泡运输等。氨基酸的转运是氨基酸代谢的一部分，其失调导致人类疾病。

（二）氨基酸信号

氨基酸与其他代谢分子相比的一个重要特点是，它们大量参与了细胞信号的传导过程。在蛋白质中，很多氨基酸作为接受和传递细胞信号的基础。蛋白质翻译后修饰（protein post-translational modification，PTM）就发生在不同的氨基酸残基上。比如，丝氨酸、苏氨酸和酪氨酸是磷酸化的受体；赖氨酸的 ε- 氨基可以被乙酰化；丙酰化、琥珀酰化等小分子酰胺修饰，也可以被泛素化、类泛素（small ubiquitin-like modifier，SUMO）化等蛋白质修饰，还可以形成甲基化等非酰胺键修饰；精氨酸等也可以形成甲基化和磷酸化等多种翻译后修饰。值得关注的是，最新发现各个氨基酸可以被其对应的转运核糖核酸（transfer ribonucleic acid，tRNA）合成酶所催化，形成蛋白质赖氨酸氨基酸修饰，提示氨基酸自身也是信号分子。目前已知的蛋白质翻译后修饰种类已经超过 600 种，这些翻译后修饰极大丰富了蛋白质的功能调控手段，也是未来开发针对蛋白靶标药物的希望所在。

四、氨基酸代谢失调与疾病

（一）特异氨基酸代谢失调相关疾病

1. 谷氨酸　谷氨酸是神经系统中的主要兴奋性传递物，谷氨酸过量会产生神经毒性，目前发现谷氨酸失调的疾病集中在神经系统相关疾病。比如，经常食用味精（谷氨酸钠）与抑郁症的发生正相关，这与谷氨酸 N- 甲基 -D- 天冬氨酸受体（N-methyl-D-aspartate receptor，NMDAR）拮抗剂氯胺酮近几年被用作快速作用的抗抑郁药、且对抵抗性抑郁症患者具有很强的改善症状和治疗作用的发现一致。谷氨酸可在自发性癫痫发作之前和期间达到神经毒性水平并导致多种癫痫发作。在原发性脑肿瘤中，高剂量释放的谷氨酸可以诱导癫痫。有趣的是，适度的紫外线照射通过在脑中促进新的谷氨酸生物合成途径来增强学习和记忆。已探明的分子机制是，紫外线照射升高血尿酸，血尿酸穿过血脑屏障，在神经内部促进谷氨酸合成并包装成突触小泡，在运动皮层和海马中的谷氨酸能神经末端释放。

2. 天冬氨酸钾盐或天冬氨酸镁盐　对慢性疲劳症候群（chronic fatigue syndrome，CFS）可能具有良好疗效，但机制未完全阐明。天冬氨酸在细胞内的转运失调可致病。Citrin（SLC25A13）是定位于线粒体的转运酶，负责将天冬氨酸从线粒体转运到细胞质中，在苹果酸-天冬氨酸穿梭中起重要作用。Citrin 蛋白缺陷所致的新生儿肝内胆汁淤积症（neonatal intrahepatic cholestasis caused by citrin deficiency，NICCD）是婴儿胆汁淤积性黄疸和肝功能损害的常见病因之一，其临床主要表现为黄疸、肝大、生长发育迟缓、胆汁淤积、凝血功能异常、低蛋白血症和血脂代谢紊乱等。目前已报道超过 100 种 *SLC25A13* 基因突变类型，然而，基因型与临床表型之间的对应关系并不明确。天冬酰胺合成酶将天冬氨酸和谷氨酰胺转化为天冬酰胺。天冬酰胺合成酶的突变导致发育迟滞、原发性小头畸形、痉挛和难治性惊厥等临床症状。其机制目前被认为是神经系统天冬酰胺合成减少带来天冬氨酸和谷氨酸的累积，导致神经元过度激活并损伤。此外，天冬酰胺还参与细胞凋亡的调控。去除完全培养基中的天冬酰胺，可导致培养的肿瘤细胞凋亡上调。这部分解释了在急性淋巴细胞白血病和一些其他实体瘤的治疗中，ASNS 的高表达导致治疗效果变差的原因。相反，移除天冬酰胺的天冬酰胺酶（asparaginase）是很好的化疗增敏剂。

3. 丙氨酸　在细胞中的丰度仅次于亮氨酸，占 1 150 种蛋白质样品中一级结构的 7.8%。有趣的是，哺乳动物剪接调节蛋白——RNA 结合基序蛋白 4（RNA-binding motif protein 4，RBM4）具有含丙氨酸重复序列，且与其活性相关。丙氨酸重复扩增降低了 RBM4 的移动性并削弱了其剪接活性。丙氨酸重复的意义有待阐明。丙氨酸还具有细胞保护作用及抗动脉粥样硬化的潜力。此外，丙酮酸是一种容易发生糖异生的氨基酸，肥胖受试者中循环丙氨酸水平升高，提示丙氨酸的增加可导致肥胖发生。丙氨酸在胰腺导管腺癌（pancreatic ductal adenocarcinoma，PDAC）中的利用超过葡萄糖和谷氨酰胺，提示其在 PDAC 发生

发展中具有重要作用。

4. 酪氨酸　酪氨酸残基蛋白质磷酸化的残基之一，参与细胞信号通路调控。酪氨酸代谢相关疾病主要与酪氨酸分解失调引起的高酪氨酸血症相关。不同的酪氨酸降解酶的失活会导致不同酪氨酸分解中间产物以及酪氨酸水平的升高，进而导致疾病。Ⅰ型酪氨酸血症型，也称为遗传性酪氨酸血症、先天性酪氨酸症和富马酰基乙酰乙酸水解酶缺乏症，是一种由常染色体隐性遗传引起的先天性酪氨酸代谢异常疾病，主要影响肝脏、肾脏和周围神经。Ⅱ型酪氨酸血症由肝酪氨酸氨基转移酶（tyrosineamino transferase，TAT）缺乏导致，是一种常染色体隐性遗传疾病，其特征为角膜炎，掌跖角化过度，精神发育迟滞和血液酪氨酸水平升高。Ⅲ型酪氨酸血症是由 4-羟基苯基丙酮酸双加氧酶（4-hydroxyphenyl-pyruvate dioxygenase，HPD）缺乏活性引起，是一种常染色体隐性遗传病，其特点是血酪氨酸水平升高，其衍生物大量排泄到尿液中，患有这种疾病的患者有轻微的智力迟钝和/或抽搐，但没有肝损伤。HPD 失活还可以导致霍金素尿症，表现为发育不良和运动减少。酪氨酸代谢失调导致的组织特异性疾病的原因至今未被阐明，其致病分子机制有待进一步的研究。

5. 甘氨酸　在中枢神经系统中分布广泛，在神经信号传递以及各种生理和病理反应中起重要的基础作用。甘氨酸被认为是除了 γ-氨基丁酸（γ-aminobutyric acid，GABA）以外最重要的抑制性神经递质。如果甘氨酸受体被激活，氯离子通过甘氨酸受体进入神经元导致抑制性突触后电位。如果甘氨酸受体被马钱子碱拮抗，会导致神经过度兴奋。甘氨酸的排出对人的正常生理具有重要作用。每人每天需要以马尿酸（hippuric acid）形式排出 400～800mg 甘氨酸。在一些病理条件下，比如先天性非酮症高血糖症和先天性尿素循环酶病的患者中，甘氨酸的排出至关重要。通常，苯甲酸（又名安息香酸）可以用来激活甘氨酸的排出。

6. 半胱氨酸　一种半必需的氨基酸，可从饮食中得到，也可以通过反向硫代途径由蛋氨酸合成。由于半胱氨酸会被快速氧化，所以主要以胱氨酸二聚体的形式存在于细胞外和饮食中。半胱

氨酸的特性是具有还原性的巯基，可以形成多种半胱氨酸修饰，在调节蛋白质功能方面起着重要的作用。值得关注的是，半胱氨酸代谢失调与多种神经退行性疾病有关，这可能是由于大脑等神经系统的器官是体内最活跃的代谢器官之一，产生更高水平的活性氧和氮，因此需要有效的氧化还原稳态控制有关。比如，受损的氧化还原稳态在神经退行性疾病，包括亨廷顿病、阿尔茨海默病和帕金森病的疾病发展中起着关键作用。因此，调节半胱氨酸代谢是优化神经元功能的核心。

7. 组氨酸 组氨酸在线粒体中被脱氨酶转化为氨和尿刊酸。组氨酸脱氨酶的失活可导致组氨酸血症。目前已知组氨酸脱氨酶至少有 8 种突变可以导致组氨酸血症。组氨酸血症表现为血中尿刊酸浓度升高。组氨酸代谢失调参与肿瘤发生发展。组氨酸氧化酶可将组氨酸转化为吡咯林 -5- 羧酸。组氨酸氧化酶促进胚胎干细胞分化，是一种肿瘤抑制因子，通常在肿瘤组织中低表达。此外，组氨酸氧化还可以抑制增殖和肿瘤发生，可能的机制是吡咯林 -5- 羧酸代谢成为 α-酮戊二酸，导致 DNA 的低甲基化，组氨酸氧化受阻则导致 DNA 高甲基化并促进肿瘤发生。

8. 支链氨基酸 包括亮氨酸、异亮氨酸和缬氨酸，因其侧链为非直链脂肪酸而得名。这三种氨基酸氧化的起始步骤相同，首先都通过可逆的脱氨反应和不可逆的氧化脱羧反应生成辅酶 A 的衍生物，然后通过不同的反应生成乙酰辅酶 A 或丙酰辅酶 A 进入三羧酸循环。枫糖尿症（maple syrup urine disease，MSUD）是最著名的支链氨基酸升高性疾病。

9. 色氨酸 是蛋白质中唯一衍生自吲哚的氨基酸。色氨酸作为人体所必需的 9 种氨基酸之一，其来源依靠食物供给。色氨酸在体内作为合成组织蛋白质的原料，或进行分解代谢提供能量。色氨酸最主要的分解方式是犬尿酸原代谢途径，机体内大部分的色氨酸经此通路代谢。色氨酸经氧化脱羧后转变为 5- 羟色胺，5- 羟色胺是一种神经递质，有抗抑郁、促进睡眠、镇痛、抗高血压等功能。色氨酸代谢失调可引起神经系统的功能障碍。5- 羟色胺也是促性腺激素释放和青春期开始的重要因子。在大脑松果体腺细胞中，色氨酸经 5- 羟色胺 -N- 乙酰转移酶和羟基吲哚 -O- 甲基转移酶的联合催化，生成褪黑激素（melatonin，MT）。褪黑激素具有清除自由基、抗氧化和抑制脂质的过氧化反应保护细胞结构、防止 DNA 损伤、降低体内过氧化物的含量，以及改善睡眠的作用。

10. 苯丙氨酸 主要用于蛋白质合成和经苯丙氨酸羟化酶（phenylalanine hydroxylase，PAH）转化为酪氨酸。苯丙酮尿症（phenylketonuria，PKU）是一种因苯丙氨酸羟化酶或其辅因子四氢生物喋呤（tetrahydrobiopterin，THB）缺乏引起的代谢性疾病，患者血液和组织中的苯丙氨酸浓度增高。苯丙氨酸可以通过转氨基作用生成苯丙酮酸，进一步生成苯乙酸等代谢物随尿液排出。因此，苯丙酮尿症患者尿液中的苯丙酮酸、苯乙酸浓度显著增加。此外，苯丙氨酸失调与其他多种疾病的发生密切相关。肝硬化患者血清苯丙氨酸浓度升高，部分原因是肝脏中苯丙氨酸代谢减少；阿尔茨海默病患者血清苯丙氨酸代谢受损，较高的苯丙氨酸浓度与升高的新蝶呤浓度和色氨酸分解显著相关，这与一些遗传疾病通过不同的机制损害苯丙氨酸羟化酶活性，并且都引起儿童的慢性神经性疾病的观察相符，表明苯丙氨酸累积可能导致神经功能减退。

11. 甲硫氨酸 蛋白质翻译的起始氨基酸，其代谢产物具有重要的生理病理意义。甲硫氨酸最重要的意义体现在对发育的调控。甲硫氨酸腺苷转移酶（methionine adenosyl transferase，MAT）可将甲硫氨酸转化为 S- 腺苷甲硫氨酸（S-adenosyl-methionine，SAM）。SAM 是众多甲基转移酶反应的甲基供体，参与蛋白质赖氨酸、精氨酸等氨基酸，以及 DNA 和 RNA 中嘌呤和嘧啶的甲基化，从而调控发育过程中甲基化谱式的建立和发育完成后的表观遗传性状。然而，甲硫氨酸的水平似乎与蛋白质和核苷酸甲基化水平的联系并不密切，提示甲硫氨酸不是甲基化的上游调控因素。SAM 还可以转化为 S- 腺苷基同型半胱氨酸（S-adenosyl-L-homocysteine，SAH），之后 SAH 被水解为同型半胱氨酸（homocysteine）。

12. 同型半胱氨酸 具有重要的生理病理调控作用，被日本科学家认为是人体内最重要的健康指示因子，其失调与众多疾病密切相关。比如，高同型半胱氨酸是先天性心脏病、神经管畸形等发育相关出生缺陷的独立风险因子，也是肿瘤发生的风险因子。然而，在实体瘤的进程中，高同型半胱氨酸反而有利于肿瘤的预后。这一系列看似矛盾的结论可能与同型半胱氨酸可以促进赖氨酸修饰有关。研究发现，同型半胱氨酸可以被甲硫氨酸 tRNA 合成酶转化为甲硫氨酸硫内酯（homocysteine thiolactone，HTL），甲硫氨酸硫内酯可以修饰赖氨酸，形成赖氨酸同型半胱氨酸修饰。其中，同型半胱氨酸修饰可以失活超氧化物歧化酶 SOD，进而导致细胞内 ROS 水平上升而诱发细胞凋亡。同型半胱氨酸诱发的细胞凋亡在发育过程中体现为组织器官发育不全，在正常细胞中诱发 ROS 上升而促进肿瘤，而在实体瘤中诱发的细胞凋亡则延缓了肿瘤的进展。

13. 苏氨酸　不经过脱氨基和转氨基作用代谢，而是通过苏氨酸脱氢酶（threonine dehydrogenase，TDH）、苏氨酸脱水酶（threonine dehydratase）和苏氨酸醛缩酶（threonine aldolase）等酶催化转变为其他物质。胚胎干细胞自我更新表现出对苏氨酸的依赖。研究显示，缺少苏氨酸的培养基或降低细胞内 TDH 的表达可减少 S-腺苷甲硫氨酸的生成。培养基中缺少苏氨酸或敲除小鼠胚胎干细胞中的 TDH 不仅减少了 SAM 的积累，并且降低了组蛋白的 H3K4me3 三甲基化，最终导致小鼠胚胎干细胞生长减慢和分化增加。另有研究发现，胚胎干细胞中的苏氨酸水平较低，但在胚胎干细胞分化时，其苏氨酸水平显著上升。在脊髓运动通路上，甘氨酸是一种重要的突触后抑制性神经递质，而苏氨酸是甘氨酸的重要前体物质，对脊髓型肌痉挛有潜在的治疗价值。因此，苏氨酸对治疗脊髓型肌痉挛有一定的效果。

14. 脯氨酸　可发生羟基化作用，形成 4-羟脯氨酸，是组成动物胶原蛋白的重要成分。代谢组学研究显示癌症患者脯氨酸代谢紊乱。乳腺癌产生大量胶原蛋白，其中肿瘤细胞被包裹。释放到腹腔的卵巢癌细胞被包裹在胶原蛋白中，这一特征可以使这些细胞逃逸化疗。黑色素瘤也会在微环境中产生大量的胶原蛋白。

15. 赖氨酸　最显著的特性是可以发生多种多样的翻译后修饰，将在其他章节有具体介绍。很多疾病也与赖氨酸的修饰失调相关。比如，赖氨酸的羟基化参与胶原中三种螺旋多肽之间的交联，保证其稳定性和拉伸强度。羟赖氨酸缺乏性胶原病患者的胶原内羟基赖氨酸含量显著降低，其胶原纤维比变体对照物更易溶于变性溶剂，临床体现为严重的脊柱侧凸、复发性关节脱位和过度伸展的皮肤和关节等。此外，L-赖氨酸的分解代谢途径缺陷引起高赖氨酸血症。

16. 精氨酸　不能在早产儿体内合成，需要外源补充。精氨酸的合成一般发生在小肠的上皮细胞，若小肠受损，精氨酸的合成会减少，则需要膳食补充。补充精氨酸能提高免疫力，因为精氨酸经一氧化氮合成酶（NOS）催化产生的一氧化氮对免疫细胞及其产生的免疫因子都有影响。临床上正在根据精氨酸的这一特性开发抑制鲁斯氏肉瘤病毒、大肠杆菌、布氏锥虫、鼠弓形体、柏氏鼠疟原虫以及恶性疟原虫的方法。此外，精氨酸可以刺激胰腺、肾上腺、丘脑等部位产生激素，对催乳素和生长激素的分泌具有调节作用。I 型精氨酸酶缺乏导致精氨酸不能顺利转化为瓜氨酸，可诱发精氨酸血症，血液及尿液中精氨酸浓度增高，尿素生成障碍，引起神经、肝脏和肾脏等多脏器损伤。

（二）氨基酸代谢失调与复杂疾病

1. 氨基酸代谢失调与肿瘤　氨基酸参与核苷酸合成、能量代谢以及细胞信号通路调控等众多生命过程，肿瘤可表现出多种氨基酸失调，表明氨基酸在肿瘤的发生发展过程中具有重要的作用。氨基酸参与肿瘤发生发展过程的作用机制十分复杂，且呈氨基酸特异性的调控（表 7-4-1），氨基酸失调与肿瘤发生发展关系的研究是目前的前沿和热点。

肿瘤细胞呈现嗜谷氨酰胺（glutamine addiction）的特性。因此，谷氨酰胺是被研究得最深入的氨基酸之一。然而，嗜谷氨酰胺究竟是肿瘤发生发展的因还是果至今没有定论。有研究表明，在肿瘤中高表达的 c-Myc 可以促进肿瘤细胞对谷氨酰胺的利用，支持嗜好谷氨酰胺是一种结果。然而，谷氨酰胺通过其 γ-氮酰胺基团在核苷酸生成过程中提供氮源；谷氨酰胺对哺乳动物雷帕霉素靶点 1（mammalian target of rapamycin 1，mTOR1）信号通路的激活能力堪比激活最明显的亮氨酸；谷氨酰胺的输入是谷胱甘肽合成的限速步骤，谷氨酰胺直接和间接负责谷胱甘肽的其他两种氨基酸组

表 7-4-1　氨基酸失调影响肿瘤发生发展的相关通路

氨基酸	影响肿瘤相关通路
支链氨基酸 谷氨酰胺	mTORC1
谷氨酰胺 精氨酸	凋亡信号
色氨酸	免疫信号通路 p53 信号通路
酪氨酸	DNA 损伤修复通路
丝氨酸	核苷酸及核酸合成（碳源）
天冬氨酸	核苷酸及核酸合成（碳、氮源）
甘氨酸	一碳循环 核酸、蛋白表观修饰

分的合成，接受放疗或化疗的癌症患者急性给予谷氨酰胺可通过增加谷胱甘肽合成来降低治疗毒性；谷氨酰胺可以抑制诱导自噬的 GCN2（general control nonderepressible 2）的活化，这也能够间接刺激 mTOR，而 mTOR 反过来会抑制自噬；谷氨酰胺抑制了 ASK1 介导的细胞凋亡等特性，更加支持嗜好谷氨酰胺会导致肿瘤的发生。

遗传和功能分析都表明，过度激活丝氨酸的合成具有促进肿瘤的作用。丝氨酸可以作为磷酸化的底物参与细胞信号的传递。无论是能量缺乏的标志性激酶 AMPK，还是能量充足的标志性激酶 mTOR，它们的丝氨酸残基都能够被磷酸化修饰。而丝氨酸被磷酸化的蛋白可以有多种功能改变，包括结合骨架蛋白 14-3-3 形成蛋白复合体等。尽管已经提出多种机制解释，但丝氨酸合成和肿瘤的关系尚未清楚。

甘氨酸是组成内源性抗氧化剂——还原性谷胱甘肽的氨基酸，机体发生严重应激时常需外源补充。比如，甘氨酸可以提高小肠上皮细胞的生长与增殖以及抗氧化应激的能力，促进小肠黏膜发育。有研究表明，肿瘤细胞甘氨酸代谢显著提升，与甘氨酸促进发育的功效一致。

天门冬氨酸参与核苷酸合成，因此，天门冬氨酸与肿瘤也关系密切。有研究表明，缺少天门冬氨酸可以抑制肿瘤细胞的生长。由于天门冬氨酸同时也是尿素循环中氮元素的来源之一，激活尿素循环竞争天门冬氨酸的使用可以抑制核苷酸合成，进而抑制肿瘤的生长。

支链氨基酸是合成代谢 mTOR 信号通路的

强激活分子，肿瘤细胞中经常表现出 mTOR 的异常激活。因此，支链氨基酸的累积经常与肿瘤的发生发展呈正相关。

2. 氨基酸代谢失调与糖尿病　早在 1959 年，Cahill 等就发现肥胖及 2 型糖尿病患者血支链氨基酸水平显著高于正常人群，第一次发现了氨基酸水平与糖尿病的相关性。1969 年，Felig 及其同事研究了 20 名非肥胖和肥胖个体，并发现空腹时的支链氨基酸水平和包括苯丙氨酸在内的芳香族氨基酸的水平与肥胖和血清胰岛素相关。2011 年的一项欧美人群代谢组学研究以及 2016 年的一项中国人群的临床代谢组学研究分别确认了血液中支链氨基酸和芳香氨基酸、以及更多氨基酸水平升高与胰岛素抵抗以及糖尿病的发生呈正相关，这些发现表明糖尿病与血液氨基酸水平变化存在密切关系。

氨基酸水平升高是糖尿病的因还是果目前还没有定论。前期研究主要从氨基酸代谢角度研究氨基酸失调与胰岛素抵抗和糖尿病发生的关系。有观点认为，糖尿病患者血液中支链氨基酸的累积部分是因为脂肪组织中负责支链氨基酸氧化的代谢酶的转录被抑制；此外，肝内参与所有支链氨基酸氧化的支链酮酸脱氢酶（the branched-chain ketoacid dehydrogenase complex，BCKDH）的激酶 BDK 上调，以及 BCKDH 的磷酸酯酶 PPM1K 表达下调，共同导致了支链氨基酸氧化降低。这些事实支持支链氨基酸升高是糖尿病发生的结果而非原因。然而，在动物模型中，通过食物添加支链氨基酸可诱导胰岛素抵抗，而降低食物中的支链氨基酸含量则可增敏胰岛素信号，表明支链氨基酸可能是胰岛素抵抗和糖尿病发生的原因。近年来氨基酸通过修饰蛋白质进而调控细胞信号功能的发现，为研究氨基酸通过改变细胞信号通路导致胰岛素抵抗和糖尿病的发生提供了可能性。

3. 氨基酸代谢失调与心脑血管疾病　氨基酸与心脑血管疾病的关系近年来得到关注。支链氨基酸与心脑血管疾病的关系最为密切。支链氨基酸氧化酶的突变可能引起心肌疾病。同时，在多种心脏疾病中观察到了支链氨基酸氧化的减弱。也有报道其他氨基酸与心脑血管疾病相关。如有报道称 L- 精氨酸与维生素 C 和维生素 E 服用可以显著降低动脉粥样硬化和心脏疾病的发生风险；还有研究报道增加膳食中氨基酸的比例可以降低高血压等。尽管如此，氨基酸代谢失调与心脑血管疾病之间的关系目前远未被阐明。

第五节　未来研究方向与展望

代谢研究在沉寂数十年后，随着近年来代谢物检测技术和生物医药其他领域研究的突破而重新得到重视。目前已经逐渐明晰，代谢的生理意义远远超出以前认为的为生命活动提供物质和能量，而是在生命过程的各个层面都发挥重要作用。

一、代谢酶的非经典功能

通过本章的介绍，可以发现，大量编码代谢途径酶的基因突变都会导致遗传病，而这些病的症状可能跟其所处于的代谢通路活性下降、中间代谢物及其衍生物的累积有关。然而，跟信号传导途径中的蛋白质的多功能性类似，许多代谢酶本身也是包含多结构域的蛋白质，很可能也具有多功能性。

肿瘤和免疫相关领域的研究就提供了一些范例，证明糖酵解途径许多代谢酶的非经典甚至是非酶促功能。己糖激酶Ⅱ（hexokinase 2，HK2）在活化的免疫细胞和一些类型的肿瘤中表达量增高。HK2 上调不但能增加糖酵解流量，还能够通过阻止 Bcl-2 家族蛋白 Bax 等形成线粒体通透性孔，抑制细胞凋亡。PFK1 能够与带有 TEA 结构域的蛋白结合，进而稳定 YAP/TAZ/TEAD 的蛋白相互作用，参与调节 Hippo 信号通路。在巨噬细胞中，细胞表面的 GAPDH 能作为纤溶酶原（plasminogen）的受体发挥作用，调节巨噬细胞的迁移。在 T 细胞中，GAPDH 能够作为 mRNA 结合蛋白与 mRNA 结合，调控 mRNA 稳定性和翻译效率，影响所结合的 mRNA 编码的蛋白的水平。磷酸甘油酸变位酶（phosphoglycerate mutase 1，PGAM1）能够识别 α 平滑肌肌动蛋白（actin alpha 2，ACTA2），共同调节细胞骨架的形成。烯醇化酶 1（enolase1，ENO1）在糖酵解中催化 2- 磷酸甘油酸（2-phosphoglycerate，2PG）转化为 PEP。编码 ENO1 的基因有两个翻译起始位点。根据翻译起始的位置，*ENO1* 基因可以产生一种参与糖酵解的全长 48kDa 的烯醇化酶 1，或是一种截短的 37kDa 烯醇化酶 1，也称 c-MYC 启动子结合蛋白 1（c-MYC promoter-binding protein 1，MBP1）。该截短蛋白可以抑制促增殖转录因子 c-MYC。c-MYC 是 T 细胞代谢适应的主要调节器。丙酮酸激酶 M2（pyruvate kinase M2，PKM2）是丙酮酸激酶的 4 种异构体之一，是淋巴细胞内丙酮酸激酶的主要亚型。许多癌细胞株也只表达 PKM2。果糖 -1, 6- 二磷酸（fructose-1, 6-biphosphate）能够调节 PKM2 多聚化，使其以二聚化的形式存在于细胞核内或以四聚化的形式存在于细胞质内，有研究表明若其在细胞核内，则可以行使蛋白激酶的功能，进而调控 mTORC1 信号通路。乳酸脱氢酶 A（lactate dehydrogenase A，LDHA）是一种由 A 和 B 亚基组成的四聚体酶。当它们结合在一起时，形成一个能将丙酮酸转化为乳酸的复合物。但 T 细胞几乎只表达 LDH 的 A 亚基，在激活后，这些亚基表达水平进一步上调，促进促炎因子 IFN-γ 的产生。

可见，在不同的外界和内部的条件下，这些经典代谢通路的代谢酶会参与调控信号转导通路、基因的转录和翻译，以实现对细胞生死、细胞迁移和分裂等进程的调节。同样地，其他代谢通路的代谢酶也完全有可能具有其他非典型功能。深入研究这些代谢酶的非典型功能，可能可以为我们进一步了解或重新审视相关疾病的发病机制提供重要的思路。此外，在以这些代谢酶为靶点设计相关药物的时候，若只是考虑调控其酶活性，那很可能导致有漏网之鱼，甚至是顾此失彼的后果。我们应该通盘考虑代谢酶的酶促功能和非经典功能，将其运用到生物制药领域，解决更多的疑难杂症，造福人类。

二、细胞内代谢物可以被感知

代谢物可以通过非共价结合或共价翻译后修饰与细胞内蛋白质相互作用，改变相互作用蛋白的性质以及相关蛋白参与的信号。因此，研究代谢物如何与蛋白质相互作用（也称为代谢物的感知），以及代谢物如何通过作用于蛋白质改变细胞信号通路，将代谢物信号整合到细胞信号网络并协调代谢活动与其他生命活动，是代谢研究的前沿。

氨基酸感知是目前研究进展较快的领域。有报道发现，亮氨酸和精氨酸分别可以被名为 Sestrin 和 CASTOR 的蛋白感知，通过抑制 mTOR 抑制因子 GATOR2 而激活 mTOR 信号。氨酰 tRNA 合成酶被发现是所有氨基酸的广谱感知蛋白。每一种氨酰 tRNA 合成酶可结合其对应的氨基酸，将其活化为氨酰 -AMP。氨酰 -AMP 可以修饰与氨酰 tRNA 合成酶相互作用的蛋白质的特定赖氨酸，进而调控底物蛋白参与的细胞信号。各种不同氨基酸的丰度信号通过这一氨基酸修饰传导至细胞信号网络。

代谢物感知的研究尚处于起步阶段，但其未来的巨大研究发展和应用潜力已经可以预见。

三、人体微生物与人体细胞代谢的交互作用与疾病

动物研究表明，肠道微生物群在包括肥胖和结肠炎等多种疾病的发展中具有直接作用。然而，由于人群个体间微生物组存在巨大差异、人群饮食习惯、药物的使用，以及肠道微生物群分析方法的差异，导致目前仍缺乏明确而一贯的肠道微生物对人类疾病作用的证据。大型前瞻性研究通过分析肠道微生物群的动态变化，可能有助于确定肠道微生物群和各种疾病间的因果关系。

作为一个新兴的领域，我们需要应对多种挑战，以增进对人体肠道微生物群的了解。例如，对目前应用最广的小鼠模型，移植人体微生物群并不会导致小鼠的免疫反应，而人类和小鼠胆汁酸组成的差异也导致研究者难以正确解读肠菌移植实验的结果。另外，用于分析的菌群样品的来源也是一个需要审慎对待的问题。基于黏膜活检的最新研究指出，远端结肠和粪便样本中的微生物群是不同的，这表明目前大多数研究者关注的粪便微生物群可能主要反映的是肠腔中微生物群的组成，而定植于肠道特定区域的微生物的组成和功能还远未被研究。

为了确定与人类疾病相关的微生物类群和其基因的功能，我们需要规范分析方法，并考虑到遗传、地理和饮食等因素对人类肠道微生物群的影响因素。我们培养的人类肠道微生物的名录也需要改进，并对其进行功能性鉴定。通过这些努力，我们希望能够解决一系列问题，包括：什么是健康的微生物群；细菌、病毒和真菌之间的跨界相互作用对免疫和代谢平衡有什么作用；如何纠正异常肠道微生物群以促进健康和预防疾病；肠道微生物群的改变和特定的人类疾病之间有什么机制上的联系等。这将挖掘出可用于治疗代谢性疾病的新菌株，也为将个人微生物群的数据、饮食结构等信息整合入个性化医疗提供新的可能。

（赵世民　林圣彩）

参 考 文 献

[1] Snaebjornsson M T, Schulze A. Non-canonical functions of enzymes facilitate cross-talk between cell metabolic and regulatory pathways. Exp Mol Med, 2018, 50 (4): 34.

[2] Yu X, Li S. Non-metabolic functions of glycolytic enzymes in tumorigenesis. Oncogene, 2017, 36 (19): 2629-2636.

[3] Seki S M, Gaultier A. Exploring Non-Metabolic Functions of Glycolytic Enzymes in Immunity. Front Immunol, 2017, 8: 1549.

[4] Wu H, Tremaroli V, Bäckhed F. Linking Microbiota to Human Diseases: A Systems Biology Perspective. Trends Endocrinol Metab, 2015, 26 (12): 758-770.

[5] Zechner R, Madeo F, Kratky D. Cytosolic lipolysis and lipophagy: two sides of the same coin. Nat Rev Mol Cell Biol, 2017, 18 (11): 671-684.

[6] John B, Marek D. Medical Biochemistry. 5th ed. Amsterdam: Elsevier, 2018.

第八章 遗传与疾病

第一节 概　述

对疾病遗传机制的认识最早可以追溯到1901年，英国医生 Archibald Garrod 首次描述了尿黑酸尿症家系的隐性遗传特征。之后，孟德尔遗传定律被广泛应用于解释临床疾病的发生和在家系世代间传递的现象。21 世纪初人类基因组计划的完成解析了完整的人类 DNA 序列，在推动遗传学飞速发展的同时，也加速了人们对疾病遗传学机制的认识。事实上，大多数疾病都是基因和环境共同作用的结果，只是遗传因素的相对作用或大或小。与疾病相关的遗传机制主要可分为四种类型：染色体异常、单基因突变、多基因突变协同作用和基因与环境相互作用的表观遗传的异常。本章将从这四个方面介绍遗传因素在疾病发生发展中的作用。

一、染色体异常与疾病

染色体异常是导致自然流产、智力低下、闭经及胎儿畸形的重要原因。染色体异常可分为染色体数量异常（abnormalities of chromosome number）和染色体结构异常（abnormalities of chromosome structure），异常可能涉及常染色体、性染色体或两者均有。最常见的染色体数目异常是非整倍体畸变，即由于染色体数目非整倍地增加或缺失而导致的异常。非整倍体核型往往与发育或智力异常有关。染色体结构异常中涉及一条或多条染色体的重排也比较常见。染色体结构异常是否导致表型的改变取决于结构重排是否导致基因组的不平衡（imbalance），但即使是平衡的染色体异常也可能增加后代表型异常的风险。

非整倍体是临床最常见的类型，发生于至少5% 的临床证实的妊娠中，大多数非整倍体患者

为三体型，即具有三条特定染色体。三体型可以存在于基因组的任何部分，但是整条染色体的三体型存活率极低。目前为止，最常见的整条染色体三体型是 21 号染色体三体（trisomy 21），见于95% 的唐氏综合征（Down syndrome）患者。其他活产三体还有 13- 三体和 18- 三体。值得注意的是，13 号、18 号和 21 号染色体是包含基因数最少的三条常染色体；由此推测其他常染色体由于具有更多基因，其三体型是致命的。而整条染色体的单体型则总是致命的，除了 X 染色体的单体型之外，如特纳综合征（Turner syndrome）。

染色体结构异常由染色体断裂、重组或交换而形成。虽然重排可以通过多种方式形成，但它们并不像非整倍体那样常见。总体而言，375 名新生儿中约有 1 人存在染色体结构异常。与染色体数目异常一样，结构重排可以存在于全身所有细胞中或以镶嵌形式存在。如果结构重排不造成染色体的增加或减少，则称为平衡重排（balanced rearrangement）或平衡易位（balanced translocation）；如果有额外或缺失的染色体，则称为不平衡重排（unbalanced rearrangement）或不平衡易位（unbalanced translocation）。区分平衡重排还是非平衡重排取决于分析方法的分辨率。例如，当高分辨率染色体方法检测认为是平衡的结构重排，如果通过染色体微阵列或 DNA 序列分析研究时，可能就是不平衡的。一些重排是稳定的，能够经过有丝分裂和减数分裂而保持不变，而其他重排则不稳定。在人类染色体中常见的结构重排类型如图 8-1-1 所示。

染色体数目异常或结构异常可导致位于整条染色体或染色体某一区段的基因过量或缺失，从而导致疾病。例如，第 21 号染色体存在一条额外的拷贝导致唐氏综合征。根据片段的大小和累及基因的不同，染色体片段的重复或缺失可能导致

不同的异常表型，可能是复杂的出生缺陷，如迪乔治综合征（DiGeorge syndrome）；也可能是表型孤立的孤独症（autism）。

在活体中观测到的主要染色体数目异常包括三种常染色体三体（21-三体、18-三体和13-三体），以及四种性染色体非整体：特纳综合征（45，X），克氏综合征[Klinefelter syndrome（47，XXY，47，XYY 和 47，XXX）]。三倍体和四倍体仅占病例的很小部分，因为它们通常会在出生前自然流产。孕期前三个月自然流产的胎儿中至少40%～50%具有染色体异常，活产婴儿中也有约 7/1 000 为染色体异常患者。新生儿染色体异常的总发生率约为1/154（0.65%）。在流产中最常见的染色体异常是 45，X（与在 Turner 综合征中发生的异常相同），它在染色体异常导致的自然流产中占比近20%，但在染色体异常的活产中占比则少于1%。另外，三体型在自然流产和活产中的分布也不同。比如，16-三体在活产中从未出现，但在三体型流产中约占比 1/3。一项对 8 852 例具有反复流产、畸胎、不孕症、先天智力低下等症状的疑似染色体异常患者的研究发现，异常核型占2.9%，其中平衡易位占36.4%，数目异常占25.85%，倒位占12.97%，罗伯逊易位占12.13%，嵌合体占10.46%，缺失占2%。大多数常染色体变异能在出生时被诊断出来，但大多数性染色体变异，除了 Turner 综合征之外，直到青春期才能被发现并进行临床诊断。由于患者的异常外观和身体及智力发育的延迟，不平衡重排很容易引起临床上的注意。相反，平衡重排则很少能被临床确诊，除非生出染色体不平衡重排的后代。

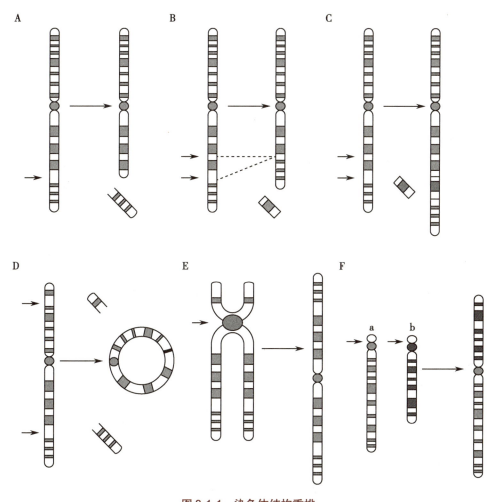

图 8-1-1 染色体结构重排
A. 染色体末端缺失；B. 染色体臂间缺失；C. 染色体片段重复；D. 环状染色体及两个无着丝粒片段；E. 由同一染色体长臂形成的等臂染色体；F. 两条近端着丝粒染色体发生罗伯逊易位，通常导致假着丝粒

二、单基因突变与疾病

至 2021 年 8 月 20 日，人类孟德尔遗传在线数据库（Online Mendelian Inheritance in Man）已收录 26 025 条基因信息，其中已知控制表型和分子机制的基因有 6 967 条，绝大多数定位于常染色体。单基因突变导致的疾病有囊性纤维化（cystic fibrosis）、镰状细胞贫血症（sickle cell anemia）和马方综合征（Marfan syndrome）等。大部分单基因病是罕见的，总体发病率为 1/1 000～1/500。据估计严重单基因病的发病率在儿童中约为 1/300，全年龄段单基因病的患病率约为 1/50，在儿科住院人数中占 7%。尽管有近 10% 的单基因疾病会在青春期出现，但在出生后即出现表型的仅 1%。突变的基因可以位于一对同源染色体上或仅位于一条染色体上，单基因异常导致的疾病可能在家族中以单基因遗传病的模式传递，如常染色体显性遗传、常染色体隐性遗传、X 连锁遗传和 Y 连锁遗传，在后代中出现的比例是固定且可预测的，因此被称为孟德尔遗传（Mendelian inheritance）。单个基因异常或一对等位基因异常通常会在多个器官系统中显现出多种不同的表型效应，在生命周期的不同阶段会出现许多不同的症状。例如，Von Hippel-Lindau（VHL）基因突变的个体可患脑部肿瘤、脊髓瘤、视网膜血管母细胞瘤、肾囊肿、胰腺囊肿、肾细胞瘤、嗜铬细胞瘤、内耳内淋巴瘤，以及男性附睾肿瘤和女性子宫阔韧带肿瘤。因而将这种一个基因缺陷导致多种症状的现象称为多效性（pleiotropic）。目前，对于多效性疾病而言，基因缺陷与各类表型的联系并不完全清楚。

三、多基因突变协同作用与疾病

多基因病（polygenic disease）又称复杂性疾病（complex disease）或多因素疾病（multifactorial disease），是指某些疾病不是由一对等位基因，而是由多对等位基因共同决定，它们的遗传方式不遵循经典孟德尔遗传规律，环境因素在其中发挥了不同程度的作用。这种遗传模式称为多基因遗传（polygenic inheritance）。

多基因病包括先天性畸形，例如先天性巨结肠（congenital megacolon）、唇腭裂（cleft lip and palate）、先天性心脏病（congenital heart disease）、先天性肾病、颌面部畸形和神经管畸形；以及许多常见的成人疾病，例如癌症、心脑血管疾病、痛风、精神分裂症、抑郁症、阿尔茨海默病（Alzheimer's disease）、糖尿病和冠状动脉疾病（coronary artery disease）。这些疾病由发生不同形式突变的多个基因共同作用，每一种基因突变可能导致某种缺陷，多基因累加致病。这些表型通常由基因与环境因素协同或由环境因素引发而形成。多基因突变导致的疾病大约累及 5% 的新生儿和大于 60% 的成人。

四、表观修饰异常与疾病

表观遗传学研究不涉及 DNA 序列改变的基因表达变化机制，它揭示了外界环境通过改变 DNA 的修饰或与其相互作用的组蛋白的修饰，导致可遗传或不可遗传的表型变化。在人类基因组中，线状 DNA 高度螺旋化并压缩形成染色体三维结构。DNA 缠绕在八聚体组蛋白上形成核小体。组蛋白 N 末端带正电荷，含有丰富的赖氨酸和精氨酸残基，可以与带负电荷的 DNA 紧密结合。约 80% 基因组 DNA 包装到核小体中，其余 20% 位于连接相邻核小体的区域。核小体进一步包装成更高级染色质纤维和染色体结构，选择性结合转录复合体，例如转录因子（TFs）和辅因子、基因组的特定元件，包括增强子、启动子、开放阅读框、沉默子和绝缘子（阻止启动子 - 增强子相互作用）。表观遗传（epigenetic）修饰主要包括三类：DNA 甲基化、组蛋白修饰以及非编码 RNA 的调控。它们在胚胎早期发育、X 染色体失活和基因的组织特异性调控中发挥重要作用。表观遗传修饰一方面通过 DNA 甲基化和组蛋白修饰调控染色质的高级结构，使其处于高度螺旋化的关闭状态从而抑制基因表达，或者处于疏松状态利于基因表达；另一方面通过非编码 RNA 调控 mRNA 的稳定性和蛋白的翻译过程。

DNA 中有约 2 800 万个 CpG 二核苷酸，60%～80% 发生甲基化形成 5- 甲基胞嘧啶（5-mC），甲基化可以动态添加或删除。通常在启动子区域[包括转录起始位点（TSS）]中的 DNA 甲基化通过募集异染色质蛋白（heterochromatin protein，HP）抑制下游基因的表达。DNA 甲基化也可能发生在基因组其他区域（例如增强子和绝缘子），但功能尚未完全阐明。

组蛋白作为核小体的核心成分，可有 130 多种翻译后修饰（post-translational modification，PTM），包括乙酰化、甲基化、磷酸化、磺酰化和泛素化等。组蛋白 PTM 广泛分布于整个基因组，形成组蛋白密码，可控制 DNA 与 TF 和共激活因子 / 共抑制因子的结合，导致转录激活或转录沉默。受 DNA 甲基化调控，组蛋白密码影响相应基因组区域的转录状态，从而确定转录效应。不同的组蛋白修饰导致的基因表达效应不同。例如 H3K27ac、H3K4me3、H3K4me1 和 H3K36me3 与活跃的转录区域相关。相反，H3K27me3 和 H3K9me3 则分布于无转录活性的基因位点。组蛋白修饰可以通过两种主要机制影响转录活性。首先，组蛋白 PTM 可以改变染色质的结构和构象。例如，H3K27 乙酰化可以减少组蛋白正电荷，从而减少了其与 DNA 的结合使后者变为开放状态。其次，组蛋白 PTM 可以为"阅读器"酶提供信号，以进一步募集转录激活因子或抑制因子。例如，H3K27me3 可被多梳抑制复合物 1（polycomb repressive complex 1，PRC1）识别，PRC1 进一步介导组蛋白 H2A 泛素化导致转录抑制。

非编码 RNA（ncRNA）是不编码蛋白质的 RNA。在细胞中参与表观调控的 ncRNA 可以根据其大小分为小 ncRNA，包括 microRNA（miRNA）和 Piwi 相互作用 RNA（piRNA）等以及长链非编码 RNA（long non-coding RNA，lncRNA）。miRNA 约 20 个碱基，通过与靶 mRNA 3'UTR 结合而诱导其降解或阻断翻译。LncRNA 是一类长度超过 200 个碱基的 ncRNA。根据其生物学功能，lncRNA 主要可以分为四种类型，即信号、诱饵、向导和脚手架，这些功能并不相互排斥。具有向导功能的 lncRNA 募集染色质修饰酶来顺式或反式调节基因表达；具有脚手架功能的 lncRNA 可以募集多种蛋白质来组装核糖核蛋白复合物，发挥染色质和 / 或调节组蛋白标记的作用；与信号或诱饵有关的 lncRNA 分别参与基因激活或抑制。许多 lncRNA 可同时具有多种功能。

DNA 甲基化、组蛋白修饰以及非编码 RNA 的调控异常等表观遗传变异也会引起表型的改变及机体结构和功能的异常，甚至导致表观遗传疾病。表观遗传病（epigenetic diseases）包括印迹性疾病（imprinting disorders）、心血管疾病（cardio-vacular diseases）、肿瘤、自身免疫病（autoimmune disease）、脑疾病（brain disorders）和代谢性疾病（metabolic disease）等。根据表观遗传调控的层面不同，也可将表观遗传修饰异常引起的疾病分为两大类，一类是表观调控位点变异导致的疾病，指在发育的重新编程过程中造成的特定基因突变导致本身表观遗传修饰的异常，称为表观突变（epimutation），如脆性 X 智障基因（fragile X mental retardation-1，FMR1）；另一类是表观调控基因变异导致的疾病，指与表观遗传修饰的分子结构和功能相关的蛋白质编码基因发生突变，如 DNA 甲基转移酶基因或差异甲基化 CpG 岛结合蛋白 CTCF 基因的突变或表观突变。

全外显子测序和全基因组测序已越来越多地被用于检测各种基因变异［如点突变、拷贝数变异（copy number variant，CNV）和 DNA 甲基化］。随着技术的发展和成本的下降，基因或基因组的各种变异都可以通过各种测序检测出来，从而推动遗传相关疾病的预警、诊断和个性化用药。

第二节 染色体异常与疾病

一、染色体异常的效应

染色体异常大多通过改变基因的数量而导致疾病，而单基因突变通过改变基因质量而导致基因功能异常。特定染色体异常的临床表型取决于部分基因组的不平衡状态、异常所涉及的特定基因以及异常传给下一代的可能性。因此，染色体变异中基因剂量（gene dosage）、平衡或不平衡（balance or imbalance）状态是导致疾病的关键。人类基因组中的大多数基因存在两个拷贝，而且两个拷贝都能表达。虽然某些基因仅能表达其中 1 个拷贝（例如印迹基因和 X 染色体失活的 X 连锁基因），临床病例分析表明，这些基因的相对剂量对于正常发育至关重要。同样，通常表达 2 个拷贝的基因如果异常地表达 1 个拷贝或 3 个拷贝也会产生相应的临床症状。染色体单体比三体危害更大。除了 X 染色体，其他染色体单体的胎儿通常是不能存活的。而能存活的三体则有 13- 三体、18-三体、21-三体、X 染色体三体和 Y 染色体三体。部分非整倍体的表型取决于不平衡的片段大小、涉及的基因组区域、涉及的基因以及不平衡是单体还是三体。

二、染色体数目异常与疾病

13-三体、18-三体和 21-三体是临床最常见的染色体数目异常。但 13-三体和 18-三体婴儿能活到 1 岁的不到 10%，而 21-三体的平均年龄可达 60 岁。该现象一方面提示细胞已进化出适应额外一条 21 号染色体的表观、转录和翻译等一系列调控机制；另一方面也使得 21-三体的患病率比 18-三体高 20 倍、比 13-三体高 40 倍。因此，对 21-三体发病机制的研究是三体综合征中最多的，21-三体也是解释染色体数目异常如何导致疾病的最好模型。21-三体即唐氏综合征，全球发病率约 1/700。约 95% 的 21-三体患者表现为智力低下并伴有多个器官系统异常，包括特殊面容、心脏缺陷或胃肠道异常。随着年龄的增长，患者常出现甲状腺功能异常、2 型糖尿病、肥胖、免疫疾病、白血病和阿尔茨海默病。

（一）21 号染色体上的基因

1. 蛋白编码基因　DS 于 1866 年由 Langdon Down 首先报道，Lejeune-Gautier-Turpin 于 1959 年发现该病为 21-三体。2000 年人类基因组计划完成了 21 号染色体长臂测序。对位于 21 号染色体长臂的基因研究发现，其中富含细胞骨架蛋白基因，已有研究证明这些细胞骨架蛋白参与神经系统疾病，尤其是阿尔茨海默病神经病变。在 21 号染色体长臂有 23 个基因编码参与信号转导的蛋白产物和 31 个基因编码的转录因子。新近利用小鼠细胞模型的研究发现，其中的转录因子 single-minded 2（SIM2）在小鼠胚胎干细胞中过表达后有 1 000 多个特异性结合位点，这些位点与超级增强子（super enhancers）位点重合，提示 SIM2 可能通过结合这些超级增强子而调控基因网络并导致 DS 的一些表型。

2. 非编码 RNA 基因　21 号染色体长臂还有几个表达非编码 RNA（ncRNA）的基因，这些 ncRNA 的过表达也可能是导致 DS 某些表型的原因。对 DS 内皮干祖细胞的非核糖体转录组分析的确发现了非编码转录组的异常调控。例如

miR-155 过度表达，可能与 DS 中常见的低血压有关。其作用机制是 miR-155 通过与血管紧张素受体 1（angiotensin II receptor type 1，AGTR1）的 1166A 等位基因特异性结合使其下调，而 miR-155 不结合高血压相关的 1166C 等位基因。

3. DNA 多态性　21 号染色体基因组的多态性也可能对 DS 的临床表型变化起到重要作用。有些编码区的单核苷酸变异（single nucleotide variant，SNV）可改变蛋白的功能；有些转录因子结合区的 SNV 可改变转录因子的结合而影响基因表达水平，已证明某些 SNV 是基因表达的数量性状位点（expression quantitative trait loci，eQTLs）；有的 SNV 也调控差异甲基化、RNA 剪接或染色体标记。此外，在不同的 DS 个体中还发现近 1 000 个拷贝数变异，约 500 种插入缺失（indels）和 25 种倒位。这些变异都有可能影响患者的表型。

（二）21 号染色体上的表观修饰——基因表达失调结构域

21 号染色体长约 45Mb，其中基因和 ncRNA 的过表达可干扰多种细胞功能和发育过程。此外，由于多余的 21 号染色体额外的染色体物质存在，无论其基因内容还是调控体系，可能导致转录组的整体紊乱。因此，研究正常细胞和组织与 21-三体之间的转录组差异对于理解 DS 不同表型特征的分子机制具有重要意义。RNA-seq 分析显示，21-三体细胞中 21 号染色体基因的表达总体上升；在其他染色体上也有大量基因表达异常。有趣的是，基于正常和 21-三体单卵双胞胎的研究发现，成纤维细胞中的差异表达基因均有组织地存在于 21 号染色体的特定区域上。因此称之为基因表达失调结构域（gene expression dysregulation domains，GEDDS）。GEDDS 在源于双胞胎成纤维细胞的诱导多能干细胞中保守存在。该现象也在小鼠模型中得到证实，人类细胞中的 GEDDS 在小鼠的同源染色体区也有过表达。研究发现与 GEDDS 相一致，21-三体成纤维细胞转录活性启动子染色质中 H3K4me3 被修饰，表明 21-三体细胞的染色质修饰影响整个转录组，其中 GEDDS 可能参与了 DS 的某些表型。但 GEDDS 与特定表型之间的关系尚属未知。GEDDS 在正常成纤维细胞的转录组中并不存在。

这些结果初步证明，21-三体可以被认为是一种染色质功能异常而导致的疾病，表型变化的原因是 21-三体基因过表达（编码和非编码），以及 21 号染色体以外的基因表达失调。此外，在 21-三体中观察到的染色质改变可能不是其特异性的，也可能发生在其他非整倍体细胞或在特定类型的应激下的正常细胞中。

该假设可以通过测试过表达某些 21 号染色体上的基因可否导致 GEDDS 来验证。例如其中的候选基因包括高机动组核小体结合功能域 1（high mobility group nucleosome binding domain 1，*HMGN1*），其编码产物通过组蛋白修饰影响染色质的结构和功能，是一个重要的基因表达调控因子。其他候选基因如 holo 羧化酶合成酶（holo-carboxylase synthetase，*HLCS*），双特异性酪氨酸磷酸化激酶（dual specificity tyrosine-phosphorylation-regulated kinase 1A，*DYRK1A*），含 bromo 和 WD 重复结构域蛋白 1（bromo domain and WD repeat-containing protein 1，*BRWD1*）和 Runt-相关转录因子 1（Runt-related transcription factor 1，*RUNX1*），其编码的蛋白质参与表观遗传调控，可能影响染色质结构。另一种假设是，足够长的染色体外物质导致 GEDDS。如果是这样，可能在 13-三体和 18-三体中存在类似的基因表达异常调控。这一假说也可用于解释具有不同非整倍体癌细胞的发生机制。

最近，一项研究使用外显子组阵列比较了 58 对 DS 患者尸检组织样本和正常整倍体对照组的大脑转录组之间的差别。该研究表明，相当一部分与少突胶质细胞分化和髓鞘相关的蛋白异常表达，编码这些蛋白的大部分基因不在 21 号染色体上。在几项诱导多能干细胞分化研究中也观察到少突胶质细胞参与分化调控。另一项用 21-三体和正常对照组的成纤维细胞和血细胞的转录组研究结果显示存在干扰素信号通路的激活。

三、染色体结构异常与疾病

（一）不平衡重排

不平衡重排在活产婴儿中大约占 1/1 600，均出现表型异常，原因为多个基因的缺失或重复，或在某些情况下两者同时存在。部分染色体的重复可能会导致该区段内基因的三体型，缺失则可能会导致该部分基因的单体型。一般来说，任何干扰正常基因剂量平衡的变化都可能导致异常发育，这些异常表型取决于发生剂量改变的特定基因性质。涉及至少几兆碱基（mega base）的大结构不平衡重排可以用包括高分辨显带技术在内的常规染色体显带技术检测。然而，检测较小的变化通常需要更高分辨率的分析手段，包括荧光原位杂交（fluorescence in situ hybridization，FISH）或染色体微阵列分析。常见的不平衡重排包括：

1. **缺失（deletion）和重复（duplication）** 细胞遗传学上可见的常染色体缺失发病率在活产婴儿中约为 1/7 000。总体上重复比缺失危害性小。但由于配子中的重复导致染色体不平衡（例如部分三体型），常常也会造成一些异常表型。

2. **标记染色体（marker chromosome）和环状染色体（ring chromosome）** 在胎儿中标记染色体频率约为 1/2 500。许多标记染色体缺乏端粒，染色体经历两次断裂后，断裂末端重新连接形成环状染色体。

3. **等臂染色体（isochromosome）** 是指一条染色体的长臂或短臂缺失，另一条臂镜像复制得到的一条染色体。个体如果是等臂染色体的携带者，则有一条染色体臂的遗传物质为单拷贝（部分单体型）、另一部分遗传物质为三个拷贝（部分三体型）。最常见的等臂染色体涉及 X 染色体长臂，尤指在特纳综合征患者中的 i(X)(q10)；在实体瘤和血液恶性肿瘤中也经常可见等臂染色体。

4. **双着丝粒染色体（dicentric chromosome）** 是一种比较罕见的异常染色体，由两个带有着丝粒的染色体片段末端融合而形成。如果其中一个着丝粒在表观遗传上失活，这种双着丝粒染色体可以通过有丝分裂稳定遗传，此类染色体被称为假双着丝粒染色体（pseudodicentric）。

（二）平衡重排

1. **平衡重排的染色体分类** 平衡重排的发生率高达 1/500，如果所有基因组遗传物质都存在，通常不会导致表型改变。但如果染色体断裂时破坏基因也可能导致基因突变及相应疾病表型。常见平衡重排包括如下类型。

（1）相互易位（reciprocal translocation）：相互易位由非同源染色体的断裂或重组引起，通常只涉及两条染色体。这种易位通常不会产生表型效应,常见于有两次及以上自然流产史的夫妇和不育男性。

（2）插入（insertion）：当从一条染色体上移除的区段插入到不同的染色体中时,插入方向相对于着丝粒的方向与之前一致或相反。由于插入的发生需要三次染色体断裂,所以相对来说频率较低。插入的携带者体内染色体的异常分离可能产生含有插入片段复制或缺失染色体的后代,也可产生正常后代和平衡染色体携带者。产生异常儿童的平均风险可高达50%,因此需要进行产前诊断。

（3）倒位（inversion）：当单个染色体经历两次断裂,断裂之间的区段倒置后重建的过程称为倒位。倒位有两种类型：臂内倒位（paracentric inversion）和臂间倒位（pericentric inversion）。臂内倒位的两个断裂发生在一条染色体的同一个臂上（不包含着丝粒区）（图8-2-1A）,而臂间倒位则每一个臂都有一个断裂（包含着丝粒区）（图8-2-1B）。臂间倒位因为改变了染色体臂的比例和条带模式,所以更容易在细胞遗传学上进行识别。倒位属于平衡重排,一般不会导致携带者的表型异常。但当存在倒位时,需要形成环状结构来保证减数第

一次分裂中正常染色体和倒位染色体同源区段的配对（图8-2-1）,因此任何一种类型倒位的携带者均有产生异常配子的风险,可能导致后代遗传物质不平衡。总体而言,臂间倒位染色体携带者产生具有不平衡核型患儿的风险为5%～10%。然而,每一种臂间倒位都与特定风险相关联,通常反映染色体重复和缺失区段的大小和涉及基因的功能。

2. 平衡重排与疾病 高分辨率染色体微阵列（chromosome microarray analysis,CMA）和二代测序（next-generation sequencing,NGS）技术的应用不仅发现染色体重排常常造成人类基因组中DNA断点的拷贝数不平衡,还发现这些结构重排远比想象的更复杂,有时可能涉及2个以上断点。研究表明染色体碎裂（chromothripsis）可能是导致结构重排的重要机制。染色体碎裂是指在一条或几条染色体上同时发生数十到数百个断裂,染色体片段随机连接形成结构重排并伴随DNA丢失。染色体碎裂存在于2%～3%的肿瘤样本中,包括软组织和中枢神经系统肿瘤,各种癌症和其他血液系统恶性肿瘤,与双微体介导的癌基因扩增、抑癌基因丢失和基因融合相关。染色体碎裂假说与普遍接受的肿瘤发生多步骤假说相反,认

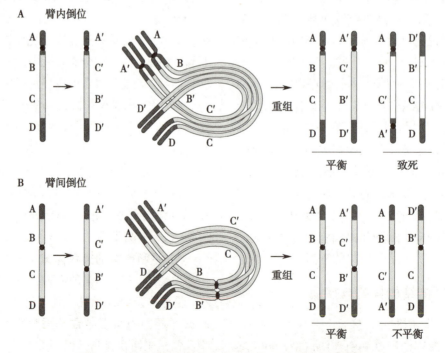

图 8-2-1　染色体倒位携带者在减数第一次分裂形成倒位环

A. 臂内倒位携带者减数分裂后形成平衡配子,含有一条正常染色体和一条倒位,带有双着丝粒和无着丝粒染色体的配子均不能存活;B. 臂间倒位携带者减数分裂后可形成平衡配子(含有一条正常染色体和一条倒位染色体)和不平衡配子,含有重复和缺失的染色体片段

为染色体重排是发生在单个、物理隔离环境中的灾难性事件。

染色体重排与肿瘤、罕见疾病和遗传多样性的进化高度相关，是导致体细胞突变疾病和先天性疾病的重要原因。染色体重排不仅可以影响基因剂量，而且可以改变基因调控的机制。它可以通过改变调控元件的数量或通过破坏染色质高级结构（例如拓扑结构）来改变基因组 3D 关联域。这些位置效应（position effects）的结果不仅影响断裂点基因，而且影响断点相距较远的基因表达，从而导致疾病。

目前，发现人类基因组可以检测到 30 000 多个结构变异。在临床诊断中，需要根据患者的具体表型和家族史以及变异的基因含量和遗传背景，仔细评估每个变异的临床效应。通常新发变异与疾病的关联更为密切。大规模研究表明新发拷贝数变异（CNV）可能是许多疾病的病因，包括智力障碍（intellectual disability）、孤独症、先天性心脏病、散发性精神分裂症（sporadic schizophrenia）和先天性肢体畸形（congenital limb malformation）。对于孤独症患者，发现约有 3.7% 的受影响个体携带大量新发 CNV（> 500kb）。

（1）基因剂量：染色体结构变异的致病机制首先是影响断裂点的基因剂量。大部分人类基因表达两个拷贝，许多是剂量敏感性的（例如，降低 17% 的蛋白质编码基因即可导致功能丧失）。新发或遗传的缺失或重复可能导致疾病，例如静脉面部综合征（velocardiofacial syndrome）和 DiGeorge 综合征（DiGeorge syndrome）就是由于染色体区域 22q11.2 杂合性缺失而引起。利用动物模型研究表明，转录因子基因 TBX1 单倍剂量不足（haploinsufficiency）是导致患者心血管缺陷的主要原因。基因剂量研究方法也成功解释了一些微缺失综合征的病因，例如 17q21.31 缺失综合征是由 KANSL1 基因单倍剂量不足引起；2q23.1 微缺失综合征是由 MBD5 基因的单倍剂量不足引起；与 Smith-Magenis 综合征相关的 17p11.2 微缺失综合征，是由于 RAI1 单倍剂量不足引起。经典的基因剂量病例是染色体区域 17p12，该区域重复导致 Charcot-Marie-Tooth 疾病 1A 型，而缺失会导致遗传性神经病变和压迫性麻痹易感性增加等表型。

（2）基因 3D 调控：由于基因组中存在大量的调控序列，大多数染色体结构变异可能改变调控元件的位置和拷贝数。染色质折叠不仅可以将染色体保存在细胞核中，也是增强子驱动的远程基因调控的先决条件。远程基因表达调控机制通常涉及两种不同类型的顺式作用元件：启动子，包括核心启动子和附近的调控元件；以及更远端的调控单元，包括增强子或基因座控制域。大多数增强子 - 启动子的相互作用发生在拓扑相关结构域（topologically associated domain，TAD）内部，TAD 是长度可达数 Mb 的基因组区域，内部的调控序列相互作用频率比与外部高很多。大部分 TAD（60%～70%）在不同的细胞类型乃至种系之间几乎不变，提示 TAD 在基因组中作为功能单位的重要性。

染色体片段缺失和重复除了改变基因剂量，还可以改变顺式调控元件的剂量和位置，以及染色质的高级结构。同样，倒位和易位也可能破坏编码序列或产生融合转录本，但这些变异也会破坏或产生新的增强子图谱，导致调节功能丢失或获得。

1）TAD 内部结构变异：影响增强子剂量。影响顺式调控元件的染色体重排可能对位于几千碱基对以外的基因产生影响。例如 SHH 肢体增强子 ZRS 的重复引起多指，SOX9 基因调控区的缺失与 Pierre Robin sequence 相关。TAD 中的元件原则上可以调节任何域内的基因，提示研究结构变异临床意义时可在 TAD 内搜索潜在靶基因。就如影响基因剂量一样，TAD 内结构变异可能会改变增强子的剂量，导致内源性靶基因的功能丢失或获得。大多数发育基因受几种增强元件调控，显示复杂表达模式。TAD 内的染色体重排破坏特定增强子导致组织特异性功能丧失。这些位点包括 SOX9、DLX5、DLX6、ATOH7 和 PAX6 等。由于大多数增强子都是高度冗余的，个别增强子的损失、特别是当缺失是杂合时常常可以耐受。与缺失相反，TAD 内重复调节元件可能导致靶基因组织特异性过表达和疾病。IHH 调控域增强子的重复导致高度组织特异性表型，包括颅骨前突和多指并指。另一个例子是组织蛋白酶 B 的编码基因 CTSB 由于增强子重复导致表达增加，从而导致皮肤病冬季角化性红斑（keratolytic winter erythema）。SOX9 调控区域重复与女性性反转相关。利用小鼠模型研究发现携带片段重复并不影响染色质高级结构，但使 *SOX9* 在卵巢发育早期过度表达可导致性别反转。

2）TAD 之间结构变异：影响 3D 构象。染色体拷贝数变异和结构变异都有可能破坏高级染色质结构，从而重组复杂的三维染色质结构。这可能会导致增强子元件和 / 或 TAD 边界 DNA 进入其他 TAD，形成新的 TAD（neo-TAD）或融合 TAD（fusion TAD），引起基因错误表达和疾病。此外，倒位和易位也会因为缺失增强子元件而破坏现有的染色质导致调节功能丧失。研究证明染色质结构域破坏是发育障碍和癌症的发病机制。例如 *EPHA4* 基因位点 CTCF 相关元件的大片段缺失导致异位的增强子簇调控原本隔离的基因，引起基因错误表达，导致先天性肢体畸形。

第三节 单基因突变与疾病

一、DNA 突变和遗传多态性的概念

（一）DNA 突变

变化意味着有"金标准"的存在，与该标准相比才能显示变量不同。但是，个人的基因组序列不能作为人类共同的标准，因此参考序列只能任意地指定某一群体中基因组特定位置的最常见序列。随着越来越多遍及全球的个体基因组被检测，参考序列也在不断地被评估和改变。事实上，许多国际合作组织通过公众可访问的数据库共享了不同群体中 DNA 变异特征与频率等数据。

基因突变既可以根据 DNA 序列改变的大小来分类，也可以根据突变对于基因功能的影响来分类。按大小分三种不同层次的突变：①保持染色体完整但会改变细胞中染色体数量的突变（染色体突变）；②仅改变染色体一部分的突变，可能涉及亚染色体片段拷贝数的变化或一个甚至多个染色体部分结构的重排（区域或亚染色体突变）；③ DNA 序列的改变，包括从单个核苷酸到约 100kb 长度 DNA 的替换、删除或插入。

前两类已在第二节讨论，本节将讨论第三类突变与疾病的关系。即使是仅改变单个碱基对的 DNA 突变，其效应从完全无害到导致严重疾病都是有可能的，表型的严重程度取决于基因突变的

位点、性质和大小。即使是编码外显子的基因发生突变，只要突变没有改变多肽产物的一级氨基酸序列也有可能对基因表达没有影响；即使突变改变了多肽产物的一级氨基酸序列，这种改变也未必能改变蛋白质的功能特性。因此，不是所有的突变都可以使个体出现表型变化。

（二）遗传多态性

世界上不同个体的基因组中的 DNA 序列十分相似。事实上，如果在人类从亲代继承的两条同源染色体 DNA 中任意选取 1 000 个碱基对，平均仅有一个碱基对不同。判断一个变异是否是多态性取决于它在群体中的频率是否超过其等位基因的 1%，而无关于突变的种类、涉及片段的大小、基因的位点和其对个体是否有明显的影响。大多数序列多态性位于基因之间或内含子中，对基因的功能没有影响；也有序列多态性位于基因的编码序列中，并导致不同蛋白质变异体的产生，从而造成人类群体的显著差异；此外还有一些序列多态性位于调节区域，可能对转录或 RNA 的稳定性产生重要影响。

导致单基因疾病的有害突变可能比较罕见，不能达到遗传多态性所必需的频率。尽管导致明显临床症状的等位基因频率很罕见，但对人类健康却有深远的影响，如编码代谢毒物酶的等位基因。例如一些感染了人类免疫缺陷病毒（human immunodeficiency virus，HIV）的个体对治疗药物阿巴卡韦（Abacavir）的敏感性较差；另外非洲和非裔美国人群中镰状细胞（sickle cell）的突变，由于杂合突变个体能抵抗疟疾，因而在进化中更有生存优势。然而也有例外，随着越来越多的基因变异体被发现，不管是常见的还是罕见的，大多数的基因变异反映了 DNA 序列差异，但对健康没有影响。多态性广泛用于区分单个基因或基因组不同片段的不同遗传形式，为科学研究和临床实践提供了关键工具。

二、基因突变

基因或 DNA 突变（gene mutation），包括碱基对取代、插入和缺失，按突变发生的机制分为两种：第一，DNA 复制过程中引入的错误而导致的突变；第二，由于 DNA 在损伤后未能正确修复而引起的突变。这些突变大多是自发的，有的在

DNA 复制和修复的正常生理过程中产生，也有被物理或化学试剂等诱变剂诱导产生的突变。

（一）DNA 复制产生的错误（DNA replication errors）

DNA 复制过程通常非常准确。大多数复制错误会从 DNA 中被快速去除并被 DNA 修复酶进行校正，主要通过一系列机制实现：首先识别在新合成的双螺旋中哪条链含有不正确的碱基，然后用适当的互补碱基替换它，这个过程称为 DNA 校对（DNA proofreading）。DNA 聚合酶按照严格的碱基配对规则（A 与 T，C 与 G）忠实地复制双螺旋的两条链，虽然每 10^7 bp 错配发生率少于 1 个，但错配仍会发生。校对可以纠正超过 99.9% 的 DNA 复制错误。因此，由于复制错误而造成的整体突变率非常低，每次细胞分裂突变率是 1×10^{-10}，即每次细胞分裂整个基因组发生不到一个突变。

（二）DNA 损伤修复产生的错误（errors in repair of DNA damage）

据估计，除了复制产生的错误之外，人类每个细胞每天发生 DNA 损伤可达 1 万～100 万个核苷酸。原因主要包括：①细胞内的化学过程，例如脱嘌呤、去甲基化或脱氨基等；②与环境中的化学诱变剂（天然的或其他的）反应；③暴露于紫外线或电离辐射环境中。这些损坏部分可被识别和切除得以修复，修复过程也可能通过引入不正确的碱基而制造突变。因此，与 DNA 复制过程产生的突变相反，DNA 损伤修复引入的核苷酸变化经常导致永久性突变。

特别常见的自发突变是 T 取代 C（或 A 取代另一条链上的 G）。对这一现象的解释可考虑人类基因组中表观遗传修饰的机制。在 CpG 双联体中 5- 甲基胞嘧啶自发脱氨基生成胸苷，从而产生 C 至 T 或 G 至 A 突变（取决于 5- 甲基胞嘧啶脱氨基的链）。这种在基因组中的自发突变可能不被 DNA 修复机制识别，使突变在下一轮 DNA 复制后建立。所有单核苷酸取代中超过 30% 都是这种类型，并且它们的发生率是任何其他单核苷酸突变的 25 倍。因此，CpG 代表人类基因组中突变的真正"热点"。

（三）DNA 的总体突变率

目前可以通过全基因组测序直接确定复制和修复过程中整个基因组的新发突变（de novo mutation）。比较双亲基因组，即可找到子代基因组中的新突变。总体而言，母系和父系配子之间平均新突变的比率为每代、每个碱基对约 1.2×10^{-8}。因此，每个人基因组可能从父母一方获得大约 75 个新突变。这个突变率在不同基因中不一样，在不同人群中也会不一样，甚至不同个体都会不一样。总之，将这个突变率与人口增长和动态一起考虑，可预测在目前全球 70 亿人口中必定存在大量新的突变。

绝大多数突变是发生在基因组非编码区的单核苷酸变化，可能不影响基因功能。尽管如此，在人群水平上，不应忽视这些新突变对疾病相关基因的潜在影响。例如，在美国，每年有超过 400 万活产婴儿，编码序列中将发生约 600 万个新突变。因此，即使对于一个平均大小的单个蛋白质编码基因，我们也可以预测每年有数百个新生儿在该基因的编码序列中发生新突变的可能。

（四）引起疾病的基因突变率

测量遗传病新发病例的比率是估算每一代、每个位点致病突变发生率的最直接的方法，因为患儿所携带的新突变在父母双方都不存在。例如软骨发育不全（achondroplasia），即骨骼生长不足导致身材矮小。一项研究表明，在 242 257 个连续出生的儿童中有 7 个患有软骨发育不全。七个患者的父母都是正常身高，由于软骨发育不全通常都是由基因突变引起，因此所有患者都被视为出现了新突变。该位点的新突变率可以这样计算，在总共 $2 \times 242\ 257$ 个相关基因拷贝中出现了七个新的突变，即每代、每位点致病性突变率大约为 1.4×10^{-5} 个。这样的高突变率非常令人惊讶，因为实际上所有的软骨发育不全的病例都是由于成纤维生长因子受体 3（fibroblast growth factor receptor 3，FGFR3）基因相同的突变，即是出现碱基上 G 到 A 的突变，导致编码蛋白时甘氨酸变成精氨酸。

许多其他疾病的致病基因突变率也可估算，其突变率从 10^{-4} 到 10^{-7} 不等。突变率不同的原因可能与如下因素相关：基因的大小，致病基因突变的种类，出现突变的亲本的年龄和性别，突变的机制，以及是否存在基因突变热点等。事实上，导致软骨发育不全的特定位点的高频突变率可以部分解释为甲基化过程中 C 到 T 的变化，是一个去氨基突变的热点位置。

不同的基因有不同的突变率，平均突变率大约是 1×10^{-6}。人类基因组中至少有 5 000 个基因突变会导致可辨别的疾病或者其他症状，大约每 200 个人中就有一个人可能会从一个亲本中获得一个疾病相关的基因突变。

（五）不同性别和年龄对突变率的影响

相较于卵子中的 DNA，精子中的 DNA 会经历更多的复制循环，因而出现差错的可能性更大，因此推测许多突变来源于父亲而不是母亲。事实上，特定位点的新突变（例如软骨发育不全）通常来源于父系。并且，父亲的年龄越大，精子 DNA 在减数分裂前复制的次数就越多，因此父系的突变频率可能随着父亲年龄的增高而上升。许多致病的基因突变发生率（包括软骨发育不全）以及在孤独症中基因 CNV 区域的突变发生率与父亲的年龄的增高的确相关。但是因为未知的原因，在其他疾病中，亲本来源和父母年龄对于突变谱的影响并不显著。

三、致病基因突变的种类

（一）核苷酸替换（nucleotide substitution）

1. 错义突变（missense mutation） 在基因序列中的单个核苷酸替换或点突变，通过改变三联体密码子可能导致基因产物中一个氨基酸的非同义替换，这种突变被称为错义突变。它改变了基因的密码子，编码了不同的氨基酸。不是所有的错义突变都会导致蛋白质功能上的改变，因为受到影响的蛋白不能正常发挥功能，也可能是由于不稳定而迅速降解，或者在细胞内不能正确定位。在许多疾病中都存在错义突变，例如 β- 地中海贫血（β-thalassemia），在不同患者中检测出来的大部分突变都是错义突变。

2. 无义突变（nonsense mutation） 在 DNA 序列中的点突变导致正常密码子替换成终止密码子（TAA、TAG 或 TGA），被称为无义突变。因为终止密码子会导致 mRNA 的翻译停止，因此无义突变会导致 mRNA 编码序列的翻译提前终止。这种提前的终止突变有两种结果：①携带有突变的 mRNA 会通过称为无义介导的 mRNA 降解（nonsense-mediated mRNA decay）的细胞生物

学过程而迅速降解，不会被翻译；②即使突变的 mRNA 能够稳定进行翻译，它产生的截短的蛋白质通常也不够稳定，会在细胞中被迅速降解。

有些点突变会导致终止密码子提前，其他点突变可能会破坏正常的终止密码子，从而导致 mRNA 翻译继续到下一个终止密码子处停止。这种突变会导致不正常的蛋白产物，在它的羧基末端携带有额外的氨基酸，而且可能会破坏正常终止密码子下游 3' 非翻译区的正常调节功能。

3. 影响 RNA 转录、加工和翻译的突变 从初始 mRNA 到成熟 mRNA（或者非编码 RNA）的过程需要一系列修饰机制，包括转录因子的结合、5' 端帽子结构、polyA 聚腺苷酸化以及剪接。这些 RNA 成熟的所有步骤都依赖于 RNA 中特定的序列。例如剪接过程中，有两大类的剪接突变（splicing mutation）。前体的 mRNA 切去内含子并拼接各个外显子而产生成熟 mRNA 的过程依赖位于或靠近外显子 - 内含子连接处的剪切位点和其周边的特定核苷酸序列。拼接位点的碱基突变会影响甚至破坏 RNA 的正常剪接。同时，剪接突变还可能产生新的剪接位点，从而在 RNA 加工过程中与正常位点进行竞争。在这种情况下，至少一部分成熟的 mRNA 或非编码 RNA 会含有不正确剪接的内含子序列。

对于编码蛋白的基因而言，即使 mRNA 生成并且稳定，5' 端和 3' 端非翻译区的点突变也可能会通过改变 mRNA 的稳定性或翻译效率，从而减少蛋白产物的生成数量并导致疾病。

（二）缺失、插入和重排

DNA 序列的缺失、插入和重排也可以导致突变。一些缺失和插入只涉及少量核苷酸，通过基因组直接测序就可以轻易发现。有些突变涉及整个基因或基因大部分缺失、重复、倒位或易位，导致基因序列的异常重排。当缺失和插入突变出现在编码序列上并且发生突变的碱基数不是 3 的倍数（不能形成整数密码子），阅读框会从缺失或插入的起始端开始改变，这种突变被称为移码突变（frame shift mutation）。移码突变将导致蛋白质产物功能的改变。相反，如果插入或缺失的碱基对数量是 3 的整数倍，那么就不会出现移码，只有相应氨基酸的简单插入或缺失，产生相对正常的基因翻译产物。更大程度的插入或缺失，从 100

到 1 000 碱基对，被称为"插入缺失（indels）"，它们可以影响一个基因的多个外显子，导致编码序列的重大破坏。

有一种类型的插入突变涉及可移动元件的插入，例如属于 LINE 家族的重复性 DNA。据估计，对于任何个体来说，基因组中大约 100 个拷贝的 LINE 家族亚类能通过反转录转座（retrotransposition）实现移动。这种移动一方面形成物种的基因多样性，另一方面也可能通过插入形成突变而导致疾病。例如，在一些病情严重的血友病 A 患者中，发现有长达几千个碱基对的 LINE 序列插入到编码Ⅷ因子基因的外显子中，破坏编码序列使基因失活。基因组中 LINE 的插入在结肠癌中也很常见，反映了体细胞中的反转录转座的作用。

单条染色体大片段的重复、缺失和倒位主要是具有高度同源序列的 DNA 片段之间的异常同源重组的结果。当重组发生在基因序列之外，将改变基因剂量从而导致疾病发生。相反，当重组发生在同一个基因中不同的基因编码序列内部或不同染色体上的基因编码序列内部，则可能导致编码蛋白本身的改变。DNA 单链上相反方向的两个相似序列之间不正常的配对和重组会导致倒位。例如，几乎一半的血友病 A 患者都是由于外显子倒位引发重组，从而破坏基因结构，使基因不能编码正常的蛋白产物。

一些疾病中存在简单重复序列（simple sequence repeat，SSR）的扩增。例如，位于非翻译区域的外显子或内含子中（CCG）n、（CAG）n 或（CCTG）n 等简单重复序列可能会在配子发育过程中扩增，这种突变被称为动态突变（dynamic mutation），会影响正常基因的表达或蛋白质功能。位于编码区域的重复序列扩增将导致不正常的蛋白产物，而非翻译区或基因内含子上的重复序列扩增可能会影响转录、mRNA 加工或翻译。动态突变产生的机制并没有完全阐明，概念上与微卫星多态性相似，但是比通常的微卫星位点有更高的扩增率。由动态突变导致的疾病有明显的亲源性特征，通常会表现出比较典型的症状和／或涉及特定的单核苷酸重复。其原因可能是由于卵子和精子在发生中有不同的生物学基础，也有可能是配子对携带特定重复序列扩增的选择性淘汰。

（三）个体基因组变异

个体基因组通常携带有 500 万～1 000 万的单核苷酸多态性（single nucleotide polymorphism，SNP），其中新的 SNP 多达 1/4 到 1/3，不同人群有所不同。在这些变异中，有些已知或疑似具有临床意义。基于目前的研究，每个基因组携带 50～100 个变异涉及已知遗传表型；此外，在蛋白质编码基因中携带数千个非同义 SNP，其中一些可能会改变蛋白质的功能；还携带 200～300 个可能导致功能丧失的突变，其中一些突变存在于个体基因组的两个等位基因中。这些多肽信息对于解释患者的基因组数据具有重要意义，特别是用于预测突变对未知功能基因的影响。

四、基因突变对蛋白功能的影响

基因突变主要通过四种不同的机制影响蛋白质的功能：

（一）功能丧失性突变（loss-of-function mutation）

功能丧失可能是由于核苷酸替换、缺失、插入或重排改变其编码产物、调控元件或其他关键序列。例如 α- 地中海贫血就是由于 α- 珠蛋白基因缺失导致基因剂量的减少；许多其他类型的突变也可以导致功能完全丧失，例如 β- 地中海贫血就是由于红细胞中主要的成人血红蛋白 β- 珠蛋白的丰度降低引起的一种血红蛋白病。功能丧失突变引起的疾病严重程度通常与基因功能丢失的程度相关。

（二）功能获得性突变（gain-of-function mutation）

突变也可以增强正常蛋白质的功能；但是在生物系统中更多并不一定会更好，并且可能导致疾病。该类突变分为两大类：

1. **增加正常蛋白产量** 这种类型最常见，由于部分或整条染色体的重复导致基因剂量增加。如 21- 三体综合征（唐氏综合征），是由于存在三条 21 号染色体；单一基因的剂量增加的疾病，如家族性阿尔茨海默病，是由于淀粉样蛋白前体（βAPP）基因重复导致；周围神经变性 1A 型（又称 Charcot-Marie-Tooth 病），是因为外周髓磷脂蛋白 22 的基因（PMP22）重复引起。

2. **增强蛋白质正常功能** 这种情况很少见，

编码区的突变可能增加蛋白质分子的一项或多项正常功能。例如，血红蛋白的错义突变使其处于高氧亲和力状态，从而减少氧气向组织的输送。另一个例子是软骨发育不全，由于 *FGFR3* 基因突变导致该激酶受体不需要配基而自动激活，从而抑制软骨细胞增殖，使长骨变短。

（三）获得新特性的突变

在一些疾病中，氨基酸序列发生变化赋予蛋白质新的特性，而无需改变其正常功能。例如镰状细胞病，氨基酸取代对血红蛋白运送氧气的能力没有影响，但在脱氧时镰刀型血红蛋白链会聚集形成异常的多聚纤维，导致红细胞变形且易于破裂。

（四）改变表达时空的突变

这一类突变常发生在基因的调节区。癌症通常就是由于某个癌基因的异常表达促进了细胞的过度增殖。

第四节　多基因异常与疾病

一、质量性状与数量性状

质量性状（qualitative traits）也称属性性状，即能观察而不能量测的性状，是指同一种性状的不同表现型之间不存在连续性的数量变化，而呈现质的中断性变化的那些性状。例如各种癌症、类风湿关节炎等。这些疾病是以一种有或无的形式存在。

数量性状（quantitative traits）指个体间表现的差异只能用数量来区别，变异呈连续性的性状。其主要特征有：①个体间差异很难描述，需要度量；②在一个群体中，变异呈连续性；③常受多基因控制；④对环境影响敏感。如身高、体重和血压等都属于数量性状。

多基因学说于 1909 年由瑞典学者 Herman Nilsson Ehle 提出，其要点是：①同一数量性状由若干对基因所控制；②各个基因对于性状的效应都很微小，而且大致相等；③控制同一数量性状的微效基因的作用一般是累加性的；④控制数量性状的等位基因间一般没有明显的显隐性关系。

1941 年英国数量遗传学家 K. Mather 把这类控制数量性状的基因称为微效基因，相应地把效应显著而数量较少的控制质量性状的基因称为主效基因。

数量性状与质量性状的区分并不是绝对的。由于划分的标准不同，往往也可以把数量性状看作质量性状。例如人的高脂蛋白血症是由多种基因决定的数量性状，该症的某些生理、生化指标在人群中表现为连续的变异。但是从临床的角度考虑则可以把人群划分为患者和正常两类，因而也可以把它看作质量性状。这种根据某一数量变化范围来区分类别的数量性状称为阈值性状。

二、相对危险度

相对危险度（relative risk ratio, λ_r）：是疾病先证者家族发病率与群体发病率之比。反映的是某种疾病在家族中聚集的情况。λ_r 越大，表明疾病的家族聚集性越强（表 8-4-1）。

λ_r 计算公式：$\lambda_r =$ 先证者家族发病率 / 群体发病率

表 8-4-1　某些疾病在同胞间的相对危险度

疾病	关系	λ_s
精神分裂症	同胞	12
孤独症	同胞	150
双向情感障碍	同胞	7
1 型糖尿病	同胞	35
克罗恩病	同胞	25
多发性硬化	同胞	24

注：λ_s. S 代表同胞（siblings）。

三、多基因病的易感性、易患性与发病阈值

在多基因病中，会有多个基因出现异常。但仅仅这些基因出现异常，不足以导致疾病，而是部分决定了个体发病的可能性。这种由遗传基础决定一个个体患病风险的现象称为疾病的易感性（susceptibility）。由于环境对多基因病产生较大的影响，因此学术界将遗传因素和环境因素共同作用决定某个个体患某种疾病的可能性称为疾病的易患性（liability）。

在相同的不良环境中，不同的个体有人发病，有人不发病，其原因就是个体易感性不同。在一般群体中，易患性很高或很低的个体都很少，大

部分个体都接近平均值。因此，群体中的易患性变异也呈正态分布。但在一定的环境条件下，易感性高低可代表易患性高低。当一个个体易患性达到一定程度就可能发病。

多基因病发病的最低限度称为发病阈值（threshold）。发病阈值可将连续分布的易患性分为两个部分，一部分是正常群体，另一部分是患病群体。一个个体的易患性高低无法测量，但一个群体的易患性平均值可以从该群体的患病率做出估计。

多基因病易患性正态分布曲线下的面积代表总人群，其易患性超过阈值的部分面积为患者，患者在总人群中所占的百分数，即患病率。一种多基因病的易患性平均值与阈值越近，群体患病率越高。相反，易患性的平均值与阈值越远，群体患病率越低（图 8-4-1）。

四、遗传度

多基因病是遗传因素和环境因素共同作用所致，其中遗传因素的作用大小可用遗传度（heritability）来衡量。遗传度愈大，表明遗传因素的贡献愈大。如果一种疾病完全由遗传因素所决定，遗传度就是 100%。如果完全由环境所决定，遗传度就是 0。在遗传度高的疾病中，遗传因素在决定疾病易患性上作用较大，环境因素的作用较小。在遗传度低的疾病中，环境因素起着重要作用，而遗传因素的作用不显著，不会出现明显的家族聚集现象。

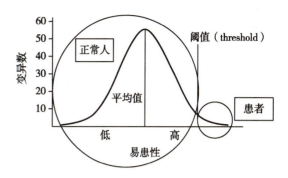

图 8-4-1　群体中易患性变异与阈值

遗传度的计算方法有多种，主要有 Holzinger 公式和 Falconer 公式两种。

（一）Holzinger 公式

该公式是根据遗传度越高的疾病，同卵双生的患病一致率与异卵双生患病一致率相差越大的原则而建立的。

同卵双生（monozygotic twin，MZ）是由一个受精卵形成的两个双生子，它们的遗传物质是完全相同的，其个体差异主要由环境决定。异卵双生（dizygotic twin，DZ）是由两个受精卵形成的两个双生子，相当于同胞，因此他们的个体差异由遗传基础和环境因素共同决定。所谓患病一致率是指双生子中一个患某种疾病，另一个也患同样疾病的概率。其中，C_{MZ} 为同卵双生子的同病率，C_{DZ} 为异卵双生子的同病率，n_1 和 n_2 分别为同卵双生子和异卵双生子的对子数。h 为该遗传病的遗传度，S 代表标准误。

$$h^2 = \frac{C_{MZ} - C_{DZ}}{1 - C_{DZ}}$$

$$S(h^2) = \sqrt{\left[\frac{1 - C_{MZ}}{(1 - C_{DZ})^2}\right]^2 \cdot \frac{C_{DZ}(1 - C_{DZ})}{n_2} + \left(\frac{1}{1 - C_{DZ}}\right)^2 \cdot \frac{C_{MZ}(1 - C_{MZ})}{n_1}}$$

举例：据双生子近视患病调查资料，201 对同卵双生子中近视患病一致者 156 对，102 对异卵双生子中近视患病一致者 47 对，h^2 及标准误计算如下：

$$C_{MZ} = \frac{156}{201} = 0.78 \qquad C_{DZ} = \frac{47}{102} = 0.46 \qquad h^2 = \frac{0.78 - 0.46}{1 - 0.46} = 59.00\%$$

$$S(h^2) = \sqrt{\left[\frac{1 - 0.78}{(1 - 0.46)^2}\right]^2 \times \frac{0.46 \times (1 - 0.46)}{102} + \left(\frac{1}{1 - 0.46}\right)^2 \times \frac{0.78 \times (1 - 0.78)}{201}} = 0.065\ 7$$

故本例近视的遗传度为(59±6.57)%。

（二）Falconer 公式

该公式是根据先证者亲属的患病率与遗传度有关的原则而建立的。亲属患病率越高，遗传度越大。所以可通过调查先证者亲属患病率和一般人群的患病率，计算出遗传度（h 或 H）。

$$h = b/r \quad (A)$$

（A）式中，h 为遗传度；b 为亲属易患性对先证者易患性的回归系数；r 为亲属系数。

当已知一般人群的患病率时，用下列公式计算回归系数：

$$b = (X_g - X_r)/a_g \quad (B)$$

当缺乏一般人群的患病率资料时，可设立对照组，调查对照组亲属的患病率，用下列公式计算回归系数：

$$b = pc(X_c - X_r)/a_r \quad (C)$$

在（B）和（C）式中，X_g 为一般群体易患性平均值与阈值之间的标准差数；X_c 为对照组亲属中的易患性平均值与阈值之间的标准差数；X_r 为先证者亲属易患性平均值与阈值之间的标准差数；a_g 为一般群体易患性平均值与一般群体中患者易患性平均值之间的标准差数；a_r 为先证者亲属易患性平均值与先证者亲属中患者易患性平均值之间的标准差数；q_g 为一般群体患病率；q_c 为对照亲属患病率，$pc = 1 - q_c$；q_r 为先证者亲属患病率。

用以计算 X_g、X_r 和 a_g、a_r 的一般群体患病率、对照亲属患病率和先证者亲属患病率可查 Falconer 表得到。

关于遗传度的概念和计算应注意下列问题：①遗传度是由特定环境中特定人群的患病率估算得到的，因此不宜外推到其他人群和其他环境；②遗传度是群体统计量。如果某种疾病的遗传度为50%，不能说某个患者的发病一半由遗传因素决定，一半由环境因素决定，而应该说在这种疾病的群体总变异中，一半与遗传变异有关，一半与环境变异有关；③遗传度的估算仅适合于没有遗传异质性，而且也没有主效基因效应的疾病。如果影响性状或疾病有主效基因存在，并且主效基因存在显、隐性关系，那么上述计算就会产生偏差。若有一个或几个显性主效基因，那么估算的遗传度可以超过100%。若主效基因为隐性基因，则由先证者的同胞估算的遗传度可以高于由

父母或子女估算的遗传度。因此，只有当由同胞、父母和子女分别估算的遗传度相近时，这个遗传度才是合适的。同时也才能认为该疾病的发生可能是多基因遗传的结果。某些性状和疾病的遗传度见表8-4-2。

表8-4-2 某些性状和疾病的遗传度

性状	遗传度/%	疾病	遗传度/%
身高	85	孤独症	60～90
体重	70	精神分裂症	80
钙吸收能力	77	先天性哮喘	80
脂代谢能力	75	先天性心脏病	55
骨密度	60	冠心病	65
骨质疏松	50	原发性高血压	62

五、多基因病的特征

（一）家族聚集倾向

虽然多基因病具有明显的家族聚集倾向，但在单个家庭中并不呈现典型的孟德尔遗传方式。

（二）一级亲属发病率接近群体发病率的平方根

遗传度在60%以上的多基因病中，患者的第一级亲属（指有1/2的基因相同的亲属，如双亲与子女以及兄弟姐妹之间）的发病率接近群体发病率的平方根。例如唇裂，人群发病率为1.7/1 000，其遗传度76%，患者一级亲属发病率4%，近于0.001 7的平方根，而单基因疾病遗传服从遗传比率（AD为50%，AR为25%）。

（三）亲属发病率与亲缘级数成反比

随着亲属级别的降低，患者亲属发病风险率明显下降。如唇裂在一级亲属中发病率为4%，二级亲属（叔、伯、舅、姨）中约0.7%，三级亲属（堂兄弟姐妹、姑、姨表兄弟姐妹等）仅为0.3%。

（四）亲属中患者越多再发风险越高

一般来说，第二胎再发风险（recurrent risk）是一级亲属的发病率。如已有两个患儿，第三胎的风险则升高 2.5～3 倍。如一对夫妇已生育一例唇裂患时，再生唇裂的机会是4%（一级亲属发病率）；如已生二例唇裂患儿，则再生唇裂机会增至10%；三例唇裂患儿则再生唇裂的发病率可增至16%。

（五）亲属中患者病情越重再发风险越高

如单侧唇裂再发风险 2.46%，单侧唇裂＋腭裂的再发风险为 4.4%，双侧唇裂＋腭裂的再发风险为 5.6%。

（六）近亲婚配提高子代再发风险

近亲结婚所生子女的发病率比非近亲结婚所生子女的发病率高 50%～100%，但不如常染色体隐性遗传那样显著，这可能与多基因的累加有关。

（七）同卵双生同病一致率高于异卵双生同病一致率

（八）发病率越低的性别发病后再发风险越高

有些多基因病有性别差异和种族差异。如先天性幽门狭窄，男性发病率为女性的 5 倍；先天性髋脱臼，日本人发病率是美国人的 10 倍。唇裂在黑人中发病率为 0.04‰，白人为 1‰，而黄种人为 1.7‰，且男性发病率高于女性。无脑儿在英国发病率为 2%，在北欧为 0.05%，且女性高于男性。发病率低的性别发病后，其亲属再发风险高于发病率高的性别的亲属。

六、多基因病的病因及发病机制

大多数常见病与多发病属于多基因病，如先天性心脏病、唇腭裂、神经管畸形、孤独症、精神分裂症、躁狂抑郁综合征、高血压、冠心病、2 型糖尿病等。仅仅携带遗传变异者并不发病，而不良环境与遗传变异相互作用是发病的关键。在此，我们以唇腭裂为例，来说明遗传与环境相互作用导致疾病发生的机制。

唇腭裂是人类最常见的颅颌面出生缺陷，是一组在环境因素和遗传因素相互作用下发生的复杂疾病。唇腭裂常有软组织畸形和不同程度的骨组织缺损，会对患儿的吸吮进食、面部美观、语言发展、心理健康和社会交往等方面造成严重影响。

胎儿发育到第 3 周时，头端原始口腔的周围形成五个突起，上方正中为不成对的额鼻突，其下方两侧为两个上颌突，在上颌突的下方两侧为两个下颌突。胎儿发育至第 5 周时，下颌突在中央部融合而构成下唇及下颌骨。同时，额鼻突伸展至左右上颌突之间，其下端分成一个中鼻突和两侧两个侧鼻突。中鼻突在胎儿第 6 周时又继续向下伸展，其下端又分成两个球状突。球状突与侧鼻突间有一凹沟，即为鼻窝；鼻窝将来发育成

鼻孔。胎儿发育至第 7 周时，两个球状突在中线相互融合，构成上唇的中 1/3（唇人中）、鼻小柱及前颌。同时，上颌突已向中线伸展，在上方与侧鼻突融合，构成鼻侧部及颊部；在下方与球状突融合，构成上唇两侧的 1/3 及鼻孔底。中鼻突和上颌突亦同时向口内伸展；中鼻突垂直向后而构成鼻中隔，上颌突在水平方向、向中线延伸而构成两侧腭突。腭突在胎儿第 7 周时已与前颌融合；至第 10 周时，左右两侧腭突在中线汇聚、并与鼻中隔相融合。这时，口腔与左右鼻腔已完全分开。一般认为，唇裂的发生是由于中鼻突下端的球状突与上颌突未能按时（胎儿第 7 周）融合的结果，而先天腭裂乃是由于两侧腭突未能按时（胎儿第 10 周）汇聚、并与鼻中隔融合所致。

根据解剖部位，唇腭裂可分为单纯唇裂、唇裂伴腭裂和单纯腭裂。每一种亚型根据严重程度可进一步划分为完全或不完全唇腭裂及单侧或双侧唇腭裂。根据是否伴有其他的全身性或颅颌面先天畸形，唇腭裂可分为综合征型和非综合征型。

唇腭裂的发生是环境因素和遗传因素相互作用的结果。与唇腭裂发生相关的环境因素包括：妊娠期抽烟和过量饮酒、叶酸及其他维生素和微量元素缺乏、高热、精神压力、肥胖、职业暴露、电离辐射、感染等。同时，唇腭裂具有家族聚集性，如果一级亲属中有唇腭裂患者，子代发生唇腭裂的风险比无家族史的高出 30～40 倍；同卵双生双胞胎发生唇腭裂的一致性高达 40%～60%，而异卵双生双胞胎仅为 3%～5%，说明遗传因素在唇腭裂的发生中发挥了重要作用。

由 Sp 基因产生的转录因子特异性蛋白（specificity protein，Sp）及 Wnt/β-catenin 经典信号通路均参与调控细胞的增殖、分化、凋亡和迁移等，对维持生物体正常的胚胎发育过程十分重要。近年发现部分 Sp 基因与 Wnt 基因的异常均可导致唇腭裂的发生。

目前对胚胎发育期 Sp 与 Wnt 二者之间的关联性研究较多，其中 Sp5 和 Sp6~9 基因与胚胎尾部发育相关，它们都是 Wnt/β-catenin 信号传导途径的成员。神经嵴（neural crest，NC）是多能胚胎细胞群，可由 BMP、Wnt 和 FGF 分泌信号整合诱导。在人类多能干细胞中 Sp5 负向调节 Wnt 传导过程，Sp5 通过抑制相关基因表达，从而导致

Wnt 通路失活。Wnt3a/β-catenin 信号在原条、前体节中胚层和胚胎干细胞中对 Sp5 和 Sp8 的表达也是必须的。*Wnt3a* 如果发生突变，则会影响 Sp5 和 Sp8 的表达，最终导致神经和骨骼肌发育异常。

第五节 表观遗传异常与疾病

一、DNA 甲基化异常与疾病

（一）印迹性疾病

印迹基因是指哺乳动物中，某些基因仅表达两个亲本染色体中的一个，有的是来自母系遗传的等位基因，有的是来自父系遗传的等位基因。这个亲本来源依赖性的基因表达受有差异的表观遗传标记调控，主要是来自配子发生过程中基因 CpG 岛中胞嘧啶甲基化的差异。在人类基因组中，大约有 100 个印迹基因。许多印迹基因在人类发育中发挥重要作用，它们的表达和功能改变可能导致印迹疾病，表现为先天性疾病或者增加患癌症的风险。印迹疾病的分子机制包括遗传变化，例如基因突变、拷贝数变异和单亲二体性（UPD）或调控印迹基因位点的表观遗传变化，即表观突变。大部分印迹基因成簇排列，称为印迹域，可通过长非编码 RNA（lncRNA）和差异甲基化区域（differentially methylated regions，DMR）进行调控。每个印迹域都由一个独立的印记中心（imprinting center）控制，通常具有胚系差异甲基化区域（germline differentially methylated region，gDMR）的特征，称之为原始 DMR（图 8-5-1）。在人类基因组中已确定约 35 个与印迹基因位点相关的 gDMR。gDMR 的染色质构象在亲本中也不一样，甲基化的 gDMR 等位基因上带有染色质关闭的组蛋白标记，例如 H3K9me2、H3K9me3 和 H4K20me3；非甲基化的 gDMR 等位基因上带有染色质开放的组蛋白标记，例如 H3K4me2 和 H3K4me3。甲基化和非甲基化 gDMR 等位基因进一步被不同的转录因子识别，指导印迹域表观修饰和基因表达。

图 8-5-1 举例说明了印迹基因的结构和功能。在端粒端结构域内，母源染色体上，增强子（椭圆形）促进长非编码 RNA（lncRNA）H19 和 miR-675 的转录；父源染色体上的增强子（椭圆形）促进胰岛素样生长因子基因 *IGF2* 和 miR-483 的转录。端粒端结构域的印迹中心（IC1），也称 *H19-IGF2* 基因间差异甲基化区域（DMR），包含串联重复序列，结合转录因子（TFs）CTCF、POU5F1 和 SOX2，维持母源等位基因的非甲基化状态；而 *ZFP57* 则保持父源等位基因的甲基化状态。IC1 和 IC2 的功能决定亲本染色体上染色质的不同构型，具有抑制性的组蛋白标记，例如甲基化等位基因上的组蛋白修饰为 H3K9me2、H3K9me3 和 H4K20me3；非甲基化的等位基因上转录活性的组蛋白标记为 H3K4me2 和 H3K4me3。父源 DMR［*H19* 启动子（Prom）、*IGF2* DMR0 和 *IGF2* DMR2］被甲基化。着丝粒端结构域（IC2）的印记中心，也称为 KCNQ1OT1，母源转录起始位点（TSS）DMR 甲基化，调控母源特异性 KCNQ1 和细胞周期调节因子 CDKN1C 的表达。在父本等位基因上，转录出的 lncRNA（KCNQ1OT1）（波浪线），顺式抑制了该区域基因的表达。在母源染色体上，IC2 甲基化并与 *ZFP57* 结合抑制 KCN-Q1OT1 表达。

目前已知的儿童印迹性疾病包括：Prader-willi 综合征（Prader-willi syndrome，PWS）和 Angelman 综合征（Angelman syndrome，AS），由 15q11-q13 同一区域不同遗传和表观突变导致不同的临床表型；染色体 6q24 表观突变导致的暂时性新生儿糖尿病（transient neonatal diabetes mellitus，TNDM）；8q24 印迹异常引起的 Birk-Barel 智力低下（Birk-Barel mental retardation，BB-MR）；染色体 11p15 表观突变导致的 Beckwith-wiedemann 综合征（Beckwith-wiedemann syndrome，BWS）；7 号染色体和 11p15 表观突变导致的 Silver-russell 综合征（Silver-Russell syndrome，SRS）；2 条 14 号染色体相关综合征（two chromosome 14-associated syndrome），又称 Temple and Kagami-Ogata 综合征（Temple and Kagami-Ogata syndrome）；15q11.2 印迹异常引起的 2 型中枢性早熟（central piprecocious puberty 2，PPC2）和 Schaaf-Yang 综合征（Schaaf-Yang syndrome，SHAYNG）及 20 号染色体母源单亲二倍体［maternal uniparental disomy of chromosome 20，upd（20）mat］。

以印迹区 11p15.5 为例说明表观异常导致印

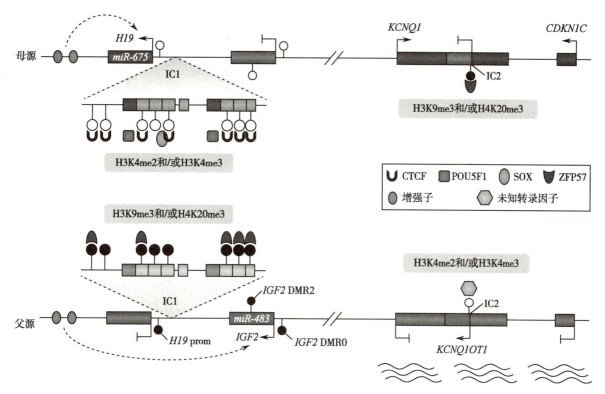

图 8-5-1 11p15.5 上的印迹基因簇

迹疾病的机制（图 8-5-2）。11p15.5 区域由于存在 DMR，母源和父源染色质的相应区域形成不同的环。在母源染色体上，CTCF-cohesin 结构锚定连接位于 1.72Mb 的远端区域（HIDAD）和未甲基化的印迹中心 1（IC1），形成一个环；在父源染色体上，IC1 的甲基化阻止此环的形成，而是连接 HIDAD 和 IGF2 启动子之间形成另一个环。环状结构可能促进染色体上增强子对母本 H19 和父本 IGF2 的差异激活（图 8-5-2A）。在 Silver-russell 综合征（SRS）中，父本甲基化丢失（LOM），两个亲本 H19 均被激活，而 IGF2 均被沉默（图 8-5-2B）。在 Beckwith-Wiedemann 综合征（BWS）中，母本 IC1 获得甲基化（GOM），结果导致 H19 均被沉默，IGF2 在两个亲本染色体上均被激活（图 8-5-2C）。

虽然印迹性疾病中的印迹异常起源于不同染色体位点，但由于涉及相似的基因功能和分子机制，常表现出相似的临床特征。例如出生前或出生后生长迟缓、低血糖或高血糖、新生儿或幼儿期夭折、儿童神经系统发育迟缓、智力低下和性早熟。由于表观突变多为新突变，如果突变发生在受精以后，个体则为嵌合体，因此通常可见身体、头和四肢发育的不对称现象。

（二）启动子突变改变甲基化

以脆性 X 染色体综合征（fragile X syndrome）为例。脆性 X 染色体综合征是一种以智力低下为主要症状的遗传性智力障碍综合征，致病基因是位于 Xq27.3 的脆性 X 智障基因（FMR1）。该基因最常见的突变是 5′ 端非翻译区中 CGG 三核苷酸重复序列的异常扩增。正常人的（CGG）n 重复序列为 6～50 拷贝，扩增至 52～200 拷贝时称为前突变（permutation），扩增至 200～2 000 拷贝时称为全突变（full mutation），这种（CGG）n 拷贝数的扩增是随着世代传递而不断增加的，又被称为动态突变。分析表明（CGG）n 重复序列扩增会引起 CGG 中 CpG 二核苷酸的甲基化，从而使 FMR1 基因沉默，这种沉默还涉及染色质构型的改变，而染色质的浓缩进一步使扩展的（CGG）n 重复序列的遗传稳定性增加。

（三）甲基结合蛋白异常

以 Rett 综合征（Rett syndrome）为例。Rett 综合征是 1983 年由 Hagberg 等首先报道的一种遗传性进行性神经系统疾病，病因是 DNA 甲基化和组蛋白转录后修饰异常。患者均为女性，全球发病率约为 1/10 000。患者在出生后 7～18 个月就出现发育停滞，随后出现高级脑功能的迅速

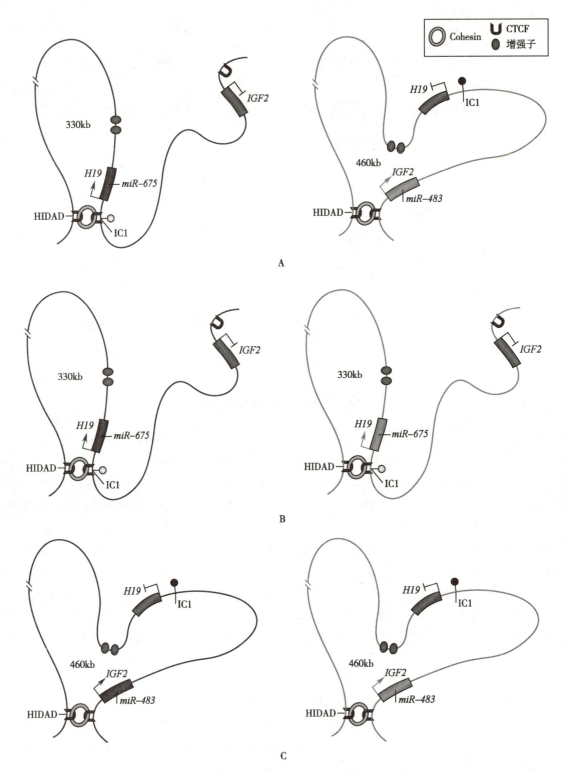

图 8-5-2　11p15.5 印迹区的表观突变与印迹疾病

A. 11p15.5 印迹区域染色质环在父源和母源染色体上不同。染色质通过 CTCF-cohesin 结合位点相互锚定。在母源染色体（左侧）上，位于 1.72Mb 的远端区域（HIDAD）和未甲基化的印迹中心 1（IC1）之间连接形成染色质环。在父源染色体（右侧）上，IC1 的甲基化阻止该位点与 HIDAD 形成环，但在 HIDAD 和 IGF2 启动子之间形成另一个染色质环。不同染色质环导致母源和父源染色体上共同增强子对 H19 和 IGF2 的差异激活。B. 用染色质环模型解释 Silver-Russell 综合征，由于父源染色体 IC1 甲基化丢失（loss of methylation，LOM）导致染色体相互作用和基因表达变化。在两个亲本染色体上 H19 均被激活，IGF2 均被沉默。C. 用染色质环模型解释 Beckwith-Wiedemann 综合征，母源染色体 IC1 甲基化增加（GOM）导致染色体相互作用和基因表达变化。H19 被沉默，IGF2 在两个亲本染色体上均被激活

退化和严重痴呆等症状，家系分析显示 Rett 综合征是由一种 X 连锁基因突变所致。近年来的研究表明 Rett 综合征的致病基因是位于 X 染色体上编码 McCP2 蛋白质的基因。McCP2 属甲基结合蛋白（methyl-binding proteins，MBPs）家族，是一种转录调控因子，能专一性地识别并结合甲基化 DNA 以阻遏基因转录。80% 的 Rett 综合征患者由于 *McCP2* 的失功能性突变引起，其突变集中在甲基化 CpG 结合域和转录阻遏域，半合子致死，这可能是为什么只发现女性患者的原因。*McCP2* 的功能缺失会改变染色体构型并导致基因表达失控，但具体调控的下游基因和致病机制尚属未知。近期的研究结果表明，*McCP2* 也有转录激活功能。值得注意的是 *McCP2* 的表达谱比较广泛，所以突变所造成的病理效应为何仅局限于脑内神经元的机制还有待研究。

二、组蛋白修饰异常与疾病

组蛋白 H2A、H2B、H3 和 H4 是核小体的核心组分。组蛋白的 N 末端尾部以及最近发现的球状结构域均可以被翻译后修饰，例如乙酰化、磷酸化、泛素化、甲基化、磺酰化和 ADP 核糖基化。组蛋白尾部的这些修饰可改变 DNA- 组蛋白和核小体之间的相互作用，从而影响染色质高级结构，进而影响众多的细胞生理功能，包括转录、复制、DNA 修复和细胞周期进程。在正常细胞中，各种修饰之间形成平衡，一旦平衡被打破就会导致疾病发生。与基因表达激活相关的组蛋白修饰有 H4KTGAC、H3K4me1/2/3、H3k9me1、H3k27me1、H4k20me1、H3kK36me1/2/3、H3K79me2/3、H3k27ac、H2BK120ub1、H3R17me2 及 H3R26me2；与基因表达抑制相关的组蛋白修饰有 H3k9me3、H3k27me3、H4k20me2/3、H2AK119ub 及 H3R26me 等。

研究发现，在多种癌症中存在组蛋白的突变。由于这些组蛋白突变与肿瘤发生有关，因此称为癌组蛋白（oncohistones）。例如组蛋白 H3 上的三个突变（H3K27M，H3K36M 和 H3G34V/R）均与肿瘤发生有关。H3K27M 突变与神经胶质瘤相关，H3K36M 突变与软骨母细胞瘤相关，而 H3G34 的突变与两种肿瘤均有关系。

以 H3K27M 为例说明组蛋白变异的致瘤机制。弥漫性桥脑神经胶质瘤（DIPG）源于神经胶质细胞，是儿童最常见的神经胶质瘤。质谱研究发现尽管 H3K27M 在 DIPG 患者细胞中仅占总 H3 的 3%～17%，但它的表达导致了 H3K27me3 的重新编程。在多种 H3K27M 肿瘤中观察到 H3K27m3 的总体下调，但在数百个基因位点中观察到 H3K27me3 的富集，同时 H3K27ac 升高。体外实验证明，H3K27M 核小体中 PRC2 介导的甲基化水平为 H3 野生型核小体的六分之一，提示 H3K27M 阻碍 PRC2 的反式作用活性。H3K27M 通过与 EZH2 的 SET 结构域相互作用而发挥作用。SET 结构域负责 EZH2 的甲基转移酶活性，其活性位点两旁都是高度保守的酪氨酸残基。突变 SET 结构域中的酪氨酸残基 Y641N 即可解除 H3K27M 对它的抑制作用，提示酪氨酸负责两者之间的相互作用并对 H3K27M 的抑制做出反应。而甲基化水平的整体下调正是肿瘤的特征之一。

三、非编码 RNA 异常与疾病

细胞中参与表观调控的非编码 RNA 主要包括 microRNA（miRNA）和长链非编码 RNA（lncRNA）。miRNA 大小为 20nt，主要作用是结合靶 mRNA 诱导其降解或抑制其翻译，从而负调节基因表达。虽然 lncRNA 的作用机制相对较少，但也发现 lncRNA 几乎参与细胞的每个生命过程，在调节生理状况及包括癌症在内的多种人类疾病中发挥作用。

以纤维化疾病为例说明 ncRNA 的致病机制。细胞外基质纤维沉积的增多是大多数人体组织对急性组织损伤的一种生理修复反应，可导致伤口愈合和瘢痕形成。纤维化是指对组织损伤的持续性反应的病理性过程，是许多慢性疾病的共同特征。肾、肝、肺纤维化和心脏纤维化是最常见的纤维化疾病，多项研究描述了 miRNA 在其中的作用。常见与纤维化疾病（fibrotic diseases）有关的 miRNA 包括 miR-21、miR-29 和 miR-200 家族成员，其表达受转化生长因子 -β（transforming growth factor-β，TGF-β）等促纤维分子信号调控。

在常用的肾脏纤维化小鼠模型，如单侧输尿管阻塞（unilateral ureteral obstruction，UUO）或缺血再灌注损伤（ischemia reperfusion injury，IRI）中，

miR-21 和 miR-29 分别具有促纤维化作用和抗纤维化作用。R-Smads 结合在 miR-21 启动子上使 miR-21 的表达增加。如果用药物抑制 miR-21 可减弱肾脏纤维化。相反，肾纤维化时 miR-29 表达降低，Smad3 结合位于 miR-29b-2/29c 簇上游的区域可使重新表达。与 miR-21 不同，miR-29 的表达对肾脏纤维化有保护作用。miR-29 也参与肝纤维化。事实上，TGF-β1 和 NF-κB 信号下调 miR-29，并上调细胞外基质基因表达。此外，在博来霉素诱导的肺纤维化小鼠体内 TGF-β 诱导 miR-21 上调，通过靶向 SMAD7 激活成纤维细胞。相反，在同样的模型中，人胚肺成纤维细胞中 miR-29 被 TGF-β 下调。在这些细胞中敲除 miR-29 可抑制细胞外基质基因和纤维化相关基因的表达。在肾纤维化和肺纤维化的小鼠模型中，还发现 miR-200a、miR-200b 和 miR-200c 被大幅下调。

在高血糖条件下，miR-1207-5p 及其宿主 lncRNA 浆细胞瘤变异转移体 1（plasmacytoma variant translocation 1，PVT1）在人肾细胞中表达，并可以增加纤溶酶原激活物抑制剂 1（plasminogen activator inhibitor 1，PAI-1）、TGF-β 和纤连蛋白 1（fibronectin 1，FN1）。重要的是，miR-1207-5p 的功能似乎独立于 PVT1 之外。在博来霉素诱导的大鼠肺纤维化模型中，发现 lncRNA AJ005396 和 S69206 在间质性肺细胞中被上调，但是这些 lncRNA 的功能仍然不清楚。

此外，母系表达基因 3（maternally expressed gene 3，Meg3）是一种在母系保守表达的 lncRNA，曾报道其功能主要与抑制癌症生长有关，最近发现它也是肝星状细胞活化和肝纤维化的抑制剂。由于其启动子过度甲基化，Meg3 在小鼠肝纤维化模型和人肝纤维化中均下调。在永生化的人肝星状细胞中，Meg3 的过表达抑制 TGF-β 抑制诱导的细胞增殖，并通过激活 p53 促进细胞凋亡。

对某些癌症全基因组关联研究，发现编码表观遗传组分的基因频繁发生突变，包括 DNA 甲基化酶和去甲基化酶、组蛋白和组蛋白修饰酶、染色质重塑相关基因和某些代谢基因，例如 IDH1 和 IDH2 会影响组蛋白和 DNA 甲基化，可能影响基因组三维构象。这些突变通常伴随着癌症驱动基因突变而诱发癌症。

四、表观异常与环境因素

胎儿宫内发育时期或儿童早期暴露于环境因素，例如化学药品、药物、压力或感染等使个体在成年易患某些疾病，提示表观机制在其中发挥作用。研究表明，基因组的表观异常使人易患癌症、肥胖、糖尿病、神经系统疾病以及和衰老相关的疾病，例如帕金森病和阿尔茨海默病。

胚胎发育和生命早期是两个表观遗传编程的重要时期，因而对饮食、温度、环境毒素、孕产妇行为或儿童虐待等环境十分敏感。遗传学已经确定了第三个敏感性窗口，即青春期，在此期间不良的生活经历会使焦虑、抑郁症和攻击性行为的风险增加，与特定基因的 DNA 甲基化或组蛋白去乙酰化酶（HDAC1）水平变化相关。此外，记忆形成与环境刺激有关，表观遗传层面表现为特定位点组蛋白和 DNA 的修饰变化。有研究发现小鼠母体健康水平低会降低 L1 启动子上 DNA 甲基化，诱导 L1 在海马中表达，表明环境变化可以同时引起遗传和表观遗传变化。

第六节　未来研究方向与展望

目前，遗传因素在疾病发病中的作用逐步受到重视。疾病或多或少与遗传变异有关的理念也被越来越多的人所接受。截至 2021 年 8 月，Malarcards 上记载的疾病数量为 22 371 种，而 OMIM 网站显示在已经明确疾病分子机制的 6 967 种疾病中，涉及的致病基因为 4 504 条。如果人类疾病 2/3 是受遗传变异所影响，至少还有近 7 000 种与遗传相关的疾病等待人们去解析。

遗传相关疾病可分为染色体病、孟德尔遗传病、线粒体遗传病、多基因病和表观遗传病。遗传相关疾病的研究方向，可参考以下六个方面：

一、疾病的遗传学病因

基因测序技术的飞速发展和成本下降，使得遗传检测变得既快捷又准确。但寻找新的致病基因，需要满足如下几个主要条件：①疾病表型描述全面、规范；②收集疾病家系，特别是比较大的家系；③收集足够的散发病例和正常对照；④保证样本收集和处理的质量；⑤选择合适的测序方法，兼顾编码基因和非编码基因的各个功能区域；⑥采用多种生物信息学分析手段；⑦掌握连锁分析、关联分析、基因变异与表型分离检测、相对风险度、遗传度等遗传分析方法。

二、基因变异的致病机制

基因变异的结果可以导致编码产物结构异常或表达水平异常。无论哪种异常，均需阐明异常导致疾病的机制。一般来说，需要从分子、细胞和整体三个方面进行证明：①分子的结构、功能、定位及与其他分子间相互作用；②基因表达调控；③信号转导；④细胞表型变化：增殖、分化、凋亡、死亡和自噬等；⑤动物疾病模型：线虫、果蝇、斑马鱼、小鼠、大鼠、兔、狗、猪和猴等。实际上，单基因遗传病患者就是最佳的疾病研究模型。

三、疾病的遗传学病因筛查及诊断

遗传学病因研究的主要应用之一是用于病因诊断。准确的病因诊断是疾病防治的前提。根据疾病类型与发病时间的不同，可以分为基因筛查和基因诊断。检测的时间可以在产前、新生儿、儿童或出现疾病表型之前或之后的任何时期。基因检测的主要方法有：

1. **单基因检测** 主要采用 Sanger 测序、基因芯片、实时定量 PCR 或数字 PCR。需要注意的是，仅检测热点突变，可能遗漏非热点突变和新发突变。最好的方法是检测基因所有功能区域，包括序列及表达水平。

2. **基因检测包** 指多个基因检测，比较适合多基因病或疾病致病基因较多的遗传病检测。根据类似的临床表型，可以将多达数百个相关基因组成一个基因检测包（panel）。但仅仅检测特定突变仍然是不够的。

3. **全外显子检测** 在无法确定候选疾病基因时，可以选择全外显子测序寻找可能的致病基因。

4. **全基因组检测** 由于所有编码基因的外显子只占基因组的 1.5%，因此全外显子组测序也可能无法发现位于非编码区的基因变异，此时采用全基因组测序更为妥当。

尽管在我国基因检测几乎家喻户晓，但检测机构良莠不齐，假阳性和假阴性检测结果比例过高，因此需要研发更多更好的基因检测产品。

四、严重疾病的预警

对于严重危害生命的疾病而言，一旦发病则难以控制。因此对这类疾病有必要进行预警检测，例如迟发型单基因遗传病和恶性肿瘤。

五、个性化用药

对于所有的药物而言，在应用于人体以后，其疗效和不良反应均会受到药物转运体、药物代谢酶和药物治疗靶点的影响。这三类分子的基因如果发生变异，就有可能影响药物的作用。检测这三类基因，会帮助医生选择适合患者的药物。迄今已有近 500 种药物可以通过基因检测指导用药，但这个数量相对于在临床上使用的数万种药物而言，仍然是九牛一毛，远远无法满足需求。此外，不同种族由于基因多态性及基因变异的差别，也无法分享所有的个性化用药检测方案。因此，个性化用药的研究来日方长。

六、基因治疗

遗传病通俗来讲就是基因病。基因出现异常，改造基因自然是治疗遗传病的根本手段。1989 年，美国国立卫生研究院（National Insititutes of Health，NIH）进行了世界上第一个获得授权的基因治疗研究。在这项标志性的研究中，肿瘤浸润的淋巴细胞被收集起来，用逆转录病毒进行遗传标记用于检查这些细胞的"肿瘤归巢"能力。这一研究为证明"遗传改变的人类细胞回输入患者体内后并不会对人体造成伤害"提供了第一个直接证据。

截至 2021 年 8 月，全世界一共进行了 387 363 项基因治疗的临床研究，但拿到新药证书的却只有 7 个，其中有 2 个诞生在中国。遗憾的是虽然中国在全世界最先批准了 2 个肿瘤基因治疗药物，但临床疗效有限，影响了它们的推广使用。

近年来，国内外对基因治疗的兴趣与信心大增，这与技术的进步和基因治疗产品获批数量的增加有关。学术界也获得了越来越多的行业资助，进一步拓展了基因治疗药物的研发途径。中国基因治疗项目进入临床试验的现已达到 191 项，占全世界所有基因治疗的 6.5%，与美国的 1 796 项进入临床试验的基因治疗相比，差距还非常显著。

七、罕见病研究

罕见病（rare diseases）近年来越来越受到国家重视。2010 年 5 月，中华医学会医学遗传学分会在上海组织召开了中国罕见病定义专家研讨会，对中国的罕见病定义达成以下共识：将患病率低于五十万分之一，或新生儿发病率低于万分之一的疾病定义为罕见病。尽管这个定义并没有得到官方的正式认可，而且一些罕见病研究领域的专家也有不同的意见，但毕竟给出了中国罕见病可以参考的数值。

罕见病种类繁多，但也有一些共同的特征，主要包括以下几个方面：① 80% 为遗传病，其中单基因遗传病占大多数；其他非遗传性罕见病则由细菌或病毒感染、过敏、不良环境和退行性病变等因素所致；② 75% 左右的罕见病在儿童时期发病；③ 30% 的罕见病患儿通常在 5 岁之前死亡；④病情通常比较严重甚至非常严重，呈慢性进展，常有退行性病变，且多是致死性疾病；⑤罕见病患者的生活质量很差，常常不能自理；⑥从症状开始出现到确诊常常花费很多时间，因此影响了患者的及时治疗，误诊也比较常见；⑦大多数罕见病无药可医，仅有部分罕见病的症状可以通过治疗得以改善，患者寿命得以延长。

2018 年 5 月，国家卫生健康委员会、科技部、工业和信息化部、国家药品监督管理局、国家中医药管理局等五部门联合发布了文件《第一批罕见病》，共包括 121 种疾病，我国约有 300 万名患者。截至 2018 年 12 月，121 种罕见病中有 74 种罕见病在美国、欧盟或日本有相应的药品上市，涉及 162 种治疗药品，其中 83 种（51%）已在中国上市，可治疗 53 种罕见病。但在中国明确以罕见病适应证注册的药品仅有 55 种，涉及 31 种罕见病，其中仅有 29 种药品被纳入国家基本医疗保险、工伤保险和生育保险药品目录，涉及 18 种罕见病。

中国罕见病药物（孤儿药）开发与欧美日等国家有显著差距。不过，中国罕见病治疗药品研发已引起相关企业重视，国家政策对罕见病药物研发的扶持政策也逐步强化。国家食品药品监督管理局药品审评中心（CDE）对于孤儿药的优先审批政策，让企业更有动力开发孤儿药。

总而言之，国内外对于遗传病的研究与防治已经进入一个新的阶段。期待在这个朝气蓬勃的领域，能够看到更多来自中国的研究成果！

（马 端 黄 雷）

参 考 文 献

[1] Robert N, Roderick R M, Huntington F W. Thompson & Thompson Genetics in Medicine. 8th ed. Amsterdam: Elsevier Inc, 2016.

[2] 何思, 王华, 周玉春, 等. 40 例世界首报外周血染色体异常核型的遗传学分析. 中国优生与遗传杂志, 2016（11）: 41-42.

[3] Liu B, Filippi S, Roy A, et al. Stem and Progenitor Cell Dysfunction in Human Trisomies. EMBO Rep, 2015, 16（1）: 44-62.

[4] Antonarakis S. Down Syndrome and the Complexity of Genome Dosage Imbalance. Nat Rev Genet, 2017, 18（3）: 147-163.

[5] Sethupathy P, Borel C, Gagnebin M, et al. Human microRNA-155 on chromosome 21 differentially interacts with its polymorphic target in the AGTR1 3′ untranslated region: a mechanism for functional single-nucleotide polymorphisms related to phenotypes. Am J Hum Genet, 2007, 81: 405-413.

[6] Kilpinen H, Waszak S M, Gschwind A R, et al. Coordinated effects of sequence variation on DNA binding, chromatin structure, and transcription. Science, 2013, 342: 744-747.

[7] Waszak S M, Delaneau O, Gschwind A R, et al. Population variation and genetic control of modular chromatin architecture in humans. Cell, 2015（162）: 1039-1050.

[8] Izzo A, Mollo N, Nitti M, et al. Mitochondrial dysfunction in down syndrome: molecular mechanisms and therapeutic targets. Mol Med, 2018, 24（1）: 2.

[9] Zepeda-Mendoza C J, Morton C C. The Iceberg under Water: Unexplored Complexity of Chromoanagenesis in Congenital Disorders. Am J Hum Genet, 2019, 104（4）: 565-577.

[10] Spielmann M, Lupiáñez D G, Mundlos S. Structural variation in the 3D genome. Nat Rev Genet, 2018, 19(7): 453-467.

[11] Goriely A, Wilkie A O M. Paternal age effect mutations and selfish spermatogonial selection: causes and consequences for human disease. Am J Hum Genet, 2012, 90(2): 175-200.

[12] 曾溢滔. 遗传病分子基础与基因诊断. 上海: 上海科学技术出版社, 2017.

[13] 贺林, 马端, 段涛. 临床遗传学. 上海: 上海科技出版社, 2013.

[14] 马端, 周文浩, 黄国英. 罕见病并不罕见. 中国循证儿科杂志, 2011, 6(2): 83-86.

[15] 马端, 李定国, 张学, 等. 中国罕见病防治的机遇与挑战. 中国循证儿科杂志, 2011, 6(2): 81-82.

[16] 何淼, 边专. 唇腭裂的分子遗传学研究进展. 口腔生物医学, 2017, 8(1): 32-35.

[17] 程忠委, 宋庆高. Sp 基因与 Wnt 基因对胚胎发育异常及唇腭裂的影响. 口腔疾病防治, 2019, 27(6): 396-399.

[18] Vijayan V, Ummer R, Weber R, et al. Association of Wnt pathway genes with nonsyndromic cleft lip with or without cleft palate. Cleft Palate Craniofac J, 2018, 55(3): 335-341.

[19] Zaidi S, Brueckner M. Genetics and Genomics of Congenital Heart Disease. Circ Res, 2017, 120(6): 923-940.

[20] Calcagni G, Unolt M, Digilio M C, et al. Congenital heart disease and genetic syndromes: new insights into molecular mechanisms. Expert Rev Mol Diagn, 2017, 17(9): 861-870.

[21] Molloy A M, Pangilinan F, Brody L C. Genetic Risk Factors for Folate-Responsive Neural Tube Defects. Annu Rev Nutr, 2017, 37: 269-291.

[22] Koninckx P, Ussia A, Adamyan L, et al. Pathogenesis of endometriosis: the genetic/epigenetic theory. Fertil Steril, 2019, 111(2): 327-340.

[23] Rivandi M, Martens J W M, Hollestelle A, et al. Elucidating the Underlying Functional Mechanisms of Breast Cancer Susceptibility Through Post-GWAS Analyses. Front Genet, 2018(9): 280.

[24] Zohn I. Hsp90 and complex birth defects: A plausible mechanism for the interaction of genes and environment. Neurosci Lett, 2020(716): 134680.

[25] Bullich C, Keshavarzian A, Garssen J, et al. Gut Vibes in Parkinson's Disease: The Microbiota-Gut-Brain Axis. Mov Disord Clin Pract, 2019, 6(8): 639-651.

[26] Chen Z, Li S, Subramaniam S, et al. Epigenetic Regulation: A New Frontier for Biomedical Engineers. Annu Rev Biomed Eng, 2017(19): 195-219.

[27] Cavalli G, Heard E. Advances in epigenetics link genetics to the environment and disease. Nature. 2019, 571(7766): 489-499.

[28] Monk D, Mackay D J G, Eggermann T, et al. Genomic imprinting disorders: lessons on how genome, epigenome and environment interact. Nat Rev Genet, 2019, 20(4): 235-248.

[29] Wan Y C E, Liu J, Chan K M. Histone H3 mutations in cancer. Curr Pharmacol Rep, 2018(4): 292-300.

[30] Beermann J, Piccoli M-T, Viereck J, et al. Non-coding RNAs in Development and Disease: Background, Mechanisms, and Therapeutic Approaches. Physiol Rev, 2016(96): 1297-1325.

第九章　衰老与疾病

第一节　概　述

一、衰老是一个正常生理现象

生活中的同龄成年人，有的看起来生龙活虎，有的看起来却老态龙钟，这说明不同个体表现出不同的生理状态和衰老程度。衰老（senescence）是指生理性的衰老，即个体在经历充分成长后，随时间推移表现出来的各种退行性变化的综合。细胞是生命活动的基本单位，机体的衰老可以追溯到细胞衰老，即细胞生理功能的减退和紊乱。导致细胞衰老的主要原因之一是细胞内部受损生物大分子的积累，如蛋白质、核酸和脂类的结构变化和功能的丧失。衰老的细胞经常表现出一些共同特征，蛋白质和核酸合成效率下降，细胞增殖能力减弱；细胞膨胀，细胞核体积增大或出现多核现象，溶酶体、液泡、线粒体数目和体积的增大；细胞骨架组成成分发生变化，细胞迁移力下降。其中溶酶体膨大和数目的增多会导致内含的 β-半乳糖苷酶活性显著性上升，成为一个直观、通用的衰老细胞检测指标。此外，衰老的细胞会出现分泌功能增强的现象，称为衰老相关分泌表型（senescence-associated secretory phenotype, SASP），其分泌的多种细胞因子如趋化因子、炎症因子、蛋白酶和不可溶蛋白等，会影响内环境的结构与功能，导致机体慢性炎症和疾病的发生。

任何组织和器官都存在细胞衰老的现象，这些衰老的细胞通过衰老相关分泌表型诱导免疫系统加以清除；同时刺激健康细胞的增殖，填补清除衰老细胞后留下的空隙，保证组织和器官的正常生理功能。当衰老细胞自我清除能力降低或免疫系统对其清除不彻底，新生细胞再生修复能力下降时，组织和器官将进入衰老的过程，对损伤因素易感性增强、应激反应能力减弱。动物的很多组织都包含有一定数量的干细胞库；干细胞具有自我更新和复制的能力，能源源不断产生大量分化细胞，保障组织和器官除旧布新的平衡；然而在很多应激状态下，衰老的组织呈现出健康新生细胞的不足，说明相应的干细胞出现了衰退。

机体的衰老是各个组织器官衰老的综合表现，而各个部位的衰老过程可能不同步。生活中，我们看到的衰老表现有头发花白脱落、皮肤松弛褶皱、眼花耳聋、心功能障碍和记忆力衰退等，都是衰老造成相应器官组织损害的结果。此外，机体衰老也会带来心理衰老，表现出情绪低落、性格孤僻和敏感多疑等心理变化。总之，机体的衰老是以细胞衰老为基础，以组织器官功能衰退为表现的正常生理现象。

二、衰老研究的意义和目标

从生物医学角度上看，衰老本身是一系列生理和病理变化的综合。机体衰老提高了患病的危险，一旦患上老年疾病，出现病理性衰老，又会加剧机体的老化。因此，研究衰老，尤其是衰老引起的组织和器官功能的衰退如何转化为疾病，在医学上有重要的意义。健康和长寿是人类普遍的诉求。不同种类哺乳动物的寿命差别很多，主导这种差异性的因素是遗传因素，但是个体的寿命是不尽相同的，与其生活条件和生活方式有关。另外，人类追求的是健康的长寿，这种长寿是需要建立在一定生活质量的基础上。因此，研究衰老，缓解衰老进程，推迟或避免年龄相关疾病的发生，保证人类的晚年生活的质量，是衰老研究的重要目标。

延缓机体衰老是可能的。得到较多共识的一个做法是坚持有规律的、适度的体力活动，它可以通过提高各个组织器官的血液供应能力，为组织内的细胞带来足够的营养，并带走有害的代谢产物；同时可以增强免疫力，加快免疫细胞在身体内循环和作用；还可以提升细胞储备能力，例如增加线粒体合成 ATP 的能力和细胞清除氧自由基的能力。除了有规律的体力活动，热量限制也有利于延缓机体衰老，这可能与能量代谢和细胞氧化应激等生物学过程的减少有关，详细的机制还有待于深入的研究。此外，保持机体健康的还有一个有效的方法，即用健康细胞取代衰老细胞。存在于组织中的衰老细胞虽然停止了复制和分裂，但很多情况下并不会主动凋亡，也很难及时被免疫系统清除，而是存在着并不停分泌和积累有害物质，损害周围细胞和组织。在动脉粥样硬化、关节炎、阿尔茨海默病患者的相关组织和器官内都存在这样大量的衰老细胞。利用生物医学技术开发药物，靶向清除机体内衰老细胞和分泌物，将有望延缓甚至逆转组织和器官的衰老。

第二节　衰老的机制

自 1983 年在秀丽隐杆线虫（*Caenorhabditis elegans*）中分离出第一批长寿株后，基于对生命和疾病的分子和细胞基础的理解正不断获得扩展。人类一直在探索衰老的原因，并取得了一定的进展。遗传因素可以影响个体寿命，如 TOMM40-ApoE-ApoC1 以及 FOXO3 和 IL-6 与寿命相关；外界环境对个体寿命的影响更大，其中包括生活方式、饮食、接触毒素及滥用药物等都可以对健康、寿命和神经退行性疾病的发展有影响。在分子层面，哺乳动物衰老的标志主要归纳为以下几个方面：基因组不稳定、端粒损耗、表观遗传改变、蛋白质稳态丧失、营养感应失调、线粒体功能障碍、细胞衰老、干细胞衰竭和细胞间通信改变，参见图 9-2-1。

一、基因组不稳定

机体各组织器官衰老的一个共同特点是遗传物质损伤的累积，遗传物质损伤分为核 DNA 损伤和线粒体 DNA 损伤两大类。随着年龄的增长，DNA 的完整性和稳定性不断受到外源性物理因素、化学因素和生物制剂的威胁，以及受到内源性的 DNA 复制错误、水解反应和活性氧威胁。这些外在或内在基因组损伤是高度多样化的，包括点突变、易位、染色体的获得和损失、端粒缩短和基因

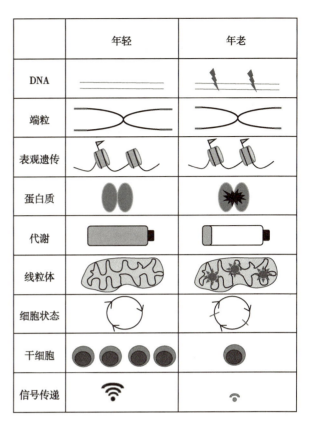

	年轻	年老
DNA		
端粒		
表观遗传		
蛋白质		
代谢		
线粒体		
细胞状态		
干细胞		
信号传递		

图 9-2-1　衰老的机制
自上而下分别代表基因组不稳定、端粒损耗、表观遗传改变、蛋白质稳态丧失、营养感应失调、线粒体功能障碍、细胞周期阻滞、干细胞衰竭和细胞间通信改变

破坏。另外，很多早衰性疾病，如 Werner 综合征和 Bloom 综合征都是由于 DNA 损伤累积造成的。除了这些直接的 DNA 损伤病变，核结构中层粘连蛋白的缺陷也可导致基因组不稳定性并引起过早衰老综合征。为了减少基因组损伤的积累，有机体已进化出来复杂的 DNA 修复机制，可以修复大部分核 DNA 的损伤。为了维持基因组稳定性，机体内还有其他系统，包括维持端粒的适当长度和功能，以及确保线粒体 DNA 完整性等的分子体系。

在老年人和一些衰老模式生物中可见体细胞突变的累积。而其他形式的 DNA 损伤，如染色体非整倍性和拷贝数变异也发现与衰老相关。所有这些类型的 DNA 改变都可能影响一些重要基因以及其转录途径，并导致细胞功能失调，如果不及时通过细胞凋亡消除这些损伤，可能会危害组织和有机体内的稳态。比如，当 DNA 损伤影响干细胞的功能时，会影响组织的更新。研究发现，小鼠和人类的衰老与基因组损伤有关，DNA 修复机制缺陷会导致小鼠衰老加速，也是人类早衰疾病的

原因，如 Werner 综合征、Bloom 综合征、着色性干皮病综合征、硫营养不良、Cockayne 综合征及 Seckel 综合征等。此外，转基因小鼠过度表达有丝分裂检测蛋白 BubR1，可确保染色体的准确分离并增强对非整倍体的保护，并延长健康寿命。这些发现表明强化核 DNA 修复机制可能会延缓衰老。线粒体 DNA 的突变和缺失也可能导致衰老。由于线粒体内是氧化微环境、线粒体 DNA 缺乏组蛋白保护以及线粒体 DNA 修复机制不如核 DNA 修复机制高效，因而线粒体 DNA 认为是衰老相关体细胞突变的主要靶标。第一个关于线粒体 DNA 损伤导致衰老或衰老相关疾病的证据是线粒体 DNA 突变导致人类多系统疾病，而这些疾病的表现与衰老的表型相似。未来的研究有必要确定减少线粒体 DNA 突变是否能够延长寿命。

二、端粒磨损

随着年龄的增长，DNA 的损伤会累积，有一些染色体区域，如位于染色体末端的端粒，特别容易受到影响。复制 DNA 的聚合酶缺乏完全复制线性 DNA 末端的能力，而一种特殊的 DNA 聚合酶端粒酶补偿了这种缺陷。然而，大多数哺乳动物体细胞不表达端粒酶，从而导致染色体末端的端粒保护序列的逐渐丧失。即使在大多数成体干细胞中，端粒酶活性也不足以维持端粒长度，随着增殖，端粒也会逐渐缩短。因此在人和小鼠体内大部分细胞，端粒长度随着年龄增长而缩短。基因突变导致的端粒不稳定性会导致人类衰老相关疾病。在人类中已发现很多与端粒稳定性相关的基因突变，包括编码端粒酶的基因 Terc、Tert、Dkc1、Nop10、Nhp2 和 Wrap53，以及编码端粒结合蛋白的基因 Tinf2、Rtel1、Pot1、Ctc1 和 Tpp1 突变。这些突变会导致组织或者器官特异性疾病的发生，其共同的分子机制就是加速端粒的磨损。在临床患者中，端粒稳定性相关的基因突变导致的疾病包括造血干细胞耗竭导致的免疫功能下降的血液病（如白血病和骨髓增生症）、鳞状细胞皮肤和胃肠癌、胃肠道疾病、肝硬化、神经疾病和先天性角化不良等。患者通常也伴有一些衰老加速的疾病，包括糖尿病、心肌梗死、皮肤色素沉着等。近期有研究显示，提高端粒酶活性可以延缓衰老。在成年野生型小鼠中通过药物激活端粒酶或者病毒注射端粒酶，正常衰老可被延迟；而在端粒酶缺失的早衰小鼠中，当端粒酶被重新激活时，早衰症状可以缓解。

毫无疑问，端粒异常可导致衰老及衰老相关疾病的发生。端粒指标的评估是检测疾病及健康状况强有力的工具。端粒长度的测量只能用于评估端粒的"暴露"程度和发生疾病的风险，其单独一个指标不能用来诊断疾病的发生，因为端粒长度还受很多非遗传因素的影响。但遗传和非遗传因素是如何共同维持端粒长度的？端粒的维持与其他因素是如何调控疾病的发生的？这些问题有待将来进一步的研究。

三、表观遗传改变

表观遗传改变几乎可以影响机体中所有的组织和细胞。表观遗传变化涉及 DNA 甲基化的改变、组蛋白的翻译后修饰和染色质重塑等。体内存在多种酶（如 DNA 甲基转移酶、组蛋白乙酰化酶、脱乙酰酶、甲基化酶和去甲基化酶）、蛋白质复合物以及染色质重塑等分子体系，以确保染色体获得正确的表观遗传修饰。组蛋白 H4K16 乙酰化增加、H4K20 三甲基化增加、H3K4 三甲基化增加、H3K9 甲基化降低以及 H3K27 三甲基化降低均为与年龄相关的表观遗传改变。

在众多的表观遗传变化中，组蛋白甲基化改变是无脊椎动物衰老的重要标志。研究发现，组蛋白甲基化复合物组分的缺失可延长线虫和果蝇的寿命。通过调节靶向组蛋白去甲基化酶，如靶向胰岛素/IGF-1 信号传导途径可以调节线虫寿命。sirtuins 蛋白家族作为 NAD 依赖性蛋白质脱乙酰基酶和 ADP-核糖基转移酶，被看作是抗衰老的明星靶点，在酵母、果蝇和线虫等一系列衰老模型中被广泛研究，其中 Sir2 具有显著延长寿命的特点。首次证明 Sir2 的过度表达可延长寿命是在酿酒酵母模型中，随后在线虫和果蝇两种无脊椎动物模型系统中得以验证。在哺乳动物模型中，一些研究也表明 sirtuins 可以延缓小鼠衰老；而另有研究显示过表达 SIRT1 可改善衰老小鼠的健康状况，但没有延长寿命。SIRT1 调控衰老的机制很复杂，包括提高基因组稳定性和代谢效率。另一个有关 sirtuins 家族影响哺乳动物寿命的研究热点是 SIRT6，Sirt6 的突变小鼠表现出加速衰老的现象，而过表达 Sirt6 的雄性小鼠与比对照组动物相比寿命更长，其血清 IGF-1 水平降低。有趣的是，定位于线粒体内的 SIRT3 可以响应热量限制从而有益于寿命的延长，其作用机制不是组蛋白修饰，而是线粒体蛋白质的脱乙酰化。有研究报道 SIRT3 过表达可以逆转造血干细胞的衰老。因此，在哺乳动物模型中，至少有三个 sirtuins 家族成员 SIRT1、SIRT3 和 SIRT6 有益于健康，这对于未来开发延长人类健康寿命的药物具有重要意义。

四、蛋白稳态改变

衰老和一些衰老相关的疾病都与蛋白质稳态改变有一定关联。许多研究表明蛋白质稳态随着年龄的增长而改变，未折叠蛋白、错误折叠蛋白及蛋白质异常聚集与一些年龄相关疾病的进展有关，如阿尔茨海默病、帕金森病和白内障等。细胞会利用一系列控制机制以保持其蛋白质组的稳定性和功能。蛋白质稳态机制包括蛋白质的正确折叠机制，尤其是热休克蛋白家族，以及通过蛋白酶体或溶酶体的蛋白质降解机制。通过这些控制机制确保蛋白质的正确折叠，并降解错误折叠的多肽，以保证细胞内蛋白质的持续更新。在衰老细胞中，应激诱导的细胞溶质和细胞器特异性伴侣蛋白的合成显著受损。应用动物模型研究发现伴侣蛋白的水平随着年龄增长而降低。如在线虫和果蝇中过度表达分子伴侣可延长寿命。另外，热休克家族缺失小鼠模型有加速衰老的表型，激活热休克转录因子 HSF-1 可增加线虫的寿命和耐热性，淀粉样蛋白结合组分可以维持蛋白质稳态并延长寿命。在哺乳动物细胞中，SIRT1 通过调节 Hsf-1 的去乙酰化可增强热休克基因如 Hsp70 的活性，而 SIRT1 的下调则减弱热休克反应。通过药物诱导热休克蛋白 HSP72 的激活可以增强肌肉功能、延缓肌营养不良的小鼠模型的疾病发展。研究者正在试图设计一些小分子作为分子伴侣，以增强蛋白质的重折叠并改善年龄相关的表型。

机体维持蛋白稳态的另一套机制即蛋白水解系统。体内主要有两种蛋白水解系统，即自噬 - 溶酶体系统和泛素 - 蛋白酶体系统。蛋白水解系统随着年龄增长而衰退，对此领域的很多研究都表现出令人振奋的抗衰老效果。如过表达自噬受体 LAMP2a 的转基因小鼠不会出现与年龄相关的自噬功能下降，而且其肝功能也得到改善。另外，在发现 mTOR 抑制剂雷帕霉素的持续或间歇给药可以增加中年小鼠的寿命之后，研究者对于使用自噬化学诱导剂产生了极大的兴趣。在线虫和果蝇中，雷帕霉素延长寿命的机制是诱导自噬，但是，在哺乳动物中却不是通过自噬发挥作用。亚精胺，另一种自噬诱导剂，也可以通过诱导自噬延长酵母、果蝇和线虫的寿命。通过补充含有亚精胺的多胺营养物也可以达到增加小鼠寿命的效果。膳食补充 ω-6 多不饱和脂肪酸也能通过增强自噬激活性从而延长线虫的寿命。

五、代谢改变

代谢是生物体内维持正常生命活动的化学反应的总称。其中，胰岛素生长因子（insulin like growth factor, IGF）信号代谢途径是进化过程中极其保守的信号途径。胰岛素生长因子调控的下游是转录因子 FOXO 家族和 mTOR 复合物，参与衰老的调控。在线虫、果蝇和小鼠中通过干预胰岛素生长因子信号途径可以延长寿命，这是通过胰岛素生长因子信号途径下游的转录因子 FOXO 介导实现的。另外，在目前研究的单细胞和多细胞生物中发现，包括非人灵长类动物在内，限制饮食可以延长真核生物的寿命或健康。

除了参与葡萄糖调控的胰岛素生长因子信号通路，还有另外三个通路参与营养代谢调控：mTOR、AMPK 和 sirtuins 信号通路。mTOR 激酶包括 mTORC1 和 mTORC2 两种不同的蛋白复合物，几乎参与合成代谢的所有方面。具有低水平 mTORC1 活性的基因修饰小鼠或者缺乏 mTORC1 主要底物 S6K1 但 mTORC2 水平正常的小鼠，均具有较长的寿命，因此 mTORC1/S6K1 被认为是衰老相关的关键调节因子。给予雷帕霉素治疗可以延长小鼠寿命，而雷帕霉素目前是增强哺乳动物寿命的最强的化学干预措施之一。尽管抑制 mTOR 活性在衰老过程中具有明显益处，但它也具有不良副作用，如伤口愈合受损、胰岛素抵抗、白内障和小鼠睾丸变性。因此，需要进一步了解 mTOR 通路所涉及的机制，以确定其益处并避免其破坏作用。此外，AMPK 激活对代谢活动有多种影响，AMPK 激活可关闭 mTORC1 通路。有证据表明二甲双胍通过激活 AMPK 活性可以延长线虫和小鼠的寿命。另外，SIRT1 可以去乙酰化并活化 PPARγ 共激活因子 1α（PGC-1α），PGC-1α 可协调复杂的代谢反应，包括线粒体生成、增强抗氧化应激并改善脂肪酸氧化。总的来说，目前的现有证据支持合成代谢加速衰老，而减少营养信号传递可延长寿命。更重要的是，未来通过药物干预，例如雷帕霉素也许可以延长人类的寿命。

六、线粒体功能失调

线粒体是细胞有氧呼吸的主要场所，是机体的能量工厂。随着细胞和生物体的老化，线粒体呼吸链的功能趋于减弱，导致电子泄漏增加、ATP 的产生减少。衰老的线粒体自由基理论认为，随着年龄增加而导致的线粒体功能障碍，是由于活性氧（reactive oxygen species，ROS）的产生增加，进而导致线粒体进一步恶化和细胞损伤。通过对缺乏 DNA 聚合酶 γ 的小鼠的研究发现，功能失调的线粒体可促进衰老，其机制可能是因为线粒体缺陷导致细胞凋亡、激活炎症小体，还可能是由于线粒体功能障碍直接影响细胞信号传导。线粒体功能下降诱发的细胞衰老的分子机制是多方面的，例如在端粒酶缺陷小鼠中端粒会缩短，端粒磨损的后果是 p53 介导的 PGC-1α 和 PGC-1β 的活性被抑制。在野生型小鼠中也存在这种线粒体衰退，通过提高端粒酶活性可以部分逆转表型。SIRT1 通过调节 PGC-1α 调节线粒体并通过自噬作用去除受损的线粒体。SIRT3 是线粒体脱乙酰酶，可以调控能量代谢中很多的酶，包括调控呼吸链、三羧酸循环、生酮作用和脂肪酸 β- 氧化途径。SIRT3 也可以通过一种线粒体主要的抗氧化剂酶锰超氧化物歧化酶脱乙酰化调控 ROS 产生的速率。SIRT3 可以作为代谢传感器来控制线粒体功能并起到对线粒体的保护作用。总的来说，导致线粒体功能下降的机制包括线粒体 DNA 的突变积累、线粒体 DNA 的缺失、线粒体蛋白的氧化、呼吸链复合物大分子的不稳定、线粒体动力学的改变、缺乏线粒体自噬以及缺乏细胞器特异性的巨自噬等。

给予酮酯或 NAD$^+$ 前体烟酰胺核糖苷可以增强线粒体功能和 SIRT3 活性，这两者都已证明在阿尔茨海默病模型中是有效的。线粒体解耦联剂 2,4- 二硝基苯酚可保护并改善神经元，目前已在阿尔茨海默病和帕金森动物模型中验证有效。K$^+$-ATP 通道开放剂二氮嗪可以有效保护脑卒中、阿尔茨海默病和帕金森动物模型中的神经元。几十年来，二甲双胍已被广泛用于糖尿病治疗，已知的机制包括抑制肝脏内葡萄糖的生成，激活 AMPK 通路、抑制 mTOR 信号，增强正常线粒体的功能以及减轻与年龄相关的炎症等。二甲双胍治疗可以改善阿尔茨海默病和帕金森病动物模型中的神经退化表型。这些研究有力地支持了神经退行性疾病的潜在靶向药物开发。

七、细胞衰老

细胞衰老可以定义为细胞周期的停滞及特定的表型变化。最初，这种现象由 Leonard Hayflick 在人类连续传代培养的成纤维细胞中发现。今天，我们已经知道 Hayflick 观察到的细胞衰老是由端粒缩短引起的，但是，还有其他与衰老相关的因素也可以导致细胞衰老。其中最值得注意的是，非端粒 DNA 损伤和去抑制 INK4/ARF 基因座也随着时间推移而诱导细胞衰老。采用平行的量化实验检测小鼠肝脏的 β- 半乳糖苷酶（细胞衰老标志物）和 DNA 损伤，结果显示年轻小鼠中有约 8% 的衰老细胞而年老的小鼠中约有 17% 的衰老细胞。另外，在皮肤、肺脏和脾脏中获得类似结果，但在心脏、骨骼肌和肾脏中没有观察到相应变化。

由于衰老细胞的数量随着年龄而增加，因此人们普遍认为是衰老细胞的累积导致了衰老。然而，这种观点忽略了衰老的主要目的，机体细胞的衰老是为了防止受损细胞的扩散并通过激活免疫系统触发它们的死亡。因此，细胞衰老可能是一种有益的代偿性反应，有助于清除组织内受损细胞并避免受损细胞的癌变。然而，该细胞检查点的执行需要有效地动员干祖细胞更新。在老化的生物体中，干祖细胞可能被耗尽而不能产生足够的子细胞并且细胞清除速度下降，导致衰老细胞的积累并可能加速衰老。近年来研究发现，衰老细胞的分泌蛋白组显著改变，特别是促炎细胞因子和基质金属蛋白酶水平显著增加，这种现象被称为衰老相关的分泌表型。这些促炎性的分泌蛋白能促进周围细胞的衰老。

除 DNA 损伤外，过量的促有丝分裂信号压力也是衰老有关因素之一。这其中最重要的仍然是最初报道的 $p16^{INK4a}$/Rb 和 $p19^{ARF}$/p53 通路。在分析这些蛋白表达量与年龄的相关性时发现，在几乎所有小鼠和人类组织中 $p16^{INK4a}$ 累积与年龄正相关。最近对超过 300 个全基因组关联研究的分析显示 INK4a/ARF 基因座与年龄相关的病理学改变相关联，其中包括几种类型的心血管疾病、糖尿病、青光眼和阿尔茨海默病。细胞衰老是面对细胞损伤时的一种有益补偿机制，适当提高肿瘤抑制信号途径以清除衰老细胞可能延长小鼠寿命，但是当组织再生能力被耗尽时，细胞衰老不能被有效清除、更新，反而变得有害并加速组织老化。

八、干细胞耗竭

组织再生潜能的下降是最明显的衰老特征之一，几乎在所有成体干细胞中都发现了功能下降的干细胞，包括小鼠前脑、骨骼或肌肉纤维。例如，造血功能随着年龄的增长而下降，导致血细胞的生成减少、适应性免疫细胞的产生减少、贫血和骨髓恶性肿瘤的发病率增加。对老年小鼠的研究结果显示，造血干细胞的细胞周期活性下降，年老的造血干细胞比年轻的造血干细胞细胞分裂次数少，与之伴随的是 DNA 损伤的累积和细胞周期抑制蛋白 $p16^{INK4a}$ 的过量表达。年老的 $INK4a^{-/-}$ 造血干细胞与野生型造血干细胞相比增殖能力更强、细胞周期活性更高。端粒缩短也是导致干细胞在多种组织中耗竭的重要原因。因此，干细胞衰退是多种原因的综合后果。

虽然干细胞和祖细胞的增殖不足不利于器官的长期维持，但干细胞和祖细胞的过度增殖会加速干细胞的耗竭，对机体组织器官也是有害的，因此维持干细胞静止状态对于干细胞功能的维持非常重要。例如，在果蝇肠道干细胞过度增殖导致干细胞耗竭和过早衰老；p21 缺失小鼠中也有类似的表型，其造血干细胞和神经干细胞过早衰竭。最近的研究表明，年老骨骼肌干细胞龛中的 FGF2 信号增强会导致干细胞丧失静止状态，并且最终导致干细胞减少、再生能力下降，如果抑制这种信号传导则可以挽救这些缺陷。关于干细胞功能下降的原因一直存在一个争论，是细胞内在途径导致的细胞耗竭还是细胞外在途径导致的细胞耗竭？大量研究表明两者都很重要。近期越来越多的研究支持后面的观点，如限制饮食会通过细胞外机制增加肠道干细胞和骨骼肌干细胞功能。此外，来自年轻小鼠的因子可以逆转年老小鼠中神经干细胞和骨骼肌干细胞的功能下降。关于药物干预以改善干细胞功能的探索正在进行，特别是雷帕霉素对 mTORC1 的抑制作用，不仅可以通过改善蛋白质稳态和影响能量传感来延缓衰老，也可能通过增强表皮干细胞、造血系统和肠道干细胞活力来改善相应组织器官的功能。

九、细胞间通信改变

除了细胞自身改变之外，衰老还涉及细胞间通信水平的变化。衰老相关的最显著细胞间通信改变就是"炎症"，导致衰老炎症的原因是多方面的，例如组织损伤的累积、免疫系统不能够有效清除病原体和功能失调的宿主细胞、衰老细胞分泌促炎细胞因子、NF-κB 转录因子的激活增强或自噬反应缺陷。这些改变导致 NLRP3 炎性小体活性和其他促炎途径活性增强，最后导致 IL-1β、肿瘤坏死因子和干扰素的产生增加。炎症也参与肥胖和 2 型糖尿病的发展，在动脉粥样硬化发展中也起到关键作用。这些疾病都与人类的衰老相关。最近研究发现年龄相关的炎症能抑制表皮干细胞功能，进一步表明多种不同的原因能促进衰老过程。与衰老性炎症伴随的是适应性免疫系统功能下降，这种免疫衰老可能会加剧个体的衰老表型，因为免疫系统不能及时清除感染因子、感染细胞和恶变细胞。全转录组的研究也强调了炎症与衰老的相关性，NF-κB 通路过度激活是衰老转录组的特征之一，年老小鼠给予 NF-κB 抑制剂可以使组织再生，不仅能逆转衰老皮肤的表型，还可以逆转小鼠的其他器官衰老表型。此外，炎症和应激反应可以激活下丘脑中的 NF-κB 信号通路，并导致神经元产生促性腺激素释放激素（gonadotropin releasing hormone，GnRH）减少。GnRH 的下降可能导致许多与衰老相关的变化，如骨脆性增加、肌肉无力、皮肤萎缩和神经再生减弱，而 GnRH 治疗可以逆转衰老相关的神经再生并减缓小鼠衰老。这些发现提示下丘脑可能通过 NF-κB 和 GnRH 调控系统衰老。

衰老的机制极其复杂，未来的研究仍面临诸多挑战。随着单细胞测序技术的快速发展，可以通过对单个细胞的遗传和表观特征的检测分析，评估个体细胞在衰老中的异质性，有助于推动衰老的研究。通过靶标筛选调控衰老的小分子药物，也许在将来也可以干预人类衰老。

第三节　干细胞衰老

身体内绝大部分器官都具有自我更新能力，因为干细胞可以不断更新从而补充和修复受损的器官。干细胞衰老理论认为，衰老是由于各种类型的干细胞不能够分化细胞以维持组织或器官的功能。对于干细胞的深入探索，可能从深层次上揭示衰老的原因。干细胞（stem cell）是可以分化成其他类型细胞的细胞，并且还可以在自我更新中分裂以产生更多相同类型的干细胞。哺乳动物广泛存在两种类型的干细胞：①胚胎干细胞，其从早期胚胎发育中的胚泡的内细胞团中分离；②成体干细胞，其存在于完全发育的各种组织中。在成体生物中，干细胞和祖细胞充当身体的修复系统，补充成体组织。干细胞具有两大特性：一是具有自我更新能力，在保持未分化状态的同时具有多次细胞分裂的能力；二是具有分化潜能，即有分化为特定细胞类型的能力，参见图9-3-1。从严格的意义上来讲，这要求干细胞具有全能性或多能性，即能够产生任何成熟的细胞类型，但是多能或单能祖细胞有时也被称为干细胞。根据分

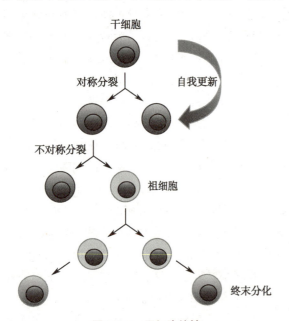

图9-3-1　干细胞特性
干细胞具有自我更新能力及分化潜能

化能力可将干细胞分为①全能干细胞：可以分化成胚胎和胚外细胞类型，这些细胞可以构建一个完整的、有生命活力的生物体，受精卵以及由其前几个分裂产生的细胞都是全能的；②多能干细胞：可分化为多种细胞类型，但仅限于密切相关的细胞家族；③单能干细胞：只能产生一种细胞类型，它们自身具有自我更新的特性，这使它们与非干细胞区别开来。

衰老是人类永恒的话题，衰老的原因已经在前文讨论。遗传物质的损伤和错误积累是干细胞衰老的主要原因。年轻人的干细胞功能远远高于老年人，因此年轻人组织细胞更新能力更强。也就是说，衰老的根本问题不是损害增加，而是干细胞功能下降而无法更新受损的细胞。以下我们将展开讨论造血干细胞衰老、神经干细胞衰老、骨骼肌干细胞衰老。

一、造血干细胞衰老

（一）造血干细胞概念

造血干细胞（hematopoietic stem cell，HSC）是产生其他类型血细胞的干细胞，相关的过程称为造血发生，它是产生所有成熟血细胞的过程。这个过程发生在红骨髓中，位于大多数骨骼的中心。在胚胎发育过程中，红骨髓来自胚胎的中胚层。造血发生必须确保满足巨大的需求量（普通人每天产生超过5 000亿个血细胞），以及需要精确调控血液循环中每种血细胞的数量。在脊椎动物中，绝大多数造血发生在骨髓中，并且依赖于有限数量的造血干细胞。造血干细胞是多能性的并且能够进行自我更新。造血干细胞可产生髓系和淋巴系的血细胞，髓系细胞包括巨核细胞、巨噬细胞、中性粒细胞、嗜碱性粒细胞、嗜酸性粒细胞、树突状细胞和红细胞。淋巴细胞包括T细胞、B细胞和自然杀伤细胞，参见图9-3-2。造血干细胞大部分时间是处于静止的状态，以维持干性及在个体的整个生命周期中长时间存在。在被需要时，它会激活并积极参与宿主的代谢。人们对造血干细胞自我更新的分子机制很感兴趣，因为了解造血干细胞自我更新的能力有助于体外扩增造血干细胞群体并最终用于疾病治疗。少量的造血干细胞可以扩增以产生大量的子代造血干细胞，即少数造血干细胞可以重建造血系统。这种能力可以

用于骨髓移植治疗血液系统疾病。造血干细胞与其他未成熟的血细胞相比具有更强的归巢能力。

（二）造血干细胞衰老的原因

造血干细胞能确保机体维持一定数量的血细胞。但随着年龄的增长，造血干细胞逐渐失去自我更新和再生能力。过去十年中，人类在揭示生物衰老的分子驱动因素方面取得了很大的进展，其中导致衰老的重要因素之一就是干细胞衰竭。干细胞衰竭指的是渐进性的组织特异性干细胞功能性下降。在造血系统中，许多实验结果表明干细胞自我更新能力是有限的，其自我更新的潜力不同于多能胚胎干细胞或多能干细胞。一些实验血液学家已经在小鼠中进行了连续干细胞移植，用于评估这些细胞在骨髓中的增殖潜力。这些研究表明移植的造血干细胞在受体内永远不会恢复到正常水平，也就是说如果干细胞增殖压力增加，如移植少量的干细胞，甚至移植一个造血干细胞或短时间间隔的连续移植，干细胞的自我更新能力都会受到影响。最值得注意的是，通过比较从老年供体小鼠获得的干细胞和年轻小鼠来源的干细胞，在连续移植实验中，从年轻小鼠中分离的干细胞其自我更新能力更强。如果来自寿命短的小鼠干细胞，与来自寿命长的小鼠的干细胞进行比较，后者的干细胞增殖能力更强。在所有年轻与年老的造血干细胞研究中，无一例外，年轻的干细胞在功能上更强。这些年轻的造血干细胞，在单细胞水平可以产生更多的成熟外周血细胞，而且能更好地平衡髓系和淋系细胞的数量。

有充分证据表明在稳态条件下，最原始的造血干细胞是静止的，很少分裂。造血干细胞静止的概念是来自一项研究，该研究表明造血干细胞对细胞周期特异性药物如 5- 氟尿嘧啶不敏感，不易被 5- 溴 -2- 脱氧尿苷所标记。最近一项研究表明，在小鼠的一生中最原始的造血干细胞可能只分裂 4～5 次。造血干细胞具有某种记忆能力，造血干细胞衰老表现出现在第 5 次分裂后。总的来说，大多数增殖责任都依赖于定向祖细胞，在稳态血液中，最原始的干细胞基本上是不活跃的。造血干细胞每分裂一次，干细胞池的潜力就会减弱，伴随的是补偿个体血细胞能力的下降。目前我们对造血干细胞衰老的理解大部分来自小鼠实验模型的研究，而且尚不完全清楚相应的分子机制是否也在人类造血干细胞衰老中起同样作用。近几十年的研究表明，小鼠和人类血细胞的形成机制是非常相似的，也许导致小鼠干细胞衰老的机制也同样在人类中适用。另外，已经证明人类胎儿肝脏、脐带血或成人骨髓来源的造血干细胞中其端粒的长度随培养的时间逐渐缩短，而且细胞增殖潜力也逐渐减弱。此外，年龄依赖的造血干细胞功能受损和淋系细胞减少在人类中也同样存

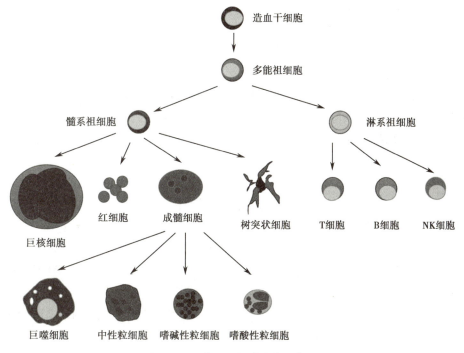

图 9-3-2　造血干细胞分化示意图

在。目前报道有多种分子机制导致造血干细胞功能下降：DNA 损伤、造血干细胞老化、细胞自噬、线粒体活性受损和表观遗传重编程。越来越多的临床研究表明，表观遗传调控参与维持正常干细胞转录活性并参与衰老过程。在老年人造血系统、骨髓增生异常综合征的患者及急性髓性白血病患者中都发现了编码表观遗传酶的基因突变。表观遗传基因包括 *Dnmt3a*, *Ezh2*, *Tet2* 和 *Setdb1* 等。虽然对于 DNA 甲基化酶、DNA 去甲基化酶、H3K27 三甲基化酶和 H3K9 三甲基化酶的研究很多，但它们对造血干细胞的功能尚不完全清楚。

二、神经干细胞衰老

（一）神经干细胞概念

神经干细胞（neural stem cell, NSC）是自我更新的多能细胞，在胚胎发育过程中首先产生放射状神经胶质祖细胞，然后产生动物神经系统的神经元和神经胶质。一些神经祖细胞存在于成年脊椎动物大脑的特定区域中，并且在整个生命过程中持续产生神经元。神经干细胞可以分化为神经元、星形胶质细胞和少突胶质细胞。神经干细胞通过感受来自微环境或干细胞池的外源信号刺激开始分化。受到刺激后，一些神经元从成体脑室下区迁移，室管膜细胞和星形胶质细胞形成胶质细胞管利于神经元迁移。胶质细胞管中的星形胶质细胞不但为细胞的迁移提供支持，并且屏蔽周围细胞释放的电信号和化学信号，神经元形成紧密连接并向指定的细胞损伤部位迁移修复或替换受损的神经元。神经干细胞在成年动物中也具有重要作用，例如能向小鼠的嗅球提供神经元、能增加成年小鼠的学习能力和海马可塑性。

（二）神经干细胞衰老相关疾病

与其他器官一样，在衰老期间大脑的功能逐渐下降，表现为学习记忆力、注意力、反应速度、感官知觉（视觉、听觉、触觉、嗅觉和味觉）下降以及运动协调能力下降。随着年龄的增长，认知表现能力普遍下降，包括执行力、工作记忆和情景记忆。老年人由于认知和听力下降导致他们通常难以理解语速较快的句子，而且他们对语法的理解和复杂语句的理解能力下降。50 岁以后，年龄依赖的大脑功能下降以及其他器官的功能下降速度加快。随着人类进入 60 岁、70 岁、80 岁，他们患

神经退行性疾病的风险越高，其中患阿尔茨海默病和帕金森病是最常见的，老龄化也是脑卒中的主要危险因素。大多数工业化国家正在经历人口老龄化，65 岁以上人口比例快速增加，这个年龄范围被认为是阿尔茨海默病、帕金森病和脑卒中的"危险年龄"。全球范围内，每年约有 1 200 万人患有脑卒中，其中近 300 万人死亡。老化大脑的上述改变使得患阿尔茨海默病、帕金森病和脑卒中的风险增加。新发现揭示了久坐不动的生活方式能够加速大脑老化，而间歇性挑战如运动、禁食和智力挑战游戏等的生活方式可延缓大脑老化。

人体大脑在衰老期间会变小，表现为灰质和白质的减少和脑室的扩大。磁共振成像（MRI）显示年龄相关的灰质减少主要在颞叶和额叶中最为突出。通过分析随着年龄增加的大脑萎缩速度，可以预测某个人是否会发展为认知障碍和痴呆。横断面组织学分析显示大脑萎缩是由于神经元死亡引起的。虽然在衰老过程中脑萎缩率存在个体差异，但有人建议大脑的磁共振成像数据可用于建立个人大脑的"生物钟"。在细胞和分子水平上衰老大脑的标志包括：①线粒体功能障碍；②细胞内氧化损伤的蛋白质、核酸和脂质的积累；③能量代谢失调；④细胞的"废物处理"能力受损，包括自噬溶酶体和蛋白酶体功能下降；⑤ DNA 修复能力受损；⑥异常神经元网络活动；⑦神经元 Ca^{2+} 离子浓度失调；⑧神经干细胞衰竭；⑨炎症。细胞老化和端粒缩短这两个标志主要体现在增生的外周组织，但也可能发生在大脑中某些类型的神经胶质细胞中，这仍有待验证。

1. 阿尔茨海默病 阿尔茨海默病的诊断在于个体表现出与年龄相关的认知功能下降，首先表现为轻微的短期记忆障碍，然后进展为几乎所有认知领域的严重缺陷。阿尔茨海默病的最终诊断是对尸检大脑的组织学检查，以确定类淀粉蛋白质 Aβ 斑块和 Tau 蛋白的水平。Aβ 前体蛋白一直是阿尔茨海默病研究领域的主要焦点，由于 Aβ 前体蛋白或早老素 -1 突变会影响 Aβ 前体蛋白的清除，从而导致 Aβ 斑块的累积从而引起继发性阿尔茨海默病。Aβ 前体蛋白活性被三种酶调控：β- 分泌酶和 γ- 分泌酶在 Aβ 前体蛋白的 N 末端和 C 末端切割以产生类淀粉样蛋白 Aβ，而 α- 分泌酶在 Aβ 序列的中间切割，因此阻止了 Aβ 的

产生。α- 分泌酶切割释放分泌形式的 Aβ 前体蛋白，可激活神经元的信号传导并增强细胞应激能力。阿尔茨海默病的 Tau 突变可引起额颞痴呆，病例表现为大量的神经原纤维缠结。此外，在大约 25% 被诊断可能患有阿尔茨海默病的个体中，类淀粉样蛋白 Aβ 斑块和 Tau 蛋白水平并未达到阿尔茨海默病的阈值，然而，这些个体经常表现出海马体神经元大量丢失以及中等数量 Tau、α- 突触核蛋白和 / 或 TDP43 在神经元内聚集。另外，很多 80 岁和 90 岁的老人都会有轻微认知功能下降，并且在尸检时表现出广泛的 Aβ 斑块积聚，但神经元损失很少。

2. 帕金森病　帕金森病表现为身体姿势不稳定、僵硬、运动迟缓的症状和震颤，原因是纹状体的黑质的多巴胺能神经元的功能障碍和退化。帕金森病患者的多巴胺能神经元通常表现出大量的 α- 突触核蛋白积累在细胞质中，异常的 Tau 蛋白缠结。临床诊断帕金森病是基于运动症状以及非运动症状但伴随自主神经系统和中 α- 突触核蛋白的病理改变。很多证据表明线粒体功能障碍和 α- 突触核蛋白在神经元中的积累是帕金森病主要发病机制。用化学药物（如 MPP^+、百草枯、6- 羟基多巴胺和鱼藤酮）选择性抑制线粒体 ETC 复合体 I 可引起多巴胺能神经元变性，并伴有帕金森病临床相似症状。帕金森病患者脑细胞表现出线粒体复合物 I 活性降低和 DNA 损伤累积。与年龄相关的氧化损伤、神经元 Ca^{2+} 失调、DNA 损伤修复受损、细胞应激反应受损、异常的神经元网络活动和神经炎症等，会增加帕金森病神经元的易感性，影响其线粒体和自噬功能。

人类预期寿命已有所提高，阿尔茨海默病和相关的神经退行性疾病已经成为影响老年人的主要疾病。几乎所有老年人的大脑都表现出与神经退行性变有关的特征变化，这一现象提出了一个问题：这些特征是代表了大脑老化对功能影响较小的方面，还是它们是神经退行性疾病的先兆。神经干细胞的增殖随衰老而下降。目前已采取多种方法来控制这种年龄相关的衰退。由于 FOX 蛋白调节神经干细胞稳态，所以 FOX 蛋白可以通过抑制 WNT 信号转导来保护神经干细胞。虽然人类不能长生不老，但是经过科学家的不懈努力，未来我们至少可以健康、优雅的老去。

三、骨骼肌干细胞衰老

（一）骨骼肌干细胞概念

骨骼肌是一种动态组织，它能够响应生理刺激，如强烈的运动训练或严重的损伤，并且通过细胞再生能够在 2 周内恢复正常的细胞结构。这种再生反应的能力主要归因于一群称为卫星细胞（satellite cell，SC）的单核细胞群，即骨骼肌干细胞（muscle stem cell），它对于骨骼肌的形成和再生是必不可少的。卫星细胞，顾名思义，处于"卫星"位置，即位于肌纤维质膜之外，并被基底层包围。1961 年，Alexander Mauro 利用超微结构技术在青蛙中发现卫星细胞为一种罕见的存在于成年骨骼肌中的细胞群，它们细胞体积较小，呈单核，定位于相邻的较大的多核肌纤维外周位置。使用这些形态学技术可以观察到卫星细胞插入基底层和相邻肌纤维的质膜之间。卫星细胞处于有丝分裂静止状态，仅在肌肉损伤或压力下被激活。激活后，骨骼肌干细胞开始增殖，其子代一部分分化成多细胞核的肌肉纤维，一部分进行自我更新。如果基底层损伤或破坏，卫星细胞被激活并且增殖，但是，这种再生能力并非无限的。卫星细胞群的耗尽是患有先天性肌病如 Duchenne 肌营养不良症患者的病情恶化和死亡的重要因素。

骨骼肌是一种具有高度再生能力的组织。许多损伤模型用来研究骨骼肌再生机制，包括挤压、低温和化学损伤。最可重复的损伤模型是使用化学试剂，包括心脏毒素、黑牙蛇毒素或氯化钡。受伤后，肌纤维立即透明化，空泡化并裂解。形态学分析显示在受伤后 2 小时内中性粒细胞释放营养因子以激活骨骼肌干细胞，并伴随炎症反应，其特征在于淋巴细胞和巨噬细胞开始吞噬坏死的肌纤维。随后，骨骼肌干细胞群被激活，它们重新进入细胞周期并在损伤后 2～3 天时增殖能力最强。增殖期之后进入分化阶段，其中成肌细胞形成小的嗜碱性中央成核肌管，这是骨骼肌再生的标志。成肌细胞融合并最终生长为多核的肌纤维，整个组织结构在 2 周内恢复。肌肉再生的分子机制是极其复杂的。Eric P. Hoffman 实验室分析了心脏毒素诱导的肌肉损伤后干细胞和祖细胞群的转录组。此外，使用微阵列分析了退化 - 再生小鼠模型的细胞周期动力学。这些研究证明了在损伤后 2～6 小时内骨骼肌干细胞中 MyoD 和 Myf6 被诱导激活，Myf5 表达稍有延迟，Myf5 的表达在损伤 5 天内达到峰值。另外细胞外基质因子肌腱蛋白 C 和胸腺素 B4 在调节骨骼肌干细胞池和细胞迁移中也发挥重要作用。

（二）骨骼肌干细胞衰老原因

已经证明老年骨骼肌干细胞的数量和功能都在下降。这是不同因素综合作用的结果，其中包括机械因素、自我更新和再生能力的缺陷，以及细胞凋亡和细胞衰老。此外，老年个体的骨骼肌干细胞有分化为纤维细胞和脂肪形成的趋势，这解释了为什么老年和营养不良小鼠肌肉中的脂肪水平和纤维化组织增加。如今，科学家们正在寻找这些与年龄相关的变化的原因，将来希望干细胞的再生可以逆转这种衰老表型。很多证据表明 DNA 损伤导致干细胞和组织衰老。与身体中的其他细胞一样，干细胞经常暴露于多种 DNA 损伤因素，如紫外线辐射、电离辐射或化学暴露。内源性 ROS 通过氧化修饰 DNA 碱基或通过自发水解核苷导致 DNA 损伤。为了在 DNA 双链断裂之后维持基因组完整性，细胞激活高度有序的修复程序，称为 DNA 损伤应答。衰老状态下，细胞内过高的 ROS 浓度会导致骨骼肌干细胞的自我更新能力受损、异常增殖和恶性变。为了修复 DNA 双链断裂，静止的骨骼肌干细胞通过非同源末端连接（non-homologous end joining，NHEJ）途径修复 DNA 损伤，但这个过程可能会导致突变并引起基因组不稳定。为了维持骨骼肌干细胞的静止状态，骨骼肌干细胞会编码抗氧化酶用于溶解异生素、增加耐药性和消除有害碎片等。另外，在衰老过程中，DNA 甲基化和组蛋白修饰对于维持骨骼肌干细胞功能起着复杂作用。干细胞龛是干细胞的细胞外区域，它形成了干细胞的局部微环境。骨骼肌干细胞收到干细胞龛内其他类型细胞的信号，指导干细胞维持静息状态或者进行分化。因此，干细胞龛内其他类型细胞的老化也可影响干细胞功能。在骨骼肌中，年老的骨骼肌干细胞响应外界刺激而激活的能力下降，因而影响肌肉的再生能力。这些改变与老年骨骼肌干细胞中 FGF2 增加和 FGF 诱导的信号转导的负调节因子 *Spry-1* 下调有关。由于 SPRY1 是骨骼肌干细胞自我更新所必需的，这就可以解释异常的 FGF2/SPRY1 难以维持年老干细胞的静止状态。老年小鼠中 TGF-β 的水平增加，会导致 *Smad* 转录因子激活、内源性 *Notch/Smad3* 失调、骨骼肌干细胞增殖抑制，从而限制老年骨骼肌干细胞的再生能力。抑制 *Notch* 信号转导可以部分逆转老年小鼠的肌肉再生能力。另外，自噬在非分裂干细胞中特别关键，因为这些细胞不能通过有丝分裂清除细胞内有害碎片。年老的骨骼肌干细胞由于溶酶体蛋白水解活性降低导致自噬能力受损。如何减缓或抵抗干细胞功能障碍与衰老？卡路里限制（caloric restriction，CR）似乎是促进整个动物长寿的最有效策略。然而，在特定组织和干细胞中保持卡路里限制益处的详细机制还有待探索。

第四节　端粒与端粒酶

在 20 世纪 60 年代，Hayflick 等人发现正常的体细胞分裂能力有限，经过一定次数的分裂后，群体的增殖速度减慢，细胞出现衰老，这一现象被称为"Hayflick 极限"。目前多数科学家认为决定细胞 Hayflick 极限的是端粒（telomere）。在细胞增殖过程中端粒逐渐缩短，直到 DNA 复制无法继续进行，从而导致细胞增殖过程的停滞，表现出复制性衰老（replicative senescence）。事实上，在细胞衰老过程中，端粒变短和端粒结构异常是清晰可见的现象，通过干预端粒的变化可以延缓或逆转细胞衰老的过程。在正常细胞中，端粒的延长是由端粒酶来实现的。端粒和端粒酶在细胞衰老、癌症发生发展以及干细胞全能性和自我更新能力维持等方面都发挥着重要的作用。基于端粒与端粒酶的重要性，2009 年的诺贝尔生理学或医学奖授予了美国三位科学家 Elizabeth H. Blackburn、Carol W. Greider 和 Jack W. Szostak，表彰他们在端粒与端粒酶领域所做出的贡献。

一、端粒的结构与功能

20 世纪 30 年代，遗传学家 Hermann J. Müller 和 Barbara McClintock 在研究果蝇和玉米的染色体结构时发现，染色体的末端与其他位置有着性质上的不同，存在着某种保护性的结构，可以防止染色体的融合，对染色体的稳定性有着非常重要的作用。Müller 将之命名为"端粒（telomere）"，取义于希腊文的"末端（telos）"和"部分（meros）"。

端粒是由特定的 DNA 序列和蛋白质组成的保护结构。端粒的 DNA 组成是由 Blackburn 等在 1978 年最早报道的，他们发现四膜虫（*Tetrahymena*）的端粒是由一连串简单重复序列 TTGGGG（互补链为 CCCCAA）组成。随后，包括动物、植物和微生物在内的多种生物的端粒序列纷纷被测定出来，结果发现它们与四膜虫的端粒序列非常相似，均由富含 G 和 T 的简单重复序列形成。其中人和脊椎动物的端粒 DNA 序列都是（TTAGGG）n。但也有极少数的例外，例如黑腹果蝇（*Drosophila melanogaster*）和它的一些近亲物种，它们的端粒是由反转录转座子（retrotransposon）组成；或者像摇蚊（*Chironomus*）的端粒，是由较长的复杂重复序列衔接形成。

一般情况下，端粒 DNA 由双链区和一段短的富含 G 的单链 3′ 突出（3′-Overhang）构成。端粒的 3′ 突出具有重要的生物学意义，它不仅是端粒酶延伸端粒的必要条件，也是端粒形成高级结构的重要因素。利用电子显微镜可以观察到人类和小鼠的端粒末端形成一种非常大的双链套索样结构，称为 t-loop，它是由 3′ 突出的单链入侵端粒或亚端粒区的双链 DNA 形成的，起到防止 DNA 外切酶及 DNA 损伤修复机器识别的作用（图 9-4-1）。此外，富含 G 的单链还能形成 G-四联体（G-quadruplex）结构，起到加强保护端粒末端的作用。

哺乳动物的端粒是由几百到几千个 TTAGGG 重复序列和端粒特异的蛋白质复合物 shelterin 组成。端粒 t-loop 高级结构是 3′ 单链伸入双链端粒 DNA 的结果。端粒也包含核小体相关蛋白和许多 shelterin 结合蛋白质（图 9-4-1 中未显示）。

端粒的功能还依赖于它的蛋白质组成成分。哺乳动物端粒结合蛋白是由六个蛋白质组成的

端粒特异性复合物，称为 shelterin 复合物，包括 TRF1、TRF2、RAP1、TIN2、TPP1 和 POT1 六个蛋白质（图 9-4-1）。其中 TRF1 和 TRF2 特异性结合端粒双链 DNA 序列，RAP1 通过和 TRF2 相互作用定位到端粒；TPP1 与 POT1 形成亚复合物，通过 POT1 特异性结合富含 G 的端粒单链序列；TIN2 分别和端粒双链区的 TRF1、TRF2 以及单链区的 TPP1 结合，起到稳定整个 shelterin 复合物的作用。shelterin 各个组分对端粒的结构和功能都起着必不可少的作用。其中，TRF1 帮助端粒 DNA 的复制，负调控端粒酶对端粒的延伸；TRF2 介导 t-loop 的形成，抑制 ATM 的活性，防止端粒末端融合；TPP1/POT1 稳定端粒的单链部位，抑制 ATR 途径的激活，调控端粒酶的招募和端粒酶对端粒的延伸；TIN2 介导 shelterin 复合物的组装，增强复合物各个组分在端粒上的定位；RAP1 负调控端粒酶对端粒的延伸。除了 RAP1，在小鼠的体内对其他五个组分进行基因敲除都会导致胚胎致死，说明了 shelterin 复合物对端粒功能的重要性。除了 shelterin，端粒 DNA 还会结合一些非端粒特异性的蛋白质和蛋白质复合物，例如 Ku70/80、CST（Ctc1-Stn1-Ten1）、MRN（Mre11-Rad50-Nsb1）和 HP1 等。它们在特定的时间被招募到端粒，参与端粒 DNA 的复制、延伸和损伤修复，以及异染色质状态建成等。

端粒作为真核线性染色体末端的保护结构，它的功能包括下面几个方面：首先，真核细胞是以半保留方式进行 DNA 复制，滞后链（lagging-strand）的末端不能完全复制，导致新生子链的变短；而端粒位于染色体的末端，可以通过端粒酶维持一定的长度，解决染色体的末端复制问题。其次，端粒本身可以形成特殊的高级结构，避免末端的降解或者非同源末端连接，起到末端保护

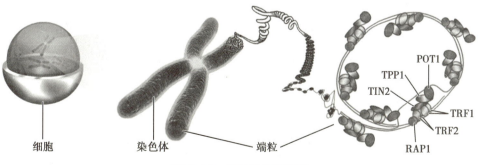

图 9-4-1　端粒结构示意图

作用。最后，细胞的癌变都需要经历一些基因突变，这些突变都是发生在细胞多次复制分裂之后；端粒可以起到有丝分裂计数器的作用，一方面保证细胞有足够多的分裂次数，以维持机体的功能，另一方面又能限定细胞分裂次数，防止癌变细胞的出现。

二、端粒酶的结构和功能

细胞的增殖会导致端粒的缩短，但是有些细胞，如干细胞，在增殖过程中端粒的长度却保持相对稳定，说明细胞内存在某种机制，能够维持端粒的长度。20 世纪 80 年代 Greider 和 Blackburn 从四膜虫的裂解液中分离得到一种具有末端转移酶活性的组分，在体外能够特异性延长端粒的长度，证实了端粒酶的存在。随后他们确定了端粒酶的 RNA 组分，发现其编码区含有 CAACCCCCAA 序列，推测是端粒酶延伸端粒的模板。很快其他物种的端粒酶 RNA 组分也被鉴定出来。但是，直到 1997 年美国 Thomas R. Cech 实验室才在纤毛原生动物、酿酒酵母和人细胞里发现真正的端粒酶催化亚基，从而确定了由 RNA 模板组分端粒酶 RNA（telomerase RNA，TR）和蛋白质催化亚基端粒酶逆转录酶（telomerase reverse transcriptase，

TERT）组成端粒酶核心酶的模型。

端粒酶是一种特殊的核糖核蛋白酶复合物，具有逆转录酶的活性，能够以自身的 RNA 为模板合成端粒 DNA 序列。TERT 和 TR 亚基对端粒酶活性都是缺一不可。TERT 组分在物种之间具有高度的保守性，一般含有四个结构域：氨基末端结构域（TEN domain）、RNA 结合结构域（TRBD domain）、逆转录酶结构域（RT domain）和羧基末端结构域（CTE domain）。其中 TEN 结构域负责 TERT 定位到细胞核并介导 TERT 与 TR 的结合；TRBD 结构域结合 TR；RT 结构域是端粒酶发挥逆转录酶活性的结构域；CTE 结构域的功能还不清楚，可能参与端粒酶的招募。相对于 TERT 蛋白质亚基，不同物种的 TR 差异性较大，但也存在保守的二级结构。脊椎动物端粒酶 TR 亚基包含三个保守的结构元件：Pseudoknot，CR4/5 和 scaRNA。其中 scaRNA 包含 Box H 和 Box ACA 两个茎环结构，上面结合由 Dyskerin、NOP10、NHP2 和 GAR1 四个蛋白质组成的复合物，此复合物对于 TR 的加工成熟以及端粒酶的组装具有重要作用。端粒酶的结构参考图 9-4-2。

细胞内端粒酶的活性是受多层次的调控。TR 亚基在各种组织细胞中广泛表达，而 TERT

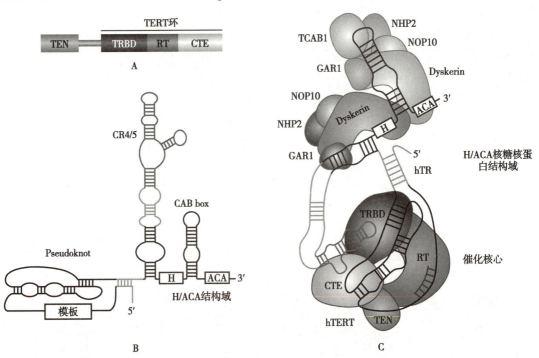

图 9-4-2 端粒酶结构示意图

端粒酶包括核心的催化结构域和 H/ACA 核糖核蛋白结构域，后者对于胞内端粒酶的组装生成和稳定起着必不可少的作用。A. TERT 亚基结构域示意图；B. hTR 亚基结构示意图；C. 端粒酶全酶结构示意图

亚基只在具有端粒酶活性的细胞，如生殖细胞、干细胞和绝大多数的肿瘤细胞中表达。*TERT* 基因启动子含有 *SP1*、*c-Myc*、*E2F-1* 等转录因子的结合位点，转录过程也受表观遗传的调控。另外 TERT 蛋白还存在转录后调控，包括在一些位点的磷酸化和泛素化。在绝大多数人源细胞中，hTR 与端粒酶活性没有平行关系，而 hTERT 的蛋白表达水平则与端粒酶活性呈正相关关系，这说明细胞内源性的端粒酶活性调控机制很大程度上是依赖于对 TERT 蛋白的调控。端粒酶活性的调控还涉及其组装和招募过程。端粒酶的组装发生在细胞周期的 S 期。TR 转录出来后，Dyskerin 和其他相关蛋白结合到其 3′ 末端，调控 TR 的成熟过程。而后由 TCAB1 介导其定位到 Cajalbody。TERT 蛋白合成后进入细胞核，在 Cajalbody 附近与 TR 组装成有活性的端粒酶，然后在端粒蛋白质 TPP1 等的帮助下被招募到端粒发挥功能。端粒酶招募的精确机制目前还不清楚，shelterin 复合物可能起着负反馈的作用。

三、端粒、端粒酶与细胞的命运

（一）端粒的缩短和维护

在不断增殖的细胞中，DNA 末端复制问题是引起端粒缩短的主要因素，如果细胞缺失或者缺少端粒酶活性，损失的端粒 DNA 不能得到有效的补充，端粒就会缩短。不同真核生物细胞，由细胞增殖引起的端粒缩短速度不尽相同。人体细胞每个周期端粒缩短 50～200bp。另外，处于分裂间期的细胞也存在端粒缩短的现象，这主要是由细胞内外能造成 DNA 损伤的因素，如紫外线、氧自由基等引起的；DNA 损伤部位如果发生在端粒区，损伤修复完成后，可能会造成端粒的急剧缩短。

正常细胞端粒长度的维护依赖于端粒酶的活性。端粒 DNA 复制后经过处理，末端形成 3′ 端单链突出。端粒酶识别富含 TG 的 3′ 端突出，将其与自身 RNA 模板区结合，开始逆转录过程，每次往端粒末端添加一组或几组重复序列，而后脱离端粒 DNA。研究表明，在 S 期的端粒酶，倾向于延伸长度较短的端粒，从而保证细胞内所有的端粒都稳定在一定的长度范围。经端粒酶延伸后的单链 DNA 由 DNA 聚合酶进行相应互补链的合成，从而实现端粒双链 DNA 的延伸。端粒酶并不是维持端粒长度的唯一途径。在一些缺失端粒酶活性的细胞，例如人类的部分肿瘤细胞，端粒酶缺失的小鼠细胞系和酵母细胞，存在一种依赖同源重组过程的端粒维护机制，称之为替代性端粒延伸机制（alternative lengthening of telomeres，ALT）。目前 ALT 相关的同源重组过程还不是很清楚。发生 ALT 的细胞含有大量从染色体分离出来的端粒重复序列 DNA（extrachromosomal telomeric repeat DNA，ECTR），染色体端粒可能通过 3′ 突出入侵 ECTR 序列或者姐妹染色单体的端粒序列，以之为模板进行自身 DNA 链的延伸。

（二）端粒、端粒酶与细胞衰老

在细胞增殖过程中，因端粒缩短而出现复制性衰老，被认为是细胞衰老的一种内在机制。端粒的变短导致自身结构的异常，不能形成保护性结构，被 DNA 损伤修复机制所识别，在端粒部位激活 ATM 或 ATR 途径，出现 DNA 损伤应答（DNA damage response，DDR）。激活的 ATM 或 ATR 磷酸化 CHK2 和 CHK1，对损伤反应进行放大，并通过磷酸化修饰激活 p53。活化的 p53 通过转录调控，促使 p21 的表达，而后者是 CDK（cyclin-dependent kinases）的抑制因子，通过抑制 CDK2/cyclinE 使视网膜母细胞瘤蛋白 pRb 转变至非磷酸化状态。除了 p53-p21 途径外，p16^{INK4a}-pRb 也是 DDR 重要效应通路。p16^{INK4a} 与 cyclin D 竞争结合 CDK4/6，抑制 CDK4/6 磷酸化 pRB，还可以促进磷酸化的 pRB 蛋白的降解，使核内的 pRB 蛋白处于低磷酸化状态或非磷酸化状态（图 9-4-3）。

低磷酸化的 pRB 蛋白与转录因子 E2F 具有较高的亲和力，通过结合抑制 E2F 的转录功能，阻止与细胞周期调控和细胞增殖相关的基因的转录，引起细胞周期停滞，让细胞有充分的时间进行 DNA 损伤修复。短时间的 DDR 反应在 DNA 损伤修复完成后能被解除，p21 与 pRB 被降解和失活，细胞重新进入细胞周期；而长时间的 DDR 反应，将导致 pRB 进一步抑制 E2F，大量的细胞周期调控和细胞增殖相关的基因不能转录，细胞不可逆地退出细胞周期，进入细胞衰老状态，或者细胞凋亡途径（图 9-4-3）。一般认为，DDR 反应诱发细胞衰老的起始依赖于 p53-p21 通路，而衰老的维持则依赖于 p16^{INK4a}-pRb 通路。引起 DDR 反应并不需要所有端粒的变短，少量端粒异常即可

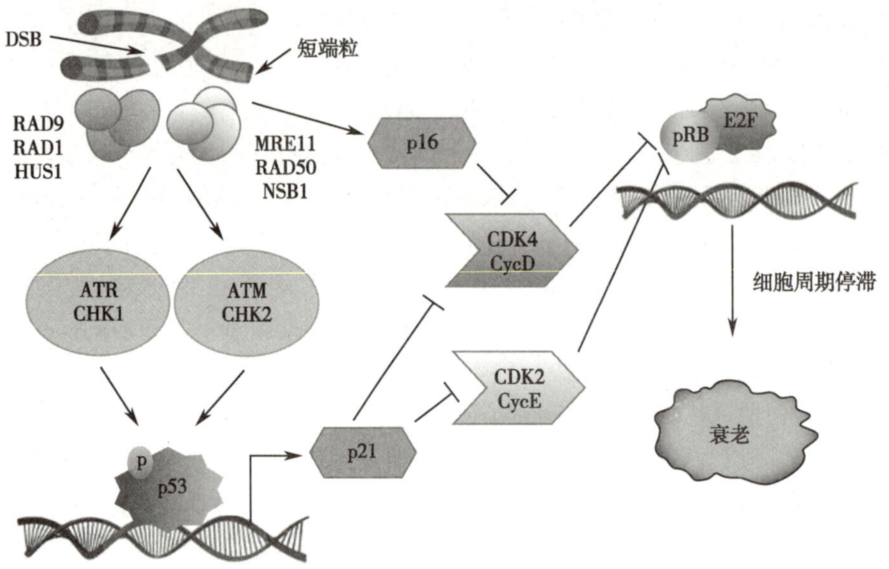

图 9-4-3　端粒缩短或 DNA 损伤引起细胞衰老的分子途径

导致细胞周期的停滞。此外，除了端粒变短外，紫外线照射、电离辐射等因素也会造成 DNA 损伤，诱发 DDR 反应，并可能引起细胞衰老。

端粒 DNA 序列的逐渐变短甚至消失和 DSB 一样，也会引起一系列 DNA 损伤反应，通过 p53-p21 下游效应通路迅速介导细胞周期的停滞，再通过 p16^{INK4a}-pRb 辅助通路，进一步诱发细胞衰老等病理反应。

（三）端粒、端粒酶与干细胞

干细胞参与了机体的构建和组织与器官的更新。干细胞维持自我更新能力需要保持端粒的长度或者减缓端粒的缩短。根据发育阶段干细胞可分为胚胎干细胞和成体干细胞。胚胎干细胞中端粒酶的活性较强，可以较好地维持端粒的长度；成体干细胞随着年龄增加则会出现渐进性的端粒缩短，这是因为成体干细胞的端粒酶活性是被严密调控的，增殖以后的成体干细胞中并没有足够的端粒酶活性，难以维持端粒的长度。体内的干细胞处于一定的微环境，没有表现出活跃的周期；在体外，干细胞可以反复自我更新，表现出更明显的对端粒和端粒酶的依赖性。体外研究表明，诱导和增加端粒酶的活性，对维持干细胞的分化、自我更新和增殖能力以及延长干细胞寿命具有重要意义；相反地，抑制端粒酶的活性或者端粒酶的缺失，都会造成干细胞的提早衰竭。

（四）端粒、端粒酶与癌症

体细胞经过多次的分裂后会停止细胞周期进入衰老或凋亡的过程；然后可能有少量的细胞重新恢复增殖能力，发展成癌细胞。癌细胞的发生和发展至少需要发生两方面的基因突变。其一是导致原癌基因（如 ras、myc、src 等基因家族）激活或者抑癌基因（如 p53、pRb、CDKN2A）失活的突变，这类突变使衰老细胞重新进入细胞周期，恢复增殖能力；但是随着细胞分裂次数的增多，端粒的进一步缩短必然导致细胞周期再次停滞。其二是获得端粒维护能力的突变，包括重新激活端粒酶活性或者激活 ALT 途径的突变；只有在获得端粒维护能力后，癌变的细胞才有可能真正的逃避死亡。相比正常的体细胞，癌变细胞因为增殖活跃，更需要端粒的维护机制，因此通过抑制端粒酶的活性，或者干扰端粒的复制来阻止癌细胞的生长是人类研究癌症治疗的一个重要策略。

第五节　端粒性衰老相关疾病

端粒诱发的机体衰老包括后天的自然衰老和先天性过早衰老。随着年龄增长，衰老机体在应激和损伤状态下，保持和恢复体内稳态的能力下降，因此罹患心血管疾病、恶性肿瘤、糖尿病、自身免疫病和老年性痴呆等的概率增大。端粒的长度随着人年龄的增加而逐渐缩短，被认为是人生物学年龄的标志物，是老年相关疾病的风险因子。流行病学研究结果显示人白细胞端粒长度（leukocyte telomere length，LTL）与死亡率之间存在关联；有数据表明 LTL 与心血管疾病、阿尔茨海默病和动脉粥样硬化等疾病密切相关；绝大多数癌症组织的端粒长度比其癌旁的短，并且癌细胞端粒越短，其病理分期越晚，病程进展越快，生存期越短。除了自然衰老，人类机体还会因为遗传缺陷发生过早衰老，其分子机制主要是与端粒长度调控和结构维持相关的基因发生了突变有关，这些突变导致端粒缩短加速，端粒的保护性结构被破坏，机体细胞提前出现衰老症状。由此诱发的疾病属于先天性遗传疾病，被统称为端粒病，可以分为原发性端粒病和继发性端粒病两种。原发性端粒病的主要特征是参与端粒维持的核心基因缺陷，继发性端粒病也是由编码某些蛋白质的基因发生突变引起的，但这类蛋白质的主要作用通常是参与 DNA 修复，而不是端粒维持。

一、原发性端粒病

原发性端粒病也被称为端粒维持受损综合征，它们的主要分子机制是维持端粒结构和长度的核心基因发生了突变，因此所导致的疾病相互之间存在大量重叠的症状。原发性端粒病不仅临床症状很广泛，而且发病的年龄也高度可变，每个患者通常具有不完全的临床表型，甚至具有相同突变的同一家族中的个体具有不同的临床表型。目前，人们对这类疾病组织衰竭的异质性的原因知之甚少，但端粒维持能力受损存在于所有端粒病中，常见的有先天性角化不良症、Hoyeraal-Hreidarsson 综合征、Coats Plus 综合征、Revesz 综合征、特发性肺纤维化、家族性肝硬化和成人散发性障碍贫血等。

（一）先天性角化不良症（dyskeratosis congenita, DKC）

1906 年 Zinsser 发现了一种遗传性皮肤病，这是关于先天性角化不良的最早记录，因此又称为 Zinsser-Engman-Cole 综合征。DKC 属于早衰症，不正常的皮肤色素沉淀和指甲变态通常在 10 岁以下儿童中出现，20 岁左右出现骨髓衰竭症状，然而，患者的发病年龄和疾病严重程度之间也有相当大的差异，即使在同一家庭中不同患者也是如此。DKC 是最典型的端粒病，所有 DKC 患者的端粒都异常短，因此检测疑似患者的端粒长度和相关基因的突变将有助于疾病的最终确诊。

DKC 是一种罕见的多系统隐性遗传学综合征，现已发现 8 种基因（DKC1，TERC，TERT，NOP10，NHP2，TINF2，C16orf57 和 TCAB1）的多个突变能诱发 DKC，其中 7 种基因与端粒长度和结构维持相关，其突变导致 DKC 患者的端粒酶活性水平降低或缺失，端粒结构维持出现异常，端粒加速缩短。大约 60% 的 DKC 患者是由 DKC1 突变造成的，DKC1 基因位于 X 染色体上，DKC1 突变导致的 DKC 为隐性遗传，因此，DKC 患者以男性为主，约占 75%。目前没有 DKC 的直接治疗方法，只有针对并发症的间接治疗方法，预防或者控制患者临床症状的发展。DKC 患者基本上是死于并发症，致命的主要原因包括骨髓衰竭（60%～70%）、肺病（10%～15%）和癌症（约10%），所以做好其他易发并发症的组织器官的年检，监测相关并发症的发生，对维护患者机体健康和寿命至关重要。输血可能有助于间歇性地缓解骨髓衰竭，在病情严重时可进行干细胞移植治疗，但治疗效果远低于其他骨髓衰竭患者。增加细胞端粒酶活性能恢复细胞端粒长度，改善或者逆转患者组织细胞的衰老，因此在未来，可能会出现靶向端粒酶的治疗 DKC 的新方法。

（二）Hoyeraal-Hreidarsson 综合征

Hoyeraal 等人在 1970 年报道了首个病例，Hreidarsson 在 1988 年报道了相似的病例，因此该病被命名为 Hoyeraal-Hreidarsson 综合征（HHS）。HHS 多从儿童时期开始发病，早期的临床特征为产前发育迟缓、小头畸形、小脑发育不良、再生障碍性贫血和免疫缺陷等。目前报道的突变后能诱发 HHS 的基因包括 DKC1、TINF2、TERT、ACD 和 RTEL1 等，所有这些基因都与端粒功能的维持相关，患者白细胞的端粒严重缩短。绝大多数 HHS 患者具有 DKC1 基因突变，所以发病人群以男性为主。HHS 的发病率非常低，迄今为止临床报道的病例非常稀少，大约为 50 例，所以目前还没有建立临床诊断标准。利用影像学方法检测小脑发育不全 / 萎缩、脑干小、胼胝体薄、脑钙化等临床表型是 HHS 临床诊断的重要方法，另外，HHS 的确诊需要用分子遗传学检测相关基因的突变情况，尤其是 X 染色体上 DKC 突变。HHS 与 DKC 患者的主要死亡原因类似，治疗方法也类似，也是针对临床表型，控制疾病的发展为主。

（三）特发性肺纤维化（idiopathic pulmonary fibrosis，IPF）

IPF 是成年期端粒病最常见的临床并发症，是一种以肺功能进行性、不可逆下降为特征的慢性瘢痕性肺疾病，其典型症状包括逐渐出现呼吸急促和干咳，可能是医学上最具破坏性的特发性疾病，发病率约为万分之一，多见于男性。虽然 IPF 病程进展缓慢，但患者平均生存期仅为 3 年。IPF 的原因不明，其最著名的特征是"特发性"或未知的病因，危险因素包括吸烟、某些病毒感染和家族病史。对家族性 IPF 的研究证实，IPF 至少在一个相当大的亚群中是一种端粒维持的疾病，在 8%～15% 的家族性病例中，hTERT 和 hTR 的突变是肺纤维化的潜在遗传危险因素。即使没有检测到端粒酶的突变，IPF 患者的端粒也很短。IPF 的治疗是支持性的，目前还没有改变其自然史的治疗方法，在符合条件的患者中，可以考虑移植，但受者的平均存活期只有 5 年。IPF 是一种年龄相关性疾病，患病率随年龄的增长而呈指数增加。端粒生物学功能和肺纤维化之间的密切关系为更深入地了解这种毁灭性的常见肺部疾病开辟了新的可能性。随着我国和其他发达国家的老龄化日益严重，因此迫切需要了解 IPF 的发病机制并制定干预措施来减轻或逆转肺纤维化。

二、继发性端粒病

虽然继发性端粒病相关基因的主要功能不是维持端粒的结构和长度，但是这些基因所编码的蛋白质常常能与端粒蛋白质复合体相互作用，间接地参与端粒的维持，其突变后能够增加端粒的不稳定性，导致端粒畸变和 / 或丢失随机性地逐渐增加。由于大多数正常的人类细胞不表达端粒酶，继发性端粒病患者的端粒 DNA 损伤不能得到有效地修复，导致过早的端粒磨损，患者的细胞会过早衰老。当然，继发性端粒病患者端粒缩短的速度和程度明显低于原发性端粒病患者，并且不像后者那样是全部端粒均呈现缩短，前者的端粒缩短仅随机地出现在部分染色单体上。端粒缩短诱发的细胞衰老主要与细胞内最短端粒长度有关，有证据表明，人类成纤维细胞中只需要 5 个或更少的端粒出现功能失调就能诱发细胞衰老，因此，继发性端粒病虽然仅有部分染色单体的端粒缩短，也能诱发细胞发生过早衰老。

（一）共济失调毛细血管扩张

共济失调毛细血管扩张（ataxia telangiectasia，A-T）是一种常染色体隐性神经退行性疾病，是由毛细血管扩张性共济失调突变（A-T mutated，ATM）激酶基因的突变引起的，它的主要标志是小脑性共济失调，眼睑毛细血管扩张，以及一些类似 DKC 症状的表型，如皮肤和头发的过早老化、免疫缺陷，以及患间质性肺疾病、淋巴瘤和白血病的风险增加等。ATM 激酶具有激活细胞周期检查点的作用，以防止受损 DNA 在修复前进行复制，有助于损伤细胞的修复或者清除。*ATM* 激酶基因突变后失去这个保护功能，受损的 DNA 也能够进行自我复制，加速端粒缩短和基因组的不稳定性。ATM 激酶信号对于端粒酶的高效募集到端粒和端粒的延伸是必需的，失去这个功能的 ATM 突变加速了 A-T 患者的端粒缩短。患者端粒功能缺陷又进一步促进了自身的病理进程，特别是使患者并发免疫缺陷和癌症的概率大大增加。欧洲免疫缺陷学会确立的 A-T 诊断标准为在共济失调的基础上，至少还有以下症状的两种：眼睑毛细血管扩张症、甲胎蛋白升高、淋巴细胞 A-T 染色体组型和磁共振成像上的发育不全。目前，A-T 的主要治疗是支持性的，没有治疗可以改变 A-T 的病程。美国 FDA 批准金刚烷胺用于治疗儿童 A-T 的临床试验，并取得了初步的效果，部分患者的共济失调、不自主运动和动作迟缓都有较好的改善。通过基因治疗解决患者 ATM 或者相关其他蛋白质的分子功能缺陷，以及通过干细胞移植替换患者体内功能受损的细胞将是未来的重要研究方向。大多数 A-T 是由 ATM 蛋白质的不稳定性截短体突变所导致的，体外研究提示，利用基因治疗的方式，恢复细胞内 ATM 全长蛋白质的表达，有望治疗约 15% 的这类患者。

（二）早年衰老综合征

早年衰老综合征（Hutchinson Gilford progeria syndrome，HGPS）简称早衰症，它是 Hutchinson 在 1886 首次报道，Gilford 在 1904 对病症进行了详细描述，为此他对患者进行了长达 17 年的临床跟踪，并命名此类疾病为"Progeria"，"Pro"的意思是"前"，"Geras"是一个古希腊语，意思是"老年"。HGPS 的发病率非常低，大约为四百万分之一。患者在出生时表现正常，但很快就表现出生长缺陷和皮肤和头发的过早老化，还表现为儿童时期开始的骨质疏松、动脉粥样硬化、关节活动丧失、严重的脂肪营养不良、硬皮病和皮肤色素沉积等，通常死于脑卒中或冠心病，平均寿命 13 岁。HGPS 患者的典型临床特征包括鸟型头、身材矮小、关节突出、体脂低和梨状胸等，常用临床检测指标有玻尿酸、血脂和 X 光等，早老症研究基金会制定了一套"Diagnostic Testing Program"，用来对特定基因进行突变检测。HGPS 的病因尚不明确，但研究发现超过 90% 的 HGPS 病例带有 LMNA 基因突变，结果造成 mRNA 的剪切出现问题，所编码的蛋白质为少了五十个氨基酸的 Lamin A 截短体。Lamin A 是细胞核骨架蛋白质，因此早衰症患者细胞的核膜有一半出现畸形。Lamin A 还能与端粒蛋白质复合体组分 TRF2 相互作用，Lamin A 截断突变体失去这个功能，破坏了端粒的动态平衡和稳定性，HGPS 患者细胞的端粒也显著缩短，可能使其过早进入衰老期。HGPS 发生的分子和细胞生物学机制不清楚，没有可靠的诊断和治疗靶点，其疗法目前没有一项被证实是有效的，大部分的治疗集中在减少并发症。2007 年，美国 FDA 批准了一种口服法尼基转移酶抑制剂 Lonafarnib 进入临床试验用于治疗 HGPS，该药物通过抑制 Lamin A 的异戊二烯化，降低 Lamin A 在细胞核中的积累，进而逆转细胞的显著核结构异常。前期的临床试验表明 Lonafarnib 能够增加患者的体重，并对其他症状也有改善作用，降低患者的死亡风险。

（三）Werner 综合征

Werner 综合征（Werner syndrome，WS）是一种罕见的常染色体隐性遗传病，临床表现为加速衰老，属于一种早衰症，衰老开始于青春期晚期或成年早期，因此又称为成人早衰症。WS 最初是由德国医科学生 Otto Werner 在 1904 年描述的，Werner 报告说，他们家有 4 个兄弟姐妹，年龄在 31～40 岁，都患有"与硬皮病有关的白内障"，身材矮小，头发过早花白。WS 的患病率约为十万分之一，患者通常在进入青春期之前正常发育，第一个迹象常常是缺乏生长突增和身材相对矮小。20 岁后患者开始出现衰老的症状，包括皮肤萎缩、皮下脂肪减少、头发变白和脱落。患者到中年时会伴随着出现一系列常见的年龄相关疾病，

包括 2 型糖尿病、双侧白内障、性腺功能减退、骨质疏松、动脉粥样硬化和恶性肿瘤等。最常见的死因是癌症和心肌梗死，近期统计的 WS 患者平均寿命为 54 岁，这比以前的统计结果有明显增长，可能是由于医疗保健改善的原因。典型的 WS 是由 WRN 基因功能缺失突变引起的，70 多种 WRN 突变已确定与疾病的发生相关，几乎所有突变导致产生 WRN 蛋白质截断体，失去了 C 端核定位信号，蛋白质稳定性下降，因此，患者基本上缺乏 WRN 蛋白质。WRN 能与多种 DNA 互作蛋白相互作用参与 DNA 修复、复制、转录和端粒维持等多种 DNA 交换过程，起到了维持基因组稳定性的功能。同时，端粒 TTAGGG 串联重复序列可以形成 G4 四联体结构，这是 WRN 蛋白质解旋酶活性的首选底物。在缺乏 WRN 蛋白质的情况下，端粒 G 链（后滞链）复制受阻，加速了端粒的复制性丢失，导致患者细胞过早衰老。

目前还没有治愈 WS 的方法，临床治疗的重点是治疗 WS 的临床症状、预防继发性并发症和筛查常见的获得性疾病。WS 患者并发症的治疗与一般人群相似，但肿瘤除外，因为 WS 患者对 DNA 损伤类化疗药物的敏感性不同于一般人群。研究者在探索一些新的治疗 WS 方法，期望能更直接地影响 WS 疾病的进展。例如 mTOR 抑制剂，mTOR 通路是衰老和与年龄相关疾病的关键调节因子；p38 丝裂原活化蛋白质激酶的选择性抑制剂也被研究作为 WS 和其他基因组不稳定综合征的潜在干预药物，但是这两种抑制剂都还没有在 WS 患者中进行测试。研究发现 WS 和对照成纤维细胞的基因表达谱比较显示出许多差异，其中大多数被认为与细胞衰老有关，而它们的诱导多能干细胞的基因表达谱则无明显差异。因此对 WS 细胞进行重编程，有望恢复细胞核型的稳定性，逆转 WS 患者衰老细胞的表型，人诱导多能干细胞的临床转化应用为 WS 的疾病建模和治疗提供了一种新的方向。

三、自然衰老相关疾病——老年病

（一）心血管疾病

心血管疾病（cardiovascular disease，CVD）是死亡率最高的疾病，是最常见的与年龄相关的疾病之一。随着年龄增长，人体细胞，尤其是白

细胞的端粒逐渐缩短，同时，患 CVD 的概率逐渐升高，LTL 与 CVD 的病程进展和疾病的严重程度有关，能在一定程度上预测 CVD 的死亡率。流行病学和临床统计学研究证实了端粒长度与 CVD 的相关性，认为端粒的磨损是多种心血管疾病的风险因子，包括冠状动脉疾病、心肌梗死、心衰和脑卒中等。CVD 患者中的细胞端粒长度，尤其是 LTL 显著低于健康人群，反之，LTL 短的人群患 CVD 的比例大大升高（20%～50%）。然而，由于 LTL 与 CVD 关系的研究多是"横断面"设计，不是案例研究和纵向研究，并且大多数 CVD 的其他危险因素也影响 LTL，所以二者之间的因果关系仍然存在争议。最近，一些前瞻性的纵向研究结果表明端粒缩短是导致 CVD 的因素，而不是 CVD 的结果。在这项大型研究中，研究者对研究对象进行 5.5 年随访，结果发现在对冠心病风险因素进行调整后，与 LTL 水平最高的人群相比，LTL 水平最低的患者发生冠状动脉病症的风险增加了 44%。另一项前瞻性研究分析表明 LTL 最短的三分之一人群与最长的三分之一的 CVD 相对风险估计值为 1.4。这些研究在受试人群被诊断为 CVD 之前测量了他们的 LTL，从而避免了对反向因果关系混淆的担忧。此外，有关影响端粒长度的基因变异与 CVD 风险之间关系的报道也为这种因果关系提供了证据，这些基因型在怀孕期间是随机确定的，因此它们与 CVD 之间的联系不会受到其他因素的影响。LTL 在 CVD 患者的预后判断中具有重要的价值，例如一项长期纵向研究发现短 LTL 患者的死亡率是长 LTL 患者的 1.8 倍。未来，随着更多的、方案设计更好的临床研究报道的出现，以及更佳的端粒长度检测方法的应用，如最短端粒长度检测，LTL 有望能更加敏感地预测 CVD 的发生和预后。

（二）动脉粥样硬化

LTL 与动脉粥样硬化（atherosclerosis，AS）的进展和不稳定性密切相关。一方面，AS 能加速相关细胞端粒缩短，如慢性炎症和氧化应激是动脉粥样硬化的主要驱动因素，它们能够促进内皮细胞、血管平滑肌细胞和血液白细胞大量增殖和迁移以修复破损的血管内壁，导致上述细胞端粒复制性缩短；AS 患者的血流动力学壁面剪应力增加促进了局部细胞的周转增加和端粒磨损率

升高。另一方面，端粒缩短和细胞衰老也能加速 AS 的进程，例如，有研究发现血管内皮细胞和血管平滑肌细胞端粒酶的缺失可能会促进冠状动脉的 AS 发生；AS 斑块区域细胞端粒长度越短，细胞衰老程度越大，斑块的稳定性越差。多项临床统计学研究发现人 LTL 与 AS 的发生呈负相关，但是端粒长度与 AS 之间的因果关系上没有定论。英国的 Nilesh J Samani 等人在 *Lancet* 杂志上发表文章报道称 AS 患者的白细胞 LTL 显著低于对照组，他们把 AS 患者 LTL 的缩短归因于系统性地慢性炎症，并认为 LTL 是 AS 的风险因子。波兰的 Radoslawa Nowak 等人随之写信给 *Lancet* 杂志认可慢性炎症能够造成 LTL 的缩短，但是否认 LTL 是 AS 的风险因子。他们认为 LTL 不能代表其他组织细胞的端粒长度，因为慢性炎症对白细胞的生长刺激作用与对其他组织细胞的不同，并且，端粒病患者的端粒非常短，但是没有 AS 发生。另外，Koji Okuda 等人分析了人腹主动脉的端粒长度，发现它与人的年龄相关，与 AS 无关。值得注意的是，无论男性还是女性，人的细胞端粒长度均与年龄相关，但是，只有男性的细胞端粒长度与 AS 的两个重要临床指标 - 脉压差和脉搏波传导速度相关，而女性则无相关性。总之，端粒长度是 AS 的"果"得到了大多数研究者的认可，但是端粒长度是 AS 的"因"还需要临床样本数更多、设计更加翔实的实验的证实。

（三）癌症

随着年龄的增长，癌症的发病率急剧增加。因此，癌症可被视为一种与衰老有关的疾病。根据对大量临床样本检测的结果，人们发现以癌组织为中心，距离它越远的组织细胞的端粒越长，癌组织中端粒长度的减少常常预示着较晚的病理分期、较快的疾病进展和较差的生存率，尤其是个体细胞间端粒长度变化最大的患者，其死亡风险最高。细胞衰老在癌症的形成中有双重作用。一方面，端粒缩短使衰老的细胞失去分裂增殖能力，诱发 DNA 损伤反应，激活免疫系统，产生衰老监控效应（senescence surveillance），最终被机体免疫系统清除，这是衰老的肿瘤抑制机制。另一方面，端粒缩短使衰老细胞染色体结构不稳定性增加，改变了细胞的遗传特征，抑癌基因和致癌基因表达发生变化，并诱发 SASP 效应，促进癌症的发生和

发展。端粒的主要功能是通过维持染色体末端 DNA 稳定，防止染色体末端基因组信息丢失。端粒功能障碍通过诱导染色体不稳定性，引起 DNA 损伤反应，导致错误的染色体融合和后期桥的形成，会在子细胞中产生断裂的染色体，而新的断点产生，将导致下一轮细胞分裂的另一轮错误融合和断裂，称之为染色体断裂 - 融合 - 桥（breakage-fusion-bridge，BFB）循环，促进导致细胞转化的基因改变的在衰老细胞中的积累，诱导癌症的发生。

随着年龄增加，人体内衰老细胞增多，使老年人患癌症的概率大大提高，与之相对应的是，清除试验动物体内的衰老细胞能够抑制肿瘤的生成。端粒缩短还能通过端粒位置效应（telomere position effect，TPE）直接调控基因表达促进癌症的发生。例如，端粒酶基因位于人 5 号染色体末端 1.2Mbp，在正常人体细胞中处于沉默状态，但是，随着端粒缩短，端粒酶基因序列的表观遗传学特征发生改变，基因表达被激活，细胞的端粒长度得以维持，细胞获得不朽的增殖能力，这是癌细胞的特征之一。与这一推理一致，超过 85% 的人类癌症细胞具有较强的端粒酶活性。尽管具有端粒酶活性，但是绝大多数人类癌症组织的端粒非常短，比周围的非转化组织短得多，所以，癌细胞在发生癌变之前，端粒的长度就已经缩短到非常低的水平。由于测量肿瘤组织中的端粒长度有很大的实际限制，阻止其作为生物标志物在临床实践中的应用，因此，人们试图用 LTL 作为替代标志物，然而，临床流行病学研究的结果相互之间并不一致，部分结果显示 LTL 与癌症的发生和预后有相关性，但是，也有研究结果认为它们之间无明显的关联性，使得这个替代标志物难以用于临床。

（四）其他老年病

端粒在成骨细胞和间充质干细胞中随着年龄的增长而缩短，端粒缩短与骨组织细胞衰老和骨质疏松密切相关，但是，白细胞的端粒长度与骨质疏松的关系没有得到流行病学研究的确认，因此需要设计更好的统计方法对更多的人群进行流行病学研究。阿尔茨海默病是最常见的神经退行性疾病，是一种与衰老高度有关的疾病，患者的白细胞端粒长度比对照组的显著缩短，并且 T 细胞端粒长度与多种 AD 生物学标志呈负相关，如血清 TNF-α 水平、CD28 共刺激分子表达缺少细

胞数量和凋亡细胞数量等。端粒缩短和细胞衰老还与其他多种年龄相关疾病有关，如特发性肺纤维化、2 型糖尿病、肾功能不全、免疫功能、少肌症和各种肝病等等，但是衰老诱发这些疾病的分子生物学机制仍然不清楚，需要进一步的研究。

第六节 未来研究方向与展望

一、干细胞衰老研究的展望

不同组织的干细胞衰老是否具有相似性？在干细胞生物学领域，比较不同组织的干细胞的研究表明，不同组织内的干细胞都具有普遍特征。虽然干细胞的定义是所有组织特异性干细胞都具有自我更新能力，但不同组织内干细胞衰老特征是否相同还不清楚。事实上，在比较肠道干细胞与造血干细胞时发现，这两种组织内干细胞截然不同。在造血系统中，干细胞周转率非常低，但肠道内干细胞增殖率很高，肠道干细胞也会累积 DNA 损伤，但它们没有显示出衰老伴随的功能下降。这点很有趣，为什么快速更新的肠道干细胞不会衰老而更新慢的造血干细胞却表现出衰老？关于这一点，有一个重要的原因可能是血液和肠道祖细胞的可塑性程度不同。在肠道中已被证明，祖细胞能够恢复成干细胞，但是在造血系统，稳态条件的祖细胞到干细胞的转化从未有过报道。人类的造血干细胞的衰老与小鼠的相似，有研究报道年龄依赖的造血干细胞池也会增加，这可能是老年人骨髓增生性疾病和白血病的发病率增加的一个重要因素，扩展的原始细胞池会增加恶性细胞的数量，或者，老年干细胞本身更容易发生恶变，可能是已经积累的表观遗传改变导致细胞的大量增殖。还有研究表明，年老造血干细胞与年轻造血干细胞相比，致癌基因突变更多，老年干细胞中的侵袭性疾病也更多。我们对干细胞衰老的理解正在不断增加，并且我们可能在不久的将来能够识别出不同个体的干细胞干性能力强弱。抗衰老旨在预防、延迟或逆转干细胞衰老过程，在一些组织中已经证明了干细胞至少可以延迟衰老过程。

诱导多能干细胞（induced pluripotent stem cell，iPSC）是一种多能干细胞，与胚胎干细胞一样，它们具有多能性，因此它们具有很大的分化潜力，与

胚胎干细胞显著不同的是它们可以直接从成体细胞产生，在理论上可以利用成体细胞产生任何细胞类型的 iPSC，在疾病治疗方面有巨大优势。例如，它们可能允许医生为每个患者创建自己的多能干细胞系；再者冷冻血液样本可以用作诱导多能干细胞的宝贵来源；并且患者特异性干细胞允许在药物治疗前筛查副作用，以及降低移植排斥的风险。尽管目前 iPSC 在治疗上的用途有限，但在医学治疗和科学研究领域具有广阔的应用前景。

二、通过代谢途径干预衰老的展望

通过对机体内外的干预，如遗传干预和运动，可改善中老年模式动物的机体功能，有益于它们的健康和寿命。最近，研究者发现将年轻鳉鱼的微生物组移植到中年鳉鱼内，可以延长后者寿命。未来，确定影响衰老的关键器官或者系统也将是十分有趣的探索，例如下丘脑，它或许能通过整合外界影响因素及分泌信号因子，从而使整个机体恢复活力。那么动物水平验证可以延缓衰老的方法是否在人类也有效果呢？目前，通过干预人体代谢途径的研究进展最快，例如限制饮食干预 20～70 年龄段人群，可以改善体重、血压、胆固醇和 IGF1 水平等生理指标；二甲双胍和雷帕霉素等类似限制饮食效果的药物可以改善与年龄相关的危险因素，如癌症、糖尿病和心血管疾病等。二甲双胍和雷帕霉素的临床抗衰老试验已经在开展（临床试验编号：NCT 02432287 和 NCT 02874924），雷帕霉素类似物已经开展针对老年人呼吸道感染的临床试验（临床试验编号：NCT 03373903）。此外，用年轻人的血液治疗老年痴呆症的临床试验（临床试验编号：NCT 02256306）显示轻微的改善效果，更大规模的试验正在进行，用以更好地评估疗效。一些临床试验的结果令人十分振奋，但是对于最后的成功应用于临床仍面临许多挑战。进一步优化治疗剂量及降低副作用是努力的关键所在，设定合理的干预效果，确定可评估衰老的、稳定的生物标志物也至关重要。

三、基于端粒长度的衰老相关疾病的诊断和治疗

端粒病和衰老相关疾病与端粒缩短之间存在着密切的关联，但是，受限于发病率和分析检测技术的限制，端粒长度对这类疾病的发生、诊断和治疗中的作用仍然处于探索阶段，存在许多问题亟须回答。首先，虽然关于端粒病的生物学机制已经有了很多了解，但详细的分子生物学机制还没有阐明，仍有一些重要的未解之谜。例如，端粒疾病家族中连续几代人出现不同症状的机制尚未确定，遗传的短端粒可以解释发病年龄，但它们不能独立解释为什么家族早代人群表现出成人发病症状（IPF、肝硬化和 AML），而后代人群则表现出 DKC/HH 症状（骨髓衰竭和黏膜异常等）。尽管已经发现了数以百计的基因突变与端粒病的发生直接相关，但仍有相对数量的患者没有发现可识别的致病突变，如部分 DKC 和 IPF 等患者，这意味着可能存在未被发现的生物学发病机制。端粒长度不仅受遗传因素（内因）的调控，也受外界环境（外因）的影响，如氧化压力、炎症以及其他疾病，内外因素在端粒缩短和衰老相关疾病发生、发展中的主次地位和相互关系非常复杂，需要更加深入细致的研究。

再者，在过去的半个世纪里，人们获得了大量关于培养细胞衰老和端粒缩短的信息，然而，对端粒缩短与机体衰老和衰老相关疾病之间的关系了解很少，没有获得它们之间的因果关系，这主要受制于对组织和器官中衰老细胞鉴定和端粒功能分析的技术限制。因此，建立精准、高效检测活体组织器官的端粒长度的方法，将有助于明确端粒长度与机体衰老和衰老相关疾病的相关性；同时，设计更加合理的临床研究，尤其是纵向临床研究，不仅可以确立白细胞端粒长度与衰老相关疾病之间的因果关系，还可以为建立快速临床诊断奠定基础。

最后，目前端粒病缺乏有效的治疗药物和方法，几乎所有的治疗都是针对临床症状和并发症。端粒病患者维持细胞端粒长度和结构稳定的体系受到破坏，端粒加速缩短，因此，通过基因治疗或者细胞重塑的方法，阻止端粒缩短和降低衰老细胞数量，有希望治疗疾病或者缓解疾病的发展，改善临床症状，这是端粒病治疗的重要研究方向，需要加大相关的科研投入和临床试验。此外，近年来对端粒维持和抗衰老的研究表明，不加选择地针对衰老细胞端粒和端粒酶进行抗衰老治疗可能会产生非常大的负面影响，如增加癌症的发生概率。因

此，更好地理解不同个体和组织中衰老细胞的表型、端粒以及其他因素与细胞衰老和衰老相关疾病之间的因果关系，探究衰老是如何导致机体虚弱和疾病发生的生物学分子机制，将有助于衰老相关疾病的预防和治疗，同时避免有害的影响。

（鞠振宇　雷　鸣）

参 考 文 献

[1] Amirifar P, Ranjouri M R, Yazdani R, et al. Ataxia-telangiectasia: A review of clinical features and molecular pathology. Pediatr Allergy Immunol, 2019, 30（3）: 277-288.

[2] Armanios M, Blackburn E H. The telomere syndromes. Nat Rev Genet, 2012, 13（10）: 693-704.

[3] Blackburn E H. Telomere states and cell fates. Nature, 2000, 408（6808）: 53-56.

[4] Blasco M A. Telomere length, stem cells and aging. Nat Chem Biol, 2007, 3（10）: 640-649.

[5] Cesare A J, Reddel R R. Alternative lengthening of telomeres: models, mechanisms and implications. Nat Rev Genet, 2010, 11（5）: 319-330.

[6] Cristofalo V J, Lorenzini A, Allen R G, et al. Replicative senescence: a critical review. Mech Ageing Dev, 2004, 125（10-11）: 827-848.

[7] de Lange T. How telomeres solve the end-protection problem. Science, 2009, 326（5955）: 948-952.

[8] Feige P, Brun C E, Ritso M, et al. Orienting Muscle Stem Cells for Regeneration in Homeostasis, Aging, and Disease. Cell Stem Cell, 2018, 23（5）: 653-664.

[9] Glousker G, Touzot F, Revy P, et al. Unraveling the pathogenesis of Hoyeraal-Hreidarsson syndrome, a complex telomere biology disorder. Br J Haematol, 2015, 170（4）: 457-471.

[10] He S, Sharpless N E. Senescence in Health and Disease. Cell, 2017, 169（6）: 1000-1011.

[11] Katsyuba E, Mottis A, Zietak M, et al. De novo NAD（+）synthesis enhances mitochondrial function and improves health. Nature, 2018, 563（7731）: 354-359.

[12] Kim J, Gupta R, Blanco L P, et al. VDAC oligomers form mitochondrial pores to release mtDNA fragments and promote lupus-like disease. Science, 2019, 366（6472）: 1531-1536.

[13] Luo C, Hajkova P and Ecker J R. Dynamic DNA methylation: In the right place at the right time. Science, 2018, 361（6409）: 1336-1340.

[14] Mahmoudi S, Mancini E, Xu L, et al. Heterogeneity in old fibroblasts is linked to variability in reprogramming and wound healing. Nature, 2019, 574（7779）: 553-558.

[15] Nguyen T H D, Tam J, Wu R A, et al. Cryo-EM structure of substrate-bound human telomerase holoenzyme. Nature, 2018, 557（7704）: 190-195.

[16] Opresko P L, Shay J W. Telomere-associated aging disorders. Ageing Res Rev, 2017, 33: 52-66.

[17] Oshima J, Sidorova J M, Monnat R J. Werner syndrome: Clinical features, pathogenesis and potential therapeutic interventions. Ageing Res Rev, 2017, 33: 105-114.

[18] Schmidt J C, Cech T R. Human telomerase: biogenesis, trafficking, recruitment, and activation. Genes Dev, 2015, 29（11）: 1095-1105.

[19] Scudellari M. To stay young, kill zombie cells. Nature, 2017, 550（7677）: 448-450.

[20] Singh P P, Demmitt B A, Nath R D, et al. The Genetics of Aging: A Vertebrate Perspective. Cell, 2019, 177（1）: 200-220.

[21] Stone R C, Horvath K, Kark J D, et al. Telomere Length and the Cancer-Atherosclerosis Trade-Off. PLoS Genet, 2016, 12（7）: e1006144.

[22] Stoopler E T, Shanti R M. Dyskeratosis Congenita. Mayo Clin Proc, 2019, 94（9）: 1668-1669.

[23] Tian X, Firsanov D, Zhang Z, et al. SIRT6 Is Responsible for More Efficient DNA Double-Strand Break Repair in Long-Lived Species. Cell, 2019, 177（3）: 622-638 e22.

[24] van Deursen J M. The role of senescent cells in ageing. Nature, 2014, 509（7501）: 439-446.

[25] Zhan Y, Hagg S. Telomere length and cardiovascular disease risk. Curr Opin Cardiol, 2019, 34（3）: 270-274.

[26] Zhang L J, Chen S X, Guerrero-Juarez C F, et al. Age-Related Loss of Innate Immune Antimicrobial Function of Dermal Fat Is Mediated by Transforming Growth Factor Beta. Immunity, 2019, 50（1）: 121-136 e5.

[27] Zhang Q, Kim N K, Feigon J. Architecture of human telomerase RNA. Proc Natl Acad Sci USA, 2011, 108（51）: 20325-20332.

第十章　疾病的系统生物学

第一节　概　　述

　　20世纪80年代，多国科学家启动了人类基因组计划（Human Genome Project，HGP），该计划与曼哈顿原子弹计划和阿波罗登月计划一起被誉为20世纪自然科学史上的"三大科学计划"。人类基因组计划的实施和完成，推动了组学技术的快速发展，产生了日益庞大及复杂的基因组数据，这些数据已被收录入公共数据库，并改变了对几乎所有生命过程的研究思路和研究方式。人类基因组计划完成后，相继启动了一系列大项目，如国际人类基因组单体型图计划（The International Hap Map Project，HapMap）、国际千人基因组计划（The 1000 Genomes Project）和癌症基因组图谱计划（The Cancer Genome Atlas，TCGA）。除了基因组学技术和大数据的快速发展以外，蛋白组学、代谢组学等技术也在不断的积累和发展，有助于我们更加系统和全面地对疾病的发病机制和标志物等进行研究，改变了从单一层面和单一因素来了解疾病发病机制的常规模式。

　　我国在人类基因组计划中，作为唯一发展中国家，承担了1%的测序任务；承担了国际人类基因组单倍型计划10%的任务；并全面参与了癌症基因组图谱计划。除此之外，我国还主导了国际千人基因组计划、人类肝脏蛋白组计划、千种动植物基因组计划、中国十万人基因组计划、十万人DNA甲基化组计划等等。短短20多年，中国完成了从参与到主导大型国际项目的角色转变。

　　多种组学技术的建立和快速发展，为疾病研究提供了强有力的工具，也推动了系统生物学的发展。系统生物学和人类基因组计划有着密切的关系。正是在基因组学、蛋白质组学等新型大科学发展的基础上，孕育了系统生物学的高通量生物技术和生物信息技术。反之，系统生物学的诞生进一步提升了后基因组时代的生命科学研究能力。

　　系统生物学首先是对选定的某一生物系统的所有组分进行了解和确定，描绘出该系统的结构，包括基因、蛋白、代谢产物以及相互作用网络等，构造出一个初步的系统模型。接着是系统地改变被研究对象的内部组成成分（如基因突变）或外部生长条件，然后观测在这些情况下系统组分或结构所发生的相应变化，包括基因转录、蛋白质表达和相互作用、代谢途径等的变化，并把得到的有关信息进行整合。再通过实验得到的数据与根据模型预测的结果进行比较，并对初始模型进行修订。根据修正后的模型的预测或假设，设定和实施新的改变系统状态的实验，不断地通过实验数据对模型进行修订和精练，最后达到模型能够被实验数据验证。

　　系统地研究某种疾病，可以从基因、蛋白和代谢多方面了解疾病的发病机制，并整合影像、病理等信息，全面了解疾病的信息，是疾病的预防、诊断、治疗和用药的基础。

　　系统地研究疾病的机制，阐明疾病的发生，发展过程，离不开各种高通量组学技术，下面简要介绍基因芯片、DNA测序、蛋白质质谱和代谢质谱技术。

一、基因芯片技术

　　基因芯片，又称DNA微阵列（DNA microarray），是把大量已知序列探针集成在同一个基片（如玻璃片、膜）上，经过标记的若干靶核苷酸序列与芯片特定位点上的探针杂交，通过检测杂交信号，对细胞或组织中大量的基因信息进行分析。其突出特点在于高通量、微型化和自动化。高通量是指一次可以同时检测成千上万个基因、蛋白等生物大分子，大大加快实验进程，也可以在单张芯片中同时进行多个样品的分析，避免因不同实验条件产生的误差，提高分析的精确性；微型化可以减少试剂用量和减小反应液体积，降低实验费用；自动化是指芯片的制备和应用可以采用自动化设备来进行，从而降低制造芯片的成本和保证芯片的制造质量。

基因芯片的制备方法主要有两种：原位合成法和点样法。原位合成法主要有光蚀刻原位合成技术、非接触式喷印原位合成法和数字微镜装置原位光合成技术。原位合成技术制备的基因芯片密度高，重复性好，生产过程中质量控制比较容易。点样技术主要是采用机械臂（点样仪）将DNA片段，按照预先排定的顺序点在片基表面，并通过物理和化学作用使DNA片段固定在基片表面。点样法的优越性在于可以充分利用原有的合成寡核苷酸或cDNA库，DNA片段的长度可以任意选择，灵活性大，可根据项目需要自行制备。基因芯片的主要制备方法和相关信息，见表10-1-1。

表 10-1-1　基因芯片主要制备技术

基因芯片制备技术	探针长度/bp	芯片的最高密度
光掩膜原位合成	25	260万点
喷墨打印	60	100万点
微珠芯片	50	500万点
数字微镜装置原位光合成	50～75	420万点
点制芯片	几十～几千	数千～数万点

在转录组水平，基因芯片技术主要用于研究生命活动和疾病发生过程中基因表达的改变，如mRNA、lncRNA、miRNA 和 circ RNA 等，大规模平行比较基因表达的改变，使得实验由静态研究变为动态研究，从基因组水平实时反映生命过程或疾病发生过程中的生长调节等信息。在基因组水平，基因芯片主要应用于关联分析，连锁分析和拷贝数变异分析等方面，筛查与疾病相关的单核苷酸多态性和基因组拷贝数变异等情况。DNA甲基化水平的改变，也可以用基因芯片的方法来进行检测。

二、DNA 测序技术

20 世纪 70 年代，Sanger 酶法和 Maxam-Gilbert 化学法为代表的第一代测序技术相继建立，Sanger 酶法测序的应用最为广泛，测序的长度在数百个碱基，人类基因组测序计划主要采用了第一代测序技术。但其存在着成本高、速度慢、通量低等不足。进入 21 世纪，随着材料科学、计算机科学等学科的飞速发展，测序技术发生了革命性的进步，出现了高通量、低成本的测序技术，主要有焦磷酸测序技术、边合成边测序技术、边连接边测序技术和离子半导体测序技术，这些技术被统称为第二代测序技术或高通量测序技术。后来出现的单分子实时测序技术和纳米孔测序技术，则被称为第三代测序技术。二代测序的特点是通量高、成本低、测序的长度偏短，一般在几百个碱基。三代测序的特点是测序长度长、一般在数千个到数万个碱基。

测序的通量和自动化程度越来越高，测序成本越来越低，测序技术从基础生命科学研究，到临床疾病研究和临床检测都得到了广泛应用。主要应用于以下层面的研究和检测：对未知基因序列的物种，进行全基因组测序和组装。在全基因组和全外显子水平，研究基因的点突变、插入、缺失、倒位、融合等结构变异。在全基因组水平研究 DNA 甲基化的改变；在转录水平，研究 RNA 的转录本，非编码 RNA、小 RNA 等表达和改变，还可以用于基因的转录调控等研究。在临床检测中，已经用高通量测序方法进行疾病相关和用药相关的基因检测，如无创唐氏综合征的筛查，采用的是全基因组测序的方法，对母亲血液中游离DNA 进行全基因组测序，计算胎儿的 21 号染色体的拷贝数的变化，来判断胎儿的染色体数量是否正常。

三、蛋白质谱技术

随着高精度生物质谱技术和数据处理技术的快速发展，基于质谱的蛋白质组定量技术已成为主流的分析手段。基于质谱的蛋白质组学定量技术通过对酶切肽段的液相色谱分离和质谱分析完成定量。根据是否仅针对目标蛋白进行定量，可分为非靶向定量蛋白质组技术和靶向定量蛋白质组技术。非靶向定量蛋白质组学技术是一种对样品中所有蛋白进行无差别分析的定量技术。

靶向定量蛋白质组学技术主要有多重反应监

测技术（MRM，又称选择反应监测技术，SRM）和平行反应监测技术（PRM）。MRM/PRM 技术选择目标蛋白的特定母离子和子离子对，进行质谱分析，最大限度排除干扰离子的影响，显著提高了目标肽段的信噪比。

蛋白质发生翻译后修饰时，其分子质量会发生相应的改变，通过质谱可对翻译后修饰蛋白质进行精确的定性与定量研究。常见的翻译后修饰有磷酸化、乙酰化、泛素化和糖基化翻译后修饰，检测流程基本相同，主要涉及修饰蛋白质或修饰肽段富集，以及修饰位点的定性和定量检测。

四、代谢组学技术

代谢组研究方法从实验层面可分为非靶向代谢组、广泛靶向代谢组和靶向代谢组。非靶向代谢组没有明确的小分子目标，它通过一次分析尽可能多地得到数千个未知代谢物特征，用于描绘所研究样本的代谢轮廓，常用来比较不同条件或者不同群体之间的差异，筛选出感兴趣的特征用于进一步研究；广泛靶向代谢组整合了非靶向代谢组高质量和靶向代谢组的准确性的优点，采用 MRM 技术采集校准品信息建立数据库，检测时使用标准品对待测样品的代谢物进行绝对定量。靶向代谢组的研究目标则更为清晰，通常局限在一组特定代谢物，以标准品为参照，进行绝对含量的测定，灵敏度和特异性较高。

第二节 基因组与疾病

人类基因组有约 30 亿个 DNA 碱基对，除了同卵双胞胎外，两个个体的基因型都不完全相同。人类基因组中最普遍的多态性是单个碱基对的差异，即单核苷酸多态性。其他发生频率较低的多态性还包括插入、缺失、重复、重排和拷贝数变异等。

一、单碱基变异与疾病

单碱基变异又称为点突变，是指 DNA 中单个核苷酸的改变，包括单碱基的替换、插入和缺失，通常发生在 DNA 复制过程中。点突变可以在 DNA 的编码区，也可在非编码区。非编码的点突变可能会影响转录、翻译和剪接等调控。点突变包括同义突变、错义突变、无义突变、移码突变和非编码区突变。

1. 同义突变与疾病 同义突变由于遗传密码的简并性，尽管发生在基因编码区，但不引起氨基酸的改变。然而，目前越来越多的人认为同义突变也能够引起蛋白质表达、构象及功能的变化，主要通过影响 mRNA 二级结构和稳定性，并影响新生多肽的翻译、折叠和翻译后修饰的速度。

有研究表明，同义突变对人类疾病风险和其他复杂性状有很大的影响。例如，一种较为罕见的 B 型血友病是由 *F9* 基因的遗传变异引起。致病的原因大多为非同义突变改变了血液凝固因子 IX（FIX）的一级结构。然而，临床上也报道了同义突变 c.459G > A（Val107Val）会导致轻度 B 型血友病的事件。研究发现，该突变主要是通过减缓 FIX 翻译过程及其构象，进而导致细胞外蛋白水平降低。

2. 错义突变与疾病 错义突变是指编码某种氨基酸的密码子经碱基替换后变成另一种氨基酸密码子，从而使多肽链中氨基酸的序列组成发生改变。错义突变往往导致蛋白质多肽链丧失原有功能或者产生功能异常。众所周知，由错义突变引起的经典疾病——镰状细胞贫血病，主要是血红蛋白 β 链基因的第 20 个核苷酸从密码子 GAG 改变成 GTG，从而导致正常情况下的第 6 个氨基酸谷氨酸被缬氨酸置换，这种置换使还原型的血红蛋白可溶性降低，导致蛋白质分子在血细胞内部形成长的纤维状蛋白，引起疾病。

基于 COSMIC 数据库（V76）统计发现，64.4% 的体细胞突变是错义突变，21.7% 是沉默突变，仅 8.4% 是无义和移码突变。有研究优先考虑错义突变作为肿瘤驱动因素突变，通过计算机模拟来确定错义突变造成的影响。一些错义突变已被确定为驱动因素，如黑色素瘤中的 *BRAF* 基因 V600E 突变以及结直肠癌中的 *KRAS* 基因 G12D 和 G12V 突变。

3. 无义突变与疾病 无义突变是由于碱基替换使得编码某个氨基酸的密码子变成终止密码子，多肽链合成延伸过早终止，造成无功能或功能异常的蛋白产物，最终导致疾病的发生。一些罕见的遗传性疾病，如囊性纤维化、血友病和杜兴氏肌肉营养不良症是由无义突变引起的。

4. 移码突变与疾病　当基因组 DNA 多核苷酸链中发生单碱基对插入或者缺失时，该位置以后所有三联体遗传密码子组合将发生改变，从而造成移码。移码突变可导致其所编码的蛋白氨基酸种类和顺序发生变化。相比于错义突变，其对蛋白质结构的影响更大，因此更可能导致严重的致病后果。例如，与核苷酸结合寡聚化结构域蛋白 2（nucleotide binding oligomerization domain containing 2，*NOD2*）基因有关的克罗恩病，主要是由于基因转录本的第 3 020 位插入了一个胞嘧啶，导致过早终止密码子的产生，缩短了本应该转录的蛋白质长度，正常的蛋白能够对细菌脂糖有反应，而突变却阻止了蛋白质反应，从而致病。

5. 非编码单核苷酸变异与疾病　相当数量的全基因组关联研究显示，大多数疾病相关的单核苷酸变异（single nucleotide variant，SNV）在功能性的非编码区域显著富集，这些区域包括增强子元件、脱氧核糖核酸酶（DNase）超敏感区和染色质标记等。位于增强子中的非编码 SNV 往往成为全基因组关联研究（genome wide association study，GWAS）中功能解释的主要研究对象。例如，长久以来研究者认为，人类 1 号染色体长臂上的 *NOS1AP* 基因与 QT 间期异常及心肌复极化相关，而潜在机制尚不明确。直至 2014 年，有项研究利用高覆盖率的重测序技术和 GWAS 分析进行 QT 间期异常的精准定位，确定了 210 个常见的风险变异，这些变异均位于非编码区。进一步对位于心脏表型相关的 DNaseI 超敏感区的 12 个变异位点进行增强子 / 抑制因子分析，发现可帮助识别与 QT 间期相关的上游增强子 SNP（rs7539120）。该变异可通过提高心肌细胞闰盘中的 *NOS1AP* 基因转录表达量影响心脏功能，从而增加患者心律失常的风险。其他许多研究也观察到了功能增强子 SNP 的类似证据，包括与不安腿综合征相关的位于 *MEIS1* 基因内含子区的增强子 SNP。非编码区的 SNV，只有少数发现了功能，大部分位点的功能未知，还不能很好地注释，需要进一步的研究来阐明这些位点的功能。

人类基因组计划实施以来，数以百万计的遗传变异已经被鉴定出来。在线孟德尔遗传人类（OMIM）数据库中有超过 14 000 种定义的遗传病和遗传位点。将遗传变异与疾病联系起来是一个相对复杂的过程，因此需要做更多的工作将基因型与表型联系起来，找出疾病机制的细节，并开发有效的治疗方法。

二、基因组结构变异与疾病

1. 结构变异的分类　基因组结构变异（structure variation，SV）通常是指基因组内大于 50bp 的 DNA 片段缺失、插入、重复、倒位、易位以及 DNA 拷贝数目变化等。长度在 3Mb 以上的结构变异，光学显微镜下即可观察到，3Mb 以下被称为亚显微水平的结构变异。研究基因组结构变异有两大类方法：第一种是细胞遗传学方法，第二种是高通量测序和芯片方法。

2. 结构变异与疾病

（1）缺失与疾病：缺失顾名思义是染色体中某一片段缺失的现象。如猫叫综合征是由于 5 号染色体片段缺失引起的染色体结构异常遗传病，患者两眼距离较远、耳位低下、生长发育迟缓、存在严重的智力障碍；X 染色体上神经胶质素基因 *NLGN3* 和 *NLGN4* 的缺失与孤独症相关。

（2）重复与疾病：重复就是指染色体增加了某一片段的现象。如色盲被证实与基因重复和缺失相关，6 号染色体短臂部分重复（6p21.32-p21.1）为性发育异常伴智力低下患者的主要致病原因。染色体 22q11.2 重复是神经发育有关疾病尤其是孤独症谱系障碍（autism spectrum disorder，ASD）的可能危险因素，导致语言延迟以及行为异常。

（3）易位与疾病：易位是指染色体的某一片段移接到另一条非同源染色体上或同一条染色体上的其他区域的现象，是多种类型癌症细胞中的普遍现象，常被用来作为癌症决定性的诊断表征和治疗靶点。染色体易位可导致基因融合或基因结构破坏，表达嵌合蛋白或异常调控的蛋白，从而促进肿瘤的发生发展。

白血病和淋巴瘤等造血系统恶性肿瘤常常伴随着原癌基因的易位。慢性髓系白血病是一种影响血液及骨髓的恶性肿瘤，特点是体内产生大量的不成熟白细胞并在骨髓内聚集，抑制骨髓的正常造血功能，患者出现贫血、易出血、感染症状，甚至器官受损。有研究显示费城染色体与该病密切相关，大约有 95% 的患者出现费城染色体。费城染色体是指 22 号染色体长臂与 9 号染色体发生易位形成新的染色体，导致 *Bcr* 和 *Abl* 基因融合。除了慢性髓系白血病，部分急性淋巴细胞白血病及少数急性髓细胞白血病也可见费城染色体。临床上，格列卫对于急性髓细胞白血病的治疗有很好的效果。除了血液肿瘤外，某些脑肿瘤、前列腺癌和肺癌实体瘤中也有易位现象。研究发现肿瘤细胞通过破坏 IFFO1-Lamin A/C 组成的细胞核骨架，促进染色体易位，驱动肿瘤进一步发展，该项研究解释了癌细胞细胞核异常的原因，也为癌症的早期诊断提供了新的生物学标志物。

（4）倒位与疾病：倒位是指染色体某一片段的位置发生了 180° 颠倒的现象。Williams-Beuren 综合征中发现 89% 的患者染色体 7q11.23 有 1.55Mb 的缺失，含 26～28 个基因，同时发现患者在这个区域内一个高达 25% 的 2Mb 臂内倒位，推测由于倒位序列存在，引起减数分裂异常配对，产生不等交换引发缺失产生，导致疾病发生。

三、基因拷贝数变异与疾病

1. 拷贝数变异 拷贝数变异指基因组某一段区域内的基因数量与人群正常值之间存在差异的现象，拷贝数变异属于结构变异的一种，可分为拷贝数增加和拷贝数减少。

拷贝数变异是人类遗传多样性的来源之一。随着多种基因组分析技术的不断发展，例如微阵列杂交芯片、SNP 基因分型芯片以及高通量测序等，越来越多的拷贝数变异被检测出来。而且通过重组、复制或其他方式产生的拷贝数变异似乎比单核苷酸多态性要高得多。但拷贝数变异并不一定会导致疾病，可能仅仅是作为一种多态性而存在，这与大量的单核苷酸多态性一样，是良性的。

2. 拷贝数变异的形成和致病机制 拷贝数变异的产生主要涉及 4 种机制：非同源重组、非同源连接、L1 反转录以及复制叉滞后连接等。拷贝数变异对表型的影响机制主要有：①基因剂量；②功能失活；③基因融合；④位置效应；⑤横向效应等。

3. 拷贝数变异与疾病 人类很早就认识到拷贝数变异与疾病之间的关系，但受到检测精度的限制，早期的发现以大的染色体水平的变异为主。随着检测技术的快速发展，实现一些亚显微结构的拷贝数变异检测成为可能。

三体综合征是最典型的基因组拷贝数变异引起的疾病，例如 21- 三体综合征、18- 三体综合征和 13- 三体综合征。21- 三体综合征，又名唐氏综合征，发病率约为 1/700。13- 三体综合征于 1657 年被 Thomas Bartholin 首次记载，并由 Klaus Patau 在 1960 年报道染色体核型，也称为 Patau 综合征。18- 三体综合征于 1960 年被 John Hilton Edwards 首次报道，也被称为 Edwards 综合征。

第三节　表观基因组与疾病

随着人类基因组计划的完成，科学家们拿到了一个近乎完整的基因序列图谱。但是，真实的情况远比这个复杂的多。生物体内存在一个同等重要的表观系统，细胞利用这套系统决定发育过程中基因的时空表达。表观系统以不改变 DNA 序列的形式在细胞分裂过程中传递并且覆盖了所有的 DNA 序列。表观基因组的改变主要包括 DNA 甲基化修饰、组蛋白甲基化和乙酰化修饰，染色体构象改变等。表观基因组的改变，也是疾病发生的重要机制之一。

一、甲基化状态与疾病发生

1. DNA 甲基化模式 DNA 甲基化发生在 CpG 胞嘧啶第五位碳原子上。CpG 位点在基因组局部区域倾向于集中分布，称之为 CpG 岛。CpG 岛被定义为长度大于 200bp，G+C 含量大于 50% 且 CpG 期望值大于 0.6 的一段 DNA 序列。CpG 岛约占基因组的 1%。人类基因组中大约 60% 的启动子区与 CpG 岛有关联，并且在正常细胞中大部分是未甲基化。DNA 甲基化可以直接抑制转录因子与 DNA 的结合，也可以通过招募甲基化 CpG 位点的结合蛋白和结合蛋白相关的染色质重塑活动间接的抑制调控转录。相反，未甲基化的 CpG 岛招募 Cfp1 生成有利于基因表达的染色质结构（图 10-3-1A）。

DNA 甲基化也可以发生在 CpG 岛岸，位置上靠近 CpG 岛（～2kb），CpG 岛岸含有相对于 CpG 岛较低的 CpG 含量。CpG 岛岸甲基化与基因失活具有较大的关联。绝大多数组织特异的 DNA 甲基化都发生在 CpG 岛岸。差异甲基化的 CpG 岛岸区域在人和小鼠之间具有保守性。细胞重编程中 70% 的差异甲基化区域是位于 CpG 岛岸（图 10-3-1B）。

DNA 甲基化极少会伴随着转录的激活，即使发生也是基因体区（gene body）的甲基化。基因体区通常情况下都是甲基化的，并且与表达正相关。基因体区甲基化有利于抑制假的转录起始并提高转录延伸效率（图 10-3-1C）。

在正常细胞中，DNA 甲基化主要发生在基因组的重复区域，包括卫星 DNA 和重复元件[比如长插入转位因子元件（LINES），短插入转位因子元件和内源逆转录病毒]。在面对众多 DNA 重复序列时，DNA 甲基化是一种有效的沉默基因表达的机制。否则，DNA 的重复序列可能会引起异常重组事件并引起重复序列附近基因的转录失调（图 10-3-1D）。

2. DNA 甲基化酶种类和功能 DNA 甲基化是由 DNMTs 家族催化 S- 腺苷甲硫氨酸的甲基转移到胞嘧啶上。哺乳动物中已经报道了 DNMTs 家族的五个成员：*DNMT1*、*DNMT2*、*DNMT3a*、*DNMT3b* 和 *DNMT3L*，但是只有 *DNMT1*、*DNMT3a* 和 *DNMT3b* 具有甲基转移酶活性。DNMTs 家族的成员根据功能被分为两类：从头甲基化（*DNMT3a* 和 *DNMT3b*）和甲基化的维持（*DNMT1*）。

3. 基因组印记 基因组印记是表观修饰的一种，会导致后代体细胞两个等位基因的差异表达。这种差异表达可以发生在所有的细胞中，或者在特定组织中，或者在特定发育的时期。差异等位基因特定的 DNA 甲基化是印记区域的特征之一，这种区域通常被称为差异甲基化区域（DMR）。在印记区域内部，DMR 包括跨越很大距离控制基因表达的印记控制区域（ICRs）。

基因印记丢失可以通过 DNA 甲基化表观修饰标记改变或者正常等位基因表达实现。动物和人体内印记 DNA 的甲基化模式非常容易被胚胎的体外操作打乱。辅助生殖技术的应用增加了印记基因紊乱疾病的患病风险。

4. DNA 甲基化与疾病

（1）DNA 甲基化与肿瘤：1983 年，DNA 甲基化和癌症之间的联系第一次被提及，研究发现由于基因组中重复区域甲基化标记的丢失导致肿瘤细胞呈现出较低的甲基化程度，由此导致的基因组不稳定是肿瘤细胞的特征之一。在很多肿瘤中，

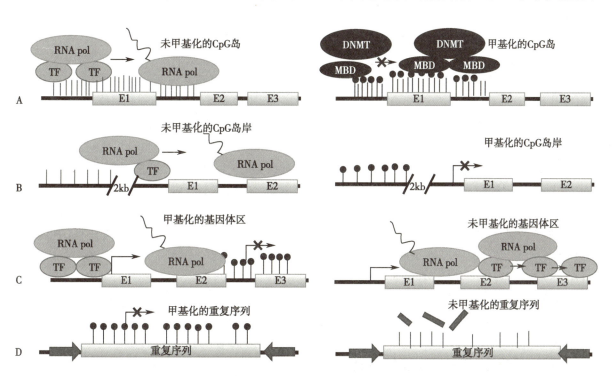

图 10-3-1 DNA 甲基化模式

DNA 甲基化修饰发生在基因组的不同区域。甲基化模式的变更会引发疾病。A. 基因启动子区 CpG 岛在正常细胞中不发生甲基化并允许转录起始，异常的甲基化导致转录失活；B. 同样的作用模式也在 CpG 岛岸被发现；C. 基因体区的甲基化作用模式与 CpG 岛相反，高甲基化与基因高表达相关，疾病中基因体区倾向于去甲基化，允许基因在无效的转录位点起始转录；D. 重复序列倾向发生甲基化，有利于染色体的稳定

基因组 DNA 全局去甲基化是一个常见的早期事件，DNA 甲基化与肿瘤的进展和转移高度关联。

低甲基化的基因特定效应也会发生。如结肠癌中 S100 钙结合蛋白 A4 基因（S100A4），胃癌中丝氨酸蛋白酶抑制基因 SERINB5 和乳腺癌和卵巢癌中假致癌基因突触核蛋白 γ（SNCG）基因去甲基化伴随着表达上调。在肿瘤发生的早期，基因组 DNA 发生的全局性去甲基化使细胞基因组趋向于不稳定进而引起基因的变化。

而特定基因区域的去甲基化倾向于被认为是肿瘤细胞为了适应局部环境变化和促进转移而发生的肿瘤晚期事件。特定启动子区的低甲基化激活癌基因的异常表达会引起基因印记的丢失。比如，肿瘤抑制基因 MASPIN 在乳腺癌和前列腺癌表皮细胞中高甲基化，但在其他肿瘤类型中更多是低甲基化状态存在。胰腺癌中的 S100P，乳腺癌和卵巢癌中的 SNGG 和黑色素瘤基因 MAGE，都是在肿瘤被广泛研究的低甲基化基因。

特定基因的高甲基化与特定基因的低甲基化修饰常伴随发生。肿瘤细胞的异常高甲基化现象常发生在 CpG 岛区域，而在正常细胞中大部分 CpG 岛是处于未甲基化的状态。在几乎所有的肿瘤细胞中，细胞周期调控基因、肿瘤细胞侵袭基因、DNA 修复基因、染色质重塑基因、细胞信号通路基因和转录和凋亡基因都被发现发生了异常高甲基化，并沉默表达。这种现象也为肿瘤细胞获得了更多的生长优势并提升了基因组的不稳定性，进一步导致肿瘤细胞的转移。由 DNA 高甲基化引起的基因转录失活主要包括在这些细胞通路中：DNA 修复（如 hMLH1、MGMT、WRN、BRCA1 等）、维生素应答（如 RARB2、CRBP1 等）、Ras 通路（如 RASSFIA、NOREIA 等）、细胞周期控制（如 p16INK4a、p15INK4b、RB 等）、p53 网络（如 p14ARF、p73、HIC-1 等）和凋亡（如 TMS1、DAPK1、WIF-1、SFRP1 等）。高甲基化的启动子区被作为新一代的生物标志物具有重要的诊断和预后预测意义。

但是，即使绝大多数的研究都定位在启动子区的 CpG 岛，最近研究表明肿瘤中大部分异常的 DNA 甲基化都发生在 CpG 岛岸。值得指出的是，45%～65% CpG 岛岸的变化与正常组织分化过程中的高甲基化有关。CpG 岛岸的甲基化与 CpG 岛一样导致基因的沉默。

高甲基化模式具有肿瘤特异性，并且现在仍然不清楚为什么某些特定区域发生高甲基化而其他区域未甲基化。一种可能的原因是，某些特定基因的沉默使得肿瘤获得生长优势。在一些案例中，还有一种假说被提出：CpG 岛的高甲基化是由于 DNMTs 和 HDACs 被融合蛋白招募到特定的基因，如在一些白血病中表达的早幼粒细胞白血病 - 视黄酸受体 α 融合蛋白。

（2）DNA 甲基化与神经系统疾病：中枢神经系统是人体最复杂的系统之一。不仅是因为同一器官不同区域表现出不同的表达模式，而且同一细胞类型由于其在器官定位不同也具有不一样的转录调节。Rett 综合征是一种由 MBD 蛋白 MeCP2 点突变引起的 X 染色体连锁遗传的神经性疾病。在大脑中，不管是上调或下调 MeCP2 都会引起神经发育的缺陷。MeCP2 被认为是通过招募组蛋白去乙酰化酶导致基因沉默。最近一项研究开发了一套机器学习程序，基于 3 000 多份肿瘤 FFPE 样本的 DNA 甲基化对中枢神经系统肿瘤进行快速、高效分类。开发程序经过训练后，不仅可以通过甲基化指纹准确鉴定 91 种肿瘤（82 种中枢神经系统肿瘤、9 种对照样本），还可以鉴定指南中没有的新的肿瘤类型。该结果有助于神经病理学家和临床医生提高 CNS 肿瘤分类准确性，指导患者进行最佳术后治疗，及作为临床试验中对患者进行分层的辅助工具。

（3）DNA 甲基化与自身免疫病：大部分有关自身免疫紊乱和表观变化的研究都会聚焦在 DNA 甲基化的改变上。如 ICF 综合征是由于 DNMT3B 的杂合突变引起的。ICF 患者虽然整体的 DNA 甲基化水平并没有改变，但是与发育，神经生成和免疫功能相关的基因具有异常的表达。

其他的自身免疫病，虽不涉及 DNA 甲基化机制的突变，但是也呈现出全局的低甲基化，比如系统性红斑狼疮（SLE）和类风湿关节炎。相比其他基因，SLE 患者的 PRF1、CD70、CD154、IFGNR2、MMP14、LCN2、CSF3R 和 AIM2 基因，甚至核糖体 RNA 基因的启动子区都呈现低甲基化。最近的研究部分揭示了造成 SLE 全局性低甲基化的原因。有报道称 SLE 全局低甲基化的原因是由于 miR-21 和 miR-148a 直接或间接的靶向 DNMT1 导致的。

二、组蛋白修饰与疾病

组蛋白是由一球状区和突出于核小体外的组蛋白尾组成的碱性氨基酸组成。组蛋白是染色体的组成成分，是参与组成真核生物染色体的结构蛋白，具有高度的保守性。组蛋白不仅在染色体组装方面有重要作用，组蛋白翻译后修饰在调控基因动态表达方面也发挥重要的作用。

组蛋白根据所含碱性氨基酸的比例和分子量的不同，主要分为5个类型：H1、H2A、H2B、H3和H4。核心组蛋白H2A、H2B、H3和H4基团分为两个H2A-H2B二聚体和一个H3-H4四聚体形成一个八聚体。一个147bp的DNA片段围绕组蛋白八聚体旋转1.65圈形成核小体，邻近的核小体平均被50bp的游离DNA分开。组蛋白H1被称为连接组蛋白，H1不是核小体的一部分，但结合在连接核小体之间的DNA片段上，使核小体一个挨一个，彼此靠拢。

1. 组蛋白修饰的类型 组蛋白N端尾部的游离氨基酸残基（15～38个氨基酸残基）可作为翻译修饰后的主要位点，可发生甲基化与去甲基化、乙酰化与去乙酰化、磷酸化与去磷酸化、腺苷酸化与去腺苷酸化、泛素化与去泛素化和腺苷二磷酸（ADP）核糖基化等化学修饰（图10-3-2，见文末彩插），通过这些修饰影响蛋白质与DNA的结合，从而产生协同和拮抗作用来影响调控转录、DNA修复、DNA复制、可变剪切和染色质浓缩。

2. 组蛋白修饰的功能 组蛋白修饰是指组蛋白在相关酶作用下发生甲基化、乙酰化、磷酸化、腺苷酸化、泛素化和ADP核糖基化等修饰的过程，不同的生物学修饰对应不同的染色质状态并影响基因的转录活性。通常组蛋白的甲基化与染色体失活有关，乙酰化一般与染色质的活化有关。磷酸化（如H1的磷酸化）一般与细胞周期的状态有关，磷酸化被抑制，染色体不能进行复制。单一的组蛋白修饰往往不会独立发挥作用，通常是一个或多个组蛋白尾部的不同共价修饰依次发挥作用或组合在一起，形成一个修饰的级联反应。发生在同一个位置，相同的组蛋白尾端和不同的组蛋白尾端中的组蛋白修饰可以相互影响。

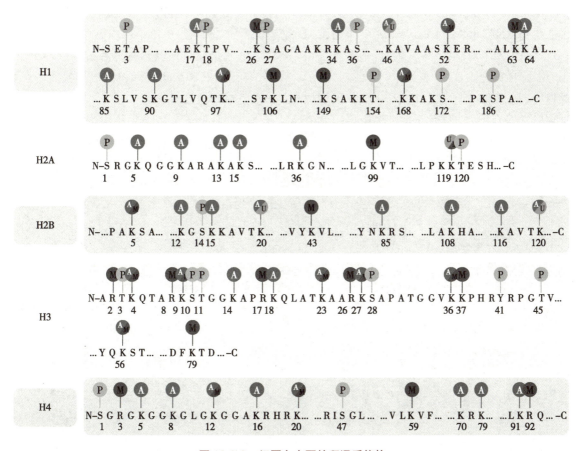

图 10-3-2 组蛋白主要的翻译后修饰

乙酰化（蓝色）、甲基化（红色）、磷酸化（黄色）和泛素化（绿色）。每个氨基酸下面的灰色数字表示其在序列中的位置

组蛋白某一种特定修饰不能独立决定表型，而是由核小体中组蛋白所有修饰共同决定。最新研究显示存在"基于特定不同组蛋白修饰组合"有多达 51 种的"染色质状态"。不同的生物学作用对应不同的染色质状态。

人类基因组可以粗略地分为转录活跃的常染色质状态和转录沉默的异染色质状态。常染色质的特点是 H3K4、H3K36 和 H3K79 的高乙酰化水平和高甲基化水平（例如 H3K4me3、K3K17me3）。异染色质的特点是 H3K9、H3K27 和 H4K20 的低乙酰化水平和高甲基化水平。转录活跃基因的特征通常表现为在启动子 H3K4me3、H3K27ac、H2BK5ac 和 H4K20me1 修饰的高水平和在基因本体区 *H3K79me1* 和 *H4K20me1* 修饰的高水平（图 10-3-3）。

3. 组蛋白修饰与疾病

（1）癌症相关的组蛋白修饰：癌细胞中组蛋白修饰最显著的改变是组蛋白去乙酰化酶（HDAC）介导的 H4K16 单乙酰化的全面减少，涉及该过程的 HDAC 属于 Sirtuin 蛋白质家族。在多种癌症类型，SIRT1 的表达和脱乙酰酶活性上调。HDAC 表达可被 miRNA 调节，例如 *miR-449a* 可通过抑制前列腺癌细胞中 HDAC 的表达，调节细胞生长和活力。除了改变 HDAC 表达外，结直肠癌、子宫内膜癌、肺癌和白血病等疾病中，带有因易位导致的异常融合蛋白，从而导致全局组蛋白乙酰化的失衡。

癌细胞还普遍具有全基因组 H3K4me3 激活修饰和 H4K20me3 抑制修饰的缺失，以及 H3K9me 和 H3K27me3 抑制修饰增加的特点。癌细胞中的组蛋白甲基修饰分布的改变主要是由于组蛋白甲基转移酶和组蛋白去甲基化酶的异常表达实现。已知组蛋白甲基转移酶 EZH2（PRC2-PRC3 的亚基复合物）会促进细胞增殖和肿瘤转化，EZH2 通常在几种癌症类型中都表现为过表达。如在乳腺肿瘤和转移灶中 lncRNA *HOTAIR* 的过表达靶向 *PRC2*，并改变 H3K27me3 修饰。除了其组蛋白甲基转移酶活性外，EZH2 通过与 DNMTs 相互作用还能直接控制 DNA 甲基化。

组蛋白磷酸化也与癌症有关，组蛋白磷酸化在 DNA 损伤修复反应 / 染色体稳定性和细胞凋亡中起着重要作用。磷酸化的 H3Y41（H3Y41ph）可防止异染色质蛋白 1α（HP1α）与 H3 的结合，促进所在位置区域基因的表达。

（2）神经退行性和神经系统疾病相关的组蛋白修饰：组蛋白低乙酰化是组蛋白修饰模式在神经系统疾病中最常见的变化。肌萎缩侧索硬化症（ALS）是组蛋白低乙酰化的一个很好的例子。ALS 患者在错误折叠蛋白质的细胞质沉积物中有聚集体蛋白质 FUS。FUS 过表达会诱导组蛋白的低乙酰化。在其他神经系统疾病，如帕金森病、亨廷顿病和弗里德赖希的失调疾病中也发现了组蛋白的低乙酰化。

（3）自身免疫病相关的组蛋白修饰：关于组蛋白修饰在自身免疫病中的作用知之甚少。患者 SLET 细胞中，HDAC 抑制剂曲古抑菌素 A 逆转

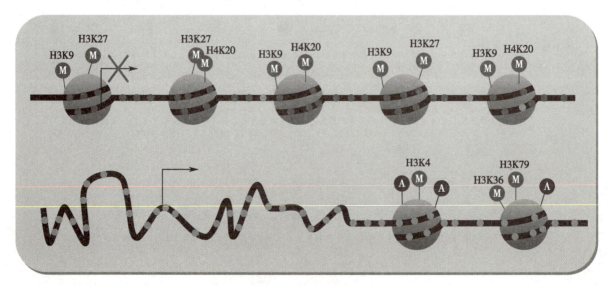

图 10-3-3　核小体定位模式

CD42/IL-10 的异常表达和干扰素（IFN）-γ 分泌。类风湿关节炎中，NF-κB 是一种关键的炎症调节因子，其与核小体 DNA 结合非常差，需要进行组蛋白修饰以便有效地与靶标结合。1 型糖尿病患者也具有典型的组蛋白修饰特征，表现为淋巴细胞（非单核细胞）免疫调节相关和炎症途径的基因（例如 CLTA4，IL-6）中 H3K9me2 修饰增加。

组蛋白修饰不仅在转录调控中起作用，也在细胞凋亡过程中发挥作用，例如 H2BS14 磷酸化、H3T45 磷酸化、H3K4 三甲基化、K8、K12 和 K16 的 H4 三乙酰化以及 H2BK12 乙酰化。有研究提出细胞凋亡过程中产生的组蛋白修饰使释放的凋亡核小体更具免疫原性，导致抗原呈递细胞活化，这可能导致自身抗体产生。

三、染色质构象改变与疾病

1. 染色质构象与染色质三维结构　真核生物细胞核中，染色体的分布并不是随机的，而是以固定的构象有序地组织在一起，相互交错，形成复杂的染色体互作网络。染色体构象一直被视为基因表达的重要调控因素，有研究发现，一些基因表达调控元件是在目标基因序列上游或者下游较远的距离，但是这种调控元件和目标基因在空间上往往是在一起的。例如基因远端的增强子能够通过染色质折叠作用被带入到基因的启动子区域，进而增强基因的表达。同样，基因沉默子和基因启动子因为染色体间的相互作用在空间上

相互靠近，因此发挥阻碍基因转录的功能。这些证据都表明，染色体之间的相互作用形成的特定染色质构象在基因表达调节方面起着重要作用。

2. 染色质构象与疾病　染色质环状结构、拓扑相关结构域（topologically associated domain, TAD），以及染色质的空间划分是染色质三维结构的三个基本组成成分。它们影响了细胞核内众多的生物学功能，例如转录、剪接、DNA 修复和复制等。这些机制的改变，往往都伴随着疾病的发生。如在某些血液肿瘤和肉瘤中往往发生了染色体异位，而染色体的三维结构强烈影响染色质异位伙伴的选择，在空间上相近的染色体之间更容易发生易位，如在前列腺癌中，染色体的相互靠近影响了 *TMPRSS2-ERG* 的基因融合，而这个基因融合，是前列腺癌发展至关重要的一步。

有研究发现，某些在基因组远端的单核苷酸突变，可以通过影响染色质相互作用状态以及靶基因的表达水平来影响人类的复杂性状和疾病。最近有课题组研究了 684 例自身免疫病，发现基因间区的 SNV 通过染色质相互作用影响了 2 597 个靶基因，正是这些被影响的基因，促使了自身免疫病的发生。同样，一些 TAD 结构域里面的 SNV，插入缺失突变可以影响增强子的活性而影响某些基因的表达，进而影响疾病的进程。近年来，已经有多个研究发现 TAD 结构域的破坏，影响了多种疾病的发生发展（图 10-3-4）。

除此之外，核的空间划分对疾病的发生也有

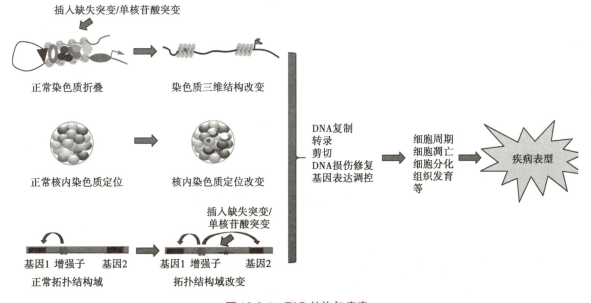

图 10-3-4　TAD 结构与疾病

很大影响，我们知道染色体在细胞核中的定位往往是固定的，而当这种固定的位置发生改变，则可能导致疾病的发生。事实上，在很多的疾病中，都发现了染色体位置的改变，而之前的研究表明，染色质三维构象的改变是染色质位置改变的主要原因。

第四节　转录组与疾病

基因由 DNA 片段组成，以 DNA 片段为模板转录成 RNA 分子，然后从细胞核运输到细胞质，在细胞质中 RNA 被翻译成蛋白质，通过蛋白质发挥功能。转录组是指在某一特定发育时期或者某一生理条件下，细胞内所有转录产物的集合，包括编码蛋白质的信使 RNA（message RNA，mRNA）和不能编码蛋白质的非编码 RNA（non-coding RNA）。非编码 RNA 有微小 RNA（microRNA，miRNA）、长链非编码 RNA（long non-coding RNA，lncRNA）和环状 RNA（circular RNA，circRNA）等。RNA 的表达具有时空性，在细胞或者组织发育的不同阶段，有不同的基因参与。在不同的组织中，具有特异的基因表达谱。转录组检测技术最为成熟，已有大量研究阐明了基因在转录水平与疾病的关系。

一、mRNA 表达与疾病

在哺乳动物中，mRNA 是一类通常带有 Poly（A）的转录本，可编码蛋白质，数量有几万种。在细胞分化和机体疾病的发生过程中，mRNA 的表达图谱发生了明显的改变。

1. mRNA 表达与疾病的分子分型　研究发现，在疾病的发生过程中，会出现特征性的基因表达谱，通过对基因表达谱的分析，可以用来判断疾病的分型、预后以及对用药进行指导。最经典的一项研究是用基因表达谱对弥漫性大 B 细胞淋巴瘤进行分型，在 mRNA 表达水平可以清楚地把 DLBCL 分成两种不同的类型，一种类型主要表达原始中心 B 细胞，另一种类型主要表达活化外周血 B 细胞。两种类型的预后有显著差异。另外一个经典例子，是通过基因表达谱对乳腺癌的复发风险进行预测，采用基因芯片，对临床上乳腺癌的样本进行基因表达谱分析，发现 5 000

多个基因有表达水平上改变，进一步扩大样本验证，最终获得了 70 个基因的表达特征谱，可以对乳腺癌的预后和复发风险进行预测，指导临床用药。基于这个研究成果研发了 MammaPrint（MP）基因芯片产品，并于 2007 年通过了 FDA 的审核，该产品是全世界第一款被 FDA 批准的用于乳腺癌的预后和用药指导的基因表达检测产品。

除了乳腺癌以外，还有很多疾病都找到了特异性的基因表达谱，如来自中国的研究团队使用基因芯片对 225 例神经胶质瘤患者进行了全基因组的基因表达谱分析，筛选到了 1 577 个基因，可以将胶质瘤患者分为 3 个不同的亚型：G1、G2 和 G3。其中 G1 型患者具有良好的预后、年纪小、以及异柠檬酸脱氢酶 -1（isocitrate dehydrogenase 1，IDH1）高频突变等特点。G3 型患者具有较差的预后，年纪大以及 IDH1 低频突变的特点。而 G2 型患者则处于 G1 和 G3 型患者之间。

2. mRNA 表达谱与干细胞鉴定　基因表达谱也可以用于干细胞的鉴定，是因为干细胞和体细胞的基因特征不相同。通过把转录因子转入成体细胞，重新编程到多能干细胞状态，获得符合多能干细胞标准的诱导多能干细胞系。这些细胞系形态类似胚胎干细胞，具有跟胚胎干细胞标记基因的表达，而且在体外和体内都具有向内、中、外三个胚层分化的能力。采用细胞重编程的研究策略，研究人员获得了诱导肝干细胞（iHepSCs）。通过表达谱芯片检测 iHepSCs、肝上皮祖细胞（liver epithelial progenitor cells，LEPCs）、诱导成类肝细胞（iHep）、小鼠肝脏原代成体肝细胞（hepacocyte）和鼠胚胎成纤维细胞（MEFs）的基因表达情况，发现，iHepSCs 与 LEPCs 的基因表达谱一致，同时 iHepSCs 的基因表达谱与先前研究所发现的三种肝干细胞或者祖细胞的基因表达谱也具有很高的相似性。

3. 单细胞 mRNA 表达与疾病　以前研究基因的表达，大多是在组织和多细胞水平，得到的结果是一群细胞的基因表达平均值。然而，在一个组织或者系统中，有多种细胞或者细胞亚群组成，每个类型的细胞，基因的表达不完全相同。单细胞测序技术的出现和成熟，使我们在单个细胞水平上研究基因表达成为可能。已有大量的研究揭示了在同一组织中的不同细胞的基因表

达，具有异质性，尤其是在肿瘤、神经系统、血液系统和免疫系统等复杂系统中，细胞类型多样，在每种类型的细胞中基因表达不相同。利用流式细胞仪，对来自 5 位患者的脑胶质瘤细胞进行分选，将获得的单细胞进行 RNA 测序分析，从基因表达水平精细绘制了肿瘤细胞的组成图像。揭示每个胶质母细胞瘤都包含来自多种癌症亚型的细胞，肿瘤之间这些细胞的分布各不相同。一项黑色素瘤的研究对 19 名患者的单细胞样本进行测序，共获得 4 645 个不同的肿瘤细胞，主要类型包括恶性肿瘤细胞、免疫细胞、间质细胞和内皮细胞。发现在同种肿瘤中的恶性细胞，其转录的异质性与细胞周期，空间分布和抗药性相关。

对循环肿瘤细胞进行单细胞 RNA 测序，揭示了前列腺癌的耐药机制。研究人员从 13 位出现雄激素抵抗（AR）的患者体内收集了 77 份循环肿瘤细胞，并完成了 RNA 表达的分析，发现 AR 抗性组出现了 WNT 信号通路被激活的现象。

免疫治疗是一种通过激活人体自身免疫系统，恢复机体正常的抗肿瘤免疫反应，从而达到控制与清除肿瘤的治疗方法。目前应用最多，发展最快的免疫治疗药物是程序性死亡蛋白 -1（PD-1）及其配体（PD-L1）抑制剂。但是，在多种肿瘤患者中，PD-1/PD-L1 抑制剂单药治疗的客观有效率也仅为 10%～30%，大部分患者对免疫检查抑制剂并不敏感。究其原因，人们逐渐认识到肿瘤免疫微环境的复杂性和多样性在免疫治疗中扮演重要角色。肿瘤免疫微环境与肿瘤细胞相互作用，共同介导了肿瘤的免疫耐受，进而影响免疫治疗的效果。但是，抗肿瘤免疫应答是由众多免疫细胞和分子参与的复杂过程，受到机体复杂而精细的调控，这其中的机制仍有待进一步研究。北京大学张泽民团队在 *Cell* 杂志发表了单细胞水平的肝癌 T 细胞图谱研究，为肿瘤免疫图谱的勾画做出了范式，也为今后其他肿瘤开展类似的研究及各类肿瘤免疫的发展提供基础。

二、长链非编码 RNA 的表达调控与疾病

长链非编码 RNA（lncRNA）是生物体中由 RNA Pol II 转录，长度大于 200 个核苷酸的 RNA，根据其相对于蛋白质编码基因的位置具体可分为 5 类：①内含子 lncRNA，其位于蛋白编码基因的内含子内，且在转录方向上均不重叠外显子；②长基因间 lncRNA，其位于编码蛋白质的基因之间；③双向 lncRNA，相对于蛋白编码基因的启动子以相反的方向转录；④反义 lncRNA，从编码蛋白质基因转录的相反方向转录；⑤正义 lncRNA，与其临近蛋白质编码基因转录方向一致。LncRNA 虽然不具备编码基因的功能，但是可通过 RNA-RNA，DNA-RNA 以及 RNA- 蛋白质等相互作用方式，来调节基因转录和翻译等生物学过程。

lncRNA 在细胞中的位置不同，其功能也是不同的。在胞质中，lncRNA 不仅直接与靶基因相互作用，控制靶基因转录和翻译；还可以与特定的信号蛋白相互作用，调控相关信号通路中基因表达。细胞核中的 lncRNA 通常在表观遗传和转录过程发挥调控作用，具体可以作为信号分子、引导物、诱饵分子或者支架来调控基因表达。lncRNA 作为分子信号，通过结合转录因子和介导信号通路来调控基因表达和随后的生物事件。作为诱饵分子，lncRNA 被转录后可锚定蛋白质、转录因子、调控因子或表观遗传修饰因子。lncRNA 还可以作为分子海绵吸附 miRNA 和剪接因子。作为引导分子，lncRNA 可以招募染色质修饰因子以 cis（共转录或互补调控 RNA）或 trans 构象，与靶 DNA（异源双链结合、RNA：DNA 互补结合、RNA：DNA：DNA 三链结合、或者染色质特异性识别）结合。lncRNA 作为支架，可以携带并结合多种蛋白或核苷酸，通过改变组蛋白修饰和稳定核结构或信号复合物，在染色质上发挥调控作用。

尽管多数 lncRNA 的功能是未知的，但是已有的研究表明，lncRNA 在一些疾病的发生和发展过程中扮演着重要的角色。自 2009 年首次报道 lncRNA 调控机体免疫应答以来，利用高通量测序和生物芯片技术，一些 lncRNA 被证明通过转录水平和转录后水平调控人体的天然免疫和获得性免疫应答。有的 lncRNA 特异性的在免疫系统表达，调节免疫细胞的增殖、分化和激活。如 *linc-COX2*、*Lethe*、*PACER*、*THRIL* 和 *NEAT1* 基因，这些 lncRNA 可以调控免疫基因表达和调节免疫细胞的功能。此外，越来越多地参与到细胞免疫反应的 lncRNA 也被报道。

人类获得性免疫缺陷综合征（AIDS）是一种

由人类免疫缺陷病毒(HIV)感染人类免疫细胞的疾病。HIV 是一种逆转录病毒,它依赖宿主细胞而完成其生命周期。确定调控 HIV-1 复制的宿主因子可能为开发新药提供潜在的靶点。已有数据表明,宿主细胞内 lncRNA 通过不同机制抑制或激活 HIV-1 的复制和潜伏期。7SK RNA 是一种长度为 331 个核苷酸的非编码 RNA,它抑制周期蛋白依赖性激酶 P-TEFb(促转录延长因子)的活性,抑制基因转录。

lncRNA 作为信号分子、引导物、诱饵分子或者支架参与调控肿瘤的发展,并且主要在转录水平和转录后水平调控与癌症发生发展相关基因的表达和翻译。p53 基因在多细胞生物中参与调节细胞周期,从而发挥抑癌作用。研究发现,lincRNA-p21 被 p53 基因激活后,与异质核糖核酸蛋白 hnRNP-K 结合,影响其 cis 靶基因 p21 的表达。另外一个被 p53 诱导表达的非编码 RNA PANDA,可以与 PRC 和 NF-YA 基因相互作用,调控细胞凋亡。MALAT1 首先在肺癌中发现,被认为是肺癌的预后指标,最近的研究发现在肝癌和结肠癌中 MALAT1 是过表达的,MALAT1 可以促进癌细胞增殖、迁移和转移。MALAT1 与 SR 蛋白的剪接因子相互作用,在转录后水平调控癌症进程。ARE 和 KSRP 是两个参与调控 mRNA 降解过程的重要基因,非编码 RNA H19 作为分子支架将 KSRP 和肌原蛋白 mRNA 招募到细胞质中,导致 mRNA 降解,H19 与 KSRP 合作,优化 AKT 调控的转录后开关,控制细胞生长和分化。因此,H19 在促进肿瘤增殖和转移方面具有积极的作用。综上,lncRNA 通过调控致癌基因、抑癌基因等癌相关基因的表达,在肿瘤发生发展过程中发挥重要作用。

三、微小 RNA 与疾病

在生物体内,还有一种微小 RNA(miRNA),成熟的 miRNA 大小为 21~24 个碱基。miRNA 是 20 世纪 90 年代初,在研究秀丽隐杆线虫发育遗传学的实验室中首次被发现。秀丽隐杆线虫基因 lin-4 和 lin-14 的突变,均会导致线虫无法正常成熟和分化。对 lin-4 的进一步鉴定发现,该基因是一个由 22 个碱基组成的 RNA 分子,在 lin-14 基因的 3′- 非转录区(3′UTR)具有多个序列互补

位点。随后研究人员提出了一个分子模型,lin-4 RNA 可以结合到 lin-14 mRNA 的 3′UTR 进而抑制 lin-14 mRNA 的翻译。

随着 lin-4 miRNA 作为发育调控因子的发现,另一种参与发育调控的 miRNA let-7 也被发现。let-7 的一个显著特征是在动物中(包括人类)都十分保守。这一发现进一步印证了 miRNA 在许多不同物种中可能也具有重要功能的观点。利用克隆技术和计算机预测算法,根据预测的结构来识别人类基因组中的 miRNA,现在已经在果蝇、小鼠和人类等物种中发现了数千种 miRNA。随着研究人员识别和阐明单个 miRNA 的功能,有关 miRNA 的公共数据库正在不断更新(miRBase),现收录 38 000 多个 miRNA,这些 miRNA 可以调控多达三分之一的基因。

miRNA 不仅在细胞分化和增殖调控中具有重要作用,它们异常表达也与肿瘤有着重要的联系。Croce 及其同事的一项研究表明,在慢性淋巴细胞白血病(CLL)中,miR-15a/16-1 簇通常是缺失的,表明这些 miRNA 是肿瘤抑制因子。多项 miRNA 表达谱的研究显示,与正常组织相比,肿瘤普遍存在 miRNA 表达异常的现象。miRNA 表达模式为肿瘤的分类和预后提供了有用的信息。已有的研究表明,miRNA 参与到了多条与癌细胞相关的通路,最典型的代表是 miR-34 家族成员,它是 p53 抑癌网络的重要组成部分。从癌症生物学的角度来看,p53 可能是目前发现的最重要的压力传感器。p53 在基因毒性应激或癌基因高活性的环境中被激活后,可以反式激活 miR-34a 和 miR-34b/miR-34c 的转录,从而介导细胞对 p53 激活的反应,包括细胞周期阻滞和凋亡。致癌通路也可以利用 miRNA 作为其促进肿瘤的效应器,例如 MYC 致癌基因可以诱导 miR-17-92 簇,进而导致细胞增殖、存活和肿瘤血管生成增强。因此,这些 miRNA 功能的获得或丢失可以增强或削弱癌细胞中关键通路的活性。

通过对心血管疾病小鼠模型和人组织切片中的 miRNA 进行表达分析发现,miRNA 可以用于包括心力衰竭、心肌病、心肌梗死、动脉粥样硬化、缺血和血管生成等多种心血管疾病的诊断。在心血管疾病的环境中,许多 miRNA 可以作为致病性压力相关信号通路的介质。如由于细胞

外基质（ECM）的过度生成和胶原沉积，心脏压力通常会导致纤维化，最终发生心室硬化和心律失常。在由于纤维化和过度 ECM 产生的心血管疾病中，研究人员发现 miR-29 表达下调，提示该 miRNA 是纤维化疾病的抑制介质。进一步研究发现，该 miRNA 的靶点是编码多种胶原异构体和其他 ECM 蛋白的 mRNA，因此在心血管疾病中下调其表达可增强纤维化。由于 miR-29 能够阻止 ECM 的过度产生，因此，这种 miRNA 的高表达可能是治疗心血管系统和其他纤维化的一种有效方法。但是，在某些情况下，miR-29 的高表达似乎是有害的。在动脉瘤中，血管系统会因为 ECM 成分的缺失而发生膨胀，miR-29 可能会加重动脉瘤。因此，抑制 miR-29 可以刺激 ECM 的产生，并减少主动脉瘤小鼠模型的主动脉扩张。

miRNA 还存在于许多体液中，包括血清、血浆、唾液和羊水等。血清中 miRNA 与血液恶性肿瘤和实体瘤密切相关，对多种类型癌症的早期检测有重要参考价值。循环 miRNA 还与多种心血管疾病相关，包括心肌梗死、心力衰竭和急性冠状动脉综合征。这些研究结果表明，细胞外 miRNA 是疾病的潜在生物标志物。来自复旦大学附属中山医院的樊嘉团队通过 miRNA 芯片、定量 PCR 等方法获得了 7 个血浆 miRNA 表达组合，基于该 7 个 miRNA 构建了疾病预测模型，用于肝癌、肝硬化及病毒性肝炎的早期辅助诊断，并开发出了名为"7 种微小核糖核酸肝癌诊断试剂盒"的产品，已经获得了中国国家药品监督管理局的上市批准。

四、circRNA 的表达调控与疾病

circRNA 是非编码 RNA 家族中具有单链闭合结构的一类 RNA，1976 年，Sanger 等人通过电子显微镜，在 RNA 病毒中首次鉴定出了 circRNA。在发现之初，由于其特殊的单链闭合结构，不明确的生物学功能，circRNA 被认为是转录过程中错误剪接产生的副产品，并没有得到太多的关注。在过去 30 年中，只有极少数的 circRNA 被鉴定出来，随着高通量测序和生物信息学技术的发展，大量的 circRNA 被发现，人们开始认识到，circRNA 是一类含量丰富，种类多样并且具有高度保守性的分子。circRNA 主要分为三种类型，

外显子型（如 ecircRNA）、内含子型（如 ciRNA）以及外显子 - 内含子型（如 EIciRNA）。circRNA 的表达往往体现出组织和发育阶段的特异性。随着对 circRNA 功能研究的逐步深入，研究人员发现，circRNA 可以作为 miRNA 吸附海绵，影响 miRNA 靶向 mRNA 的翻译过程；circRNA 可以通过调控转录本的剪接过程，来影响基因的表达；circRNA 还可以与 RNA 结合蛋白（RBP）相互作用。相比线性 RNA，由于对 RNA 外切核酸酶 R（RNase R）具有抗性，circRNA 更加稳定。这种特性可能会导致静息和有丝分裂后细胞中发生 circRNA 积累，引起 circRNA 的浓度高于线性 RNA。在一些特定的生理过程，例如神经元分化、胎儿发育和突触发育中，往往会积聚高浓度的 circRNA，这表明 circRNA 可能在这些过程中起着关键作用。此外，由于 circRNA 在血液和其他体液中的高度稳定性，也使得 circRNA 成为疾病诊断和预后潜在的生物标志物。

circRNA 的表达在哺乳动物中表现出高度的保守性，在亲缘关系相近的物种中，如人和小鼠，4% 的直系同源基因可以产生 circRNA，5%～30% 是完全保守的。circRNA 能够影响凋亡、自噬、细胞周期以及增殖过程，在多种疾病中发挥重要的调控作用。circRNA 以其独有的特性，在临床诊断或作为治疗靶点研究方向，颇具前景。

circRNA 在心血管疾病的发生和发展过程中起重要作用。如，hsa-circ-0005870 在高血压患者中显著下调，hsa-circ-0002062 和 hsa-circ-0022342 在慢性血栓栓塞性肺高压（chronic thromboembolic pulmonary hypertension，CTEPH）患者的血样中明显低于正常人，进一步的生物信息学分析表明这些 circRNA 可能对 CTEPH 的发展至关重要。Syr circRNA，作为第一个被发现的内源性海绵 circRNA，含有 16 个 miR-138 的结合位点。巧合的是，miR-138 可以保护心肌细胞，抑制缺氧诱导的细胞凋亡。因此，一些研究人员预测，Syr circRNA 可能对缺氧诱导的心肌细胞凋亡过程起调节作用。

circRNA 在哺乳动物脑组织中的检出丰度高于其他组织，促使人们思考 circRNA 在神经系统疾病发生发展过程中所扮演的角色。CircRNAciRS-7 和 miR-7 在新皮层和海马神经元中具有共定位，

而 *ciRS-7* 可以作为 *miR-7* 的吸附海绵发挥作用，参与调控帕金森综合征以及多种癌症相关通路。随后的研究发现，*miR-7* 能够靶向调控 α- 突触核蛋白和泛素化蛋白连接酶 A（*UBE2A*）的表达，*UBE2A* 可以清除淀粉样沉淀，但在阿尔茨海默病患者脑组织中，*UBE2A* 被消耗殆尽。因而，*miR-7* 与神经退行性疾病存在直接关联，circRNA 可能充当 miRNA 的吸附海绵，影响 miRNA-mRNA 的调节过程。虽然 circRNA 在神经系统的作用机制尚未完全清楚，但越来越多的证据表明，circRNA 与包括神经疼痛、血脑屏障受损等在内的多种神经系统疾病有着密切的关联。

circRNA 还参与调控多种肿瘤，如食管鳞状细胞癌、胃癌、结直肠癌、肝癌、神经胶质瘤的发生和发展过程。在胃癌组织中 *hsa-circ-0000096* 显著下调，可以负向调控 *cyclin D1*、*CDK6*、*MMP-2* 和 *MMP-9* 的表达，从而抑制肿瘤细胞的增殖和转移。

第五节　蛋白质组与疾病

蛋白质组是指一个基因组内所有基因翻译的全部蛋白质。蛋白质作为生命功能的直接执行者，对蛋白质组的研究是连接基因组与基因功能的桥梁。蛋白质组学是以蛋白质为研究对象，研究细胞、组织或体液中蛋白质组成及其变化规律，包括蛋白质的表达水平，翻译后的修饰等，由此获得在蛋白质组层面关于疾病发生，细胞代谢等过程的整体而全面的认识。

一、蛋白质表达与疾病的发生发展

蛋白质作为生命功能的执行者，其表达量的变化与疾病的发生发展密切相关。疾病的蛋白质组学研究是采用蛋白组学技术，大规模比较和分析正常与疾病及疾病不同时期样本的整体蛋白质表达差异，对差异表达的蛋白质进行定性和定量，并探索其在疾病发生发展中的机制，寻找与疾病相关的标志物或特异性靶标，为疾病的早期诊断、发病机制研究、药靶的发现及治疗和预后效果评判提供重要依据。

蛋白标志物在疾病的诊断过程中至关重要，不仅可以准确判断疾病的发生、分期，也可用于判断疾病的治疗效果及预后。在医学中最常用的标志物是血清中的蛋白质，如 CEA、PSA 和 AFP 等。1979 年，前列腺特异性抗原（PSA）从前列腺组织内分离并提纯，于 1986 年首次应用于临床，已逐渐成为前列腺癌检测指标。正常人血清中 PSA 含量很低，小于 4.0ng/ml，当前列腺发生癌变时，血 - 上皮之间的屏障被破坏，致使 PSA 直接进入血液。癌的恶性程度越高，对正常前列腺组织破坏越大，血清中 PSA 越高，因此血清中游离 PSA 的水平可作为前列腺癌早期筛查、诊断及病变程度的判断依据。在前列腺癌根治术切除治疗后，血清中 PSA 的水平会逐渐下降，如果肿瘤被根治，血清中 PSA 会在 1 个月内下降为零，因此血清中 PSA 的水平也可用于前列腺癌治疗效果的评判标准。

谷丙转氨酶（ALT）是目前肝脏功能筛查的重要指标，但由于其缺乏特异性，需要结合肝脏疾病的特异指标才能进行疾病的诊断。脂质结合蛋白（FABP1）参与脂肪酸的摄取、转运和代谢过程，当肝细胞损伤时，它被释放到血液循环中。Mikus 等人应用一种类似于蛋白质组学的抗体磁珠序列的方法，对临床药物性肝损伤（DILI）患者血清样本中的蛋白进行分析，结果发现 DILI 组中 FABP1 水平显著升高，其中 FABP1 与 ALT 相比在组织分布和动力学方面有更突出的特点。此外，免疫组化检测发现 FABP1 并不在骨骼肌和心肌中表达，具有较好的组织特异性，这也是 FABP1 比 ALT 更有优势的地方，可以作为 ALT 检测的一个补充，提高诊断肝损伤的特异性和准确性。

癌症是一种慢性病。据 2018 年全球癌症统计报告显示，全球有大约 1 810 万癌症新发病例和 960 万癌症死亡病例，而实际上，如果能够在癌症早期发现，大部分癌症都可以通过治疗得到控制或恢复健康。1848 年到 1976 年，科学家们陆续发现一些大量存在于癌症患者体内，而在健康人体内并不存在或丰度较低的蛋白，如肝癌患者血清中的甲胎蛋白（AFP），结肠癌患者组织中癌胚抗原（CEA）等。目前临床上使用最广泛肿瘤标志物包括 CEA、AFP、CA125、CA15-3、CA19-9、CA242、c-PSA、SCC、NSE、β-HCG、CK19 和 CA724 等。

差异蛋白组学能够快速有效地发现疾病特异

表达的蛋白，进而为新药的设计提供依据，对于已经有治疗药物的疾病，也可通过分析药物作用后蛋白组的差异，来进一步了解药物的效果和作用机制，为患者个性化治疗提供依据。氯丙嗪和氟哌啶醇是第一代抗精神病药，奎硫平和利培酮是第二代抗精神病药。研究人员利用定量蛋白质组学分析，研究了两种第一代和两种第二代抗精神病药物处理对人类少突胶质细胞系蛋白表达的影响。结合生物信息学分析，对差异蛋白通路进行富集，揭示了这两代药物在疾病治疗中不同的作用机制，并通过功能验证实验进一步发现奎硫平处理促进了细胞色素 c 表达，这些发现为找到新的生物标志物和新的药物靶点奠定基础。

肿瘤的耐药性是临床上化疗失败的主要原因之一，利用蛋白质组学技术研究肿瘤耐药机制，并寻找逆转药物，为肿瘤的个性化治疗提供可能。姜黄素是从中药姜黄根茎中提取的一种酚类色素，具有抗炎、抗氧化、抗衰老、消除自由基及抑制肿瘤生长等作用。研究发现，姜黄素可以诱导结肠癌细胞凋亡，抑制结肠癌的侵袭和转移。有研究者利用 2-DE 结合 MALDI-TOF-MS 质谱鉴定的方法，对姜黄素处理和未处理的人结肠癌耐药细胞 HCT-8/VCR 的蛋白组进行了差异分析，结果发现了 10 种差异表达的蛋白，在对照组高表达的有 7 种，分别是谷胱甘肽 S 转移酶 P1（GSTP1）、重组人 FK506 结合蛋白 4（FKBP4）、X 线修复交叉互补基因 5（XRCC5）、肿瘤蛋白翻译调节因子 1（TPT1）、热休克蛋白 8（HSPA8）、超氧化物歧化酶 1（SOD1）和前列腺特异性膜抗原剪接变体（PSMA5）；在试验组中高表达的有 3 种，分别是肽基脯氨酰顺反异构酶（PPIB）、鸟氨酸转氨酶（OAT）和核内不均一核糖核蛋白 H1（HNRNPH1）。这 10 种蛋白功能涉及信号传导、肿瘤细胞的分裂、多药耐药以及抗氧化、凋亡和糖酵解等生物学过程，可能与姜黄素逆转 HCT-8/VCR 细胞对化疗药物的耐药性有关。

二、蛋白质修饰与疾病的发生发展

生物体通过种类繁多的修饰方式直接调控蛋白质的活性，大大扩展了蛋白质的化学结构和功能，显著增加了蛋白质功能的多样性和复杂性。据估计，人体内 50%～90% 的蛋白质发生了翻译后修饰，常见修饰过程有磷酸化、泛素化、类泛素化、甲基化、乙酰化和糖基化等。

1. 蛋白质磷酸化 蛋白质磷酸化是生物体内最常见的共价修饰方式之一。在蛋白质激酶的催化作用下，ATP 或 GTP 的磷酸基被转移到底物蛋白氨基酸残基上。蛋白质磷酸化丝氨酸最多、苏氨酸次之、酪氨酸相对较少。蛋白质磷酸化是细胞内信号传递最重要的方式。磷酸化与去磷酸化的修饰过程调节着包括细胞增殖、发育、分化、信号转导、细胞凋亡、神经活动、肌肉收缩及肿瘤发生等过程在内的各种生理和病理活动。

小分子靶向药物是目前最为常见的肿瘤靶向治疗药物之一。其中蛋白酪氨酸激酶抑制剂（TKI）是最主要的小分子靶向药。酪氨酸激酶能催化多种蛋白质底物上的酪氨酸残基磷酸化，靶向药物的作用方式就是对各种靶点的酪氨酸激酶磷酸化进行抑制。EGFR-TKI 的出现，改善了 *EGFR* 突变非小细胞肺癌的治疗现状，延长了患者的生存期。此外，基于蛋白激酶和磷酸化的靶向药物还包括针对 HER2 阳性乳腺癌的靶向药物曲妥珠单抗（赫赛汀），应用于肝细胞癌的多靶点、多激酶抑制剂索拉非尼，以及治疗慢性粒细胞白血病的靶向药物伊马替尼等。

2. 泛素化 泛素普遍存在于真核细胞中，高度保守，仅由 76 个氨基酸组成。泛素包含 7 个赖氨酸残基，其 C 端可与底物的赖氨酸形成异肽键，引起底物泛素化。泛素的主要作用是标记蛋白，被标记的蛋白会被 26S 蛋白酶体降解。泛素 - 蛋白酶体系统是最重要的蛋白降解机制。泛素化广泛参与各种生理过程，包括细胞增殖、凋亡、自噬、内吞、DNA 损伤修复以及免疫应答。泛素化失调在疾病中也发挥重要作用，如癌症、神经退行性病变、肌肉营养不良、免疫疾病以及代谢综合征。中国科学院的研究人员于 2018 年发现了 PD-1 调控的关键 E3 泛素连接酶 FBXO38。在活化的 T 细胞中，PD-1 首先经历内化过程，随后被 FBXO38 泛素化并最终被蛋白酶体降解。PD-1 及其配体 PD-L1 抑制剂在肿瘤免疫治疗领域取得了巨大的成功，而 FBXO38 对 T 细胞抗肿瘤免疫功能的促进作用有望为肿瘤免疫治疗领域提供新的治疗方案。二甲双胍是治疗 2 型糖尿病的一线临床药物，可通过抑制肝脏脂质沉积、降低血脂改善非酒精脂肪肝。研究表明，二甲双胍可激活 AMPK 通路，将 INSIG 蛋白磷酸化，阻止 INSIG 蛋白与 E3 泛素连接酶 gp78 结合。通过抑制 INSIG 泛素化水平和蛋白酶体降解途径，二甲双胍可以增强 INSIG 蛋白稳定性。INSIG 蛋白对于 SREBP 介导的脂肪酸从头合成具有负反馈调节作用，因此 INSIG 蛋白的稳定性有助于降低脂质合成和肝脏脂质积累。

3. 类泛素化 随着泛素化的深入研究，一些类泛素蛋白也相继被发现，其中小泛素相关修饰物（SUMO）可以与多种蛋白结合，发挥相应功能，被视为普遍的可逆蛋白翻译后修饰方式之一。SUMO 分子结构及反应过程均与泛素类似。SUMO 化也是一个多酶参与的酶联反应，但参与 SUMO 反应途径的酶则与泛素化完全不同，SUMO 也并不介导蛋白酶体依赖的蛋白降解过程。SUMO 前体在其 C 末端含有一串 2～11 个氨基酸的延长链，可被 SUMO 特异性蛋白酶 SENP 切除，生成成熟的 SUMO 并露出 C- 端 2 个 Gly 残基。只有成熟的 SUMO 蛋白能够与靶标结合。SUMO 化过程需要 E1 活化酶、E2 结合酶和 E3 连接酶的参与，该过程是可逆的，SENPs 可特异性地对底物靶蛋白去 SUMO 化。蛋白的 SUMO 化修饰参与转录、mRNA 加工、DNA 复制及损伤修复等过程，与肿瘤、心血管疾病、缺血性脑损伤、神经系统疾病等密切相关。

SUMO 化过程相关酶的异常表达能够引起 SUMO 化异常，最终引起疾病发生。SUMO E2 结合酶 UBC9 被证明与 DNA 的损伤修复及基因组的稳定性相关，并且可以通过抑制凋亡相关通路的激活而引起肿瘤的发生。UBC9 在肺癌、卵巢癌、黑色素瘤、前列腺癌及结直肠癌等多种恶性肿瘤中表达显著上调。在急性早幼粒细胞白血病中的研究发现，PML 蛋白具有抑癌作用，而 SUNO E3 连接酶 PIAS1 可以通过触发抑癌蛋白 PML 的 SUMO 化，使 PML 被泛素 - 蛋白酶体降解，弱化 PML 的抑癌作用。除肿瘤外，心脑血管疾病的发生也与 SUMO 化密切相关。

4. 甲基化 甲基化是指在甲基转移酶的作用下，从活性甲基化合物上将甲基催化转移到其他化合物的过程。蛋白质的甲基化主要发生于精氨酸及赖氨酸，精氨酸甲基化参与转录调控，介导

DNA 损伤修复。赖氨酸甲基化可调控组蛋白功能，参与基因转录的表观调控。蛋白质甲基化最早发现于组蛋白中，随着蛋白组学技术的发展，关于非组蛋白甲基化的研究也已经非常普遍。

蛋白的甲基化与多种疾病及生理过程相关，如由 SETD2 介导的 H3 赖氨酸 36 三甲基化（H3K36me3）与多种生理过程及疾病相关。SETD2 的基因突变导致 H3K36 的甲基化程度降低，影响染色体活性，导致基因区的大范围低甲基化，与肾透明细胞癌相关。此外，H3K36me3 可以在体外和体内调节间充质干细胞（MSC）的细胞转化，因此通过靶向 SETD2 调节 H3K36me3 水平可作为骨质疏松症的新疗法。关于 SETD2 及 H3K36me3 的研究在其他癌症如乳腺癌、肠癌、胃肠道间质瘤中也有报道。

5. 乙酰化 蛋白的乙酰化修饰是在蛋白质赖氨酸残基上连接一个乙酰基，调控蛋白的酰化修饰程度，进而对生物体的代谢功能造成影响。乙酰化修饰通过多种机制影响蛋白质功能，包括调节蛋白质稳定性，酶活性，亚细胞定位和与其他翻译后修饰以及调控蛋白质 - 蛋白质、蛋白质 -DNA 相互作用等。

DNMT3a 是一种甲基转移酶，在巨噬细胞中高表达。敲除 *DNMT3a* 选择性地损害Ⅰ型干扰素的产生，而不会影响促炎症细胞因子 IL-6 及 TNF-α。DNMT3a 并不直接调节Ⅰ型干扰素编码基因的转录，而是通过维持去乙酰化酶 HDAC9 的高表达来发挥作用。Ⅰ型干扰素的生产依赖于模式识别受体（PRR），HDAC9 通过维持 PRR 信号分子 TBK1 的去乙酰化，使 TBK1 保持较高的活性，最终促进Ⅰ型干扰素的生产。由此可见，蛋白的乙酰化在先天免疫中发挥着重要作用。

6. 糖基化 糖基化是指在糖基转移酶的作用下，蛋白质被连接上糖链的过程，发生于内质网、高尔基体等细胞器。细胞内超过 50% 的蛋白质被认为是经过糖基化修饰。蛋白质糖基化分成 N- 糖基化、O- 糖基化、C- 糖基化和糖基磷脂酰肌醇锚定连接四类。天冬酰胺残基的 N- 糖基化在真核生物中广为存在，是最常见、研究最为深入的糖基化形式。丝氨酸、酪氨酸、苏氨酸及脯氨酸的 O- 糖基化也相继被报道。蛋白质的糖基化能够有效地避免蛋白质聚集，可以增加蛋白

质稳定性、抑制蛋白降解、增加蛋白溶解度以及调节蛋白活性。蛋白质的糖基化参与细胞识别、细胞调控、免疫应答、细胞分化、信号转导等生命活动。

先天性糖基化障碍，是由一种或多种糖基化酶的功能缺陷引起的常染色体隐性遗传病，大部分糖基化障碍与N-连接寡糖合成异常有关。患者有多种系统病变，且均有不同程度的精神发育迟缓。此外，O-GlcNAc在心血管疾病及糖尿病中起着复杂作用。早期研究表明，在糖尿病组织中，O-GlcNAc发生上调，该糖基化过程在胰岛素抵抗和葡萄糖毒性中发挥作用，能够导致糖尿病，以及与糖尿病相关的心血管并发症。但是之后的研究发现，O-GlcNAc水平的急性升高有助于保护机体免于局部缺血造成的损伤。糖基化对于蛋白的多方面作用也同时影响着药物代谢。糖基化修饰可以阻碍蛋白酶与抗体的结合，从而增加抗体的稳定性，同时对于异常糖基化的控制也是生物制药产业面临的巨大挑战。

第六节 代谢组与疾病

代谢组学是对生物样品中的小分子物质（例如代谢中间物、激素和其他信号分子等）进行定性和定量研究的学科，这些小分子物质可以是生物系统内化学反应的底物或者产物。与其他组学不同的是代谢分析给出了生物样本当时的"快照"，综合反映出了生物体或组织、细胞样本当时的"生理状态功能读数"，可以最大程度反映生命体对外界刺激、病理生理变化以及本身基因突变而产生的体内代谢物水平的多元动态变化。结合基因组学，转录组学和蛋白质组学，可以更好理解和研究疾病的机制。

一、代谢组的临床应用

代谢组是所有组学的最终结果，代谢网络的紊乱可以与很多疾病状态直接建立相关性。由于代谢物可以在非侵入性样本（如尿液或血液）中测定，因此代谢物被认为是理想的生物标志物。这些标志物可为疾病诊断、病理研究、新药开发和药物毒理学等研究提供新的探索视角。

在疾病诊断相关标志物的选择上，如已知疾病发生的原因，可直接选择目标代谢物作为标志物，使用靶向代谢组学方法进行测定。例如，苯丙酮尿症是由于苯丙氨酸羟化酶（PAH）缺乏而导致的血苯丙氨酸浓度增高，导致苯丙氨酸及其酮酸蓄积，并从尿中大量排出，对血样中的苯丙氨酸和酪氨酸衍生化后进行GC/MS测定，用以进行新生儿苯丙酮尿症筛查；对由于类固醇激素异常导致的性发育异常、肾上腺皮质增生等疾病，可以对激素含量进行测定，并结合遗传学检测方法进行诊断。

对于病因不是很明确的疾病（包括多基因病、非遗传病等），则很难从遗传、环境因素等角度来对疾病进行预测。由于代谢特征谱可以与疾病产生关联，因此可以利用代谢组学技术筛选和开发代谢小分子生物标志物，对疾病的早期发病、治疗反应和预后等进行判断。生物标志物的开发不需要清楚疾病发生机制，只需要筛选出的候选代谢物能以较高的敏感度和特异性区分出正常或患病状态，或者治疗反应良好还是欠佳。尽管如此，通过对特定分类人群的代谢特征谱进行研究，可以推断异常代谢途径，促进对疾病发病机制的了解。如，Fan等人开展了一项基于4个独立中心共2 324名冠心病（CAD）患者的研究，接受冠状动脉造影后将患者区分为正常冠状动脉（NCA）、非阻塞性冠状动脉粥样硬化（NOCA）、稳定性心绞痛（SA）、不稳定性心绞痛（UA）和急性心肌梗死（AMI）。通过液相色谱-四极杆飞行时间质谱法测定血浆的代谢组学特征谱，鉴定到与冠心病发生发展密切相关的差异代谢物89个，并进一步筛选出12组特定的代谢标志物，可以达到较高的敏感度和特异性（图10-6-1）。

代谢组学技术也可以用于体内代谢产物的检测，如氨基酸、维生素、微量元素等，判断体内的代谢是否正常。还可以用于检测药物的浓度，指导药物用量。

对于生物标志物的筛选，样本的选取至关重要，即样本是否可以体现病变器官当前的代谢特征。对于脑部疾病，应选取脑脊液作为生物标志物的检测样本，而不应选取被血脑屏障阻隔的外周血样本；对于肾病、前列腺癌和膀胱癌等疾病，尿液是理想的样本；对于消化道疾病，可选取粪便作为样本。由于生物标志物应用取材或研究对

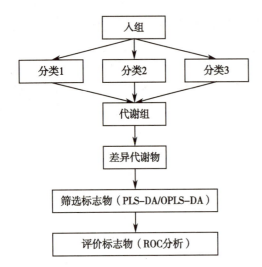

图 10-6-1　生物标志物开发的一般研究路线

象的特殊性，发展出一些细分代谢组学应用，如外泌体代谢组和肠道菌群代谢组。

1. 外泌体代谢组　外泌体是一种直径在 40～150nm 的囊泡，属于细胞外囊泡中的一种。正常和病理状态下，外泌体均可由细胞分泌，存在于多种体液中，包括血浆、尿液和脑脊液等，其成分复杂，包括蛋白质、核酸、脂质和其他代谢物。越来越多的证据表明，外泌体具有特殊功能，在凝血、细胞间信号传导和废物清除等过程中发挥关键作用。外泌体在体液中非常稳定，它包含的极低丰度信息可以被囊泡保护，免于被体液稀释或分解，这使得外泌体成为一种重要的生物标志物来源。

肿瘤患者分泌的外泌体高于正常人，包含多种蛋白质、脂类、miRNA 和 mRNA 等，在不同微环境刺激下内容物的数量和种类可以多样化，这使得外泌体持续成为肿瘤标志物开发的热点。如 Skotland 等对前列腺癌患者和健康对照尿液中的外泌体进行了脂质组学的质谱分析，发现九种脂类水平在两组间有显著性差异，可作为前列腺癌潜在生物标志物。

除肿瘤组织外，正常组织也存在特异性的外泌体。例如，脂肪组织被证明存在释放脂质的第二途径：脂肪细胞外泌体在免疫功能和代谢中起作用，可以和相关因子一起诱导骨髓细胞前体体外发育成脂肪组织巨噬细胞。由于肥胖和相关健康问题的发病率不断上升，脂肪细胞外泌体结合脂质组检测方法可成为新的生物标志物研究方向。

2. 肠道菌群代谢组　人类的肠道微生物经过与人类宿主的长期协同进化，已被认为是人体的一大"器官"。代谢组学已广泛应用于肠道菌群，以了解肠道微生物如何通过肠道菌群 - 哺乳动物宿主共代谢来影响人类宿主的代谢状态，甚至通过肠 - 脑轴影响神经和内分泌系统。目前已有研究表明肠道菌群的紊乱，与宿主代谢疾病如肥胖、心血管疾病、糖尿病和脂肪肝等的发展有一定因果关系。这使得肠道菌群相关的代谢物可以作为生物标志物在血浆中被检测，用于预测疾病或寻找减轻疾病的靶点。

如氧化三甲胺是由肠道菌群将食物中的胆碱代谢产生三甲胺，随后在肝脏中转化而成的。已有研究证明氧化三甲胺是动脉粥样硬化的重要危险因素，可作为预测心血管不良事件的独立因子；苯乙酸是肠道菌群分解食物中的氨基酸产生的，其血浆中浓度与非酒精性脂肪性肝病的早期发病有关，可被用作预测疾病发生的生物标志物。总之，肠道细菌可产生 200 种以上代谢物并进入体液循环，可使用代谢组学方法研究肠道菌群并开发相应生物标志物，用于临床疾病的诊断。

二、代谢组在疾病机制研究中的应用

生物体内无时无刻不在进行着代谢活动，而代谢网络的紊乱与疾病的发生有着密切联系。如果说遗传、环境因素是"原因"，那么代谢产物可以作为"结果"，反映出内因（遗传、肠道菌群和内分泌等）和外因（细菌、病毒和污染物等）对人的影响；除此之外，代谢小分子还参与了人体内的"通信"，当外因或内因施加在人体时，会激发一系列的代谢产物变化，通过研究这种变化，可以为发病机制研究提供线索。

代谢流分析是疾病机制研究中的常用方法，它旨在量化代谢网络中代谢流量，而代谢流量是一项重要的生理参数，反映了代谢产物的比生成速率。通过以同位素（^{13}C、^{15}N 或 ^2H）标记葡萄糖、谷氨酰胺等物质，以此追踪碳、氮元素的流向。

例如，代谢流分析可以使用于肿瘤代谢重编程的研究中。随着肿瘤细胞的增殖，它们会通过代谢重编程进化出一套自己的代谢体系，以满足其迅速扩增和形成肿瘤微环境的需求。明确肿瘤细胞的代谢途径，有助于推断肿瘤发生、增殖和转移的机制。例如，丙酮酸是糖酵解途径的终产物，在糖、脂肪和氨基酸三大营养物质的相互转化中起枢纽作用。已有研究证明丙酮酸可以促进乳腺癌细胞对胞外基质微环境的重构，从而促进乳腺癌的肺转移，该研究使用了基于 ^{13}C 同位素示踪的代谢流分析，通过 GC-MS 和 LC-MS 评估了 $^{13}C5$-谷氨酰胺、$^{13}C6$-葡萄糖和 $^{13}C3$-丙酮酸对丙氨酸和 α-酮戊二酸的碳贡献情况，以阐明肿瘤细胞的代谢机制。研究发现丙酮酸的摄取诱导 α-酮戊二酸的产生，而该代谢物通过增加胶原蛋白脯氨酰-4-羟化酶的活性来激活胶原蛋白的羟基化，使胶原蛋白稳定性增加，从而重塑胞外基质微环境。通过在小鼠模型中抑制丙酮酸代谢，可抑制乳腺癌导致的肺转移瘤生长，最终证明了丙酮酸与乳腺癌肺转移的因果关系。

三、药物代谢组与精准医疗

药物代谢组是根据患者特性选择药物，以提高疗效、减少药物不良反应。由于代谢组学代表了终端效应，可直接反应患者当前的生化状态和应激潜能，相对遗传信息更具参考价值。基于遗传信息的药物基因组，在临床用药指导方面已有广泛应用，例如华法林在临床上常作为一线长期抗凝药用于心血管疾病的治疗，而华法林的剂量个体差异与 VKORC1、CYP2C9、CYP4F2 以及 CYP2C 基因多态性相关。但药物基因组只考虑遗传因素，而忽略了环境因素（营养状况、肠道菌群、年龄、疾病史和用药史等）对药物的吸收、分布、代谢和排泄的影响。因此，药物基因组的应用存在局限性，而药物代谢组学为评价药物有效性和副作用提供了新思路。

药物代谢组在临床中的应用方向主要为用药前的药物有效性和副作用预测，以及用药后的治疗反应监测。例如，Clatyon 等人对大鼠给予对乙酰氨基酚，在基因型未知的情况下，通过使用代谢组学分析给药前尿液组成，预测了给药后的肝损伤程度。随后，他们首次描述了代谢组学如何应用在临床。研究人员收集了 99 名健康男性的尿液样本，分析了对乙酰氨基酚给药之前和之后的代谢谱，发现肠道细菌产生的对甲酚的竞争性磺化可降低对乙酰氨基酚的磺化，而磺化过程与药物代谢相关。研究提出评估个体代谢状态和肠道菌群状态对个体化用药策略制定的重要性，甚至可以考虑人为操纵肠道菌群以改善药物效果并减少药物不良反应。

在治疗药物监测方面，目前一般直接在血液、尿液、唾液等样本中测定药物浓度，利用药代动力学原理使给药方案更加个性化。如移植患者的用药，都需要测定药物浓度，指导用药。但治疗药物监测只记录药物浓度，属于药代动力学范畴，无法预测药物的有效性和毒性，忽视了不同个体间药效的差异。因此，建议的剂量可能是不正确的。而药物代谢组则通过获知用药后的代谢谱，了解生物体对用药后的响应，间接估计药物药效。

在后基因组时代，代谢组学作为评估药物有效性和副作用的组学平台之一，其重要性不言而喻。在未来的精准治疗研究和应用中，同样应以"系统生物学"的研究思路，通过遗传、转录、蛋白质和代谢层面的组学数据进行综合研究，还应考虑微生物组、暴露组等环境层面因素的影响，使药物基因组学、药物代谢组学等学科整合为"药物组学"。

第七节　多组学联合分析与疾病研究

单一层面的组学只能对疾病的生物学机制提供有限的证据，并且基于单一数据类型的分析往往仅限于相关性，主要反映"果"而不是"因"。以全基因组关联分析为例，虽然通过这种手段已经鉴定出相当数量的 SNP 与复杂疾病有关，但是这些相关位点的功能和作用机制在很大程度上是未知的。此外，DNA、RNA、蛋白质和代谢物各自发挥一定的生物学功能，只有通过对不同层面的综合研究，才能捕捉到生命过程中不同分子层面之间的协同作用和相互调控。整合不同组学层面获得的数据，是为了更好地了解它们之间的相互关系以及对疾病过程的综合影响。因此，多组学的数据分析，不是单独对几个组学数据的罗列和展示，关键是在分析中整合基因组、转录组、表观遗传、蛋白组和代谢组等层面的数据，展示出不同层面的相互作用与调控关系，以帮助研究者从全局上把握疾病发展中的内在变化，进而聚焦到关键的通路。随着组学技术和分析方法的不断完善，多组学方法越来越多地被应用于疾病研究中，它不仅对阐明疾病机制、筛选致病靶点起到推动作用，也为疾病基础研究和精准医学研究提供了新的思路。

一、基因组 - 转录组

在基因组中，疾病相关的遗传变异并不是疾病带来的结果，特定的变异对疾病有一定的贡献。与此同时，这些遗传变异并不直接导致疾病，而是影响中间表型进而介导分子和生理的变化。这种类型的遗传变异为疾病病因学，以及研究与其他组学层面间的相互作用提供了有力的"锚点"。GWAS 方法通常能够鉴定出包含致病变异的位点，但是没有足够的能力区分附近的关联变异，并且找到的位点中经常包含多个基因。因此 GWAS 能够预测疾病风险，但是很难确定特定的基因或通路。以 GWAS 鉴定出的位点为中心，整合其他层面的组学数据能够找出致病 SNP 或基因，进而研究相关通路导致疾病的机制。另外，GWAS 通常关注的是蛋白质编码区的变异，而 GWAS 结果却经常定位在非编码区，并且其中很大比例定位在非编码的调控元件上。

表达数量性状位点（eQTL）是对 QTL 概念的延伸，定位得到的差异显著 eQTL 可以分为顺式 eQTL 和反式 eQTL 两种。顺式 eQTL 指的是某个基因的 eQTL 定位到该基因所在的基因组区域，表明可能是该基因本身的多态性引起的表达水平的差异；反式 eQTL 指 eQTL 座位的某一基因的多态性导致与该 eQTL 座位不在同一基因组区域的基因表达水平的差异。在 eQTL 定位中，需要对全基因组范围内的表达性状同时进行分析，独立地分析每一个表达性状。传统的 QTL 定位算法，包括单标记回归分析、区间作图（IM）、复合区间作图（CIM）、多区间作图（MIM）等方法均适用，只是需要对大量的表达性状逐一进行分析。

Schadt 等人利用表达谱芯片对小鼠标准自交系中 111 个 F2 个体的肝组织进行表达分析，并采用区间作图法进行 eQTL 定位，发现在第 2、6、7、9、10、16 和 17 号染色体上存在 eQTL 热点区域，并找到了一个与小鼠肥胖有关的候选基因 *Mup1*。eQTL 定位通过基因表达调控将疾病相关遗传变异和疾病表型连接起来，在不同的组织器官中已经有大量的 eQTL 研究，包括脑、肝、皮肤和免疫细胞等。目前的研究表明至少有 30% 的基因转录本受 eQTL 调控。目前最著名的 eQTL 研究来自"Genotype-Tissue Expression"（GTEx）。GTEx 收集和分析了人类 43 种组织的全基因组遗传变异和组织特异性的基因表达谱数据，并且利用 RNA 测序数据，GTEx 提供了包括 mRNA、rRNA、tRNA 和 lncRNA 在内的多种 RNA 表达数据。

二、基因组 - 表观基因组

遗传是表观遗传变异（包括 DNA 甲基化）的主要决定因素之一。DNA 甲基转移酶等关键基因直接控制着 DNA 甲基化的模式。其他遗传变异也可能通过改变酶的可及性或亲和力来影响 DNA 甲基化的模式。通过将全基因组的 SNP 数据与组织特异性 DNA 甲基化数据相关联，已经报道了对多种组织（如外周血、肺、脑、脂肪组织和肿瘤组织）的 meQTL 研究。许多 meQTL 研究优先考虑与 DNA 甲基化位点附近的遗传关联（即 cis-meQTL），这通常比反式 meQTL 的效应更强并且需要较少的成对检验。由于要检验的 SNP-DNA 甲基化位点数量众多，因此 trans-meQTL 的计算更加密集，且需要更严格的多重检测校正。由于 DNA 甲基化的组织和细胞类型特异性，全基因组的 meQTL 在组织间和细胞类型间的分布不同，以及在细胞类型间的分布也不同。这些组织特异性 meQTL 的功能对于了解疾病的病理生理学可能很重要。NIH 的表观基因组学线路图联盟为细胞和组织生成了 111 个人类参考表观基因组，这是迄今为止最大的数据库。这些参考表观基因组与其他基因组数据相结合，已经为一些人类疾病提供了功能性和因果性见解。大量样本中不同组织和细胞类型的 meQTL 和其他表观遗传学 QTL 图谱将继续协助人们对疾病过程的功能性理解。

三、表观基因组 - 转录组

探讨表观遗传改变与转录水平的改变在肿瘤研究中最为常见。全基因组甲基化缺失导致组织特异性基因和印记基因表达失调被报道与癌症相关。与此观点一致，癌基因 *RRAS*、*S100P* 和黑色素瘤抗原家族 A1 启动子区域的低甲基化分别激活了它们在胃癌、胰腺癌和肝细胞癌中的基因表达。与全基因组水平的低甲基化不同，不同类型癌症的高甲基化往往发生在基因组局部的特定片段。如启动子高甲基化触发肿瘤抑制基因 *BRCA1*、*CDKN2A* 和 *MLH1* 的沉默，从而使它们无法控制细胞周期、凋亡和 DNA 修复。与甲基化模式类似，许多研究表明组蛋白修饰模式的改变与癌症进展之间也存在关联。异常的表观遗传标记，如组蛋白乙酰化缺失和 H3K4、H3K9 和 H3K27 甲基化模式与各种癌症类型相关。由于这些表观基因组变化的表现基本上反映在转录组水平上，表观基因组学和转录组学数据的整合能够帮助我们理解肿瘤发生发展的分子机制。组蛋白甲基转移酶基因 *EZH2* 在乳腺癌和前列腺癌中高表达，意味着表观基因组和转录组之间存在双向相互作用。一项研究将全基因组甲基化数据与 RNA 数据（从 TCGA 获得）进行整合，以确定非侵袭性和侵袭性前列腺癌的特征。结果发现基因启动子区（如 *CCDC8*）和基因体区（如 *HOXC4*）的甲基化与基因表达呈现负相关。但也有研究表明基因体区的甲基化与基因表达呈正相关。一项涉及 672 名癌症患者的甲基化和基因表达数据分析表明，某些基因组区域的高甲基化并不一定导致相应基因的表达下调。

四、转录组 - 蛋白质组

根据遗传中心法则，从基因组生成整个蛋白质组，中间需要经过转录组，而各个物种中的 mRNA 丰度和蛋白质丰度相关性普遍较差，从 mRNA 到蛋白质的定量传递关系一直没有得到很好阐明。2013 年翻译组学研究方法首次发现稳态细胞中正在翻译的 mRNA 相对含量、mRNA 长度和蛋白质相对含量之间的三元线性关系，R^2 达到了 0.94。这标志着中心法则提出 55 年后终于推进到定量化的阶段，打通了中心法则中基因信息流从转录本到功能蛋白质定量的关键步骤，同时也实现了用研究核酸的方法研究和定量蛋白质组。该研究同时利用翻译组测序技术对肺癌细胞和正常细胞进行分析，发现肺癌细胞中全局性 mRNA 的翻译比率（translation ratio，TR）普遍比正常细胞上调，其中 TR 上调幅度最大的 123 个基因几乎完整体现了癌细胞的各种表型，说明优先翻译的基因决定着细胞的功能与表型。这项研究也发现，在正常细胞中，长度越短的基因越容易被翻译，而癌细胞中的短基因翻译优先级更加整体上调。癌细胞翻译速率升高，折叠错误更多，更难生产折叠正确的大型蛋白质，因此提高小分子蛋白质的翻译效率是提高生存优势所必需的。

五、多组学整合分析

多组学的检测分析，会得到多个层面的数据，这些数据都可以分别用非监督聚类的办法对疾病的亚型分型。但分别针对不同分子层面的聚类会得到不同的聚类结果，而且有些样本在不同的聚类中会被分配到不同的亚型，所以推荐将多组学的数据整合考虑，得到综合的分型结果。一项研究对 TCGA 中 363 例肝癌患者不同类型的数据进行了综合分析，从整体上探究肝癌的分子机制。所使用到的技术手段包括：外显子测序、基因芯片、mRNA 测序、miRNA 测序、甲基化测序以及蛋白质组分析，使用多变量回归分析的方法将 5 种不同类型的数据同时进行聚类，并鉴定到 3 个主要的亚型。大多数不同类型的数据都会倾向于聚集在其中一个亚型，说明该聚类方法能够识别不同类型数据的特征。将这 3 个亚型与肝癌患者的人口统计学、病理以及分子特征进行关联，能够进一步解释不同亚型之间的临床相关性。进一步使用这 3 个亚型中差异变化最显著的 200 个基因重新构建分型，并使用另外 3 个外部的肝癌数据集分析这 3 个分型的临床意义，从中鉴定出预后最差的一个亚型。

第八节　未来的发展方向和展望

一、大数据与人工智能

高通量芯片和测序技术为在全基因组水平上绘制高分辨率的基因组变异、RNA 转录、转录因子结合、DNA 甲基化和组蛋白修饰等研究提供了前所未有的机遇。这些技术彻底改变了以往有关基因组、转录组以及表观遗传调控的研究方法，产生了海量的多组学数据，为生物标志物的开发和疾病分子机制提供了大量的数据，如何有效地进行数据挖掘仍然是一个巨大的挑战。如果仅仅使用传统的统计方法对这样庞大的数据量进行处理分析，并要揭示分析结果呈现出来的规律和趋势，以便对应到实际应用中，这显然是非常困难的。

人工智能的概念从首次提出到现在已有60余年，近几年呈现出爆发的趋势，主要是因为大数据、算力和算法三个要素发生了重大变革。组学技术已经提供了庞大的数据量，而图形处理器（graphics processing unit，GPU）大大提升了计算机的性能。算法方面，机器学习和深度学习是人工智能领域的核心算法，通过对大量训练数据的挖掘和处理，自动学习数据特征。不同层面的组学数据为发现疾病进程中不同的分子标志物和调控机制提供了基础，结合高通量组学技术和人工智能算法各自的优势，可绘制出一幅全面的生物标志物图谱，为疾病预防、早期诊断、分子分型、个体化治疗、疗效监测和预后评估等多个方面提供帮助。

人工智能与医学领域的结合点非常多，上述应用主要涉及辅助诊断和疾病预测。除此之外，还有医学影像、药物研发和健康管理等方向。

二、单细胞测序技术

细胞是生物体的基本单元，然而绝大部分基因组分析项目所使用的材料都是组织或一大群细胞的混合物，因而对其研究得到的结果只是大量细胞的平均数据，或者只是这群细胞的代表性信息，单个细胞特异性的信息往往被掩盖了。

在基因序列层面上，由于多细胞组织中广泛存在的细胞异质性，科学家只有在单细胞水平上才能想找出哪种突变存在于哪种细胞中，只存在于少数细胞中的突变也能够被发现。对于复杂的生物学现象，混杂的样本更加无法揭示。如在肿瘤演化研究中，肿瘤组织的异质性使研究人员必须通过单细胞测序，才能鉴定出癌症发生、发展以及对治疗作出应答的具有重要影响的遗传突变。

在基因表达层面上，不同的细胞具有独特的转录组，即便是那些看似相同的细胞群，细胞之间的RNA水平上却差异巨大。从理论上讲转录组分析应该在单细胞水平上开展，然而由于受到检测的敏感度等技术限制，大部分转录组的研究还只能在几十万或上百万个细胞水平上才能开展。计算出的基因表达水平只是一群细胞的平均值，细胞特异性表达的基因或是某些转录本的剪接体无法被发现。

此外，DNA甲基化目前已成为多种肿瘤诊断和预后的生物标志物；尤其在单细胞水平研究全基因组范围内的甲基化水平，对高异质性细胞表观遗传信息的发掘有重大意义。2014年 *Nature Methods* 发表了利用单细胞全基因组甲基化测序技术来获得单个细胞全基因组的甲基化水平。这项研究向人们展示，大规模单细胞表观遗传学分析是可以实现的，为揭示癌症的发生、发展机制，细胞异质性，癌症的早期发现和预后效果评估提供了可能。

生命现象的发生和调控过程是极其复杂的，在肿瘤等复杂疾病的发生发展过程中，会涉及基因组、转录组及表观遗传等多层面的变化及调控。在大数据时代，将多个组学数据结合起来的整合研究——多组学研究，是一大趋势。多组学研究可以掌握疾病全局的变化过程，为研究肿瘤调控机制和精准医疗提供综合解决方案。虽然在同一个细胞内对基因组，转录组和甲基化进行测序非常困难，还是有一些方法被开发出来。

（1）单细胞DNA和RNA平行测序：单细胞G&T-seq技术实现了对单个细胞内的DNA和RNA平行测序，能够展现单个细胞的基因变异与基因功能之间的关系，这个技术可以分析单细胞基因型和表现型之间的关系，深刻揭示一个细胞内的DNA信息指导细胞状态的调控机制，真正实现了对同一个细胞在一个时空内遗传物质的综合研究。

（2）单细胞RNA和甲基化平行测序：DNA甲基化对基因的转录水平即RNA的表达具有调控作用，scM&T-seq技术实现了对单个细胞内的RNA和DNA甲基化进行测序。同济大学的研究小组通过对同一个细胞的细胞质细胞核分别进行RNA测序和DNA甲基化测序，也实现了单个细胞的RNA和甲基化平行测序。

（3）单细胞基因组、转录组和甲基化平行测序：国内几个课题组建立了一种全新的单细胞三重组学测序方法（scTrio-seq），在国际上首次从同一个单细胞中实现对三种组学高通量测序信息的同时获取,并从单细胞水平发现肝癌细胞在三种组学上存在密切相互关联的高度异质性。利用这项技术,对一名肝细胞肝癌患者癌组织中的 25 个癌细胞进行了三种组学的同步分析。三种组学的数据都表明这 25 个肝癌细胞来自两个不同的细胞亚群。进一步分析两个亚群在三种组学上的差异发现,在被检测肝癌细胞中,数量上占比较小的亚群 I 细胞拥有更多的 DNA 拷贝数变异以及更高的 DNA 甲基化水平,可能更易逃脱患者免疫应答系统的识别,因而可能更加容易发生转移。

近年来尽管单细胞测序技术发展迅速,但仍然存在一些困难和挑战。比如,到目前为止,绝大多数单细胞转录组研究时还是需要单细胞悬液为检测样品,细胞在解离、分选过程中,其转录状态是否发生改变,是要特别注意的一个问题。随之而来的一个问题是这种样品不能反映细胞在组织里的空间组织结构信息。此外,各种各样的细胞构成了一个复杂的系统,进而形成了组织和器官的整体功能,解离状态的细胞打破这种整体性。原位转录组测序、空间转录组测序等技术的发展,将帮助我们实现微环境系统下单个细胞转录组的研究。另一方面,单细胞测序都依赖于核酸扩增,这些反应非常容易出错或者丢失信息,以致产生了一定的偏差。大部分科研人员都会尽量减少 PCR 扩增的循环数,就是为了减少这方面造成的误差,此外线性扩增技术还是能够在一定程度上解决这种因为扩增而带来的误差问题。最后,大规模单细胞测序的数据分析仍然困难重重,单细胞测序数据具有数据量庞大、高维度、高噪声的特点。每个单细胞对应的数据本质上相当于一个传统 RNA 测序样本的数据,几千甚至上万个细胞就相当于几千、上万个独立的样本,而一个单细胞项目中又通常包含多个患者(样本),每个患者都会产生成千上万个细胞的数据,如此庞大的数据规模对算法和硬件都提出了很高的要求。在数据预处理阶段,批次效应和细胞的周期效应都是要考虑在内;接下来数据质控和过滤也是非常重要的,包括细胞的过滤(死细胞、双细胞等)和基因的过滤(覆盖深度过低的基因);之后就是单细胞分析的核心:细胞聚类和可视化,这里面存在的主要问题是细胞分群的数目如何

确定,一方面一些算法可以估计出最优的分群数目,另一方面研究人员需要结合自身的知识进行判断;分群完成后最困难的步骤在于细胞亚群的注释,其中存在多方面的原因,比如缺乏已知的细胞特异性标志基因、每种细胞通常都有多个标志基因、不用细胞间可能具有相同的标志基因、即便是已知的标志基因也可能随疾病的表型、疾病的进程发生表达差异。最后,问题还要回归到单细胞转录组的本质,样本间细胞构成的差异、同一群细胞在样本间的基因表达差异与患者的表型存在何种内在关联。

近几年利用单细胞测序技术,在肿瘤异质性、免疫微环境、神经科学、胚胎发育、细胞分化等研究得到了前所未有的成果。但是,单细胞测序相关研究还处在非常初级的阶段,技术的不断改进和突变,将使单细胞测序技术在未来疾病精准研究与治疗中具有十分广阔的应用前景。

三、单分子检测技术

迄今为止,几乎所有的生物学中的重要结论都是基于生物化学和药理学实验而得到的,是大量分子共同作用的平均结果,平均结果掩盖了一些个体的重要信息,许多分子水平的现象也无法进行研究。单分子检测可以研究复杂体系中的个体,尤其适用于检测反应的中间产物,观测反应途径,研究生命过程中分子的构型变化、分子间相互作用,而这些都是传统的生物学方法无法解决的。单分子检测是指在单分子水平上通过生物分子的构象变化、动力学、分子之间相互作用以及对单个分子进行操纵等方式进行检测,是一种新型的超灵敏检测手段,在生物分子的定量检测领域有广阔应用前景。目前,单分子检测技术可以分为两类:一类是荧光成像(包括离体和在体成像)及光谱学,另一类是基于力学的操作和检测(包括光阱、磁阱、原子力显微镜及纳米孔等)。近年来,随着单分子技术的发展,定量单分子检测技术越来越广泛地被应用于生物标志物的超灵敏检测、RNA 分子结构折叠和蛋白质结构折叠及其动态过程等生物学研究领域。

(肖华胜)

参 考 文 献

[1] Lander E S, Linton L M, Birren B, et al. Initial sequencing and analysis of the human genome. Nature, 2001, 409(6822): 860-921.

[2] Venter J C, Adams M D, Myers E W, et al. The sequence of the human genome. Science, 2001, 291(5507): 1304-1351.

[3] Fodor S P, Read J L, Pirrung M C, et al. Light-directed, spatially addressable parallel chemical synthesis. Science, 1991, 251(4995): 767-773.

[4] Simhadri V L, Hamasaki-Katagiri N, Lin B C, et al. Single synonymous mutation in factor IX alters protein properties and underlies haemophilia B. Journal of medical genetics, 2017, 54(5): 338-345.

[5] Mikkelsen T S, Ku M, Jaffe D B, et al. Genome-wide maps of chromatin state in pluripotent and lineage-committed cells. Nature, 2007, 448: 553-560.

[6] Mani R S, Tomlins S A, Callahan K, et al. Induced chromosomal proximity and gene fusions in prostate cancer. Science, 2009, 326(5957): 1230.

[7] Grubert F, Zaugg J B, Kasowski M, et al. Genetic Control of Chromatin States in Humans Involves Local and Distal Chromosomal Interactions. Cell, 2015, 162(5): 1051-1065.

[8] Mumbach M R, Satpathy A T, Boyle E A, et al. Enhancer connectome in primary human cells identifies target genes of disease-associated DNA elements. Nat Genet, 2017, 49(11): 1602-1612.

[9] Cardoso F, Veer L J, Bogaerts J, et al. 70-Gene Signature as an Aid to Treatment Decisions in Early-Stage Breast Cancer. N Engl J Med, 2016, 375: 717-729.

[10] Yu B, He Z Y, You P, et al. Reprogramming fibroblasts into bipotential hepatic stem cells by defined factors. Cell stem cell, 2013, 13(3): 328-340.

[11] Patel A P, Tirosh I, Trombetta J J, et al. Single-cell RNA-seq highlights intratumoral heterogeneity in primary glioblastoma. Science, 2014, 344(6190): 1396-1401.

[12] Tirosh I, Izar B, Prakadan S M, et al. Dissecting the multicellular ecosystem of metastatic melanoma by single-cell RNA-seq. Science, 2016, 352(6282): 189-196.

[13] Miyamoto D T, Zheng Y, Wittner B S, et al. RNA-Seq of single prostate CTCs implicates noncanonical Wnt signaling in antiandrogen resistance. Science, 2015, 349(6254): 1351-1356.

[14] Zheng C, Zheng L, Yoo J K, et al. Landscape of Infiltrating T Cells in Liver Cancer Revealed by Single-Cell Sequencing. Cell, 2017, 169(7): 1342-1356.

[15] Zhou J, Yu L, Gao X, et al. Plasma microRNA panel to diagnose hepatitis B virus-related hepatocellular carcinoma. J Clin Oncol, 2011, 29(36): 4781-4788.

[16] Elia I, Rossi M, Stegen S, et al. Breast cancer cells rely on environmental pyruvate to shape the metastatic niche. Nature, 2019, 568(7750): 117-121.

[17] Romanoski C E, Lee S, Kim M J, et al. Systems genetics analysis of gene-by-environment interactions in human cells. Am J Hum Genet, 2010, 86(3): 399-410.

[18] Gutierrez-Arcelus M, Lappalainen T, Montgomery S B, et al. Passive and active DNA methylation and the interplay with genetic variation in gene regulation. Elife, 2013, 2: e00523.

[19] Cancer Genome Atlas Research Network. Comprehensive and Integrative Genomic Characterization of Hepatocellular Carcinoma. Cell, 2017, 169(7): 1327-1341.

[20] Tang F, Barbacioru C, Wang Y, et al. mRNA-Seq whole-transcriptome analysis of a single cell. Nat Methods, 2009, 6(5): 377-382.

[21] Picelli S, Faridani O R, Björklund A K, et al. Full-length RNA-seq from single cells using Smart-seq2. Nat Protoc, 2014, 9(1): 171-181.

[22] Van't Veer L J, Dai H, van de Vijver M J, et al. Gene expression profiling predicts clinical outcome of breast cancer. Nature, 2002, 415(6871): 530-536.

[23] Keith R. Mitchelson. 高通量 DNA 测序技术和基因组学新型技术. 北京: 科学出版社, 2008.

[24] 肖华胜, 张春秀, 吴雪梅, 等. 生物芯片技术与实践. 北京: 科学出版社, 2010.

第十一章　动脉粥样硬化与冠心病

第一节　动脉粥样硬化

动脉粥样硬化（atherosclerosis，AS）是一种常见的血管疾病，其病理特点是动脉内膜发生病变，继而发生脂质沉积、纤维组织增生和钙质沉着，并逐渐出现动脉中层的退变和钙化。由于在动脉内膜中沉积的脂质外观呈黄色粥样，因此称为动脉粥样硬化。由动脉粥样硬化病变引起的各种器官血液供应障碍和功能紊乱的疾病统称为动脉粥样硬化性疾病，主要包括心血管病、脑血管病和外周血管疾病。据 2017 年公布的全球疾病负担（Global Burden of Disease Study，GBD）结果显示，2017 年全球范围内慢性非传染性疾病（non-infectious chronic disease，NCD）的死亡人数居首位，高达 2 660 万人，其中因动脉粥样硬化相关的缺血性心脏病导致死亡的人数最多，达 838 万人。在我国，近年来心血管病的死亡率始终位于各病因之首，且心血管病的患病率和死亡率处于持续上升状态。由此可见，动脉粥样硬化及其引起的相关疾病已经严重威胁到了人们的健康和生命。

动脉粥样硬化的病理改变是一个渐进性的过程。病变早期，动脉内膜处形成黄色脂纹，其为大小数毫米的脂滴或长达数厘米的脂质条纹，此病变可自然消退或进一步因平滑肌细胞和细胞外基质的增多而在动脉内膜表面形成不规则隆起的纤维斑块；随着斑块表面纤维帽中胶原的增加而出现玻璃样病变，斑块由起初的黄色逐渐变为瓷白色；继而斑块深层组织发生坏死，与脂质混合形成黄色粥样物质。深层的黄色粥样物质与表面覆盖的瓷白色纤维帽一同组成内膜表面明显隆起的灰黄色粥样斑块；最终斑块可能会形成出血、钙化、溃疡、血栓及血管瘤等复合病变（图 11-1-1，见文末彩图）。

遍布人体各处的动脉将血液运输到各组织器官，维持正常生命活动。任何位置的动脉都可能发生动脉粥样硬化病变，而某些部位的血管相对更容易发生粥样硬化，并引发相关器官的缺血性疾病。颈动脉及脑动脉粥样硬化是引起缺血性脑血管病的主要病因，管腔狭窄甚至闭塞会导致脑组织长期供血不足，发生脑萎缩，也可并发血栓或动脉瘤，造成脑梗死、脑出血等严重后果。冠状动脉粥样硬化多见于心外膜大的冠状动脉，冠状动脉粥样硬化常伴发冠状动脉痉挛，后者可加剧管腔狭窄程度，甚至导致供血的中断，引发冠状动脉性猝死及冠状动脉粥样硬化性心脏病。主动脉是人体内最粗大的动脉，发生粥样硬化等病变或损伤时易出现局限性膨出的动脉瘤，常以搏动性肿块为主要症状，可以发生在动脉系统的任何部位，以腹主动脉和颈动脉较为常见。当动脉粥样硬化侵及肠系膜动脉时，患者有剧烈腹痛、腹胀和发热等症状，会引起肠梗死、麻痹性肠梗阻及休克等严重后果。此外，动脉粥样硬化还是引起肾血管性疾病的主要原因之一，其导致的肾动脉狭窄可表现为单侧或双侧肾受累。肢体动脉粥样硬化以下肢较为多见，血管狭窄导致的供血障碍会引起下肢发凉、麻木及间歇性跛行，严重者引起血管慢性闭塞，当血管腔完全阻塞且侧支循环又不能代偿时，下肢远端会因严重缺血而发生干性坏疽。

一、病因

研究表明，动脉粥样硬化是多种因素综合作用的结果，根据与疾病发生的相关程度，可分为主要危险因素和其他潜在的危险因素。

（一）主要危险因素

1. **血脂异常**　血清中总胆固醇（total cholesterol，TC）、甘油三酯（triglycerides，TG）、低密度

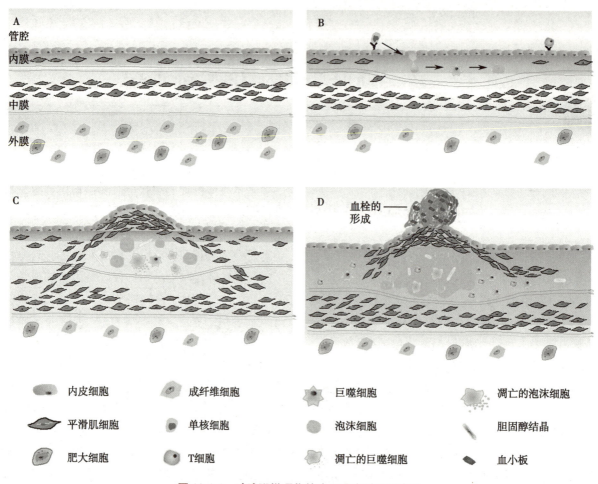

图 11-1-1　动脉粥样硬化的病理改变过程示意图
A. 内皮细胞损伤是动脉粥样硬化形成的初始事件。受损的内皮细胞分泌黏附分子, 如血管内皮细胞黏附分子 1（vascular endothelial cell adhesion molecule 1, VCAM-1）和 P- 选择素（P-selectins）, 吸引单核细胞和 T 细胞在损伤部位聚集。B. 内膜单核细胞分化为巨噬细胞, 分泌细胞因子, 加剧炎症环境。巨噬细胞也能吞噬低密度脂蛋白（low-density lipoprotein, LDL）和氧化低密度脂蛋白（oxidized low density lipoprotein, Ox-LDL）, 变成充满脂肪的泡沫细胞。C. 血管平滑肌细胞迁移到内膜, 在内膜增殖并分泌胶原纤维, 形成纤维帽病变。巨噬细胞 / 泡沫细胞发生凋亡, 导致形成富含胆固醇的坏死核心, 破坏病变的稳定性。D. 如果动脉粥样硬化病变破裂, 血液接触到病变的内容物, 就会形成血栓

脂蛋白胆固醇（low-density lipoprotein cholesterol, LDL-C）及载脂蛋白 B100（apolipoprotein B-100, ApoB100）等水平升高以及高密度脂蛋白胆固醇（high-density lipoprotein cholesterol, HDL-C）和载脂蛋白 A1（apolipoprotein A1, ApoA1）水平降低都是导致动脉粥样硬化的危险因素。其中, TG 水平的升高会引起内皮细胞功能障碍, 促进炎症反应, 从而促进单核细胞的黏附和迁移, 有助于动脉粥样硬化斑块的形成。此外, 高水平的低密度脂蛋白（low-density lipoprotein, LDL）和氧化低密度脂蛋白（oxidized low density lipoprotein, Ox-LDL）损害内皮细胞, 促进单核细胞黏附并分化为巨噬细胞, 后者不断吞噬 Ox-LDL 形成泡沫细胞,

构成动脉粥样硬化斑块的脂质核心。而高水平的高密度脂蛋白（high-density lipoprotein, HDL）则被证明有与 LDL 相反的抗动脉粥样硬化作用, 其有胆固醇逆转运的作用, 可以减少胆固醇在动脉壁内的沉积, 因此, HDL 的降低促进动脉粥样硬化的形成。

2. 高血压　高血压患者较血压正常者易于发生动脉粥样硬化。高血压引起的氧化应激、内皮功能障碍和炎症对动脉粥样硬化斑块的形成均有促进作用。其中, 内皮细胞损伤还会导致血脂异常患者血管收缩力失衡, 血压进一步升高, 形成一个恶性循环, 加剧动脉粥样硬化病变的进展。

3. 吸烟　研究表明, 吸烟可增加冠状动脉粥

样硬化性疾病的风险，其机制与吸烟引起炎症反应、氧化应激和血脂异常有关。其中，烟雾诱导的氧化应激反应引起内皮细胞内一氧化氮（NO）水平的降低，导致血管舒张功能障碍。此外，吸烟与 TC、极低密度脂蛋白（very low-density lipoprotein，VLDL）、LDL 和 TG 水平升高以及 HDL 和 Apo A-I 水平降低之间存在显著的统计学相关性。并且，吸烟还会增加 LDL 的氧化修饰 Ox-LDL 被巨噬细胞吞噬形成泡沫细胞，促进脂质沉积和动脉粥样硬化斑块的形成。

4. 糖尿病　糖尿病是一种复杂的代谢性疾病，其特征是由于胰岛素不足或抵抗而引起的高血糖，其促进动脉粥样硬化的机制如下：高血糖可增加糖基化终末产物（advanced glycation end products，AGEs）的产生，后者可使活性氧（reactive oxygen species，ROS）产生增加，增强氧化应激，导致 Ox-LDL 增加；AGEs 还对单核细胞和巨噬细胞产生趋化作用，并促进其分泌炎症因子，利于炎症反应的发生。另外，糖尿病所引起的血脂异常、凝血和纤维蛋白溶解系统（fibrinolytic system）异常也可促进动脉粥样硬化的形成。

（二）其他潜在的危险因素

除主要危险因素外，年龄、性别、饮食、肥胖、缺乏运动、遗传因素和心理因素等也是动脉粥样硬化的潜在危险因素。近年来研究发现的潜在危险因素还包括：

1. 高同型半胱氨酸血症　高同型半胱氨酸血症可通过以下几种机制促进动脉粥样硬化：①诱导生成 ROS，损伤血管内皮细胞，导致内皮细胞分泌功能障碍及凋亡；②促进内皮细胞合成及释放内皮素和 NO，导致血管舒张功能降低；③增加血管内皮细胞黏附分子-1（vascular endothelial cell adhesion molecule-1，VCAM-1）、单核细胞趋化蛋白-1（monocyte chemotactic protein-1，MCP-1）、IL-8、IL-6 等的表达，从而诱导单核细胞黏附，引起血管炎症反应并促进单核细胞摄取脂质变成泡沫细胞。另外，内皮细胞分泌的某些趋化因子和黏附分子还能促进血管平滑肌细胞增殖和迁移，以及脂纹和纤维斑块的形成。

2. 感染　通过核酸或抗原检测方法在人动脉粥样硬化斑块中已鉴定出多种病原体，包括病毒、衣原体、支原体和细菌，大量证据也表明感染

是动脉粥样硬化的危险因素。目前对肺炎衣原体感染致动脉粥样硬化机制的研究较多，肺炎衣原体可感染单核细胞并随之进入血液循环到达血管壁，其感染内皮细胞后可促进促炎细胞因子和白细胞黏附分子的分泌，从而引起 T 细胞和单核细胞的跨内皮迁移。此后，单核细胞分化成巨噬细胞，引发血管壁内的炎症反应，使内皮细胞损伤、血液中大量 LDL 渗出，进而导致巨噬细胞形成泡沫细胞，促进动脉粥样硬化斑块的形成。

3. 高尿酸血症　尿酸具有促氧化和抗氧化的双重活性。正常生理条件下，尿酸作为抗氧化剂可螯合金属并清除氧自由基；而在缺血条件下，它成为促氧化剂并增加动脉粥样硬化病变的风险，主要机制为相关前体在黄嘌呤氧化酶的作用下产生尿酸和 ROS，大量 ROS 会降低 NO 浓度、减弱血管舒张，导致内皮细胞功能障碍。其他可能机制还包括：①引起脂质过氧化，促进泡沫细胞的形成；②诱导内皮细胞分泌促炎性细胞因子，增加炎症反应；③促进血管平滑肌细胞增殖、迁移，并诱导单核细胞的黏附，加快动脉粥样硬化进程。

4. 低胆红素水平　胆红素是血红素分解代谢的终产物，具有抗动脉粥样硬化的作用，具体机制如下：胆红素的强抗氧化作用，可以保护内皮细胞和平滑肌细胞免受氧化应激的损伤；阻止脂蛋白的氧化，防止后者被巨噬细胞吞噬形成泡沫细胞；可通过抑制平滑肌细胞的增殖来阻止血管内膜的增厚。此外，胆红素对炎症有调节作用，可抑制血管内皮细胞产生 VCAM-1、MCP-1 和巨噬细胞集落刺激因子（macrophage colony-stimulating factor，M-CSF），并抑制单核细胞的趋附以及巨噬细胞的活化。因此，血清中低水平胆红素是动脉粥样硬化的危险因素。

5. 睾酮减少　生理水平睾酮有抗动脉粥样硬化的作用，其可通过增加 NO 释放促进血管舒张，也能通过抑制促炎细胞因子的合成并增加抗炎细胞因子的分泌而起到潜在的抗血管炎症作用，并且睾酮还可促进内皮细胞生长、诱导内皮祖细胞增殖和迁移而促进受损血管内膜的修复。此外，当血清睾酮降低时，HDL-C 下降而 LDL-C 和 LDL-C/HDL-C 的比值升高，胆固醇合成增多。因此，睾酮减少可促进动脉粥样硬化的形成。

6. C- 反应蛋白(C-reactive protein，CRP)

C- 反应蛋白是感染、炎症或组织损伤时，血浆中浓度迅速升高的急性期蛋白，其促进动脉粥样硬化的作用机制如下：通过激活补体系统，诱导细胞凋亡、白细胞募集、脂质积累和血小板聚集，最后形成血栓；抑制 NO 合成并增加内皮素 -1（endothelin-1，ET-1）的合成，影响血管的舒张，从而导致内皮功能障碍和高血压；通过诱导各种黏附分子、趋化因子和细胞因子的分泌进而引起血管壁炎症反应，促进内皮细胞的损伤和动脉粥样硬化的形成。

7. 凝血酶 慢性炎症和血管壁损伤时可产生凝血酶，其通过增加血管炎症部位炎症介质的释放诱导动脉粥样硬化的形成。凝血酶除了影响单核细胞、内皮细胞、血管平滑肌细胞、T 淋巴细胞和成纤维细胞等细胞外，还诱导细胞因子和趋化因子的合成，如促进内皮细胞中过表达 IL-6 和 IL-8。已有研究表明，IL-6 增加单核细胞在动脉血管壁的聚集，并诱导动脉粥样硬化斑块的形成；IL-8 增强白细胞迁移以及单核细胞对血管内皮的黏附。

8. 纤维蛋白原 作为体内重要的凝血因子，纤维蛋白原及其降解产物可参与动脉粥样硬化形成过程，机制如下：损伤血管内皮细胞、促进血管平滑肌细胞增殖和迁移；与单核细胞、内皮细胞和血小板等相互作用，通过炎症反应引起血管内皮细胞损伤并参与血栓的形成。

二、发生机制

动脉粥样硬化的发病机制非常复杂，先后出现过诸多学说，目前普遍认为动脉粥样硬化是多种因素共同作用的结果。早在 1841 年奥地利病理学家 Carl Von Rokitansky 提出血栓形成学说，描述了"粥瘤"的病理形态，100 年后该机制被 James T. Willerson 所完善；德国病理学家 Rudolf Virchow 于 1863 年提出的脂质浸润学说指出，血浆中增多的胆固醇和胆固醇酯等沉积于动脉内膜，引起结缔组织增生，使动脉壁沉积增厚变硬，继而结缔组织坏死形成动脉粥样斑块；血流动力学说起始于 1968 年，Donald L. Fry 提出高剪切应力假说，并在此后被不断发展出多种理论分支；1973 年 Russell Ross 提出内皮损伤反应学

说，认为动脉粥样硬化斑块的发生是由于多种刺激因素造成内皮细胞不同程度的损伤，使得血管内膜结构和功能受到破坏，而且损伤的内皮细胞分泌细胞因子，如 MCP-1、血小板源性生长因子（platelet-derived growth factor，PDGF）、转化生长因子 -β（transforming growth factor β，TGF-β）等，能吸引单核细胞积聚、黏附于内皮，并迁入内皮间隙，摄取已进入内膜发生氧化的脂质，形成单核细胞源性泡沫细胞，继而形成动脉粥样硬化斑块。

随着研究的不断深入，研究者们发现动脉粥样硬化发生发展过程中的各种生理生化改变本质上与炎症反应类似，是机体对损伤相关不良刺激的防御手段。1993 年 Russell Ross 重新提出并系统介绍了动脉粥样硬化的炎症学说，引起学术界广泛重视并逐渐成为主流学说。当今的炎症学说认为，动脉粥样硬化是一种慢性炎症性疾病，炎症反应直接参与动脉粥样硬化的全过程。在动脉粥样硬化发生的早期，由于血液湍流或 LDL 水平升高，活化的内皮细胞引起血小板聚集，继而白细胞黏附，转运至内皮下区域。在白细胞中，单核细胞的作用最为突出，可分化为巨噬细胞并吞噬脂质，转化为泡沫细胞，从而在内膜中形成早期斑块（脂质条纹）。持续的炎症反应导致巨噬细胞及淋巴细胞增多，这些细胞激活后会释放各种细胞因子、化学因子及生长因子，又可以进一步加重损伤，最终形成进展期斑块。激活的炎症细胞和动脉壁上的固有细胞合成胶原，使斑块的外层包上一层纤维帽，从而形成纤维斑块。随着病变的发展，最后纤维帽内部细胞发生坏死，与脂质混合形成粥糜样黄色物质，形成典型的粥样斑块。病情持续发展，基质降解因子的增加会导致纤维帽变薄，最终导致斑块破裂，斑块中组织因子暴露启动凝血过程，后者会导致血栓形成，最终导致动脉闭塞。

近年来，随着动脉粥样硬化发病机制研究的不断推进，一些新理论被提出并逐渐被大家接受。

（1）细胞凋亡与动脉粥样硬化：有研究认为，动脉粥样硬化斑块内细胞的过度凋亡是导致不稳定斑块形成的重要原因之一。内皮细胞凋亡能够损伤血管内膜，导致血管壁局部血栓的形成，加速动脉粥样硬化的进展；平滑肌细胞过度凋亡减少了粥样斑块纤维帽区和交界区血管平滑肌

数目，细胞外基质分泌减少，易导致斑块的破裂；巨噬细胞摄取脂蛋白过量时，细胞内会聚集过多游离胆固醇，激活人凋亡相关因子配体（human factor-related apoptosis ligand，FasL）的表达，导致细胞凋亡，从而促使斑块破裂及血栓形成。

（2）细胞自噬与动脉粥样硬化：在动脉粥样硬化斑块中，血管内皮细胞、平滑肌细胞和巨噬细胞都存在自噬的现象。自噬在动脉粥样硬化的发展中具有双重作用，在动脉粥样硬化发生的早期，适当的自噬有助于内皮细胞面对应激，使更多的细胞存活；然而在动脉粥样硬化晚期，在 Ox-LDL、炎性因子等持续刺激下，内皮细胞会因为过度自噬而死亡，导致斑块不稳定，增加了急性心血管事件发生的可能。

（3）非编码 RNA（non-coding RNA）与动脉粥样硬化：参与动脉粥样硬化调控的非编码 RNA 主要有两大类：微小 RNA（microRNA，miRNA）和长链非编码 RNA（long non-coding RNA，lncRNA）。miRNA 可调节细胞间黏附分子和各种炎症因子的表达，影响内皮细胞的功能、脂类代谢、斑块形成和破裂等，进而参与心脑血管疾病病理生理过程；新近研究表明，差异表达的 lncRNA 参与如心力衰竭和冠心病等心血管疾病发生发展的调控，亦可作为心血管疾病的生物学标志物。

三、诊治基础

（一）动脉粥样硬化的预防

生活方式的改善是预防动脉粥样硬化的基础，良好的生活方式主要包括以下三方面内容：

1. 合理膳食，戒烟限酒　在满足必需营养和总能量需求的条件下，建议每日摄入 300mg 以下的胆固醇，尤其是动脉粥样硬化性心血管疾病（atherosclerotic cardiovascular disease，ASCVD）高危患者，摄入脂肪应占总能量的 20%～30% 以

下；建议每日摄入占总能量 50%～65% 的碳水化合物，并选择富含膳食纤维、低糖的碳水化合物，如谷类、薯类；建议完全戒烟并避免吸入二手烟，同时限制饮酒。

2. 合理安排生活、工作，适当进行体力劳动和体育活动　建议保持规律的生活作息，劳逸结合，保持心情愉悦；建议每周至少 5 天，每天进行 30 分钟的中等强度有氧运动。

3. 控制危险因素　糖尿病患者应及时控制血糖，并注重饮食方面的控制；高血压患者应服用降压药，使血压维持在正常水平；血胆固醇较高者应联合使用降脂药物。

（二）治疗

当患者出现动脉粥样硬化的病变及相应症状后，可依据具体临床情况通过给予药物、血运重建和生物治疗等多种手段进行治疗。

1. 药物治疗

（1）调脂药物

1）主要降低胆固醇的药物：此类药物的主要作用机制为抑制肝细胞内胆固醇合成，加速 LDL 的分解代谢或减少肠道内胆固醇吸收，主要分类见表 11-1-1。

2）主要降低甘油三酯的药物

①贝特类：贝特类通过激活过氧化物酶体增殖物激活受体 α（peroxisome proliferator-activated receptor α，PPARα）和脂蛋白脂酶（lipoprotein lipase，LPL），从而降低血清 TG 水平并升高 HDL-C 水平。常用的贝特类药物有：非诺贝特片、微粒化非诺贝特、吉非贝齐等。

②烟酸类：烟酸是人体必需维生素，大剂量烟酸具有降低 TC、TG 和 LDL-C 以及升高 HDL-C 的作用，其调脂作用与抑制脂肪组织中激素敏感脂酶活性、减少游离脂肪酸进入肝脏和降低 VLDL 分泌有关。但由于他汀类与烟酸类药物联用与单

表 11-1-1　应用于动脉粥样硬化治疗的降低胆固醇药物列表

药物类别	作用机制	代表药物
他汀类	抑制胆固醇合成的限速酶 3- 羟基 -3- 甲基戊二酰辅酶 A（HMG-CoA）还原酶，从而降低 TC、LDL-C、Apo B 和 TG 水平，轻度升高 HDL-C	洛伐他汀、辛伐他汀
胆固醇吸收抑制剂	有效抑制肠道内胆固醇的吸收	依折麦布
胆酸螯合剂	碱性的阴离子交换树脂，可阻断肠道内胆汁酸中胆固醇的重吸收	考来烯胺、考来替泊
其他调脂药物	加速 LDL 代谢	普罗布考、多甘烷醇等

用他汀相比无心血管保护作用，烟酸类药物已淡出欧美多国调脂药物市场。

③高纯度鱼油制剂：鱼油主要成分为 n-3 脂肪酸即 ω-3 脂肪酸，主要用于治疗高甘油三酯血症，但高纯度鱼油制剂是否能够降低心血管事件尚存在疑问。

3）新型调脂药物：近年来，对于新型调脂药物的研究开发仍然以降低 LDL-C 为首要靶点，以下三种药物已被美国食品药品监督管理局（Food and Drug Administration, FDA）批准上市。

①微粒体甘油三酯转移蛋白抑制剂：LDL 作为载体把胆固醇运输到外周组织，是调控血液中 LDL-C 浓度的关键因素，其是由 VLDL 转变而来，通过结合低密度脂蛋白受体（low-density lipoprotein receptor, LDL-R）被降解和转化。洛美他派（Lomitapide）主要用于治疗 LDL-R 缺失引起的纯合子家族性高胆固醇血症（homozygous familial hypercholesterolemia, HoFH），该病患者血液中 LDL 的代谢受抑制，LDL-C 浓度升高，使用传统他汀类药物并不能解决此问题。洛美他派可通过抑制微粒体甘油三酯转运蛋白（microsomal triglyceride transfer protein, MTP），阻断 TG 与 Apo B-100 结合，抑制 VLDL 的产生和释放，继而减少 VLDL 转换为 LDL，最终降低血液中的 LDL-C 水平。

②Apo B-100 合成抑制剂：米泊美生（Mipomersen）是第 2 代反义寡核苷酸类药物，可单独或与其他调脂药联合用于治疗 HoFH，作用机制是通过与 Apo B-100 信使 RNA（messenger RNA, mRNA）的编码区互补配对，抑制 Apo B-100 的翻译表达，减少 VLDL 的生成和分泌，降低 LDL-C 水平。

③前蛋白转化酶枯草溶菌素 9（proprotein convertase subtilisin/kexin type 9, PCSK9）抑制剂：PCSK9 是肝脏分泌的丝氨酸蛋白酶，可结合肝细胞表面的 LDL-R 并导致其降解，从而抑制 LDL-R 清除 LDL。PCSK9 抑制剂可阻断 LDL-R 的降解，利于 LDL 的清除，降低 LDL-C 水平。此外，其还可改善其他血脂指标，如 TG、ApoA-I、HDL-C 等。

4）调脂药物的联合应用：调脂药物联合应用可提高患者血脂控制达标率，并降低不良反应发生率。由于他汀类药物疗效明确、不良反应少、

可降低总死亡率，联合调脂用药多由他汀类和另一种有不同作用机制的调脂药组成。

①他汀与依折麦布联合应用：他汀类可以抑制胆固醇的合成，依折麦布可以抑制胆固醇的吸收，联合使用可产生良好协同作用，使血液中 LDL-C 在他汀治疗的基础上再下降 18% 左右，且不增加不良反应。因此，对于中等强度他汀治疗胆固醇不耐受或耐受但治疗不达标的患者，可考虑中 / 低强度的联合治疗。

②他汀与贝特联合应用：两者联用能更有效降低 LDL-C、TG 和小而密低密度脂蛋白胆固醇（small low-density lipoprotein cholesterol, sLDL-C）水平并提高 HDL-C 水平，但是，由于两种药物代谢途径相似，有损伤肝功能及发生肌炎和肌病的潜在危险，因此要高度重视这两种药物联合应用的安全性。

③他汀与 PCSK9 抑制剂联合应用：欧美国家治疗严重血脂异常尤其是家族性高胆固醇血症（familial hypercholesterolemia, FH）患者多应用他汀与 PCSK9 抑制剂联合的用药方案，与单一的药物治疗相比，可更大程度上降低 LDL-C 水平，提高达标率。

④他汀与 n-3 脂肪酸联合应用：他汀与鱼油制剂 n-3 脂肪酸联合应用可治疗混合型高脂血症，且不增加不良反应。但是，由于较大剂量服用 n-3 多不饱和脂肪酸有增加出血的可能，并会增加糖尿病和肥胖患者热量的摄入，因此不宜长期使用。此外，二者联合能否减少心血管事件尚需探索。

（2）抗血小板药物：抗血小板药物可防止血小板激活、黏附和聚集形成血栓进而减缓血管阻塞性病变的发展，按作用机制不同可分为以下几类：①环氧化酶抑制剂，代表药物为阿司匹林；②磷酸二酯酶抑制剂，代表药物为西洛他唑；③二磷酸腺苷（ADP）受体抑制剂，代表药物为氯吡格雷；④血小板糖蛋白 IIb/IIIa 受体拮抗剂，代表药物为阿昔单抗。

（3）抗凝和溶栓药物：抗凝药物可防止血栓的形成，分为凝血酶间接抑制剂，如华法林、普通肝素和凝血酶直接抑制剂，如阿加曲班和重组水蛭素。溶栓药物可激活纤溶酶并促进纤维蛋白溶解，限制血栓的增大，溶解已形成的血栓。第一

代溶栓药物的代表为尿激酶；第二代溶栓药物的代表为组织型纤溶酶原激活物；第三代溶栓药物的代表为瑞替普酶。

（4）扩血管药物：扩血管药物可消除血管痉挛并促进侧支循环的建立，如应用酸酯制剂和长效钙离子通道阻滞剂治疗冠心病。

（5）抗氧化药物：抗氧化药物可延缓 LDL 氧化形成 Ox-LDL，改善内皮细胞和平滑肌细胞的功能，抑制动脉粥样硬化的发展，代表药物为维生素 C、维生素 E 等。但是此类药物的有效性需进一步研究。

（6）抗炎药物：抗炎药物可阻止血管炎症的发生和发展，改善粥样斑块的稳定性和患者的预后以及相关临床症状，代表药物有他汀类药物、阿司匹林等。

2. 血运重建治疗 对于严重动脉粥样硬化导致相应的血管严重狭窄，药物治疗的效果有限，血运重建是治疗此类缺血性疾病的有效方法之一，血运重建术包括外科动脉搭桥术和经皮穿刺血管腔内成形术。血管搭桥术利用自身大隐静脉、内乳动脉或人造血管作为旁路移植材料，一端连接于主动脉根部，另一端连接于狭窄的动脉远端，使动脉血流经桥血管灌注到远端，恢复病变处血液供应。经皮穿刺血管腔内成形术是通过介入的方法对狭窄的血管实施球囊扩张或植入血管内支架等措施的微创性治疗手段，从而达到解除狭窄，恢复管腔通畅的目的。

3. 生物治疗 近年来血管疾病的生物治疗受到人们的重视，并获得快速的发展，涌现了很多治疗动脉粥样硬化的新方法。

（1）细胞治疗：细胞治疗主要是利用具有增殖和分化能力的干细胞及祖细胞作为材料，通过注射的方法移植至体内，可起到改善心脏及血管功能的作用。目前多数学者认为，干细胞参与心脏结构重建，同时还可通过旁分泌作用改善心肌细胞的生存能力，进而起到改善心脏功能的作用。经过体外纯化、增殖的干细胞，可以通过外周静脉或动脉局部注入法植于病变的血管。除此之外，亦有报道应用血管祖细胞进行动脉粥样硬化的治疗。

（2）基因治疗

1）*LDL-R* 基因和 *VLDL-R* 基因：*LDL-R* 基因突变的患者表现为家族性高胆固醇血症，给予正常的 *LDL-R* 基因是基因治疗领域中最早的研究工作之一。在 *LDL-R* 基因转移后，虽然证实有外源性基因表达，血液中 LDL 水平下降，但其下降幅度并不足以使患者摆脱高胆固醇血症的困扰，且持续时间较短。此后，有研究者向 *LDL-R* 缺陷小鼠肝转移极低密度脂蛋白受体（VLDL receptor，*VLDL-R*）的基因，发现小鼠高胆固醇血症得到改善。此外，*VLDL-R* 基因比 *LDL-R* 基因在体内表达时间要长，降 LDL 效应也更显著，因此 *VLDL-R* 成为单基因缺陷性 *LDL-R* 阴性患者基因治疗的候选基因。

2）*ApoE* 基因：载脂蛋白 E（Apolipoprotein E，ApoE）存在于多种脂蛋白颗粒中，主要由肝脏合成，是正常人血浆脂蛋白中重要的成分，有利于稳定脂蛋白结构，使脂蛋白能够为肝脏中的受体迅速摄取。*ApoE* 基因突变可能导致其功能丧失，引起脂蛋白代谢紊乱。动物实验研究表明，肝转移 *ApoE* 基因可以使 *ApoE* 基因敲除小鼠的血浆脂蛋白水平正常化，动脉硬化的病变明显减轻。

3）抗血栓形成和促进纤溶基因：组织纤溶酶原激活剂（tissue plasminogen activator，t-PA）和尿激酶等基因产物对纤维蛋白具有高亲和性，可作用于血栓形成过程中沉淀在局部的纤维蛋白，促进其水解，因此，对保持血管壁的正常通透性、维持血液的流动状态和组织修复有重要作用。

（3）疫苗治疗：免疫疗法具有良好的依从性和潜在疗效，是治疗动脉粥样硬化的发展方向。现有实验结果证明了部分动脉粥样硬化疫苗的可行性和有效性，但在临床应用上仍有许多难题等待解决。

1）ApoB-100 疫苗：ApoB-100 是 LDL 的主要蛋白质成分，是人体内已知最大型蛋白质之一。研究显示，同源 LDL 免疫可减少动物动脉粥样硬化的发生，鉴于此，研究者构建了覆盖人类 ApoB-100 蛋白序列的肽库，发现有 100 个多肽能诱导人免疫反应。选取最有效的 25 个多肽进行修饰，再联合佐剂接种高脂血症基因工程小鼠，其中 5 条多肽可使小鼠动脉粥样硬化斑块的数量大幅减少。

2）PCSK9 疫苗：抑制 PSCK9 可增加 LDL-R 数量，从而降低血液中 LDL-C 水平。Crossey 等

合成了以病毒样颗粒（virus-like particles，VLPs）为载体的 PCSK9 疫苗，在小鼠和猕猴体内接种，发现其能有效抑制 PCSK9 蛋白的功能，显著降低 LDL 水平，并且这种疫苗与他汀类药物联用时药效更为明显。目前，已先后有两种注射型 PCSK9 抑制剂获 FDA 批准进入临床应用。

3）肺炎链球菌疫苗：Ox-LDL 是动脉粥样硬化斑块的组成成分，肺炎链球菌细胞壁的磷脂酰胆碱与 Ox-LDL 有相同的抗原位点，两者之间可以发生交叉免疫反应，所以肺炎链球菌产生的抗体可以通过结合 Ox-LDL 促进斑块的消退。研究结果显示，接种肺炎链球菌疫苗可降低实验动物动脉粥样硬化的程度。此外，研究也发现，接种成人肺炎链球菌多糖疫苗的 65 岁以上老年人发生急性冠状动脉综合征事件的概率减少了 17%。

（4）其他生物治疗方法

1）生长激素释放肽：天然的生长激素释放肽（ghrelin）以及合成的生长激素释放肽（hexarelin）是生长激素促分泌素受体（growth hormone secretagogue receptor，GHSR）的特异性配体。生长激素能抑制炎症反应，所以生长激素释放肽可以通过促进生长激素的分泌，一定程度上抑制动脉粥样硬化发生发展。

2）基质金属蛋白酶抑制剂疗法：基质金属蛋白酶（matrix metalloproteinase，MMP）是一类含锌的水解酶，过量 MMP 会加速细胞外基质的降解并导致一系列的疾病，例如癌症、关节炎和动脉粥样硬化血管破裂等。因此抑制 MMP 活性，可减少动脉粥样硬化斑块数量以及增加血管壁弹性。

第二节　冠状动脉粥样硬化性心脏病

冠状动脉粥样硬化性心脏病（coronary atherosclerotic heart disease）是指由于冠状动脉发生动脉粥样硬化病变而引起血管腔狭窄或阻塞，造成心肌缺血、缺氧或坏死而导致的心脏病，常常简称为冠心病（coronary heart disease，CHD）。实际上，可以导致心肌缺血、缺氧的冠状动脉病变除动脉粥样硬化以外，还包括炎症、痉挛、栓塞和创伤等更广泛的因素，它们对心脏所造成的病变在临床表现上十分相似，因此严格意义上来说冠心病一词应包括所有这些情况所引起的心脏病

变。但由于冠状动脉病变绝大多数因动脉粥样硬化所致，所以习惯上冠心病就是指冠状动脉粥样硬化性心脏病。

冠心病不是单一的疾病，而是包括所有因冠状动脉病变导致心肌缺血缺氧的一组疾病。依据不同的病理生理特征和临床表现，根据发病特点和治疗原则不同分为：慢性心肌缺血综合征（chronic ischemic syndrome，CIS）和急性冠状动脉综合征（acute coronary syndrome，ACS）两大类。前者包括稳定性心绞痛、缺血性心肌病和隐匿性冠心病等；后者包括不稳定性心绞痛（unstable angina，UA）、非 ST 段抬高性心肌梗死（non-ST-segment elevation myocardial infarction，NSTEMI）和 ST 段抬高性心肌梗死（ST-segment elevation myocardial infarction，STEMI）。（图 11-2-1）

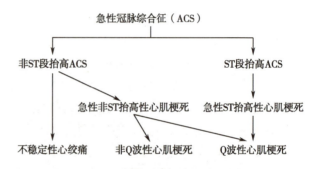

图 11-2-1　急性冠脉综合征的临床分型

冠心病多发生于 40 岁以上，男性多于女性，且以脑力劳动者居多。冠心病发病率存在较显著的地区差异，不同国家间甚至一个国家不同地区间存在着很大差别。冠心病是西方国家主要的死亡原因，排在所有死亡原因的首位。得益于对本病二级预防和危险因素的有效防控以及治疗水平的不断提高，以美国为代表的西方国家从 20 世纪 60 年代开始冠心病的发病率和死亡率呈现明显的下降趋势。与此相比，我国冠心病的发病率和死亡率还相对较低，但近年来有逐年增高的趋势。根据《中国卫生和计划生育统计年鉴》显示，2002 年我国城市地区冠心病死亡率为 39.56/10 万，农村为 27.57/10 万；到 2019 年城市居民冠心病死亡率上升至 148.51/10 万，而农村地区其死亡率更明显上升至 164.66/10 万，农村已略高于城市水平。改革开放以来，随着人民生活水平的提高，生活方式的转变，人均寿命的延长，以及人口

老龄化，近年来我国冠心病的发病率越来越高，加快提高冠心病的防治水平意义重大。

一、病因

在动脉粥样硬化基础上发生的冠心病其病因复杂，涉及冠状动脉粥样硬化斑块发生、发展的各个环节，往往是多种环境因素和遗传因素综合作用的结果。目前公认的冠心病主要危险因素有：高血压、血脂异常、吸烟、糖尿病或糖耐量异常等；次要的危险因素包括肥胖、缺少体力活动、高同型半胱氨酸血症、凝血异常等。除此之外，高龄、男性、早发冠心病家族史也是冠心病很重要的危险因素。研究显示，冠心病的遗传易感性高达50%，冠心病直系亲属中发生冠心病的危险性较一般人高6倍。有些基因突变本身不至于造成冠心病，但可增加冠心病危险，此类基因称为"冠心病易感基因"。携带易感基因越多，对环境变化的调节能力越弱，越易患冠心病。危险因素不是发病因素，只是发生冠心病的一个危险标志，但危险因素越多发生冠心病的风险越大，通过采取一定的干预措施控制特定的危险因素可以减少冠心病的发病。与冠心病发病相关的危险因素不但影响冠状动脉粥样硬化的形成，还与冠状动脉事件的发生有关。

除危险因素之外，冠心病的急性发作往往还存在一定的诱发因素，绝大多数急性冠状动脉综合征是在一定诱因的作用下导致冠状动脉粥样硬化斑块不稳定，发生斑块破裂、出血及血栓形成的结果。当冠状动脉管腔短时间内狭窄加重，心肌的供血与氧需之间发生矛盾，冠状动脉血流量不能满足心肌代谢的需要，引起心肌急剧的、暂时的缺血缺氧时，即可发生心绞痛。一旦血供急剧减少或中断，使心肌严重而持久的急性缺血达20~30分钟以上，可发生心肌不可逆性损伤和坏死，即急性心肌梗死。常见的诱因有季节变化、情绪激动、体力活动增加、暴饮暴食、大量吸烟和饮酒以及各种应激状态等。

近来研究发现少部分STEMI患者急诊冠状动脉造影未见冠状动脉明显狭窄或堵塞，现将这种非明显冠状动脉阻塞而发生的心肌梗死统称为冠状动脉非阻塞性心肌梗死（myocardial infarction with non-obstructive coronary arteries，MINOCA）。

其原因包括斑块破裂或斑块侵蚀、冠脉痉挛、冠脉血栓栓塞、自发性冠脉夹层、应激性心肌病（Takotsubo心肌病）以及其他包括贫血、心动过速、呼吸衰竭、低血压、休克、伴或不伴左室肥厚的重度高血压、严重主动脉瓣疾病、心衰、心肌病以及药物毒素损伤等原因所致急性心肌坏死。这部分心肌梗死的治疗策略与阻塞性冠脉疾病导致的心肌梗死不尽相同，主张早期识别并根据不同病因给予相应的个体化治疗。

二、发病机制

冠心病最基本的发病机制是心肌供氧量和需氧量失去平衡，导致心肌缺血缺氧而引起心肌损伤，因此冠心病又称为缺血性心脏病。冠状动脉的血流量是影响心肌氧供最主要的决定因素。冠状动脉血流量受机械、代谢、神经体液多方面因素调节。在正常情况下，冠状动脉循环有很大的储备，通过神经和体液的调节，其血流量可随身体的生理情况而有显著变化，使冠状动脉的血供和心肌的氧需之间保持动态平衡。在剧烈体力活动时，冠状动脉适当地扩张，血流量可增加到休息时的6~7倍。冠状动脉血流量的自动调节作用主要表现在小动脉阻力血管，当较大的冠状动脉（主要是心外膜冠状动脉又称传输血管）狭窄<50%时，远端小动脉阻力血管发挥自动调节作用，心肌的血供不受明显影响；当狭窄>50%~75%时冠状动脉血流量明显减少，此时阻力血管的自动调节作用已达到最大限度，在安静状态时尚能通过代偿维持心肌氧供需平衡可无症状，但在劳力、情绪激动、饱食和受寒等诱因下，心脏负荷突然增加，使心率增快、心肌张力和心肌收缩力增加等而致心肌氧耗量增加，而存在狭窄冠状动脉的供血却不能相应地增加以满足心肌对血液的需求，即可导致短暂的心肌供氧和需氧间的不平衡，称之为"需氧增加性心肌缺血（demand ischemia）"，这是引起大多数慢性稳定型心绞痛发作的机制。

与冠状动脉固定性狭窄导致的稳定性心绞痛不同，ACS是在冠状动脉粥样硬化斑块不稳定的基础上，发生了斑块侵蚀、糜烂、破裂和斑块内出血，使内膜下胶原等高度致血栓形成的物质暴露于血液中，引起血小板在受损的斑块表面黏附、活化和聚集，继而管腔内血栓形成，导致血管腔狭窄急剧加重，甚至完全或不完全闭塞。此外，在病变血管段血管内皮损伤基础上有时因血管持续性痉挛，也会导致管腔狭窄突然加重甚至闭塞，即所谓的"动力性狭窄（dynamic stenosis）"。痉挛也可发生在无明显粥样硬化病变的血管段。这些在短时间内因管腔狭窄加重，心肌的血供急剧减少导致的心肌缺血称为"供氧减少性心肌缺血（supply ischemia）"，这是引起大多数急性心肌梗死和不稳定性心绞痛的主要原因。

急性心肌梗死往往是冠状动脉管腔狭窄突然加重或闭塞，血供急剧减少或中断，以致供血区域的心肌发生持久而严重的缺血导致心肌的不可逆坏死。临床上表现为持久剧烈胸痛，血清心肌酶升高，心电图系列演变，可伴有心律失常，严重者发生心力衰竭、休克甚至猝死。心肌梗死后主要的病理学改变是心肌长时间缺血导致心肌细胞死亡。冠状动脉闭塞超过 20～30 分钟即可出现心肌坏死，当然心肌坏死及程度还取决于缺血区域有无侧支循环、血管闭塞的持续性或是间歇性、心肌细胞对缺血的敏感性、缺血预适应以及心肌氧供与需求的个体差异。心肌坏死后 1～2 周时间内坏死组织开始吸收，纤维化。6～8 周形成瘢痕愈合，称为陈旧性或愈合性心梗。

急性心肌梗死发生后不久，包括梗死和非梗死节段的心室大小、形态和厚度将发生变化，这一过程和改变总称为心室重构（ventricular remodeling）。心室重构将导致心室继发性的扩大而引起心功能不全、心力衰竭，此外心室重构还与心梗后心律失常、室壁瘤形成和心脏破裂等严重并发症有关。心室重构是梗死扩展、梗死愈合和室壁切应力三方面相互作用的结果。梗死扩展（infarct expansion）涉及梗死区和非梗死区心室的扩大，其扩展与进一步心肌坏死无关，可能是基质胶原损伤的结果。心肌缺血后基质金属蛋白酶被激活，导致胶原损伤，胶原纤维减弱，心肌不能对抗血流动力对室壁的冲击力，在相对高充盈压下，发生了梗死扩展。梗死区的变薄是由于肌束间滑动使跨过梗死区的心肌细胞减少，在非梗死区同样见到肌纤维终末收缩长度的增加。

梗死愈合是一个主动的过程，梗死区最终发生瘢痕愈合，在胶原沉积和瘢痕形成过程中，梗死区的结构发生了重构。在愈合早期，瘢痕易被牵拉力伸展，一方面因为此时的瘢痕胶原为不成熟胶原，其力量和强度都比成熟胶原差；另一方面，瘢痕中的Ⅲ型胶原增加，而正常心肌中Ⅰ型胶原占优势。一般来说，Ⅲ型胶原含量高的组织在强度和力度上都不如Ⅰ型胶原含量高的组织。左心室的重构不仅发生于梗死区，非梗死区的结构也会发生改变，一方面表现为心肌细胞肥大、增长、变厚，另一方面表现为胶原基质中Ⅰ、Ⅲ型胶原增加，同时基质金属蛋白酶活性增高，降解纤维蛋白，但降解程度不如新生程度，这一矛盾过程促进了非梗死区的重构。因此，非梗死区的重构过程中，基质金属蛋白酶起了重要作用。

在许多情况下，心肌缺血是需氧增加和供氧减少两者共同作用的结果。心肌缺血后氧化代谢受到抑制，致使心肌细胞内高能磷酸化合物储备降低，细胞功能随之发生变化。短暂的重度心肌缺血后，即使心肌血流灌注和耗氧量得到恢复，仍可发生持久的心肌功能异常伴收缩功能的恢复延缓，这种现象称之为"心肌顿抑（myocardial stunning）"。当心肌处于长期慢性缺血状态下，心肌细胞的功能会产生自动下调，以减少能量消耗，维持心肌供氧和氧需之间新的平衡，而不发生心肌坏死。当心肌血流恢复后心肌功能可延迟缓慢地完全恢复正常，此种缺血情况下的心肌自身保护机制称为"心肌冬眠"。持久而严重的心肌缺血不能得到及时改善和恢复，可导致心肌发生不可逆损伤、心肌细胞凋亡和心肌坏死，心脏功能降低，最终导致缺血性心肌病。

三、诊治基础

根据典型的劳力性胸痛，休息或含服硝酸甘油后症状很快缓解，结合年龄和冠心病危险因素除外其他原因所致的胸痛，一般即可确立冠心病心绞痛的诊断。急性心肌梗死发生时也大多表现为突发的心前区疼痛，但与心绞痛相比疼痛的程度更剧烈，持续时间长，含服硝酸甘油等不容易缓解。此外可能还伴有呼吸困难、恶心呕吐、出冷汗等，严重者出现晕厥、心力衰竭、心源性休克、甚至猝死。老年或有其他慢性疾病者胸痛症状大多不典型。心肌梗死发生时体格检查心尖部出现新的收缩期杂音，提示乳头肌功能不全；胸骨左缘3～4肋间收缩期杂音伴收缩期震颤提示室间隔穿孔。心尖部闻及奔马律、两肺湿啰音及哮鸣音提示心肌严重受累，突然出现心脏压塞及电-机械分离现象，提示心脏破裂。如出现颈静脉怒张、肝脏肿大伴压痛、肝-颈静脉回流征阳性，提示合并右心衰竭。许多疾病可导致心绞痛类似症状，需加以鉴别，包括食管或胆道疾病导致的胸腹痛、颈胸脊神经根病变和胸壁软组织损伤导致的胸背痛、肺部或胸膜疾病导致的胸痛，以及其他心脏疾病如心包炎导致的胸痛等。急性心肌梗死还需要与急性肺动脉栓塞、主动脉夹层以及急性胰腺炎、消化性溃疡穿孔、急性胆囊炎和胆石症等急腹症进行鉴别。

（一）辅助检查

1. 心电图　近一半稳定性心绞痛者静息心电图正常，最常见的心电图异常表现是非特异性ST-T改变伴有或不伴有以往Q波心肌梗死。静息心电图可作为患者病情发生变化时的参照。动态心电图对那些有胸痛症状而静息心电图正常的患者是一项很好的筛查方法，还可提供有关缺血的严重程度、心律失常和评估预后方面的有价值信息。

心电图异常并存在动态演变是诊断急性心肌梗死的重要依据。超急期心电图可表现为异常高大且两支不对称的T波。早期典型的心电图表现为ST段弓背向上抬高，呈单向曲线，伴或不伴病理性Q波，R波减低。心肌梗死心电图的动态演变过程如图11-2-2所示。此外，还可以依据相邻导联的心电图变化判断心肌梗死的部位、推测梗死相关血管和估测心肌梗死的范围。

2. 心肌损伤标志物　在心肌缺血缺氧超过一定时间后会出现心肌细胞损伤，血清中心肌损伤标志物会增高，其中包括肌红蛋白、肌钙蛋白、乳酸脱氢酶、肌酸磷酸激酶及其同工酶等，而且上述指标会随着心肌梗死时间的延长其血清中的浓度将发生动态演变。目前临床上常用于早期诊断急性心肌梗死的特异性和敏感性指标是肌钙蛋白（cardiac troponin，cTn）和肌酸磷酸激酶同工酶（creatine kinase isoenzymes，CK-MB），二者在血清中的演变过程见图11-2-3所示。

3. 超声心动图　负荷超声心动图检测冠心病的准确性与同位素运动心肌显像相似，比平板运动试验更佳。运动超声心动图是让患者运动后立即作超声心动图检查，来发现因缺血而诱发的节段性室壁运动异常。尽管不能在运动高峰时采集图像，但因为缺血所诱发的室壁运动异常并不会在停止运动后很快恢复，因此并不影响超声检查。不能运动或运动中或运动后超声图像质量不佳的患者可行药物负荷超声心动图试验或者食管起搏、腺苷或多巴酚丁胺药物负荷试验等。对于急性心肌梗死患者可根据超声心动图上所见的室壁运动异常对缺血区域作出判断。另外超声心动图检查可以帮助排除主动脉夹层，早期评估左室功能、乳头肌功能不全和室间隔穿孔的发生。

4. 心肌灌注显像　运动心肌显像在冠心病诊断方面要优于单纯心电图运动试验。该技术是在运动高峰或出现心绞痛或呼吸困难时静脉注射示踪剂如^{99m}Tc标记的放射性药物，配合单光子发射CT（single photon emission computed tomography，SPECT）行运动试验，之后再运动30～45秒以确保在运动峰值时心肌同位素初始摄入状况。接着让患者休息数分钟后采集图像。老年及周围血管病或有呼吸困难运动受限者，可采用腺苷同位素负荷试验。对于哮喘者多巴酚丁胺同位素负荷试验比较安全。使用正电子发射断层扫描（positron emission tomography，PET）进行心肌灌

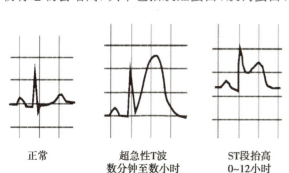
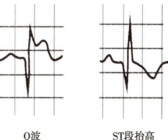
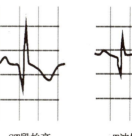

| 正常 | 超急性T波
数分钟至数小时 | ST段抬高
0~12小时 | Q波
1~12小时后形成 | ST段抬高
合并T波倒置2~5天 | T波恢复
数周至数月 |

图 11-2-2　急性心肌梗死心电图的动态演变过程

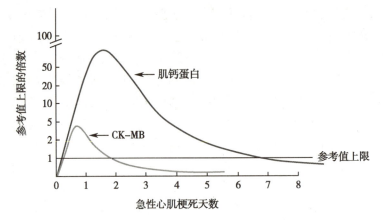

图 11-2-3　心肌梗死后心肌损伤标志物血清浓度随时间的变化

注显像,图像质量、诊断准确性优于 SPECT。心肌梗死急性期静脉注射 ^{99m}Tc- 焦磷酸盐或 ^{111}In- 抗肌凝蛋白单克隆抗体进行"热点"放射性核素心肌显像,慢性期静脉注射 ^{99m}Tc-MIBI 或 ^{201}Ti 进行"冷点"放射性核素心肌显像均可以显示心肌梗死的部位和范围。用 ^{99m}Tc 标记的红细胞或白蛋白进行放射性核素心腔造影可显示心室局部和整体射血分数、室壁运动、舒张功能及有无室壁瘤。

5. 冠状动脉 CT 血管成像(computed tomography angiography,CTA)　CTA 对冠心病的诊断有较高的阴性预测价值,其敏感度可达 95%~99%。若冠状动脉 CTA 未见狭窄病变,一般可不需要做进一步的有创性检查。

6. 冠状动脉造影及左心室造影　冠状动脉造影对稳定性心绞痛有确诊价值,可明确显示病变的部位、严重程度。左心室造影可评价冠状动脉病变对左心室功能的影响。左室造影显示有节段性室壁运动障碍提示既往有心肌梗死或无心肌梗死者因该节段长期缺血导致"心肌冬眠"。对于急性心肌梗死患者急诊冠状动脉造影可以明确梗死相关血管的部位、前向血流情况、病变状况和特征,以及再灌注治疗的效果等。

(二)治疗

1. 药物治疗

(1)抗栓治疗:建议所有冠心病患者在无禁忌证的情况下每天服用小剂量阿司匹林抗血小板治疗。若不能耐受阿司匹林,建议改用氯吡格雷或其他抗血小板药。而对于 ACS 患者目前主张采取强化抗血栓治疗,急性期抗栓治疗包括抗血小板和抗凝两方面。

1)抗血小板治疗:临床常用的抗血小板药物有:阿司匹林,P2Y12 受体抑制剂包括氯吡格雷、替格瑞洛和普拉格雷等,血小板糖蛋白Ⅱb/Ⅲa 受体拮抗剂替罗非班、依替巴肽等。对所有无禁忌证的患者均主张常规使用阿司匹林,以及在阿司匹林基础上加用 P2Y12 受体抑制剂的双联抗血小板治疗 12 个月,尤其是植入药物洗脱支架的患者。对于血栓负荷重或血栓风险高、早期抗血小板治疗不充分的患者建议必要时加用血小板糖蛋白Ⅱb/Ⅲa 受体拮抗剂静脉或冠脉内使用。

2)抗凝治疗:对所有患者急性期均主张使用普通肝素和低分子肝素抗凝治疗 5~7 天。出血高风险患者如果接受溶栓治疗可选用作用于Ⅹa 因子的磺达肝癸钠,接受支架治疗者术中可以选用直接作用于Ⅱa 因子的比伐卢定。

(2)缓解心绞痛或心肌缺血的药物:目前缓解心绞痛症状及改善缺血的药物主要包括三类:β 受体拮抗剂、硝酸酯类药物和钙通道阻滞剂。除此之外,还有改善心肌能量代谢、扩张心肌微血管药物等。

2. 血运重建治疗　稳定性心绞痛患者强化药物治疗无效或心肌缺血范围大单纯药物治疗不能改善其预后时,血运重建治疗是合理的选择。血运重建的方法包括经皮冠脉介入治疗(percutaneous coronary intervention,PCI)和冠脉旁路移植术(cronary artery bypass grafting,CABG),具体选择何种血运重建方法需要依据病变特点,并结合临床情况综合考虑。

急性心肌梗死发生后虽然有部分患者冠状动脉可发生自发性再通,但多数患者冠状动脉血栓性闭塞持久存在，及时开通梗死相关冠状动脉，恢复冠状动脉血流供应，保证缺血心肌的血流灌注，即所谓的再灌注治疗是救治急性心肌梗死最有效的方法。早期再灌注可以改善预后，提高患者的生存率。再灌注治疗有利于挽救濒死心肌，缩小心肌梗死面积，保护心脏功能，有效预防心室扩大，以及保障心脏电活动的稳定性，减少恶性心律失常的发生等。

再灌注治疗方法包括溶栓治疗、PCI 及 CABG。由于 CABG 的手术要求高、风险大，在急性心肌梗死的早期已极少采用。相反，PCI 再通率高，是目前公认救治 STEMI 最有效的再灌注治疗方法。

研究表明，尽管再灌注治疗是 STEMI 早期最有效的救治手段，但当闭塞血管再通，恢复前向血流后可能会加重缺血部位的心肌损伤，导致心肌超微结构、能量代谢、心肌细胞电生理等一系列损伤性变化，出现再灌注心律失常、心肌顿抑、心功能恶化、甚至死亡，这种由再灌注导致的心肌损伤与再灌注治疗前的心肌缺血无关，称其为"缺血 - 再灌注损伤"。心肌缺血 - 再灌注损伤发生的可能机制包括：氧自由基产生过多、细胞内钙超载、中性粒细胞浸润、细胞凋亡和能量代谢障碍等。由于引起心肌缺血 - 再灌注损伤的机制复杂，目前针对心肌缺血 - 再灌注损伤的防治还缺乏十分有效的手段，目前为减少心肌缺血 - 再灌注损伤所采取的研究药物和方法很多，包括缺血预适应、抗氧自由基药物、抗氧化剂、硫化氢、抑制钙超载药、微血管内皮细胞保护剂、细胞因子或黏附分子相关药物等，实验表明均有一定的心肌保护作用，但均未能在临床得到推广使用。一般来说，血管闭塞后越早期实施再灌注，发生缺血 - 再灌注损伤的风险越低。

3. 二级预防和危险因素的管理　如果没有禁忌证建议长期使用他汀类调脂药物，并使 LDL-C 达标。当基线 LDL-C 水平较高，难以降到目标值，可将 LDL-C 目标定于至少降低 50%。应用中等剂量他汀治疗不达标者，可调整他汀剂量或联合应用非他汀类调脂药物如依折麦布等。心梗后早期应积极使用他汀类药物，有利于稳定斑块，长期使用能减少心血管事件再发的风险。对无禁忌证的患者尽早使用 β 受体拮抗剂有利于降低心脏性猝死的发生，早期使用血管紧张素转化酶

抑制剂（angiotensin-converting enzyme inhibitor，ACEI）或血管紧张素受体拮抗剂（angiotensin receptor blockage，ARB）有利于减少心梗后心室重构，改善心功能，减少心衰的发生。

控制冠心病相关的危险因素如：吸烟、高血压、血脂异常、糖尿病、肥胖、缺乏体力活动和饮酒等。

第三节　未来研究方向与展望

从动脉粥样硬化到动脉粥样硬化性心脏病是一个渐变到突变的过程，涉及一系列的事件链。将来动脉粥样硬化和冠心病防治领域的研究主要聚焦于以下四个方面：一是早期如何防止动脉粥样硬化，减少斑块的形成和进展；二是已经发生了斑块如何避免斑块不稳定，避免破裂和血栓形成，堵塞血管；三是出现血管堵塞后采取措施尽早地恢复心肌供血，避免心肌坏死，并保持血管的长期通畅；四是发生心肌坏死后尽可能保护心肌，缩小心肌梗死面积，以及实施坏死心肌的修复。

一、冠心病发生机制

迄今有关冠心病确切的发病机制尚不清楚。临床上有不少患者并没有明确的危险因素而发生了冠心病，相反存在相同危险因素者不一定会发生冠心病。冠心病的发病具有家族聚集现象，提示遗传因素或环境因素参与冠状动脉粥样硬化的发生发展过程。近年来通过全基因测序的基因分析显示，众多位点的等位基因突变与冠心病的发病存在一定的相关性（图 11-3-1，见文末彩图），其中稳定性冠心病和急性心肌梗死分别与 *ABO* 和 *HDAC* 位点的突变相关。9p21 染色体纯合子风险等位基因携带者患冠心病和心肌梗死的风险增加，9p21 位点含有增强子元件，这些增强子元件调控邻近基因产物的表达，提示所有邻近基因都可能参与其中。多项研究聚焦于 *INK4* 位点反义链非编码 RNA（antisense noncoding RNA in the INK4 locus，ANRIL）。人群中约 21% 存在这一基因区域的单倍体纯合子缺失，使其罹患心肌梗死的可能性 2 倍于正常人。在动脉粥样硬化患者外周血及斑块中 ANRIL 的表达显著增高，意味着其转录水平与动脉粥样硬化的发病显著相关。

除此以外，与冠心病和动脉粥样硬化相关的危险因素如血脂异常、糖尿病等也与特定的基因突变有关。*PCSK9*、*ApoB*、*LDL-R*、*ApoE*、*HNF1A* 和 *ApoA5* 的变异导致各种类型的血脂异常，冠心病的发病风险增加，与 *LDL-C* 相关的各种变异与冠心病之间存在高度相关。*LDL-R* 基因突变者，其血浆 LDL-C 水平较健康人高 4～6 倍。*STK11* 位点的变异导致糖尿病患者冠心病的风险增加。现有研究显示，从动脉粥样硬化脂质浸润、血栓形成等各个环节均存在不同位点的基因突变，参

与冠心病的发生。有关遗传因素或基因突变参与冠心病发病机制的研究方兴未艾，在冠心病诊断和治疗领域均具有广泛的前景。

二、抗栓治疗减少血栓

抗栓治疗作为冠心病综合管理的重要基石，在降低患者远期心血管事件、改善预后方面起到极大作用。基于循证医学和指南推荐，稳定性冠心病患者进行长期单一抗血小板治疗。对于冠心病患者 PCI 术后，给予阿司匹林和 P2Y12 受体抑

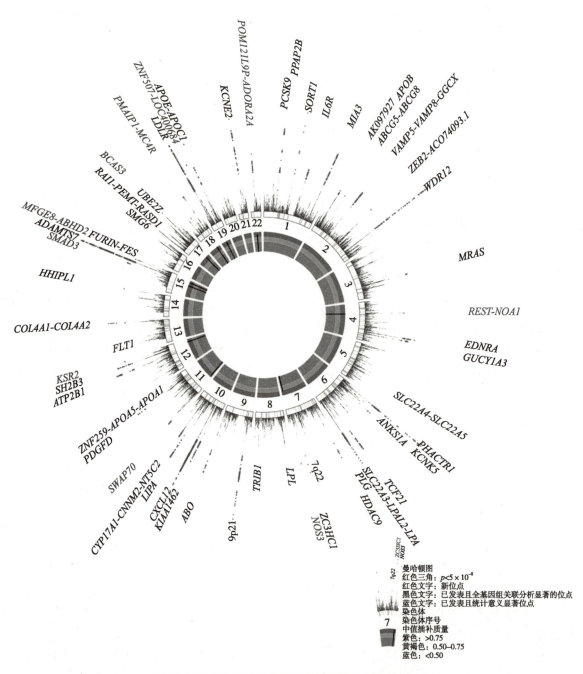

图 11-3-1　加性显性遗传模型分析冠心病相关基因位点

制剂替格瑞洛或氯吡格雷的双联抗血小板治疗策略。然而，由于抗栓药物安全窗范围小，治疗反应个体差异大，在减少缺血事件的同时往往会增加出血风险。近年来随着支架工艺的进步、新型抗栓药物的上市，个体化抗栓治疗得到重视，越来越多的研究成果正在逐渐改变固有的抗栓观点，基于目前冠心病抗栓的研究成果，未来抗栓方案将更倾向于个体化抗栓。

三、血运重建改善心肌供血

过去几十年随着经皮冠状动脉介入治疗技术的发展和生物医学工程取得的成就冠状动脉血运重建领域取得了巨大的进步。血运重建术的发展趋势仍然是朝着创伤最小化和远期疗效好的方向发展。介入治疗已成为冠心病最主要的治疗手段，冠脉介入治疗先后经历了球囊血管成形术时代、裸金属支架时代和药物洗脱支架时代。随着支架工艺的进步，支架内再狭窄率明显下降。然而由于材料异质性等因素，药物洗脱支架仍存在较多缺陷，如干扰血管的自然愈合、血管内皮化延迟、永久涂层及支架造成血管内皮炎症反应及支架贴壁不良、永久支架对血管舒张功能的限制等，对下一代的支架工艺提出了新的要求和挑战，其发展目标是功能化的冠脉支架。即通过组织工程与传统支架技术整合的新型支架，具有较好的生物相容性及可降解性以适应组织的生长，其次是具有适当的空隙以及合适的机械强度、耐久性及顺应性。在介入治疗领域开发新型的可降解支架或其他血管修复技术将是未来继续研究的重要方向。尽管血管组织工程支架仍在动物研究阶段，但其发展前景巨大，值得深入研究。

外科冠状动脉血运重建的微创术式包括不停跳冠状动脉搭桥手术和小切口手术。降低创伤一方面包括躯体创伤小，采用更小切口，胸骨下段小切口，甚至无需胸骨锯开的肋间切口；另一方面是指对内脏和血液循环的损伤小，不使用人工心肺机辅助进行不停跳冠脉搭桥技术，减少手术对生理的干扰和损伤。近年来机器人辅助的血运重建悄然兴起，目前使用最广的系统是达芬奇外科机器人，该系统能给控制台的外科医生传递高分辨率的三维图像，外科医生在控制台通过仪器遥控完成更加精细的操作。杂交冠状动脉血运重建是针对多支血管病变采取的支架植入联合冠状动脉旁路的杂交干预技术，通常是微创外科完成乳内动脉与左前降支的吻合，其余血管可以选择介入治疗。

四、血管和心肌修复

组织工程学是通过将材料学、生物学及工程学等众多学科原理及方法相结合，并将其用于修复及再造组织及器官的新兴学科。其主要目的在于修复或再生受损及缺血的组织。目前组织工程研究领域针对冠心病治疗已有诸多探索，包括心脏补片、人工血管及人工心脏等。现有研究显示，诱导分化的细胞接种于纤维蛋白支架，移植于心肌梗死区域内，术后随访原心肌梗死区移植心脏补片局部出现了新的运动，提示利用组织工程原理构建心脏补片对冠心病治疗可能有效。对于冠脉旁路移植术（CABG）患者，由于大隐静脉桥的远期通畅率较低，目前尚没有足够可利用的血管移植物。因此，利用组织细胞工程技术构建血管替代物，将对冠脉血运重建治疗产生里程碑的意义。

心肌梗死动物模型注射水凝胶 3 个月后心功能较前改善，表明可注射水凝胶材料改善心肌梗死后左心室重构。将水凝胶注入心肌梗死患者梗死相关冠脉内，利用梗死区域的渗漏交联成凝胶，形成一个生物可吸收的心脏支架。术后监测心肌损伤标志物并未明显升高，随访未发现严重不良反应。

缺血性心肌病终末期，往往药物效果欠佳，患者生活质量极差，心脏移植成为唯一可能根治患者的方案。但由于缺乏心脏供体，心脏移植开展显著受限。有研究者采用 Langendorff 心脏灌流装置制备出大鼠全器官脱细胞心脏支架。尽管大鼠心脏与人类心脏相差甚大，但该项成果使得体外再造器官成为可能，为终末期心脏病患者带来新的希望。

（陈京涛　马礼坤）

参 考 文 献

[1] 葛均波,徐永健. 内科学. 8 版. 北京:人民卫生出版社,2016.

[2] GBD 2017 Risk Factor Collaborators. Global, regional, and national comparative risk assessment of 84 behavioural, environmental and occupational, and metabolic risks or clusters of risks for 195 countries and territories, 1990-2017: a systematic analysis for the Global Burden of Disease Study 2017. Lancet, 2018, 392 (10159): 1923-1994.

[3] 陈伟伟,高润霖,刘力生,等.《中国心血管病报告2017》概要. 中国循环杂志, 2018, 33(1): 1-8.

[4] 安冬青,吴宗贵. 动脉粥样硬化中西医结合诊疗专家共识. 中国全科医学, 2017, 20(5): 507-511.

[5] 赵锐,李艳. 睾酮对血管功能及动脉粥样硬化的影响及其机制的研究进展. 广西医学, 2016, 38(4): 533-536.

[6] 中国成人血脂异常防治指南修订联合委员会. 中国成人血脂异常防治指南(2016 年修订版). 中国循环杂志, 2016, 31(10): 937-950.

[7] Goulooze S, Cohen A, Rissmann R. Lomitapide. British Journal of Clinical Pharmacology, 2015, 80(2): 179-181.

[8] Thompson R C, Allam A H, Lombardi G P, et al. Atherosclerosis across 4000 years of human history: the Horus study of four ancient populations. Lancet, 2013, 381(9873): 1211-1222.

[9] Zipes DP, Libby P, Bonow RO, et al. Heart disease: a textbook of cardiovascular medicine. 11th ed. Amsterdam: Elsevier, 2018.

[10] Ibanez B, James S, Agewall S, et al. 2017 ESC Guidelines for the management of acute myocardial infarction in patients presenting with ST-segment elevation: The Task Force for the management of acute myocardial infarction in patients presenting with ST-segment elevation of the European Society of Cardiology(ESC). Eur Heart J, 2018, 39(2): 119-177.

[11] 中华医学会心血管病学分会. 急性 ST 段抬高型心肌梗死诊断和治疗指南. 中华心血管病杂志, 2015, 43(5): 380-393.

[12] 中华医学会心血管病学分会介入心脏病学组. 中国经皮冠状动脉介入治疗指南. 中华心血管病杂志, 2016, 44(5): 382-400.

[13] Mauri L, Kereiakes D J, Yeh R W, et al. Twelve or 30 months of dual antiplatelet therapy after drug-eluting stents. N Engl J Med, 2014, 371(23): 2155-2166.

[14] Knuuti J, Wijns W, Saraste A, et al. 2019 ESC Guidelines for the diagnosis and management of chronic coronary syndromes. European Heart Journal, 2020, 41(3): 407-477.

[15] Seif-Naraghi S B, Singelyn J M, Salvatore M A, et al. Safety and efficacy of an injectable extracellular matrix hydrogel for treating myocardial infarction. Sci Transl Med, 2013, 5(173): 173ra25.

第十二章 肿　瘤

第一节 概　述

一、全球恶性肿瘤流行病学特征

根据 WHO 组织 2018 年 GLOBOCAN 的数据，截至 2018 年为止全球恶性肿瘤的累计发病人数为 1 800 万，累计死亡人数为 960 万。其中，约一半新发病例或死亡病例发生在亚洲，可能与亚洲人口众多有关。欧洲人口数虽仅占全球人口的 9%，但其中恶性肿瘤的发病率和死亡率分别各占总数的 23.4% 和 20.3%。数据统计显示，在全球范围内，肺癌是发病率最高，同时也是死亡率最高的肿瘤。在发病率方面，前五位的肿瘤依次为肺癌、乳腺癌、结直肠癌、前列腺癌和胃癌。而在死亡率方面，前五位的肿瘤则分别是肺癌、结直肠癌、胃癌、肝癌和乳腺癌。在全球范围内，肺癌的发病率及死亡率是所有男性罹患肿瘤中最高的癌种；乳腺癌是在女性发病率和死亡率最高的癌种。肿瘤的发病率和死亡率受各地区的社会经济发展水平影响较大。对于许多肿瘤而言，发达地区和欠发达地区的发病率可以达到 2~3 倍的差距，但死亡率的差异则略小一些，为 1~2 倍。事实上，影响癌症死亡趋势的主要因素有三个方面：①初级预防工作（高危因素的控制）；②早期筛查和诊断工作；③治疗水平的进步及其可及性；不同地区的政府在这三方面的投入和努力，均会显著影响该地区的癌症发病率和死亡率的变化。

对于肺癌、胃癌和肝癌而言，其死亡率几乎主要是由一些高危因素控制的好坏所决定的。在美国，肺癌五年的生存率约为 17.4%，而肺癌的死亡率事实上是显著受当地的烟草控制情况影响的。在较早的时候，大多数吸烟者是男性。然而在过去的 30 年，这一状况发生了变化，许多女性也开始吸烟，并且政府倡导的减少烟草的活动仅在男性中发挥了作用：男性吸烟人口增长缓慢或停滞，但女性吸烟者比例却仍在增长，这使得男性肺癌的死亡率下降，而女性肺癌的死亡率上升。在过去 10 年里，胃癌的死亡率在亚洲、拉丁美洲和俄罗斯下降最为明显。这主要归因于幽门螺杆菌的发现和控制。此外，对于新鲜食品可及性的提高，居民盐摄入减少，胃癌早期筛查工作的开展以及卫生条件的改善均在全球范围内显著降低了胃癌的死亡率。原发性肝癌最主要的病因学基础是肝炎病毒的感染，其他原因还包括非酒精性肝硬化、饮酒和肥胖等。在高收入的发达国家，结直肠癌和乳腺癌等肿瘤的死亡率显著下降，这主要归因于筛查手段的开展以及预防和治疗手段的革新。常规的肠镜检查或者宫颈涂片等细胞学筛查手段，均可早期发现结直肠癌或者宫颈癌的早期病变，并且予以切除。

二、中国恶性肿瘤流行病学特点

据我国国家癌症中心 2015 年数据显示，我国每年有 429 万新发浸润性癌。男性最常见的癌症依次分别为肺癌、胃癌、食管癌、肝癌和结直肠癌，大约占全部男性癌症的 2/3。女性最常见的癌症依次分别为乳腺癌、肺癌、胃癌、结直肠癌和食管癌，约占全部女性癌症的 60%。城市地区人口的恶性肿瘤发病率远高于农村。我国西南部地区的癌症发病风险最高。在死亡率方面，2015 全年数据显示约 281 万人死于癌症。死亡率排前五位的癌症依次为肺癌、胃癌、肝癌、食管癌和结直肠癌。男性死亡率高于女性、农村地区的死亡率高于城市地区。死亡率最高的地区也是我国的西南部地区。慢性乙型肝炎病毒（HBV）感染是肝癌的主要病因，我国曾经是"HBV 流行大国"，在 20 世纪末以及 21 世纪初这段时间内，随着我国政府积极开展了一系列的 HBV 一级预防工作，包括普及 HBV 疫苗的接种以及规范 HBV 的抗病毒治疗等，近 10 年来，我国的 HBV 携带者数量显著下降，属于中度流行区，相应的肝癌发病率近 10 年来也略有下降。全世界约 80% 的鼻咽癌都发生在我国。然而，南北方鼻咽癌的流行病学特征存在极大的差异，南方高于北方，并且主要集中在我国的南方沿海地区，其发病率呈现出非常明显的地域特征。鼻咽癌的病因主要和 EB 病毒感染有关，此外，特殊的饮食结构（如常食用咸鱼）可能也与鼻咽癌的发病有关。在儿童恶性肿瘤流行病学特征方面，中国儿童每年因恶性肿瘤死亡人数约为 8 000 人，其中白血病是所有儿童恶性肿瘤死亡的首要原因，约占所有儿童恶性肿瘤死亡的 41%。近年来，我国儿童肿瘤的发病率有上升的趋势，但死亡率无明显变化，甚至略微有下降的态势。

三、中国学者在肿瘤流行病学中的主要贡献

在肿瘤的流行病学与病因学领域中，我国学者做出了重要的贡献。在病因学研究方面，来自上海的学者开展了一项基于人群的病例对照研究，该研究纳入了 832 位上海地区的子宫内膜癌患者，年龄为 30～69 岁，并且从上海市普通居民中随机选择了 846 位女性按年龄进行匹配，结果发现定期摄取黄豆类食物可能与子宫内膜癌发生风险降低有关。在肿瘤的一级预防方面，我国学者同样做出了重要的工作。中国胃癌研究协作组早在 20 世纪末起，开展了一项基于人群的随机对照研究，研究纳入了 1 630 例位于福建省的胃部幽门螺杆菌健康人群，随机分配至幽门螺杆菌治疗组与对照组（不予治疗），在长达 7 年的随访过程当中，总体人群的治疗组与对照组胃癌的发病率相似，但在排除了有胃部癌前病变的患者的亚组分析中，幽门螺杆菌治疗组患者的胃癌发病风险显著下降，为胃癌的一级预防提供了重要的证据。在食管癌的一级预防方面，我国学者和国际同行联合攻关，开展了一项大规模的人群对照性研究。研究者选取了 14 个村庄 3 000 余人接受一次性胃镜检查，若查出有癌前病变或早期癌症就予以相应的处理。同期研究者选择了 10 个村庄的 700 余人作为对照组，不接受胃镜检查。在长

达 10 年的随访过程中，研究者观察到干预组的死亡率较对照组显著下降，且在累积食管癌发病率方面干预组同样也是低于对照组，这提示了胃镜筛查有助于减少食管癌的发生，改善临床结局。在早期筛查方面，我国香港学者利用 Epstein-Barr 病毒（EBV）感染与鼻咽癌的相关性这一联系，提出了新的无症状鼻咽癌早期筛查方法。该方法通过检测患者血中的游离 EBV 病毒 DNA 的水平，可以更早的发现无症状鼻咽癌，为临床的治疗争取了更多的时间。相信在新时代，我国的科研工作者必将在肿瘤的流行病和病因学领域做出杰出的贡献。

第二节　肿瘤病因学

一、物理因素

紫外线是环境中一个重要的引发皮肤癌的物理因素。紫外线引起皮肤癌的分子机制是上皮组织在紫外线作用下出现 DNA 光损伤，从而提高了细胞恶变的风险。在非黑色素瘤的皮肤癌患者中，研究者观察到的 DNA 突变谱主要还是紫外线造成的相关 DNA 突变（如双嘧啶突变）。动物实验还发现紫外线的致癌作用主要集中在紫外线 -B 波段（280～320nm）。电离辐射也是一个重要的致癌物理因素。科学史上最为著名的例子就是居里夫人和爱迪生的助手，他们均是因为接受了过量的电离辐射而死于癌症。在第二次世界大战后，人们也观察到原子弹爆炸中的幸存者罹患白血病等肿瘤的风险显著升高。

工业暴露中的金属元素如砷、镍、镉、铬酸盐等也是重要的致癌物质。世界范围内最常见的砷暴露的途径有两条：一是工业接触，如生产以砷为原料的杀虫剂，另一是水源污染。据估计，孟加拉国地区约有 2 000 万的居民生活地区的水资源有砷污染。长期的砷污染可能与各种肿瘤比如膀胱癌、肺癌、皮肤癌和肾癌的发生相关。其他元素如镍、镉、铬酸盐也同样会影响各种恶性肿瘤的发生。

早在 1930 年人们就发现石棉纤维的暴露可能与肺癌的发生相关，但它们之间的相关性经历了约半个世纪才最终被确认。原因是许多暴露

在石棉纤维环境下的工作具有较强的流动性，因此暴露的时间和程度不易确定；其次，由于用于检测石棉纤维的方法不同，导致检测的石棉纤维的类型也不一致。此外，石棉纤维与吸烟对增加肺癌风险还具有协同效应。有报告显示，单纯石棉纤维暴露的肺癌患者标准化校正死亡率是5.2，单纯吸烟但无石棉纤维暴露的肺癌患者标准化校正死亡率是10.8，若同时有石棉纤维暴露以及吸烟，其标准化校正死亡率是53.2。此外，硅尘或者木屑也是重要的致癌因素。早在1920年人们就发现在一些做装修工作的人员如木匠、伐木工、锯木工人当中，鼻腔恶性肿瘤的风险显著升高。

二、化学因素

生活环境中许多化学物质是造成癌症的重要因素。多环芳烃化合物（polycyclic aromatic hydrocarbons，PAH）是一种可能存在于环境中的工业致癌物。早在18世纪，一名英国的外科医生就发现进行烟囱工作的工人因为容易职业暴露于煤和焦油，所以容易患阴囊癌。因此当推荐经常洗澡以及采用保护性的衣服后，阴囊癌的发生率显著下降。许多年以后人们才意识到工业环境中的煤和焦油含有PAH，是一种重要的化学致癌物质。PAH可以通过人的皮肤、肺和消化道被人体吸收，是职业暴露中重要的致癌物之一。黄曲霉素（Aflatoxin）的肝毒性最早是在家禽中被发现的，也是一种重要的化学致癌物。人们生活中的食物如玉米、花生和大米如出现变质或"发霉"，就容易滋生一些分泌黄曲霉素的真菌。如果人们服用了这些变质的玉米、花生和大米，发生肝癌的风险显著增加。烟草中的化学物质也具有较强的致癌性。事实上，烟草里含有3 000多种化学物质，其中有30余种在动物模型中被证明具有致癌作用。其他同样有强致癌作用的工业化学物质至少还包括芳香胺（aromatic amines）和苯（benzene）。此外，用于治疗恶性肿瘤的细胞毒类药物如烷化剂等，同样具有致癌的风险。

三、生物因素

生物致癌因素主要包括细菌和病毒。最常见的致癌细菌就是幽门螺杆菌。大量的流行病学证据表明幽门螺杆菌感染者与非感染者相比，发生胃癌的风险明显增高。因此，幽门螺杆菌被WHO确定为I类致癌物。目前认为，幽门螺杆菌能够诱发局部炎症并且该反应在胃癌的发生过程中起重要作用。炎症过程中伴随着许多自由基如内源性NO^-、O_2^-、OH^-等的产生与释放，可诱发DNA损伤，引起细胞发生恶性转化。此外，局部发生慢性炎症的过程中，细胞变性、坏死的同时，可刺激更多的细胞增殖。

除细菌外，病毒（包括RNA病毒和DNA病毒）为常见的诱导肿瘤发生的因素。某些RNA病毒能够将其遗传物质整合到宿主细胞的DNA中，使原有的DNA序列发生改变并展现出完全不同的基因激活或沉默状态，诱发宿主细胞的恶性转化。根据RNA病毒的遗传物质是否含有原癌基因，RNA病毒可进一步分为急性转化病毒和慢性转化病毒两类。急性转化病毒感染细胞后直接通过逆转录酶合成的原癌DNA片断掺入到宿主的基因中并表达，导致细胞转化；慢性转化病毒本身并不含有癌基因，其感染宿主细胞后，导致部分基因片段插入到宿主细胞DNA中的原癌基因附近致使原癌基因异常表达，引起宿主细胞转化。典型的例子是人类T细胞白血病/淋巴瘤病毒I（human T-cell leukemia/lymphoma virus I，HTVL-1）与日本/加勒比地区的T细胞白血病和淋巴瘤有关。HTLV-1通过使$CD4^+T$细胞亚群细胞（辅助T细胞）发生恶性转换从而引发T细胞肿瘤。DNA病毒则有50多种被证实可以引起动物肿瘤，其中最常见的有：人类乳头状瘤病毒（human papilloma virus，HPV）、EBV和HBV等。

寄生虫感染同样也可能引起肿瘤。早在1900年，人们就在埃及观察到膀胱癌的发生与当地血吸虫病的流行相关。此外，在非洲大陆，疟疾的流行可能与EBV病毒感染协同促进了Burkitt淋巴瘤的高发。

四、遗传因素

根据遗传因素的致癌机制，大致可分为遗传因素直接致癌与遗传导致的肿瘤易感性并受到外界不良因素刺激导致的间接致癌两种情况。直接致癌的经典例子如：视网膜母细胞瘤（retinoblastoma）和儿童的神经母细胞瘤（neuroblastoma）是常染色体显性遗传肿瘤。还有一些常染色体显性遗传肿瘤将会导致明显的癌前病变，如结肠多发性腺瘤性息肉症等，若不及时处理这些疾病的恶变率极高。如结肠家族性多发性腺瘤性息肉病的病例大多在 50 岁以前就会发生恶变，常常推荐预防性切除病变的肠段，若不处理将最终发展为多发性结肠癌。常染色体显性遗传的肿瘤和癌前病变大多属单基因遗传，其特点为早年（儿童期）发病，肿瘤呈多发性，易累及双侧器官。常染色体隐性遗传的遗传综合征如先天性毛细血管扩张性红斑及生长发育障碍（Bloom 综合征）是遗传因素间接致癌的典型例子，这类患者容易并发血液系统的恶性肿瘤，还容易发生一些其他实体肿瘤等。此外，着色性干皮病患者在太阳的紫外光照射下，容易发生皮肤基底细胞癌等。

第三节　肿瘤的发病机制

肿瘤的发生和发展主要依赖于肿瘤细胞生存和对细胞死亡的抵抗、无限的增殖能力和远处转移。在不同类型的肿瘤及肿瘤发生的进程中，肿瘤细胞获得这三种能力的机制不尽相同，它们可以是单一因素也可以是多步骤、多因素导致的。但总的来说，肿瘤获得这些特性的本质是肿瘤基因组的改变，其次是细胞本身异常的信号转导、异常的免疫因素和微环境的支持。本节将讨论无限增殖、肿瘤生存和远处转移的三大特征，并阐述肿瘤发生本质，以及围绕在三大特征背后的可能机制。

一、肿瘤细胞增殖

持续失控的细胞增殖，是肿瘤细胞区别于正常细胞最为显著的特征之一。对于肿瘤细胞而言，调节其生长和分裂的信号发生紊乱，通过细胞表面受体和下游多种信号通路的传递，导致肿瘤细胞周期异常，增殖失去控制。

一个完整的细胞周期（cell cycle）可分为四个时相，即 G_1（gap 1）期、S（synthesis）期、G_2（gap 2）期和 M（mitosis）期。G_1 期为细胞 DNA 合成（S 期）做准备；S 期则主要是完成 DNA 的复制和部分组蛋白的合成；G_2 期为细胞分裂（M 期）做好物质准备；M 期为细胞分裂期，将细胞的遗传信息精确

且均等地分配给两个子代细胞，使子代细胞与亲本细胞在遗传信息上保持一致。M 期根据不同阶段的变化特征，又可分为前期（prophase）、中期（metaphase）、后期（anaphase）和末期（telophase）。

细胞周期的有序推进，不仅要对每一时相需完成的事件进行严密调控，同时也会对相邻两个时相的转换进行重点监测（称为细胞周期检验点（cell cycle checkpoint，如 G_1-S 检验点、G_2-M 检验点、分裂中期 - 后期检验点或纺锤体检验点），只有当上一时相的所有事件都已准确无误地完成，通过检验点的检查，方可进入下一时相。众多分子参与了细胞周期各时相和检验点的查验，其中研究最多的是周期蛋白依赖性激酶（cyclin-dependent kinase，CDK）、周期蛋白（cyclin）和周期蛋白依赖激酶抑制因子（cyclin-dependent kinase inhibitor，CKI）所形成的不同复合物对细胞周期的影响。

CDK 属于丝氨酸 / 苏氨酸蛋白激酶家族，目前已在人类蛋白激酶组中已鉴定出 21 名成员。每一种 CDK 可与不同的 cyclin 结合，所形成的 CDK-cyclin 复合物会对细胞周期或转录过程中的不同事件产生影响。表 12-3-1 列举了部分可与 CDK 结合的 cyclin 的种类，及已发现的 CDK-cyclin 复合物的功能。CDK 与 cyclin 结合，形成 CDK-cyclin 复合物，可将上游信号继续向下传递；而 CKI 可与 CDK-cyclin 复合物结合，则会阻断 CDK-cyclin 激酶活性，抑制信号传导。不同的 CDK-cyclin、CDK-cyclin-CKI 复合物对细胞周期的不同环节发挥正向或负向的调控作用，从而确保细胞周期正确、有序进行。若能有效抑制肿瘤细胞 CDK 的活性（即筛选 CDK 抑制剂），阻遏细胞周期信号级联传导，则可能达到停滞肿瘤细胞周期、阻遏肿瘤细胞增殖的目的。

视网膜母细胞瘤蛋白（retinoblastoma protein，Rb）是一类 DNA 结合蛋白，通过其磷酸化或去磷酸化状态的改变，对 G_1-S 检验点起关键的调控作用。当细胞未受到生长信号刺激而处于未分裂状态时，CKI 能够抑制 CDK-cyclin 复合物活性，使 Rb 保持去磷酸化的状态，去磷酸化的 Rb 则能够与 E2F 形成复合物，使得 E2F 不能游离出来和发挥起始转录的活性，从而导致细胞周期阻滞。在多种肿瘤细胞中，*Rb* 基因突变或缺失，致使 E2F

表 12-3-1　CDK 可结合周期蛋白的种类及其功能

CDK	可结合的周期蛋白	功能
CDK1	cycA1, cycA2, cycB1, cycB2, cycD1, cycD3, cycE1, cycF, cycK	CDK1-cycA、CDK1-cycB 可调控 M 期； CDK1-cycB 可调节 FoxM1、FoxK2 转录
CDK2	cycA1, cyc A2, cycB1, cycB2, cycB3, cycD1, cycD2, cycD3, cycE1, cycE2, cycG1, cyc H, cycJ, cycK	CDK2-cycE、CDK2-cycA 可调控 G_1-S 检验点； CDK2-cycE、CDK2-cycA 可调节 Rb/E2F 转录活性； CDK2-cycA 可调节 FoxM1、FoxK2 转录
CDK4	cycA2, cycD1, cyc D2, cycD3, cycE1	CDK4-cycD 可调控 G_1 期； CDK4-cycD 可调节 Rb/E2F 转录活性； 通过 Mep50 进行表观遗传修饰
CDK6	cycA2, cycD1, cycD2, cycD3, cycE1, cycT1, cycT2	CDK6-cycD 可调控 G_1 期； CDK6-cycD 可调节 Rb/E2F 转录活性
CDK7	cycA2, cycB1, cyc B2, cycE1, cycH	CDK7-cycH 可调节 CAK（CDK 激活激酶）和 RNAPⅡ（RNA 聚合酶Ⅱ）转录
CDK8	cycC, cycH	CDK8-cycC 可调节 RNAPⅡ 转录； CDK8-cycC 可调节 Wnt/β-catenin 信号通路； CDK8-cycC 可抑制脂质生成
CDK9	cycH, cycK, cycT1, cycT2A, cycT2B	CDK9-cycC 可调节 RNAPⅡ 转录活性； CDK9-cycK 可应对 DNA 损伤
CDK10	cycL2	CDK10-cycL 可调节 Ets2 转录
CDK11	cycD3, cyc L1, cycL2	CDK11-cycL 可参与 RNA 剪接
CDK12	cycK	CDK12-cycK 可在转录延伸阶段，保持 RNAPⅡ Ser2 磷酸化

转录活性异常增高，出现细胞周期失控、细胞过度增殖。Rb 主要是通过转导胞外信号来调节细胞周期进程，而 p53 则是对胞内信号（如 DNA 损伤严重、核苷酸、糖、氧化作用等不足）做出应答，停滞细胞周期。在绝大多数肿瘤细胞中，p53 都发生突变而不能发挥正常的检查功能，导致细胞周期调节失衡。

此外，某些 CDK 本身也可作为恶性肿瘤的标志物和预后诊断的标准，例如 CDK11。CDK11 有三种剪接异构体，分别为 CDK11p46、CDK11p58 和 CDK11p110。CDK11p110 是一种核蛋白，在整个细胞周期都有表达，参与转录体和剪接体的装配；CDK11p58 主要产生于 M 期，若干扰其表达，可导致纺锤体组装异常，阻滞细胞周期于有丝分裂期，并引发细胞死亡；CDK11p46 主要存在于胞质中，传递 caspase1/3 的信号，诱导细胞凋亡，CDK11p46 还可与起始因子 EIF3E 和 Ran 结合蛋白 RanBP9 相互作用，与蛋白翻译等相关。在乳腺癌、多发性骨髓瘤、骨肉瘤、脂肪肉瘤中，CDK11 均呈现高表达，且 CDK11 水平越高，预后越差。干扰或沉默 CDK11 表达，则可明显抑制

这些肿瘤细胞增殖、迁移，并诱导其凋亡。

除细胞周期导致肿瘤细胞异常增殖之外，肿瘤细胞对生长信号的转导发生改变也是致使肿瘤细胞增殖失去控制的重要原因之一。于正常细胞而言，其生长促进信号的产生和释放，受到严密调控，才能保持细胞数目的稳态，从而维持组织结构和功能稳定。而对于肿瘤细胞而言，维持不断的增殖，则需要更多的生长信号和更强的生长信号应答。

为了满足持续增殖的需求，肿瘤细胞一方面可自身合成生长因子配体，通过自分泌刺激细胞表面受体，加强细胞生长和增殖的信号转导；或者刺激肿瘤基质细胞分泌生长因子，并为己所用。另一方面，肿瘤细胞也可生成更多的细胞表面受体，在有限的生长因子作用下，受体对生长信号更为敏感；或者通过改变受体分子结构、组成型激活受体下游信号通路，使得肿瘤细胞也可以不依赖于生长信号，达到刺激肿瘤细胞增殖的目的。

在 30%～60% 的黑色素瘤患者中，其 v-Raf 鼠肉瘤病毒原癌基因同源结构域 B（v-Raf murine

sarcoma viral oncogene homolog B，*B-RAF*）发生了一个氨基酸残基（V600E）的突变。该突变导致 BRAF-MEK-ERK 中轴和有丝分裂原激活蛋白激酶（mitogen-activated protein kinase，MAPK）通路被过度激活，诱导细胞恶变和黑色素瘤发生。磷脂酰肌醇 -3- 激酶（phosphoinositide 3-kinase，PI3K）通路是多种肿瘤与细胞增殖、细胞凋亡等密切相关的一条信号通路。若 PI3K 催化亚单位发生突变，则会导致 PI3K/AKT 信号通路被过度活化，出现肿瘤细胞凋亡被遏制、细胞过度增殖。此外，PI3K/AKT 通路还会受到诸多因子的负反馈调节，如 PTEN（phosphate and tension homology deleted on chromosome ten）、mTOR（mammalian target of rapamycin）等。PTEN 去磷酸化磷酯酰肌醇 -3，4，5- 三磷酸（phosphatidylinositol 3，4，5-trisphosphate，PIP3）为 PIP2，中和 PI3K 激酶活性，抑制肿瘤形成。而在肿瘤细胞中，*PTEN* 基因启动子被甲基化，导致其蛋白功能失活，失去对 PI3K 的负反馈调节作用。mTOR 通过与 PI3K 上游或下游信号分子协同作用，调节细胞增殖和代谢。当 mTOR 被激活时，则会负反馈抑制 PI3K/AKT 信号通路；反之，mTOR 被抑制时，PI3K 及其下游效应分子 AKT 被激活，从而解除 mTOR 抑制时的对细胞增殖的阻遏作用。

然而，存在过多的增殖信号对肿瘤细胞而言，也不是完全有利的。例如：RAS、Myc、RAF 等肿瘤蛋白过量表达时，会诱导肿瘤细胞不再增殖，呈现永生状态或进入凋亡程序。因此，肿瘤细胞可能会在最大程度地刺激有丝分裂和避免永生之前作出平衡，或者适应肿瘤蛋白的过量表达而逃避永生或凋亡，这些都值得更深入的探索。

二、肿瘤细胞死亡抵抗

肿瘤的发生与发展，一方面是由于肿瘤细胞周期的调节失控，细胞增殖异常；另一方面则是由于肿瘤细胞的死亡机制被抑制或发生障碍，导致不能正常清除异常细胞。诱导程序性细胞死亡的分子机制有多种，如细胞凋亡、自噬、程序性细胞坏死和细胞焦亡等。在肿瘤细胞中，程序性死亡机制都或多或少出现异常，使得肿瘤细胞呈现出抵抗死亡。

细胞凋亡的引发，一方面可以通过胞外死亡配体与细胞膜上死亡受体相结合，将胞外的死亡信号向胞内级联传递，最终诱导 caspase 家族（如 caspase-8、caspase-9）活化而执行细胞凋亡；另一方面也可以通过改变胞内 Bcl-2 家族不同效应成员之间的比例，促使凋亡发生。Bcl-2 家族是人类中线虫凋亡蛋白 CED-9 的同源类似物，根据对细胞凋亡的不同影响，可将其分为两个亚家族：抗凋亡亚家族（如 Bcl-2、Bcl-xL、Bcl-w 等）和促凋亡亚家族。促凋亡亚家族又可分为 Bax 亚家族（如 Bax、Bak 等）和 BH3-only 亚家族（如 Bid、Bim 等），不同的促凋亡亚家族成员均含有 BH3 基序结构，该结构是诱导细胞发生凋亡的必要条件。例如：当发生 DNA 损伤或染色质异常时，经由 p53 介导，BH3-only 蛋白 Noxa 和 Puma 表达上调，促进细胞凋亡发生；当胞内没有足够的存活信号时，也可通过 Bim 诱导细胞凋亡；当 Myc 等肿瘤蛋白过量表达时，还可促使 Bim 和其他 BH3-only 蛋白诱导凋亡。肿瘤细胞发生凋亡异常，最为普遍的机制是 p53 功能的缺失，而导致 p53 失活的因素是高度复杂且环境依赖的，提示有多种信号通路参与其中，形成错综复杂的网络通信。此外，肿瘤细胞中的 Bcl-2 表达升高，导致肿瘤细胞抵抗凋亡，耐受促凋亡诱导剂的影响，延长肿瘤细胞的存活时间并能够增加肿瘤细胞对多种化疗药物的耐受性；而 Bax 作为促进凋亡的蛋白，通常在肿瘤细胞中表达偏低，使得肿瘤细胞的凋亡率进一步降低。因此，可将 Bcl-2/Bax 比值作为肿瘤治疗预后的标志之一。

自噬（autophagy）也属于一种主动性的细胞程序性死亡，并与凋亡密切相关。然而，自噬对于肿瘤细胞是一把双刃剑，过强的自噬将会导致肿瘤的凋亡，而适应肿瘤的自噬则促进肿瘤细胞生存。肿瘤细胞常常操纵自噬这种机制为自己所用，在摄入物质不足的情况下诱导自噬使自己有足够的"资源"维持高代谢的状态，当摄入物质充足时降低自噬。在过度的代谢应激的刺激下，肿瘤细胞可维持较弱的自噬甚至降低自噬，从而防止肿瘤细胞在过度自噬诱导下发生凋亡，提高肿瘤存活优势。某些负反馈调节细胞自噬的信号通路，如：PI3K/AKT/mTOR 通路，可在肿瘤细胞中高度活化，导致肿瘤细胞因凋亡或自噬而发生死亡的概率进一步降低。Benclin 1 是一种诱导细胞自噬的必要蛋白，在应激信号的刺激下，Benclin 1 与 Bcl-2/Bcl-xL 复合物解离，引发自噬。已有研究表明在乳腺癌 MCF7 细胞中过表达 Benclin 1，可引起细胞自噬增加，抑制肿瘤生长。因此，有关自噬在肿瘤发生发展中的作用，是值得深入探索的课题。

程序性坏死（necroptosis）也是一种程序性控制的细胞死亡。发生坏死的细胞，会向周围环境中释放促炎症因子，招募免疫系统炎症细胞，而这些均能够促进血管生成、肿瘤细胞增殖和侵袭。另外，坏死细胞还可释放多种具有生物活性的调节因子（如 IL-1α 等），可直接刺激周围仍存活的细胞增殖，促进肿瘤的发生、发展。因此，对于肿瘤细胞而言，从表面上看，坏死会导致肿瘤细胞数目减少，但实际上能促进肿瘤细胞过量增殖，使得肿瘤细胞发展出耐受一定程度坏死的机制。

细胞焦亡（pyroptosis）是一种由 caspase-1、caspase-4、caspase-5、caspase-11 激活的程序性细胞死亡。不同于细胞凋亡，细胞在接受特异的病原体相关分子模式（pathogen associated molecular pattern，PAMP）和损伤相关分子模式（damage-associated molecular pattern，DAMP）刺激时，才会发生焦亡。焦亡细胞在膜上形成孔洞，导致细胞内容物和细胞因子向周围环境释放，最终因细胞肿胀而引起膜破裂。经典的细胞焦亡途径是由 NLRP3（或 NLRP1、NLRC4、AIM2）招募炎症小体形成，并激活 caspase-1，caspase-1 水解 GSDMD、IL-1β 和 IL-18 前体，活化的 GSDMD 诱导细胞膜上的磷脂酰肌醇、磷脂酸和磷脂酰丝氨酸寡聚化形成孔洞，从而促进 IL-1β 和 IL-18 向胞外释放。现有研究发现某些长链非编码 RNA（long non-coding RNA，lncRNA）和微小 RNA（microRNA，miRNA）可以诱导或抑制焦亡发生，如 lncRNA RP1-85F18.6 可抑制结直肠癌细胞焦亡；lncRNA GAS5 可促进卵巢癌细胞焦亡；miR-214 可诱导神经胶质瘤细胞发生焦亡，但它也可以直接靶向 caspase-1，减少 caspase-1 表达。总体而言，细胞焦亡与肿瘤形成的具体机制，目前还不清楚，因此我们还需从影响焦亡炎症小体的形成、经典焦亡途径与非经典焦亡途径的细节、GSDMD 与 GSDME 等、促进细胞焦亡的分子等方面做更多有益的探索。

三、肿瘤转移

侵袭和转移是多步骤过程，需经过一系列细胞生物学变化，首先是局部侵袭，然后是肿瘤细胞侵入附近的血液和淋巴管，通过淋巴和造血系统迁移，随后肿瘤细胞从脉管腔中逃逸进入远端组织的实质（外渗），形成肿瘤细胞的小结节（微转移），最后将微转移病灶生长成肉眼可见的肿瘤，这最后一步被称为"殖民化"。转移可分为两个主要阶段：肿瘤细胞从原发性肿瘤到远处组织的物理扩散，以及这些细胞对异位组织微环境的适应性，从而导致成功定居，即微转移瘤生长成肉眼可见的肿瘤。肿瘤转移在肿瘤形成的早期和晚期均有发生，早期肿瘤细胞的转移播散的临床意义仍有待观察，晚期转移可能导致转移瘤发生。

（一）肿瘤细胞的侵袭和迁移

目前肿瘤细胞侵袭和迁移主要有三种途径。第一个是上皮-间质细胞转化（epithelial-to-mesenchymal transition，EMT），细胞通过其分泌的酶降解局部细胞外基质（extracellular matrix，ECM）并形成伪足（lamellipodia），将其锚定在特定的 ECM 配体上，并通过基于肌动蛋白的收缩将其向前推进。第二种类型的细胞运动是阿米巴式运动，其更具攻击性。在这种类型中，肿瘤细胞呈球形形态，并通过 ECM 中预先存在的裂缝而滑落。第三种是肿瘤细胞在细胞片、簇或细胞流中的集体迁移。

EMT 通常在成年期沉默，但如果被内在（如 k-ras 突变或 HER2 过表达）和外部刺激（如 Notch、WNT、Hedgehog、TGFα、NF-κB、EGF、FGF、HGF 或 MMP3 等）激活和诱导，它会利用相同的发育途径来促进肿瘤生长，并将肿瘤细胞转化为侵袭性和转移性表型，这包括细胞间相互作用的丧失和细胞迁移的增加。miRNA 也参与调节 EMT 和肿瘤转移。miRNA 是一类小的非编码 RNA，它们通过阻止翻译并诱导 mRNA 降解，在转录后水平上调节基因表达。通过控制 ZEB1 和 ZEB2 从而导致 E-钙黏连蛋白表达增加，miR-200 家族已被确定为肺腺癌中 EMT 的有效负调控因子。参与免疫系统调节的 miR-17-92 在肺癌中被上调。上皮极性的丧失是 EMT 的先决条件，而细胞极性的主要调控因子是 LKB1。肿瘤细胞一旦经历

EMT，它就会通过延伸片状脂膜，与 ECM 配体结合并通过肌动蛋白细胞骨架的收缩而向前移动。肿瘤细胞 -ECM 黏附由整合素受体介导，通过激活 FAK、PKC、AKT 和 Rho 家族 GTPases 等细胞内激酶转化 ECM 机械张力，并同时将细胞内机械力传递到 ECM 上。通过这些机制，整合素受体识别出肿瘤 ECM 的变硬和变密，并将其作为转移信号传递。其他黏附和信号传导分子包括 CD44 和几种免疫球蛋白域细胞黏附分子（IgCAM）。EMT 运动的整个过程取决于蛋白酶和路径生成。分泌的基质金属蛋白酶（MMP）降解 ECM 的成分。MMP 是含有 21 种多功能蛋白质的家族，可以降解 ECM，从而改变其结构和机械特性。肿瘤细胞基膜的局部蛋白水解表明肿瘤已转变为恶性浸润性肿瘤。MMP 降解纤连蛋白，胶原蛋白，层粘连蛋白和蛋白聚糖。MMP 还通过裂解黏附分子（例如 E- 钙黏着蛋白和 CD44）来破坏细胞与细胞和 ECM 的连接。

与 EMT 运动相反，阿米巴式运动独立于蛋白酶。间质到阿米巴式的过渡（messenchymal-to-amoehoid transition，MAT），主要是通过 RhoA/ROCK 信号传导途径进行调节，从而导致肌球蛋白轻链磷酸化，这是细胞收缩和迁移所必需的。Rho GTPases 被肿瘤基质的化学因子和肿瘤 ECM 的机械张力激活，不仅通过增加细胞迁移率，而且通过破坏细胞间接触并增强 ECM 降解来促进转移。

在不完全 EMT 的肿瘤中观察到第三种肿瘤细胞运动性，即集体迁移。细胞片、簇或细胞流一起迁移，并通过黏附蛋白（如钙粘连蛋白）固定在一起。集体迁移由膜糖蛋白 Podoplanin 介导。集体迁移的潜在优势是单个极化簇可能包含具有不同特性的肿瘤细胞，这些肿瘤细胞相互协作以实现成功转移。

（二）脉管系统与肿瘤转移

肿瘤细胞为了形成远端转移，必须通过血液和淋巴管进行运输。因此，血管生成和淋巴管生成不仅对于肿瘤生长而且对于转移都至关重要。通过生成新的血管和淋巴管，不仅促进原发肿瘤的生长，而且还使转移细胞进入血管系统所需的移动距离最小化，从而为原发肿瘤提供所需的一切。肿瘤细胞也可能通过淋巴管转移。淋巴结转移是通过现有的淋巴管或通过淋巴管生成而产生的新分流发生。淋巴管生成基本上包括与血管生成相同的一系列事件。促进淋巴管生成的主要信号是 VEGF-C 和 VEGF-D，是由炎性细胞因子诱导发生。这些信号与淋巴毛细血管上的 VEGFR-2、VEGFR-2/3 受体和神经毛蛋白（Nrp2）信号受体相互作用。具有双重血管生成和淋巴血管生成特性的物质还包括 VEGFR-3、VEGF-A、PDGF、FGF2 和 TNF-α。

导致肿瘤细胞进入血管腔和淋巴管腔（浸润）过程的第一步始于向血管的趋化作用。其中发挥关键作用的是肿瘤相关巨噬细胞（tumor-asso-ciated macrophage，TAM），通过沿血管和肿瘤边缘聚集并分泌吸引肿瘤细胞向血管迁移的 EGF。淋巴管的趋化作用主要由淋巴管内皮细胞产生的 CCL21 或 CXCL12 促进，并吸引过表达 CCR7 或 CXCR4 受体的肿瘤细胞。间充质和变形组织的迁移细胞均可渗入血管。一旦进入血管，肿瘤细胞就会受到机械流和免疫监视的强大调控。尽管许多肿瘤每天都有能力将数百万个肿瘤细胞注入循环系统，但只有极少数细胞能够在血管中存活。由于它们的尺寸，它们中的许多被困在第一或第二毛细血管床中。由于血流动力学，许多肿瘤细胞会破碎并发生变形。在如此高的剪切应力条件下，阿米巴式运动的细胞由于其独特的球状形态而在血液中具有显著的存活能力。避免血液高压状态的另一种机制是与血小板和红细胞形成微栓子。免疫监视消除了一部分靶向肿瘤细胞，但对中断整个过程没有重大影响，主要是因为肿瘤细胞似乎像天然内源细胞一样逃避监视。

循环中可发现两种类型的转移性肿瘤细胞：①循环肿瘤细胞（circulating tumor cell，CTC），其可在外周血中循环；②扩散的肿瘤细胞（dissemi-nating tumor cell，DTC）则在骨髓中聚集。去除原发性肿瘤后，患者中经常会发现大量的这两种类型的细胞。与 DCT 相比，CTC 的半衰期更短。DCT 不仅与骨转移相关，而且与在肺、脑和肝中远端转移的形成有关，从而提出 DTC 重新进入循环导致转移的假说。DCT 通常在肿瘤进展的早期产生，并在相对安全的骨髓微环境中积累进一步的突变，某些突变会增强转移潜能。临床上已观察到 DCT 对化学疗法有抵抗力。转移细胞循环的第三种方法称为循环肿瘤微栓塞（circulating tumor microemboli，CTM）。许多 CTC 与血小板形成聚集体，从而在 CTC 周围形成覆盖其抗原特异性结合结构域的"隐身衣"，从而使它们能够逃避免疫监视。血小板隐蔽的 CTC 更有可能形成远端转移，并且动物实验中的证据表明抗血小板药物可能会降低 CTC 的转移率。

外渗的机制与侵袭和内渗的机制相似。外渗取决于肿瘤 - 内皮细胞相互作用和血管通透性。在肿瘤细胞表面过表达的受体，如 CXCR4/CXCR7、CXCR6、CD44、VLA-4、Axl/Mer 和 Anxa2-R 与靶器官细胞表达的配体如 SDF-1、CXCL16、透明质酸、GAS-6 和 Anxa2 结合，肿瘤细胞延伸伪足并穿透内皮细胞间连接，从而发生侵袭和内渗。同时，肿瘤细胞通过整合素 - 选择素与血小板相互作用而促进外渗，抗凝物质则抑制转移。E- 钙黏着蛋白（cadherin）和连接蛋白 26 通过与内皮细胞形成连接，在肿瘤细胞外渗中起关键作用。类血管生成素 4（angiopoietin-like protein 4，ANAPT4）通过抑制血管通透性防止转移。

（三）远端转移部位增生

一旦肿瘤细胞扩散，它们就有可能面临三种结局：凋亡，增殖为新肿瘤或处于休眠状态。大多数细胞在渗出后迅速死亡。在剩下的少数中，绝大多数仍处于休眠状态，只有极少数继续产生新的肿瘤。

大多数肿瘤细胞处于休眠状态的主要原因是缺乏足够的血液供应，无法获取足够的氧气、营养物质和生长因子进行增殖。因此，休眠肿瘤细胞可以在增殖和凋亡的缓慢速率之间的平衡状态下长时间停留。即使在成功的化疗之后，这些微转移仍可能保留在肿瘤患者体内，甚至在治疗数年后仍可能开始不受控制地扩散。这就是为什么血管生成易感性的器官是更常见的转移生长部位的原因。

（四）基质细胞与肿瘤侵袭、转移

肿瘤基质由肿瘤相关的成纤维细胞（cancer-associated fibroblast，CAF）、肿瘤相关的巨噬细胞（TAM）、肿瘤相关的内皮细胞（TEC）和肿瘤定向的淋巴细胞组成。这些细胞不仅产生增强运动性和侵袭性的炎症因子、血管生成因子和蛋白水解因子，还通过过量分泌 EMC 蛋白（如胶原蛋白、纤连蛋白或骨膜素）而形成维持和促进肿瘤的微环境。肿瘤细胞与周围基质细胞之间的交互作用与侵袭性生长和转移的获得能力有关。这种交互作用的信号转导可影响肿瘤细胞并改变其表面标志物。肿瘤周围的巨噬细胞可通过提供基质降解酶（例如，金属蛋白酶和半胱氨酸组织蛋白酶）促进局部浸润；而肿瘤细胞产生的 IL-4 激活巨噬细胞并促进肿瘤细胞侵袭。在转移性乳腺癌的实验模型中，TAM 向乳腺癌细胞提供表皮生长因子（EGF），而肿瘤细胞则通过 CSF-1 刺激巨噬细胞。它们相互协同的作用促进了肿瘤细胞向循环系统的浸润和肿瘤细胞的转移扩散。

四、肿瘤基因组改变

（一）基因组不稳定性

细胞通过修复途径来保持遗传完整性。当修复系统出现缺陷时，它会产生基因组不稳定性，并导致染色体畸变、基因突变及蛋白功能的改变，并产生各种临床表型包括癌症。简单描述如下：基因组不稳定性造成染色体畸变和基因突变，使某些细胞亚克隆具有选择性优势，使其在局部组织环境中向外生长并最终占优势。因此，可将肿瘤进展描绘为一连串的克隆扩增，每一次克隆扩增均由基因组不稳定性而触发，而且这些触发是可遗传。基因组不稳定性不仅出现在 DNA 复制过程，转录过程也会使基因组 DNA 受到许多内源性物质的损伤。另外，某些肿瘤克隆的进展也可以通过非基因突变触发，它们也可以通过表观遗传机制（例如 DNA 甲基化和组蛋白修饰）来影响基因组的表达与调控。

通常细胞生成过程中的自发突变率非常低，这主要是细胞中具有基因组稳定维持系统，当 DNA 缺陷时，它们会进行修复。这些维持基因稳定的因子被称为"基因组看护者"或"基因组的照料者"，p53 就是一个典型的基因修复因子。它们的功能主要是：①检测 DNA 损伤并激活修复机制；②直接修复受损的 DNA；③在诱变分子破坏 DNA 之前使其失活或拦截诱变分子。从遗传学角度来看，这些看护基因与肿瘤抑制基因非常相似，因为它们的功能可能会在肿瘤进展过程中丧失，这种丧失的原因可能是其突变失活或受到表观遗传的抑制。研究发现，"基因组看护者"的突变体被引入小鼠种系，可导致肿瘤发病率上升，这些结果说明了它们突变体参与肿瘤的发展。

基因组不稳定性的另一个原因是：许多肿瘤细胞中端粒 DNA 的丢失，从而导致相关染色体片段的扩增和缺失以及核型不稳定性。因此，端粒也参与维持基因组的稳定，端粒的完整与基因组的稳定性密切相关。端粒酶是将端粒重复片段添加到端粒 DNA 末端的 DNA 聚合酶，端粒酶不仅具有无限复制的功能，而且还有维持基因组完整性的作用。

癌细胞基因组分子遗传学分析表明了在肿瘤进展过程中持续出现基因组不稳定及基因突变。例如，通过比较基因组杂交（CGH）的分析，可以更好地了解整个细胞基因组中基因拷贝数的差异。通过 CGH 分析发现，在许多肿瘤中普遍存在着基因组畸变及基因组不完整性。重要的是，基因组中某些特定位点的突变（扩增和缺失）在肿瘤中重复出现，因此，这些位点的基因突变可能与肿瘤进展相关。

尽管不同肿瘤类型之间的基因组改变不同，但事实已证明在人类肿瘤中存在着大量的基因组修复缺陷，以及基因拷贝数和核苷酸序列的广泛不稳定，因此，基因组的不稳定性是大多数人类癌细胞固有的特性。另外，我们也得出结论，基因组复制过程中的缺陷导致肿瘤细胞具有选择性的优势，加快了恶性细胞的基因表型积累，促进肿瘤的进展。因此，基因组的不稳定性是肿瘤的重要标志之一。

（二）融合基因

融合基因是由于染色体重排，包括缺失（deletion）、易位（translocation）、倒位（inversion）和串联重复形成导致两个基因或两个以上的基因融合为一个新的基因的过程。融合基因在各种肿瘤中普遍存在。它们与肿瘤的发展有着重要的联系，并可作为肿瘤的分子诊断和治疗的靶标。

慢性髓系白血病（chronic myelogenous leukemia，CML）中的融合基因 Bcr-Abl，已经成为有针对性的分子治疗靶标。随后，很多融合基因在不同肿瘤中被鉴定，针对融合基因的靶向治疗已成为治疗癌症的重要手段。常见的融合基因有前列腺癌的 ETS 家族的基因融合，肺癌中 ALK 和 ROS 激酶融合等。目前，在前列腺、肺、乳腺、头颈、脑、皮肤、胃肠、肾脏、甲状腺和唾液腺等肿瘤中已发现典型的融合基因，它们已被应用于肿瘤的临床诊断及治疗。

第一次在实体瘤中定义的基因融合是通过把甲状腺乳头状癌的 RET/PTC 和 NTRK1 肿瘤基因组 DNA 转染进入小鼠 NIH3T3 细胞，评估其致癌能力，检索和分析转化细胞的人类基因组 DNA，然后进一步确定它们。典型的基因融合检测方法一般是通过核型和细胞遗传学分析，在实体瘤中检测反复易位的基因，这种方法有助于早期发现基因融合。唾液腺多形性腺瘤中的 CTNNB1-PLAG1 及 HMGA2 基因融合、肾细胞癌中的 PRCC-TFE3 和分泌型乳腺癌 ETV6-NTRK3 融合基因的检测就是采用这种方法。

发现融合基因的方法还很多，比如在滤泡型甲状腺瘤中反复发现在 2q13 的位置有断点，通过酵母人工染色体，经 3′ 快速扩增克隆 PAX8 基因末端的 cDNA，进一步精细定位癌细胞染色体，发现了 Pax8-PPARγ 的基因融合。在中线癌中反复发现在 t（15；19）（q13；13.1）位置有断点，通过高通量基因组学方法，把序列标签（EST）定位到该位点中，然后从 EST 数据库中克隆到 BRD4-NUT 基因融合，并通过病理学鉴定。早期的融合基因研究只局限于细胞遗传学上不同、复发性染色体畸变等一些相对罕见的实体瘤亚型。

然而，随着高通量测序技术的进展，以及转录组学、蛋白质组学和染色体分析等方法的进步，可以更直接、更系统地研究融合基因。在 2005—2007 年，人们通过这些新技术发现了在前列腺癌中涉及 ETS 家族的基因融合，大约在同一时间，通过 cDNA 表达文库转化分析又发现了肺腺癌中 EML4-ALK 基因融合，另外，通过高通量筛选肺癌细胞株的磷酸酪氨酸信号也鉴定出非小细胞肺癌 ROS1 的基因融合。还有，通过下一代 DNA 测序，即全基因组双末端标记（PET）测序系统，以及磷酸蛋白质组分析，又发现了胃癌标本中的 SND1-BRAF 融合。

癌症 RNA 和蛋白质分析技术的进步对肿瘤基因融合鉴定又产生重大的突破，再一次验证了 Boveri 的看法，恶性肿瘤生长是染色体异常的结果，这种结果包括"染色体组合"即基因融合。但有趣的是，RNA 测序还发现一类不涉及染色体异常的基因融合，比如前列腺癌中的 *SLC45A3-ELK4* 融合，是雄激素诱导的前列腺特异基因 *SLC45A3* 与相邻 ETS 家族同源基因 *ELK4* 的融合。类似的例子还有结直肠癌中的 *VTI1A-TCF7L2* 融合等。其他类型的基因融合还有驱动基因和乘客基因的融合等。

（三）癌基因及抑癌基因

在癌症发生过程中，细胞内的调节网络受到干扰，促使细胞不断增殖和适应肿瘤微环境。细胞基因突变是主要致癌因素之一。这些遗传因素定性或定量地改变了基因和蛋白质的功能，结果改变了这些蛋白质调节细胞过程，从而促进癌症的发生与发展。

众所周知，细胞基因突变可改变其编码蛋白的功能，从而导致癌症的发生与发展。利用抑制剂阻止这些肿瘤基因的突变靶蛋白在治疗癌症中已取得较好的效果。比如利用维罗非尼（Vemurafenib）选择性阻断 *BRAF V600* 突变细胞的信号传导通路，在治疗黑色素瘤显示较好效果；利用奥拉帕里布（Olaparib）诱导 BRCA1 或 BRCA2 突变的癌细胞死亡，在治疗乳腺癌和卵巢癌也是效果比较明显；吉非替尼、厄洛替尼和阿法替尼等酪氨酸激酶抑制剂（EGFR-TKI）也已成为治疗 EGFR 敏感突变的标准药物，它们在非小细胞肺癌（NSCLC）治疗中显示了良好的效果；在乳腺癌、胃食管癌等患者中 *HER2* 基因扩增或蛋白过度表达，HER2 的单克隆抗体——曲妥珠单抗联合化疗在治疗这些肿瘤过程中效果显著。

虽然很多基因的突变对癌症产生影响，但是主要是驱动基因（癌基因）的突变会导致肿瘤的发生，它们导致蛋白质结构发生改变等，使细胞产生功能障碍。抑癌基因失活时，也会较大程度地影响基因表达与调控。因此，我们要了解哪些基因的突变对疾病影响较大；哪些基因会较大驱动或抑制肿瘤的发生与发展。

根据基因突变特征和在肿瘤发生发展中的作用，基因可分为三类：癌基因、抑癌基因和融合基因。以上我们已讨论了融合基因，下面我们主要讨论癌基因、抑癌基因。将基因归类为癌基因，主要是该基因激活可以驱动癌症的发生与发展，在样本中确定其能改变细胞的功能而导致癌症的发生。相反，抑癌基因主要是其能抑制肿瘤的进展，使肿瘤细胞功能丧失，在实验中表明其野生型基因产物具有抑癌功能。在癌症样本中，肿瘤抑制基因常表现出较大的失活突变，而癌基因通常表现出错义突变并过量表达。

每个基因不仅影响癌症的一种特征，事实上，基因对癌症的多种特征都产生影响，它也可以具有促癌的能力又具有抑癌的功能，这与传统分类癌基因或抑癌基因是矛盾的，但这就是肿瘤基因的复杂性。它具有多种功能，并参与多种生物途径。它在癌症的发展过程中具有可变性。因此，同样基因突变可能会细胞功能改变不一样。

ATR 基因是一个很好的例子，该基因编码的蛋白属于 PI3/PI4 激酶家族，通常被认为是一种抑癌基因，它编码细胞周期检验点激酶和具有 DNA 损伤修复的核心功能，但它也能在线粒体中表现出抗凋亡活性，以使细胞能应对紫外线的照射。在细胞中，ATR 有两种亚型：反式异构体负责细胞周期检验点途径和核内 DNA 修复的协调作用，而顺式异构体定位于细胞质并抑制线粒体中的细胞色素 c 释放，负性调节细胞凋亡。在异构化过程中（由 PIN1 执行，PIN1 是一种顺反异构酶，能特异性地催化磷酸化的丝/苏-脯氨酸基发生顺反异构），顺式 ATR 转化为反式异构体并重新定位到细胞核。在强紫外线照射下，PIN1 失活，从而使两种异构体之间的平衡向顺式异构体转变，使细胞的核苷酸切除修复（NER）系统转变为紫外线诱导的 DNA 损伤，从而延迟细胞凋亡。这种延迟细胞凋亡的功能被癌细胞劫持，这可能是导致 ATR 在多种癌中频繁过度表达和扩增的原因。

另一个例子是 RB1，它是一个典型的抑癌基因，但它在某些情况下也促进肿瘤的发展。大量的研究表明，RB1 是细胞周期的负调节因子，RB1 通常被截断突变而失活，导致癌症细胞分裂失控而失活。然而，在高磷酸化形式下，RB1 蛋白会导致一种促凋亡的核磷蛋白 ANP32A 失活，从而抑制凋亡。这种抗凋亡功能可能解释了在肌肉浸润性膀胱癌患者中观察到 RB1 的表达较高，并造成放射治疗抵抗。与 ATR 和 RB1 相比，*RAC1* 基因被认为是肿瘤血管生成和转移的阳性调节因子，在癌症中是促进增殖的，但 RAC1 也被证明可以保护皮肤免受紫外线的伤害而具有抗癌作用。

五、肿瘤代谢

肿瘤细胞会发生代谢重编程（metabolic reprogramming），即改变机体代谢来维持其恶性行为。与正常细胞相比，肿瘤细胞的能量利用效益不高，主要以"浪费型"为主。虽然肿瘤细胞需要的能量及营养物质主要也是通过糖酵解、三羧酸（TCA）循环、磷酸戊糖途径、谷氨酰胺代谢等途径来实现，但是这些途径与正常细胞相比有所不同。另外，肿瘤组织局部低氧、乳酸堆积、细胞周围 pH 较低等都会影响肿瘤代谢；肿瘤细胞重编程代谢，导致酶基因突变和代谢物积累，促进肿瘤向组织释放炎性细胞因子及脂肪分解诱导因子，这些也会影响肿瘤代谢。以下对其特点及机制进行说明。

（一）肿瘤代谢特点

在有氧条件下，正常细胞摄取葡萄糖之后，首先在细胞质中通过糖酵解来生成丙酮酸，然后在线粒体中将它转化为二氧化碳；在厌氧的条件下，有利于糖酵解，较少的丙酮酸被转送到耗氧的线粒体中。20 世纪初，瓦伯格（Warburg）首先观察到肿瘤细胞代谢的异常特征：即使在有氧气存在的情况下，肿瘤细胞也是主要通过糖酵解来重新编程其葡萄糖代谢，这种现象被称为"有氧糖酵解"（aerobic glycolysis），或者称为瓦伯格效应（Warburg effect）。肿瘤生长和增殖导致其能量消耗增加，肿瘤细胞为了获取更多的能量，增加糖酵解相关酶类表达，大量摄取葡萄糖并产生乳酸。

"有氧糖酵解"的这种重新编程能量代谢似乎是违反常规的，因为完全氧化 1 分子的葡萄糖生成 CO_2 和 H_2O，可产生 36～38 个 ATP；而糖酵解产生乳酸，只生成 2 个 ATP。所以相对于线粒体的氧化磷酸化，癌细胞糖酵解所产生 ATP 的效率约降低至 1/18。为了获得更多的 ATP，癌细胞上调了葡萄糖转运蛋白（GLUT），特别是上调了葡萄糖转运蛋白 1（GLUT-1），这大大增加了葡萄糖向细胞质的导入。确实，在许多人类肿瘤中已发现葡萄糖的摄取和利用显著增加，人们使用放射性标记的葡萄糖类似物（氟代脱氧葡萄糖，FDG）和正电子发射断层扫描（PET）可以观察到肿瘤葡萄糖的摄取。目前，这项技术（氟脱氧葡萄糖正

电子发射体层摄影，FDG-PET）已应用于临床，成为诊断和监测肿瘤的重要手段之一。

许多肿瘤为了生存不仅上调糖酵解的水平，还利用线粒体的功能以保障 ATP 和物质的供应。例如，肿瘤细胞可以优化线粒体 ETC（electron transport chain）功能，使其在氧含量较低时也能够发挥作用。还有，在低氧（< 2% O_2）和营养供应不足时，肿瘤细胞也可以利用谷氨酰胺作为燃料进入 TCA 循环，使 TCA 循环能够得到维持，继续为肿瘤细胞存活和生长提供能量。此外，在缺氧及线粒体 ETC 功能受损的情况下，丙酮酸不能有效氧化为乙酰辅酶 A（acetyl-CoA），这时，肿瘤细胞也可以利用谷氨酰胺来提供 acetyl-CoA，保障 TCA 循环能够运转并继续合成 ATP，从而维持肿瘤生长。

ATP/ADP 比例平衡是细胞生存的关键条件。因此，肿瘤细胞采用多种机制来维持 ATP/ADP 比率稳定以维持其存活。当肿瘤细胞缺氧、缺乏营养时，其 ATP 供应不足，这就会影响维持细胞生存所需要的 ATP/ADP 比例。为了维持 ATP/ADP 比例，细胞内的腺苷酸激酶被激活，它将两个 ADP 分子转化为 AMP（adenosine 5′-monophosphate）和 ATP，当 AMP/ATP 比值显著增高时，蛋白激酶（AMPK）被激活，生成更多的 ATP。AMPK 活化不仅可以促进细胞内的 ATP 生成，还可以抑制 ATP 消耗，从而维持机体的 ATP/ADP 比例平衡，为肿瘤细胞的生长提供能量保障。以下对其异常机制进行详细说明。

（二）肿瘤代谢机制

1. 肿瘤细胞糖酵解、TCA 循环的机制　肿瘤细胞一般处于血液、营养、能量供应不足的微环境，因此，肿瘤细胞需要对代谢重新编程以维持其生长、增殖。肿瘤细胞重编程代谢的经典例子是有氧糖酵解。1920 年，瓦伯格在肿瘤切片和腹水癌细胞中，发现肿瘤细胞的糖酵解异常活跃，无论环境处于低氧状态，还是氧气十分充足的情况下，肿瘤细胞都能迅速分解葡萄糖并产生乳酸，后来人们称这种现象为瓦伯格效应。糖酵解产生的 ATP 比较少。因此，肿瘤细胞若要维持生存所需要的能量，必须大量摄取葡萄糖。更多的研究证明，糖酵解不仅给肿瘤细胞提供 ATP，它所产生的中间产物也是肿瘤生长所必需的原料。例

如,肿瘤细胞在糖酵解过程中利用丙酮酸产生草酰乙酸,草酰乙酸氧化支链氨基酸(BCAAs)异亮氨酸和缬氨酸,为肿瘤组织的合成提供中间产物。还有,肿瘤细胞在糖酵解过程中特异表达某些激酶,比如丙酮酸激酶。这些激酶不仅促进肿瘤细胞产生能量,也为促进原料的合成,为肿瘤生长提供条件,这些激酶在肿瘤的诊断和治疗中具有广阔的应用前景。

有趣的是,研究中发现一些肿瘤中包含两种癌细胞亚群,它们的能量代谢途径不同。一种亚群由分泌乳酸的葡萄糖依赖性("瓦伯格效应")细胞组成,而第二种亚群细胞是利用邻居产生的乳酸作为主要原料,并通过 TCA 循环来产生能量。这两种亚群显然具有共生功能:低氧癌细胞依靠葡萄糖作为燃料,并分泌乳酸作为废物,废物被氧合更好的弟兄作为燃料。尽管这种代谢也是正常细胞生理机制的一种方式,但在肿瘤生长中也存在分泌乳酸盐的细胞和利用乳酸盐的细胞

之间的合作。此外,由于肿瘤相关的新血管系统不稳定和组织混乱,造成从正常氧到缺氧的肿瘤不一定是静态,因此,这两种癌细胞亚群是随时间和区域而变化的。

更多研究也表明,肿瘤细胞不仅可以利用乳酸等原料,并通过有氧磷酸化来提供能量及合成原料。肿瘤细胞也可以通过"补充"TCA 循环的路径来维持细胞的功能,它们利用 TCA 循环中间产物从不同部位进入循环。如图 12-3-1 所示,肿瘤细胞也可以从 α- 酮戊二酸(α-ketoglutaric acid)的部位进入 TCA 循环。它们利用谷氨酰胺转化为 α- 酮戊二酸进入该循环,使线粒体的氧化代谢得到维持。肿瘤细胞的谷氨酰胺代谢异常活跃,它为肿瘤细胞的生存补充中间产物,谷氨酰胺代谢抑制可以诱导肿瘤细胞凋亡。

2. 信号转导与重编程肿瘤代谢 虽然肿瘤具有较大的遗传突变和组织学异质性,但是它们代谢途径也主要以合成代谢、分解代谢及氧化还

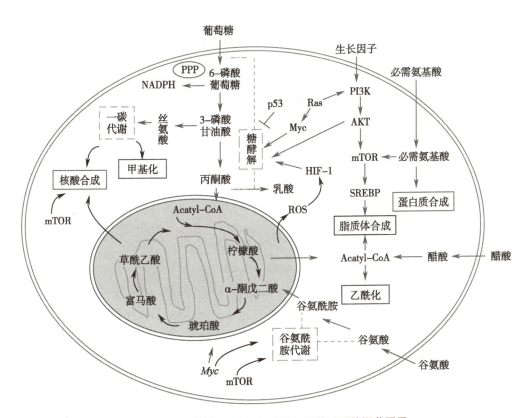

图 12-3-1 肿瘤细胞能量代谢途径及其重要的调节因子

肿瘤细胞异常激活 PI3K/AKT/mTOR 信号通路,上调合成代谢,导致核苷酸、蛋白质和脂质合成加速,促进肿瘤细胞生长;肿瘤细胞还通过转录调节代谢基因(如促使癌基因 *p53* 的缺失,或激活癌基因 *Myc* 等)进一步促进合成代谢;另外,它还通过调节细胞内活性氧、乙酰化和甲基化等来异常调控其能量代谢

PPP,戊糖磷酸途径;ROS,细胞内活性氧;HIF-1,低氧诱导因子 -1;SREBP,胆固醇调节因子结合蛋白;PI3K,磷脂酰肌醇 3- 激酶;AKT,蛋白激酶 B;mTOR,哺乳动物雷帕霉素靶蛋白

原为主。肿瘤细胞通过重编程信号通路来调节这些代谢途径。处于缺氧(hypoxia)环境中的肿瘤细胞在环境和生长因子等共同的刺激下,激活PI3K/AKT/mTOR 信号通路,使糖酵解水平明显升高,诱导线粒体状态和功能的改变,使细胞内活性氧(reactive oxygen species, ROS)及 HIF-1 表达增加,它们又进一步促使糖酵解水平升高,使肿瘤细胞能够在低氧环境生长、增殖。另外,激活的 PI3K/AKT/mTOR 信号通路也促进 SREBP表达,加促脂质体的合成。

3. 癌基因及抑癌基因异常重编程肿瘤代谢 肿瘤能量代谢异常的另外一个明显特征是 *Myc* 基因重编程。*Myc* 是原癌基因,它包括 C-Myc、L-Myc和 N-Myc 三种主要类型。它们具有单核苷酸多态性、染色体易位等特点。大多数 *Myc* 基因以突变的形式存在。在癌细胞中,Myc 异常活跃。Myc 能够促进多种代谢基因的表达,例如,它可诱导 *GLUT-1*、已糖激酶 2(hexokinase 2)、丙酮酸激酶 2(pyruvate kinase 2)等的表达,促进有氧糖酵解水平升高。Myc 还具有调节肿瘤细胞生长的作用,它促进合成代谢,参与脂肪酸合成、谷氨酰胺代谢和丝氨酸代谢等。除了 Myc 之外,*Ras* 等多种癌基因也能重编程肿瘤代谢,Ras 癌蛋白在缺氧条件下可独立增加缺氧诱导因子 -1α(HIF-1α)和缺氧诱导因子 -2α(HIF-2α)转录因子的水平,可以激活 Myc 和 PI3K 等蛋白,进而重编程肿瘤能量代谢途径,提高肿瘤细胞的糖酵解能力和改变其线粒体功能,促进癌的生成、增殖、迁移、扩散以及血管生成等。

抑癌基因也能够重编程肿瘤代谢。例如,*p53* 是一种抑癌基因,它编码的 p53 蛋白在人类肿瘤患者中有 50% 的突变或缺失。过去人们认为,p53 具有抑癌功能的原因是它能促进 DNA 修复、诱导癌细胞周期停滞和癌细胞凋亡。然而,最近的研究表明 p53 抑癌作用主要取决于重编程肿瘤代谢和氧化应激。它通过上调谷氨酰胺酶 2(GLS2)的表达,增加谷胱甘肽(GSH)的水平,降低 ROS 的水平,从而抑制癌症的发生。p53 的缺失会使糖酵解、合成代谢及氧化还原水平升高,从而促进癌症的发生。

4. 肿瘤代谢物重编程肿瘤代谢 除了 PI3K/AKT/mTOR 信号途径、癌基因和抑癌基因等重编程导致肿瘤代谢异常外,代谢酶突变、代谢物扩增、积累也促进代谢异常。例如,在乳腺癌和黑色素瘤中,3- 磷酸甘油脱氢酶(3-phosphoglycerate dehydrogenase, PHGDH)的扩增及积累促使肿瘤代谢异常。PHGDH 是糖酵解的关键酶之一,它将3- 磷酸甘油酸转化为 3- 磷酸羟基丙酮酸。3- 磷酸羟基丙酮酸是合成丝氨酸的前体,丝氨酸又是合成大分子关键的原料,它提供一碳单位,在叶酸、核苷酸等合成中起重要的作用。酶功能分析也显示 PHGDH 扩增具有致癌性,减少 PHGDH在肿瘤细胞中表达,沉默其功能,能够抑制丝氨酸生物合成,进而抑制肿瘤细胞生长。

代谢产物 D-2- 羟基戊二酸(D-2-hydroxyglutarate, D2HG)的增加也促使肿瘤代谢异常,进而诱发神经胶质瘤、急性髓系白血病及其他癌症。正常组织中的 D2HG 含量比较少,可是肿瘤组织中的 D2HG 含量却很高,达到毫摩尔水平。这是由于异柠檬酸脱氢酶 1 和 2(IDH1/2)基因突变导致其酶功能的改变,突变的 IDH1/2 催化 α- 酮戊二酸等产生致癌代谢物 D2HG,D2HG 在细胞内蓄积引起癌症的发生。D2HG 直接竞争性抑制 α-酮戊二酸依赖的多种双加氧酶,它们均可占据双加氧酶的同一活性位点,组蛋白去甲基化酶等家族属于双加氧酶,因此,D2HG 与其结合后会上调组蛋白甲基化水平,促进表观遗传的改变,导致肿瘤代谢途径中酶表达异常,加速肿瘤恶性转化。

富马酸和琥珀酸的大量累积也会促使肿瘤能量代谢异常,富马酸和琥珀酸都是 TCA 循环的中间产物,但在一些肿瘤中,富马酸水合酶(FH)或琥珀酸脱氢酶(SDH)会突变及失效,造成大量富马酸或者琥珀酸在体内积聚。富马酸或者琥珀酸的累积可以抑制 HIF-1α 的羟基化修饰和降解,从而引起细胞内 HIF-1α 蛋白水平增加。富马酸或者琥珀酸也能驱动更多 ROS 产生。琥珀酸盐 / 富马酸还会像 D2HG 一样,干扰双加氧酶的活性,提高组蛋白甲基化水平,进而通过表观遗传改变来调节肿瘤代谢途径。另外,富马酸盐还能与体内的谷胱甘肽、蛋白质和多肽等结合,改变它们的功能,导致肿瘤代谢异常,促进肿瘤增殖。

除了 PHGDH、D2HG、琥珀酸盐、富马酸等代谢产物大量积累会影响肿瘤表观遗传之外,还有一些代谢物,比如,乙酰辅酶 A、α- 酮戊二酸,

S-腺苷蛋氨酸等大量积累也影响肿瘤表观遗传，从而重编程肿瘤代谢。

六、肿瘤微环境

在近十几年的研究认为，肿瘤不只是相对均质肿瘤细胞的集合，而是其复杂性接近甚至可能超过正常健康组织的器官。肿瘤组织中除了存在肿瘤细胞外，尚存在其他特定细胞类型构成的肿瘤微环境（tumor microenvironment，TME），包括多种细胞类型（内皮细胞、成纤维细胞和免疫细胞等）和细胞外成分（细胞因子、生长因子、激素和细胞外基质等），这些成分围绕肿瘤细胞并被血管网络滋养。TME 中肿瘤细胞与基质细胞之间的交互促进许多生物学过程，以支持肿瘤细胞的生长、侵袭、血管生成和转移等。TME 不仅在肿瘤的发生、发展和转移过程中起着举足轻重的作用，而且对治疗效果也有深远的影响。

（一）TME 组成

TME 是肿瘤细胞产生和生活的内环境。除肿瘤细胞外，TME 还包括周围的血管、细胞外基质、其他非恶性细胞以及信号分子。通过使用细胞类型特异性标志物，研究人员鉴定出 TME 中不同类型的细胞，包括基质细胞、成纤维细胞、免疫细胞（如 T 淋巴细胞、B 淋巴细胞、自然杀伤细胞、自然杀伤 T 细胞和肿瘤相关巨噬细胞等）以及周细胞，有时还有脂肪细胞。TME 中的基质细胞和成纤维细胞可以分泌生长因子，例如肝细胞生长因子（hepatocyte growth factor，HGF）、成纤维细胞生长因子（fibroblast growth factor，FGF）和 CXCL12 趋化因子，它们不仅可以促进恶性细胞的生长和存活，还可以起到刺激化学趋化因子的作用，促使其他细胞向 TME 迁移。在肿瘤的浸润边缘可以发现不同的 T 细胞和 B 细胞。对于许多实体瘤，TME 中存在天然杀伤细胞和杀伤性 T 细胞预示良好的预后。肿瘤相关的巨噬细胞在大多数人类和实验性鼠类肿瘤中都大量富集，它们的活性通常是促进肿瘤进展。除了特定细胞类型对 TME 的贡献外，ECM 是另一个主要成分。ECM 由大量独特的成分组成，包括具有不同物理和生化特性的蛋白质、糖蛋白、蛋白聚糖和多糖。ECM 不仅可以为 TME 中的所有细胞提供物理支架，而且存在大量关键生长因子。TME 中的

不同细胞类型分泌不同的 ECM 蛋白。ECM 在肿瘤的发展中起着至关重要的作用，在肿瘤进展的后期变得异常混乱。ECM 异常也会使 TME 中基质细胞的行为失调并促进血管生成和炎症。具有多种转移潜能的原发性肿瘤的 ECM 组成成分不同。实际上，细胞外 TME 的组成已被用作临床预后的预测指标。肿瘤脉管系统几乎在其结构和功能的各个方面均异常。肿瘤的脉管系统总是不足以满足不断增长的肿块的需求，从而导致肿瘤的低氧和酸中毒区域。当静止的血管从 TME 中的低氧状态中感觉到血管生成信号时，就会刺激血管生成，并且具有混乱分支结构的异质新血管会从现有脉管系统中萌发。另外，肿瘤血管显示出不均匀的血管腔并且通常是泄漏的，这增加了间质液压力，从而导致 TME 中的血流和营养物以及药物分布的不均匀。反过来，这增加了缺氧并促进了肿瘤的发展。TME 的这些独特特征使其与相应的正常组织区分开来，并且有新的证据表明，微环境介导的外在刺激在肿瘤细胞的存活和耐药中起着关键作用。

从原发性肿瘤中释放出来的循环肿瘤细胞留下了由这种肿瘤的支持基质产生的微环境。但是，这些肿瘤细胞一旦降落在远处的器官中，就会遇到完全正常的组织微环境。因此，在原发性肿瘤位点许多异型信号发生异常改变，但在肿瘤细胞播种的位点可能不存在这种异常信号，这导致播种肿瘤细胞生长的障碍。因此，随着散布肿瘤细胞开始在其新抵达的器官部位定植，在原发性肿瘤位点肿瘤细胞与基质细胞多步骤的交互作用必须在远处的组织中重新重复出现。但在其他情况下，由于各种原因，某些组织微环境可能已经支持了新鲜接种的肿瘤细胞。这些宽松的地点被称为"转移生态位"，该术语的含义是，播种在此类部位的肿瘤细胞可能不需要通过诱导支持性基质而开始定植生长，这类部位的组织环境可能是组织部位固有，有助于肿瘤细胞生长。尽管其他类型的细胞和 ECM 可能在不同的转移环境中也起着重要的作用，但诱导转移前的生态位中最有据可查的成分是促肿瘤的炎症细胞。

（二）肿瘤脉管系统

TME 支持肿瘤脉管系统形成并维持肿瘤生长。1971 年，"所有肿瘤都依赖血管生成"第一

次被提出。血管生成是肿瘤的重要标志之一，是为了满足对血液中氧气和营养物质日益增长的需求，而没有这些物质，肿瘤就会进入休眠状态。肿瘤血管形成需要多种 TME 细胞类型的合作，包括血管内皮细胞（形成紧密的黏附以确保血管完整性）、周细胞（提供血管覆盖并决定血管成熟度）和骨髓衍生的前体细胞，而这些细胞通常受缺氧调节。除了组成血管的细胞类型以外，肿瘤相关巨噬细胞、间充质干细胞（mesenchymal stem cell, MSC）和肿瘤相关成纤维细胞在内的辅助细胞，也通过释放大量促血管生成信号促进肿瘤血管形成。

肿瘤内产生的血管通常异常：肿瘤新脉管系统的特征是早熟的毛细血管发芽，血管弯曲和过度分支，血管扭曲和扩大，血流不畅，微出血，微渗漏和异常内皮细胞增殖和凋亡。在动物模型和人类的相关研究中，肿瘤早期就开始诱导血管生成。对恶变前，非侵入性病变（包括在各种器官中发生的异型增生和原位肿瘤）的组织学分析显示，血管生成开关在早期就被触发。

在肿瘤进展期间，"血管生成开关"几乎总是被激活并保持开启状态。已有研究表明，诱导血管生成的刺激因子或抑制血管生成的抵消因子通过与血管内皮细胞表面相应受体结合控制血管生成转换。典型血管生成诱导因子和抑制因子分别是血管内皮生长因子 -A（vascular endothelial growth factor-A, VEGF-A）和血小板反应蛋白 -1（thrombospondin-1, TSP-1）。*VEGF-A* 基因编码的配体通过与三种受体结合调节信号转导形成复杂的体系，参与协调新血管的生长、内皮细胞的稳态存活以及成年人的生理和病理情况。缺氧、肿瘤基因信号或其他间接诱导信号（例如炎症细胞）均可以上调 *VEGF* 基因的表达。另外，细胞外基质降解性蛋白酶（例如，MMP-9）能够释放和活化 VEGF 配体。此外，当其表达长期上调时，其他促血管生成信号（例如，成纤维细胞生长因子家族的成员）也参与维持肿瘤血管生成。TSP-1 是血管生成开关中的关键平衡点，它也与内皮细胞跨膜受体结合，从而产生抵消促血管生成刺激的抑制性信号。除了 TSP-1，研究也还发现多种内源性血管生成抑制因子，它们可能是肿瘤形成诱导和 / 或血管生成的固有障碍。

周细胞是肿瘤新脉管系统的重要组成部分，周细胞为正常血管内皮细胞提供重要的机械和生理支持，对于维持功能性肿瘤新脉管系统非常重要。有学说认为，周细胞覆盖率低的肿瘤可能更倾向于允许肿瘤细胞进入循环系统，从而可能使肿瘤细胞经由血源性扩散。源自骨髓的细胞在病理性血管生成中起着至关重要的作用。多种骨髓来源的细胞有助于肿瘤血管生成，包括先天免疫系统的细胞，特别是巨噬细胞、中性粒细胞、肥大细胞和髓样祖细胞，它们会浸润到恶变前病变并发展为肿瘤，并在这些病变的边缘聚集。肿瘤周围的炎症细胞除了有助于局部浸润外，还有助于触发先前静止的组织中的血管生成开关，并维持与肿瘤生长相关的持续的血管生成。此外，它们可以帮助保护血管系统免受靶向内皮细胞信号传导的药物的影响。此外，在某些情况下，已观察到几种类型的源自骨髓的"血管祖细胞"已迁移到赘生物性病变中，并作为周细胞或内皮细胞插入到新血管中。

淋巴管生成是肿瘤中血管形成的另一种模式，由于实体瘤内的高组织压力，肿瘤内淋巴管通常萎陷且无功能，而在肿瘤周围以及肿瘤细胞侵袭的邻近正常组织中通常具有功能。在许多肿瘤类型中观察到，活跃生长的（"淋巴管生成"）淋巴管可能充当肿瘤细胞扩散转移的一种途径。活化的巨噬细胞产生 VEGF-C 和 VEGF-D，与人宫颈癌的肿瘤周围炎症和淋巴管生成有关。此外，髓细胞群不仅可以调节其信号传导，而且可以转分化为功能性淋巴管内皮细胞（lymphatic endothelial cells, LEC）样细胞，从而对 LEC 产生关键影响。

（三）肿瘤免疫微环境

浸润的免疫细胞被认为是肿瘤的重要组成成分。在大多数肿瘤病变中，发现不同比例的抑制肿瘤和促进肿瘤的白细胞。研究表明，免疫细胞对肿瘤组织的浸润极有可能促进肿瘤的发展，并与慢性炎症与肿瘤形成的联系相关。促肿瘤炎性细胞还包括巨噬细胞亚型、肥大细胞、中性粒细胞等，这些炎症细胞释放的信号分子起着促肿瘤的作用。这些信号分子包括肿瘤生长因子（EGF）、VEGF、其他促血管生成因子（例如 FGF2）、趋化因子和能促进炎症的细胞因子。此外，这些细胞还可以产生促血管生成和 / 或促侵袭性基质降解酶，包括 MMP-9 和其他基质金属蛋白酶、半胱氨酸组织蛋白酶和乙酰肝素酶。与它们在这些不同效应因子中的表达一致，肿瘤浸润性炎症细胞已显示出诱导并帮助维持肿瘤血管生成，刺激肿瘤细胞增殖，通过其在肿瘤边缘的存在促进组织浸润并支持肿瘤的发生、肿瘤细胞的转移性传播和播种。

除了肿瘤基质中存在的完全分化的免疫细胞外，在肿瘤中还发现了多种部分分化的髓系祖细胞。这样的细胞代表了骨髓起源的循环细胞与正常和发炎组织中常见的分化免疫细胞之间的过渡形态。重要的是，这些祖细胞与其分化程度更高的衍生物一样，具有明显的促肿瘤活性。特别令人关注的是一类肿瘤浸润性髓样细胞（共表达巨噬细胞标记 CD11b 和中性粒细胞标记 Gr1）抑制 CTL 和 NK 细胞活性，鉴定为骨髓来源的抑制性细胞（myeloid-derived suppressor cell, MDSC）。该类细胞通过直接促进血管生成和肿瘤进展，同时提供逃避免疫破坏的手段，提高某些髓样细胞募集能力。

七、肿瘤的免疫逃逸

在许多癌症中，肿瘤发生发展伴随着基因突变的积累，其可通过增加其遗传多样性程度，加速其进化适应性而为癌细胞群提供选择性优势。然而，这种多样性是有代价的：癌细胞与正常细胞分化得越远，被免疫系统识别为外来异物的可能性就越大。肿瘤的突变积累有助于癌症的免疫识别，并且它可能至少部分地决定一个人对癌症免疫疗法的反应。虽然机体的免疫监视对某些肿瘤有一定的控制作用，但是在机体抗肿瘤免疫应答作用下，许多肿瘤仍然能在机体内生长，表明机体不能产生有效的抗肿瘤免疫应答或者肿瘤细胞能够逃避宿主免疫系统的识别和攻击。

（一）肿瘤细胞抗原异常

肿瘤免疫原性由于不同的致瘤原因而存在差异，其中机体自发性产生的突变性肿瘤的免疫原性最弱，宿主无法产生足够强度的抗肿瘤免疫应答来清除肿瘤细胞。肿瘤存在异质性，肿瘤组织不同部位的肿瘤细胞间也存在免疫原性差异，免疫原性弱的肿瘤细胞可逃脱免疫系统的监视而选择性增殖。另外，肿瘤细胞表达的抗原由于内化或脱落而减少或消失，肿瘤细胞表面抗原还可被糖脂和糖蛋白等分子所遮盖，导致肿瘤细胞特异性表面抗原异常减少或缺失而逃避免疫细胞识别和杀伤。

（二）抗原呈递缺陷

转化 / 肿瘤细胞的免疫监视驱动抗原加工和呈递途径的改变以逃避监测并因此避免免疫应答。为了避免免疫识别，肿瘤采用多种策略，大多数导致肿瘤细胞表面 MHC I 类表达的下调，显著损害 CD8$^+$ 细胞毒性 T 细胞识别肿瘤的能力。改变抗原加工中关键分子的表达不仅影响 MHC I 类表达，还会显著改变所呈递的抗原肽的所有组成成分。这些修饰的抗原肽可用于进一步减少肿瘤特异性 / 相关抗原表位的呈递，以帮助免疫逃避和肿瘤进展。细胞表面 pMHC I 的表达涉及抗原的加工和呈递。许多研究报道了不同来源的肿瘤中细胞表面 pMHC I 的丢失或下调，揭示其与疾病进展、肿瘤浸润淋巴细胞（tumor-infiltrating lymphocyte, TIL）水平和总体存活率相关。pMHC I 降低的机制可能是由于基因突变和缺失或转录调节异常。这些异常可以是直接作用于 *MHC I* 基因，引起表达下调或缺失；或者引起抗原肽产生和 MHC I 分子的转运或加载转运缺陷，如靶向免疫蛋白酶体组分 LMP2、LMP7、LMP10、内质网氨肽酶、抗原加工蛋白、伴侣钙连接蛋白、钙网蛋白、ERp57 相关的转运蛋白以及肽编辑器 tapasin。这些最常见的异常改变存在于黑色素瘤、宫颈癌、结直肠癌、胃癌、头颈部鳞状细胞癌、肾细胞癌、乳腺癌、前列腺癌和卵巢癌等多种肿瘤组织。

（三）共刺激分子表达异常

T 细胞活化需要两个信号，在接受第一个抗原特异性信号后必须获得它与抗原呈递细胞（antigen-presenting cell, APC）表达的膜分子互作的第二个信号，即非特异性共刺激信号，否则将导致 T 细胞的无反应性或免疫耐受，甚至直接进入凋亡过程。最具特征的共刺激分子包括 B7/CD28 和 TNF/TNFR 家族，在调节免疫应答和改善抗肿瘤免疫方面起着至关重要的作用。B7/CD28 家族的所有分子都是较大的免疫球蛋白超家族成员，并参与触发细胞介导的免疫应答。相反，TNF/TNFR 家族成员参与 T 细胞活化的后期阶段，并在 TCR 接合后数小时至数天诱导。不幸的是，肿瘤通常会产生免疫抑制微环境，其中 T 细胞反应因癌细胞表面缺乏共刺激分子而减弱。有效的共刺激的存在对于提高抗肿瘤免疫力至关重要。事实上，肿瘤能够逃避免疫监视的机制之一是共刺激分子的低表达或共抑制分子的上调。细胞毒性 T 细胞蛋白 4（cytotoxic T lymphocyte-associated antigen 4，CTLA4）和程序性死亡蛋白 -1（programmed death-1，PD-1）是属于 B7/CD28 家族中最重要的两个负性共刺激信号分子。CTLA4 与共刺激分子 CD28 竞争结合共有配体 CD80 和 CD86 来控制 T 细胞活化。细胞表面受体 PD-1 广泛表达于各种肿瘤细胞，并与两种配体 PD-L1 和 PD-L2 中的一种结合。许多类型的细胞可以在暴露于细胞因子如干扰素（interferon，IFN）-γ 后表达 PD-L1，包括肿瘤细胞和免疫细胞；然而，PD-L2 主要在正常组织中的树突状细胞上表达。PD-L1 或 PD-L2 与 PD-1 的结合产生抑制 T 细胞活性的抑制信号。

（四）免疫抑制细胞和分子

肿瘤微环境中由 CD4$^+$CD25$^+$FoxP3$^+$ 调节性 T 细胞（Tregs）或其他类型的抑制性细胞介导的免疫抑制是肿瘤免疫逃逸的重要机制，并且可能是肿瘤免疫疗法的关键障碍。大量研究表明，肿瘤来源的 Tregs 比天然存在的 Tregs 具有更高的抑制活性。Tregs 能够被肿瘤细胞自身或介导产生的趋化因子吸引到肿瘤细胞周围，如肿瘤细胞产生的转化生长因子 TGF-β 有助于 CD4$^+$T 细胞原位转化为抑制性 Tregs。因此，通过抗 CD25 单克隆抗体（mAb）或通过其他方式消除 Treg 可以促进肿瘤排斥。MDSC、调节性树突状细胞（dendritic cell，DC）、激活的 M1 和 M2 型巨噬细胞能够在肿瘤细胞周围产生一种炎性的微环境，也可以作为血管生成、肿瘤起始和转移的介质。此外，可能会引发恶性循环，因为更高水平的炎症介质赋予 MDSC 对细胞凋亡的抗性，此外 TCR-ζ 链下调可能是 CD11b$^+$Gr1$^+$MDSC 抑制 CD8$^+$T 细胞介导的抗肿瘤免疫的机制之一。例如在黑色素瘤病变中，具有这种表型的 MDSC 以与炎性环境密切相关的方式累积，暗示肿瘤炎性微环境支持 MDSC 募集和免疫抑制活性。通过药理学方法减少慢性炎症介质可以减少 MDSC 的数量并减少免疫

抑制。此外，许多肿瘤衍生因子和神经节苷脂能够改变 DC 表型，使得这些未成熟的、功能受损的 DC 具有较低水平的高吲哚胺 2，3- 双加氧酶（IDO）、CD80、CD86 和 CD40 表达，这有利于抑制 T 细胞免疫应答。

肿瘤组织中存在的多种免疫抑制细胞因子能够破坏细胞毒性 T 细胞（cytotoxic T lymphocyte，CTL）的功能，从而逃避免疫监视。TGF-β 是其中最主要的免疫抑制分子。此外，肿瘤坏死因子（tumor necrosis factor，TNF）-α、IL-1、IL-6、CSF-1、IL-8、IL-10 和 Ⅰ 型 IFN 也可显著促进癌症生长。除上述免疫抑制细胞因子外，肿瘤产生的 VEGF 可抑制祖细胞向 DC 的分化而影响抗原的有效摄取和呈递，VEGF、IL-10 和 TGF-β 抑制 DC 的成熟。保留未成熟表型的 DC 是致耐受性的，因为它们在适当的环境中不存在抗原，并且对 T 细胞具有适当的共刺激作用。其他因素如肿瘤神经节苷脂和受体结合癌症相关表面抗原（RCAS1）也有助于肿瘤进展。IDO、精氨酸酶和核因子 κB 激酶（IKK）2 抑制剂等多种免疫抑制酶也可能通过促进肿瘤细胞增殖或诱导 T 细胞耐受 / 抑制而对肿瘤进展有显著作用。

（五）细胞凋亡与免疫逃逸

凋亡细胞死亡在免疫系统的发育和功能中起关键作用。在分化期间，细胞凋亡可清除缺乏有效抗原受体的淋巴细胞和表达危险受体的淋巴细胞。淋巴细胞死亡还涉及限制免疫应答对感染的程度和持续时间。癌细胞表达抗凋亡分子抵抗免疫效应细胞的杀伤作用，肿瘤特异性 CTL 通过细胞凋亡被异常清除，都可引起肿瘤细胞逃避免疫杀伤作用而继续存活。如，Bcl-2 家族的抗凋亡成员 [Bcl-2，Bcl-X（L）和 Mcl-2] 是凋亡细胞死亡的关键调节因子，它们都在不同来源的癌症中高度过表达而抵抗免疫效应细胞的杀伤，进而增强癌细胞的存活概率。Fas/FasL 效应机制在宿主 T 细胞的癌症免疫监视中起关键作用，但在多种肿瘤组织细胞中 Fas 表达降低或缺失成为肿瘤免疫逃避的机制之一；另外，在宿主特异性 T 淋巴细胞表面一般都表达 Fas，而某些肿瘤细胞会表达 FasL，FasL 与浸润到肿瘤组织细胞周围的特异性 T 淋巴细胞表面的 Fas 结合，触发凋亡信号，导致这些效应 T 细胞凋亡。

第四节 肿瘤诊治基础

一、分子病理诊断与分子影像学诊断

（一）分子病理诊断

随着近十年来分子生物学技术的飞速发展，中国临床肿瘤学实践从最初的经验医学和循证医学迈入"精准医学（precision medicine）"时代。分子病理诊断起源于20世纪70年代，是传统病理学与细胞生物学、分子生物学相互渗透、整合、发展的崭新变革，已经成为当今肿瘤精准医疗的必要手段。肿瘤分子病理诊断是一种检测肿瘤组织和细胞的分子遗传学变化的技术手段，可以协助肿瘤病理诊断和分子分型、进一步指导靶向治疗，并且有助于治疗反应的预测及疾病预后的评估，以及时修订治疗方案。肿瘤本质上是一种基因病。其发生往往是通过遗传与环境的致癌因素的共同作用驱动，表现为原癌基因活化和/或抑癌基因失活，以及DNA修复损伤等异常。肿瘤主要的分子病理改变包括：基因突变/丢失/扩增、基因融合、染色体易位等。分子病理诊断技术的不断发展和成熟为我们深入了解肿瘤异质性和准确评估个体化治疗提供了良好的机遇。

1. 基因突变检测 癌基因和抑癌基因突变诸如点突变、基因的重排、融合基因的产生、基因插入和缺失等是肿瘤中常见的分子事件。例如：*Ras*基因家族是最早发现且在肿瘤中最常见的癌驱动基因家族，可在90%的致死性胰腺癌、80%的大肠癌和大部分的肺腺癌组织细胞中存在。此外，抑癌基因（亦称肿瘤易感基因）失活突变的检测对肿瘤高危因素接触人群的筛检也有实用价值。*p53*这个关键的肿瘤抑癌基因可在超过50%的肿瘤有不同形式的突变，其突变的范围主要集中在第5~8外显子。*Rb*基因的缺失（纯合性）见于所有的视网膜母细胞瘤及小细胞肺癌（47%）、乳腺癌（32%）及骨肉瘤（43%）。已明确的肿瘤易感基因突变并导致致死性恶性肿瘤的基因还有*WT-1*（导致Wilms瘤）、*APC*（导致家族性腺瘤性息肉病）、*NF-1*（导致神经纤维瘤病）和*BRCA*（导致家庭性乳腺癌、卵巢癌）等。目前，基于PCR的突变检测已多达20余种，为正常人群恶性肿瘤的

易感性检测和人群早筛及肿瘤患者的早期诊断提供了可能。其中，荧光原位杂交（fluorescence in situ hybridization，FISH）能检测所有*ALK*基因重排，成为检测ALK阳性NSCLC的"金标准"。

2. 基因扩增检测 基因拷贝数变异（copy number variant，CNV）也是原癌基因活化并成为具有转化细胞的能力的癌基因的主要方式。基因拷贝数变异可以通过经典的DNA印迹杂交技术加以检测；蛋白水平的异常检测则可应用免疫组化技术、酶联免疫吸附、蛋白印迹，以及新一代的流式细胞术法。*HER2*（又称Neu、cerbB2）基因扩增见于30%以上的人类恶性肿瘤，如乳腺癌、卵巢癌及胃癌等。2001年12月31日，美国FDA批准FISH检测*HER2*基因状态用于乳腺癌的诊断和病情监测，以指导临床治疗。

另外，对肿瘤诊断具有重要的应用价值还有端粒酶活性的检测、微卫星不稳定性分析等。端粒酶可以应用自身携带的RNA作为模板，从头合成染色体末端的DNA，填补DNA复制损失的端粒，使之不会因为细胞分裂而损耗，从而赋予细胞永生化表型。端粒酶活性的强弱与癌细胞体外生存能力呈正相关，是结直肠癌早期诊断和预后判断的重要指标。微卫星DNA也称简单重复序列，指的是细胞基因组中长度为1~4bp的碱基串联重复序列。遗传性非息肉性大肠癌是典型的DNA错配修复系统缺损的肿瘤。此类肿瘤基因组中广泛存在微卫星DNA的突变，称作微卫星不稳定性（microsatellite instability，MSI）。MSI目前仅在肿瘤细胞中被发现，包括消化道肿瘤、乳腺癌、肺癌和肝癌等多种肿瘤。

（二）分子影像学诊断

分子影像的概念由Weissleder于20年前提出，目前作为一项无创伤的影像技术，用于活体从分子水平实时地观察细胞的动态生物学过程。肿瘤的分子影像学技术发展已日趋成熟，PET/CT、磁共振成像（magnetic resonance imaging，MRI）、光学和超声等多种分子影像技术有望在分子水平上为肿瘤的发生和发展过程提供定性、定位、定量以及分期诊断的可靠依据。

PET/CT（和SPECT/CT）是当前发展最成熟的分子成像技术，采用放射性核素示踪手段，具有极高的成像灵敏度。氟代脱氧葡萄糖（fluorodeoxyglucose，[18]F-FDG）是临床上最常用于肿瘤诊断的 PET 示踪剂，与葡萄糖的分子结构类似，用于代谢显像时如果肿瘤组织的葡萄糖代谢活跃，FDG 摄取则相应增加，因此在肿瘤的诊断和疗效监测方面发挥了重要作用。不过，作为一个非特异性的放射性示踪核素，[18]F-FDG 的缺陷也显而易见，比如对炎症与肿瘤的区分不清和对低代谢肿瘤的诊断局限性等。而另一种正电子显像剂——[18]F-3'- 脱氧 -3'- 氟代胸腺嘧啶（FLT），可以通过内源性胸腺嘧啶激酶的作用在组织细胞中滞留，实时反映细胞的增殖情况和内源性胸腺嘧啶激酶的活性，在多种肿瘤与慢性炎症的鉴别诊断方面发挥作用。另外，许多肿瘤组织都涉及胆碱磷酸化。胆碱代谢显像剂包括 [11]C- 胆碱、[18]F- 甲基胆碱和 [18]F- 乙基胆碱，目前在肺部、头颈部、膀胱和前列腺癌的诊断中广泛应用。

近红外线荧光成像作为近年来的研究热点，具有无电离辐射、背景噪声低、灵敏度高等优点。吲哚菁绿（indocyaninegreen）是 FDA 批准可用于临床的荧光染料，在早期乳腺癌的前哨淋巴结活检中极具应用价值。在消化道肿瘤方面，光学分子成像技术结合消化内镜的出现和应用也是肿瘤患者早期诊断的一大福音。目前，自体荧光成像（autofluoscence imaging）内镜用于诊断结肠癌已得到广泛认可；共聚焦激光显微内镜（confocal laser endomicroscopy）在内镜检查的同时从分子水平检测病变，可以一次性获取内镜诊断和病理诊断，从而大幅度提高消化道恶性肿瘤的早期检出率。

此外，超声分子影像也是目前临床研究的热点。特异性超声分子成像的原理是采用活体模拟的免疫组化或原位杂交技术，在超声微泡造影剂的表面连接上特异性配体，使后者准确滞留于靶组织之中。这种方法可以通过体外实时地观察组织内部分子水平的动态病理变化。另外，超声分子成像技术也在肿瘤的新生血管显像中展现了良好的应用前景。对于血管外肿瘤的诊断与治疗，纳米级微泡造影剂的出现将推动超声分子影像更深一步地应用其中。

二、治疗

（一）外科治疗

外科手术是治疗实体瘤的最古老、最实用的方法之一，也是目前最重要的手段。早期癌（Ⅰ期）可以通过手术达到治愈的目的，如子宫颈癌、乳腺癌、甲状腺癌等根治术后 5 年治愈率可达 90% 以上；进展期癌（Ⅱ～Ⅲ期）如设计合理手术方案（或合并其他疗法）也可使 5 年治愈率达到 30%～60%；晚期癌亦需要姑息或减负手术作为综合治疗的一部分以达到减轻痛苦、延长寿命的目的。

经过大约两个世纪的发展，肿瘤外科的治疗模式从早期的"可耐受最大限度"向"最低限度有效"进行转变，这不仅仅是外科手术的经验总结，更是认识不断深入的肿瘤生物学对临床实践的指导结果。以乳腺癌外科手术发展为例，最早德国病理学家 Rudolf Virchow 从对肿瘤患者尸体的解剖发现，乳腺癌一开始可能属于局部病变，因此通过局部手术切除就能治愈。19 世纪末，美国外科医生 William Halsted 基于 Virchow 理论创立了"乳腺癌根治术（radicalmastectomy）"，他认为包括肿瘤在内的整个乳腺组织连同乳腺下方的胸大肌以及同侧的腋窝淋巴结组织都应一并切除。100 多年来，乳腺癌根治术经历了从在切除胸大肌基础上进一步缩小范围到切除部分胸小肌（Willy Meyer 改良术式）到保留胸大 / 小肌（Auchincloss 改良根治术）的改良。而随着循证医学的发展，以及对乳腺癌生物学特性认识的不断加深，发现乳腺癌其实是一种全身性疾病而非局部病变，因此切除整个乳腺及淋巴结并不能阻断癌细胞的早期隐匿性全身播散。这一观点为乳腺癌手术范围缩小化提供了确切的理论依据，促使肿瘤最小有效性治疗模式的出现和发展。目前，保留乳房手术联合术后辅助放化疗已经逐渐取代根治性乳腺切除术成为早期乳腺癌患者的标准治疗方法。当今肿瘤外科治疗的目的除了根除肿瘤、保持生理功能之外，还有提高患者生存质量的要求。这些还得益于当今显微外科、微创外科等技术的飞速进步，肿瘤术后器官重建在临床上广泛开展，其中就包括乳腺癌根治术后的乳房重建。

临床上对肿瘤进行外科治疗之前，需要明确诊断，根据肿瘤的分子分型、临床分期和全身状况等综合评估来制定治疗方案和手术方式。肿瘤发展到晚期，已经发生侵袭转移，往往无法只通过局部手术治愈。因此，在肿瘤可手术切除的基础上，往往还需要采用进一步的放疗、化疗、靶向治疗和免疫治疗等综合手段以达到防止、减少或延缓肿瘤局部复发和远处转移的目的。

（二）放疗和化疗

除了外科手术治疗，癌症的其他重要疗法还包括放射治疗（放疗）和化学药物治疗（化疗）。放疗对细胞的杀伤作用主要是通过电离辐射靶向细胞核，导致有机自由基产生并损伤 DNA，从而诱发不同形式的细胞死亡，包括凋亡（apoptosis）、坏死（necrosis）、衰老（senescence）和自噬（autophagy）等。与正常细胞一般处于 G_0 期对放射抵抗不同，肿瘤细胞多处于有丝分裂相，易受辐射损伤，且修复时间较长。放疗的分次照射可引起程序性细胞死亡。此外，电离辐射作用能使肿瘤细胞加速衰老，大剂量射线照射则可导致肿瘤细胞直接坏死。多数肿瘤细胞在放疗后受损死亡，但残存的肿瘤细胞会出现加速再增殖及 G_0 期细胞进入增殖周期，这也是放疗局部控制失败的主要原因。利用存活细胞重新进入放射敏感时相这一特点，临床上已试行加速分割治疗，用以克服肿瘤细胞再增殖。此外，放疗还具有"远端效应"——在局部杀伤肿瘤细胞的同时，引起照射野外的病灶缩小。这是由于电离辐射作用下的肿瘤细胞免疫原性死亡形成"原位疫苗"，刺激肿瘤特异杀伤 T 细胞反应，形成系统性抗肿瘤免疫应答。有研究发现，放化疗引起的乳腺癌细胞死亡能分泌高迁移率族蛋白 B1，后者通过与 DC 表面的 Toll 样受体 4（Toll-like receptor 4，TLR4）结合，促进肿瘤抗原交叉提呈，激活特异性 T 细胞免疫应答。另外，还有研究提示放疗不仅直接作用于肿瘤细胞，还能引起对肿瘤微环境的重编程，激活其免疫原性，调动全身抗肿瘤效应，间接杀伤肿瘤细胞。如何合理规划放疗以及联合其他辅助治疗，最大限度地调动机体抗肿瘤免疫，是未来基础与临床研究的重要方向。

化疗利用化学药物对细胞的毒性作用治疗肿瘤，可根据传统的药理学分类分为 6 类化疗药物，包括烷化剂、抗代谢类、抗生素类、拓扑异构酶抑制剂、微管蛋白抑制剂和激素类，目前已广泛应用于各种血液系统肿瘤和实体瘤的临床治疗中（表 12-4-1）。肿瘤细胞周期动力学认为，肿瘤生长取决于细胞增殖周期中细胞的失控性分裂，这与细胞周期的调控异常有着密切的关系。化疗药根据对各个细胞增殖周期时相的不同作用可分为两大类：①细胞周期非特异性药物，可杀死包括休止期（G_0）细胞在内的所有增殖周期的细胞，如 CTX、氮芥以及阿霉素等蒽环类抗生素；②细胞周期特异性药物，仅能作用于特定周期时相中的细胞，包括 S 期特异性药物（如 MTX、5-FU、

表 12-4-1　临床常用抗癌化疗药物

化疗药物类别	作用机制	代表药物	主要用途
烷化剂	直接作用于 DNA，使其失活或断裂	氮芥、环磷酰胺（CTX）、顺铂等	慢性白血病、淋巴瘤、小细胞肺癌、多发性骨髓瘤、乳腺癌、卵巢癌、睾丸癌、膀胱癌、食管癌、胃癌、结直肠癌、甲状腺癌、软组织肉瘤、脑瘤、黑色素瘤、头颈鳞癌、儿童肿瘤
抗代谢类	干扰核酸代谢，抑制 DNA 合成	甲氨蝶呤（MTX）、5-氟尿嘧啶（5-FU）、阿糖胞苷（Ara-c）、吉西他滨等	急/慢性白血病、淋巴瘤、消化道肿瘤、泌尿系统肿瘤、乳腺癌、卵巢癌、头颈癌、肝癌、绒癌、恶性葡萄胎、非小细胞肺癌、胸膜间皮瘤、头颈鳞癌、胰腺癌
抗生素类	引起 DNA 双链解离，干扰其转录	放线菌素 D、阿霉素（ADM）、博来霉素等	急性白血病、淋巴瘤、乳腺癌、肺癌、软组织肉瘤、骨髓瘤、头颈鳞癌、睾丸癌、皮肤鳞癌、绒癌、胃肠道癌、儿童期肿瘤
拓扑异构酶抑制剂	干扰 DNA 复制，造成 DNA 双链断裂	开普拓、美新、伊立替康等	卵巢癌、睾丸癌、小细胞肺癌、淋巴瘤、卵巢癌、结直肠癌、胃癌、脑瘤转移
微管蛋白抑制剂	阻止微管聚合，干扰有丝分裂过程	长春新碱（VCR）、长春碱酰胺（VDS）、紫杉醇等	急性白血病、淋巴瘤、乳腺癌、肺癌、睾丸癌、乳腺癌、卵巢癌、前列腺癌、膀胱癌、头颈癌
激素类	拮抗内分泌激素受体如 ER、AR 等	他莫昔芬、来曲唑、氟他胺、甲孕酮等	乳腺癌、前列腺癌、子宫内膜癌

Ara-c)、M 期特异性药物（如 VCR、VDS、紫杉醇）和 G_2 期特异性药物（如博来霉素）等。为了对处于不同增殖周期时相的肿瘤细胞造成更大的杀伤，临床上常选用作用机制不同的药物进行联合化疗，或者连续使用细胞周期特异和非特异性药物进行序贯化疗。化疗药物除了直接杀伤肿瘤细胞，还能对机体的免疫格局进行调整，促使肿瘤细胞免疫原性死亡后激发系统性抗肿瘤免疫反应。例如，肿瘤浸润的 DC 和 CD8+T 淋巴细胞能够作为独立的预测因子预测乳腺癌对新辅助化疗的反应。有研究发现，蒽环类药物诱导的肿瘤细胞死亡可以募集单核细胞，促使其原位分化为 DC 样抗原提呈细胞，进一步吞噬并呈递肿瘤抗原给 T 细胞，诱导化疗相关的抗肿瘤免疫。但是，化疗作为一种非特异性疗法，在杀死肿瘤细胞、激活抗肿瘤免疫的同时也会不同程度影响机体的其他正常细胞，促进肿瘤微环境中促肿瘤炎症和免疫抑制的产生，会导致部分恶性肿瘤得以复发、转移。有研究表明，化疗药可以激活 TLR4/NF-κB 炎症信号通路，导致肿瘤微环境中产生大量的炎性因子（如 TNF-α、IL-1β、IL-6）和免疫抑制因子（如 IL-10、TGF-β），并借以招募肿瘤相关炎症细胞，诱导肿瘤逃避免疫监察和杀伤，进一步引起肿瘤细胞耐药。

（三）靶向治疗

由于化疗药物不具有特异性识别肿瘤细胞的活性，因而不能够有效区别肿瘤和健康的正常细胞，且容易引起正常组织的毒副作用，临床应用仍受到诸多限制。随着基因工程和分子生物学技术的进步，靶向肿瘤细胞生物学过程中关键分子的特异性抗癌药物的开发为癌症治疗开辟了新的途径。分子靶向治疗，又被称为"生物导弹"，由于关键致癌性突变（如驱动基因突变和染色体重排）的存在，比传统的细胞毒性化学疗法显示出更高的敏感性，堪称癌症治疗史上的革命性进展。

细胞周期蛋白依赖性激酶 CDK4/6 是调控细胞周期的关键因子，属于丝氨酸/苏氨酸激酶，通过结合 cyclin D 类周期蛋白，使得视网膜母细胞瘤蛋白 Rb 磷酸化失活，转录因子 E2F 进一步释放，启动 DNA 合成过程，此时细胞周期从 G_1 期转向 S 期。针对 CDK4/6 开发的小分子抑制剂可以将细胞周期阻滞在 G_1 期，进而诱导肿瘤细胞衰老和凋亡，近年来取得了治疗上的突破。帕博西尼（Palbociclib）是全球首个选择性 CDK4/6 抑制剂，也是临床进展最快的一种。其作用机制是通过竞争性结合 CDK4/6 的 ATP 结合位点，阻断 RB 磷酸化与 E2F 释放，引起 G_1 期阻滞。基于 PALOMA 的一系列临床试验结果，帕博西尼在 2015 年和 2016 年分别获得 FDA 授权，与来曲唑或氟维司群联合应用于绝经后激素受体阳性（HR+）/HER2- 的转移性乳腺癌的治疗。瑞博西尼（Ribociclib）和玻玛西尼（Abemaciclib）是另外两种高选择性 CDK4/6 抑制剂，均于 2017 年获 FDA 批准上市。最新临床研究表明，无论患者绝经情况如何，这两种药物都可以联合内分泌疗法提高 HR+/HER2- 晚期乳腺癌的疗效。

聚腺苷二磷酸核糖多聚酶（poly ADP-ribose polymerase，PARP）是 DNA 损伤的感受器，能识别单链断裂的 DNA 片段并激活，参与 DNA 损伤应答。同时，PARP 作为 caspase 的切割底物，在细胞凋亡中发挥着重要作用。放化疗引起肿瘤细胞 DNA 断裂后，PARP 可进行碱基切割、同源重组和非同源末端连接，引起 DNA 损伤修复，最终导致化疗耐药。存在同源重组修复缺陷（如 BRCA 基因突变）的肿瘤细胞因双链 DNA 断裂无法修复而发生凋亡，提示 PARP 是一个潜在的肿瘤治疗靶点。有研究表明，靶向 PARP 的抑制剂可以选择性作用于 BRCA1/2 基因突变的肿瘤细胞，干扰多聚腺苷二磷酸核糖链和 PARP1 在 DNA 中的释放。单链断裂 DNA 的堆积进一步诱发 DNA 双链断裂，同时肿瘤因 DNA 损伤修复缺陷而死亡。已知携带 BRCA 基因突变的女性一生中有高达 80% 的风险罹患乳腺癌。三阴型乳腺癌（triple negative breast cancer，TNBC）具有典型的 BRCAness 表型，在所有乳腺癌亚型中恶性程度最高、治疗效果最差。PARP 抑制剂与 BRCA 基因突变的"协同致死"效应使其在 TNBC 治疗方面日益成为研究的热点。奥拉帕尼（Olaparib）是临床研究最广泛的第三代 PARP-1 抑制剂，能够有效抑制 BRCA 相关恶性肿瘤；也是首个获得 FDA 批准的 PARP 靶向药，目前用于携带 BRCA 遗传突变的转移性乳腺癌患者以及 3 线化疗无效的晚期卵巢癌患者的临床治疗。此外，获批的 PARP 抑制剂还有 Rucaparib 和 Niraparib。

间变性淋巴瘤激酶（anaplastic lymphoma kinase，ALK）基因编码Ⅰ型跨膜酪氨酸激酶蛋白，属于胰岛素受体超家族的成员。2007年，*ALK*与*EML4*基因融合突变首次在NSCLC患者中被发现，由此定义了NSCLC的一种新的临床病理类型。大约4%的NSCLC患者中存在*EML4-ALK*基因重排，其编码的嵌合蛋白引起ALK整个酪氨酸激酶结构域异常表达，导致下游的促癌信号通路组成型活化。基于特殊的分子学特征，目前针对ALK开发的酪氨酸激酶抑制剂（TKI）只限于治疗由IHC或FISH证实的*ALK*融合癌基因阳性的肿瘤患者，但对于NSCLC的个体化治疗发展史来说仍是一个里程碑式的发明。第一代的ALK-TKI克唑替尼（Crizotinib）已获批用于ALK阳性晚期NSCLC的临床治疗。虽然该药无论作为一线治疗还是二线治疗的效果都明显优于化疗，但大多数患者最终还是会产生耐药，尤其是*ALK*融合基因二次突变引起的获得性耐药。而针对克唑替尼耐药或者无法耐受的患者，第二代ALK-TKI也表现出良好的治疗效果。艾乐替尼（Alectinib）是第二代竞争性ALK-TKI，具有高度的选择性。根据现有的临床数据（包括全球性ALEX研究），建议艾乐替尼作为新确诊的ALK阳性NSCLC患者的一线治疗药物。而且此药目前获得了FDA加速审查（作为突破性疗法）。

EGFR/HER-1与HER-2、HER-3、HER-4是四个同源跨膜受体，都属于HER（人类表皮生长因子受体）家族，具有调节生长因子细胞信号转导的功能。作为最早被发现的受体酪氨酸激酶，EGFR与EGF等配体相互结合可启动细胞内MAPK和PI3K等级联信号通路，从而影响癌症进展的关键过程。*EGFR*是最常见的驱动基因，大约50%的中国NSCLC患者中存在*EGFR*基因突变。目前抑制EGFR功能有两种治疗策略：单克隆抗体（mAb）和小分子TKI。西妥昔单抗（Cetuximab）可以作为单药或联合化疗用于晚期转移性结直肠癌的一线或二线治疗，也可与放疗或化疗联合治疗晚期头颈部鳞癌。而放化疗失效的晚期转移性NSCLC也能在EGFR抑制剂如吉非替尼（Gefitinib）或埃罗替尼（Erlotinib）的治疗中获益。因为第一代EGFR-TKI在临床治疗中会出现第20外显子T790M耐药点突变（第

790位点的苏氨酸被蛋氨酸取代），第二代TKI可能结合野生型EGFR产生相关毒性，继而开发了第三代高效低毒的EGFR选择性TKI。目前Osimertinib是唯一获准适用于转移性EGFR T790M突变阳性NSCLC的EGFR-TKI。

作为乳腺癌驱动基因之一，*HER2*在18%～25%的原发性侵袭性乳腺癌中存在基因扩增和/或蛋白过表达，也就是HER2阳性乳腺癌。HER2与EGFR一样具有酪氨酸激酶活性，且在稳定含有HER2的异二聚体结构和激活其他家族成员方面发挥核心作用。更重要的是，HER2受体可以通过激活下游信号转导通路（RAS/RAF/MAPK、P13K/AKT与JAK/STAT通路等）对肿瘤细胞的生物学行为产生广泛而深远的影响，可表现为促进细胞生长和增殖，抑制细胞凋亡，增强细胞活力和侵袭性，加速血管生成，促进区域和远处转移等。曲妥珠单抗（Trastuzumab）是目前为止唯一特异性针对HER2阳性乳腺癌的临床辅助治疗药物，可治愈80%的早期患者。其作用机制是靶向乳腺癌细胞中的HER2促肿瘤生长信号，也可通过抗体Fc片段诱导固有和/或适应性免疫应答，增强抗肿瘤免疫。不过通常曲妥珠单抗抗HER2治疗只能维持1～2年的疾病缓解期，之后可能产生耐药。大量的临床试验证实，曲妥珠单抗与化疗联合使用能够显著改善HER2过表达的晚期乳腺癌的治疗效果。拉帕替尼（Lapatinib）则是一种可逆型小分子TKI，其作用机制是通过竞争性结合HER2与EGFR的细胞内ATP位点，抑制酪氨酸激酶磷酸化活化。拉帕替尼目前已被特别批准用于曲妥珠单抗耐药晚期乳腺癌的临床治疗。此外，有研究发现拉帕替尼可以增强曲妥珠单抗对HER2阳性乳腺癌细胞的促凋亡效应，提示这两种药物之间存在协同作用。随机Ⅲ期拉帕替尼和/或曲妥珠单抗治疗优化（NeoALTTO）的试验也给出了支持性结论，联合使用曲妥珠单抗和拉帕替尼用可能比任一单药治疗效果更优，且毒副作用可控。

肿瘤的生长与转移依赖于自身新生血管形成为其提供氧气和营养。而以血管内皮生长因子VEGF-A为代表的VEGF家族是乳腺癌组织中最有效的促血管因子。在病理条件（如缺氧、葡萄糖缺乏等）下，VEGF可由肿瘤细胞和/或肿瘤相关

巨噬细胞上调表达并分泌，通过结合血管内皮细胞上的特异性受体 VEGFR，直接刺激内皮细胞的萌发、增殖和迁移，并且抑制细胞凋亡，诱导血管渗漏，为肿瘤细胞的逃逸和扩散提供途径。目前，抗血管生成的靶向疗法已成为临床上肿瘤治疗的常规手段之一。贝伐单抗（Bevacizumab）是世界上第一个抗肿瘤血管生成药物，本质上是一种重组人源化的 VEGF 单克隆抗体。它可以竞争 VEGFR 位点，阻断其诱导的下游级联信号，从而减少肿瘤血管新生。不过，由于临床研究发现贝伐单抗用于乳腺癌的治疗并未显示出应有的临床安全性和有效性，2011 年 FDA 撤销了其对乳腺癌的治疗许可，但它仍可用于肺、肾脏、结直肠、及脑部肿瘤的治疗。此外，苹果酸舒尼替尼（Sunitinib malate）和索拉非尼（Sorafenib）是两种主要针对 VEGFR-2 的 TKI，目前正在评估用于肾癌的临床治疗。

（四）免疫治疗

肿瘤免疫治疗作为《科学》（science）杂志评选的 2013 年国际十大科学突破的首位，近年来迅速成为肿瘤研究和临床的热点，是继手术、放化疗和靶向治疗之后的新兴疗法，具有远大的应用前景。该疗法通过重新整合机体免疫系统，运用抗肿瘤免疫对肿瘤进行清除，并通过长时程的免疫监察以防止肿瘤复发。

主流肿瘤免疫治疗的基本策略是通过增强抗肿瘤免疫来抑制肿瘤，被称为"免疫增强化"疗法，可进一步分为被动免疫疗法和主动免疫疗法。已被熟知的抗体靶向治疗与过继性免疫细胞治疗（adoptive cell therapy，ACT）均属于被动免疫的范畴。肿瘤治疗性单抗（如前面提到的西妥昔单抗、曲妥珠单抗）可以介导巨噬细胞吞噬肿瘤（antibody dependent cellular phagocytosis，ADCP）以及 NK 细胞对肿瘤的杀伤作用（antibody dependent cellular cytotoxicity，ADCC）。在 ACT 和基因工程技术的基础上开发的嵌合抗原受体（chimeric antigen receptor）修饰的 T 细胞疗法（CAR-T）目前对 B 细胞恶性肿瘤起到良好的治疗效果，但仍受限于实体瘤。与被动性免疫疗法直接利用免疫系统的效应细胞 / 分子杀伤肿瘤细胞不同，主动性免疫是通过内源性刺激或增强机体自身免疫应答来抵抗肿瘤，包括白介素 -2（IL-2）、癌症疫苗和溶瘤病毒等。2010 年，靶向前列腺酸性磷酸酶

抗原的修饰性树突状细胞疫苗获批成为第一个肿瘤治疗性疫苗，可应用于前列腺癌。2015 年 FDA 批准 Amgen 研发的溶瘤病毒 T-Vec 用于治疗晚期恶性黑色素瘤，是临床上首个溶瘤病毒疗法。

以上"增强化"策略都是基于机体免疫激活来设计，能够实现一定的客观肿瘤缓解，但其引起的超生理免疫反应也带来了严重的免疫毒副作用。更重要的是，近十年来的临床观察发现，系统性的免疫激活与癌症消退并不一定有关，尤其是在实体瘤中。这是因为肿瘤通过一系列的免疫逃逸策略躲避了增强化的免疫反应。大量研究表明，肿瘤微环境介导的免疫缺陷 / 抑制在其中发挥了重要的作用。选择性地纠正或克服微环境免疫反应的特定缺陷或功能障碍可以恢复天然的抗肿瘤免疫能力，"免疫正常化"疗法由此发展而来。抗 PD-1/PD-L1 疗法作为最典型的范例，在过去十年中展现了巨大的应用前景。免疫检查点分子 PD-L1 可以与 T 细胞表面受体 PD-1 特异性结合，引起 T 细胞功能衰竭，导致肿瘤适应性免疫耐受。抗肿瘤 T 细胞反应发生时，PD-1 上调，IFN-γ 释放至肿瘤微环境，诱导肿瘤和髓细胞过度表达 PD-L1，反过来抑制 PD-1 活化和 T 细胞反应，诱导局部免疫反应缺陷。因此，阻断 PD-L1/PD-1 信号轴有望恢复抗肿瘤免疫能力，并且能够避免普遍的免疫激活。目前已有五种抗 PD-1（Pembrolizumab 和 Nivolumab）或抗 PD-L1（Atezolizumab、Avelumab 和 Durvalumab）的抗体治疗获批用于超过 10 种肿瘤类型的临床治疗，包括转移性黑色素瘤、头颈癌、肺癌、肝癌、胃癌、肾细胞癌、尿路上皮癌、宫颈癌、霍奇金淋巴瘤、大 B 细胞淋巴瘤、Merkel 细胞癌以及所有微卫星不稳定性高或错配修复系统存在缺陷的实体瘤。

不过，有效打破肿瘤免疫耐受微环境并不能仅仅通过单一靶点解决。除了免疫检查点的负性调控，还有肿瘤相关抗原的缺乏和呈递障碍、肿瘤浸润淋巴细胞和免疫共刺激信号的缺失、免疫抑制性细胞和分子的增加、促肿瘤炎症的持续活化和不利于免疫活化的代谢微环境等，共同参与了微环境的免疫抑制。所以，合理运用不同的免疫治疗策略，或者将免疫治疗与其他治疗手段联合使用，对肿瘤综合治疗疗效的进一步提高有着巨大的潜力。

第五节　恶性肿瘤的预防策略

恶性肿瘤的预防策略是肿瘤防控工作的重要组成部分。世界卫生组织（WHO）提出：约30%的癌症可以预防；超过30%的癌症可通过早期诊断和干预得以根治获得最佳的预后；30%的癌症患者可通过医疗手段延长其生存时间、降低癌症带来的痛苦并改善他们的生活质量。癌症预防包括对健康人和接触致瘤因素的高危人群的预防，对肿瘤患者的康复治疗、心理治疗和姑息治疗等，根据使用的手段和人群的划分医学上常常将肿瘤的预防划分为三级：

一级预防：病因预防，减少致瘤因素的接触和不良因素的损害。

二级预防：早期发现，早期诊断，早期治疗。

三级预防：改善生活治疗，延长生存时间。

一、肿瘤一级预防

（一）控烟限酒

烟草中可含有超过成千上万种化学物质，其中的一些是强烈的一级致癌物，既往的国际肿瘤研究组织研究显示可从烟草中分离出包括氮氧化合物、焦油、多环芳烃和尼古丁等数十种致癌物。来自世界各国（包括美国、欧洲、中国、日本等国家）的大型队列研究显示，吸烟与多种癌症，如肺癌、口腔癌、喉癌、食管癌、肾细胞肾癌、卵巢癌、结直肠癌和淋巴细胞白血病等数十种肿瘤的发生发展及死亡密切相关。根据美国临床癌症杂志报道，吸烟所导致的癌症占2014年所有新诊断癌症的19.4%（17.4万）。控制烟草相对于癌症一级预防手段更显著减少了癌症发生与死亡。吸烟者吸烟的年限越长、平均每日吸烟量越大、开始吸烟的年龄越小，肺癌的发病率及死亡率均显著升高。大量高证据级别的病例对照研究证实吸烟后但成功戒烟的人群的肺癌发病风险较吸烟时间长短匹配的未戒烟者显著降低。在男性及女性吸烟者、轻度（吸烟量＜20支/天）及重度吸烟者（吸烟量≥20支/天）、吸手工卷烟及产业化生产的香烟人群中，均能观察到戒烟在预防肺癌发生中所起的保护作用。乙醇与其一级代谢产物（乙醛）是含酒精类饮料及酒类的主要致癌物质。2018年

全球癌症数据显示，接近40.9%口腔癌、23.2%喉癌、21.6%肝癌、21%食管癌和12.8%的结肠癌由摄入含酒精饮料导致。值得注意的是，对于女性乳腺癌而言，控制酒精摄入是主要的可调控的乳腺癌高危因素，在2018年的统计中，16.4%（3.9万例）新发乳腺癌与酒精摄入相关。

（二）控制体重、健康膳食、适度锻炼

20世纪中叶，对肥胖人群大量的流行病学调查研究证实，肥胖是绝经后乳腺癌、子宫内膜癌和结直肠癌等数种肿瘤患病及死亡的高危因素。至2016年，IARC在肥胖相关的癌症名单中又增加了数种肿瘤，例如胃癌、肝癌、胰腺癌、卵巢癌和甲状腺癌等。2014年美国癌症数据提示，7.8%的癌症发生与肥胖相关，仅次于吸烟对癌症发生率的影响。在中国，人群平均BMI较西方国家低，但目前大量含糖饮料的流行、快餐及高热量饮食的流行、长期静坐的工作方式和注视手机/电脑屏幕时间的增加均导致肥胖人群的逐年增加。因此，美国癌症临床协会推荐通过健康膳食、适度锻炼等生活行为控制体重，进一步降低癌症发病风险。

（三）控制感染因素

共有11种病原体被IARC归类为人类致癌物，包括1种细菌（幽门螺杆菌，H.pylori，HP），7种病毒以及3种寄生虫。7种致癌病毒包括乙型肝炎病毒、丙型肝炎病毒、人乳头瘤状病毒、EB病毒、人免疫缺陷病毒（human immunodeficiency virus，HIV）、卡波西肉瘤相关疱疹病毒（Kaposi sarcoma herpes virus，KSHV）、人类T细胞白血病病毒1型。3种致癌寄生虫为泰国肝吸虫（*Opisthorchis viverrini*）、华支睾吸虫（*Clonorchis sinensis*）以及埃及血吸虫（*Schistosoma hematobium*）。

（四）防晒防辐射

紫外线与电离辐射均为恶性肿瘤的高危物理因素，已在肿瘤病因学部分详述，这里不再探讨。针对这些高危因素，美国癌症临床学会推荐以下行为进行有效防晒：①正午避免阳光直射，需至遮阴处活动；②使用足量防晒霜；③户外活动佩戴宽沿遮阳帽和太阳眼镜；④穿着轻薄衣服覆盖手脚进行物理防晒；对于电离辐射医务工作者在工作中需建立良好防癌意识，对年龄较小、非必要性、可用其他无辐射检查替代等情况下的患

者，尽量避免使用 CT 检查。

二、恶性肿瘤二级预防

二级预防中的早发现，即指对健康人群进行大规模肿瘤筛查，或者对那些具有高危因素的患者进行早期的预防性筛查；早诊断，指通过宣教使出现可疑症状的人群及时就医、及时明确诊断；早治疗，指对于癌前病变及时采用手术治疗和各种物理化学治疗，从而达到防癌治疗的目的。

（一）恶性肿瘤筛查

宫颈癌与乳腺癌筛查，被称为"两癌筛查"，在中国近年来的城乡普及率达 80% 以上。NCCN 及各肿瘤学会均有标准的肿瘤筛查指南，通过年龄、家族史、生活方式、基因进行风险人群的区分，针对不同风险人群制定相应的筛查计划。例如，乳腺癌各项国际指南均一致推荐对于 50 岁以上及一般患病风险的女性常规接受乳腺钼靶筛查；各大指南推荐钼靶筛查的频率为 1 年或 1～2 年 / 次。值得注意的是，亚洲女性与西方女性不同，在乳腺癌发病年龄和正常的乳房结构等方面均有亚洲女性特有的一些健康状态和特点。例如我国科学家就发现中国大城市女性乳腺癌平均发病年龄较西方国家更早，中国的患病年龄均数为 45 岁。因此，我们应该因地制宜针对中国女性从 40 岁开始进行筛查。除发病年龄以外，具有乳腺癌或卵巢癌家族史女性作为高危人群，应进一步检查是否携带乳腺癌易感基因，如 *BRCA1* 和 *BRCA2*；携带 *BRCA* 基因突变的患者相对于无突变的患者来说其一生患乳腺癌的风险明显增加，因此指南推荐对这群女性 30 岁后每年进行筛查。

综上所述，要做好癌症筛查，需通过结合各国自身癌症流行病学调查数据、国情、经济水平制定筛查方案；同时需建立有效风险分层评估手段，以达到高效筛查的目的。最后，对于筛查手段不明确的恶性肿瘤、或筛查效率较低的恶性肿瘤，如何建立敏感性特异性高、无侵入性、风险收益比高的筛查手段仍值得医学研究者们进行探索。目前即将引入临床应用的研究包括，使用低剂量 CT 进行肺癌筛查，使用血浆中游离的非编码 RNA 作为前列腺癌筛查的指标等。

（二）恶性肿瘤早期诊断

通过对肿瘤患者的早期诊断，可减少晚期癌症患者比例，从而达到提高整体癌症患者生存预后水平，减少晚期癌症高昂的医疗费用负担，提高癌症患者生存质量等目的。恶性肿瘤的早期诊断依赖于公众对可疑症状的认识，准确的临床诊断评估手段以及早期接受治疗的可行性。WHO 针对不同恶性肿瘤总结出需引起重视的征兆，医务工作者需对公众进行足够的宣教。例如，乳腺癌可疑征兆包括：乳腺包块及肿物、乳房不对称、乳房皮肤凹陷、乳头凹陷、乳头血性溢液、乳头乳晕区皮肤溃疡湿疹等。宫颈癌可疑征兆包括：性交后出血、阴道分泌物过多及性状异常等。结直肠癌征兆包括：排便习惯改变、无明显诱因的体重下降、贫血、便血等。针对不同肿瘤，亦有专门的诊断指南，依照指南的最优诊断流程，对可疑患者进行相应影像学、检验、必要时进行病理活检，以明确诊断。

（三）癌前病变的治疗

癌前病变并不属于癌，是一类经过病因学、流行病学调查发现，在该病变发生的基础之上将大大增加癌症的发病风险的病变。通过及时治疗癌前病变，可大大减少最终发展为癌症的概率。同时，在治疗癌前病变过程中可对患者进行健康膳食、保证足够运动、戒烟控酒等改善生活行为的宣教，结合肿瘤的一级预防进一步降低进展为恶性肿瘤的概率。目前公认的癌前病变包括口腔黏膜白斑、化生和萎缩性胃炎等。

三、恶性肿瘤三级预防

恶性肿瘤的三级预防可针对两类人群实施，一类为早期恶性肿瘤完成根治性治疗的患者，另一类为晚期恶性肿瘤进行姑息治疗的患者。对于第一类患者，三级预防可称为"肿瘤康复"，其定义为：基于多学科合作团队，以"癌症幸存者"需求为中心，从癌症诊断开始直至生命结束，所提供的一系列身心及社会支持、医疗与服务帮助肿瘤患者回归生活。其目的包括：①检测与预防复发、转移；②改善与预防因肿瘤及其治疗导致的近期和远期的不良反应；③改善身体症状与心理困扰；④加强肿瘤康复多学科和三级防治体系的共同合作；⑤提供个人、家庭、社会人文关怀与支持等。针对第二类患者，三级预防与"临终关怀"的工作内容更为相似，其主要目的为：①减轻癌症造成的生理上的痛苦改善生活质量；②协助患者及家人逐步接受现实，更多地为个人、家庭提供社会人文关怀。

第六节　未来研究方向与展望

肿瘤是一种古老的疾病，从古及今人类一直在不懈地探究肿瘤发生发展的原因以及有效的治疗方法，也取得了瞩目的成就。就病因学而言，人类对肿瘤的病因认识历经了一个漫长的过程，逐渐认识到化学因素、物理因素、生物因素和遗传因素等可以诱发人类肿瘤。人类通常是暴露于各种各样的致癌因素中，不同的致癌因素导致体细胞发生基因突变，并且在多步骤突变的结果下，导致了遗传物质的改变及基因表达紊乱，形成了具有异常生物学特性的细胞，最终转变为肿瘤。阐述肿瘤病因学最好的例子是 Vogelstein 团队在结肠癌方面的研究，他们发现在结肠癌的不同阶段，即良性增生、原位癌再到浸润癌过程中，贯穿着 *APC*、*Ras* 和 *p53* 基因突变和 DNA 甲基化异常等一系列分子事件。这一发现除了应用于结肠癌中，还可以指导其他肿瘤的病因学研究。但是，肿瘤是一类涉及了遗传物质、信号转导、代谢改变和免疫等功能异常的复杂性的疾病，因此其病因也非常复杂。复杂的病因学使得研究肿瘤的工作面临极大的挑战。所以截至目前，我们对大多数肿瘤的病因仍然停留在非常浅薄的阶段，很多肿瘤的病因还有待肿瘤研究者进行探索和阐明。肿瘤的病因学及发生发展的机制依然是未来研究的终点和难点。

目前，肿瘤的诊断和治疗取得了重大的进展，肿瘤的诊断必须依赖临床诊断、分子病理诊断以及仪器诊断进行综合的判断。近几十年来新技术的发现和诊断仪器的发展在肿瘤的精确诊断中起到了重要的作用，尤其是 MRI、PET-CT、PCR 技术和二代测序技术等。其中，PCR 技术和二代测序技术等可以较为准确地反映肿瘤组织中基因突变情况和基因表达变化，并且随着这些技术在临床病理诊断中的应用，如检测 *APC* 基因和 *BRCA* 基因突变等，我们可以更精确地诊断肿瘤、对肿瘤患者的预后和临床用药进行判断。在现有的分子诊断和影像诊断技术基础上，开发灵敏度更高、特异性更好的早期诊断肿瘤指标与预后指标，整合分子病理影像技术，并对每个肿瘤患者进行精确的分子分型，以期进行精确的预后判断及个体化治疗，是肿瘤诊断未来的发展方向。

在肿瘤治疗方面，手术治疗、放射治疗和化学治疗等传统治疗理念和手段也得到了革新、发展和完善。高精尖外科手术系统的应用，例如腔镜手术和达芬奇机器人的应用等为微创手术带来了进展，增加了手术精度并减少了术中损伤和出血。"精准放疗"概念的推行相对于传统放疗，定位更精准、毒副作用更少。最令人瞩目的应当在药物治疗方面，特别是靶向药物的突破。从1997 年 FDA 批准曲妥珠单抗（Trastuzumab）应用于 HER2 过表达的乳腺癌治疗后，历经数十余年发展，科学家们针对肿瘤驱动基因、肿瘤细胞中异常细胞周期蛋白、异常的同源重组修复和肿瘤微环境，相应的开发出一系列的靶向药物，如酪氨酸激酶抑制剂（tyrosine kinase inhibitor，TKI）、CDK4/6 抑制剂、抗 VEGFR-2 单克隆抗体、PARP抑制剂等靶向药，使分子靶向药物已逐渐从基础科研向临床转化，从晚期姑息治疗到目前临床一线用药，显著改善了患者的预后和生存，提高肿瘤患者的生活质量。免疫治疗作为肿瘤治疗的新兴治疗手段也得到迅速发展。随着 CTLA4、PD-1/PD-L1 的发现和 CAR-T 技术的发明应用，免疫治疗在体外及体内实验中均表现出优良的治疗效果。2016 年 PD-1/PD-L1 免疫检查点抑制剂被 FDA 批准用于黑色素瘤和肺癌患者治疗，2017年 CAR-T 细胞药物被批准用于淋巴细胞白血病的治疗。

人类对肿瘤的研究依然没有停下脚步，对肿瘤的探索必将深化我们对肿瘤的认识并对肿瘤的诊治产生积极的效应。结合当下研究热点及存在问题，肿瘤的病因学和早期诊断、肿瘤组织微环境中各种细胞的相互作用和沟通机制、肿瘤免疫逃逸机制、肿瘤转移、肿瘤表观遗传调控、肿瘤细胞中异常的细胞器、肿瘤代谢重编程、肿瘤抗死亡及永生化能力、肿瘤细胞放化疗靶向治疗耐受机制以及新靶向药物 / 免疫药物的开发依然是未来肿瘤研究的热点及方向。

（宋尔卫　龚　畅　李孟森）

参 考 文 献

[1] Bray F, Ferlay J, Soerjomataram I, et al. Global cancer statistics 2018: Globocan estimates of incidence and mortality worldwide for 36 cancers in 185 countries. CA: a cancer journal for clinicians, 2018, 68(6): 394-424.

[2] Chen W, Zheng R, Baade P D, et al. Cancer statistics in china, 2015. CA: a cancer journal for clinicians, 2016, 66(2): 115-132.

[3] Hanahan D, Weinberg R A. Hallmarks of cancer: The next generation. Cell, 2011, 144(5): 646-674.

[4] Harashima H, Dissmeyer N, Schnittger A. Cell cycle control across the eukaryotic kingdom. Trends in cell biology, 2013, 23(7): 345-356.

[5] Lambert A W, Pattabiraman D R, Weinberg R A. Emerging biological principles of metastasis. Cell, 2017, 168(4): 670-691.

[6] Sondka Z, Bamford S, Cole C G, et al. The cosmic cancer gene census: describing genetic dysfunction across all human cancers. Nature Reviews Cancer, 2018(18): 696-705.

[7] Liberti M V, Locasale J W. The warburg effect: How does it benefit cancer cells?. Trends in biochemical sciences, 2016, 41(3): 211-218.

[8] Zhuang X, Zhang H, Hu G. Cancer and microenvironment plasticity: Double-edged swords in metastasis. Trends in pharmacological sciences, 2019, 40(6): 419-429.

[9] Sanmamed M F, Chen L. A paradigm shift in cancer immunotherapy: From enhancement to normalization. Cell, 2019, 176(3): 677.

[10] Collins F S, Varmus H. A new initiative on precision medicine. New England journal of medicine, 2015, 372(9): 793-795.

[11] van Maaren M C, deMunck L, de Bock G H, et al. 10 year survival after breast-conserving surgery plus radiotherapy compared with mastectomy in early breast cancer in the netherlands: A population-based study. The Lancet Oncology, 2016, 17(8): 1158-1170.

[12] Santos R, Ursu O, Gaulton A, et al. A comprehensive map of molecular drug targets. Nature reviews drug discovery, 2017, 16(1): 19-34.

[13] Ribas A, Wolchok J D. Cancer immunotherapy using checkpoint blockade. Science, 2018, 359(6382): 1350-1355.

[14] Vineis P, Wild CP. Global cancer patterns: Causes and prevention. The Lancet, 2014, 383(9916): 549-557.

[15] Gapstur S M, Drope J M, Jacobs E J, et al. A blueprint for the primary prevention of cancer: Targeting established, modifiable risk factors. CA: a cancer journal for clinicians, 2018, 68(6): 446-470.

第十三章 白 血 病

第一节 概 述

白血病（leukemia）是一类起源于造血干祖细胞的恶性克隆性疾病，尤其好发于青少年，是血液系统最为常见的恶性肿瘤之一。根据白血病细胞的分化成熟程度和自然病程可将白血病分为急性和慢性两大类，根据受累细胞类型还可将白血病分为髓系白血病和淋系白血病等。另外，还存在基于细胞形态学的经典 FAB 分类法，以及基于细胞形态学、免疫学、细胞遗传学以及分子学综合分析的 MICM 分类法，并将白血病分为多种亚型，以便于个体化的精准治疗。

白血病在我国发病率为 (3～4)/10 万，在各年龄组恶性肿瘤的死亡率中分别占第 6 位（男性）和第 8 位（女性），在儿童及 35 岁以下成人中的死亡率中占第 1 位。在所有急性白血病中，急性髓系白血病（acute myeloid leukemia，AML）是成年人中最常见的一种，约占此类疾病的 80%，发病率为 1.62/10 万。AML 的病死率很高，发病很急而且病程较短，一般为数周到数月。与此同时，AML 的发病率与患者年龄呈正相关，在年龄小于 65 岁的人群中，每 10 万人中约有 1.3 例被诊断为 AML；而对于年龄大于 65 岁的人群，AML 发病率增至每 10 万人中 12.2 例。慢性髓系白血病（chronic myeloid leukemia，CML）发病率 0.36/10 万，约占白血病患者的 15%，发病率随年龄增长而升高。急性淋巴细胞白血病（acute lymphoid leukemia，ALL）在儿童中多见，在我国发病率为 0.69/10 万，而慢性淋巴细胞白血病（chronic lymphoid leukemia，CLL）相对少见，以老年人多见，发病率约为 0.05/10 万。由于白血病病因复杂，恶性程度较高，因此仍是严重威胁人类健康的一类恶性疾病。

医学工作者和科学家们经过一百多年的不懈努力，在白血病的发病机制及其相应治疗策略方面都取得了重要的发现。如：对白血病的分型，从细胞形态鉴定深入到分子分型；对白血病的遗传学研究，从基因突变分析延伸到表观遗传改变的探讨；对白血病的发病原因，从内源性基因决定丰富到外界微环境与内因共同的影响；对白血病细胞特性分析，从简单的增殖、凋亡检测到生物标志物的探索以及代谢特性的鉴定；对白血病的治疗，从常规化疗扩展到针对不同分型的特异治疗再到免疫治疗。

其中，中国医务工作者和科学家也做出了巨大贡献，如上海瑞金医院王振义院士开创了白血病诱导分化治疗法，在国际上首创用国产全反式维甲酸治疗急性早幼粒细胞白血病（acute promyelocytic leukemia，APL），成功实现了将恶性细胞改造分化为良性细胞的白血病临床治疗新策略，奠定了诱导分化理论的临床基础，确立了 APL 治疗的"上海方案"。他的学生陈竺、陈赛娟和陈国强院士继续优化相应治疗方案，并且与哈尔滨医科大学的张庭栋教授（三氧化二砷治疗 APL 的发现者）合作并提出了"协同靶向治疗"的方法。经过多年努力，全反式维甲酸和三氧化二砷两药联合治疗 APL 可使患者的五年生存率达到 90% 以上。两药联用的治疗方案得到了国内外学者的一致认可，逐渐成为国际上治疗该病的标准方案。治疗取得成功的同时，几位院士和他们的团队进一步深入研究了 APL 的遗传学基础与分子机制，树立了基础与临床结合的成功典范，并对阐明全反式维甲酸和三氧化二砷治疗 APL 的细胞和分子机制做出了重大贡献。北京大学人民医院的黄晓军教授自 2001 年开展第一例单倍型造血干细胞移植并获得成功以来，为白血病骨髓移植打开了一扇新的大门。目前，累计 2 000 余例成功的临床案例使得单倍型造血干细胞移植技术走向成熟，从细胞因子诱导免疫耐受等临床前期研究到逐步建立、完善了国际原创的单倍型移植技术体系 -"北京模式"，达到了与人类 HLA 相合同胞和非血缘供者移植等同的疗效。造血干细胞移植成功率上升至 60%～70%，患者不用再因为寻找不到全相合的骨髓配型而陷入深深的绝望。单倍型造血干细胞移植技术亦在国内外被广泛推广和应用。

此外，我国多位科研工作者近年来进一步阐明了表观遗传调控（如 *DNMT3A* 突变）以及糖代谢（如 *HIF1A*、*PDK2* 和 *GLUT5*）和氨基酸代谢（如 *PPM1K*）等相关基因对白血病演变的重要作用。华人生物学家陈列平教授率先发现了 PD-L1 的独特抗肿瘤作用，极大推动了 PD-1/PD-L1 抗体应用于肿瘤免疫治疗的临床应用，为寻找基于其他靶向白血病的免疫抑制性靶点而治疗白血病铺平了道路。在这方面，国内多位学者也陆续发现了多个与 AML 发生发展密切相关的免疫治疗靶点，如 CD244 和 LILRBs 等，为白血病的免疫治疗提供了重要靶点。总之，中国血液人前仆后继，开拓创新，将继续为攻克白血病贡献自己的力量。

尽管目前我们对白血病的研究已经取到了不少突破，但最终战胜这一恶性血液病的路途还很遥远。越来越多的证据显示，白血病细胞中存在一群频率相对较低的白血病干细胞（leukemia stem cells，LSCs）或白血病起始细胞（leukemia initiating cells，LICs），LSCs 被认为与白血病的发生、发展、复发和耐药的产生密切相关。但内在因素和外在造血微环境因素如何维持 LSCs 自我更新、分化、归巢、侵袭、微环境的定位以及代谢等特征还远未阐明。另外，LSCs 还存在很高的异质性，加上白血病类型多样，遗传突变各异，对白血病的研究仍需在微观层面继续深入探讨以实现精准治疗的最终目标。同时，单细胞测序和免疫治疗等新技术和治疗手段的兴起，也必将开启白血病治疗的新篇章。相信凭借人类的智慧以及日新月异的技术革新，攻克白血病不再是梦想。

第二节 病 因

白血病发生的病因尚不完全清楚，通常认为主要与遗传、感染、放射以及环境因素所致的基因突变、转录、表观遗传、代谢通路等信号通路的改变（内在因素）密切相关。近年来，越来越多的证据显示造血微环境相关细胞/因子等成分的变化（外在造血微环境因素）也能导致造血干祖细胞恶性转化和白血病演变。因此，精确阐明白血病演变的内外因素对白血病的治疗至关重要。现简述如下：

一、遗传因素

主要包括各种类型基因突变，可以是后天获得的或者先天遗传的，遗传性的原癌基因突变在儿童和青少年白血病中占 4%～10%，在成年白血病中约占 4%。随着近年来二代测序技术的发展，其分子机制逐渐被阐明，有助于对疾病的深入理解。

（一）基因突变

目前白血病的基因突变的原因还不是非常清楚，不同类型白血病的具体发病机制各不相同，但经常伴随着染色体的易位、缺失、框移突变、重复和倒位等突变，特别是染色体易位等导致的融合突变特别常见：如 20%～40% 的 AML-M$_2$ 患者伴有 t（8；21）易位的 *AML1-ETO* 融合基因；98% 左右的 AML-M$_3$ 型伴随着染色体的 t（15；17）形成 *PML-RARα* 融合基因；AML-M$_5$ 伴有 *MLL-AF9* 融合基因；CML 常伴有 *Bcr-Abl* 或 *Bcr-Abl-T315I* 突变型基因融合。B-ALL 常伴有 *Bcr-Abl*、*E2A-PBX1*、*MLL-AF4*、*MLL-AF6*、*MLL-ELL* 和 *MLL-ENL* 等基因融合。

（二）家族性骨髓增生异常综合征/急性髓系白血病易感综合征

此类疾病通常为单基因遗传病，与该疾病相关的基因突变主要有 *RUNX1*、*CEBPA*、*DDX41*、*GATA2*、*ANKRD26*、*ETV6*、*ATG2B* 和 *GSKIP* 等。如：家族性血小板疾病（FPD）伴髓系恶性疾病（FPD/AML）主要由 *RUNX1* 遗传性突变造成，是首个被证实的遗传性髓系恶性疾病综合征（HMMS）。*CEBPA* 编码的蛋白 C/EBPα 在早期髓系细胞的分化中起重要作用，*CEBPA* 突变可导致 42kDa 的 C/EBPα 形成了 30kDa 截短体，失去了具有转录激活结构域，并导致其下游的靶基因无法被激活而使髓系细胞分化受阻。*DDX41* 编码的蛋白作为一种解螺旋酶，参与 RNA 前体的剪接和 RNA 加工,部分 MDS/AML 患者的家族中存在先天性的 *DDX41* 框移突变,50% 则会发展成 MDS/AML。GATA2 是正常造血中重要的转录因子,在家族遗传性 MDS/AML 中,常伴有错义突变以及移码突变,该突变所导致的白血病具有发病时间早、预后不良、早期骨髓移植成功率高等特点。ETV6 属于 ETS 转录抑制因子家族成员,该蛋白存在一段高度保守的 DNA 结合域,其突变可导致 ETV6 与 DNA 结合减弱或核定位功能的缺失,并丧失对下游基因如 *MMP3* 及 *PF4* 的转录抑制作用而导致 MDS/AML 的发生。

(三)遗传性骨髓衰竭综合征

遗传性骨髓衰竭综合征(IBMFs)是一类骨髓造血罕见病,可发展成 AML 及 ALL 等血液恶性疾病,包括端粒综合征和范可尼贫血等。端粒综合征是端粒持续异常的一种疾病,端粒复制能力的增加可能是通过端粒酶复合物的作用实现。端粒的异常缩短导致细胞过早死亡、衰老及基因组不稳定,继而导致器官和组织功能受损、稳态改变或不适当生长,发生多种肿瘤的风险高,其中 AML 占 8%。范可尼贫血(FA)是一种遗传病,患者的细胞不能正确修复一种危害极大的 DNA 损伤,即链间交联。这种 DNA 修复缺陷导致基因组不稳定,从而使患者对细胞毒性治疗更敏感并易感某些恶性肿瘤。这一缺陷也会导致机制不明的造血干细胞丢失,从而引起骨髓衰竭。大多数 FA 都是常染色体隐性遗传疾病,病因为累及单个 *FA* 基因的纯合突变或复合杂合突变。大多数 *FA* 基因都需要 2 个等位基因均丧失正常功能才会引起疾病。FA 患者中常见 MDS 和白血病;在很多情况下,MDS 或 AML 是起病表现。据估计,FA 患者发生 MDS 和 AML 的风险分别是一般人群的 6 000 倍和 700 倍。到 50 岁时,多达 40% 的 FA 患者会发生 MDS,多达 15% 的 FA 患者会发生 AML,也有患者发生淋巴系统恶性肿瘤。

(四)癌症易感综合征

部分易感综合征也导致白血病的发生,包括 Li-Fraumeni 综合征和林奇综合征(Lynch)等。如:*p53* 基因突变被认为是肿瘤中最常见的突变,*p53* 胚系突变最常使个体易发软组织肉瘤、骨肉瘤、乳腺癌、恶性脑肿瘤以及肾上腺皮质癌,这些肿瘤被认为是 Li-Fraumeni 综合征的主要肿瘤

类型,大约 5% 的生殖系 *p53* 突变个体存在白血病。Lynch 综合征患者 DNA 错配修复(MMR)基因(如 *MLH1*、*MSH6*、*PMS2* 等)的一个等位基因存在种系突变,另一个等位基因则由于体细胞突变、杂合性缺失或启动子超甲基化导致的表观遗传沉默而失活,从而导致微卫星的重复核苷酸序列区 DNA 错配(微卫星不稳定性),并促进突变率增加。目前认为这些癌症相关基因中突变的堆积驱动了 Lynch 综合征的癌变过程,其中白血病约占所有肿瘤的 2.3%。

(五)其他遗传改变

越来越多的证据表明,许多转录因子的异常表达可以触发或加速白血病的进程,如 MEIS1 和 HOXA9 的过度表达可以导致白血病的发生和进展;*HIF1A* 和 *Myc* 等基因可显著加速白血病的演变。表观遗传的改变也与白血病的命运密切相关,如 DNA 甲基转移酶(*DNMT3A*)基因在 20% 左右的 AML-M$_5$ 中存在突变,其中累及第 882 位精氨酸密码子的突变频率达 18.8%;去甲基化酶 *TET2* 基因突变在 MDS 和 AML 的突变频率大约为 25%,*TET2* 突变的造血干细胞自我克隆增殖显著增强,并导致白血病或肿瘤的发生。此外,许多代谢调控通路相关基因的突变也可加速白血病的进程。如异柠檬酸脱氢酶(*IDH1/2*)突变可以导致 2-酮戊二酸转变为 2-羟基戊二酸,并最终导致白血病的发生;丙酮酸激酶(*PKM2*)可以通过增强糖酵解或表观遗传改变而促进白血病的发生。因此,证据表明基因突变、转录异常、表观改变、代谢重编程等多种因素的异常改变及相互影响可能共同促进白血病的快速演变,这也是导致白血病肿瘤种类繁多、病程多变、难以根除的主要原因之一。

二、环境因素

(一)生物因素

1. **病毒**　在与白血病相关的生物因素中,病毒已经被证明对于白血病的发生起到重要的作用。在 20 世纪 80 年代,研究人员就已经从成人 T 细胞白血病的细胞系中发现存在 C 型逆转录病毒,即人 T 细胞白血病病毒 1 型(HTLV-1),使得研究人员初步认识到病毒和白血病发生发展存在关系。而近年来随着白血病研究的深入和相

关实验技术的进步,病毒对于白血病发生发展的作用和相关机制也得到了解析。如人类 HTLV-1 可以导致成人 T 细胞白血病(ATL)的发生,同其他逆转录病毒类似,整合的 HTLV-1 前病毒基因组由 2 个长末端重复序列 gag、pol 和 env 组成。基因组还具有称为 pX 的额外序列,其具有 4 个部分重叠的开放阅读框,负责编码蛋白质 p12、p13、p30、Rex 和 Tax。其中,Tax 被认为是受感染细胞永生化和转化的主要病毒因子,Tax 可激活 NF-κB 和 AP-1 途径参与调控 T 淋巴细胞的增殖,表达 Tax 的细胞绕过细胞周期检查点,影响 DNA 损伤应答和凋亡通路,从而导致遗传和表观遗传改变。此外,HTLV-1 还表达可编码碱性亮氨酸拉链因子 HTLV-1 bZIP(HBZ)的负链 RNA。HBZ 被认为在致癌过程中发挥重要作用,因为它能够驱动感染的细胞增殖,增加 hTERT 转录,抑制细胞凋亡,并根据几种 HBZ 诱导的 microRNA(miRNA)破坏宿主基因组的完整性。近年来,HTLV-2、HTLV-3、HTLV-4 也被陆续发现,其结构与 HTLV-1 类似,但是其是否会同 HTLV-1 一样导致白血病的发生发展,目前相关研究及报导较少。另外,人类疱疹病毒第四型,又称为 EB 病毒(EBV),是最常见能引起人类疾病的病毒之一。近年来有关研究显示 EBV 感染可能增加儿童白血病的患病风险,尤其是 ALL。而其主要机制是通过蛋白抑制细胞凋亡和改变 JAK/STAT 信号级联从而影响抗病毒免疫反应。

2. **其他** 目前仅有很少的研究指出,一部分曲霉菌感染患者会出现不同程度的潜在白血病变化,但曲霉菌感染究竟是否是白血病的致病因素目前尚无定论。目前尚无证据显示寄生虫或细菌与白血病发生存在直接联系。

(二)物理因素

近年来,电离辐射诱发白血病已获得证实。例如,回顾性研究发现二战时期日本广岛和长崎原子弹爆炸幸存者群体以及 1950 年前长期暴露于高辐射水平的放射学家和放射技师群体中,白血病发病率增加了 4~40 倍,且发病率与辐射暴露剂量成正比。在著名的切尔诺贝利核电站泄漏事件幸存者中,包括白血病在内的肿瘤发病率也高于对照人群。高剂量电离辐射可诱导 DNA 双链断裂,这可能是造成造血干细胞恶性转化

成 LSCs 所需的基因突变、缺失或易位的重要原因。另外,流行病学证据提示,在儿童期暴露于 X 射线和 γ 射线与白血病发生率的小幅度增长密切有关。一项队列研究发现,与累积辐射剂量小于 5mGy 的个体相比,累积辐射剂量大于等于 30mGy(相当于 5~10 次左右的头颅 CT 扫描)的个体随后发生白血病的风险增至 3 倍。

(三)化学因素

暴露于高水平苯类物质与 AML 风险较高有关。石油销售工作者的较低水平苯类物质暴露与 MDS(而非 AML)的风险上升相关。国内另一组流行病学调查研究显示,生产苯工厂的职工白血病发病率为对照人群的 5~6 倍。动物实验显示,连续吸入高浓度苯超过 80 天的小鼠中,11% 的雌鼠及 19% 的雄鼠出现 AML,其染色体出现多种异常。但目前尚不清楚苯类物质暴露是否存在安全阈值。

早在 20 世纪 70 年代,就有学者提出吸烟是白血病相关的风险因素。一项病例对照研究显示,吸烟与白血病风险上升有关,特别是 AML 风险在长期吸烟的 60 岁以上的受试者中增至 2 倍。目前研究表明,吸烟会增加细胞遗传学的不稳定性,其原因或与烟草中含有苯、乌拉坦、亚硝胺以及放射物质等多种致癌物有关。每天吸烟超过 40 支的患者发生 AML 后,可检测到其 5 号及 7 号染色体典型异常。

甲醛暴露与 AML 之间的潜在相关性尚有争议,来自流行病学研究的数据并不一致。除了暴露于高水平苯类物质或辐射的特殊群体外,已报道的职业或化学物质相关风险一般会增加至 2 倍左右。此外,也有越来越多的药物被发现与白血病相关。许多抗生素类药物都被发现与急性白血病相关,如氯霉素、四环素等。此外,磺胺类药物、抗血小板类药物如阿司匹林等,都被报道增加罹患急性白血病的风险,但其具体机制仍需进一步明确。

三、造血微环境等其他因素

(一)造血微环境因素

由于肿瘤组织通常具有独特的解剖结构、重塑的血管网络以及增强的糖酵解水平,因而肿瘤细胞被认为存在于相对低氧和酸性的微环境中。

低氧或酸性微环境可能和肿瘤的快速演变、高频突变、远处转移、代谢重编程和放化疗耐药等密切相关。LSCs 也可能定位于类似的骨髓低氧或酸性微环境中，但这种微环境如何影响 LSCs 命运亟待阐明。近年来，由内皮细胞、成骨细胞、间充质干细胞、巨核细胞等所构成的多种骨髓微环境已被报道（图 13-2-1，见文末彩图），并提示骨髓微环境不同组分对 LSCs 的命运决定具有重要的调控作用：如 CXCL12 通过与 CXCR4 相互作用影响 LSCs 的归巢，并可被抗 CXCR4 抗体有效抑制；细胞黏附分子 CD44 可与骨髓微环境中的透明质酸相互作用并降低 DNA 的损伤程度；骨

髓微环境成分通过 ITGB3 促进 LSCs 的自我更新和归巢，但并不影响正常造血干细胞的功能，这也提示病理状态下骨髓微环境可能在成分和结构上有别于生理状态下的微环境。此外，其他骨髓微环境成分，如 CCL3、GDF1、IL-6、selectins、hyaluronic acid 等也被证实参与了 LSCs 的干性调控，但是白血病骨髓微环境是否存在一些新组分并对 LSCs 命运产生相应的调控有待进一步明确。

（二）内源性造血生长因子

在体外成克隆实验中，许多对正常造血有重要意义的内源性造血生长因子都可刺激白血病细胞增殖，包括粒细胞集落刺激因子（granulocyte

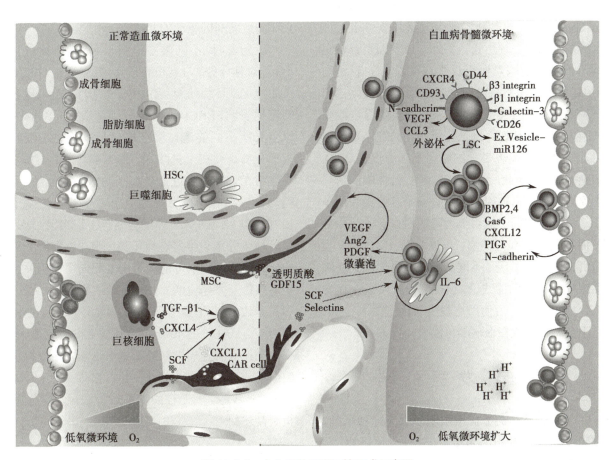

图 13-2-1 白血病骨髓微环境组成示意图

白血病骨髓微环境是一个较正常造血微环境更为缺氧和酸性的微环境，由多种细胞成分组成，如内皮细胞（endothelial cell）、成骨细胞（osteoblast）、脂肪细胞（adipocyte）、巨噬细胞（macrophage）、间充质干细胞（MSC）、巨核细胞（megakaryocyte）、CXCL12 富集网状细胞（CAR cell）等。这些细胞分泌各种生长或细胞因子，如 SCF、CXCL12、CCL3、GDF1、IL-6、selectins、hyaluronic acid 等，并通过 LSCs 的表面受体或配体（CXCR4、ITGB3、CD44、CD93 等）促进其快速增殖，同时影响正常造血微环境的重塑和造血干细胞的功能。

CAR cell：CXCL12 富集网状细胞；HSC：造血干细胞；SCF：干细胞因子；CXCL12：趋化因子（C-X-C 基序）配体 12；CXCL4：趋化因子（C-X-C 基序）配体 4；TGF-β1：转化生长因子 β1；GDF15：生长分化因子 15；VEGF：血管内皮生长因子；PDGF：血小板衍生生长因子；IL-6：白细胞介素 -6；CCL3：趋化因子 C-C 基序配体 3；GDF1：生长分化因子 1；selectins：选择素；CXCR4：趋化因子 C-X-C- 基元受体 4；ITGB3：整合素 β 合亚单位；BMP2，4：骨形态发生蛋白 2，4；Gas6：生长停滞特异性蛋白 6；PIGF：胎盘生长因子。

colony-stimulating factor，G-CSF）、粒细胞 - 单核细胞集落刺激因子（granulocyte-monocyte colony-stimulating factor，GM-CSF）、巨噬细胞集落刺激因子（macrophage colony-stimulating factor，M-CSF）、干细胞集落刺激因子（stem cell colony-stimulating factor，SCF）、IL-3 和 Flt3 配体（Flt3 ligand，Flt3-L）。联用这些因子可产生协同促生长作用。但这些因子受体突变或异常则可导致信号转导功能缺陷并会增加 AML 易感性。例如，重度先天性中性粒细胞减少的患者可伴随 G-CSF 受体基因突变，并容易伴发 MDS，或通过抵抗凋亡而使患者易感 AML。此外，在相当一部分 AML 患者中，多种因子（包括 G-CSF、GM-CSF、IL-1β 和 IL-6）的自分泌或旁分泌刺激可引起白血病细胞的自主性生长。另外一项多因素分析也显示白血病细胞对血小板生成素受体的表达与 AML 患者的缓解持续时间显著缩短有关。自主产生的生长因子（如 GM-CSF）可能会通过改变细胞内的药物代谢而降低化疗药物的细胞毒性作用。体外实验发现多种细胞因子都能促进 AML 细胞的生长，因此，是否应在 AML 治疗中的诱导化疗之中或之后使用造血生长因子有着很大的争议。关于这些因子能否显著降低白血病治疗中并发症的发生率和死亡率，一些关于 AML 的大型随机临床试验发现了不同的临床效果。虽然有关临床疗效有不同的结论，但研究一致发现在诱导化疗或巩固化疗后使用这些生长因子是安全的，且不会增加发生白血病的可能。

第三节 发 病 机 制

白血病是一类造血干细胞恶性克隆性疾病。克隆性白血病细胞因为增殖失控、分化障碍、凋亡受阻等机制在骨髓和其他造血组织中大量增殖累积，并浸润其他非造血组织和器官，同时抑制正常造血功能。白血病的发生是一个复杂而多步骤的过程，目前有关白血病发病机制涉及多个方面，包括癌基因活化、抑癌基因失活、LSCs 克隆性增殖、DNA 修复机制改变、细胞周期或凋亡通路异常以及造血微环境变化等。

白血病的发生、发展是由一群具有自我更新能力的恶性克隆增殖性细胞，即 LSCs，演化而来

的。自 LSCs 的概念被首次提出以来，其独特的生物学行为进一步被挖掘出来，特别是在 CML 和某些类型 AML 中，LSCs 具有非常明确的表型特征。从临床角度来看，LSCs 在疾病进程、治疗及预后中具有重要意义，因为它们可以抵抗现有的大多数癌症治疗方法（如放疗和化疗），也可耐受更有针对性的治疗方法（如酪氨酸激酶抑制剂和免疫疗法）。LSCs 不同于相对分化的白血病细胞的诸多特性可能是其产生治疗耐受的主要原因。大多数细胞毒性药物和放射治疗依赖于肿瘤细胞的分裂以诱导其死亡，但 LSCs 基本上处于相对静息的状态。因此，LSCs 的存在是临床治疗失败和疾病复发的主要原因，迫切需要新的疗法来靶向致癌基因驱动的 LSCs。

研究表明，不同类型干细胞命运，包括自我更新、对称分裂、归巢和静息等，都是通过与其所在的特定微环境的相互作用来维持的。越来越多的证据表明，LSCs 依赖于与正常造血干细胞类似但又所不同的造血微环境信号。造血干细胞大部分都是存在于骨髓这一特殊微环境中，并主要驻留在骨髓中靠近血窦和小动脉旁的位置，可能与内皮细胞和血管周细胞所产生的趋化因子 12（CXCL12）和 SCF 等细胞因子密切相关，这些微环境成分都是维持造血干细胞和 LSCs 所必需的。这些特点提示可能只有同时靶向内在相关调控通路以及微环境成分才能有效清除 LSCs，否则容易导致 LSCs 的耐药和复发。此外，尽管 AML 的治疗方式在过去 40 年中没有发生很大变化，但在这类血液病发病机制的基本生物学方面取得了明显的进展。总的来说，白血病的发生是一个多因素、多步骤、多途径的演变过程。现将其发病机制简述如下：

一、多种致病因素共同作用

（一）融合基因

融合基因是由两个或多个基因的编码区相连，置于同一套调控序列控制下而构成的嵌合基因。它可以通过染色体重排产生，也可以由异常转录产生。融合基因可以驱动白血病的发生和恶性进展。AML 中不同的融合基因具有不同的临床特征及不同的恶性转化模式。目前临床常见的 AML 融合基因主要有 *MLL-AF9*、*PML-RARα*、*AML*

（*RUNX1*）-*ETO*（*RUNX1T1*）、*NUP98-NSD1*、*ETV6-LYN*、*CBFβ-MYH11*、*AML1-MTG8*、*SET-CAN*、*TEL-PDGFR*、*TLS-ERG*、*MLL-ELL*、*MLL-AF6*（*MLLT4*）、*FUS*（*TLS*）*-ERG* 和 *NUP98-HOXA9* 等。第 5 和 / 或 7 号染色体全部或部分丢失是接触烷化剂或辐射后最常见的细胞遗传学异常。经过 DNA 拓扑异构酶Ⅱ的化合物处理后，可能会形成包含 *MLL*、*AML1* 和 *PML* 的平衡染色体重排。其中 *MLL-AF9* 和 *NUP98-HOXA9* 具有非常相似的作用，它们都引起红细胞和髓样成熟的明显阻滞，而 *AML1-ETO* 和 *PML-RARα* 对髓系和红细胞分化的影响不大。现就几个常见融合基因进行简要介绍：

1. *MLL*（mixed lineage leukemia）基因　*MLL* 融合基因是由位于 11q23 染色体上的 *MLL* 基因与其他染色体上的基因融合而成，其中尤以 AML 中多见。*MLL* 融合基因种类繁多，*MLL* 常见的融合伴侣为 *AF4*、*AF9* 和 *ENL*，而 *MLL-AF9* 融合基因最为常见，t（9；11）（p22；q23）形成的 *MLL-AF9* 融合基因可见于 M_5 型 AML 中。

2. *PML-RARα*（promyelocytic leukemia-retinoic acid receptor alpha）　该融合基因是通过 t（15；17）（q22；q12）染色体易位后形成，位于 Ph 染色体上。*PML-RARα* 的表达可干扰 RARα 在细胞核内的分布并对细胞分化进行调控，使大量细胞阻滞在早幼粒细胞阶段。急性早幼粒白血病（APL）由癌蛋白 PML-RARα 驱动，能拮抗白血病细胞的分化并维持细胞的自我更新能力。约有 98% 的 APL 具有此种融合基因，由于全反式维甲酸对于大部分 APL 患者有效，所以 PML-RARα 可以作为 APL 特异分子标志物，配合临床上使用全反式维甲酸对 APL 进行治疗。

3. *AML1-ETO*（acute myeloblastic leukemia 1-eight twenty-one）　该致癌融合基因也称为 *RUNX1-RUNX1T1*，由 t（8；21）（q22；q22）染色体易位产生，这是 AML 中最常见的染色体重排之一，多发生于 M_2 型白血病中。*AML1* 基因在正常造血中起着重要的作用，正常情况下通过调节谱系特异靶基因（如过氧化物酶）而发挥转录激活因子作用，染色体易位形成 *AML1-ETO* 融合基因后，由激活因子变成了抑制因子。AML1-ETO 通过蛋白 - 蛋白的直接相互作用抑制正常 AML1

蛋白质介导的功能，抑制主要造血转录因子以改变造血祖细胞的自我更新及分化成熟过程，启动异常造血细胞增殖信号，并引起白血病细胞异常增殖。

4. *Bcr-Abl* 融合基因　Ph 染色体是由 9 号和 22 号染色体长臂的平衡易位导致的，即位于 9 号染色体 q34 的原癌基因 *ABL* 易位至 22 号染色体 q11 上的断裂丛集区（*Bcr*），从而形成 *Bcr-Abl* 融合基因，表达相对分子量为 210kDa 的蛋白 p210。细胞 ABL 激酶受其氨基末端区域与羧基末端酪氨酸激酶结构域结合的负调控，而融合的 p210 *Bcr-Abl* 序列破坏 ABL 的自身抑制结构，导致形成具有蛋白酪氨酸激酶（PTK）活性的结构，促进下游激活。研究证实，p210 融合蛋白是导致 CML 发病的根本原因，p210 是一种异常的受体型酪氨酸激酶蛋白，可引起信号传导通路下游的特定底物蛋白分子的磷酸化水平显著提高。另外，p210 蛋白可以通过干扰 DNA 损伤修复相关蛋白的功能而引起整个基因组的不稳定性，随着疾病的进程可出现额外的染色体异常，如 8 号染色体三体、17 号等臂染色体及双 Ph 染色体等。另外，在急变期的 CML 患者中还发现一些染色体易位，如 t（3；21）（q26；q22）形成 AML1-EV1 融合蛋白，此种异常在急变期患者发生率约为 2%；t（7；11）（p15；p15）形成 NUP98-HOXA9 融合蛋白，此种异常会出现骨髓增殖异常改变。

（二）遗传性或家族性基因变异

先天性遗传病，如范可尼贫血、唐氏综合征、毛细血管扩张症、布卢姆综合征、先天性中性粒细胞减少症以及与 *CEBPA*、*GATA2*、*p53*、*RUNX1*、*ANKRD26*、*ETV6*、*DDX41*、*AML1*、*SRP72*、*TERC* 和 *TERT* 等基因相关的生殖细胞突变与 AML 的易感性有关。这些综合征中受影响的基因是造血发生过程中的重要调节因子，常与白血病发生密切相关。同样，受克隆性血液病（包括家族性骨髓增生异常和骨髓增生性肿瘤）影响的患者也可能在疾病过程中发展为 AML。遗传性或家族性的 AML 可能随年龄的推移逐渐显现，因为造血干细胞静息态有利于避免 DNA 损伤、染色体畸变和基因突变，而衰老期造血干细胞的特性则会随着年龄增长发生急剧变化，表现为谱系分化能力的髓系分化偏向性并导致免疫能力降低和髓样恶性肿瘤的发生率增加，以及自我更新能力的逐渐丧失和 DNA 损伤的积累增加。此外，由于受到内外因素的影响，造血干祖细胞也会获得新的相关基因突变，如 *IDH1/2*、*IKAROS*、*FLT3*、*DNMT3A* 等，并逐渐恶性转变为不同类型的白血病。现将部分常见先天或后天突变基因简述如下：

1. CEBPA 突变 这是一种在粒细胞分化中起关键作用的转录因子。该基因编码包含碱性亮氨酸拉链（bZIP）结构域的转录因子，并识别靶基因启动子中的 CCAAT 基序。编码的蛋白质在同源二聚体中以及具有 CCAAT 增强子结合蛋白 β 和 γ 的异二聚体中起作用。该蛋白质的活性可以调节参与调控细胞周期以及体内稳态的基因的表达。*CEBPA* 末端无义突变会导致显性负效应 C/EBP-α 蛋白产生，而 C 末端突变降低该转录因子的 DNA 结合潜力。*CEBPA* 突变与细胞遗传学正常的 AML（CN-AML）特别相关。

2. p53 突变 *p53* 是著名的抑癌基因。正常 p53 在 G_1 期检查 DNA 损伤，监视基因组的完整性。如有损伤，p53 蛋白阻止 DNA 复制，以提供足够的时间使损伤 DNA 修复；如果修复失败，p53 蛋白则引发细胞凋亡；如果 *p53* 基因的两个拷贝都发生了突变，对细胞的增殖失去控制，则会导致细胞癌变；此外，有文献报道 *p53* 基因若发生单个拷贝突变，其会出现"单倍体不足"的表现，即抑癌功能受损。*p53* 突变在 AML 中的阳性率为 8%～14%。这些突变和缺失主要与核型复杂的 AML 相关（69%），在无染色体缺失的 AML 患者中很少见。一般而言，*p53* 突变可导致非常不利的预后，并伴有化疗耐药性。

3. FLT3 突变 *FLT3* 基因编码参与造血的受体酪氨酸激酶，已经在 AML 患者中鉴定出两种主要类别的激活 *FLT3* 突变，分别是内部串联重复（ITD）和酪氨酸激酶结构域（TKD）点突变，这两种突变皆会引起白血病细胞的快速增殖。*FLT3-ITD* 突变发生在大约 30% 的病例中，并且比 *FLT3-TKD* 突变更常见，*FLT3-TKD* 突变发生在大约 10% 的患者中。大量研究显示 *FLT3-ITD* 与 AML 患者的预后呈明显的负相关，导致缓解持续时间缩短，与野生型患者相比，生存期明显缩短。

4. DNMT3A 突变 *DNMT3A* 基因突变在 18%～22% 的 AML 和约 34% 的 CN-AML 中发生。影响精氨酸密码子 882（*R882-DNMT3A*）的错义突变比影响其他密码子（非 *R882-DNMT3A*）的错义突变更常见，并可导致细胞甲基化缺陷。*DNMT3A* 突变被鉴定为前白血病突变，其在 AML 演化早期出现，并在缓解期持续存在。

5. IDH 突变 *IDH1* 和 *IDH 2* 基因突变是一种获得性功能的突变，它导致生理酶功能的丧失，并创造了一种新的酶，可以将 α- 酮戊二酸转化为 2- 羟基戊二酸。据报道，6%～9% 的 AML 病例中 *IDH1* 发生突变，NK-AML 患者中的发生率更高（8%～16%），且已经鉴定出 *IDH1* 的密码子 R132 和 *IDH2* 的密码子 R140 和 R172 处高度保守的精氨酸残基的特异性突变，并与 AML 复发有关。

6. NPM1 突变 核磷蛋白 1（*NPM1*）突变是 AML 中最常见的突变，发生在 25%～30% 的 AML 患者中，以女性为主。*NPM1* 突变导致 NPM1 蛋白在细胞质中而不是在细胞核中的异常表达，刺激髓系细胞增殖与白血病发展。临床上，该突变与单核细胞形态相关，且与 NK-AML 和野生型 *NPM1* 患者相比，具有更好的预测总生存率，但其提高生存率的原因尚不清楚。

7. IKAROS 基因突变 IKZF1（Ikaros family zinc finger 1）是一种转录调节因子，其可与 Aiolos 形成复合体，通过招募组蛋白去乙酰化酶复合物抑制转录，是 B 和 T 细胞分化的造血特异性锌指蛋白调节剂。*IKZF1* 突变占小儿 B-ALL 的 15%～20%，且在 *Bcr-Abl* 阳性患者中该基因突变的发生率高达 75% 以上。B-ALL 的成人发病率为 25%～35%，其中 *Bcr-Abl* 阳性患者约占 65%。一项评估前体 B 细胞 ALL 患儿 *Bcr-Abl1* 和 *IKZF1* 之间关系的研究显示，40% 的病例同时发生这些突变。两种突变的存在预示着预后不良，被认为是 B-ALL 强烈的独立危险因素。

（三）造血微环境的改变

越来越多的证据显示，外在因素主要包括某些蛋白或配体，如 WNT、NOTCH、ANGPTLs、SCF、CXCL12 和钙离子等，都可以通过不同的方式，如结合到某些受体（Frizzled、Jagged、LILRB2 和钙离子受体等）而发挥作用。另外，外在因素还包括 LSCs 和其微环境的相互作用，这方面的研究正日益受到重视，如 Jin L 等发现 CD44 单克隆抗体能干扰 AML 干细胞微环境的功能，从而特异性地靶向 AML 干细胞。另外，靶向表面特定免疫分子还能有效地靶向 LSCs，从而达到根治白血病的目的，如 AML 干细胞表达 CD123，而造血干细胞并不表达或弱表达 CD123，使用 CD123 单克隆抗体能在一定程度上消除 AML 干细胞；Kikushige Y 等发现 TIM-3 表达在很多类型的 AML 干细胞上，但不表达在造血干细胞上，使用特异性单克隆抗体也可诱导 AML 干细胞的凋亡；Schürch C 等证实了 CD27 表达在 CML 干细胞上，该受体能与配体 CD70 结合后并激活 WNT/β-catenin 通路而促进 CML 的发展，因而 CD27 可作为治疗 CML 的一个不错的靶点。由于表面免疫分子主要是分布在细胞表面的受体和配体，所以这类分子也可能通过感受外在的因素而维持 LSCs 的多能性，但其中涉及的机制还不是十分明确。但由于白血病类型繁多、机制复杂，因而目前所研究的一些靶点，其作用效果还比较有限，还不能达到完全根除各种类型 LSCs 的要求，因此迫切需要寻找新的靶点，而表面免疫分子可能是一个非常有潜力的方向。

二、多个步骤逐步演进

造血干细胞是一种能进行自我更新和分化形成所有血细胞的组织特异性干细胞。造血干细胞的数量非常稀少，其仅占小鼠总骨髓细胞的 0.001%～0.01% 和人总骨髓单核细胞的 0.01%～0.2%。造血干细胞位于造血层级的顶端，大部分时间处于静息状态，但能进一步分裂产生多能祖细胞（multipotent progenitor cells，MPP）、谱系限制性祖细胞（lineage-restricted progenitors，LRP）、淋巴系祖细胞（common lymphoid progenitors，CLP）、髓系祖细胞（common myeloid progenitors，CMP）、粒细胞 - 单核细胞祖细胞（granulocyte-monocyte progenitors，GMP）和巨核细胞 - 红细胞祖细胞（megakaryocyte-erythroid progenitor，MEP），祖细胞大量增殖并分化为成熟血细胞。静息也称为休眠，保证了造血干细胞的基因组完整性，因为频繁的染色体复制可能引入致癌性 DNA 突变。在某些应激情况下，如化疗、辐射或感染，造血干细胞能通过其表达的细胞因子、趋化因子等相关分子模式受体，响应来自成熟免疫细胞的信号并直接感知病原体，以适应其进入血液循环和分化行为。

白血病的发生被认为是造血细胞经多次打击／突变而形成的。经典的"二次打击学说"最初由 Gilliland G 和 Griffin D 提出，该假说认为白血病的发生（如 AML）至少是 2 次突变的结果，第一次突变造成细胞增殖优势（Ⅰ类突变），另一次突变造成其造血分化受阻（Ⅱ类突变）。Ⅰ类突变包括 FLT3-ITD、K-RAS、c-KIT 和 NOTCH 等突变，而 CEBPA 的突变属于Ⅱ类突变。另外，髓系白血病中的 LSCs 可能来源于不同阶段造血层级中的突变细胞。例如，在慢性期 CML 患者中，所有血液谱系中 Bcr-Abl 的存在表明 LSCs 来自造血干细胞或具有多谱系分化潜能的早期 MPP（图 13-3-1）。相反，在急变期 CML 和 AML 患者中，LSCs 表现出 LRP 的免疫表型（图 13-3-1）。这些证据支持了其他分化的细胞可恶性转化为 LSCs 并重新获得自我更新的观点。此外，最近有证据表明，一些 AML-LSCs 甚至表达了少量的谱系标记，即较为晚期的分化的造血细胞也可以作为 LSCs 的起源细胞（图 13-3-1）。在"白血病前期"疾病阶段，遗传不稳定，自我更新能力强的 LSCs 克隆扩增，并促进携带相关突变的克隆性白血病细胞群的产生（图 13-3-1）。然而，在白血病演化过程中常遇到一些不能被归类为Ⅰ型或Ⅱ型的突变，这主要由于"二次打击学说"过于简单而不能充分阐释白血病复杂的病因。最近的全基因组和全外显子测序研究已经证明，几乎所有白血病患者样本中至少存在一种潜在的驱动突变，并且与其他遗传损伤发生复杂的相互作用，从而导致白血病的发生。因而，人类白血病的演化被认为是一个多步骤的演进过程，每个白血病的克隆演化似乎都是一个动态过程，包括持续获取和丢失特定突变。

三、多条信号通路共同调控

白血病相关突变通常涉及染色体重排／融合基因形成，表观遗传调节因子（如 DMNT3A、TET2、WT1、IDH1/2）、转录因子和转录激活因子异常等。而染色体结构改变则导致相关众多转录因子和转录激活因子聚集在一起形成新的突变复合体，并改变相应的信号通路而调节造血干细胞增殖和分

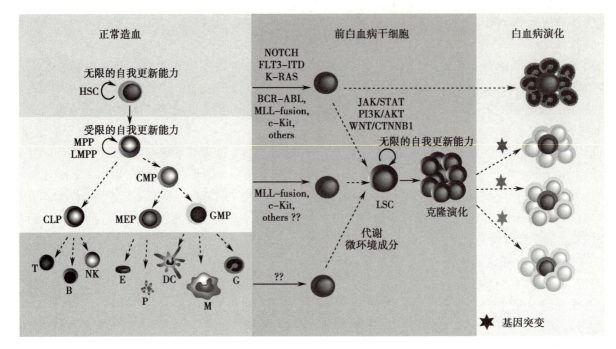

图 13-3-1　白血病干细胞起源模型

化进而促进白血病的发生。许多信号都参与正常血细胞形成的通路调控,现将部分信号途径简述如下:

(一)异常信号转导通路

1. JAK/STAT 信号通路　蛋白酪氨酸激酶/信号转导和转录活化蛋白信号通路在多种生理过程,如增殖、分化、凋亡、免疫功能及造血等中起着重要作用。该途径不仅参与正常生理过程的调节,而且还参与肿瘤的发展,特别是在恶性白血病中。JAK/STAT 信号增强多见于 AML,尤其是高危 AML 病例。增强的 JAK/STAT 活性与LSCs 中生长因子受体的表达增加和信号传导改变相关,如受体酪氨酸激酶 c-KIT 和 FMS 相关的酪氨酸激酶 3(FLT3)等。抑制 c-KIT 和 FLT3 的表达可显著下调 LSCs 中的 JAK/STAT 信号传导,并且 JAK 抑制剂能有效阻断伴有 *FLT3* 突变的LSCs 的增殖,并且不影响正常造血。

2. PI3K/AKT 信号通路　磷脂酰肌醇 3-激酶(PI3K)/丝氨酸/苏氨酸激酶(AKT)信号通路中的 PI3K 可响应多个造血细胞因子或趋化因子,以及脂质激酶来调节细胞周期和细胞凋亡。PI3K/AKT 同样在多种细胞生命过程中起着关键的作用,并且在造血干细胞功能维持中同样也扮演着重要的角色,此通路中的组件失调可引起肿瘤的发生。研究表明,PI3K/AKT 的下游效应分

子的活化可保护 LSCs 免于凋亡,而 LSCs 的凋亡缺失是 LSCs 耐药的根本原因之一。因此,靶向阻断异常激活的 PI3K/AKT 信号通路,可能成为清除 LSCs、逆转耐药和治愈白血病的关键。

3. WNT/β-catenin 信号通路　WNT/β-catenin信号通路是一条在生物进化中极为保守的通路。在正常的体细胞中,β-catenin 作为 WNT 通路中重要的调节因子,在造血干细胞的自我更新过程中具有重要作用。研究表明,WNT/β-catenin 信号转导途径是 LSCs 的自我更新所必需的。鉴于WNT/β-catenin 通路对 LSCs 自我更新的重要性,WNT/β-catenin 通路的失控可能是 LSCs 发生的一个潜在机制。研究表明,WNT 信号通路中各个组成部分及其调节因子的失调和异常可导致造血干细胞的不适当扩增和其分化子代的增殖,进而导致白血病的形成。

(二)代谢调控

越来越多的研究提示,作为细胞生命活动基础的细胞能量代谢在 LSCs 命运决定中起着举足轻重的作用,因此靶向 LSCs 的能量代谢正逐渐成为新的治疗方向和研究热点,但如何筛选或发现更多有效的关键代谢靶点亟待进一步挖掘。细胞代谢的过程由许多关键的蛋白酶或辅助因子所精确调控,这些酶或调控因子的异常皆可导致细胞功能的失常,甚至癌变,许多证据提示细胞代

谢异常与肿瘤的发生、发展和耐药有着密切的关系。肿瘤细胞和正常细胞的代谢特征存在诸多不同，如肿瘤细胞倾向于在有氧条件下利用糖酵解供能（Warburg 效应），许多研究显示 AML-LSCs 及 CML 耐药细胞可能以糖酵解作为主要代谢方式，但也有研究提示不同类型 LSCs 可能在一定程度上也能利用氧化磷酸化作为能量来源；肿瘤细胞因维持快速增殖所需，其脂肪酸和核酸的合成较正常细胞明显增强；不同演化阶段的肿瘤细胞中各营养物质代谢的调控机制也可能截然不同。

许多参与糖酵解或氧化磷酸化的基因突变与白血病以及其他肿瘤的发生、复发和耐药有着密切的关系，如葡萄糖转运蛋白 1（GLUT1）、葡萄糖 -6- 磷酸脱氢酶（G-6-PD）和 IDH1/2 等，8%～15% 的 AML 患者存在不同的 IDH1/2 的突变，包括 IDH1 中第 132 位的精氨酸突变和 IDH2 中第 172 位和 140 位的精氨酸突变。因此靶向代谢过程中的关键步骤，可能对治疗白血病有着意想不到的效果。Zheng J 等使用遗传编码的高度灵敏的 NADH/NAD$^+$ 代谢感受器（SoNar）构建的在体代谢研究体系，发现 AML-LSCs 富集于糖酵解水平更强（SoNar-high）的细胞中，丙酮酸脱氢酶 2（PDK2）通过增强 AML-LSCs 糖酵解水平而维持其归巢、对称分裂、以及自我更新能力。Marko S 等发现通过抑制线粒体的热不稳定延伸因子（EF-Tu），可特异性地清除人 AML 细胞；Callens C 等通过铁螯合剂和维生素 D 联合疗法处理可使细胞内 ROS 水平明显增加而促进白血病细胞系 HL-60 和 THP-1 向终末髓性细胞分化。在耐药方面，Li L 等报道 CML 细胞系 K562 的 CD34$^+$ 细胞比 CD34$^-$ 细胞表达更高的超氧化物歧化酶 1（SOD1），SOD1 可造成 CML 的耐药性；Ayako N 等使用糖酵解的抑制剂可重新增强白血病细胞系 KG1 对药物的敏感性；此外，通过调节与细胞代谢相关的上游转录因子，也可有效地抑制白血病的演变。如 Yin W 等发现低氧诱导因子，HIF-1α 在 AML-LSCs 中发挥极其重要的作用，通过抑制该基因的功能，能在很大程度上抑制白血病的发展，这也提示 AML-LSCs 可能以糖酵解的方式获得能量。Chen Y 等报道花生四烯酸 -5- 脂加氧酶 ALOX5 对 LSCs 命运至关重要，敲低 ALOX5 可有效抑制 CML 发生发展。由于糖、脂肪、氨基酸

代谢是细胞获取能量的来源，因而揭示这些代谢方式中关键调控因子对 LSCs 的耐药功能的研究具有非常重要的意义。

除了糖、脂类代谢，氨基酸特别是支链氨基酸代谢（BCAAs，包括亮氨酸、异亮氨酸和缬氨酸）与白血病演变、LSCs 命运及耐药关系近年来日益得到重视。人类代谢组学研究发现，作为必需氨基酸之一的 BCAAs 水平异常同肥胖、糖尿病、冠心病、神经退行性疾病密切相关，因此 BCAAs 功能及调节正在受到越来越多的关注。BCAAs 除了参与细胞蛋白质的构建，还可以作为营养信号分子，调节细胞内多种合成和代谢过程。对于哺乳动物来说，BCAAs 只能从食物中摄取，并被细胞降解以提供能量及合成代谢原料。BCAAs 分解代谢第一步反应是由支链氨基酸转氨酶 BCAT1（胞质内）和 BCAT2（线粒体内）介导的。多项研究提示 BCAT1 除了参与氨基酸分解代谢外，还参与脑胶质瘤、卵巢癌、肝癌、乳腺癌、白血病等多种肿瘤生长，并可作为预后不良的指标；Hattori A 等报道急变期 CML 中 BCAT1 可合成高浓度 BCAAs 以激活 mTOR 信号通路，进而加速 CML 疾病进程；Simon R 等则报道 BCAT1 高表达于 AML-LSCs，并通过调控胞内 α-KG 浓度影响表观水平、促进 LSCs 自我更新能力。Zheng J 等发现 BCAAs 降解过程的关键限速酶 PPM1K 高表达可快速降低 AML-LSCs 中的 BCAAs 水平，并抑制 E3 泛素连接酶 CDC20 表达而维持 MEIS1 和 p21 水平，从而增强 LSCs 糖酵解水平和静息状态，最终促进白血病的快速发展。这些研究提示 BCAAs 代谢关键酶 BCAT1 在不同类型肿瘤、疾病发展的不同阶段有可能通过不同的机制调控疾病进程，因此，深入探究 BCAAs 代谢关键酶 BCAT1 与 LSCs 及其耐药之间的关系极有可能为白血病治疗提供新的突破口。

（三）造血微环境

Schofield 于 1978 年首次提出造血干细胞增殖、发育需要特定微环境（或龛）支持的假说，随后大量研究都揭示了造血干细胞微环境的存在。造血微环境内的细胞主要包括血窦内皮细胞、间充质细胞、成骨细胞、巨噬细胞及巨核细胞等，这些细胞可分泌 SCF、CXCL12、E-selectin、NOTCH 配体、TGFβ1、TPO、osteocalcin、osteopontin、collagen1、interleukin 7（IL-7）、EPO 和 FGF1 等多种细胞因子，对造血干细胞的自我更新、增殖、分化及周期进行着精细调控。但是，这些因子也会影响白血病的进程。例如，微环境中的 CXCL12 因子可促进 CXCR4 高表达的白血病细胞与基质细胞的黏附和迁移，而且白血病细胞通过 CXCL12/CXCR4 信号通路改变正常骨髓造血微环境，使其正常的造血功能被扰乱，促进白血病进程。切断骨髓微环境与 LSCs 之间的 CXCL12/CXCR4 信号也可有效增强 CML 对 TKI 的敏感性。

造血微环境的成分和功能改变将会影响造血干细胞相关 DNA 突变的产生和修复，并导致其逐渐转变为恶性血液病细胞，如造血微环境中的间充质干细胞或成骨细胞的 SHP2 突变可以导致 CCL3 的大量产生而最终导致白血病的产生。造血微环境不仅是正常造血细胞发育的微环境，也是 LSCs 赖以生存的基础，对 LSCs 的生存和耐药具有重要影响，如 LSCs 通过高表达跨膜糖蛋白 CD44 表面分子增强与细胞黏附受体整合蛋白 - 选择素的链接，促进 LSCs 对骨髓微环境的黏附进而起到免受化疗或激酶抑制剂的损伤。LSCs 也可以与正常造血干细胞竞争定位于相应微环境，并破坏正常微环境来源的成分，并以自分泌或旁分泌等模式释放特定细胞因子、生长因子、ROS、DNA 片段、外泌体及微体等成分，破坏基质细胞以重塑微环境而促进其自身演变。例如，骨髓基质细胞中，AML 产生的外泌体诱导 DKK1 的表达，DKK1 是正常造血和成骨的抑制因子，从而导致成骨细胞丧失，进而促进白血病细胞的生长并阻断体内骨代谢发育和骨形成。此外，AML 外泌体可下调骨髓基质细胞释放 SCF、CXCL12、KITL 或 IGF1 的能力，促进骨髓中的造血干祖细胞动员进而抑制正常造血功能。

综上所述，白血病的发生受到诸多内在遗传因素和外在微环境因素等在内的不同时空方面的动态精细调控，这些内外因素对 LSCs 的命运，如自我更新、分化、凋亡、静息状态、迁徙（动员、归巢和微环境定位）和耐药等，具有关键决定作用，但内外因素精确调控 LSCs 命运的有效靶点和具体机制还非常不清楚。揭示 LSCs 命运维持的规律，有利于从不同的角度靶向 LSCs，为根治白血病提供新的视角和策略。

第四节 诊治基础

一、白血病的诊断

当怀疑患者有血液系统异常时，应该系统全面地询问病史并做体检，以确定疾病性质。医生应该系统地鉴定患者的症状并通过恰当地提问了解患者最近和以前的病情，以期获得尽可能多的关于患者疾病的发病和演进过程，以及患者的一般健康状况的有关信息。除了病史外，对患者进行全面体检也是非常必要的，根据患者提供的线索，通过床旁观察，仔细寻找疾病体征，获得组织和器官异常的证据，并与进一步的实验室信息（外周血、骨髓检查、影像检查、活体检查等）相整合。和其他系统疾病相比，实验室检查在血液系统的诊断和治疗过程中地位相当重要。血液检查可以回答以下两个问题：①骨髓是否产生正常数量的各主要造血细胞系的成熟细胞？②各个造血细胞系的发育质量是否正常？血液检查主要包括血液细胞的数量、形态、生化和分子遗传学等方面。本节重点就血液系统临床表现、诊断和分类的相关基础作简要介绍。

（一）临床表现

1. **贫血** 一般指成年男性外周血血红蛋白低于 120g/L，成年女性低于 110g/L。贫血发生的原因可能由于红细胞生成减少，破坏增加或者丢失过多。白血病患者常伴有贫血是由于骨髓正常造血组织被破坏，红系生成减少。由于组织血氧缺乏，患者可以有疲倦、气促、头晕、皮肤和黏膜苍白，如眼结膜、口唇、指甲床、手掌的苍白。症状的严重程度和贫血发生的快慢有关，慢性者症状轻；发展急剧者心血管和呼吸系统的功能障碍表现明显，极重者可有贫血性心脏病和心力衰竭。

2. **皮肤、黏膜出血** 皮肤、黏膜出血是由于机体的止血和凝血功能障碍引起，常以全身性或局限性皮肤黏膜自发出血，或受伤后出血不止为特征。皮下出血直径小于 2mm 者称为瘀点或出血点，3～5mm 者称为紫癜，直径大于 5mm 者称为瘀斑。血液病出血可以是全身性的，也可以是局部的。血液病的出血往往与创伤程度不成比例，甚至有些出血未经任何创伤。血液病出血的原因可由于血小板的数量和质量的异常，血管的病变或凝血因子的缺乏。白血病患者常伴有出血是由于骨髓正常造血组织被破坏，血小板生成减少。月经过多、呕血、黑粪、血尿、鼻出血、皮肤出血点、紫癜、瘀斑、血肿和口腔黏膜及牙龈出血都可能与血液病有关。为了鉴别出血的原因需要做一系列的实验室检查。

3. 淋巴结肿大 正常成人于腹股沟、颌下、有时在颈部和腋下均可扪及淋巴结，但正常淋巴结体积较小，直径一般不超过 5mm。淋巴结肿大往往由于造血系统的恶性肿瘤细胞侵袭淋巴结所致，如白血病和淋巴瘤。应当注意其部位及是局部或全身性的，其大小、硬度、表面温度及是否和表皮相粘连。在造血系统肿瘤中，淋巴结肿大早期多为局部，随着肿瘤的发展，其他区域的淋巴结也可增大，淋巴瘤多以此为分期的依据。CLL和 ALL 可有全身性淋巴结肿大。造血系统疾病引起的淋巴结肿大需与感染引起的免疫反应和淋巴结转移癌等相鉴别。

4. 肝脾肿大 多种内科疾病可见到肝脾肿大，如肝硬化、慢性疟疾等；但许多血液系统疾病也有肝脾肿大，如白血病、恶性淋巴瘤等。主要是由于大量白血病等恶性肿瘤细胞，侵袭肝、脾等实质器官所造成的。因此，在排除一般内科疾病的肝、脾肿大时，造血系统疾病需要考虑。

5. 黄疸 黄疸多数是由于血液和组织中含有过量的胆红素引起巩膜和皮肤黄染。这种现象多出现于肝胆系统疾病，但在造血系统疾病中如白血病患者亦可有黄疸。胆红素是血红素的降解产物，当红细胞过量破坏时，胆红素也相应增加；当胆红素超过肝脏的清除能力时即出现黄疸。

6. 骨关节症状及体征 骨髓存在于骨髓腔内，在颅骨是在内板和外板之间。在成人白血病时，骨髓腔内高度充满的白血病细胞向骨髓腔内四周增加压力而引起骨痛。胸骨压痛是白血病的典型体征，具有很高的诊断价值。多发性骨髓瘤可因多处骨质破坏而发生骨痛，重者可出现病理性骨折。

7. 不明原因的发热 发热指病理性体温升高。发热包括感染性和非感染性。如发热患者经排除各种感染、风湿性疾病，而患者的热型呈周期性、皮肤有瘙痒、淋巴结又肿大应考虑淋巴瘤的可能。急性白血病也可有发热，主要是由于白血病细胞本身能刺激机体产生一系列的发热物质，引起机体发热；或者白血病患者体内的白血病细胞对正常的白细胞生长有抑制作用，加之患者的免疫功能极其低下，更削弱了机体的抗菌能力，常伴有感染所致。血液病患者发热容易用血象和骨髓象证实。

（二）白血病分类标准

1. 白血病 FAB 分型 1976 年法国、美国和英国等三国血细胞形态学专家讨论、制定了关于急性白血病的分型诊断标准，简称"FAB"分型。据此标准，可将急性淋巴细胞白血病（ALL）分成 $L_1 \sim L_3$ 三型，而急性非淋巴细胞白血病（ANLL）分成 $M_0 \sim M_7$ 共八个亚型。这种分型法已被世界各国广泛采用，其目的是为了统一急性白血病的分型和诊断。

2. MICM 分型 进入 80 年代中期，由于单克隆抗体的开发以及分子生物学技术的发展，人们认识到一些特殊类型的白血病细胞具有特异性细胞遗传学改变。因此，1985 年 FAB 协作组邀请免疫学家、细胞遗传学家对白血病的形态学（morphology）、免疫学（immunology）和细胞遗传学（cytogenetics）进行讨论，并提出了 MIC 分型标准，后来又将分子遗传学（molecular biology）特征纳入，形成了白血病 MICM 分型方案。

（1）形态学诊断：通过形态学诊断，我们能够分析骨髓中有核细胞数量、相对构成比及形态改变，了解骨髓造血功能状态和异常改变的形态学检测方法，其检测结果对血液病诊断提供证据及重要线索，是各种血液系统疾病诊断检测的基础。但是该技术不能了解骨髓结构及细胞分子生物学特性和功能。

吉姆萨染色与瑞氏染色是血液形态学检验中最常用的两种染色方法。吉姆萨染液由天青、伊红组成；瑞氏染液由亚甲蓝、伊红组成。在血液细胞中，嗜酸性颗粒多为碱性蛋白质，与酸性染料伊红结合，染粉红色；细胞核蛋白和淋巴细胞胞质为酸性，与碱性染料亚甲蓝或天青结合，染紫蓝色；中性颗粒呈等电状态与伊红和亚甲蓝均可结合，染淡紫色。除了吉姆萨染色与瑞氏染色之外，临床上还通过过氧化物酶（POX）检验、糖原反应（PAS）、非特异性脂酶（NSE）检验、碱性磷酸酶（AKP/NAP）检验等细胞化学手段来辅助形态学染色检验，从而鉴别不同类型的白血病。

在早期的白血病分型中，受限于免疫表型和遗传学分析技术缺乏的原因，形态学分型曾占有重要的地位，时至今日，其仍旧是临床诊断中的一个重要依据。例如，AML 可以根据细胞形态分为 $M_0 \sim M_7$ 共八个亚型；ALL 的诊断通常需要在骨髓穿刺和活组织检查的血液病理学检验中证明存在 20% 或更多的骨髓淋巴母细胞而确立。而在早期的 ALL 分型中（ALL-L_1、ALL-L_2、ALL-L_3），其标准更是完全建立在形态学基础之上，虽然后续相关研究证明 ALL 的这种分型方式与患者预后情况无明显相关，但其依旧在临床检验中被保留，这也说明了形态学诊断在白血病诊断过程中的重要地位和作用。

（2）免疫表型诊断：流式细胞术是一项广为使用、基于激光的检测技术，用于检测细胞或颗粒特性。目前，其广泛用于分析细胞表面和细胞内分子的表达、鉴定并确定异质细胞群中的不同细胞类型、评估分离亚群的纯度以及分析细胞大小和容积。这种技术可同时分析单个细胞的多个参数，主要用于测定荧光标记的抗体检测蛋白所产生的荧光强度，或结合了特定细胞分子的配体。其染色过程包括从细胞培养物或组织样品中制备单细胞悬液。然后将获得的细胞培养在包含荧光标记抗体的试管或多孔板中，再用流式细胞仪分析。最后，通过计算机生成数据分析图。

LSCs 被认为是主要来源于正常造血干祖细胞的一类恶性克隆增殖性细胞，具有自我更新和分化形成所有白血病细胞的能力，但其形态学可能与正常造血细胞无法区分。但是，利用流式细胞检测技术，各种类型白血病（AML/CML/T-ALL/B-ALL）的干细胞已陆续得到证实。如1977 年 Fialkow PJ 等首先证实了 CML 干细胞起源于造血干细胞；1994 年 Dick JE 等提出了 AML 干细胞的概念，其主要表型特征为 $CD34^+CD38^-$，而不是 $CD34^+CD38^+$ 和 $CD34^-$。但最近 Eppert K 等发现人 AML 干细胞表型可以是 $CD34^+CD38^-$/$CD34^+CD38^+$，也可能为 $CD34^-CD38^-$/$CD34^-$$CD38^+$ 细胞，但大部分存在于 $CD34^+$ 细胞群中。另外，AML 干细胞不表达 CD90（Thy-1）和 CD117，但表达 CD123。最近，Goardon N 等则发

现 AML 干细胞可进一步富集于 $Lin^-CD34^+CD38^-$ $CD90^-CD45RA^+$ 细胞群中。Herrmann H 等后续也报道了 CML 干细胞可富集于 $Lin^-CD34^+CD38^-$ $CD126^+$ 细胞群中。关于人 ALL 干细胞的起源，目前的研究不是很多，但普遍认为其来源于 $CD34^+$ 细胞，如 Ma W 和 Hauer J 等分别证实了 T-ALL 或 B-ALL 干细胞可能分别存在于 $CD34^+CD7^+$ 或 $CD34^+CD19^+$ 细胞群中。这些不同类型 LSCs 除了都表达 CD34 表面抗原外，是否存在其他类似的表面标志，有待进一步探讨。

随着流式细胞术在临床诊断中的应用，不同类型白血病可以用不同类型的表面标志加以区分，以便于后续的精准治疗。如髓系白血病（AML/CML）通常可以表达多个髓系或干细胞标志物（CD117、CD34、HLA-DR、CD13、CD33、CD11b）。通过确定淋巴细胞表面抗原的表达，可以将 ALL 大致分为 3 组类型，包括前体 B 细胞 ALL、成熟 B 细胞 ALL 和 T 细胞 ALL。在儿童中，B 细胞谱系 ALL 大约构成 88% 的病例；在成人患者中，B 细胞谱系亚型 ALL 占大约 75% 的病例（包括 5% 的成熟 B 细胞 ALL），而剩下的 25% 则是 T 细胞谱系 ALL。

在 B 细胞谱系 ALL 中，细胞表面的标志物根据 B 细胞成熟的阶段（早期前体 B 细胞，前 B 细胞和成熟 B- 细胞 ALL）而有所不同。早期前体 B 细胞 ALL 的特征在于存在末端脱氧核苷酸转移酶（TdT）、CD19/CD22/CD79a 的表达，以及不存在 CD10 或表面免疫球蛋白，而 CD10 阴性与 KMT2A 重排和预后不良有关。前 B 细胞 ALL 的特征是存在表达于细胞质的免疫球蛋白和 CD10/CD19/CD22/CD79a 的表达。成熟 B 细胞 ALL 表面免疫球蛋白阳性，克隆 λ 或 κ 轻链阳性，并且TdT 呈阴性。

除了 CD1a/CD2/CD5/CD7 的可变表达和TdT 的表达之外，T 细胞谱系 ALL 通常与细胞质CD3（T 细胞谱系母细胞）或细胞表面 CD3（成熟 T 细胞）的存在相关。CD52 可在 30%~50% 的成人 T 细胞系 ALL 中表达。T-ALL 可进一步分为 ETP ALL 和早期未成熟 T-ALL。早期未成熟的 T-ALL 包括 pro-T-ALL 和 pre-T-ALL 免疫表型。ETP ALL 是 T 细胞谱系 ALL 的独特生物亚型，占小儿 T-ALL 的 12%（约占 ALL 的 2%）。该

亚型的特征在于不存在 CD1a/CD8 的表达，但存在 CD5 的弱表达（<75% 阳性淋巴母细胞）。

（3）遗传学及分子诊断：鉴定特定的遗传异常对于白血病的评估和治疗计划至关重要。而评估遗传异常通常使用染色体 G 带（Giemsa banding chromosome）染色和能够检测遗传异常的探针，即间期荧光原位杂交（FISH）技术测定。荧光原位杂交（fluorescence in situ hybridization，FISH）是 20 世纪 80 年代末在放射性原位杂交技术基础上发展起来的一种非放射性分子生物学和细胞遗传学结合的新技术，是以荧光标记取代同位素标记而形成的一种新的原位杂交方法。其原理是利用报告分子（如生物素、地高辛等）标记核酸探针，然后将探针与染色体或 DNA 纤维切片上的靶 DNA 杂交，若两者同源互补，即可形成靶 DNA 与核酸探针的杂交体。此时可利用该报告分子与荧光素标记的特异亲和素之间的免疫化学反应，经荧光检测体系在镜下对 DNA 进行定性、定量或相对定位分析。此外，通过逆转录 - 聚合酶链反应（RT-PCR），可以定性或定量检测相关转录物水平。常见的遗传学及分子诊断检测基因包括：

1）*Bcr-Abl*：*Bcr-Abl* 是染色体 t（9；22）（q34；q11）易位所产生的融合基因，其编码的融合蛋白与 CML 和部分 ALL 的发生有直接关系。人 *Abl* 基因位于 9 号染色体，其编码的 ABL 蛋白 N 端主要结构为 SH1 和 SH2。其中，SH1 具有酪氨酸激酶活性，SH2 结合磷酸化的酪氨酸残基。C 端富含酸性氨基酸残基，可结合 DNA。相关研究证明，ABL 蛋白可以与 *Rb* 基因所编码的 Rb 蛋白作用参与细胞周期调节，促进转录。人 *Bcr* 基因位于 22 号染色体，可形成蛋白多聚体来参与细胞周期的调节。在基因组学层面上，*Bcr-Abl* 诱发 RAS 和 JAK/STAT5 通路中的突变是白血病常见的发病机制，这些突变包括了 *Abl1*、*Abl2*、*EPOR*、*JAK2*、*PDGFRβ*、*EBF1*、*FLT2*、*IL7R*、*NTRK3* 和 *SH2B3* 基因的突变。

2）*ETV6-RUNX1*：主要发生在第 12 号染色体和第 21 号染色体之间的易位，由 12 号染色体上的 *ETV6* 基因和 21 号染色体上的 *RUNX1* 基因融合产生了一个新的蛋白，*ETV6-RUNX1*，也称为 *TEL-AML1*，其编码的嵌合蛋白由 ETV6 蛋白的 N 末端部分和几乎整个 RUNX1 蛋白组成。相关研究显示，该融合蛋白能有效增强 RUNX1 的转录抑制功能，而 RUNX1 可通过募集 msIN3A/HDAC 复合物抑制靶基因的转录。虽然部分研究发现 ETV6-RUNX1 的表达不足以引起白血病的发生，而需要额外的继发性基因改变来触发疾病的发生和进展，但是基因表达图谱分析显示 *ETV6-RUNX1* 的确可以通过抑制相关基因表达而参与 B-ALL 的演变。

3）*PML-RARα*：APL 是由于 t（15；17）（q22，q12）染色体易位所引起的一种急性白血病。15 号染色体上 *PML* 基因与 17 号染色体上的 *RARα* 基因断裂融合，从而形成了 *PML-RARα* 融合基因。相关文献报道指出，*PML-RARα* 融合基因会招募转录抑制因子从而抑制 *HRE* 基因的转录翻译过程；而转录抑制因子同时还会招募脱乙酰基酶，降低组蛋白的乙酰化修饰，使染色体更难解旋。正是由于 *PML-RARα* 融合基因的异常激活并抑制了相关分化通路，从而导致了 APL 的发生。

4）*MLL* 突变：*MLL* 是位于染色体 11q23 的混合系白血病基因，编码一种具有组蛋白甲基转移酶活性的蛋白，该蛋白作为调节复合物的一部分，协调染色质修饰。*MLL* 基因的易位导致侵袭性急性淋巴细胞白血病和髓系白血病，预后不良，其特征是 *HOX* 基因过表达。

5）*c-KIT* 突变：c-KIT 酪氨酸激酶受体是一个 145kDa 的跨膜蛋白，其作为干细胞因子的受体，可以通过一系列信号通路参与造血干细胞增殖分化的调控，对正常造血至关重要。这种突变在 AML 中很少见（<5%），但在 CBF-AML，即携带 t（8；21）（q22；q22）或 inv（16）（p13.1q22）或相应融合基因 *RUNX1/RUNX1T1* 和 *CBFβ/MYH11* 的 AML 中出现的频率为 22%～29%，预后较不伴 *c-KIT* 突变的 CBF-AML 要差很多。

（4）大数据分析：相关组学技术的发展为精确鉴定白血病发生的分子遗传学改变奠定了坚实的基础，特别是单细胞测序技术（single cell sequencing）的出现，更为阐明白血病或 LSCs 的异质性提供了可能。单细胞组学是指在单个细胞水平上，对基因组、转录组、表观组、蛋白组甚至代谢组进行高通量组学分析的一项新技术，它能够弥补传统高通量测序的局限性，揭示单个细胞的基因结构和基因表达状态，反映细胞间的异质性。结合单细胞组学技术和临床大数据，将有望多维度解析白血病相关基因、表观、转录、蛋白、代谢、影像、结构等不同时空变化规律，构建白血病命运全息大数据体系及其标准化和服务模式；探讨白血病大数据整合分析、模型应用、人工智能产业化途径；2013 年，单细胞组学技术被 *Science* 杂志将其列为年度最值得关注的六大领域榜首；2015 年再次登上 *Science Translational Medicine* 杂志封面。目前，单细胞测序技术在肿瘤、发育生物学、微生物学、神经科学、以及植物学等领域发挥重要作用，正成为生命科学研究的焦点技术，具有广阔的应用前景。组学技术结合传统的细胞遗传学、FISH 和 PCR 等技术，有望对白血病进行精确分型，为个体化的精准治疗提供基础。

二、白血病的治疗

（一）化学治疗

目前，对造血系统恶性肿瘤的主要治疗方法是抗肿瘤化学治疗。近代肿瘤化疗始于 20 世纪 40 年代，到 60 年代末，大部分目前常用的化疗药物都已出现，并且开始认识到肿瘤细胞动力学及化疗药物药代动力学的重要性，依据肿瘤细胞动力学设计了联合化疗方案。到了 70 年代，已有不少成熟的联合化疗方案，例如治疗 AML 的柔红霉素 + 阿糖胞苷（DA 方案）、治疗 ALL 的长春新碱 + 柔红霉素 + 门冬酰胺酶 + 泼尼松（VDLP 方案）、治疗霍奇金淋巴瘤的氮芥 + 长春新碱 + 丙卡巴肼 + 泼尼松（MOPP 方案）、治疗多发性骨髓瘤的美法仑 + 泼尼松（MP 方案）等。80 年代起由于支持疗法的发展，特别是细胞因子的应用，抗肿瘤化学治疗的剂量得以加大，实验证明，化疗剂量增加 1 倍，其杀伤力可达 10 倍，出现了以中剂量 / 大剂量阿糖胞苷为主的联合化疗方案，以及大剂量甲氨蝶呤治疗白血病及缓解后巩固强化治疗，使抗肿瘤化学治疗在造血系统恶性肿瘤的治疗中取得了很大进展，使得儿童 ALL 的 5 年持续完全缓解达 70%，AML 的 5 年无病存活率达 40%～50%；成人 ALL 的 5 年无病生存率可达 30%～50%，AML 为 30%，霍奇金淋巴瘤Ⅰ、Ⅱ期患者的 5 年生存率达 85%～90%，并且不少患者被认为已治愈。但 80 年代后化疗的疗效未能取得进一步提高，其主要原因是肿瘤细胞的多药耐药，对后者的逆转治疗至今尚未在临床上取得突破性进展。

1. 化疗药物分类

（1）按阶段特异性毒性分类：细胞毒性药物可以根据它们是否可以在生长周期的特定阶段靶向细胞来分类，简单来说，即可以按照是否对分裂活跃的增殖期细胞比对静止期的细胞毒性更大来分类。

1）阶段特异性化疗：该类药物仅在细胞周期的特定阶段杀死增殖细胞。如甲氨蝶呤，对 S 期细胞更有活性（抑制 DNA 合成），而长春新碱对 M 期细胞更有特异性（抑制纺锤体形成和染色体排列）。已有研究尝试让细胞同步进入细胞周期的一个阶段，计时给药，使得它们对细胞毒性药剂特别敏感。例如，长春新碱可以阻止细胞有丝分裂，让这些同步化的细胞一起进入 M 期，就可以被长春新碱特异性杀死。然而，目前的大多数化疗方案并不是根据细胞动力学设计的。

2）细胞周期特异性化疗：大多数化疗药物是细胞周期特异性的，这意味着它们主要作用于活跃分裂的细胞。它们的细胞杀伤能力有一个剂量相关的平台期，因为只有一部分增殖细胞对药物诱导的细胞毒性保持完全敏感。因此，增加细胞杀伤的方法是延长暴露时间，而不是增加药物剂量。

3）细胞周期非特异性化疗：这些药物，例如烷化剂和铂衍生物，对肿瘤细胞和正常细胞具有相同的作用，不管它们是处于增殖期还是静止期。它们具有线性剂量 - 反应曲线；也就是说，药物的剂量越大，细胞的杀伤率就越高。

（2）根据细胞毒性药物的作用机制对其进行分类

1）烷化剂：这些高活性化合物通过将烷基（$R-CH_2$）与核酸或蛋白质中的化学物质共价连接而产生作用。形成交联的位置和数量是药物特异性的。大多数烷基化试剂是双极性的，即它们含有能够与 DNA 反应的两个基团。因此，它们可以在单链或两条分开的 DNA 链之间形成桥梁，干扰参与 DNA 复制的酶的作用。细胞要么死亡，要么无法分裂或触发凋亡。损伤在 S 期最严重，因为细胞移除受损碎片的时间较短。这方面的例子包括氮芥（如美法仑和氨苄西林）、恶氮磷烯（如环磷酰胺、异环磷酰胺）、烷基烷烃磺酸盐（Busulphan）、亚硝基脲（如卡莫司汀和洛莫司汀）、四嗪类（如达卡巴嗪、米托洛米和替莫唑胺）、氮杂环丙烷类（硫杂环丙烷、丝裂霉素 C）、丙卡巴嗪等。

2）重金属：这些药物包括卡铂、顺铂和奥沙利铂。顺铂是一种有机重金属配合物。氯离子从分子中消失后，它扩散到细胞中，使化合物与 DNA 链交联，主要是鸟嘌呤基团，这会引起 DNA 链内和链间的交联，从而抑制 DNA、RNA 和蛋白质的合成。卡铂虽具有与顺铂相同的铂成分，但与有机羧酸基团键合，这会导致水溶性增加，水解速度减慢，从而影响其毒性曲线，它的肾毒性和神经毒性较小，但更易引起骨髓抑制。

3）抗代谢物：抗代谢物是与天然存在的物质如维生素、核苷或氨基酸具有相似结构的化合物。它们与必需酶或受体上活性部位的天然底物竞争，有些直接结合到 DNA 或 RNA 中。大多数是时相特异性的，作用于细胞周期的 S 期。较长的给药时间使药物功效更大，因此通常连续给药。主要有三类：

①叶酸拮抗剂：甲氨蝶呤竞争性地抑制二氢叶酸还原酶，二氢叶酸还原酶负责从二氢叶酸形成四氢叶酸，后者对于产生多种辅酶是必不可少的，这些辅酶参与嘌呤、胸苷酸、蛋氨酸和甘氨酸的合成。

②嘧啶类似物：这些药物类似于嘧啶分子，通过抑制核酸的合成（如氟尿嘧啶），抑制参与 DNA 合成的酶（如抑制 DNA 聚合酶的阿糖胞苷），或通过掺入 DNA（如吉西他滨），干扰 DNA 合成并导致细胞死亡而发挥作用。

③嘌呤类似物：这些是天然嘌呤碱基和核苷酸的类似物。6- 巯基嘌呤（6-MP）和硫鸟嘌呤分别是腺嘌呤和鸟嘌呤的衍生物。还原硫基取代了这些化合物中碳 -6 上的酮基。在许多情况下，药物需要初始活化，它们能通过直接掺入 DNA 来抑制核苷酸的生物合成。

4）细胞毒性抗生素：大多数抗肿瘤抗生素是从细菌和真菌培养物中产生的（通常是链霉菌属），它们以不同的方式影响核酸的功能和合成。蒽环类药物（如阿霉素、柔红霉素、表阿霉素等）与 DNA 结合后，对拓扑异构酶Ⅱ产生影响。这种 DNA 回旋酶分裂 DNA 螺旋并使其重新连接，以克服干扰复制的扭转力。蒽环类化合物稳定 DNA 断层异构酶Ⅱ复合物，从而防止链的重新连接。放线菌素 D 插入鸟嘌呤和胞嘧啶碱基对之间并干扰 DNA 的转录，在低剂量时，DNA 导向的 RNA 合成被阻断。丝裂霉素 C 通过交联 DNA 抑制 DNA 合成，起烷基化剂的作用。

5）纺锤体毒素：通过与微管蛋白结合而起作用，微管蛋白是微管的组成成分。这抑制了纺锤体在中期的进一步组装，从而抑制有丝分裂。虽然微管在其他细胞功能（激素分泌、轴突运输和细胞运动）中很重要，但这类药物对 DNA 修复的影响可能是其毒性的最主要原因，如长春地辛和长春瑞滨等。

2. 化疗的局限性 化疗药物的安全性和有效性存在许多问题。细胞毒素主要作用于快速分裂的细胞，因此在静止期不能特异性地靶向癌细胞。它们也只影响细胞的分裂能力，对肿瘤进展的其他方面，如组织侵袭、转移或进行性分化丧失几乎没有影响。最后，细胞毒与骨髓抑制、脱发、黏膜炎、恶心和呕吐等不良反应的发生有关。

（二）诱导分化疗法

在白血病的各种类型中，大部分的白血病细胞都是比较幼稚的未分化的细胞，因而促进其进一步向终末分化，有可能导致其"改邪归正"而降低其恶性程度并逐渐进入死亡过程，因此诱导分化疗法可能是治疗白血病的潜在有效手段。在这方面，我国王振义院士独创的全反式维甲酸（ATRA）/ 三氧化二砷（ATO）的诱导疗法治疗 APL 取得巨大的成功，并被誉为"上海方案"，该方案能将发病急、病情凶险、进展快的 APL 变为可治愈的疾病，治愈率达95% 以上。

APL 是由于 t（15；17）（q22，q12）染色体易位所引起的 *PML-RARα* 融合基因异常激活而发生的一种急性髓系白血病。ATRA 会竞争性结合维甲酸受体（RAR），同时使得 RAR 招募转录激活因子促进 HRE 基因的转录与翻译；而转录激活因子同时还会招募乙酰化酶，增加组蛋白的乙酰化修饰，使染色体更容易解旋。与此同时，由于 HRE 基因的转录与翻译，其下游产生的 RARβ 会成功使得 *PML-RARα* 融合基因表达转阴，成为 RARβ-RXR 复合体，从而使 APL 细胞被成功诱导分化。三氧化二砷（ATO）是通过结合和降解 PML-RARα 发挥作用，但 ATO 通过和 PML 作用，而 ATRA 则是通过 RARα 而发挥作用。王振义院士由于在 APL 治疗领域的突出贡献，获得美国凯特琳癌症研究大奖等多项国际大奖，并于 2010 年获得国家最高科技奖。寻找全新的诱导分化靶点，是根除白血病的潜在有效策略之一。

（三）造血干细胞移植

异基因造血干细胞移植（allo-HSCT）已经广泛用于恶性血液病和非恶性血液病的治疗。当血液病患者采用非移植疗法预期效果很差，或者已有资料显示该组患者接受移植的疗效显著优于非移植时，这类患者具有 HSCT 的指征。在我国，仅参加 HSCT 登记的移植中心已经达到 60 个。

HSCT 的原理是利用造血干细胞具有自我更新和分化成所有造血细胞以及定向归巢的能力，以正常造血干细胞代替异常造血干细胞，重建造血和免疫功能，从而达到治疗的目的。按细胞类型可将 HSCT 分为骨髓移植、动员后外周血干细胞移植、脐带血干细胞移植。①骨髓移植：主要指抽取正常人骨髓，给患者进行移植，但抽取骨髓给供者带来一定的痛苦，抽取的数量也比较有限；②动员后外周血干细胞移植：在正常情况下，骨髓也可释放少量造血干细胞进入外周血液中，但外周血液中造血干细胞的数量只有骨髓浓度1% 左右。如采用适当的方法（如给予 G-CSF 刺激）将骨髓中造血干细胞动员释放到外周血，可使外周血造血干细胞的含量提高到数十倍甚至百倍，此时在外周血中可获得足够数量的造血干细胞进行移植，这也是目前 HSCT 最主要的方式；③脐带血干细胞移植：由于脐带血造血干细胞具有容易获得、免疫原性低、自我更新能力强等特点，脐带造血干细胞是 HSCT 另一重要形式，但缺点是一份供者脐血的造血干细胞数量有限，不能满足成年患者的需求。虽然多份脐带血可以联合应用，但存在免疫排斥和相互竞争的潜在问题；④体外扩增后造血干细胞移植：体外培养扩增后的造血干细胞理论上可以提供所需的数量，是很有发展潜力的另一移植手段，但目前主要的瓶颈是缺乏合适的生长因子以促进造血干细胞的体外扩增。

此外，按供者细胞来源可将 HSCT 分为：①自体骨髓移植——造血干细胞来源于患者本身；②同基因异体移植——造血干细胞来源于同卵双生的双胞胎；③异基因异体移植——造血干细胞来源于 HLA 匹配的供者。自体 HSCT 因其来源不受限制、患者年龄限制相对较小、移植相关死亡率较低，国内已广泛开展，但其主要缺点是复发率高，目前主要用于侵袭性非霍奇金淋巴瘤、霍奇金淋巴瘤和多发性骨髓瘤的治疗。异基因 HSCT 是目前主要的移植方式，近年来我国每年进行异基因 HSCT 的例数已达到 1 000 例以上，而且疗效接近国际水平。异基因 HSCT 现已成为一种常规治疗方案，其疗效好，但系一种高风险的治疗手段，目前主要用于初次完全缓解（CR1）急性白血病的根治性治疗，特别适于高危病例，并且异基因 HSCT 的适应证也已扩展到难治和其他致命性血液病。由于我国独生子女多，解决造血干细胞的来源更为迫切，成立于 2001 年的中华骨髓库目前仍不能满足患者移植的需求，且寻找匹配供体的过程需要比较长的时间。近年来，由北京大学人民医院的黄晓军教授首创的非亲缘的单倍体 HSCT-"北京模式"已取得满意的疗效，自 2001 年开展第一例单倍型 HSCT 并获得成功以来，目前已有累计 2 000 余例成功的临床案例，达到了与人类 HLA 相合同胞和非血缘供者移植等同的疗效，有助于很好地解决上述困难。

（四）靶向治疗

靶向治疗的目的是特异性地作用于一个明确的靶点或信号途径，进而有效抑制白血病的演变过程。分子靶向治疗直接作用于靶基因或其表达产物而达到治疗目的，使治疗恶性血液病具有高度选择性。除了前面提到的全反式维甲酸和三氧化二砷，最经典的例子是 CML 治疗药物（伊马替尼等）的发现。CML 的重要特征是具有 9 号和 22 号染色体易位并产生融合基因。该基因编码的蛋白 BCR-ABL 具有持续的酪氨酸激酶活性，驱动细胞恶性演化。伊马替尼是针对该蛋白激酶的第一个靶向治疗药物。伊马替尼的应用大大改善了 CML 患者的预后。使其生存期从过去的 4~5 年延长到现在的 10~20 年。这是第一个成功的肿瘤靶向治疗案例。虽然伊马替尼将这种高度致死性恶性肿瘤转变为可控的慢性疾病，但是绝大多数患者仍需终身服药，仅有 10% 的 CML 慢性期患者可长期无药生存，另有 15%～17% 患者在长期服用伊马替尼治疗过程中，出现药物不耐受、新的 *Bcr-Abl* 突变位点或其他不明原因而导致耐药。虽然针对 *Bcr-Abl* 不同突变位点的第二代（如达沙替尼，靶向除 *T315I* 以外绝大多数突变）及第三代 TKI（普纳替尼，靶向包括 *T315I* 在内的大多数突变）相继问世，CML 耐药问题仍然存在。

硼替佐米（Velcade）是第一个被称为蛋白酶体抑制剂的新型药物，也是十多年来第一个被批准用于治疗多发性骨髓瘤患者的药物。蛋白酶体是一种存在于所有细胞中的酶复合物，在降解所有细胞过程的基本蛋白质，特别是那些与细胞生长和存活有关的蛋白质方面发挥重要作用。Velcade 是一种强效但可逆的蛋白酶体抑制剂。蛋白酶体抑制剂通过破坏正常的细胞过程促进细胞凋亡。癌细胞似乎比正常细胞更容易受到这种影响。由于 Velcade 对蛋白酶体抑制的可逆性，正常细胞更容易恢复，而癌细胞更容易发生凋亡。此外，采用表观遗传学原理的药物，如干扰 DNA 甲基化（5- 氮杂胞苷）和 DNA 甲基转移酶抑制剂（地西他滨）用于骨髓增生异常综合征的治疗，都是分子靶向治疗。其他分子靶向治疗方法有反义核酸、核酶、小干扰 RNA（siRNA）等，尚处于实验研究阶段。但近年来 siRNA 的递送、稳定性等途径有所突破，是未来非常具有吸引力的靶向治疗方式。

（五）免疫治疗

20 世纪 80 年代初，利用单克隆抗体（mAb）进行靶向治疗显示出可能在癌症的检测和治疗中发挥重要作用。单克隆抗体可以从多种来源获得：如小鼠抗体、嵌合抗体（部分小鼠 / 部分人抗体）、人源化抗体（以人为主体的设计）、人抗体（完全人抗体）。其中，小鼠单克隆抗体本身可以诱导免疫应答，从而限制重复给药。而人源化抗体和在较小程度上的嵌合抗体的免疫原性较低，可以反复给药。单克隆抗体的作用机制有多种，其中包括①直接影响：诱导细胞凋亡；通过细胞增殖功能所需的受体抑制信号传导；抗独特型抗体的形成，增强对肿瘤细胞的免疫应答；②间接影响：抗体依赖性细胞毒性（ADCC，将"杀伤细胞"与肿瘤细胞接合）；补体介导的细胞毒性（CDC，补体途径激活导致的细胞毒性）。抗体在肿瘤学中

最早和最成功的临床应用是治疗血液系统恶性肿瘤。近年来，免疫治疗在恶性肿瘤治疗中展现出非凡的应用前景，*Science* 杂志将恶性肿瘤免疫治疗法评选为"2013 年度十大科学突破"之一。以 PD-1、PD-L1、CTLA-4 为代表的免疫检查点抗体阻断疗法和以 CD19 等为靶点的嵌合抗原受体 T 细胞（chimeric antigen receptor T cell，CAR-T）免疫疗法分别在一些实体瘤（如黑色素瘤、霍奇金淋巴瘤、肾细胞癌、非小细胞肺癌、头颈癌）和 B 细胞淋巴瘤 /B-ALL 治疗中取得巨大突破。

利妥昔单抗是一种较早被开发针对正常和恶性 B 淋巴细胞表面 CD20 抗原的基因工程鼠 / 人嵌合单克隆抗体。它正越来越多地与化疗联合使用，以应对许多不同类型的惰性和侵袭性 B 细胞淋巴瘤。近年来，CAR-T 在治疗 B 细胞白血病中取得了突破性进展。CAR-T 是通过基因修饰的手段，使能特异性识别靶抗原的单克隆抗体的单链可变区（scFv）表达在 T 细胞表面，同时 scFv 通过跨膜区与人工设计的 T 细胞胞内的活化增殖信号域相耦联。这样，单克隆抗体对靶抗原的特异性识别与 T 细胞的功能相结合，产生特异性的杀伤作用。CAR-T 也是一种过继免疫治疗，但和此前的淋巴因子激活的杀伤细胞（LAK，第一代）、细胞因子诱导的杀伤性细胞（CIK，第二代）、肿瘤浸润性淋巴细胞（TIL，第三代）、抗原特异性的细胞毒性 T 细胞（CTL，第四代）相比，CAR-T 能够以非 MHC 限制性的方式杀伤靶细胞。最近，国外和国内的研究结果都提示自体抗 CD19 抗原的 CAR-T 细胞可能是复发难治 B-ALL 和 B 细胞淋巴瘤的一种有效的治疗方法。但是，由于缺乏靶向特异性表面分子标记，针对于 AML 的相关免疫治疗（如单克隆抗体或 CAR-T）却鲜有报道，虽然部分相关靶点，如 CD123、CD33、CD47 等已进入临床前期试验，但治疗效果有待明确，其他更为有效的免疫治疗靶点也是这个领域亟待突破和大有治疗前景的方向。

当然，CAR-T 疗法还有许多需要改进的地方，以减少甚至避免严重副作用发生，特别是细胞因子释放综合征（cytokine release syndrome，CRS）。虽然患者死于严重副作用的情况非常罕见，但确实有一些 B-ALL 患者在治疗时死亡，部分原因可能是这些患者本身健康状况不佳，但是

不同的治疗机构设计的 CAR-T 细胞之间存在差异也可能是原因之一。希望通过血液肿瘤学家和药理学家的共同努力，CAR-T 疗法不断改进，进而能挽救更多白血病患者。CAR-T 的发展前景被广泛看好，2017 年 8 月，FDA 批准了第一个靶向 CD19 的 CAR-T 细胞治疗药物 Tidagenlecleu-cel 用于治疗复发的青少年 B-ALL，临床试验数据显示 80% 的受试患者获得缓解，有的已经生存超过 10 年。2017 年 10 月，第二个 CAR-T 细胞治疗药物 Axicabtageneciloleucel 获批上市，适应证为 B 细胞淋巴瘤。正如美国 FDA 局长 Scott G 博士所说，"基因和细胞疗法等创新科技具有变革医学的潜能，也让我们在棘手疾病的治疗上迎来转折点，让我们有望治疗，甚至治愈这些疾病"。我们有理由相信，血液肿瘤将再次引领整个肿瘤治疗的方向。

第五节　未来研究方向和展望

早在 100 多年前，德国生物学家 Theodor HB 就预见肿瘤细胞的恶性增殖可能是由于染色体异常所致。在 20 世纪 50 和 60 年代，染色体异常被描述为白血病和其他肿瘤细胞中期重新分布过程中的杂乱核型，但其因果和相应意义仍然模糊不清。随后通过简单的显微镜检查，人们首次发现了与一种血液肿瘤相关的特异性染色体异常，即 CML 中的费城（Ph）染色体，这无疑是一个重大突破，因此以发现者 David H 和 Peter N 所在的城市 Philadelphia（Ph）命名了这个 22 号染色体的部分缺失。Janet R 改进染色体染色或显带方法，并敏锐的发现了 9 和 22 号染色体的相互易位。后来融合基因 Bcr-Abl1 及其激活 ABL1 激酶的功能亦被发现。这些染色体异常导致的生物学功能改变的解析最终促成了小分子 ABL1 激酶抑制剂在 CML 以及 Ph 染色体阳性 ALL 中的成功应用。随后在 20 世纪 60 和 70 年代，细胞遗传学家根据对白血病细胞染色体多样性及其动态变化的观察，提出了克隆演变学说，即肿瘤细胞虽然起源于单个恶性转化细胞，但可以产生大量遗传多样性的子代，并经过连续选择获得竞争优势。到了 21 世纪现代基因组学时代，首次报道的肿瘤全基因组表达、拷贝数分析和肿瘤基因组测序都与

急性白血病演变密切相关，并导致了更多的基因组、核型改变以及融合基因被不断发现。克隆演化模型与癌症基因组学共同描绘了白血病细胞在组织生态系统（或微环境）和治疗选择压力的背景下分支克隆进化的动态变化规律。近 30 年来，随着对白血病病因和发病机制研究的不断深入以及研究技术的不断革新，越来越多的研究围绕内在因素和外在微环境因素，对白血病的演变规律和分子微观调控机制进行了更为深入的探讨。同时，伴随着近年来免疫治疗的兴起，也必将推动白血病治疗手段的革新和治疗效果的提升。未来几年内，白血病有望在以下几个方面取得新的突破：

一、白血病内在调控规律的新靶点有待发现

1. 表观遗传　诸多内在因素，如转录（融合基因）、表观遗传以及代谢调控对白血病演变起着非常关键的调控作用，以往的研究更多地侧重于融合基因的转录水平对白血病发生发展的调控作用，近年来大家认识到白血病是一种高度异质的恶性血液病，除携有不同的遗传突变外，表观遗传调控异常在白血病发生发展中可能也扮演重要角色。与遗传改变不同，表观修饰通常是可逆的，因此提供了通过特异性抑制剂进行靶向调控的可行性。基础研究和临床证据都显示表观遗传突变或改变有助维持前白血病状态，但通常并不足以导致白血病发生，说明这些缺陷可能在发病初期即已存在，靶向这些异常有助于根治白血病策略的开发。

目前已知的白血病细胞的表观遗传改变包括：DNA（去）甲基化、组蛋白（去）甲基化和组蛋白（去）乙酰化等，但是否存在其他类型表观遗传以及这些表观遗传如何影响白血病命运决定亟待阐明。

（1）DNA（去）甲基化：肿瘤中 DNA 甲基化异常多见于基因启动子的 CpG 岛内。CpG 岛中胞嘧啶的高甲基化通常导致抑癌基因的沉默。此外，远距离的增强子区域也频繁被甲基化修饰。DNA 甲基化由 DNA 甲基转移酶（DNMTs）建立。在 AML 中，DNMT3A 的突变较为常见，且具有广泛异质性。DNMTs 的突变常作为白血

病发生的起始事件，单纯的 DNMTs 突变不能导致白血病发生，因为在一些健康的老年人中也可以检测到该类基因的突变，暗示这些突变参与了克隆造血。研究显示，胞嘧啶的甲基化修饰也出现在白血病致病基因上，如 AML1-ETO、PML-RARA、CEBPA 突变和 NPM1 突变等。目前，对于 DNMTs 在白血病恶性转化中的作用仍不是非常清楚。与 DNA 甲基化相对的是 DNA 去甲基化，这一过程常见的是由双加氧酶 TET2 介导。TET2 突变与 AML 预后不良相关。在小鼠中敲除 TET2 会促进造血干细胞的自我更新和髓系恶性转化，表明 TET2 的突变也作为白血病发生的一个起始因素。围绕 DNA 甲基化与去甲基化修饰在白血病发生发展中的调控作用在未来仍需继续阐明。

（2）组蛋白（去）甲基化：组蛋白甲基化目前已知的主要有组蛋白赖氨酸甲基化和组蛋白精氨酸甲基化。组蛋白赖氨酸甲基化由赖氨酸甲基转移酶（KMTs）介导。组蛋白甲基化修饰导致的靶基因激活或抑制视情况不同而定。在 AML 中，KMTs 通常是 MLL 蛋白和 PRC 蛋白复合体。MLL 转化的白血病通常显示 H3K79 甲基化，导致癌基因的持续激活；PRC 蛋白复合体成员的突变往往导致抑制 PRC 蛋白复合体失去功能而无法抑制癌基因表达。组蛋白的精氨酸甲基化由蛋白精氨酸甲基转移酶（PRMTs）介导。在白血病细胞中有发现 PRMT5 突变导致失去转录抑制作用，激活癌基因表达。已知的组蛋白去甲基化是赖氨酸去甲基化，由赖氨酸去甲基化酶（KDMs）介导。LSD1 可以特异靶向 H3K4 和 H3K9，因此同时具备转录激活和抑制的作用。组蛋白去甲基化修饰对白血病致病基因的影响视细胞内具体基因而定，后续研究在这方面还需进一步细化分析。

（3）组蛋白（去）乙酰化：组蛋白乙酰化和去乙酰化，分别由组蛋白赖氨酸乙酰转移酶（KATs）和组蛋白赖氨酸去乙酰化酶（HDACs）介导。赖氨酸残基乙酰化导致染色质结构开放，而去乙酰化导致染色质凝集。BET 蛋白可以识别组蛋白乙酰化的赖氨酸促进靶基因表达。靶向 BET 的抑制剂可以有效抑制白血病的进程。靶向表观遗传治疗的研究仍处于早期阶段，利用遗传学和表观遗传学的整合分析并配以小分子化合物筛选，将鉴定出新的靶点。一个重要的问题是靶向表观遗传改变的治疗在临床应用上存在一些困难，包括这些药物在临床转化中的遗传学问题、靶向精确性以及临床试验设计的合理性等等。特别是，单独使用靶向表观遗传改变药物可能会降低预期疗效，而联合常规化疗药物或其他经典遗传靶向药物更可能发挥其最大疗效。

2. 代谢调控 白血病细胞代谢调控规律如何决定白血病的命运，日益成为前沿研究热点。近年研究提示，肿瘤细胞往往具有不同于正常组织的代谢特性，如有氧糖酵解、截短的三羧酸循环、谷氨酰胺上瘾等。代谢重编程对白血病细胞的命运决定，如增殖、分化、凋亡、静息、迁徙和耐药等，具有非常重要调控作用。诸多研究已经表明在白血病发生发展过程中，代谢改变作为主要驱动力，而不是后续结果。但是白血病细胞具体的代谢特性仍不清楚。肿瘤细胞即使在常氧条件下，也倾向利用无氧糖酵解作为主要供能方式，即"Warbug 效应"。不同课题组也相继报道糖酵解相关基因对白血病发病进程具有关键促进作用，如 HIF1A、LDHA、PKM2、GLUT1、PDK2 等，提示白血病细胞可能同样利用糖酵解的方式作为主要代谢方式。但也有其他报道称，氧化磷酸化是人 LSCs 的重要代谢途径。这些看似矛盾的结果亟须未来更加深入细致的分析来阐明。除了糖代谢以外，脂代谢和氨基酸代谢也是白血病细胞的重要供能方式。在 CLL 中，PPARA 调控白血病细胞脂肪酸氧化介导耐药；在 AML 中，靶向氨基酸代谢可以有效杀伤 LSCs。最近，维生素代谢也被报道参与了白血病细胞的表观遗传学调控。维生素 C 作为 TET2 的辅因子，增强 TET2 活性，抑制白血病发生。多种代谢方式的交叉对话以及相同代谢方式在不同类型白血病中的贡献都值得作为未来白血病代谢研究的重要方向。

目前，白血病代谢研究的方法主要包括化学物质染色（如 MitoTracker、TMRE、JC-1 和 H_2DCFDA 等）、Seahorse 仪器分析和代谢组学。但是这些方法都存在各自的缺陷。比如，不能直接反映活细胞的代谢动态变化和受细胞数量的限制。因此，代谢研究的技术更新也将是未来白血病研究的重要突破方向。已有科学家开发了遗传性代谢感受器，以用于对活细胞代谢改变的灵敏感应和动态监测，丰富和细化这些代谢感受器的开发和利用是对白血病代谢研究的重要辅助。总的来说，由于营养物质的多样性，代谢过程的多步骤性、可逆性，不同代谢途径的交互性，以及相关代谢研究手段的局限性，目前白血病演变过程中代谢重编程规律及相关研究技术还非常不清楚或缺如，如精准代谢研究体系如何建立和优化，不同代谢方法如何影响白血病发生，恶性演变过程中代谢重编程如何发生，白血病代谢靶向治疗策略如何选择等。

二、造血微环境调控白血病演变规律有望取得新进展

越来越多的研究提示，疾病状态下骨髓微环境的重塑对 LSCs 的干性以及其他命运，如凋亡、静息状态、迁徙（动员、归巢和微环境定位）、代谢和耐药等，具有关键调控作用，但骨髓微环境精确调控 LSCs 命运的有效组分和具体机制还非常不清楚。骨髓微环境大致可分为骨内膜微环境（成骨细胞组成）和血管微环境（内皮细胞组成），另外，越来越多证据提示，其他微环境成分如间充质干细胞、巨核细胞等所构成的不同造血微环境也参与了白血病的演变。在生理情况下，造血干细胞最初被认为定位在骨内膜微环境，但越来越多的实验结果表明血管微环境是造血干细胞的主要居住地，而在病理条件下，LSCs 的微环境研究更为缺乏。已有报道显示，急性髓系白血病干细胞倾向于定位在低氧的骨内膜微环境利用糖酵解供能。但这一部分的研究目前仍处于初期阶段，需要更加精确细致的技术手段辅助研究回答 LSCs 定位这一关键科学问题。我们对白血病微环境的研究不仅要了解白血病细胞的定位问题，更需要清楚解析白血病细胞和周围环境如何相互影响以维持自身存活和获得药物抗性。

常规治疗对白血病治疗失败，一方面是 LSCs 无法根除导致复发，另一方面不可忽视的就是治疗后骨髓微环境的改变对白血病躲避药物杀伤起到的重要保护作用。如白血病细胞在骨髓腔内恶性增殖，破坏血管正常结构，导致药物泄漏，无法准确送达病灶；同时，白血病细胞辅助重塑白血病骨髓微环境，导致骨髓纤维化，以藏匿其中躲避药物攻击。因此，未来在研究内在因素对白血病发生发展影响的同时，对白血病骨髓微环境的研究也要同步拓展。白血病细胞如何适应并改变骨髓微环境以帮助自己生存的机制还很不清楚；不同类型的微环境细胞对白血病命运的影响也尚不明晰。准确绘制不同类型白血病骨髓微环境图谱，解析微环境细胞类群对白血病演变的调控规律，将为恢复骨髓微环境正常化提供关键指导作用。

三、免疫治疗有望成为根除白血病的有力新手段

近几年，免疫治疗在肿瘤治疗中兴起，并正走向癌症治疗的主流方向。在血液肿瘤中，目前的免疫治疗进展主要见于 B 淋巴细胞增殖性疾病，而对于 AML，新兴的免疫疗法效果欠佳。到目前为止，骨髓移植仍旧是 AML 最成功的治疗策略。可是，骨髓移植后仍难以避免白血病复发，而且大部分高龄患者并不适合进行骨髓移植。因此，新兴的免疫疗法对于不适合进行骨髓移植的患者来说尤为重要。对于 ALL，几个基于白血病细胞表面标记的抗体治疗已经进入标准化并进入临床，如靶向 CD19、CD20 和 CD22 的抗体治疗。CAR-T 提供了更加有效的免疫治疗方法，最为成功的是基于 CD19 的 CAR-T 治疗应用。在 ALL 病中，CD19 和 CD20 的限制性表达为免疫治疗提供了一个相对特异的靶向。但是，对于 AML 而言，由于白血病细胞与正常血液细胞抗原表达谱普遍重叠，目前很难找到一个非常合适的抗原靶标，未来在这方面需要继续探索。

越来越多的研究显示，AML 中的 LSCs 有别于成熟的白血病细胞，具有独特的免疫表型、代谢方式、微环境定位等特点以维持自我更新并分化成所有白血病细胞，是白血病发生、发展、复发和耐药等演变方式的根源。诸多表面免疫分子（包括受体或配体）在维持 AML-LSCs 干性和免疫逃逸方面发挥着重要的作用：这些分子一方面可接受骨髓特殊微环境提供的外部调节信号，以传递或调节 AML-LSCs 功能所必需的内在通路，如 CD123、CD93、LILRB2、LILRB4 等；另一方面可通过抑制 T 细胞或巨噬细胞等免疫细胞活性以发挥免疫豁免的功能，如 PD-L1、CD47 等。AML-LSCs 的表面免疫分子起到了介导外在微环境信号分子和内在基因表达调控的"桥梁"作用

以及免疫逃逸的功能，被认为更容易以抗体等免疫治疗等手段进行靶向。目前，虽然多个AML-LSCs的特异性表面免疫分子（如CD123、CD93、LILRB2、LILRB4）已被发现，但由于白血病种类繁多、发病机制复杂，这些标志尚不能满足临床治疗及药物开发需求，因此，寻找更多有效/特异的表面免疫分子将为根治白血病提供新视角和策略。

但是，如何鉴定和获得全新的LSCs的表面标志有待进一步探讨。早在1994年和1997年，就有研究人员报道了原代人急性髓系白血病干细胞的免疫表型和生物学特性，人们预期利用这些特点即可分离出LSCs并开展相关研究，但是当时发现的LSCs表面标记为CD34⁺CD38⁻，与人正常造血干细胞的免疫表型无法直接区分。随后，人们继续发现了白介素3受体α（CD123）特异性表达于LSCs，而在造血干细胞中几乎不表达。通过CD34⁺CD38⁻CD123⁺这组免疫标记分离出来的LSCs可在免疫缺陷小鼠体内完全重建白血病。由此，目前认为LSCs的表面标记需要满足的三个条件：①在疾病发展治疗过程中，可通过这个表面标记有效监测LSCs；②能有效富集并分离功能性LSCs；③可利用抗体靶向的策略清除这群细胞。在之后的研究中，研究人员通过类似的策略又陆续发现了一系列特异表达于LSCs表面的免疫标记，包括CD123、CD47、CD96、CD93、CLL-1、CD33、IL1-RAP、LILRB2、LILRB4和

JAM3等。即便如此，人类仍然无法彻底治愈白血病，主要原因包括：①不同患者的LSCs的细胞表面标记存在巨大差异；②同一患者体内LSCs存在异质性；③患者在初步缓解后复发时，LSCs细胞存在变异及克隆演化，累积新的表型。因此，基于LSCs的异质性及可塑性，获得更多更有效的LSCs表面标记显得更加迫在眉睫。

除了寻找白血病细胞或LSCs特异性抗原外，免疫治疗另一个重点是对免疫检查点的研究应用。肿瘤细胞逃逸免疫细胞攻击的一个关键问题是免疫细胞失能，其中一个重要原因是肿瘤细胞表达相关表面分子与对应的免疫细胞抑制性受体结合，从而起到抑制免疫杀伤的作用。目前，研究的最为广泛的免疫抑制性受体配体对是PD-1/PD-L1。肿瘤细胞表面表达PD-L1与T细胞表面抑制性受体PD-1结合，使T细胞失能。因此，免疫抑制性受体的寻找和应用也将是免疫治疗的重要方向。除了靶向免疫细胞的抑制性受体以外，肿瘤细胞也会表达免疫抑制性受体，如最近的研究显示，AML特异性表达免疫抑制性受体LILRB4，在受到对应配体ApoE激活后，分泌精氨酸酶，对T细胞杀伤功能起到抑制作用。这些研究为继续筛选和探讨此类免疫抑制性受体在白血病免疫治疗中的作用提供了全新角度，为发展新的免疫治疗策略提供了新思路。

（郑俊克 李军民）

参 考 文 献

[1] 陈竺，陈赛娟，主译. 威廉姆斯血液学. 9版. 北京：人民卫生出版社，2018.

[2] 程涛. 基础血液学. 北京：科学出版社，2019.

[3] Zhang J, Walsh M F, Wu G, et al. Germline Mutations in Predisposition Genes in Pediatric Cancer. N Engl J Med, 2015, 373（24）: 2336-2346.

[4] Dong L, Yu W M, Zheng H, et al. Leukaemogenic effects of Ptpn11 activating mutations in the stem cell microenvironment. Nature, 2016, 539（7628）: 304-308.

[5] Haferlach T, Meggendorfer M. More than a fusion gene: the RUNX1-RUNX1T1 AML. Blood, 2019, 133（10）: 1006-1007.

[6] Li K, Wang F, Cao W B, et al. TRIB3 Promotes APL Progression through Stabilization of the Oncoprotein PML-RARα and Inhibition of p53-Mediated Senescence. Cancer Cell, 2017, 31（5）: 697-710.e1-e7.

[7] Nagar B, Hantschel O, Young M A, et al. Structural basis for the autoinhibition of c-Abl tyrosine kinase. Cell, 2003, 112（6）: 859-871.

[8] Ren R. Mechanisms of BCR-ABL in the pathogenesis of chronic myelogenous leukaemia. Nat Rev Cancer, 2005, 5（3）: 172-183.

[9] Adams P D, Jasper H, Rudolph K L. Aging-Induced Stem Cell Mutations as Drivers for Disease and Cancer.

Cell Stem Cell, 2015, 16(6): 601-612.

[10] Wang Y, Krivtsov A V, Sinha A U, et al. The Wnt/β-catenin pathway is required for the development of leukemia stem cells in AML. Science, 2010, 327(5973): 1650-1653.

[11] Zheng J, Umikawa M, Cui C, et al. Inhibitory receptors bind ANGPTLs and support blood stem cells and leukaemia development. Nature, 2012, 485(7400): 656-660.

[12] Jaiswal S, Jamieson C H M, Pang W W, et al. CD47 is upregulated on circulating hematopoietic stem cells and leukemia cells to avoid phagocytosis. Cell, 2009, 138(2): 271-285.

[13] Jin L, Lee E M, Ramshaw H S, et al. Monoclonal antibody-mediated targeting of CD123, IL-3 receptor alpha chain, eliminates human acute myeloid leukemic stem cells. Cell Stem Cell, 2009, 5(1): 31-42.

[14] Kikushige Y, Shima T, Takayanagi S, et al. TIM-3 is a promising target to selectively kill acute myeloid leukemia stem cells. Cell Stem Cell, 2010, 7(6): 708-717.

[15] Riether C, Schurch C M, Ochsenbein A F. Regulation of hematopoietic and leukemic stem cells by the immune system. Cell Death Differ, 2015, 22(2): 187-198.

[16] Cairns R A, Harris I S, Mak T W. Regulation of cancer cell metabolism. Nat Rev Cancer, 2011, 11(2): 85-95.

[17] Wang Y, Liu Y, Malek S N, et al. Targeting HIF1α eliminates cancer stem cells in hematological malignancies. Cell Stem Cell, 2011, 8(4): 399-411.

[18] Wang Y H, Israelsen W J, Lee D, et al. Cell-state-specific metabolic dependency in hematopoiesis and leukemogenesis. Cell, 2014, 158(6): 1309-1323.

[19] Lagadinou E D, Sach A, Callahan K, et al. BCL-2 inhibition targets oxidative phosphorylation and selectively eradicates quiescent human leukemia stem cells. Stem Cell, 2013, 12(3): 329-341.

[20] Škrtić M, Sriskanthadevan S, Jhas B, et al. Inhibition of mitochondrial translation as a therapeutic strategy for human acute myeloid leukemia. Cancer Cell, 2011, 20(5): 674-688.

[21] Hattori A, Tsunoda M, Konuma T, et al. Cancer progression by reprogrammed BCAA metabolism in myeloid leukaemia. Nature, 2017, 545(7655): 500-504.

[22] Raffel S, Falcone M, Kneisel N, et al. BCAT1 restricts αKG levels in AML stem cells leading to IDH[mut]-like DNA hypermethylation. Nature, 2017, 551(7680): 384-388.

[23] Bonnet D, Dick J E. Human acute myeloid leukemia is organized as a hierarchy that originates from a primitive hematopoietic cell. Nat Med, 1997, 3(7): 730-737.

[24] Goardon N, Marchi E, Atzberger A, et al. Coexistence of LMPP-like and GMP-like leukemia stem cells in acute myeloid leukemia. Cancer Cell, 2011, 19(1): 138-152.

[25] Moran-Crusio K, Reavie L, Shih A, et al. Tet2 loss leads to increased hematopoietic stem cell self-renewal and myeloid transformation. Cancer Cell, 2011, 20(1): 11-24.

[26] Dawson M A, Prinjha R K, Dittmann A, et al. Inhibition of BET recruitment to chromatin as an effective treatment for MLL-fusion leukaemia. Nature, 2011, 478(7370): 529-533.

[27] Jones C L, Stevens B M, D'Alessandro A, et al. Inhibition of Amino Acid Metabolism Selectively Targets Human Leukemia Stem Cells. Cancer Cell, 2018, 34(5): 724-740.e4.

[28] Agathocleous M, Meacham C E, Burgess R J, et al. Ascorbate regulates haematopoietic stem cell function and leukaemogenesis. Nature, 2017, 549(7673): 476-481.

[29] Hao X, Gu H, Chen C, et al. Metabolic Imaging Reveals a Unique Preference of Symmetric Cell Division and Homing of Leukemia-Initiating Cells in an Endosteal Niche. Cell Metab, 2019, 29(4): 950-965. e6.

[30] Deng M, Gui X, Kim J, et al. LILRB4 signalling in leukaemia cells mediates T cell suppression and tumour infiltration. Nature, 2018, 562(7728): 605-609.

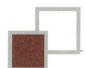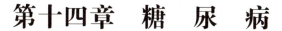

第十四章 糖　尿　病

第一节 概　　述

一、定义

糖尿病是由胰岛素缺乏和/或胰岛素生物作用障碍引起的以高血糖为主要特征的代谢性疾病。除碳水化合物外上尚可有蛋白质、脂肪、水、电解质等代谢紊乱。慢性高血糖可导致肾、眼、神经及心血管等各种组织器官损害及功能障碍，病情严重或应激时可发生糖尿病酮症酸中毒（diabetics ketoacidosis, DKA）、高血糖高渗状态等严重急性代谢紊乱。

二、流行病学

按照 1999 年世界卫生组织（World Health Organization, WHO）的糖尿病病因学分型，糖尿病分为 1 型糖尿病、2 型糖尿病、特殊类型糖尿病与妊娠期糖尿病。其中 85% 为 2 型，5%～10% 为 1 型。

（一）1型糖尿病流行病学

1 型糖尿病的患病率在全球呈显著上升趋势。据 1992 的数据，在全球不同国家和地区中，1 型糖尿病的发病率有很大差异，北欧国家发病率高，其中芬兰人最高，约 36.0/10 万人年，而东南亚地区则较低，约 2.0/10 万人年。据 2011 年国际糖尿病联盟（International Diabetes Federation, IDF）数据显示，在全球 1.9 亿 0～15 岁的儿童中，1 型糖尿病患者约有 49 万名，其中每年新确诊患者约 7.7 万名。目前关于 1 型糖尿病流行病学的多中心研究多见于儿童及青少年人群。

我国儿童 1 型糖尿病发病率较低。20 世纪 90 年代，WHO 开展的多国儿童糖尿病调查项目（multinational project for childhood diabetes,

DIAMOND）结果显示，我国 14 岁以下儿童 1 型糖尿病的患病率为 0.51/10 万人年，是全球发病率最低的国家之一。近年来我国 1 型糖尿病的发病率有增加趋势。2010—2013 年，我国开展的 13 省市 1 型糖尿病登记注册研究显示中国全年龄段 1 型糖尿病发病率为 1.01/10 万，其中 0～14 岁、15～29 岁、30 岁以上人群发病率分别为 1.93/10 万、1.28/10 万、0.69/10 万。

成人隐匿性自身免疫糖尿病（latent autoimmune diabetes in adults, LADA）作为一类特殊的自身免疫糖尿病，其患病率在世界范围内存在异质性。中国 25 个城市共 46 个中心联合开展的 LADA China 研究发现，我国 LADA 的总体患病率为 5.9%。据此推算，我国约有 600 万 LADA 患者，是世界上自身免疫糖尿病患者最多的国家。LADA 的检出率自北向南呈梯度下降趋势，北方 LADA 患病率显著高于南方（北方 6.5%，南方 5.4%），其中东北地区患病率最高（7.1%），西南地区患病率最低（4.0%）。

（二）2型糖尿病流行病学

据 IDF 数据显示，2017 年全球糖尿病和糖调节受损（糖尿病前期）的成人患者数已分别达到 4.25 亿和 3.52 亿，预计到 2045 年，将分别增至 6.29 亿和 5.32 亿，全球因糖尿病死亡人数达 400 万。近 30 多年来，随着我国经济的发展、生活方式西方化和人口老龄化，中国 2 型糖尿病患者亦急剧增加。1980 年全国 14 省（自治区、直辖市）30 万人的流行病学资料显示，糖尿病患病率为 0.67%。1994—1995 年全国 19 省（自治区、直辖市）21 万人的流行病学调查显示，25～64 岁的糖尿病患病率为 2.28%，糖耐量异常患病率为 2.12%。2002 年中国居民营养与健康状况调查同时进行了糖尿病的流行情况调查，该调查利用空腹血糖 > 5.5mmol/L 作为筛选指标，高于此水平的人做口服葡萄糖耐量试验（oral glucose tolerance test，OGTT），结果显示在 18 岁以上的人群中，城市人口的糖尿病患病率为 4.5%，农村为 1.8%。2007—2008 年，中华医学会糖尿病学分会（Chinese Diabetes Society，CDS）组织全国 14 个省（自治区、直辖市）开展了糖尿病流行病学调查，我国 20 岁及以上成年人的糖尿病患病率为 9.7%，糖尿病患者数估计为 9 240 万。2010 年中国疾病预防控制中心（Center for Disease Control and Prevention，CDC）和中华医学会内分泌学分会调查了中国 18 岁及以上人群糖尿病的患病情况，显示糖尿病患病率为 9.7%。2013 年我国慢性病及其危险因素监测显示，18 岁及以上人群糖尿病和糖尿病前期的患病率分别为 10.4% 和 16.6%。

三、我国在该领域的贡献

在过去的 30 年间，我国在糖尿病领域取得了举世瞩目的成绩，在糖尿病预防领域的研究影响深远，分子病因学研究不断推陈出新，诊断、监测及防控技术逐渐完善，诊治能力不断提升，精准诊疗初见成效，糖尿病控制与管理成果显著。我国在该领域的贡献主要体现在以下方面：

（一）糖尿病预防领域

大庆研究是世界上最早开展的以社区为基础的糖尿病一级预防研究，也是随访时间最长的糖尿病研究队列之一，堪称"糖尿病预防史上的里程碑"。大庆研究显示，对糖耐量受损人群进行生活方式干预 6 年，可使其以后 14 年的 2 型糖尿病累计发生风险下降 43%，这是国际上首次证明通过生活方式干预即合理的饮食和增加体力活动，可以预防糖尿病，这一结果被国际糖尿病界誉为"大庆经验"。随后跟进的芬兰糖尿病预防研究（Diabetes Prevention Study，DPS）和美国糖尿病预防计划（Diabetes Prevention Program，DPP）也证实了这一结论。大庆研究 30 年随访显示，与对照组相比，生活方式干预组糖尿病的中位发病时间推迟 3.96 年；心血管事件发生风险降低 26%；微血管并发症发生率降低 35%；心血管疾病死亡率及全因死亡率分别降低 33% 和 26%；中位生存时间延长 4.82 年；平均寿命增加 1.44 年。针对基层糖尿病控制率低，并发症筛查率低的难题，我国率先创建了医院—社区一体化糖尿病防控新模

式，通过对糖尿病诊疗及多种慢性并发症精确检测方法的研究，优化出简便、价廉、效优、安全的筛查技术及管理方案，使社区糖尿病患者血糖控制达标率及并发症筛查率提高 20% 以上，显著提升了基层糖尿病诊疗水平。通过疾病的早期发现和后续管理，可显著减少糖尿病前期患者向糖尿病转变，延缓糖尿病患者慢性并发症的发生。

（二）糖尿病分子病因学研究

我国项坤三教授通过对多个糖尿病家系的线粒体 tRNA3243 位点基因突变进行检测，首次发现了中国人存在线粒体基因突变糖尿病，开创并奠定了我国糖尿病遗传学研究的基础。随后开展的 2 型糖尿病群体遗传学研究进行了相关致病突变基因的功能学研究。目前越来越多的 2 型糖尿病易感位点被发现，这些易感基因的发现为研究中国人 2 型糖尿病的病因提供了新的视角。我国学者新发现的 NOS1AP、PAX4 等中国人 2 型糖尿病易感基因，可增加中国人 2 型糖尿病发生风险达 5%～25%，并以此为基础构建了"中国 2 型糖尿病遗传预警模型"，可用于筛选遗传高危人群。

（三）糖尿病诊断、监测及防控技术

1. **持续葡萄糖监测技术** 持续葡萄糖监测（continuous glucose monitoring，CGM）技术是糖尿病监测领域的突破性进展。我国学者通过多中心研究获取了 986 例正常人、糖尿病前期及 2 型糖尿病患者 85 万个监测值，创建了国际上首个持续葡萄糖监测正常值标准，同时提出了 CGM 目标范围内的时间（time in range，TIR）是独立于糖化血红蛋白（glycated hemoglobin，HbA1c）的可预测糖尿病视网膜病变的重要指标，可成为评价血糖控制的新指标。以上研究成果被写入美国临床内分泌医师学会（American Association of Clinical Endocrinologists，AACE）发布的 2016 年《血糖监测共识性声明》（2016 Outpatient Glucose Monitoring Consensus Statement）及国际糖尿病先进技术和治疗联盟（Advanced Technologies & Treatments for Diabetes，ATTD）发布的 2019 年《关于 TIR 的国际共识》（Clinical Targets for Continuous Glucose Monitoring Data Interpretation：Recommendations From the International Consensus on Time in Range），并被写入《中国持续葡萄糖监测临床应用指南》等 6 部 CDS 指南，为指导个体化防控及

智能化反馈治疗提供了关键依据。

2. 腹型肥胖诊断标准　腹型肥胖是导致糖尿病和代谢综合征发生的主要原因。腹型肥胖的精确诊断方法是磁共振或 CT，但难以推广应用于临床，选择简易的体脂参数以预测腹型肥胖是亟须解决的临床难题。我国学者通过大样本磁共振精确检测体脂分布的研究建立了中国人腹型肥胖精确诊断标准（腹内脂肪面积≥80cm^2），发现腹内脂肪面积大于 80cm^2，其伴有的代谢综合征组分可达 2 项及以上，故将腹内脂肪面积大于 80cm^2 定义为腹型肥胖的标准，并得出了相对应的腰围参数：男性为 90cm，女性为 85cm。随后经过 7～8 年随访研究证实了腹内脂肪增加是糖尿病发生的独立风险因素，可较糖调节受损更早地预测糖尿病，进而将该标准转换为便于临床应用的简易标准。该成果写入了中华人民共和国卫生行业标准《成人体重判定》（WS/T 428-2013），统一了我国腹型肥胖的诊断标准。

3. 葡萄糖钳夹技术　胰岛素抵抗与胰岛 β 细胞功能缺陷是糖尿病的主要病理生理改变，而后者在糖尿病发展的进程中尤为重要。我国学者建立了国际公认的测定机体胰岛 β 细胞分泌功能的精确方法——高葡萄糖钳夹技术，提出了适用且可推广的反映糖代谢不同阶段的胰岛 β 细胞功能的简易检测方法，为开展胰岛 β 细胞功能的研究提供了有力手段。研究发现，糖尿病患者即使空腹血糖（fasting plasma glucose, FPG）轻度升高，其葡萄糖刺激的早期相胰岛素分泌功能已下降 50%；当空腹血糖升至 7.8mmol/L，进一步降低至 75%，故空腹血糖并不适用于糖尿病患者早期胰岛素分泌相的评估。在 2 型糖尿病患者中采用精氨酸刺激试验，在空腹血糖 6.1～11mmol/L 的范围内可见到较好的急性胰岛素分泌反应，故精氨酸试验更适用于 2 型糖尿病患者的急性相胰岛素分泌功能的评价。

4. 代谢手术　代谢手术是治疗肥胖 2 型糖尿病患者的有效手段。我国学者开创的代谢手术多学科协作新模式，在国际上首次提出了腹内脂肪面积是评估代谢手术疗效的重要预测指标，有助于精准选择适合手术的个体。同时发现血清初级胆汁酸亦是疗效预测的重要指标。研究成果被写入 2016 年由 40 余个国际学会联合颁布的首个代谢手术国际专家联合声明，2017 年、2018 年连续被纳入美国糖尿病学会（American Diabetes Association, ADA）发布的《糖尿病诊疗标准》。

（四）糖尿病治疗

目前对 2 型糖尿病患者临床降糖治疗路径主要依据 HbA$_{1c}$ 所体现的平均血糖水平，其不足在于缺乏个体化的精准指导治疗的手段。根据遗传信息及中国人糖尿病的病理生理特点指导用药，是提高疗效的新方法。我国学者研究发现 *PAX4* 基因 *rs6467136* 多态位点 *A* 等位基因携带者对于胰岛素增敏剂罗格列酮反应较好，较 *G* 等位基因携带者在治疗 48 周后 2 小时血糖降低更为明显（8.09mmol/L vs. 9.24mmol/L）。根据前期确定的 2 型糖尿病易感基因谱，进一步构建了瑞格列奈及罗格列酮药效遗传评分模型。通过前瞻队列证实，基于该模型的治疗可较常规治疗提高血糖达标率 31%，该发现对改变传统治疗模式带来了深远影响。

在传统的胰岛素治疗中，我国学者发现对于糖化血红蛋白（glycated hemoglobin A1c, HbA$_{1c}$）≥9.0% 或空腹血糖≥11.1mmol/L 的新诊断 2 型糖尿病患者，采用 2～3 周短期胰岛素强化治疗，可能带来糖尿病长期临床缓解（初诊患者胰岛素短期强化及其后续系列研究）。2 型糖尿病患者采用餐时＋基础胰岛素（4 次/d）或每日 3 次预混胰岛素类似物进行治疗，两组治疗方案降低 HbA$_{1c}$ 的效果、低血糖发生率、胰岛素总剂量和对体重的影响无明显差别。

第二节　病　因

糖尿病是由遗传和环境因素的复合病因引起的临床综合征，不同类型的糖尿病病因也不相同（图 14-2-1）。引起各类糖尿病的病因可归纳为遗传因素及环境因素两大类。将这些糖尿病类型按遗传及环境两个致病因素类别参与程度排列可见，不同类型的糖尿病中，此两类因素在性质及程度上不同，如单基因突变糖尿病以遗传因素为主，而化学物质所致糖尿病以环境因素为主。

1 型糖尿病典型的病理生理学特征是胰岛 β 细胞数量显著减少和消失所导致的胰岛素分泌显著下降或缺失。1 型糖尿病的病因学研究已找

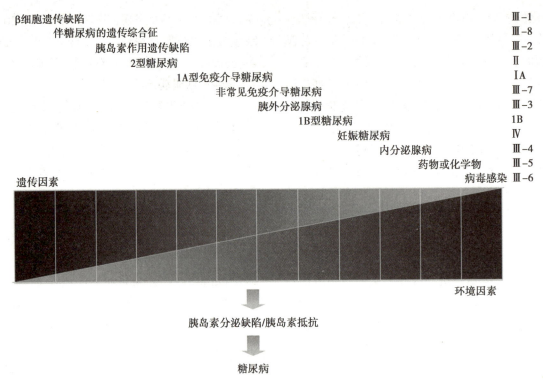

β细胞遗传缺陷   Ⅲ-1
伴糖尿病的遗传综合征   Ⅲ-8
胰岛素作用遗传缺陷   Ⅲ-2
2型糖尿病   Ⅱ
1A型免疫介导糖尿病   ⅠA
非常见免疫介导糖尿病   Ⅲ-7
胰外分泌腺病   Ⅲ-3
1B型糖尿病   1B
妊娠糖尿病   Ⅳ
内分泌腺病   Ⅲ-4
药物或化学物   Ⅲ-5
病毒感染 Ⅲ-6

遗传因素

环境因素

胰岛素分泌缺陷/胰岛素抵抗

糖尿病

图 14-2-1 各型糖尿病病因

到部分遗传及免疫生物学标记,提示部分 1 型糖尿病是细胞免疫介导的自身免疫病,通常称之为 1A 型糖尿病,其与人类主要组织相容性复合体(major histocompatibility complex,MHC)即人类白细胞抗原(human leucocyte antigen,HLA)易感及抵抗单倍型相关。其余部分 1 型糖尿病无自身免疫机制参与的证据,自身抗体始终阴性,但呈现不同程度的胰岛素缺乏,酮症酸中毒频发,为 1B 型糖尿病。2 型糖尿病是糖尿病中最常见的类型,显著的病理生理学特征为胰岛素调控葡萄糖代谢能力的下降(胰岛素抵抗)伴随胰岛 β 细胞功能缺陷所导致的胰岛素分泌减少(或相对减少),其病因存在明显的异质性。特殊类型糖尿病是病因学相对明确的糖尿病,随着对糖尿病病因及发病机制研究的深入,特殊类型糖尿病的种类会逐渐增加。妊娠糖尿病与妊娠期绒毛膜及胎盘多种激素分泌增加引起的胰岛素抵抗有关。

第三节 发 病 机 制

糖尿病患者中,单由遗传因素或由环境因素引起者仅占少数(图 14-3-1)。大部分患者是由遗传因素及环境因素共同参与及 / 或相互作用引起

的多因子病或称复杂性疾病(complex disease),如 1 型糖尿病和 2 型糖尿病均属于复杂病型糖尿病范畴。所有的非复杂病型糖尿病则包含在目前的糖尿病临床分型——特殊类型糖尿病中。

一、非复杂病型糖尿病

非复杂病型糖尿病致病基因产物的原发性生物学效应涉及器官组织细胞的分化、发育、代谢及更新各个环节,许多细胞器病变都有可能引起糖尿病。各种致糖尿病基因突变产物的功能缺陷可通过各种生物学途径影响胰岛 β 细胞、胰岛 β 细胞胰岛素合成分泌功能、肝糖产生及肌肉或脂肪组织葡萄糖利用。随着分子遗传学研究的进展,已发现了越来越多的单基因突变糖尿病,如胰岛素基因、胰岛素受体基因、葡萄糖激酶基因、线粒体基因以及多个与胰腺发育、胰岛分泌调控有关的转录因子基因突变引起的糖尿病等,其中临床最常见的是线粒体糖尿病(mitochondrial diabetes,MIDD)和青少年的成人起病型糖尿病(maturity onset diabetes in the young,MODY)。

(一)线粒体基因突变糖尿病

MIDD 是最为多见的单基因突变糖尿病,占中国成人糖尿病的 0.6%。绝大多数线粒体基因

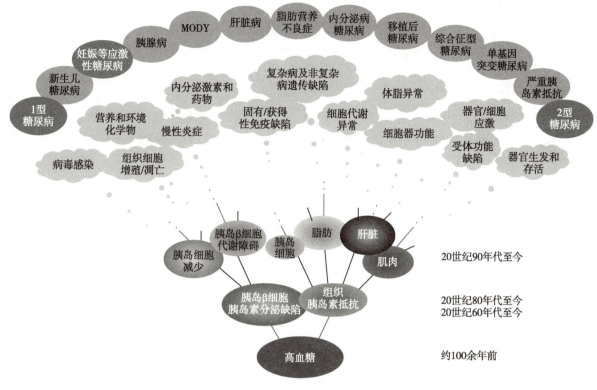

图 14-3-1 糖尿病发病机制

突变糖尿病是由线粒体亮氨酸转运 RNA 基因 [*tRNA^Leu(UUR)*] 核苷酸序位 3243 上的 A→G（A3243G）突变所致。线粒体糖尿病发病机制主要在于胰岛素分泌缺乏，含线粒体突变基因的胰岛 β 细胞的电子传递链及氧化磷酸化（OXPHOS）系统障碍，导致三磷酸腺苷（adenosine triphosphate，ATP）产生不足，胰岛素分泌缺陷。同时，线粒体突变基因在骨骼肌亦导致 OXPHOS 障碍，糖无氧酵解增强，肝糖异生增加，血糖升高。

线粒体基因突变糖尿病主要临床特征为母系遗传、糖尿病或伴耳聋。对具有下列一种尤其是多种情况者应疑患线粒体基因突变糖尿病：①在家系内糖尿病的传递符合母系遗传；②起病早伴病程中胰岛 β 细胞分泌功能明显进行性减低或伴体重指数低且胰岛自身抗体检测阴性的糖尿病患者；③伴神经性耳聋的糖尿病患者；④伴中枢神经系统、骨骼肌表现、心肌病、视网膜色素变性、眼外肌麻痹或乳酸性酸中毒的糖尿病患者或家族中有上述表现者。对疑似者首先应进行 *tRNA^Leu(UUR)* A3243G 突变检测。

（二）青少年的成人起病型糖尿病

MODY 是一种以常染色体显性遗传方式在家系内传递的早发但临床表现类似 2 型糖尿病的疾病。其病因在于胰岛 β 细胞的发育和成熟过程中起重要作用的各种转录因子的杂合突变和导致 β 细胞功能遗传缺陷的葡萄糖激酶（glucokinase，*GCK*）基因或羧基酯脂酶（carboxyestor lipase，*CEL*）基因杂合突变。MODY 的临床特点是常染色体显性遗传、发病早（通常在 25 岁以前诊断）、与自身免疫或胰岛素抵抗无关以及内源性胰岛素分泌功能未完全丧失。

目前研究发现 MODY 可能由至少六个不同基因的突变所致，所有类型均有葡萄糖刺激后胰岛素分泌缺陷。葡萄糖激酶的异常导致 MODY2 的发生，其他类型则由于调节胰岛 β 细胞基因的核转录因子变异所致。MODY1 主要与肝细胞核因子 -4α（*HNF-4α*）基因突变有关；MODY3 主要由于肝细胞核因子 -1α（*HNF-1α*）基因突变所致；MODY4 主要是由于胰岛素基因启动子 -1（*IPF-1*）基因突变所致；而 MODY5 基因突变位于肝细胞核因子 -1β（*HNF-1β*）；MODY6 与编码胰岛转录因子神经元 D1（*NeuroD1*）基因突变有关。目前通用的 MODY 临床诊断标准是三点：①家系内至少三代直系亲属内均有糖尿病患者，且其传递符合常染色体显性遗传规律；②家系内至少有一个糖尿病患者的诊断年龄在 25 岁或以前；③糖尿病确诊后至少在两年内不需使用胰岛素控制血糖。

二、复杂病型糖尿病

复杂病型糖尿病是由多种基因遗传变异以及多种环境因素共同参与及相互作用，胰岛 β 细胞胰岛素分泌缺陷或胰岛素抵抗参与的最终共同通路而引起的高血糖症，1 型糖尿病及 2 型糖尿病均属于复杂病型糖尿病的范畴。胰岛素分泌缺陷可由于胰岛 β 细胞胰岛素分泌及合成的信号在传递过程中的功能缺陷，亦可由于自身免疫、感染、化学毒物等因素导致胰岛 β 细胞破坏，数量减少。胰岛素作用不足可由周围组织中复杂的胰岛素作用信号传递通道中的任何缺陷引起。

阐明复杂病型糖尿病的发病机制通常需进行以下四方面的研究：①确定参与发病的环境因素：如肥胖，尤其是腹内脂肪积聚，久坐不动的生活方式是 2 型糖尿病的主要环境因素，而 1 型糖尿病的主要环境因素则为病毒感染、婴儿牛乳喂养、N- 亚硝基盐毒物等。②发现遗传易感基因及遗传变异：目前已发现并确认了多个与 1 型糖尿病及 2 型糖尿病相关联的基因及其参与发病风险的变异。③阐明环境因素与易感基因变异的相互作用机制：环境因素往往通过多种途径影响组织器官分化、发育、代谢及消亡的遗传调节程序作用，最终直接或间接影响糖代谢过程。目前研究认为环境因素通过表观遗传、免疫等多环节引起糖尿病的发生。④明确环境因素之间及遗传易感基因间的相互作用机制：通过大样本多关联基因研究，分析易感基因及变异的基因型各组分与临床表型的关系。

糖尿病发病机制研究中常应用动物模型尤其是啮齿类动物模型对糖尿病的发病过程进行模拟，常用模型有实验诱导（如手术、化学药物诱导等）模型和自发性糖尿病模型。1 型糖尿病常用模型有①化学药物诱导模型：如链脲佐菌素（Strep-tozocin，STZ）模型，腹腔注射 STZ，利用 STZ 的毒性破坏胰岛，造成胰岛素分泌丧失。②自发性自身免疫模型：如非肥胖糖尿病小鼠（non-obese diabetic mice，NOD），在 3～4 周龄时出现胰岛炎，10～14 周自发性发生糖尿病，24～30 周出现

明显糖尿病，此时体重会迅速减轻，但发病率存在性别差异（雌性 90%，雄性 50%～60%）。2 型糖尿病常用模型有①饮食诱导模型：研究者发现高糖高脂饲料长期喂养小鼠，小鼠表现出明显的肥胖、胰岛素抵抗和血糖升高。饮食诱导建立的 2 型糖尿病动物模型具有类似人 2 型糖尿病发病病因的优势，被广泛用于基础研究中，但其缺点是诱导时间较长，成本较高；②自发性 2 型糖尿病动物模型：ob/ob 及 db/db 单基因突变小鼠，Zucker 大鼠等具有高血糖及胰岛素抵抗等类似人 2 型糖尿病过程的主要特征。同时，随着新技术的发展，基因敲除动物模型亦逐渐广泛应用于基础研究，为进一步明确糖尿病发病机制提供了更为精确和有效的动物模型。

（一）1 型糖尿病发病机制

绝大多数 1 型糖尿病是自身免疫病，遗传因素和环境因素共同参与其发病。某些外界因素（如病毒感染、化学毒物和饮食等）作用于存在遗传易感性的个体，激活 T 淋巴细胞介导的一系列自身免疫反应，引起选择性胰岛 β 细胞破坏和功能衰竭，胰岛素分泌不足进行性加重，最终导致糖尿病。

1. **遗传易感性** 1 型糖尿病的发病具有家族聚集倾向，同卵双胞胎发生糖尿病的一致率可达 50%。研究者使用家系连锁研究、候选基因关联研究和全基因组关联研究（genome-wide association study，GWAS）的方法已定位了 50 余个 1 型糖尿病的易感基因或者位点，其中位于 6 号染色体短臂的 HLA 基因对 1 型糖尿病的影响最大，为主效基因，可以解释近 40% 的遗传易感性。90%～95% 的 1 型糖尿病患者携带 HLA-DR3、-DR4 或 -DR3/-DR4 抗原。近年还发现许多调节胰岛 β 细胞凋亡和胰岛素分泌的基因也参与从胰岛炎进展为糖尿病的过程，包括胰岛素基因（INS）（11p15）、非受体型蛋白酪氨酸磷酸酶 22 基因（PTPN22）（1p13）、白介素 2 受体 A 基因（IL2RA，CD25）（10p15.1）、细胞毒性淋巴细胞抗原 A 基因（CTLA4）（2q33）及干扰素诱导解旋酶结构域蛋白 1 基因（IFIH1）（2q24）等。同时，研究发现 1 型糖尿病与其他自身免疫病（例如，PTPN22、CTLA4、SH2B3、TYK2 和 CLEC16A 基因）共享遗传结构。1 型糖尿病存在着遗传异质性，遗传背景不同的

亚型其病因、发病机制及临床表现不尽相同。

2. 环境因素 1型糖尿病的发生与环境因素密切相关，常见的环境因素包括病毒感染如腮腺炎病毒、风疹病毒、巨细胞病毒、柯萨奇 B4 病毒、脑心肌炎病毒及肝炎病毒等，牛奶喂养（尤其是出生后 3 个月以内牛奶喂养者），过早摄食谷蛋白，硝酸盐与亚硝酸盐的摄入，饮食中缺少锌、维生素 E、维生素 D，反复接触某些毒物如四氧嘧啶、链脲霉素等。这些环境因素直接或间接地加速了疾病的发生。

3. 自身免疫 1型糖尿病是一种发生于胰岛 β 细胞的器官特异性自身免疫病，在病毒和其他抗原等外界因素刺激下抗原形成，作用于有遗传倾向的 B 淋巴细胞，自身免疫反应激活，T 淋巴细胞亚群失调，抑制性 T 淋巴细胞数量下降，而辅助性 T 淋巴细胞增多，细胞毒效应增强，B 淋巴细胞抗体产生，杀伤细胞活性增强，胰岛 β 细胞被破坏，胰岛素分泌减少，从而导致 1 型糖尿病的发生。体液免疫与细胞免疫均参与其中。新诊断 1 型糖尿病患者中胰岛细胞抗体阳性的人数约占 80%。目前已发现多种与胰岛 β 细胞相关的特异性抗体，包括胰岛细胞自身抗体（islet cell autoantibody，ICA）、胰岛素自身抗体（autoantibody to insulin，IAA）、谷氨酸脱羧酶自身抗体（autoantibody to glutamic acid decarboxylase，GADA）和酪氨酸磷酸酶自身抗体（autoantibody to tyrosine

phosphatases）等。这些抗体均是胰岛 β 细胞自身免疫损伤的标志物，对 1 型糖尿病的预测和诊断具有极其重要的作用。目前认为细胞免疫失调参与 1 型糖尿病发病一般经历 3 个阶段：①免疫系统被激活；②免疫细胞释放各种细胞因子如白细胞介素 -1（interleukin-1，IL-1）抑制胰岛 β 细胞分泌胰岛素；③胰岛 β 细胞受到激活的 T 淋巴细胞自身免疫性攻击，胰岛 β 细胞被破坏。

（二）2 型糖尿病发病机制

2 型糖尿病是一种由多种遗传变异与环境因素共同参与、相互作用引起的复杂性多基因病，见图 14-3-2。从以胰岛素抵抗为主伴胰岛素进行性分泌不足，到以胰岛素进行性分泌不足为主伴胰岛素抵抗。胰岛素由胰岛 β 细胞合成和分泌，经血液循环到达体内各组织器官的靶细胞，与特异受体结合并引发细胞内物质代谢效应，在这过程中任何一个环节发生异常均可导致糖尿病。随着研究的不断深入，2 型糖尿病的发病机制扩展至 "八重奏"：①胰岛 β 细胞——胰岛素分泌减少；②肝脏——肝糖输出增加；③肌肉——肌肉摄取葡萄糖减少；④脂肪细胞——脂肪细胞脂解作用增强，致使血中游离脂肪酸增加；⑤胃肠——肠促胰岛素（如胰高血糖素样肽 -1）缺乏 / 抵抗；⑥胰岛 α 细胞——胰高血糖素分泌增加；⑦肾脏——肾脏对葡萄糖的重吸收增加；⑧脑——神经递质功能紊乱（如影响食欲的递质）。

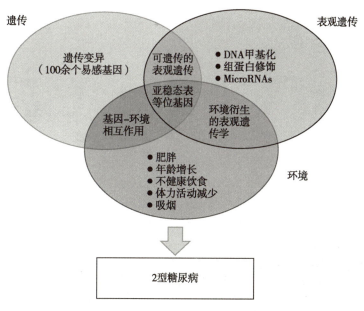

图 14-3-2 2 型糖尿病发病机制

1. 遗传因素 研究显示,30%~70%的2型糖尿病患者患病风险归因于遗传易感性。据Framingham子代研究显示,如果父母一方患有糖尿病,其子女发生糖尿病的风险为3.4~3.5倍;如果父母双方均为糖尿病患者,则其子女发生糖尿病的风险将高达6.1倍。同胞对及双生子研究亦证实遗传因素在2型糖尿病发生中发挥重要作用。同卵双胞胎患2型糖尿病的一致性高达70%,而异卵双胞胎2型糖尿病一致性为20%~30%,同卵双胞胎共患风险远高于异卵双胞胎。此外,2型糖尿病的遗传易感性存在种族差异。2014年美国国家糖尿病数据报告显示,美国不同种族糖尿病患病率不同。非西班牙裔白人的患病率最低,为7.6%;美国印第安人的患病率最高,为15.9%;其中,大于35岁的皮马印第安人中近50%患有糖尿病。

目前,全世界已经定位超过100个2型糖尿病易感位点(图14-3-3,见文末彩图)。绝大多数易感位点与胰岛细胞功能有关,包括*TCF7L2*、*WFS1*、*KCNJ11*、*HNF1B*、*IGF2BP2*、*CDKN2A/B*、*SLC30A8*、*HHEX/IDE*、*CDKAL1*、*KCNQ1*、*THADA*、*TSPAN8/LGR5*、*CDC123/CAMK1D*、*JAZF1*、*MTNR1B*、*GCK*、*PROX1*、*DGKB/TMEM195*、*ADCY5*、*CENTD2*、*SRR*、*ST6GAL1*、*KCNK16*、*HNF4A*、*FITM2-R3HDML-HNF4A*、*GLIS3*、*ANK1*、*BCAR1*、*GRB14*、*RASGRP1*、*TMEM163*等,而*PPARG*、*ADAMTS9*、*GCKR*、*IRS1*、*PTPRD*、*DUSP9*、*RBMS1/ITGB6*、*HMGA2*、*KLF14*、*GRB14*、*ANKRD55*和*GRK5*等易感位点与胰岛素作用有关,其中仅30%在中国人群中得到验证。另外在中国人中发现*PAX4*、*NOS1AP*等多个2型糖尿病易感基因,这些基因可增加中国人2型糖尿病发生风险达5%~25%。与中国人2型糖尿病显著相关的40个易感位点构建的遗传评分模型可应用于预测中国人2型糖尿病的发生,且主要与胰岛β细胞功能衰退有关。

2. 胰岛素抵抗 胰岛素抵抗(insulin resistance, IR)是指胰岛素作用的靶器官如骨骼肌、脂肪细胞等对正常水平的胰岛素作用的敏感性下降。胰岛素抵抗发生的部位主要是在外周组织(肌肉和脂肪)和肝脏,前者可表现为胰岛素促进骨骼肌、脂肪组织摄取葡萄糖并加以利用或存储的能力减弱,在后者则表现为胰岛素抑制肝糖输出的能力下降。胰岛素信号转导的过程相当复杂,多种酶及调节蛋白参与正常胰岛素信号通路,因此影响胰岛素合成/释放的任何缺陷和胰岛素信号的任何损害都会降低胰岛素依赖细胞的胰岛素敏感性。尽管目前胰岛素抵抗的发生机制尚未阐明,但可以肯定的是,炎症、氧化应激、线粒体功能障

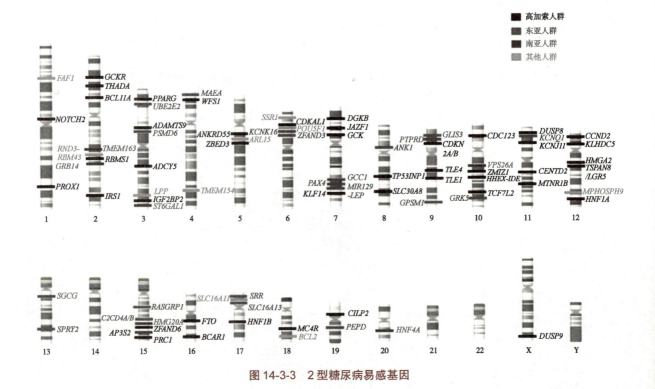

图14-3-3　2型糖尿病易感基因

碍等多种机制参与胰岛素抵抗的发生。

（1）受体因素：胰岛素与其受体结合后通过一系列信号通路发挥生物学作用。糖尿病患者的胰岛素抵抗可由受体前因素、受体因素和受体后因素造成。

1）受体前因素：主要包括胰岛素基因突变产生结构异常的胰岛素，生物活性下降；胰岛素的降解加速；胰岛素受体抗体产生、内源性或外源性胰岛素抗体产生；药物及拮抗激素过多等原因。相关研究发现，糖尿病患者脂肪组织和肌肉细胞中胰岛素的降解增加。

2）受体因素：主要包括受体结构、受体数量及受体功能的异常。胰岛素受体与配体结合的能力是胰岛素信号传导的关键因素。胰岛素受体的数量是细胞对胰岛素反应的主要决定因素，任何因素导致受体数目的减少均会显著降低胰岛素敏感性。1990年，研究者证明胰岛素受体382位点突变可使受体降解增加，导致胰岛素抵抗的发生。

3）受体后因素：主要指胰岛素与受体结合后信号向细胞内传递所引起的一系列代谢过程发生异常导致的胰岛素抵抗，包括胰岛素受体底物1（insulin receptor substrate-1，IRS-1）磷酸化障碍，葡萄糖转运体4（glucose transporter 4，GLUT4）合成及转运异常，磷脂酰肌醇-3-激酶（phosphatidylinositol-3-kinase，PI3K）活化障碍。此外，细胞因子及其他代谢异常等均可影响胰岛素信号转导，参与胰岛素抵抗的发生和发展。

① IRS 磷酸化障碍：在胰岛素信号通路中，IRS 连接胰岛素受体激酶和其下游多个丝氨酸激酶。正常情况下，胰岛 β 细胞细胞膜上胰岛素受体的 α 亚基与胰岛素或者胰岛素样生长因子结合，胰岛素受体的 β 亚基（酪氨酸蛋白激酶）被激活，它结合并磷酸化细胞内 IRS 酪氨酸位点使 IRS 激活。活化的 IRS 结合并激活 PI3K，活化的 PI3K 进一步激活其下游激酶 AKT 即蛋白激酶 B（protein kinase B，PKB）。活化的 AKT 可以激活 GLUT4，进而促进葡萄糖的转运。各种细胞因子、游离脂肪酸和高糖等可使 IRSl/IRS2 的丝氨酸位点磷酸化，阻止 IRSl/IRS2 与胰岛素受体结合，从而干扰了胰岛素信号转导。

② GLUT4 异常：肌肉、脂肪等外周组织对胰岛素刺激的葡萄糖摄取主要通过 GLUT4 发挥作用。在胰岛素作用下，IRS-1 磷酸化进而激活 PI3K，使 GLUT4 转位到细胞膜，加速葡萄糖的易化转运，增加肌肉对葡萄糖的摄取。GLUT4 在将葡萄糖转运到胰岛素依赖细胞中起着关键作用，任何改变这种转运体的点突变都会影响葡萄糖进入细胞和下游信号通路。已有研究发现 GLUT4 的 333 和 334 位连续两个精氨酸残基的突变影响 GLUT4 的功能，并影响葡萄糖转运。

（2）胰岛素抵抗发生的主要机制

1）内质网应激：内质网（endoplasmic reticulum，ER）是细胞内外蛋白质合成、加工和转运的重要场所，其在维持细胞内环境稳定和蛋白合成、修饰和折叠等方面发挥重要作用。在高糖、高脂等状态下，过多未折叠和错误折叠的蛋白质堆积在内质网，发生内质网应激，阻止细胞胰岛素受体及其下游信号配体丝氨酸磷酸化，胰岛素信号通路受阻引起外周组织胰岛素抵抗。胰岛 β 细胞内质网应激干扰胰岛素合成和敏感性，同时还会影响胰岛素受体的合成、GLUT4 的表达，并抑制自噬，导致胰岛素信号受损。因此，肥胖诱导的内质网应激在胰岛素抵抗中起着关键作用。已有研究发现，内质网应激通过内质网跨膜蛋白需肌醇酶（inositol-requiring enzyme-1，IRE-1）及 c-Jun 氨基末端激酶（c-Jun NH$_2$-terminal kinase，JNK）依赖性蛋白激酶的级联反应共同介导，减少氧调节蛋白 150（oxygen regulated protein 150，ORP150）的表达，改变磷酸烯醇丙酮酸羧激酶（phosphoenolpyruvate carboxykinase，PEPCK）和葡萄糖 -6- 磷酸酶（glucose-6-phosphatase，G-6-P）的表达水平。因此，内质网应激负性调节胰岛素敏感性并诱导胰岛素抵抗。

2）脂肪因子：脂肪因子是由脂肪细胞产生和释放的细胞因子家族，包括瘦素、脂联素等均参与肥胖和胰岛素抵抗的发生。脂联素是一种由 244 个氨基酸组成的多肽，其产生与体重指数（body mass index，BMI）呈负相关。

3）炎症：炎症因子促进胰岛素抵抗。多种炎症因子如肿瘤坏死因子 α（tumor necrosis factor-α，TNF-α）、单核细胞趋化蛋白 -1（monocyte chemotactic protein，MCP-1）、C 反应蛋白（C-reactive protein，CRP）和白介素的表达在胰岛素抵抗中上调。TNF-α 可通过 IRS-1 的丝氨酸磷酸化影响胰岛素信号传导，并降低 GLUT4 的表达，从而减少葡萄糖进入细胞。IL-1 通过细胞外信号调节激酶 1/2（extracellular regulated kinase 1/2，ERK1/2）降低 IRS-1 的表达，也可以激活脂肪细胞和骨骼肌中的 IκB 激酶（IκB kinase，IKK）。IL-6 通过抑制细胞因子信号 1（supressor of cytokine signaling 1，SOCS1）和 SOCS3 激活诱导 IRS 降解。SOCS1 和 SOCS3 的表达均在炎症中上调，通过泛素化诱导 IRS 蛋白降解。此外，炎症诱导释放的一氧化氮通过 PI3K/AKT 途径导致胰岛素抵抗。

4）氧化应激：氧化应激是指机体内高活性分子如活性氧（reactive oxygen species，ROS）和活性氮（reactive nitrogen species，RNS）产生过多或清除减少，从而导致组织损伤。体内正常代谢可产生 ROS，适量的 ROS 可调节生理性氧化还原反应。然而，在高糖、高脂环境下会产生氧化应激，而其生物标志物如丙二醛（MDA）、P 蛋白质氧化产物、3- 硝基酪氨酸、糖基化终产物（AGEs）和 8- 羟基 - 脱氧鸟苷（8-OH-DG）等均可降低胰岛素敏感性，增加外周组织胰岛素抵抗。同时，ROS 产生过多干扰胰岛素信号转导通路。氧化应激可通过损害胰岛素信号转导和引起脂肪因子失调来诱导胰岛素抵抗，同时过量的自由基通过诱导肿瘤坏死因子及活化肾上腺皮质激素通路从而阻断胰岛素受体的信号转导。

5）线粒体功能失调：线粒体作为 ROS 的主要来源以及清除的主要途径，亦参与了胰岛素抵抗的发生。胰岛素对线粒体的正常功能至关重要，可通过维持线粒体中的 $NAD^+/NADH$ 比率保持线粒体电子传递链的完整性。由于线粒体融合需要胰岛素，且胰岛素信号转导需要线粒体，因此二者之间存在依赖关系。同时，线粒体功能的降低导致游离脂肪酸及其产物的累积而致胰岛素抵抗。

3. 胰岛 β 细胞功能缺陷 胰岛 β 细胞功能在糖尿病进程中起重要作用，其"质"和"量"的动态变化对于血糖的调控具有举足轻重的影响。胰岛 β 细胞功能缺陷主要体现在：①胰岛素分泌量的不足：糖尿病患者早期空腹和葡萄糖刺激后的胰岛素分泌代偿性增多，但随着病程延长，胰岛素分泌逐渐减少，引起胰岛素细胞功能衰竭。糖尿病患者存在空腹和葡萄糖负荷后胰岛素分泌的不足。②分泌模式的异常：正常人胰岛素第 1 相分泌峰值出现在静脉注射葡萄糖后 10 分钟，随后逐渐下降。如持续输注葡萄糖，在随后 90 分钟出现第二相胰岛素分泌。而 2 型糖尿病患者第 1 相胰岛素分泌缺失，第 2 相胰岛素分泌高峰延迟。③胰岛素分泌质的缺陷：体现在胰岛素原与胰岛素的比值增加。

（1）葡萄糖激酶突变：*GCK* 基因在胰岛 β 细胞和肝细胞表达，*GCK* 基因突变可损伤胰岛 β 细胞对葡萄糖的感知能力，导致胰岛素分泌不足。

（2）葡萄糖转运蛋白 2 表达下降：GLUT2 表达下降可导致肝糖输出增加，并同时降低胰岛 β 细胞分泌胰岛素的能力。

（3）胰淀素沉积：胰淀素是由胰岛 β 细胞合成，与胰岛素共同储存与释放。对糖尿病患者的胰腺组织学检查发现 90% 以上的 2 型糖尿病患者胰岛内可出现淀粉样变。胰淀素在 β 细胞沉积，影响细胞膜感知葡萄糖的能力和胰岛素的分泌。

（4）胰高血糖素样肽 -1（glucagon-like peptide 1，GLP-1）分泌不足：GLP-1 由小肠合成与分泌，为体内重要的肠促胰岛素，在维持血糖稳态中发挥重要作用。GLP-1 与胰岛 β 细胞膜上特异性受体结合，调控细胞内 cAMP 及钙离子水平，促进胰岛素分泌。研究表明糖尿病患者糖负荷后 GLP-1 的分泌曲线显著低于正常人。

4. 环境因素 肥胖、衰老、高热量饮食及久坐的生活方式都是 2 型糖尿病发生的主要因素。

（1）肥胖：在 2 型糖尿病发生过程中，肥胖是重要的环境因素。肥胖患者存在胰岛素抵抗，外周组织对葡萄糖氧化利用障碍，胰岛素对肝糖生成的抑制作用减弱，同时高游离脂肪酸水平抑制胰岛素分泌。

（2）不合理饮食及热量摄入：高脂饮食与肥胖及糖尿病的发生密切相关，食物脂肪含量过高加重胰岛素抵抗。

（3）体力活动不足：研究显示运动可使胰岛素与其受体的结合能力增强，从而改善胰岛素抵抗，且适当运动可减轻体重，改善脂质代谢。

（4）脂毒性：脂毒性（lipotoxicity）是指循环中的游离脂肪酸浓度过高以及细胞内如胰岛 β 细胞、肝细胞、肌细胞中脂质含量过多。生理浓度的游离脂肪酸可促进葡萄糖诱导的胰岛素分泌，而长期高游离脂肪酸可通过神经酰胺引起诱导型一氧化氮合酶增加，从而诱导胰岛β细胞的凋亡。瘦素缺乏或对瘦素抵抗造成的游离脂肪酸氧化受阻，对胰岛β细胞的脂质堆积也起重要作用。

（5）节约基因："节约基因"假说是指长期生活在食物匮乏条件下的人群高度表达有利于生存的节约基因，当营养充足时，体内的营养物质以脂肪的形式储存起来备用。当这些人进入现代社会，过高热量饮食、体力活动减少，节约基因便成为2型糖尿病的易感基因。摄入高热量、饮食结构不合理（高脂肪、高蛋白、低糖类）和体力活动不足时，易导致肥胖并促进糖尿病的发生。

第四节 诊治基础

一、糖尿病诊断

（一）诊断标准的变迁

糖尿病的诊断最早依靠典型的症状和尿糖，但出现典型症状时已不是早期，且50%糖尿病患者无糖尿病症状，尿糖受肾糖阈的影响易出现假阳性或假阴性，因此不是诊断的可靠指标。随后，研究发现导致糖尿病损害的基础是血糖水平的升高。

血糖测定既是诊断糖尿病及糖代谢异常的重要方法，也是对患者监测病情及指导治疗的基本手段。由于血浆葡萄糖浓度是连续分布的变量值，诊断切点由糖尿病微血管并发症（主要是视网膜病变）的预测切点确定。1980年，WHO公布了糖尿病的诊断标准，具体内容为：

（1）有糖尿病症状，具备下列任何一项即可诊断为糖尿病：①FPG≥7.8mmol/L；②随机（一日中任何时候）血糖≥11.1mmol/L；③如FPG＜7.8mmol/L，或随机血糖＜11.1mmol/L，需进行OGTT（成年人需口服75g葡萄糖；儿童服糖量按1.75g/kg计算，最大服糖量为75g），OGTT 2hPG＞11.1mmol/L。

（2）无糖尿病症状，具备下列任何一项即可诊断为糖尿病：①两次FPG≥7.8mmol/L；②两次随机血糖≥11.1mmol/L；③一次FPG≥7.8mmol/L和随机血糖≥11.1mmol/L；④一次FPG≥7.8mmol/L或一次随机血糖≥11.1mmol/L，OGTT 2hPG≥11.1mmol/L。（注：以上血糖均为静脉血浆血糖）

WHO糖尿病诊断标准对开展糖尿病研究和

糖尿病并发症的防治起到非常重要的作用。但自90年代起，许多大规模的临床研究发现利用FPG≥7.8mmol/L诊断糖尿病，与2hPG≥11.1mmol/L的诊断切割点相关性不佳，约50%糖负荷后2hPG≥11.1mmol/L的患者，FPG＜7.8mmol/L，而这些患者心血管并发症的危险性已明显增加。因此原标准已不能适应糖尿病的发展和防治并发症的需要。1997年，ADA发布了糖尿病的分类和诊断标准，将空腹血糖的切点从7.8mmol/L降至7.0mmol/L；1999年，WHO对糖尿病及糖尿病前期的血糖诊断切点进行了界定，空腹血糖诊断切点由7.8mmol/L下调至7.0mmol/L，2小时血糖切点为11.1mmol/L。我国目前采用的糖尿病诊断新标准要点见表14-4-1。

表14-4-1 糖尿病的诊断标准

诊断标准	静脉血浆葡萄糖或HbA$_{1c}$水平
（1）典型糖尿病症状（烦渴多饮、多尿、多食、不明原因的体重下降）加上随机血糖	≥11.1mmol/L
或	
（2）空腹血糖	≥7.0mmol/L
或	
（3）葡萄糖负荷后2小时血糖	≥11.1mmol/L
或	
（4）HbA$_{1c}$	≥6.5%
无典型糖尿病症状者，需改日复查确认	

注：空腹状态指至少8小时没有进食热量；随机血糖指不考虑上次用餐时间，一天中任意时间的血糖，不能用来诊断空腹血糖异常或糖耐量异常。

糖尿病的临床诊断应依据静脉血浆血糖而不是毛细血管血糖的检测结果。急性感染、创伤或其他应激情况下可出现暂时性血糖增高，若没有明确的糖尿病病史，就临床诊断而言不能以此时的血糖值诊断糖尿病，须在应激消除后复查，再确定糖代谢状态，检测HbA$_{1c}$有助于诊断。

HbA$_{1c}$反映过去2~3个月的平均血糖，ADA和WHO均推荐使用HbA$_{1c}$≥6.5%作为糖尿病诊断标准之一。《中国2型糖尿病防治指南（2020年版）》推荐采用标准化检测方法且有严格质量控制的医疗机构，可以将HbA$_{1c}$≥6.5%作为糖尿病的补充诊断标准。

（二）糖尿病分型

糖尿病的诊断分型随着糖尿病研究的深入不

断发展。1965 年，WHO 将糖尿病分为原发性和继发性两大类。原发性糖尿病是指原因不明的糖尿病，而继发性糖尿病继发于某些已明确的疾病，后来发现以上形式的分型不能充分反映糖尿病的病因及发病机制。1979 年，美国国家糖尿病数据组（National Diabetes Data Group，NDDG）根据糖尿病的病因、临床表现及并发症的不同，将原发性糖尿病分为 I 型（insulin dependent diabetes mellitus，IDDM）和 II 型（non-insulin dependent diabetes mellitus，NIDDM）。

随着糖尿病分子生物学的进展，1999 年 WHO 提出了病因学分型，将糖尿病分为 1 型糖尿病、2 型糖尿病、其他特殊类型糖尿病和妊娠糖尿病四大类（表 14-4-2）。

上述分型废除了 IDDM 和 NIDDM 的名称，避免了对治疗的误导，保留了 1 型和 2 型糖尿病的类型，但是以阿拉伯数字 1 和 2 取代了 I 和 II。新的分型体系更能明确地反映糖尿病的病因和发病机制，有助于指导诊断和治疗。然而，糖尿病的病因与发病机制十分复杂，临床表现、治疗等存在异质性。即使划分在同一糖尿病分型中，患者从临床表现到对治疗的反应、代谢控制的情况、并发症发生发展的时间和严重程度以及预后均不同，因此上述分型对指导临床治疗、改善患者结局的作用有限，已不能满足对于精准医学的需求，目前已经有学者开始提出不同的糖尿病分型方法。

1 型糖尿病以自身免疫介导的胰岛 β 细胞不可逆的损伤以致衰竭为特征。实际上依据残存的胰岛细胞功能情况和不同的自身免疫性抗体滴度组合亦可细分为不同的亚型，提示不同的亚型可能有不同的致病机制。芬兰纵向糖尿病肾病研究（FinnDiane）队列将 1 型糖尿病依据代谢指标划分为 6 个不同的代谢亚型，这些亚型的代谢控制和并发症进展的预后不同，可以为后续的个体化干预治疗提供依据。ANDIS 研究中，研究者基于 6 个变量（是否出现 GADA 抗体、诊断时的年龄、体重指数、HbA$_{1c}$、稳态模型评估的 B 细胞功能和胰岛素抵抗）对新诊断糖尿病患者进行聚类分析，进一步分为 5 种类型：①严重自身免疫性糖尿病（severe autoimmune diabetes，SAID）：与经典的 1 型糖尿病相似，发病年龄较轻，BMI 较低，GADA

表 14-4-2 糖尿病病因学分型（WHO 1999 的分型体系）

一、1 型糖尿病
　　1. 免疫介导性
　　2. 特发性

二、2 型糖尿病

三、特殊类型糖尿病
　　1. 胰岛 β 细胞功能遗传性缺陷：第 12 号染色体，肝细胞核因子 -1α（HNF-1α）基因突变（MODY3）；第 7 号染色体，葡萄糖激酶（GCK）基因突变（MODY2）；第 20 号染色体，肝细胞核因子 -4α（HNF-4α）基因突变（MODY1）；线粒体 DNA 突变；其他
　　2. 胰岛素作用遗传性缺陷：A 型胰岛素抵抗；矮妖精貌综合征（leprechaunism）；Rabson-Mendenhall 综合征；脂肪萎缩性糖尿病；其他
　　3. 胰腺外分泌疾病：胰腺炎、创伤 / 胰腺切除术后、胰腺肿瘤、胰腺囊性纤维化、血色病、纤维钙化性胰腺病及其他
　　4. 内分泌疾病：肢端肥大症、库欣综合征、胰高糖素瘤、嗜铬细胞瘤、甲状腺功能亢进症、生长抑素瘤、醛固酮瘤及其他
　　5. 药物或化学品所致的糖尿病：Vacor（N-3 吡啶甲基 N-P 硝基苯尿素）、喷他脒、烟酸、糖皮质激素、甲状腺激素、二氮嗪、β- 肾上腺素受体激动剂、噻嗪类利尿剂、苯妥英钠、γ- 干扰素及其他
　　6. 感染：先天性风疹、巨细胞病毒感染及其他
　　7. 不常见的免疫介导性糖尿病：僵人（stiff-man）综合征、胰岛素自身免疫综合征、胰岛素受体抗体及其他
　　8. 其他与糖尿病相关的遗传综合征：Down 综合征、Klinefelter 综合征、Turner 综合征、Wolfram 综合征、Friedreich 共济失调、Huntington 舞蹈病、Laurence-Moon-Beidel 综合征、强直性肌营养不良、卟啉病、Prader-Willi 综合征及其他

四、妊娠期糖尿病

注：MODY. 青少年的成人起病型糖尿病。

阳性，发病时已经存在明显的胰岛素缺乏，依赖外源性胰岛素治疗；②严重胰岛素不足型糖尿病（severe insulin-deficiency diabetes，SIDD）：与 SAID 不同点在于 GADA 阴性，但同样在发病时已经存在明显的胰岛素缺乏；③严重胰岛素抵抗型糖尿病（severe insulin resistant diabetes，SIRD）：患者发病较晚，BMI 较高，虽然不一定存在胰岛素缺乏，但存在明显的胰岛素抵抗；④轻度肥胖相关型糖尿病（mild obesity-related diabetes，MOD）：发病相对较早，与肥胖相关，但是代谢控制相对较好；⑤轻度年龄相关型糖尿病（mild age related diabetes，MARD）：其发病年龄最晚，病情也较轻。该分类方式的优势是使用较易于获取的临床指标进行分型，并且分型在很大程度上和特定的糖尿病相关并发症的风险以及需要的干预措施相关。上述分型方法打破了传统意义上对成人1型和2型糖尿病的分类，并证明该4种亚型有着不同的临床表现及其对应的治疗方法。基于新的聚类分型，优先选择改善结局的药物进行精准治疗可弥补病因学分型尚不能满足的临床需求。

二、糖尿病治疗

随着人们对糖尿病认识的不断深入，糖尿病的治疗理念也在不断进步，从单药向联合，从单纯血糖控制向多重危险因素控制等多个方面发生转变。包括糖尿病控制与并发症试验（Diabetes Control and Complications Trial，DCCT）及英国糖尿病前瞻性研究（UK Prospective Diabetes Study，UKPDS）等在内的经典研究通过对比强化治疗与标准治疗对血糖控制及远期糖尿病相关并发症的影响，提出早期强化血糖控制可以减少糖尿病远期并发症。在糖尿病与心血管行动（ADVANCE）、控制糖尿病患者心血管危险行动（ACCORD）及退伍军人糖尿病研究（VADT）之后，个体化治疗及综合治疗的理念逐渐被认可。基于循证医学证据的科学、合理的2型糖尿病治疗策略应该是综合性的，包括降血糖、降血压、调节血脂、抗血小板、控制体重和改善生活方式等治疗措施。

生活方式干预是2型糖尿病的基础治疗措施，应贯穿于糖尿病治疗的始终。如果单纯生活方式不能使血糖控制达标，应开始单药治疗，2型糖尿病药物治疗的首选是二甲双胍。若无禁忌证，二甲双胍应一直保留在糖尿病的治疗方案中。不适合二甲双胍治疗者可选择 α- 糖苷酶抑制剂或胰岛素促泌剂。如单独使用二甲双胍治疗而血糖仍未达标，则可进行二联治疗，加用胰岛素促泌剂、α- 糖苷酶抑制剂、二肽基肽酶 -4（dipeptidyl peptidase 4，DPP-4）抑制剂、噻唑烷二酮类药物（thiazolidinediones，TZDs）、钠 - 葡萄糖协同转运蛋白 2（sodium-dependent glucose transporters 2，SGLT2）抑制剂、胰岛素或 GLP-1 受体激动剂。上述不同机制的降糖药物可以三种药物联合使用。如三联治疗控制血糖仍不达标，则应将治疗方案调整为多次胰岛素治疗（基础胰岛素加餐时胰岛素或每日多次预混胰岛素），采用多次胰岛素治疗时应停用胰岛素促分泌剂（图14-4-1）。

（一）二甲双胍

目前，临床上使用的双胍类药物主要是盐酸二甲双胍。许多国家和国际组织制定的糖尿病诊治指南中均推荐二甲双胍作为2型糖尿病患者控制高血糖的一线用药和药物联合中的基本用药。双胍类药物的主要药理作用是通过减少肝脏

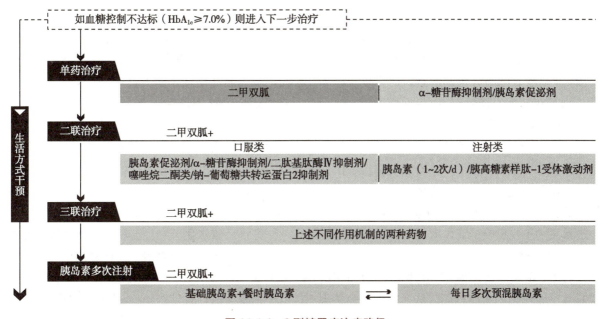

图 14-4-1 2 型糖尿病治疗路径

葡萄糖的输出和改善外周胰岛素抵抗而降低血糖。二甲双胍作用的分子靶点主要为一磷酸腺苷（AMP）依赖的蛋白激酶（AMPK）。二甲双胍通过抑制线粒体复合物 I，阻止 ATP 产生，从而增加 AMP/ATP 和 ADP/ATP 比值，激活 AMPK，影响能量代谢。AMP/ATP 比值的增加抑制果糖 -1, 6-二磷酸酶从而抑制糖异生。此外，二甲双胍可通过对肠道的作用影响葡萄糖代谢。二甲双胍能增加肠道葡萄糖利用率，增加 GLP-1 分泌，改变肠道微生物。除降糖外，二甲双胍不仅有助于降低患者体重，而且能够改善血脂、增加纤溶活性、降低血小板聚集。二甲双胍最常见的不良反应是胃肠道反应，从小剂量开始并逐渐加量是减少其不良反应的有效方法。双胍类药物禁用于肾功能不全［血肌酐水平男性 > 132.6μmol/L（1.5mg/dl），女性 > 123.8μmol/L（1.4mg/dl）或预估肾小球滤过率（eGFR）< 45ml/min]、肝功能不全、严重感染、缺氧或接受大手术的患者。

（二）磺脲类药物

磺脲类药物属于胰岛素促泌剂，是临床应用最早的口服降糖药。主要药理作用是通过刺激胰岛 β 细胞分泌胰岛素，增加体内的胰岛素水平而降低血糖。磺脲类作用的主要靶部位为 ATP 依赖型钾通道，该通道由两种不同类型的蛋白质亚单位组成：磺脲类受体亚单位（SUR1、SUR2A 或 SUR2B）和内向整流 K$^+$（Kir）通道亚单位（Kir6.1 或 Kir6.2）。SUR1 和 Kir6.2 主要在胰腺 β 细胞中表达。磺脲类药物与胰腺 β 细胞中的 SUR1 结合，抑制 ATP 依赖性 K$^+$ 通道，细胞膜去极化，电压依赖性 Ca^{2+} 通道开放，导致细胞内 Ca^{2+} 内流，细胞去极化，刺激 β 细胞分泌胰岛素。研究发现磺脲类药物具有胰外的降糖作用，包括增加碳水化合物向骨骼肌和脂肪组织的转运，增加肝糖原合成，增加胰岛素介导的脂质合成。磺脲类药物可提高糖原合成中关键酶如甘油 -3- 磷酸酰基转移酶的作用。磺脲类药物降血糖作用的前提是机体尚存相当数量的有功能的胰岛 β 细胞。对磺酰脲类药物最常见的不良反应是低血糖，其次是体重增加。

（三）TZDs

TZDs 是胰岛素增敏剂，主要通过增加靶细胞对胰岛素作用的敏感性而降低血糖。作为核因子过氧化物酶体增殖物激活受体 γ（PPAR-γ）的

激动剂，TZDs 能促进糖原合成，抑制肝脏糖异生从而导致胰岛素敏感性的改善。此外，TZDs 可增强葡萄糖的氧化作用，促进脂肪组织中脂肪的转化。目前研究显示 TZDs 可抑制胰岛 β 细胞凋亡，保护 β 细胞功能，从而有效延缓动物模型糖尿病的进程。尽管 TZDs 具有良好的降血糖作用和脂质调节作用，但由于其对心血管事件风险的影响，其应用仍存在争议。然而，前瞻性研究证实，没有证据表明罗格列酮会增加心血管事件的风险。在我国 2 型糖尿病患者中开展的临床研究结果显示，TZDs 可使 HbA$_{1c}$ 下降 0.7%～1.0%。体重增加和水肿是 TZDs 的常见不良反应，这些不良反应在与胰岛素联合使用时表现更加明显。TZDs 的使用与骨折和心力衰竭风险增加相关。有心力衰竭（纽约心脏学会心功能分级 II 级以上）、活动性肝病或转氨酶升高超过正常上限 2.5 倍及严重骨质疏松和有骨折病史的患者应禁用本类药物。

（四）格列奈类药物

格列奈类药物为非磺脲类胰岛素促泌剂。格列奈类药物通过关闭胰岛 β 细胞膜上 ATP 敏感性 K$^+$ 通道，抑制 K$^+$ 内流，电压依赖型 Ca^{2+} 通道开放，钙离子内流而引起胰岛素的释放。该类药物主要通过刺激胰岛素的早时相分泌而降低餐后血糖，为餐时血糖调节剂。与磺脲类药物相比，格列奈药物与胰岛 β 细胞膜上结合位点不同，其主要通过 K$_{ATP}$ 通道上 36kDa 蛋白结合而作用，此外格列奈类药物不引起胰岛素的合成，具有更快的促胰岛素活性，且其胰岛素促泌作用具有葡萄糖依赖性。此类药物可单独使用或与其他降糖药联合应用（与磺脲类降糖药联合应用需慎重）。在我国新诊断 2 型糖尿病人群中，瑞格列奈与二甲双胍联合治疗较单用瑞格列奈可更显著地降低 HbA$_{1c}$，但低血糖的风险显著增加。格列奈类药物的常见不良反应是低血糖和体重增加，但低血糖的风险和程度较磺脲类药物轻。格列奈类药物可以在肾功能不全的患者中使用。

（五）α- 糖苷酶抑制剂

进食后碳水化合物经淀粉酶分解为淀粉和蔗糖等双糖，需在肠上皮细胞 α- 糖苷酶活性的作用下生成单糖被吸收。肠上皮细胞 α- 糖苷酶主要位于小肠上部。α- 糖苷酶抑制剂通过抑制碳水化合物在小肠上部的吸收而降低餐后血糖，适用于

以碳水化合物为主要食物成分和餐后血糖升高的患者。近来研究表明，阿卡波糖可通过改善肠道微生态和胆汁酸代谢，获得包括减重、调脂、改善胰岛素抵抗等降糖外的获益。α-糖苷酶抑制剂的常见不良反应为胃肠道反应如腹胀、排气等。从小剂量开始，逐渐加量可减少不良反应。

（六）DPP-4 抑制剂

DPP-4 抑制剂通过抑制 DPP-4 而减少 GLP-1 在体内的失活，使内源性 GLP-1 的水平升高，从而起到降血糖作用。GLP-1 以葡萄糖浓度依赖的方式增强胰岛素分泌，抑制胰高糖素分泌。我国 2 型糖尿病患者的临床研究结果显示 DPP-4 抑制剂的降糖疗效可降低 HbA_{1c} 0.4%～0.9%。

（七）SGLT2 抑制剂

SGLT 是葡萄糖转运蛋白家族，包括 SGLT1 和 SGLT2，对葡萄糖的稳态起着关键作用。SGLT2 在近端肾小管上特异表达，负责 D-葡萄糖的转运，且负责 90% 的原尿葡萄糖再吸收。糖尿病患者近端小管中的 SGLT 过度表达，葡萄糖再吸收增加，导致血糖升高。SGLT2 抑制剂通过抑制肾脏肾小管 SGLT2 降低肾糖阈，促进尿葡萄糖排泄，从而达到降低血液循环中葡萄糖水平的作用。SGLT2 抑制剂降低 HbA_{1c} 幅度为 0.5%～1.0%，减轻体重 1.5～3.5kg，降低收缩压 3～5mmHg。SGLT2 抑制剂除了降血糖作用外，可改善胰岛素抵抗和胰岛 β 细胞功能，提高胰高血糖素水平，改善糖尿病肾病早期肾小球高滤过。常见不良反应为生殖泌尿道感染，罕见的不良反应包括酮症酸中毒（主要发生在 1 型糖尿病患者），可能的不良反应包括急性肾损害（罕见）、骨折风险（罕见）和足趾截肢。

（八）GLP-1 受体激动剂

GLP-1 受体激动剂以葡萄糖浓度依赖的方式增强胰岛素分泌、抑制胰高糖素分泌，并能延缓胃排空，通过中枢性的食欲抑制增加饱腹感，减少进食量。GLP-1 受体激动剂可有效降低血糖，并显著降低体重、改善血脂和降低血压。GLP-1 受体激动剂的常见不良反应为胃肠道症状（如恶心、呕吐等），主要见于初始治疗时，不良反应可随治疗时间延长逐渐减轻。

（九）胰岛素

胰岛素对碳水化合物、蛋白质、脂肪的代谢及储存多方面发挥重要作用。胰岛素能够促进肌肉、脂肪组织等对葡萄糖的主动转运，促进肝脏摄取葡萄糖并转变为糖原，抑制肝糖原分解及糖异生，抑制酮体生成，调节物质代谢。根据来源和化学结构的不同，胰岛素可分为动物胰岛素、人胰岛素和胰岛素类似物。根据作用特点的差异，胰岛素又可分为超短效胰岛素类似物、常规（短效）胰岛素、中效胰岛素、长效胰岛素、长效胰岛素类似物、预混胰岛素和预混胰岛素类似物。胰岛素类似物与人胰岛素相比控制血糖的效能相似，但胰岛素类似物在减少低血糖发生风险方面优于人胰岛素。

（十）代谢手术

肥胖是 2 型糖尿病的常见伴发症。肥胖与 2 型糖尿病发病以及心血管病变发生风险的增加显著相关。尽管肥胖伴 2 型糖尿病的非手术减重疗法如控制饮食、运动、药物治疗能在短期内改善血糖和其他代谢指标，但在有些患者中，这些措施对长期减重及维持血糖良好控制的效果并不理想。临床证据显示，与强化生活方式干预和降糖药物治疗相比，代谢手术能更有效地减轻体重和改善血糖，同时可使血脂、血压等代谢指标得到全面控制，且显著降低糖尿病大血管及微血管并发症的发生风险，明显改善肥胖相关疾病。2011 年，CDS 和中华医学会外科学分会就代谢手术治疗 2 型糖尿病达成共识，认可代谢手术是治疗伴有肥胖 2 型糖尿病的手段之一，并鼓励内外科合作共同管理接受代谢手术的 2 型糖尿病患者。2016 年，国际糖尿病组织发布联合声明，代谢手术首次被纳入 2 型糖尿病的临床治疗路径。代谢手术需要多学科共同协作，进行术前、术中及术后的全程管理，但目前代谢手术治疗的适应证、禁忌证及具体式尚未完全统一。术后需要熟悉本领域的代谢手术医师、内科医师及营养师团队对患者进行终身随访。在国内开展相关治疗应严格规范手术的适应证，权衡利弊，保证治疗效果的同时降低手术长、短期并发症发生的风险。

（十一）再生医学

再生医学已成为治疗糖尿病的新方法。目前，胰腺移植已相当安全，70% 的移植患者在手术 5 年后不需要胰岛素治疗。另外，研究证实胰岛移植也是可行的。同种异体胰岛移植可使部分1型糖尿病患者的血糖水平维持正常达数年，但供体来源短缺和需要长期应用免疫抑制剂限制了该方案在临床的广泛推广，且移植后患者体内功能性胰岛细胞的存活无法长期维持，移植后随访5年的患者中不依赖胰岛素治疗比率低于10%。近年来，研究发现采用造血干细胞或间充质干细胞治疗糖尿病具有潜在的应用价值，但此治疗方法目前尚处于临床前研究阶段。同时，研究者正在寻找新的胰岛来源，包括诱导多能干细胞（induced pluripotent stem cell，iPSC）、调节性T细胞和脐血干细胞在内的多种新技术将为我们提供更多的选择，可能为今后的发展方向之一。

第五节　未来研究方向与展望

近年来，尽管基因组学等技术的飞速发展改善了精准医学在糖尿病分类、诊断和治疗中的应用前景，但必须承认，在糖尿病精准医学的道路上，有机遇，也有挑战，未来糖尿病研究任重道远（图14-5-1）。

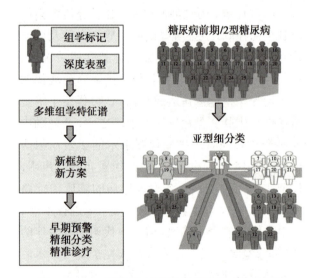

图 14-5-1　2 型糖尿病预警、诊断及精准治疗框架

一、风险筛查

通过表型组学、基因组学、表观组学、蛋白质组学、代谢组学及宏基因组学等多组学数据整合，抽提出2型糖尿病的多组学图谱，将易感基因变异位点、代谢标志物等用于筛查高危人群；通过人工智能、物联网等结合构建糖尿病高风险早期预警模型；采用复合生物标志物，即临床变量和遗传风险的组合，预测糖尿病并发症风险及进展。

二、诊断分型

糖尿病的精确分型是实现精准医疗的前提。相信未来可以通过结合先进的高通量、高灵敏的组学技术以及各种生物标志物，建立新型临床疾病分型体系，为糖尿病的精准治疗提供科学依据（图14-5-2）。

三、药物治疗

通过药物基因组学明确药代动力学和药效学差异中起关键作用的遗传多态性，帮助选择合适的药物类型，以避免药物不良反应，提高药物治疗安全性。同时，根据蛋白质组学和代谢组学确定个性化药物的可用分子标记，找到更多的治疗靶点和生物标志物，并检测已知影响药物代谢和治疗应答的基因，以期对糖尿病的治疗做到精准诊断、靶向治疗。

四、功能注释

建立疾病与内外环境危险因素直接的关联和因果关系，阐明这些因素之间关系的生物学通路和具体机制，深化对2型糖尿病发病机制的深刻理解，最终达到对疾病发生原因、发病规律的系统性认识。

五、新技术应用

干细胞移植为糖尿病的治疗带来了新的希望。合理选择干细胞类型，提高干细胞数量与质量，选择最有利的移植途径，在移植前后给予各种干预措施，提高干细胞的定植及生存率是未来干细胞治疗糖尿病的关键。基因治疗、肠道植入基因改造菌群等也会给糖尿病治疗带来重大的变革。

六、案例——胰岛素的发现与发展

考古学上可追溯的最早关于糖尿病的文字记录是在公元前1550年，古埃及人书写在纸莎草上的文献，上面记载着一种多饮、多尿的疾病。公元前400年，中国最早的医书《黄帝内经素问》中已有"消渴"病记载，且述及消渴与肥胖的关系。

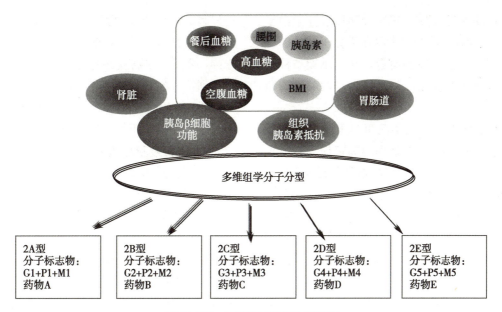

图 14-5-2　2 型糖尿病新分型框架

大约 3 000 多年的时间里,世界各地的人们都在试图用他们各自的语言描述糖尿病。然而直到 20 世纪初,糖尿病的治疗仍没有突破性进展。在胰岛素发现以前,糖尿病是一种绝症,尤其对于青少年患者,不仅影响生长发育且容易并发糖尿病酮症酸中毒而死亡。当时的医生多采用饥饿疗法来延长患者的生命。在 1914 年关于糖尿病的文献上有这样的描述:"医院里满是糖尿病患者,许多是儿童,他们会慢慢死去。当时的疗法就是将他们送进医院,注射一些生理盐水"。胰岛素问世之前,糖尿病导致的酮症酸中毒病死率为 100%,糖尿病患儿通常在确诊 1 年之内死亡。

(一)胰岛素的发现

1869 年,研究者首次在论文中描述了胰腺内由群集成岛的细胞团块。1889 年,德国科学家意外发现切除胰腺的狗出现了糖尿病,并推论糖尿病的发生与胰腺有关。同时,其他科学家在显微镜下也发现胰腺中存在一些细小的细胞团,就像海洋中漂浮的小岛,故命名为"胰岛",但当时人们并不清楚这些细胞的作用。1893 年,法国科学家进行了狗的全胰腺切除术,并移植一小部分至皮下,移植物移除之后,狗得了糖尿病,以此证实了胰腺的内分泌功能。在此后的 20 余年,大量实验证实糖尿病的病因在于胰腺的内分泌胰岛,胰岛可分泌一种调节血糖稳态的"因子"。1920 年,加拿大外科医生 Banting 和助手 Best 通过结扎狗的胰腺导管,使胰腺腺泡萎缩,从萎缩了的胰腺中获得了冷却提取物,再给患糖尿病的狗注射,发现狗的血糖明显下降。1922 年,Banting 和 Best 给一名 14 岁的糖尿病患者注射了胰腺提取物,半个小时后,患者的血糖值下降了 25%。12 天以后,医生开始给他连续注射,患者血糖显著下降,尿糖近乎完全消失,精神、体力明显恢复,他们将此提取物命名为胰岛素(insulin)。Banting 首次成功地从狗的胰腺中提取出胰岛素并用于治疗糖尿病,被称为"胰岛素之父",亦因此获得了 1923 年诺贝尔生理学或医学奖。1923 年,胰岛素正式投入使用,当年就有 7 500 名医师对 25 000 例糖尿病患者使用了胰岛素,改变了糖尿病患者的命运。

(二)胰岛素制剂的发展历程

胰岛素的发现,开创了糖尿病治疗领域的先河,为广大糖尿病患者带来了福音。然而,胰岛素的提取限制无法满足糖尿病患者的大量需求。因此分离和提取胰岛素是目前面临的主要问题。胰岛素制剂也经历了动物胰岛素—人胰岛素—胰岛素类似物的发展。

1. 动物胰岛素　第一代胰岛素主要从猪、牛等动物的胰岛中提取,但最初的胰岛素制剂提纯不够,易产生过敏、耐药、高血糖和低血糖反复发生以及注射部位皮下脂肪萎缩或增生等不良反应。随着蛋白质提纯技术的进步,人们能得到更纯化的"单峰胰岛素"或"单组分胰岛素",但由于猪和牛胰岛素分子结构和人胰岛素分子结构的差异,未能解决免疫原性的问题。这段时期被称为动物胰岛素时代。目前,动物胰岛素的使用逐渐减少。

2. 人胰岛素 动物胰岛素与人胰岛素氨基酸的结构不同,长期注射动物胰岛素作为异体抗原可在体内产生抗体而使胰岛素的作用降低,因此人们开始研制人胰岛素。1978 年,美国的科学家们利用基因重组技术将猪胰岛素 B 链第 30 位的丙氨酸换成苏氨酸,研发了与人胰岛素的序列完全相同的胰岛素,称之为人胰岛素。人胰岛素的发明大大降低了患者不良反应的发生。1982年,美国研制了世界上第一支基因工程合成的人胰岛素,是人类合成的第一个肽类生物医药制品,解决了动物胰岛素免疫原性问题,胰岛素过敏和抗体产生大大减少,同时也解决了动物胰岛素产量瓶颈的问题。

3. 胰岛素类似物 药用胰岛素溶液中存在的胰岛素分子是由两个胰岛素分子形成二聚体,然后 3 个二聚体和 2 个锌离子围绕着三重轴形成对称排列的六聚体,必须先在皮下组织间液中得到稀释,解离为单个分子后才能被机体吸收,注射后胰岛素的血药浓度与体内血糖变化规律不完全吻合,难以控制餐后高血糖,且低血糖的发生风险较高。通过不断地对胰岛素分子一级结构、空间三维结构与胰岛素功能进行研究,了解到胰岛素靠近 A 链 C- 末端和 B 链 N- 末端的数个氨基酸与胰岛素和其受体亲和力有关;而 B 链靠近 C- 末端的数个氨基酸,尤其是 B28、B29 为氨基

酸与胰岛素分子间的聚合有关。因此,可以用基因工程或其他分子生物学方法对胰岛素分子进行修饰,增强或减弱胰岛素分子间的聚合能力,从而得到符合临床需要的超长效或超短效的胰岛素类似物,而生物活性和免疫原性不变,注射后更接近内源性胰岛素对进餐的正常生理反应。

4. 超长效胰岛素制剂 超长效胰岛素是将人胰岛素 B30 位苏氨酸去掉,将一个 16 碳脂肪二酸通过谷氨酸与人胰岛素 B29 位赖氨酸连接而形成的超长效胰岛素类似物。超长效胰岛素在制剂中以双六聚体的形式存在。注射至皮下后,由于苯酚迅速弥散,超长效胰岛素独特的侧链结构(谷氨酸和脂肪酸)使其在锌离子存在的情况下容易形成多六聚体链。随着锌离子缓慢的弥散,多六聚体链缓慢解离为二聚体和单体而通过毛细血管壁吸收入循环。形成多六聚体链是其最主要的延迟作用的机制,另外由于脂肪酸链结构使其能可逆性地与白蛋白结合而进一步起到延迟作用。

在过去的 100 年间,胰岛素治疗取得了巨大的进步。最初的动物胰岛素挽救了无数糖尿病患者的生命;基因重组人胰岛素克服了免疫原性;人胰岛素类似物更好地模拟了生理胰岛素分泌模式,更加方便和安全;下一代起效更快速的餐时胰岛素和作用时间更长而平缓的基础胰岛素有望提供更平稳的血糖控制、更少的低血糖反应,减少糖尿病的并发症和病死率;而未来吸入或口服胰岛素有可能提供部分患者更为舒适的给药方式,提高患者生活质量。

(贾伟平)

参 考 文 献

[1] 中华医学会糖尿病学分会. 中国 2 型糖尿病防治指南(2020 年版). 中华糖尿病杂志, 2021, 13(4): 315-409.

[2] 王吉耀. 内科学. 第 2 版. 北京: 人民卫生出版社, 2010.

[3] 项坤三. 特殊类型糖尿病. 上海: 上海科学技术出版社, 2011.

[4] 许曼因. 糖尿病学. 上海: 上海科学技术出版社, 2010.

[5] Weng J, Zhou Z, Guo L, et al. T1D China Study Group. Incidence of type 1 diabetes in China, 2010-13: popula-

tion based study. BMJ, 2018, 360: j5295.

[6] Zhou Z, Xiang Y, Ji L, et al. LADA China Study Group. Frequency, immunogenetics, and clinical characteristics of latent autoimmune diabetes in China (LADA China study): a nationwide, multicenter, clinic-based cross-sectional study. Diabetes, 2013, 62(2): 543-550.

[7] Meigs J B, Cupples L A, Wilson P W. Parental trans-

mission of type 2 diabetes: the Framingham Off spring Study. Diabetes, 2000, 49(12): 2201-2207.

[8] Gong Q, Zhang P, Wang J, et al. Da Qing Diabetes Prevention Study Group. Morbidity and mortality after lifestyle intervention for people with impaired glucose tolerance: 30-year results of the Da Qing Diabetes Prevention Outcome Study. Lancet Diabetes Endocrinol, 2019, 7(6): 452-461.

[9] Diabetes Prevention Program Research Group. Long-term effects of lifestyle intervention or metformin on diabetes development and microvascular complications over 15-year follow-up: The Diabetes Prevention Program Outcomes Study. Lancet Diabetes Endocrinol, 2015, 3(11): 866-875.

[10] Bao Y, Chen L, Chen L, et al. Chinese Diabetes Society. Chinese clinical guidelines for continuous glucose monitoring (2018 edition). Diabetes Metab Res Rev, 2019, 35(6): e3152.

[11] Bao Y, Ma X, Li H, et al. Glycated haemoglobin A1c for diagnosing diabetes in Chinese population: cross sectional epidemiological survey. BMJ, 2010(340): c2249.

[12] Lu J, Ma X, Zhou J, et al. Association of Time in Range, as Assessed by Continuous Glucose Monitoring, With Diabetic Retinopathy in Type 2 Diabetes. Diabetes Care, 2018, 41(11): 2370-2376.

[13] Zhou J, Li H, Ran X, et al. Reference values for continuous glucose monitoring in Chinese subjects. Diabetes Care, 2009, 32(7): 1188-1193.

[14] Danne T, Nimri R, Battelino T, et al. International Consensus on Use of Continuous Glucose Monitoring. Diabetes Care, 2017, 40(12): 1631-1640.

[15] Battelino T, Danne T, Bergenstal R M, et al. Clinical Targets for Continuous Glucose Monitoring Data Interpretation: Recommendations From the International Consensus on Time in Range. Diabetes Care, 2019, 42(8): 1593-1603.

[16] Nair A K, Baier L J. Complex Genetics of Type 2 Diabetes and Effect Size: What have We Learned from Isolated Populations?. Rev Diabet Stud, 2015, 12(3-4): 299-319.

[17] Hu C, Jia W. Therapeutic medications against diabetes: What we have and what we expect. Adv Drug Deliv Rev, 2019(139): 3-15.

[18] Langenberg C, Lotta LA. Genomic insights into the causes of type 2 diabetes. Lancet, 2018, 391(10138): 2463-2474.

[19] Yaribeygi H, Farrokhi F R, Butler A E, et al. Insulin resistance: Review of the underlying molecular mechanisms. J Cell Physiol, 2019, 234(6): 8152-8161.

[20] Ilonen J, Lempainen J, Veijola R. The heterogeneous pathogenesis of type 1 diabetes mellitus. Nat Rev Endocrinol, 2019, 15(11): 635-650.

[21] Cerolsaletti K, Hao W, Greenbaum C J. Genetics Coming of Age in Type 1 Diabetes. Diabetes Care, 42(2): 189-191.

[22] King A, Bowe J. Animal models for diabetes: Understanding the pathogenesis and finding new treatments. Biochem Pharmacol, 2016(99): 1-10.

[23] Stumvoll M, Goldstein B J, van Haeften T W. Type 2 diabetes: principles of pathogenesis and therapy. Lancet, 2005, 365(9467): 1333-1346.

[24] Franks P W, McCarthy M I. Exposing the exposures responsible for type 2 diabetes and obesity. Science, 2016, 354(6308): 69-73.

[25] Domingueti C P, Dusse L M, Carvalho M D, et al. Diabetes mellitus: The linkage between oxidative stress, inflammation, hypercoagulability and vascular complications. J Diabetes Complications, 2016, 30(4): 738-745.

[26] Jia W, Xiao X, Ji Q, et al. Comparison of thrice-daily premixed insulin (insulin lispro premix) with basal-bolus (insulin glargine once-daily plus thrice-daily prandial insulin lispro) therapy in east Asian patients with type 2 diabetes insufficiently controlled with twice-daily premixed insulin: an open-label, randomised, controlled trial. Lancet Diabetes Endocrinol, 2015, 3(4): 254-262.

[27] Foretz M, Guigas B, Viollet B. Understanding the glucoregulatory mechanisms of metformin in type 2 diabetes mellitus. Nat Rev Endocrinol, 2019, 15(10): 569-589.

[28] Hu C, Jia W. Diabetes in China: Epidemiology and Genetic Risk Factors and Their Clinical Utility in Personalized Medication. Diabetes, 2018, 67(1): 3-11.

[29] Skyler J S, Bakris G L, Bonifacio E, et al. Differentiation of Diabetes by Pathophysiology, Natural History, and Prognosis. Diabetes, 2017, 66(2): 241-255.

[30] Gloyn A L, Drucker D J. Precision medicine in the management of type 2 diabetes. Lancet Diabetes Endocrinol, 2018, 6(11): 891-900.

第十五章 神经退行性疾病

第一节 概 述

神经退行性疾病是一组以患者脑和脊髓神经元或胶质细胞中病理性异常蛋白（包括 alpha-synuclein，amyloid β-protein 和 Tau protein 等）沉积而产生毒性，从而导致神经元结构异常、神经元死亡和神经功能障碍的综合征。这类疾病主要包括阿尔茨海默病、帕金森病和亨廷顿病等。其患病人群为中老年人，发病率多随人群年龄增大而增高。绝大部分患者表现为认知改变、言语障碍和运动异常等症状，严重影响患者的生活质量。

神经退行性疾病的发病机制复杂，涉及蛋白的错误折叠和聚集、神经炎症、氧化应激、线粒体功能障碍和自噬等。由于其表现多样，症状存在相互重叠，故这类疾病的诊断比较复杂，需要依靠多种手段包括临床表现、体液和影像学检查等，以提高其诊断的准确性。另外，由于该类疾病病因和发病机制尚不完全明确，治疗方法多以对症治疗为主，针对病因的治疗手段相对匮乏。

本章分别以阿尔茨海默病和帕金森病为例，从病因、发病机制、诊治基础和未来研究方向与展望等方面对这两类疾病进行系统的介绍和阐述。

第二节 阿尔茨海默病

阿尔茨海默病（Alzheimer's disease，AD）是最常见的神经退行性疾病，主要病理特征为脑内β淀粉样蛋白（amyloid β-protein，Aβ）异常聚集形成的淀粉样斑块、Tau 蛋白过度磷酸化形成的神经元内纤维缠结和大脑不同程度的萎缩，由老龄化、遗传和环境等因素共同引起，以进行性记忆下降等认知损害为主要临床表现。目前 Aβ 沉积、Tau 蛋白沉积和神经炎症等是 AD 致病机制

的主流假说，神经网络异常活动、突触功能障碍及特定神经元退化是 AD 认知能力下降的主要病理生理变化。AD 治疗方法以对症治疗为主，尚无对因治疗药物。部分生物标志物应用有助于疾病的早期发现，为早期干预疗效提供机会。一般 65 岁以前发病称早发型 AD（early-onset AD，EOAD），65 岁以后发病称晚发型 AD（late-onset AD，LOAD）。依据有无家族遗传史分为家族性 AD（familial AD，FAD）和散发性 AD（sporadic AD，SAD），FAD 主要为常染色体显性遗传 AD，且多早期发病。

目前 AD 诊断基于患者体内生物标志物或尸检病理结果，而非临床表现，AT（N）是 AD 的生物学定义：A 表示 β 淀粉样沉积相关标志物，包括脑脊液 Aβ42 水平下降、脑脊液 Aβ42/Aβ40 比值减小和淀粉样蛋白 - 正电子发射断层扫描（positron emission tomography，PET）提示皮质淀粉样配体结合；T 表示病理性 Tau 蛋白相关标志物，包括脑脊液磷酸化 Tau 蛋白（p-Tau）水平升高、Tau 蛋白 PET 提示 Tau 蛋白配体结合；N 表示神经退行性变或神经元损伤，包括脑脊液总 Tau 蛋白（t-Tau）水平升高、氟脱氧葡萄糖（F-deoxyglucose，FDG）PET 提示脑代谢降低和 MRI 提示脑萎缩。

大量研究发现，Aβ 沉积是 AD 发病过程最早的病理变化，可在临床症状前 20 年出现，继而是 Tau 蛋白沉积从边缘系统到新皮质的逐渐累及，几乎同时出现脑萎缩和认知下降。临床上 AD 包含无症状期（临床前 AD）、痴呆前期［AD 所致轻度认知损伤（mild cognitive impairment，MCI）］及痴呆期（AD 所致痴呆）的三阶段连续疾病谱。痴呆前阶段又分为 pre-MCI 和 MCI 两个期，这两个时期症状轻微尚未达到痴呆的诊断标准，是 AD 干预较为理想的阶段。对 MCI 及前期阶段 AD，目前体液生物标志物和影像学标志物有助于其早期

诊断,其中脑脊液和外周血 Aβ 及其多聚体、Tau 蛋白及其转录后修饰被广泛关注(表 15-2-1)。

一、病因

本病的病因不明,可能为多因素所致。

(一)遗传因素

分子遗传学研究发现数种明确的基因突变可引起 FAD,包括淀粉样前体蛋白(amyloid precursor protein,APP)、早老素 1(presenilin 1,PS1 或 PSEN1)、早老素 2(presenilin 2,PS2 或 PSEN2)。以上三个基因均参与 APP 蛋白的合成与加工过程,故其突变均可导致患者脑内 APP 蛋白水解片段 Aβ 水平升高和沉积,继而引起常染色体显性遗传 AD。APP 基因存在于人类 21 号染色体上,APP 基因的两倍复制或 21 号染色体三倍体均可导致早发型 AD 的发生,而 APP 基因所在的 21 号染色体其他区域部分三倍体并不致病,支持 APP 基因过量表达可引起 AD 发病年龄提前的理论。

载脂蛋白 E4(apolipoprotein E4,ApoE4)基因:是目前发现与家族或散发 LOAD 关联最大的基因(约占 50% 风险),早在 20 年前 ApoE 基因分型就被建议作为诊断 AD 的辅助手段而用于选择干预的患者群体;目前已在世界各地不同人群中验证了其与 AD 发病风险增加、发病年龄减小存在明显的突变量效关系。65%~80% 的 AD 患者携带有 ApoE4 基因。不仅全基因组关联研究(genome-wide association study,GWAS)验证了 ApoE4 基因是与人类年龄相关性认知下降密切相关的唯一基因,而且纵向临床研究发现 60 岁之前非痴呆的 ApoE4 基因突变携带者比未携带者存在与年龄相关的记忆力下降,说明 ApoE4 基因突变在 AD 典型表现出现前就已经发挥作用。ApoE4 突变基因型 ApoEε4 的携带患者相比于非携带患者,其起病年龄小、脑脊液生化异常出现早,且脑萎缩和认知功能损害也更严重。

骨髓细胞触发受体 2(triggering receptor expressed on myeloid cells 2,TREM2)基因:GWAS 研究发现其罕见基因变异是导致非家族性 AD 的危险因素。动物研究表明,小胶质细胞在大脑对 Aβ 的反应中发挥着重要作用,而 TREM2 变异可能对这一功能产生影响。

与 LOAD 相关的基因突变还包括 CLU、CR1、PICALM、CD33、EPHA1 和 HLA-DRB1/5,关联度相对较低:Chibnik 等比较了 CR1、CLU 和 PICALM 基因型与 AD 表型之间的相关性强度,发现仅 CR1 和认知损害及病理改变存在显著相关性,而 CLU 和 PICALM 对疾病表型的影响不大。但 Barral 等研究则表明,PICALM、CR1 和 CLU 均与认知功能损害相关。因此,关于 LOAD 基因型和认知功能缺陷之间的关联性需要进一步研究。

不同位点突变对疾病的起病年龄、认知缺损表型和非认知表型都存在显著的影响。APP 突变患者的起病年龄要晚于 PS1 突变者,而锥体束征、锥体外系和小脑体征则仅出现在 PS1 突变患者中。

表 15-2-2 中总结了 APP、PS1 和 PS2 突变患者 AD 脑脊液表型、病理表型、影像学表型和认知及非认知临床表型的特征。

表 15-2-1　AD 体液标志物研究

分类	脑脊液	血液	唾液	其他
Aβ 肽段	Aβ1-42	Aβ1-42	Aβ1-42	Aβ 寡聚体
Tau 蛋白	t-Tau、p-Tau	t-Tau、p-Tau	p-Tau/Tau	
炎性介质	巨噬细胞集落刺激因子、YKL-40 等	CRP、白介素、TNF-α、补体同型半胱氨酸等		
非编码 RNA	miRNA、lncRNA	miRNA		
代谢小分子	蛋白组和代谢组	蛋白组和代谢组		

注:YKL-40. human cartilage glycoprotein 39,人软骨糖蛋白 39;CRP. C-reactive protein,C 反应蛋白;TNF-α. tumor necrosis factor α,肿瘤坏死因子 α。

表格中空白内容为未见相关报道。

表 15-2-2　不同基因型 AD 患者的表型特征

基因型	脑脊液表型	病理表型	影像学表型	典型临床表现	非典型临床表现
APP	Aβ1-42↓、 p-Tau↑ t-Tau↑	SP NFTs	结构性 MRI：脑萎缩 SPECT：脑血流灌注↓ FDG-PET：FDG 摄取值↑ PiB-PET：PiB 摄取值↑	记忆力、视空间、定向能力	计算力缺陷、肌阵挛、癫痫
PS1	Aβ1-42↓、 p-Tau↑ t-Tau↑	SP NFTs	结构性 MRI：脑萎缩 SPECT：脑血流灌注↑ FDG-PET：FDG 摄取值↑ PiB-PET：PiB 摄取值↑	记忆力、视空间、定向能力	癫痫、肌阵挛、痉挛性截瘫、锥体外系和小脑体征
PS2	Aβ1-42↓ Tau↑	SP NFTs LBs	结构性 MRI：脑萎缩 SPECT：脑血流灌注↑ FDG-PET：摄取值↑ PiB-PET：PiB 摄取值↑	记忆力、视空间、定向能力	锥体外系表现、癫痫、精神行为异常、额颞叶损害表型

注：*APP*. amyloid protein precursor gene，淀粉样蛋白前体基因；SP. senile plaque，老年斑；NFTs. neurofibrillary tangles，神经纤维缠结；MRI. magnetic resonance imaging，磁共振；SPECT. single-photon emission computed tomography，单光子发射计算机断层成像术；FDG-PET. ^{18}F-fluoro-2-deoxy-D-glucose positron emission tomography，18- 氟 -2- 脱氧 - 葡萄糖正电子发射断层摄影术；PiB. Pittsburgh compound-B，匹兹堡复合物 B；*PS1*. presenilin1，早老素基因 1；*PS2*. presenilin2，早老素基因 2；LBs. Lewy bodies，路易小体。

（二）环境因素

慢病毒感染、重金属（铝、铁、锌、硒和锰等）接触史、脑外伤和脑血管疾病等也可能与 AD 发病有关。年龄老化在 AD 中也发挥一定的作用。衰老是大多数神经退行性疾病的主要危险因素，包括 AD 和帕金森病（Parkinson disease，PD）。主要由于有丝分裂后细胞组成的组织（例如大脑）对衰老的影响特别敏感。衰老引起基因组不稳定、端粒磨损、表观遗传改变、蛋白稳态丧失、线粒体功能障碍、细胞衰老、营养感应失调、干细胞衰竭和细胞间通信改变等，均与神经退行性疾病的易感性相关。

二、发病机制

（一）Aβ 致病机制

1. Aβ 聚集与神经元细胞器功能障碍　Aβ 多肽是淀粉样斑块的主要成分，由前体蛋白 APP 经 β- 或 γ- 分泌酶水解生成，多种证据证明 Aβ 和 APP 在神经元中的过度沉积是 AD 致病原因之一。

可溶性非纤维化 Aβ 多聚体（包括二聚体、三聚体和寡聚体）相比在淀粉样斑块和 Aβ 单体中的非可溶性 Aβ 纤维具有更高的致病性，但是其如何致病、如何产生神经元和突触功能障碍，目前尚未阐明。这些分子可穿梭于细胞内外发生作用，并能够与蛋白质和脂质结合，甚至结合一些

细胞表面分子；其下游可能机制包括神经递质受体分布及其活性改变、胞内钙离子浓度失衡、轴索转运功能损害和线粒体功能障碍等。

2. Aβ 聚集与神经元突触功能异常　Aβ 在正常情况下能够调节神经元活动和突触活动，而在脑中过度沉积时会引起异常的神经网络活动和突触抑制。抑制性神经元的损害和谷氨酸受体的异常刺激能够产生兴奋性神经毒性（excitotoxicity），在 AD 致病过程中具有重要作用。由于 Aβ 的产生过程在一定程度上也受到神经活动的调节，所以异常的神经活动可引起 Aβ 过度生成，继而导致恶性循环。Aβ42 寡聚体介导的氧化应激损害细胞的线粒体功能和葡萄糖代谢，引起突触功能障碍和神经元最终死亡、相应脑区萎缩，最终引起认知下降和 AD。

3. Aβ 聚集与非神经元功能异常　Aβ 沉积同样影响大脑中其他种类的细胞并相互作用，在 AD 的早期发病过程中都产生了一定作用。血管内皮细胞、星形胶质细胞的损伤以及血管壁 Aβ 沉积所造成的脑淀粉样血管病破坏了血管的完整性，进而削弱了血管的蛋白清除能力、血液灌注和血脑屏障功能。神经元外的 Aβ 寡聚体形成淀粉样斑块，破坏了邻近突触和神经元的正常功能。淀粉样斑块同时还被星形胶质细胞和小胶质细胞所包围，使得这些原本对淀粉样蛋白具有清

除能力的细胞在暴露于 Aβ 之后重新激活并分泌炎症细胞因子、增加了 *ApoE* 和 *TREM2* 的表达并提高了吞噬能力。同时，突触功能失调并逐渐消失，而这个过程有小胶质细胞的参与。少突胶质细胞的丢失和慢性低灌注导致的髓鞘损害破坏了白质的完整性。

（二）ApoE 致病机制

1. ApoE 蛋白生理功能 该蛋白是人体内的一种多功能载脂蛋白，在脂质代谢和神经生理中发挥重要作用，包括在中枢神经元间重新分配脂质以维持正常脂质稳态、修复受损神经元、维持轴突 - 树突连接和清除毒素等。它有 3 种常见亚型，包括 ApoE2、ApoE3 和 ApoE4，对脂质和神经元稳态有着不同的影响。其中最常见的 ApoE3 能够刺激神经突的生长，而 ApoE4 对其有抑制作用。ApoE4 具有多种细胞来源、多种结构和生物物理特性，其 N 端与 C 端不同结构域之间的相互作用能够加强其结构稳定性，ApoE4 还与神经元胞内 ApoE4 囊泡转运功能受损、蛋白水解敏感性、ApoE4 介导的神经突生长抑制和线粒体功能损害和 ApoE4 相关的星形细胞功能障碍密切相关。

2. ApoE 蛋白与不同类型神经元 在中枢神经系统中，ApoE 主要由星形胶质细胞和神经元细胞合成，而不同细胞来源的 ApoE 在功能上存在差异。这两种细胞来源的 ApoE3 表现出对神经兴奋毒性一致的保护作用；而来源于星形胶质细胞的 ApoE4 具有与 ApoE3 一样的神经保护作用，来源于神经元的 ApoE4 则会促进兴奋毒性刺激后的神经元出现死亡。其中的原因可能是 ApoE4 蛋白在神经元中水解产生有毒片段，而在星形胶质细胞中不发生此变化。星形胶质细胞是公认脑内产生 ApoE 的主要来源，并且星形胶质细胞内所表达的 ApoE 会随着年龄增长而增加，且能够对雌激素和 NF-κB 的激活产生应答。神经元细胞也能产生 ApoE 蛋白，但更多时候是产生对应激和炎症的应答，并且星形胶质细胞可通过细胞外信号调节激酶途径上调神经元细胞内 ApoE 蛋白的表达。

3. ApoE 蛋白与 Aβ 依赖途径

（1）动物实验证明了 ApoE 蛋白是纤维化淀粉样蛋白形成过程中不可缺少的部分：ApoE 的脂化影响它与 Aβ 多肽的亲和力，未脂化的 ApoE3 和 ApoE4 能够与 Aβ 多肽形成稳定的复合物，且 ApoE4 的复合物形成更快更多；而脂化的 ApoE3 与 Aβ 多肽的结合能力是脂化 ApoE4 的 20 倍。减少 ApoE 的脂化将显著增加脑内淀粉样蛋白沉积，增加 ApoE 的脂化则能够降低脑内淀粉样蛋白沉积水平。

（2）ApoE 还被证明能够促进 Aβ 的清除：其中 ApoE4 对 Aβ 的清除能力比 ApoE3 低 40%。但在 AD 大脑中发现的 C 端截短 ApoE4 不能有效清除 Aβ，而是与 Aβ 协同导致神经元和行为缺陷。另外体内外研究表明，低密度脂蛋白（low density lipoprotein，LDL）受体、LDL 受体相关蛋白 -1（LDLR-related protein1，LRP1）和极低密度脂蛋白（very low density lipoprotein，VLDL）受体等均参与了脑内 ApoE 介导的 Aβ 清除过程。

4. ApoE 蛋白与 Aβ 非依赖途径 当中枢神经系统受到刺激，神经元细胞会合成 ApoE，并经过神经元特异性的蛋白水解过程，产生具有生物毒性的 C 端截短片段进入胞质，刺激 Tau 蛋白磷酸化，进而破坏细胞骨架、损害线粒体功能、损伤与年龄增长和 Tau 蛋白密切相关的小脑齿状回 Hilar GABA 能中间神经元，最终导致细胞死亡，且引起海马区的神经退行性变、空间学习能力和记忆能力的缺失。

ApoE4 片段引起线粒体功能障碍所产生的神经毒性作用是重要一环。*ApoE4* 基因携带者的线粒体功能障碍程度比 *ApoE3* 基因携带者更加严重。ApoE4 的高表达在 AD 患者和非痴呆人群中都与大脑（顶叶、颞叶和后扣带回为主）糖代谢下降相关，进一步提示 ApoE4 与线粒体功能有关。

ApoE 还能够通过调节神经元内 ApoE 受体的循环过程来调节谷氨酸受体功能和突触可塑性，其中 ApoE3 对其有正向刺激作用，而 ApoE4 抑制之。

（三）Tau 蛋白致病机制

Tau 蛋白是一种细胞微管结合蛋白，主要分布于中枢和外周神经系统，在神经轴索中最多，少量存在于神经元细胞体、树突和少突胶质细胞。生理性 Tau 蛋白的结构是无序的，后续有复杂的翻译后修饰；在过度磷酸化、过度乙酰化等异常修饰后，Tau 蛋白在神经元内形成非可溶性的神经纤维缠结（neurofibrillary tangles，NFTs），成为 AD 的病理特征。

在正常状态下，Tau 蛋白能够通过调节突触活动相关信号分子的分布来增强兴奋性神经传导，而当 Tau 蛋白被异常修饰并形成致病性构象时，便会在神经元树突中聚集，促进神经胶质沉积、神经功能障碍和神经元死亡，干扰神经信息的传递。

Tau 蛋白在 Aβ 多肽和 ApoE 引起 AD 发病的过程中发挥着重要作用，但单纯 Tau 蛋白聚集并不会引起 AD，Aβ 寡聚体会促进突触后 Tau 蛋白聚集。Aβ 多肽在脑中的沉积能够引起 AD 患者脑内淀粉样斑块和神经纤维缠结，而体内外实验证明了 Tau 蛋白减少能够部分避免 Aβ 引起的神经功能障碍。同样，ApoE4 片段会促进 Tau 蛋白的磷酸化和在神经元胞体和树突中的沉积，而 Tau 蛋白的减少也能够部分预防 ApoE4 造成的神经元功能缺失。

（四）神经免疫紊乱

多种证据表明，免疫介质的激活是 AD 病理的关键调节因子。反应性星形胶质细胞和小胶质细胞增生是 AD 脑部突出病理特征。在全基因组测序和 GWAS 分析中，已确定许多与小胶质细胞功能有关的免疫相关基因中 SNP 和稀有编码变体是 AD 的危险因素，包括 *TREM2*、*CR1*、*SHIP1*、*BIN1*、*CD33*、*PICALM*、*CLU* 和 *MS4A* 基因簇。最近两个队列研究对脑小胶质细胞活化状态的形态学分析发现活化的小胶质细胞比例（proportion of activated microglia，PAM）与 AD 病理存在密切相关。PAM 还与总 Aβ 含量和神经斑块数量密切相关，与双螺旋丝（paired helical filament，PHF）Tau 含量无关。

虽然 PAM 激活与 AD 病理相关，很难确定 AD 中的小胶质细胞激活是起破坏性还是保护性作用。这可能是由于不同疾病阶段的特定效果而决定的：其在淀粉样蛋白沉积的背景下激活起保护作用；在 Tau 蛋白积累的背景下起破坏作用。小胶质细胞吞噬 Aβ 可能是一把双刃剑：它可能在某些情况下限制淀粉样蛋白病理性传播，或者在特定情况下促进淀粉样病理性传播。活化小胶质细胞可直接分泌毒性促炎细胞因子或分泌间接介质刺激星形胶质细胞产生神经毒性物质，直接影响神经元活性。小胶质细胞也可能直接损伤突触，在 Aβ 斑块沉积小鼠模型（J20 模型）中补体结合（C1q）和小胶质细胞增生导致突触丢失。C1q 与突触结合，在可溶性 Aβ 低聚物存在的情况下，促进小胶质细胞对突触内容物的吞噬作用。

（五）病原感染学说

最近的多项研究使人们对 AD 可能存在潜在的传染基础假设重新产生兴趣。1991 年即有研究发现疱疹病毒在 AD 患者脑中的分布与淀粉样斑块一致。在三个不同队列研究的 AD 脑样本中发现人疱疹病毒（human herpesvirus，HHV）-6 和单纯疱疹病毒（herpes simplex virus，HSV）-1 DNA，并确定了病毒-宿主相互作用调节与 AD 生物学相关的基因网络，包括先天免疫和 APP 的处理。

Aβ 可表现出抗菌肽的特征。合成和 AD 脑来源的 Aβ 肽原纤维抑制革兰氏阳性和革兰氏阴性细菌、真菌和疱疹病毒的生长，同时还抑制了疱疹病毒进入细胞。Aβ 还会形成原纤维并包裹细菌和真菌细胞，从而导致体外聚集。近期有中国台湾学者研究发现最近 HSV 感染后痴呆的风险显著增加（3 倍），服用抗疱疹药的患者几乎消除了这种风险。带状疱疹感染后的痴呆风险大大增加（HR 1.12）。同样，接受抗疱疹治疗的患者观察到痴呆风险降低（HR 0.47）。另一项研究表明，牙周感染可能导致 AD 发病。在这项研究中，在人类 AD 脑中鉴定出牙周细菌蛋白质和 DNA。野生型小鼠的口腔感染牙龈卟啉单胞菌导致脑实质内 Aβ 水平升高，抑制牙龈菌蛋白活性可减少脑内细菌负担，降低 Aβ 水平，并减少神经炎症。根据这些结果，进行了 2/3 阶段的双盲测试，牙龈菌蛋白抑制剂治疗轻度至中度 AD 随机对照试验正在进行。

（六）睡眠障碍

睡眠障碍会导致精力不足，注意力不集中，记忆受损，但也可能影响潜在的 AD 病理改变。睡眠-呼吸紊乱的女性相对于对照组发展成 MCI 或痴呆症风险更高。一整夜的睡眠剥夺会导致健康中年男人的脑脊液 Aβ42 升高。认知正常的老年人的慢波睡眠减少与脑脊液 Aβ42 增加有关。健康的志愿者选择性减少慢波的效果也表现出脑脊液 Aβ 水平升高。在过度表达 Aβ 的小鼠中，急性睡眠剥夺导致淀粉样斑块沉积增加。在淀粉样斑块形成之前，睡眠觉醒周期以及 ISF 和 CSF Aβ 水平的昼夜波动是正常的。但是，Aβ 斑块形成

后睡眠 - 觉醒周期受损，ISF 或 CSFAβ 水平的昼夜波动消失。在人类淀粉样蛋白动力学的最新研究中使用稳定同位素标记的 CSF，睡眠剥夺后 Aβ 水平高，但 Aβ 清除率无变化，脑脊液 Tau 水平升高。这些研究提供了令人信服的证据，表明睡眠不足会刺激 Aβ 和 Tau 的水平升高。

三、诊治基础

目前 FDA 批准治疗 AD 的药物仅有两类对症治疗药物。一类是胆碱酯酶抑制剂，能够增加 AD 脑中耗竭的乙酰胆碱，包括多奈哌齐（Donepezil）、卡巴拉汀（Rivastigmine）和加兰他敏（Galantamine）；另一类是非竞争性 N- 甲基 -D- 天冬氨酸（N-methyl-D-aspartic acid，NMDA）型谷氨酸受体拮抗剂，能够防止异常的神经元刺激，目前仅有美金刚（Memantine）一个药物。但这些药物疗效一般，且不能长久维持，亦不能治愈或逆转 AD 病程。

人们对 AD 对因治疗探索经历了艰苦卓绝的过程，但至今仍收效甚微。

（一）针对 Aβ 的治疗尝试

1. 减少 Aβ 的生成　β- 分泌酶（β-secretase enzyme）和 γ- 分泌酶（γ-secretase）是将 APP 分解释放出 Aβ 的主要分泌酶，为了减少 Aβ 的生成，人们尝试设计了能够抑制或调节这些分泌酶的药物，但这些药物可能在抑制 APP 分解的同时非特异性地影响了其他重要分子代谢而导致认知障碍下降，如一项 γ- 分泌酶抑制剂的Ⅲ期临床试验由于认知障碍恶化的副作用而被终止。

2. 减少 Aβ 的聚集　γ- 分泌酶调节剂能够减少长链 Aβ 类型（如 Aβ42 和 Aβ43）产生，而产生更多毒性较弱的短链 Aβ 多肽，但实际上并不能

排除这些短链 Aβ 多肽虽然毒性较弱但仍然具有神经元功能损害作用的可能，使得临床应用这类药物的有效性和安全性受到了限制。

3. 增强 Aβ 的清除　主动或被动免疫产生 Aβ 抗体是一个值得尝试的干预方式，但同时面临安全性问题。近两年受到最多关注的 Aβ 抗体 Aducanumab 是一种能够选择性结合 Aβ 聚合体的人体单克隆抗体，对 AD 前驱症状或轻度 AD 患者可减少脑中 Aβ 的聚集，但与既往针对 Aβ 主动或被动免疫疗法的临床研究一样，进一步的Ⅲ期临床试验由于预计疗效欠佳而在 2019 年 3 月宣布提前终止，让人们对 AD 领域药物的前景甚至 Aβ 假说一度失去希望，但近期又重获批准。（图 15-2-1）

（二）针对 ApoE 蛋白的治疗尝试

通过增加 ApoE3 蛋白或减少 ApoE4 蛋白来降低 Aβ 沉积作用的干预方法都已应用在动物模型上。另外针对 ApoE 与 Aβ 之间信号通路、改变 ApoE4 功能域之间相互作用及针对 ApoE4 剪切激酶功能等多种基于致病假说的干预方法尚处于早期动物实验过程中，需要更深入的研究去验证并转化至临床实践（图 15-2-2）。

（三）针对 Tau 蛋白的治疗尝试

由于 Tau 蛋白的神经毒性部分来自异常磷酸化，所以 Tau 蛋白的磷酸化激酶是一个值得关注的潜在治疗靶点。GSK-3β、CDK5、MARK 和 MAPK 等都是其中的例子，但这些激酶都有许多其他底物，抑制剂的使用可能影响到具有其他功能的分子通路，从而引起潜在的安全性问题。

（四）免疫调节

多项流行病学研究结果提示，长期使用非甾体抗炎药（non-steroidal anti-inflammatory drug，

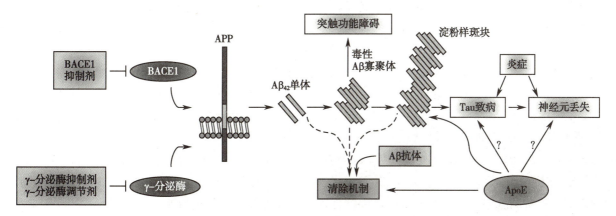

图 15-2-1　Aβ 在 AD 致病过程中的作用及相应治疗策略

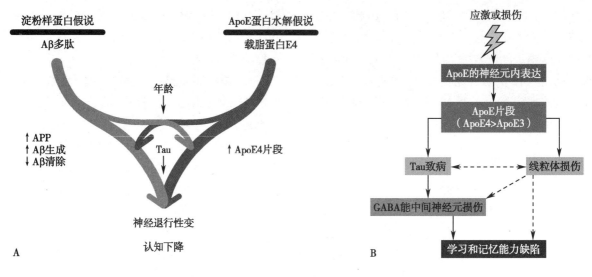

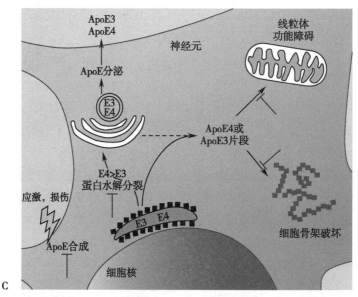

图 15-2-2　ApoE4 在 AD 致病过程中的作用及相应治疗策略

NSAID)与较低的 AD 发生率相关,在长期服用布洛芬患者中作用最明显。但在中度至重度 AD 患者中有关低剂量泼尼松、低剂量阿司匹林、NSAID和选择性 COX-2 抑制剂作用的随访临床试验未能显示出任何差异。萘普生的预防研究和塞来昔布在临床前 AD 的患者中也未能证明有保护作用。静脉注射免疫球蛋白(intravenous immuno-globulin,IVIg)是一种免疫调节剂批准用于多种神经系统疾病、风湿性自身免疫病等的治疗。但是,第Ⅲ期试验的 IVIg 在轻度 AD 中尽管安全性良好,但未显示出任何认知益处。此外,因为有几种与 *TREM2* 和 *CD33* 相关 AD 基因风险变异,会导致小胶质细胞的活化减少和吞噬功能降低,故另一种潜在治疗方法是促进小胶质细胞活化或

吞噬功能。目前,TREM2 激活单克隆抗体已进入Ⅰ期临床试验,CD33 阻断抗体也正计划进行Ⅰ期临床试验。

(五)年轻个体血液置换

最近实验证明在年老鼠身上注入幼鼠的血液会促进神经再生和增加树突棘的密度,并改善与年龄相关认知障碍,在注射人脐带血后也可以观察到类似效应。幼鼠血清促进了功能性突触数量与树突树状结构的增加,对刺激的突触反应增强。蛋白质组学功能验证实验表明 SPARC1L 和血小板反应蛋白 -4(thrombospondin-4,TSP-4)至少部分地介导这种改善。在 APP 淀粉样变小鼠中,直接注射幼鼠血浆导致突触蛋白水平升高和认知能力的提高。

四、未来研究方向与展望

目前在研的抗 AD 药物往往在Ⅱ期临床研究中表现出良好疗效，但在Ⅲ期临床时则疗效不足或出现明显副作用。同时，目前尚缺乏用来作为临床治疗终点的客观评价指标或稳定的疾病生物标志物，大部分药物的临床试验所针对的受试者是明确诊断 AD 或者病程已经较晚，药物对疾病的治疗作用已微乎其微或回天乏力，目前大型临床试验的失败似乎也在情理之中。另外线粒体自噬、细胞衰老、蛋白质聚集和炎症正在探索作为神经退行性疾病的治疗靶标。鉴于多因素性质和潜在 AD 病理生物学的复杂性，期望单个靶向、单一病理途径的药物有效地减缓疾病进程是不合理的。AD 的组合治疗策略与单一疗法相比，可能更容易取得临床成功。

由于 AD 致病机制同时存在多个因素共同作用且慢性进行性进展，需要针对不同机制的多种药物同时干预，方能从整体上逆转病程。另外，干预的时机越早越能发挥药物疗效，客观评价指标和可靠生物标志物对于提高临床试验成功率也有很好的帮助。

第三节　帕金森病

帕金森病（Parkinson disease，PD）是由老化、遗传及环境等多种因素所致的常见神经退行性疾病，以运动迟缓、震颤、强直以及姿势步态异常为主要临床表现。

一、帕金森病的发病机制

α- 突触核蛋白（α-synuclein，α-syn）为主要成分的路易小体在黑质多巴胺能神经元聚集及黑质多巴胺能神经元进行性死亡是 PD 的主要病理改变。蛋白质聚集、泛素 - 蛋白酶体通路受损、氧化应激、自噬与线粒体功能失调、肠道菌群及神经炎症等多种因素已被证实与 PD 的发病机制密切相关。因此，有学者提出了多重打击假说，即不同的危险因素（环境和基因等因素）导致神经元退行性变，其中 α-syn 是核心因素。

α-syn 是由 140 个氨基酸残基组成的高度保守序列，包括 N 端、中心疏水区和 C 端 3 个区域，

这 3 个结构区域在 α-syn 异常聚集中均起重要作用。α-syn 高级结构包括寡聚体、前原纤维、原纤维和细丝，其中寡聚体被认为是 α-syn 的主要毒性形式。α-syn 错误折叠产生的毒性聚合物是 PD 发病和进展的重要原因，而影响 α-syn 聚集的主要因素包括蛋白质降解功能下降、基因突变、线粒体功能障碍及金属离子水平异常等。大量研究证实，突变后 α-syn 对氧化应激更敏感，同时具备更高的聚集活力，形成 α-syn 纤维的速度明显加快，可导致低聚状态下 α-syn 进一步聚集，发展成不可溶的 α-syn 纤维，并最终形成具有毒性的 α-syn 寡聚体。

（一）α-syn 与多巴胺（Dopamine，DA）代谢异常

体内高浓度 DA 产生的氧化应激及其代谢产物的毒性是导致 PD 氧化应激的主要原因之一。在多巴胺能神经元中，DA 通过单胺氧化酶生成代谢产物——3,4- 二羟基苯乙醛（3,4-dihydroxyphenylacetaldehyde，DOPAL）产生多种神经毒性机制。DOPAL 可通过蛋白质聚集、泛素化蛋白累积及功能性翻译后修饰竞争等机制改变神经元蛋白质稳态，其他毒性机制还包括酶抑制、氧化应激、损伤线粒体功能、细胞坏死激活和凋亡等途径。

在生理情况下，α-syn 通过与突触囊泡结合、调节囊泡运动和胞吐而调控纹状体 DA 释放。当 α-syn 稳态改变（包括 α-syn 蓄积或缺失）后，突触囊泡的分布和神经递质释放均相应发生改变。α-syn 是 DOPAL 修饰的优先靶点，DOPAL 改变其稳态进而破坏突触功能。DOPAL 对 α-syn 赖氨酸的修饰，阻碍其与突触囊泡膜的结合，使突触出现类似 α-syn 缺失的表现。DOPAL 也可触发 α-syn 聚集，导致突触囊泡通透性增加。DOPAL 蓄积可诱导突触囊泡聚集，出现 α-syn 过表达现象。

DOPAL 在突触前末梢的蓄积受多种因素影响，如突触囊泡多巴胺外漏、单胺氧化酶上调多巴胺向 DOPAL 转化率和醛脱氢酶（aldehyde dehydrogenase，ALDH）对 DOPAL 的降解减少、对其他醛类和神经毒素易感性增加等。虽然 ALDH 氧化和醛还原酶还原途径可降解 DOPAL，但 NADP 依赖性 ALDH 途径不可逆地氧化为 3,

4- 二羟基苯乙酸（DOPAC）仍是降解主要途径。目前大量证据表明黑质致密部多巴胺能神经元DOPAL 蓄积是 ALDH 缺失或被抑制的自然结果；而人类大脑黑质致密部多巴胺能神经元主要表达 ALDH1A1 亚型，其他亚型 ALDH 或 ALR/AR 较少。因此，ALDH 表达缺失或活性降低与帕金森病发病可能相关。

（二）α-syn 与自噬

越来越多的证据表明，自噬 - 溶酶体通路（autophagy-lysosomal pathway，ALP）功能障碍参与 PD 发病过程。PD 风险基因（如 *LRRK2*、*GBA1*）以及 *C9ORF72*、*PS1*、*GBA1*、*GRN* 等与帕金森病发病相关，而这些基因往往与细胞溶酶体功能障碍相关。ALP 受损可促使 α-syn 的错误折叠和聚集及聚集物在细胞间的传递。

Hoffmann 等证实了人胶质瘤 H4 细胞和大鼠原代神经元暴露于外源性寡聚体及纤维状 α-syn 可导致 ALP 功能障碍。相较于单体 α-syn，纤维状及寡聚体 α-syn 具有更高内化率，并诱导 H4 细胞内 α-syn 过表达聚集。外源性寡聚体及纤维状 α-syn 内化对溶酶体的形态和降解能力具有显著影响，可导致溶酶体体积增大及组织蛋白酶 -D 活性降低，这些数据提示 α-syn 诱导的 ALP 抑制率会因 α-syn 聚集体持续增加而下调，此反馈环路会导致细胞内纤维状及寡聚体 α-syn 进一步蓄积。预先给予自噬诱导剂海藻糖（暴露于 α-syn 聚集体前）可阻止溶酶体改变以及聚集体蓄积，具有一定的治疗效果。目前已知 ALP 损害后可刺激蛋白质聚集体的胞吐作用，促进错误折叠向其他细胞的扩散。ALP 的修复有望成为散发性和遗传性 PD 的治疗靶点。

（三）α-syn 与肠道菌群

近年多项研究发现胃肠道和中枢神经系统间存在双向功能交流，并由免疫、神经通路和神经内分泌途径维系两者联系。Keshavarzian 等发现 PD 患者肠内 *Blautia*、*Coprococcus* 和 *Rosburia* 等菌属显著减少，产生丁酸和短链脂肪酸丰度减少，营养神经和抗炎作用减弱。PD 患者粪便和结肠黏膜样标本中促炎性 *Ralstonia* 菌属显著增加。

有学者发现 PD 患者的肠道菌群数量和种类与 PD 运动表型相关。与正常组患者粪便微生物群落相比，PD 患者乳酸杆菌数目增加，脆弱类拟杆菌数目减少，普雷沃菌科丰度降低 77.6%。以姿势步态障碍为主的 PD 患者肠杆菌科的细菌数量远多于以震颤为主的 PD 患者，可能与普雷沃菌科可增强肠道屏障完整性和肠道激素、减少与细菌和毒素接触、抑制肠道内炎症和氧化应激反应及 α-syn 过表达相关。

（四）α-syn 与神经黑色素

黑质致密部多巴胺能神经元是一种含神经黑色素的神经元，其选择性变性丢失是 PD 典型的病理特征，神经黑色素随年龄增长在神经元内蓄积。Carballo-Carbajal 和 Laguna 等发现人类酪氨酸酶在大鼠黑质中的过表达可使大鼠黑质多巴胺能神经元内产生类似于人类年龄相关性神经黑色素蓄积现象。当胞内神经黑色素蓄积超过某个特定阈值时可出现 PD 表现及类路易小体包涵体的形成和黑质纹状体神经元退行性变。在过表达酪氨酸酶的动物模型中增强溶酶体蛋白稳定性，可降低神经元细胞内神经黑色素水平并抑制神经变性的发生。神经元细胞内的神经黑色素水平可能存在一个阈值，神经黑色素水平超过该阈值可导致 PD 发生。

二、生物学标志物与帕金森病诊断

目前临床医师对 PD 的诊断基于对临床特征的分析和判断，主要通过运动症状（运动迟缓、静止性震颤和肌强直）同时结合临床特点（如是否起病单侧化）、相应的辅助检查结果（经颅超声及心脏间碘苄胍闪烁显像等）和对药物的反应等综合判断。这种临床诊断存在一定的误诊率，早期诊断及与其他 PD 综合征进行鉴别诊断是一大难点。具有较高敏感性及特异性的生物学标志物可辅助临床医生进行诊断，显著提高诊断水平。特别是基于生物学标志物有助于识别运动前期的 PD 患者，对于神经保护药物的研发具有重要的意义。

目前被广泛研究的体液标志物主要来自脑脊液、血液和唾液，组织学标志物包括皮肤和唾液腺活检。体液标志物较组织学活检标本更易获取，因此患者具有更好的依从性。

（一）体液

1. **脑脊液** 据统计，脑脊液 α- 突触核蛋白在诊断 PD 方面具有 61%～94% 的灵敏度及 25%～

64% 的特异性。Majbour 等对 121 例早期 PD 患者的脑脊液标本进行纵向研究，发现在 2 年的时间总量和寡聚体形式的 α- 突触核蛋白水平呈增加趋势，而磷酸化的 α- 突触核蛋白较 2 年前含量减少，其中 α- 突触核蛋白寡聚体形式与总含量的比值和患者运动症状的加重具有相关性，尤其是在以姿势异常和步态障碍的患者群体中，提示脑脊液中 α- 突触核蛋白可能成为 PD 病情监测的标志物。瑞典的 BIOFINDER 研究显示，在 PD 患者中较高水平的脑脊液 α- 突触核蛋白与随访期间出现的认知功能减退相关，由此推测脑脊液中 α- 突触核蛋白可能成为 PD 患者认知功能损害的预测指标。

2. 血液　相比脑脊液，血液标本更容易获取，创伤更小，是未来研究的趋势。国内外有大量关于血清中 α- 突触核蛋白作为 PD 生物学标志物的研究，但是研究结果并不一致，存在争议。据统计血浆中 α- 突触核蛋白对于鉴别 PD 和对照组具有 48%～53% 的灵敏度及 69%～85% 的特异性。近期国内外研究发现红细胞胞膜寡聚体和磷酸化 α- 突触核蛋白是诊断 PD 潜在的生物标志物。

还有研究发现脑脊液中的 α- 突触核蛋白可以转移至血液中，而存在于血液中的脑源性外泌体部分可特异性的反映脑脊液中的 α- 突触核蛋白水平。该来源的外泌体 α- 突触核蛋白水平显著高于对照组，并且与疾病严重程度相关。

3. 唾液　和自主神经系统的其他部位相似，分泌唾液的腺体中也被发现有 PD 病理标志物路易小体的存在。相比其他体液，唾液标本更易获得并且收集过程无创，具有良好的临床推广性。一项小样本研究发现 PD 患者唾液中 α- 突触核蛋白含量减低，并且其含量与疾病的严重程度具有相关性。Kang 等入组了 201 例 PD 患者和 67 例对照组，研究发现唾液中 α- 突触核蛋白总量在 PD 患者和健康对照组中没有差异，而唾液中 α- 突触核蛋白寡聚体含量在 PD 患者明显高于健康对照组。国内有学者发现从唾液提取的外囊泡中 α- 突触核蛋白是诊断 PD 潜在的标志物，有待于进一步的验证与研究。

（二）外周组织活检病理标志物

1. 唾液腺活检　Del Tredici 等对经病理证实的 9 例 PD 患者、2 例多系统萎缩患者及 19 例健康对照者的下颌下腺体组织分别进行 α- 突触核蛋白染色，发现 PD 患者下颌下腺中均发现了路易小体，而多系统萎缩患者及健康对照者并没有发现。该结果引起了研究者对唾液腺活检作为 PD 生物学标志物筛查的广泛探索。Vilas 等对 7 例 PD 患者进行了唇唾液腺活检，发现 5 例 PD 患者活检标本出现磷酸化 α- 突触核蛋白免疫阳性反应，而在健康对照者中没有发现。国内学者对 13 例 PD 患者以及 13 例年龄匹配的健康志愿者分别行唇腺活检 α- 突触核蛋白检测，发现 9 例 PD 患者标本中 α- 突触核蛋白免疫反应阳性，而在对照组中没有类似发现。对其中的 8 例 PD 患者以及 7 例健康对照唇腺标本行硝基化 α- 突触核蛋白检测，发现 PD 组均为阳性，而对照组均为阴性。以上检测结果与受试者脑内多巴胺转运体 PET 影像改变均具有良好的一致性。

2. 皮肤活检　Wang 对 20 例 PD 患者进行了多点（大腿近端及远端，小腿远端）皮肤活检，在所有 PD 患者皮肤中均检测到 α- 突触核蛋白异常聚集。对 28 例 PD 患者和 23 例健康受试者进行多点皮肤活检和自主神经功能检测，发现无论患者是否存在自主神经病变，α- 突触核蛋白检测均能获得敏感性和特异性较高的结果。但在目前研究中，PD 患者皮肤中 α- 突触核蛋白的检出率差异较大，需要进一步标准化活检部位、取材方法和染色方法等从而提高敏感度。

三、帕金森病的治疗

（一）药物治疗

药物治疗 PD 为首选，且是整个治疗过程中的主要治疗手段。药物治疗包括疾病修饰治疗药物和症状性治疗药物。疾病修饰治疗药物除了可能的疾病修饰作用外，也具有改善症状的作用；症状性治疗药物除了能够明显改善疾病症状外，部分也兼有一定的疾病修饰作用。可能有疾病修饰作用的药物主要包括单胺氧化酶 B 型抑制剂和多巴胺受体激动剂等。症状性治疗药物包括抗胆碱药、复方左旋多巴、金刚烷胺和儿茶酚 -O- 甲基转移酶抑制剂。

用药中应坚持"剂量滴定"以避免产生药物的急性副作用，力求实现"尽可能以小剂量达到满意临床效果"的用药原则，避免或降低运动并发症尤其是异动症的发生率。同时药物治疗需要遵循个体化原则，不能一概而论，既符合循证医学的治疗原则又根据个体的症状特点和对药物的反应进行动态调整。

（二）脑深部电刺激手术治疗

一般认为PD与黑质多巴胺能神经元的丢失而导致基底节网络内异常的同步振荡活动有关。其振荡频率范围可典型地划分为δ（0.1～4Hz）、θ（5～7Hz）、α（9～13Hz）、β（15～30Hz）和γ（30～80Hz）。β带的活动，特别是15～25Hz的窄范围，在运动系统中很突出，在PD患者和动物模型中可能出现过度同步现象，被认为在PD病理过程中起着至关重要的作用。另一方面，在临床/行为相关性方面，多巴胺能药物或丘脑底核（subthalamic nucleus，STN）的高频刺激可减少PD中STN内的β带振荡，被认为在PD症状的改善中起到重要作用。

早期药物治疗显效明显，而长期治疗的疗效明显减退或出现严重的运动波动及异动症者可考虑脑深部电刺激（deep brain stimulation，DBS）治疗。DBS即针对基底节网络异常同步振荡理论对特定核团的神经振荡进行干预，使用立体定向手术方法，通过在脑的深部特定核团埋置微电极，脑外刺激器控制、调整刺激的电压、脉宽和频率等参数的方法，从而达到改善PD运动症状的作用。手术对肢体震颤和/或肌强直有较好的疗效，但对躯体性中轴症状如姿势平衡障碍则疗效一般。近年来发现，一些新的手术靶点，例如脚桥核等，对于步态障碍和姿势障碍的改善有一定的帮助。

（三）经颅磁刺激治疗

经颅磁刺激（transcranial magnetic stimulation，TMS）是一项无痛、无创，操作性强，使用安全的技术，具有非侵入、穿透颅骨不衰减的特性，已经逐渐成为一种主要的无创脑刺激方法。目前普遍认为TMS治疗运动障碍疾病是通过直接或间接刺激神经元、调节脑网络兴奋性完成的。重塑的机制非常复杂，包括了突触强度的改变，树突棘的增长和修剪，甚至在一些已有神经环路中产生新的神经元。TMS可引起递质的改变、促进突触再生、促进神经元再生乃至进一步促进大脑皮层的重塑。TMS可根据个体症状及神经病理生理的基础，通过合理、选择性地调控大脑皮质某些

区域的功能，达到治疗的目的。目前用于治疗多种神经精神疾病，对于PD的运动症状及非运动症状都有一定疗效。

1. rTMS治疗PD运动症状 一项纳入了20项研究共470例PD患者（不同用药情况、不同运动症状、不同疾病持续时间及不同严重程度的患者）的Meta分析结果显示，重复经颅磁刺激（repetitive transcranial magnetic stimulation，rTMS）组与假刺激组相比，PD运动症状有改善。目前指南中仅有双侧M1区高频刺激对PD改善运动症状有C级证据，其他还尚待研究，可能与研究中使用的rTMS方案差别较大有关。现有研究多表明rTMS可缓解运动症状，短期和长期疗效均高于假刺激组。最新的meta分析显示低频rTMS对PD患者的运动症状有轻到中等的治疗效果，高频rTMS对PD患者运动症状治疗效果显著，rTMS对帕金森病患者的冻结步态在短期内有明确的治疗效果。

2. rTMS治疗PD非运动症状

1）睡眠障碍：2/3的PD患者存在睡眠障碍，是PD非运动症状中的一种，疾病早期即可出现。主要表现为缩短睡眠的整体时间，降低睡眠质量，增加睡眠碎片时间。其中，浅睡眠和睡眠中断最常见。PD患者睡眠结构紊乱，高级皮层在非快动眼睡眠期代谢降低，高频rTMS可以增加皮层兴奋性，减少皮层的抑制。多项研究证实除了下丘脑，基底节也参与了睡眠调节。rTMS还可对皮层下结构产生作用，比如基底节，从而调节睡眠障碍。而rTMS能够增加失眠患者的Ⅰ期、Ⅱ期、Ⅲ期和Ⅳ期睡眠慢波波幅，从而增加睡眠深度，更接近于自然睡眠，有助于机体恢复，同时对增加记忆有所帮助。既往研究证实，顶叶刺激可改善睡眠质量、睡眠时间，并减少夜间觉醒次数，且作用持续数天；而同样在运动区的刺激则没有显示类似效果。也有多项研究表明高频刺激颞叶显著有效。

2）言语不利：目前研究多认为高频有效，但是实验的重复性较差，疗效有待于进一步验证。

3）痴呆：研究发现rTMS可促进额叶皮质下白质的修复生长，提高认知功能，改善记忆。还可显著提高脑部ATP水平，改善脑代谢。既往研究显示额叶低频对帕金森病痴呆（Parkinson disease demantia，PDD）有效，高频刺激背外侧前额叶皮质（dorsal lateral prefrontal cortex，DLPFC）无效。但须进一步验证。

4）抑郁：rTMS 能够减轻 PD 患者的心境障碍，缓解其抑郁和焦虑状态。这可能与 rTMS 可引起如多巴胺、五羟色胺、谷氨酸和脑源性神经营养因子等多种神经递质的变化有关。Shimamoto 等应用 0.2Hz 的 rTMS 治疗 PD 患者 2 个月，发现可显著改善 PD 患者的神经、行为和情绪状态，从而改善其运动功能障碍和日常生活能力。一项 meta 研究显示，rTMS 治疗与假刺激组相比较，PD 患者汉密尔顿抑郁量表评分提高，对 PD 患者的抑郁症状改善率接近于选择性 5- 羟色胺再摄取抑制剂（selective 5-serotonin reuptake inhibitor，SSRI）药物治疗。

（四）运动治疗

许多不同模式的运动方式对 PD 运动症状的改善已得到过验证，包括平衡训练、阻力训练、有氧运动、外部提示训练、跑步机步行、运动策略训练、舞蹈（特别是合作性舞蹈）和太极拳。结果均提示运动干预可改善 PD 患者的平衡性、机动性和肌肉力量，而这些都是跌倒的危险因素。此外，一些回顾性研究结果提示运动干预可使短期内（干预发生后）和长期随访期（1～12 个月）中跌倒次数减少约 60%。但没有证据表明运动可以减少 PD 跌倒患者的数量。另外，由于 PD 跌倒的危险因素非常复杂，可能需要采取多因素干预措施。

太极拳可作为一种平衡训练方式。在一般老年人群中，高难度的平衡运动比其他形式的运动更有效。对 PD 患者来说，太极拳训练也较其他运动形式更能提高平衡性。有研究对比了太极拳运动与阻力训练，太极拳组的平衡和机动性改善更明显。

强化运动和运动策略训练均可降低跌倒发生率，同时伴随着统一帕金森病评定量表（unipied Parkinson disease rating scale，UPDRS）中运动部分和日常生活活动部分评分改善，但患者机动性并没有提高。而以家庭为基础的平衡、力量和机动性训练也可减少跌倒的发生。

有研究对 PD 患者进行了跑步机训练，并模拟现实环境采用不同的路径、给予外界干扰及设置各种障碍，并与单纯跑步机行走进行对比。所有受试者在开始试验前都有反复跌倒史，结果显示，两组的跌倒均有所下降，但模拟组在 6 个月内较单纯跑步机组减少 55%，并伴有机动性和平衡显著改善。

总之，这些结果表明，很多运动形式均可使患者获益。这些运动均是执行特定任务，受试者可通过练习而改善功能。

四、未来研究与展望

综上所述，PD 的机制探讨，早期诊断和治疗依然是 PD 领域的研究重点。

在机制研究方面，虽然 α-syn 是 PD 发病的核心因素，但探讨不同的危险因素（环境和基因等因素）导致神经元退行性变的多重打击假说将会是今后研究的重点。

在 PD 的早期诊断方面，更多会集中于探索简便无创、高敏感性及特异性的生物标志物及其与 PD 的早期症状尤其是一些非运动症状之间的关联研究，以期在 PD 出现运动症状之前获得诊断并尽早干预，以延缓 PD 的发展进程。特异标志物的研究对神经保护药物研发也具有重大意义。

在 PD 的治疗方面，则倡导精准治疗、个性化治疗和多靶点治疗。因 PD 发病机制复杂，存在多种神经递质障碍，抗 PD 药物通常是单一机制药物，因此，根据 PD 不同阶段选择药物组合、个体化用药等综合治疗会更全面、疗效可能更佳。目前抗 PD 新药研发中除探索新机制药物外，探索结合两种或多种经典药物优势组合的新型方式成为新药研究趋势。临床工作中短期药物测评可作为分析药物疗效和潜在风险、确定抗 PD 药物种类、剂量和组合方法的客观依据，同时可利用药物基因组学从基因角度分析药物代谢、转运、作用靶点方面的差异，便于个体化药物治疗，达到疗效最优化、降低不良风险。除药物治疗外，对于中晚期 PD 患者应用装置辅助疗法将成为 PD 治疗大趋势。持续皮下注射泵入阿扑吗啡、左旋多巴 - 卡比多巴空肠凝胶输注、脑深部电刺激均可有效治疗中晚期 PD 患者严重运动波动和异动症等运动并发症，以脑起搏器为代表装置辅助疗法将为更多高龄患者接受，呈逐年上升趋势。无创的经颅磁刺激作为一项无创脑刺激方法在缓解 PD 患者冻结步态已取得一定疗效，并具有操作简单、安全性好优点，便于临床广泛应用，在 PD 治疗中的应用将会得到更大的推广。此外，对 PD 患者个体化、针对性康复治疗也将成为改善 PD 患者多种功能障碍不可缺少部分。

脑深部电刺激、rTMS 等神经调控术目前在 PD 治疗有效性的机制尚不明确，对神经调控术治疗 PD 机制的探讨将会是今后研究的重点。

随着 PD 发病机制进一步地阐述，早期诊断标志物进一步地确认和研发，神经调控技术的改进及机制的阐明，将会大大延缓 PD 的发生，为广大 PD 患者带来福音。

（刘　军　冯　涛　王　韵）

参 考 文 献

[1] Wiseman F K, Al-Janabi T, Hardy J, et al. A genetic cause of Alzheimer disease: mechanistic insights from Down syndrome. Nat Rev Neurosci, 2015, 16(9): 564-574.

[2] Gordon B A, Blazey T M, Su Y, et al. Spatial patterns of neuroimaging biomarker change in individuals from families with autosomal dominant Alzheimer's disease: a longitudinal study. Lancet Neurol, 2018, 17(3): 241-250.

[3] Jagust W. Imaging the evolution and pathophysiology of Alzheimer disease. Nat Rev Neurosci, 2018, 19(11): 687-700.

[4] Caselli R J, Dueck A C, Osborne D, et al. Longitudinal modeling of age-related memory decline and the APOE epsilon4 effect. N Engl J Med, 2009, 361(3): 255-263.

[5] Josephs K A, Dickson D W, Tosakulwong N, et al. Rates of hippocampal atrophy and presence of post-mortem TDP-43 in patients with Alzheimer's disease: a longitudinal retrospective study. Lancet Neurol, 2017, 16(11): 917-924.

[6] Jack C R Jr., Bennett D A, Blennow K, et al. NIA-AA Research Framework: Toward a biological definition of Alzheimer's disease. Alzheimers Dement, 2018, 14(4): 535-562.

[7] Butterfield D A, Halliwell B. Oxidative stress, dysfunctional glucose metabolism and Alzheimer disease. Nat Rev Neurosci, 2019, 20(3): 148-160.

[8] Henstridge C M, Hyman B T, Spires-Jones T L. Beyond the neuron-cellular interactions early in Alzheimer disease pathogenesis. Nat Rev Neurosci, 2019, 20(2): 94-108.

[9] Citron M. Alzheimer's disease: strategies for disease modification. Nat Rev Drug Discov, 2010, 9(5): 387-398.

[10] Sevigny J, Chiao P, Bussiere T, et al. The antibody aducanumab reduces Abeta plaques in Alzheimer's disease. Nature, 2016, 537(7618): 50-56.

[11] Barichella M, Pacchetti C, Bolliri C, et al. Probiotics and prebiotic fiber for constipation associated with Parkinson disease: An RCT. Neurology, 2016, 87(12): 1274-1280.

[12] Shannon K M, Keshavarzian A, Mutlu E, et al. Alpha-synuclein in colonic submucosa in early untreated Parkinson's disease. Mov Disord, 2012, 27(6): 709-715.

[13] Berg D, Postuma R B, Adler C H, et al. MDS research criteria for prodromal Parkinson's disease. Mov Disord, 2015, 30(12): 1600-1611.

[14] Wang N, Gibbons C H, Lafo J, et al. alpha-Synuclein in cutaneous autonomic nerves. Neurology, 2013, 81(18): 1604-1610.

[15] Majbour N K, Vaikath N N, Eusebi P, et al. Longitudinal changes in CSF alpha-synuclein species reflect Parkinson's disease progression. Mov Disord, 2016, 31(10): 1535-1542.

[16] Blumenfeld Z, Koop M M, Prieto T E, et al. Sixty-hertz stimulation improves bradykinesia and amplifies subthalamic low-frequency oscillations. Mov Disord, 2017, 32(1): 80-88.

[17] Chen S, Gao G, Feng T, et al. Chinese expert consensus on programming deep brain stimulation for patients with Parkinson's disease. Translational Neurodegeneration, 2018, 7(1): 11.

[18] Okun M S, Gallo B V, Mandybur G, et al. Subthalamic deep brain stimulation with a constant-current device in Parkinson's disease: an open-label randomised controlled trial. The Lancet Neurology, 2012, 11(2): 140-149.

[19] Chou Y H, Hickey P T, Sundman M, et al. Effects of repetitive transcranial magnetic stimulation on motor

symptoms in Parkinson disease: a systematic review and meta-analysis. JAMA Neurol, 2015, 72 (4): 432-440.

[20] Curtze C, Nutt J G, Carlson-Kuhta P, et al. Levodopa Is a Double-Edged Sword for Balance and Gait in People With Parkinson's Disease. Mov Disord, 2015, 30 (10): 1361-1370.

[21] Yarnall A, Rochester L, Burn D J. The interplay of cholinergic function, attention, and falls in Parkinson's disease. Mov Disord, 2011, 26 (14): 2496-2503.

[22] Liu G, Chen H, Su D, et al. Risk thresholds of levodopa dose for dyskinesia in Chinese patients with Parkinson's disease: a pilot study. Neurol Sci, 2020, 41 (1): 111-118.

[23] Chen H, Fang J, Li F, et al. Risk factors and safe dosage of levodopa for wearing-off phenomenon in Chinese patients with Parkinson's disease. Neurol Sci, 2015, 36 (7): 1217-1223.

[24] Schenk D B, Koller M, Ness D K, et al. First-in-human assessment of PRX002, an anti-alpha-synuclein monoclonal antibody, in healthy volunteers. Mov Disord, 2017, 32 (2): 211-218.

[25] Athauda D, Maclagan K, Skene S S, et al. Exenatide once weekly versus placebo in Parkinson's disease: a randomised, double-blind, placebo-controlled trial. Lancet, 2017, 390 (10103): 1664-1675.

第十六章 自身免疫病

第一节 概 述

在充满病原微生物的环境中，人类健康依赖于高效而精确的免疫防御机制。正常情况下机体免疫系统不会对自身器官和组织发动攻击，原因是免疫系统能将与自身组织或细胞反应的自身免疫细胞通过中枢免疫耐受和外周免疫耐受机制在其发育成熟过程中选择性克隆删除（clonal deletion）或失活（inactivation），并借助调节性 T 细胞维持免疫稳态，我们称这个过程为自身耐受（self-tolerance）。

机体通过建立自身耐受来维护生理稳态，如清除衰老或畸变的自身细胞成分，同时调节免疫应答平衡，抑制自身免疫应答（autoimmunity）的发生。而遗传及环境等多种因素可导致自身免疫耐受被打破，造成组织或细胞产生病理性免疫应答进而造成组织损伤，形成自身免疫病（autoimmune disease）。

自身免疫病表现形式复杂多样，涉及不同系统及组织，如类风湿关节炎、系统性红斑狼疮、干燥综合征及硬皮病等。按照涉及的器官和范围，自身免疫病一般分为两类：器官特异性自身免疫病（organ-specific autoimmune disease）和系统性自身免疫病（systemic autoimmune disease），这两种类型所对应的自身抗体分别为器官特异性和系统性的抗体。典型的器官特异性自身免疫病如胰岛素依赖型糖尿病（insulin-dependent diabetes mellitus, IDDM），其特异性抗体为胰岛细胞抗原的抗体，而系统性红斑狼疮为系统性自身免疫病，其抗体则针对多种器官和组织。常见的自身免疫病及其分类见表 16-1-1。

表 16-1-1 常见器官特异性自身免疫病和系统性自身免疫病

器官特异性自身免疫病	系统性自身免疫病
桥本甲状腺炎	类风湿关节炎
Graves 病	系统性硬皮病
溃疡性结肠炎	系统性红斑狼疮
重症肌无力	炎症性肌病
自身免疫性溶血性贫血	干燥综合征
原发性血小板减少性紫癜	混合性结缔组织病

自身免疫病的病因复杂，但可以归结为患者遗传易感基因（susceptibility gene）与环境因素相互作用的结果。诸多现象表明遗传背景是疾病易感性的重要因素。例如一些自身免疫病常呈家族聚集性，同卵双胞胎较异卵双胞胎更易患病。其中 *HLA* 基因是决定自身免疫病易感性的主要基因，多数自身免疫病与一种或数种 *HLA* 等位基因相关。其余还有调节细胞凋亡的基因编码蛋白的异常如 *Fas* 与自身免疫病相关、补体 *C1q* 和 / 或 *C4* 基因缺陷与 SLE 相关等。多个易感基因共同作用下可能使自身免疫病发生，也可能使共有致病突变或致病通路的不同种自身免疫病发生。另外，环境因素包括寒冷、潮湿、日晒、疲劳、精神刺激、饮食习惯及药物等均可能与自身免疫病的发生有关。例如病原体感染导致的淋巴细胞活化；病原体和自身组织存在交叉反应；药物、毒物、物理及化学等因素可引起自身抗原发生改变。其他因素还有性别上女性较男性多发，老年人较青年人多发及内分泌因素等。以上提及的遗传因素、环境因素及其他因素均可引起自身免疫反应，导致自身免疫病。

以下章节我们将以类风湿关节炎和系统性红斑狼疮为例介绍自身免疫病。

第二节　类风湿关节炎

类风湿关节炎（rheumatoid arthritis，RA）是一种慢性、以炎性滑膜炎为主的自身免疫病。其特征是机体手、足小关节的多关节、对称性、侵袭性关节炎症，常伴有关节外的器官受累，导致关节出现畸形及功能丧失。

RA 可在全球的各种族发病，且无明显的地区差异。最常见于 30～50 岁的人群，80% 在 35～50 岁起病。目前，全球总患病率为人群的 0.3%～2.1%，RA 患者总数超过 700 万，其中女性患者约为男性的 3 倍；随年龄增长，RA 患病率增加，但老年人中性别差异不明显。在我国，《2018 中国类风湿关节炎治疗指南》中指出，大陆地区 RA 的发病率为 0.42%，大约有 500 万类风湿关节炎患者。

一、病因

RA 的病因至今仍未明确。现有研究认为 RA 的发病可能与遗传、感染、性激素等因素有关；其发病机制主要涉及免疫细胞、细胞因子和补体等参与的免疫炎症反应。

1. 遗传因素　RA 患者亲属中罹患 RA 的风险相对于普通人群明显增加。与 RA 发病相关的各种因素中，遗传因素占 50%～60%，其中人类白细胞抗原（human leukocyte antigen，HLA）因素占 10%～40%。现已知，在 *HLA* 因素中，如 *HLA-DRB1*01*、*DRB1*04* 和 HLA 等位基因 *HLA-DRB1*13*、*DRB1*15* 等与 RA 发生密切相关。

此外，全基因组关联分析（genome-wide association study，GWAS）显示一些基因的单核苷酸多态性（SNP）也与 RA 发病密切相关，如：*TRAF1*、*STAT4*、*CTLA4*、*IRF5*、*CCR6*、*PTPN22*、*IL23R* 和 *PADI4* 等。2017 年，欧洲抗风湿病联盟（EULAR）发布了从可疑关节疼痛发展到 RA 的基本标准，进一步为研究这些关联基因在 RA 发生中的意义提供了重要参考。

2. 感染因素　某些病毒和细菌感染在 RA 发生中也具重要作用，其可作为始动因子，诱发带着易感基因的个体产生免疫应答，从而致使 RA 的发病。现已知与 RA 发病有关的病原体包含 EB 病毒、流感病毒及结核分枝杆菌等。65%～93% 的类风湿关节炎患者血清中有 EB 病毒核心抗体，而其他关节炎患者则仅为 10%～29%。

3. 性激素　类风湿关节炎发病率男女之比为 1:2～4，提示性激素能够参与发病。另外，女性类风湿关节炎患者在怀孕期内病情可减轻，而产后易复发，提示孕激素水平改变可影响 RA 的发病。

4. 其他因素　此外，多种因素，如严寒、吸烟、精神刺激等因素均能影响 RA 的发病。

二、发病机制

RA 作为一种自身免疫病，其发病机制至今仍未阐明。现有研究认为，免疫学因素、黏膜微生态、表观遗传学等均参与其中，分述如下：

1. 免疫学机制　其始动因子尚不清楚。现有研究推测可能存在两方面的因素：①感染因子（如病毒或细菌等）进入人体后，其所含某些成分（如寡糖或糖肽等）直接作为外来抗原刺激机体产生免疫应答，形成效应 T 淋巴细胞或者刺激 B 细胞产生抗体，通过与机体组织存在的共同抗原（表位）产生交叉反应导致损伤；②感染因子其所含某些成分（如寡糖或糖肽等）被关节内滑膜细胞摄取并组合到滑膜细胞所合成的蛋白分子中，使其结构发生改变，形成新的抗原（表位）。这种自身抗原（表位）不仅可刺激机体 B 淋巴细胞产生抗体（IgG），还发生结构改变，形成新的抗原表位，从而激发机体产生另一种新抗体，即类风湿因子（rheumatoid factor，RF）。血清中 RF 最主要的成分是 IgM，也可为 IgG 和 IgA 类抗体。IgG 与其诱发的 RF 结合形成 IgG-RF 免疫复合物可在关节滑膜内沉积，亦可进入血液循环，沉积于机体局部组织，这与 RA 发病中关节和关节外器官和组织病变有密切关系。

2. 黏膜微生态机制　近年来，一些新的研究领域引起了人们的关注。黏膜是保护人体抵抗病原体入侵的重要组织。研究显示，黏膜微生态的改变通过与黏膜淋巴组织（MALT）中免疫细胞的相互作用，与 RA 的发生存在密切联系，特别对于 RA 发病早期还未出现关节炎损伤的情况下。如：抗环瓜氨酸肽抗体（ACPA）不仅是 RA 的早期诊断指标，在 RA 发病中也发挥重要作用。在牙周环境下，牙龈卟啉单胞菌通过形成的菌斑产生环瓜氨酸肽，其可被口腔黏膜中特异性 B 细胞识别，诱导 ACPA 产生，同时诱导 Th17 极化和 NETosis 产生；在肺黏膜，吸烟和空气污染也可诱导环瓜氨酸化抗原和 NETosis 产生；在肠道黏膜，正常菌群发育不良或菌群失调可影响 Tregs 产生；同时，致病菌通过释放的病原体相关分子模式（pathogen associated molecular pattern，PAMP）分子等刺激 MALT 中的 DC 细胞、巨噬细胞和 ILC3 细胞活化，促进 Th17 分化，导致 Tregs/Th17 失衡，激活 IL23/IL-17 轴产生炎症，产生的 Th17 细胞可通过循环进入到其他部位，导致炎症产生和免疫球蛋白异常糖基化。此外，特异性 B 细胞也可在 Peyer's 结中直接识别肠腔抗原被激活，迁入黏膜下层分泌多种免疫球蛋白分子。这些研究显示了黏膜和环境因素的相互作用在 RA 发生中的重要性，涉及固有免疫细胞、适应性免疫细胞和分子等。

3. 表观遗传学机制 新近研究还显示表观遗传学修饰的改变在 RA 发生中也具有重要作用。在 RA 患者中，由于存在 STAT3 信号通路和相关分子 DUSP22、IRF5 和 IFIH1 等表达异常，导致 DNA 甲基转移酶（DNA methyltransferases，DMNTs）表达改变，影响包括 IL-10、RANKL 等分子的启动子序列过度甲基化和表达，最终改变 B 细胞、T 细胞以及成骨细胞等功能。值得一提的是，DMNTs 抑制剂阿扎胞苷（azacitidine）、thylation 等在 RA 动物模型中取得初步效果也进一步证明了表观遗传学修饰改变在 RA 发生中的重要性。然而，鉴于表观遗传修饰涉及功能基因的复杂性和免疫细胞亚群的庞大性，表观遗传学修饰改变在 RA 发生中的确切作用仍有待深入研究。

4. 关节损伤机制 在关节滑膜内，沉积的 IgG-RF 复合物主要通过激活补体的方式导致损伤。IgG-RF 复合物被补体成分 C1q 识别后，通过经典途径激活补体，经级联反应产生 C3a 和 C5a 等补体片段，吸引中性粒细胞和单核细胞渗出。中性粒细胞、单核细胞及滑膜细胞吞噬了上述免疫复合物后，被激活并合成和释放多种炎症因子和溶酶体酶，包括中性蛋白酶、胶原酶、TNF-α、IL-6、IL-1、前列腺素、白三烯等，导致滑膜及关节软骨的破坏。TNF-α 是类风湿关节炎的主要介质之一，由激活的单核/巨噬细胞产生，激活破骨细胞，导致严重的骨侵蚀。IL-1 则可使滑膜细胞和软骨细胞合成和释放胶原酶和其他蛋白溶解酶，并抑制软骨细胞合成蛋白多糖，同时激活破骨细胞加重骨破坏。此外，沉积到关节外器官和组织的 IgG-RF 复合物也可通过类似途径，导致血管炎症和组织损伤。

5. 其他机制 细胞自噬和凋亡异常等因素也参与了 RA 的发生。最后，近年来研究显示一类非编码 RNA 分子 - 微小 RNA（microRNA，miRNA）通过对免疫细胞或成骨细胞分化功能等过程的调控，参与 RA 的发生，且成为 RA 诊断的潜在新靶标。例如，过表达 miR-155 可通过对 CTLA-4 的调控，调节 Tregs 细胞抑制功能，促进 B 细胞和效应 T 细胞活化，刺激自身抗体产生。miR-21 通过对 PTEN/AKT 信号途径调控，影响 Tregs 分化和 Tregs/Th17 平衡参与 RA 发生。

总之，RA 的发生机制十分复杂，涉及环境因素、基因表达调节、细胞极化/功能异常等多方面，仍待深入研究。

三、诊治基础

（一）病理学特征

RA 作为一种全身性免疫性疾病，在关节局部的主要病理学改变包括：关节滑膜及周围组织水肿，衬里细胞增生、间质存在大量与免疫反应密切相关的淋巴细胞、浆细胞和巨噬细胞浸润，以及微血管的新生、血管翳的形成及软骨和骨组织的破坏等；在全身的病理学可表现为间质胶原纤维和血管可呈现纤维素样变性或坏死，包括：①类风湿性肉芽肿（rheumatoid granuloma）或称类风湿结节（rheumatoid nodule）形成，小结中央为大片纤维素样坏死，周围有核呈栅状或放射状排列的类上皮细胞，再外围为增生的毛细血管及纤维母细胞，伴上述炎症细胞浸润，最后则纤维化，具有一定特征性。类风湿小结可发生于皮肤、心、肺、脾和浆膜等处。②血管炎：主要发生于小静脉和小动脉，轻重不一，少数严重者出现纤维素样坏死性动脉炎，常伴有血栓形成。

1. 关节病变 最常见，多为多发性及对称性，常累及手足小关节，尤其是近侧指间关节、掌指关节及跖趾关节，其次为膝、踝、腕、肘、髋及脊椎等关节。

（1）滑膜病变：早期，主要病变在滑膜，可分为急性及慢性两阶段，两者间没有明显界限。

急性滑膜炎时关节肿胀，滑膜充血、水肿，表面滑膜组织可见灶性坏死和纤维素被覆。此期虽可见中性粒细胞浸润，但以淋巴细胞和巨噬细胞为主。关节腔内有混浊的乳状积液，或可见纤维蛋白凝块。

慢性滑膜炎具有较特征性的改变，表现为：①滑膜内有大量淋巴细胞、巨噬细胞和浆细胞浸润，并可形成淋巴小结；②滑膜细胞活跃增生，可形成多层状，并可见多核巨细胞。后者胞质略嗜碱性，核有 2～12 个不等，多位于胞质外围呈花环状排列；③滑膜绒毛状增生及血管翳（pannus）形成。滑膜的慢性炎症，导致新生血管和纤维组织增生，滑膜呈不规则增厚，并形成许多绒毛状突起伸向关节腔。绒毛直径为 1～2mm，长度可达 2cm。此外，滑膜内炎性肉芽组织向关节软骨边缘部扩展，形成血管翳，并逐渐覆盖和破坏关节软骨。

（2）关节软骨变化：急性滑膜炎可以消退而不累及关节软骨，但当炎症反复发作并转变为慢性时，关节软骨常受损。最早表现为基质的异染性减弱或消失，用甲苯胺蓝染色可以证实。关节软骨边缘形成的血管翳直接侵蚀破坏关节软骨，两者交界面可见软骨糜烂和小灶性坏死。随着血管翳逐渐向心性伸展和覆盖整个关节软骨表面，关节软骨严重破坏，最终被血管翳取代。

长期的慢性炎症和反复发作，滑膜不断增生，纤维组织日益堆积，关节腔内纤维素性渗出物又不断机化和瘢痕化，使关节腔变窄，同时关节软骨破坏和被血管翳取代，关节面发生纤维性粘连，形成纤维性关节强直，最后可发展为骨性关节强直。

（3）关节相邻组织的变化：①慢性类风湿关节炎会引起关节邻近骨组织吸收和骨质疏松以及关节软骨下骨质破坏，有时可见小囊腔形成，偶尔附近骨皮质被侵蚀破坏，可导致病理性骨折。这些改变与破骨细胞和巨噬细胞进行骨质吸收、长期应用皮质激素类药物治疗以及受关节炎症波及等有关。②关节附近肌腱、韧带和肌肉常受累，有局灶性淋巴细胞、浆细胞和巨噬细胞浸润，偶见类风湿小结。

2. 关节以外的类风湿病改变 并不常见，多伴发于有明显活动性关节病变者。

（1）皮下结节：是关节以外类风湿病中最常见者，见于 20%～25% 的病例，多位于关节旁，最常于鹰嘴突等骨质突出和受压部位。单个或多个，大小由数毫米至 2cm 不等，质硬、无压痛。肉眼观呈灰白色，中央为黄色坏死区，镜下呈典型类风湿性肉芽肿改变。

（2）心和肺等病变：类风湿性肉芽肿、血管炎和淋巴细胞、浆细胞和巨噬细胞浸润等改变可出现于许多器官和组织，但较常见于心脏（心内膜、心肌和心外膜）和肺，最终导致心和肺灶性或弥漫性间质纤维化。偶尔引起心瓣膜变形和关闭不全。浆膜受累造成纤维素性心包炎和胸膜炎，最后引起心包和胸膜广泛增厚、粘连。

（3）血管病变：偶尔出现急性纤维素样坏死性动脉炎，常伴血栓形成和引起相应组织的梗死。主动脉亦可受累。

（二）临床表现

1. 好发人群 女性好发，其发病率为男性的 2～4 倍。RA 可发生于任何年龄，高发年龄段为 40～60 岁。

2. 症状体征

（1）关节疼痛：是 RA 首要的症状。典型的表现为对称性、游走性疼痛，并伴有红、肿、热的炎症表现。通常急性炎症症状持续 2～4 周消退，可伴有体重减轻、低热及疲乏感等全身症状。

1）晨僵：早晨起床时关节活动不灵活的主观感觉，它是关节炎症的一种非特异表现，其持续时间与炎症的严重程度成正比。

2）关节受累的表现

①多关节受累：呈对称性多关节炎（常≥5 个关节）。易受累的关节有手、足、腕、踝及颞颌关节等，其他还可有肘、肩、颈椎、髋、膝关节等。

②关节畸形：手的畸形有梭形肿胀、尺侧偏斜、天鹅颈样畸形、纽扣花样畸形等，足的畸形有跖骨头向下半脱位引起的仰趾畸形、外翻畸形、跖趾关节半脱位、弯曲呈锤状趾及足外翻畸形。

③其他：可有正中神经/胫后神经受压引起的腕管/跗管综合征，膝关节腔积液挤入关节后侧形成腘窝囊肿（Baker 囊肿），颈椎受累（第 2、3 颈椎多见）可有颈部疼痛、颈部无力及难以保持

其正常位置,寰枢关节半脱位,相应有脊髓受压及椎基底动脉供血不足的表现。

（2）关节外表现

①一般表现:可有发热、类风湿结节（属于机化的肉芽肿,与高滴度 RF、严重的关节破坏及 RA 活动性有关,好发于肘部、关节鹰嘴突、骶部等关节隆突部及经常受压处）、类风湿血管炎（主要累及小动脉的坏死性小动脉炎,可表现为指、趾端坏死、皮肤溃疡、外周神经病变等）及淋巴结肿大。

②心脏受累:可有心包炎、心包积液、心外膜、心肌及瓣膜的结节、心肌炎、冠状动脉炎、主动脉炎、传导障碍,慢性心内膜炎及心瓣膜纤维化等表现。

③呼吸系统受累:可有胸膜炎、胸腔积液、肺动脉炎、间质性肺疾病、结节性肺病等。

④肾脏表现:主要有原发性肾小球及肾小管间质性肾炎、肾脏淀粉样变和继发于药物治疗（金制剂、青霉胺及 NSAID）的肾损害。

⑤神经系统:除周围神经受压的症状外,还可诱发神经疾病、脊髓病、外周神经病、继发于血管炎的缺血性神经病、肌肥大及药物引起的神经系统病变。

⑥贫血:是 RA 最常见的关节外表现,属于慢性疾病性贫血,常为轻至中度。

⑦消化系统受累:可因 RA 血管炎、并发症或药物治疗所致。

⑧眼部表现:幼年患者可有葡萄膜炎,成人可有巩膜炎,可能由血管炎所致。还可有干燥性结膜角膜炎、巩膜软化、巩膜软化穿孔、角膜溶解。

（3）特殊表现

1）Felty 综合征:1% 的 RA 患者可有脾大、中性粒细胞减少（及血小板减少、红细胞计数减少）,常有严重的关节病变、高滴度的 RF 及 ANA 阳性,属于一种严重型 RA。

2）成人 Still 病（AOSD）:以高热、关节炎、皮疹等的急性发作与缓解交替出现的一种少见的 RA 类型。因临床表现类似于全身起病型幼年类风湿关节炎（Still 病）而得名。部分患者经过数次发作转变为典型的 RA。

3. 实验室检查

（1）一般检查:血、尿常规、血沉、C- 反应蛋白（CRP）、生化（肝、肾功能）、免疫球蛋白、蛋白电泳、补体等。

（2）自身抗体:RA 患者自身抗体的检出,是 RA 有别于其他炎性关节炎,如银屑病关节炎、反应性关节炎和骨关节炎的标志之一。目前临床常用的自身抗体包括类风湿因子（RF-IgM）、抗环状瓜氨酸（CCP）抗体、类风湿因子 IgG 及 IgA、抗核周因子、抗角蛋白抗体,以及抗核抗体、抗 ENA 抗体等。其中,抗环瓜氨酸肽抗体（anti-cyclic peptide containing citrulline antibody, ACPA）是以环化瓜氨酸多肽（cyclic peptide containing citrulline, CCP）为抗原的自身抗体,也是现已知 RA 的最具特异性的诊断标志物。

4. 影像学检查

（1）X 线片:X 线片可见软组织肿胀、骨质疏松及病情进展后的关节面囊性变、侵袭性骨破坏、关节面模糊、关节间隙狭窄、关节融合及脱位。X 线分期:

①Ⅰ 期:正常或骨质疏松。

②Ⅱ 期:骨质疏松,有轻度关节面下骨质侵袭或破坏,关节间隙轻度狭窄。

③Ⅲ 期:关节面下明显的骨质侵袭和破坏,关节间隙明显狭窄,关节半脱位畸形。

④Ⅳ 期:上述改变合并有关节纤维性或骨性强直。胸部 X 线片可见肺间质病变、胸腔积液等。

（2）超声检查:关节超声是简易的无创性检查,对于滑膜炎、关节积液以及关节破坏有鉴别意义。

（3）MRI 检查:手关节及腕关节的 MRI 检查可提示早期的滑膜炎病变,对发现类风湿关节炎患者的早期关节破坏有帮助。

5. 特殊检查

（1）关节穿刺术:对于有关节腔积液的关节,穿刺术中获取的关节液,可做相关检查包括:关节液培养、类风湿因子检测、抗 CCP 抗体检测、抗核抗体等,并做偏振光检测,用于鉴别痛风的尿酸盐结晶。

（2）关节镜及关节滑膜活检:对 RA 的诊断及鉴别诊断很有价值,对于单关节难治性的 RA 有辅助的治疗作用。IgM 型的 RF 见于 85%～95% 的类风湿关节炎患者,是临床诊断的重要指标。

（三）临床诊断

人类对类风湿关节的诊断认识经历了一个

漫长的过程。早在 1768 年，英国著名内科医生 William Heberden 出版著作《医学汇编》，首次明确区分关节炎和痛风，将关节炎和痛风区分开来；1904 年，美国内科医生 Joel Goldthwait 借助 X 线检查首次成功地区分骨关节炎和类风湿关节炎，此后医生们开始明确区分骨关节炎跟类风湿关节炎。此后，随着对类风湿关节炎的深入了解，特别是类风湿因子的发现，1966 年美国风湿病学会（AJR）正式区分了类风湿关节炎和强直性脊柱关节炎（ankylosing spondylitis, AS），将传统的风湿性疾病进一步分类。直到 1987 年，人类首次制定了类风湿关节炎的诊断标准，简称［1987 年类风湿关节炎分类标准］，共有 7 个指标，其中指标 1～指标 4 必须持续出现至少 6 周。具备 4 条或 4 条以上者，可诊断为类风湿关节炎。指标分别是：①早晨起来关节僵硬，持续至少 1 小时（病程 ≥6 周）；②有 3 个或 3 个以上的关节部位的软组织肿胀（关节炎）（病程≥6 周）；③掌指关节、近端指间关节或腕关节肿胀（病程≥6 周）；④对称性肿胀（关节炎），既身体两侧相同关节同时或先后发病（病程≥6 周）；⑤皮下类风湿结节；⑥ X 线片显示手和 / 或腕关节软骨面呈糜烂样和 / 或关节周围骨质稀疏改变；⑦类风湿因子阳性。

但为了更好诊断和治疗 RA，避免进展到 RA 严重阶段，AJR 等于 2009 年对 RA 诊断标准启动更新工作，历时 3 年，目的是在炎症性关节炎期间即开始积极治疗干预，防治关节破坏或缓解病情。新标准从 4 个方面：关节受累情况、血清学指标、滑膜炎持续时间和急性期反应物等进行评分，体现了预防干预的重要新思想。该标准诞生至今，已有多个前瞻性组外验证（prospective out-group validation）证实该标准具有良好的敏感性和特异性。不过，当患者的病程 < 3 个月时，有 16.1% 的患者可能被误诊。目前世界范围内都在进行该新标准改进研究。其中，我国的风湿病专家提出了自己的早期类风湿关节炎（early rheuma-toid arthritis, E-RA）分类标准，该标准包括：① 14 个关节区中至少有 3 个以上关节区炎症；②腕、掌指或近端指间关节至少 1 处关节肿胀；③晨僵至少 30 分钟以上；④ RF 阳性；⑤抗 CCP 抗体阳性。满足以上 5 条中的 3 条即可诊断为 E-RA。根据已有的研究，中国 E-RA 标准在病程 3 个月

内的敏感性跟 2010 年标准类似，显著高过 1987 标准；同时，中国 E-RA 标准的特异性比 2010 标准高，但低于 1987 标准，引起了国际上的关注。目前类风湿关节炎的临床分类诊断和评分系统为 2009 年由美国风湿病协会 / 欧洲风湿病联合委员会提出，简称"类风湿关节炎最新分类诊断标准"，主要是包括：至少 1 个关节肿痛，并有滑膜炎证据（临床或超声诊断），同时排除了其他疾病引起的关节炎，并有典型的 RA 常规放射学骨破坏的改变，即可诊断为 RA；同时，关节受累情况、血清学指标、滑膜炎持续时间和急性期反应物 4 个方面的评分，如总得分 6 分以上也可诊断为 RA。

目标人群：

1）至少一个关节出现滑膜炎（肿胀）；

2）滑膜炎并不是由其他疾病造成的；

3）标准评分：评分累积≥6，则可以确诊为 RA

A. 受累关节得分（0～5 分）	评分
1 中大关节	0
2～10 中大关节	1
1～3 个小关节	2
4～10 小关节	3
>10 个（至少 1 个为小关节）	5
B. 血清学得分（0～3 分）	
RF 和抗 ACPA 抗体均阴性	0
RF 或抗 ACPA 抗体至少 1 项低滴度阳性	2
RF 或抗 ACPA 抗体至少 1 项高滴度阳性	3
C. 滑膜炎持续时间得分（0～1 分）	
<6 周	0
≥6 周	1
D. 急性时相反应物得分（0～1 分）	
CRP 和 ESR 均正常	0
CRP 或 ESR 增高	1

（四）临床治疗

目前，临床治疗 RA 的主要方式包括：心理干预、一般治疗、药物治疗等方面，治疗的主要目的是减轻关节炎症状，抑制病变进一步发展。

1. 心理干预 通过宣讲，让患者正确认识 RA，树立信心，积极配合治疗。

2. 一般治疗 对于关节炎症反应重的，注意休息和关节制动；同时，通过物理疗法等来缓解局部症状。

3. 药物治疗 RA 的药物治疗主要包括非甾体抗炎药（NSAID）、抗风湿药、糖皮质激素、植物药和生物制剂等。非甾体抗炎药包括双氯芬酸、美洛昔康等，抗风湿药包括甲氨蝶呤和环孢素等，植物药包括雷公藤、白芍总甙等。

四、未来研究方向与展望

目前，人类对于 RA 的诊断和治疗两大领域研究仍是今后很长一段时间的研究方向。

（一）诊断方面

鉴于 RA 的危害性，早期诊断 RA 对于干预其发展进展至关重要。因此，如何进一步完善 RA 早期诊断指标，特别是充分利用当前医学大数据发展的趋势，包括引入更客观的指标和人源化 RA 实验动物模型观察，是今后 RA 诊断发展的重要方向。

此外，如前所述，miRNA 分子在 RA 发生中发挥重要作用，且 RA 患者外周血和关节液中存在包括 miR-146、miR-21、miR-155 和 miR-23b 等众多 miRNA 分子的异常表达；而血浆中 miR-24 和 miR-125a-5p 的水平可作为 RA 诊断的重要生物标志物，特别是联合 miR-24、miR-26a 和 miR-125a-5p 检测在 RA 诊断中的特异性和灵敏度分别达到 92.3% 和 78.4%。这些最新研究体现了微小 RNA 分子在 RA 临床诊断中的潜在价值。

（二）治疗方面

近年来，RA 治疗的生物制剂领域发展十分迅速，鉴于 TNF-α 和 IL-6 等炎症因子和 RF 在 RA 发生中的关键作用，故目前的生物制剂研究主要针对 TNF-α、IL-6 等炎症分子和 B 细胞等免疫细胞等展开，主要包括：

（1）针对 TNF-α/TNF-αR 的生物制剂：抗肿瘤坏死因子 -α（anti-TNF-α）的单克隆抗体生物制剂，这类药物能够有效减轻 RA 的症状和体征，并能够抑制病情的恶化，尤其在难治性类风湿关节炎的治疗中发挥重要作用：① Remicade/Infliximab（英夫利昔单抗）也称抗 TNF-α 嵌合性单克隆抗体。临床试验已证明对甲氨蝶呤（MTX）等治疗无效的类风湿关节炎患者用 Infliximab 可取得满意疗效，且早期应用的效果更好。但需与 MTX 联合应用，抑制抗体的产生。② Etanercept（依那西普）或人重组 TNF 受体 p75 和 IgGFc 段的融合蛋白，Etanercept 及人重组 TNF 受体 p75 和 IgGFc 段的融合蛋白治疗类风湿关节炎和 AS 疗效肯定，耐受性好。③ Adalimumab（阿达木单抗）是针对 TNF-α 的第一个全人源化的单克隆抗体。

（2）针对 IL-6/IL-6R 的生物制剂：Tocilizumab（托珠单抗）为 IL-6 受体拮抗剂，主要用于中重度 RA，对 TNF-α 拮抗剂反应欠佳的患者可能有效。

（3）针对 B 细胞的生物制剂：针对 B 细胞特征性表达 CD20 分子的特点，抗 CD20 单抗 Rituximab（利妥昔单抗）治疗类风湿关节炎取得了较满意的疗效。

值得注意的是，针对 RA 发生早期的一些新靶标的治疗策略近年也得到快速发展。IL-2 是效应性 T 细胞的重要增殖因子，但同时低剂量（low-dose, ld）IL-2 也可以有效扩增调节性 T 细胞。一项临床 I-IIa 期的前瞻性研究显示，给予 ld-IL-2（1 000 000IU/d）连续 5 天，间隔 1 周，连续 6 个月，可有效扩增 RA 患者体内调节性 T 细胞；此外，IL-2 和 Fc 的融合蛋白（AMG 592）也进入临床 I b/IIa 试验，以评估其安全性和有效性。IL-10 是有效的免疫抑制因子，但其半衰期短。研究者利用抗 -fibronection 和 IL-10 的融合蛋白（Dekavil）联合 MTX 治疗 TNF-α 抑制剂无效的 RA 患者，临床 II 期结果显示，皮下注射 Dekavil（30～600mg/kg）每周 1 次，连续 8 周，46% 的患者获得 ACR20 缓解。Fractalkine（FKN）是 CX3C 趋化因子的受体，主要介导炎性细胞趋化。最新，一项临床 II 期的多中心、随机、双盲、安慰剂对照试验结果显示，抗 FKN 的单抗（E6011）取得了令人瞩目的效果，治疗效果存在剂量依赖关系，特别是对于 CD16+ 单核细胞较高的 RA 患者在 24 周时，ACR20 缓解率在安慰剂组为 30%，100mg E6011 组为 46.7%，200mg E6011 组为 57.7%，200mg/400mg 组达到 69.6%。

此外，近年来新型生物制剂、生物仿制药及口服 JAK 抑制剂等方面取得重要进展。例如，首个人源化的针对 TNF-α 和 IL-6 的双特异性单抗 Ozoralizu 单抗（ATN-103）可结合到人血清白蛋白以延长其半衰期，初步研究结果显示，经过 12 周的治疗，97% 的 RA 患者获得 EULAR 反应，ACR20 反应率达到 84%，并且 38% 的 RA 患者得到 DAS28 缓解。此外，另一个双特异性抗体 Vobarilizu 单抗（ALX0061）也取得了 RA 患者 ACR20 反应率 84%，DAS28 缓解率达到 58% 的良好效果。

值得注意的是，由于具有多靶点、药效可控，尤其是不良反应比较少的特点，小分子药物治疗 RA 方面的研究也引起了学者们的关注，特别是我国自主研发的新药——艾拉莫德。艾拉莫德作用于 T、B 淋巴细胞，可抑制免疫球蛋白的产生，是目前唯一可以促进成骨细胞分化的传统抗风湿药，可促进骨重建。现有临床数据显示艾拉莫德治疗 52 周可有效抑制骨破坏，延缓影像学进展。基于此，北京大学栗占国教授指出"相对来说，小分子化合物将是未来 RA 药物发展的重要方向，因为药物价格相对便宜，而且药物安全性容易得到保障，因此将成为类风湿关节炎的研发趋势"。艾拉莫德的研发及其引领的小分子药物研发领域无疑体现了我国学者为国际上 RA 治疗方面所奉献的智慧。

尽管如此，如何进一步提高这些制剂的特异性和稳定性，并降低其副作用仍是今后一段时间内 RA 临床治疗研究的重点和热点领域。

第三节 系统性红斑狼疮

系统性红斑狼疮（systemic lupus erythematosus，SLE）是一种系统性自身免疫病，其主要特征为患者体内产生针对细胞核抗原的多种自身抗体，以及多系统/器官受累所产生的多种临床表现。系统性红斑狼疮是一种慢性疾病，病程常表现为复发和缓解反复交替。该病异质性较强，不同个体的疾病表现、治疗应答和预后转归差异较大，故精准医学在系统性红斑狼疮的诊治中具有重要意义和价值。

系统性红斑狼疮好发于育龄期女性，女性发病年龄峰值为 15～40 岁，女∶男比例为 7～9∶1。该病的发病率和患病率在不同种族人群中具有一定的差异，全球流行病学研究显示其发病率为每年 1～23.2/10 万，患病率为 1～241/10 万，其中美国非洲裔和西班牙裔发病率和患病率均较高。在亚洲及太平洋地区，SLE 的发病率为每年 2.5～9.9/10 万，患病率为 3.2～97.5/10 万。上述发病率和患病率的差异，除与被研究人群的人口统计学特征（如年龄、性别、种族等）相关外，与研究所采用的方法学（如流行病学调查方法、定义疾病所采用的诊断标准等）关系密切。在中国，1985 年上海研究者基于大规模人口调查研究发现我国的 SLE 患病率为 70/10 万；台湾地区研究者通过医疗保险数据总结 2003—2008 年该地区 SLE 的发病率为每年 4.87/10 万，患病率为 97.5/10 万。近年来，全球 SLE 的发病率和患病率均呈上升趋势，这可能与该病的早期诊断率提高以及医疗水平提升所致患者寿命延长相关。

一、病因和发病机制

系统性红斑狼疮的确切病因不明，通常认为该病是多种因素综合作用的结果：具有遗传易感性的个体在多种环境因素的作用下发生机体免疫功能异常，最终导致组织损伤。

1. 遗传易感性 虽然 SLE 的病因至今尚未完全阐明，但是遗传因素在 SLE 的易感性中起着关键作用。有证据表明，SLE 患者的兄弟姐妹更有可能罹患 SLE，同卵双胞胎的患病风险是异卵双胞胎的十倍。某些感染因素或者进化压力可能导致了这种遗传易感性，如亚洲和非洲人群的 *FCGR2B* 基因中与 SLE 相关的 SNP 和机体降低疟疾感染有关，而这些异常也可能触发了 SLE 发病机制的某些初始步骤；也有证据表明，SLE 的其他易感位点（*PTPN22*、*TNFSF4*、*ITGAM*），也可以产生进化优势被正向选择，以抵抗不利条件（如感染）。

遗传易感位点可以通过 SNP 基因分型和全基因组关联研究（GWAS）予以鉴定。随着研究的深入，不断有新的 SLE 易感位点被发现，迄今为止有超过 60 个基因区域被认为与 SLE 密切相关，这些基因区域涉及的功能包括抗原的摄取和处理、免疫复合物的清除、细胞信号以及固有免疫和适应性免疫反应的调节。目前，多数易感基因的作用还没有完全阐明。考虑到基因与基因的相互作用（叠加性和上位性），以及不同民族人群的差异等，这些机制研究并不简单。目前已知的与 SLE 相关的基因多态性常常被认为与该病发病机制中已确定的免疫过程有关，例如 *STAT4*、*HLA*、*ITGAM*、*IRF5* 等参与调节关键的免疫应答；

HLA-DR3 与肾脏疾病（及抗 Ro/La 自身抗体）有关，而 APOL1 等多态性与非裔美国人肾衰竭有关。

2. **环境因素** 目前人们普遍认为，包括生物、物理或化学因素在内的一些环境因素可促进易感人群 SLE 的发生和发展。在众多的生物因素中，Epstein-Barr（EB）病毒被认为与 SLE 发病机制有关；紫外线会破坏 DNA，增加细胞凋亡，进而向免疫细胞提呈自身抗原，也是 SLE 发病机制中的重要物理因素；而化学因素中，由于吸烟者较不吸烟者有更高的 SLE 患病风险和抗 dsDNA 抗体的产生，所以吸烟过程中进入人体的有害化学物质可以增加细胞坏死也可能与 SLE 发病有关，另外由于职业关系暴露于二氧化硅粉尘、石油、有机溶剂和矿物油也会增加 SLE 的风险。应用于食品、化妆品和制药工业中的烃油姥鲛烷（2，6，10，14- 四甲基十五烷），被证实可在无 SLE 倾向的小鼠中诱发狼疮样病变。此外，尽管停药后是可逆的，一些药物长期以来依然被认为可以促进药物诱发 SLE 的形成。

3. **表观遗传调控** 染色质结构和 DNA 甲基化都对环境因素敏感，可以显著影响基因表达。近年来，随着表观遗传研究的进步，研究者们发现在 SLE 患者中，CD4⁺T 细胞的低甲基化与自身反应有关，其中 *ITGAL*、*CD70* 和 *TNFS5* 都是受低甲基化影响的重要基因；处于活动期的 SLE 患者的 CD8⁺T 细胞中，穿孔蛋白基因的去甲基化与急性耀斑相伴发生；同时 SLE 患者体内 1 型干扰素（IFN-I）诱导基因的 DNA 甲基化也处于低水平。

在基因转录后修饰中，miRNA 对 SLE 的发病机制也有重要贡献。miRNA 是调节靶信使 RNA 表达的小的非编码 RNA 分子。在 SLE 中，CD4⁺T 细胞的 miR-126、miR-21 和 miR-148a 的过度表达可促进 DNA 低甲基化，而在 B 细胞中，miR-30a 和 miR-181b 过度表达可分别促进细胞增殖和抗体多样性。miR-31 在 T 细胞中可降低 IL-2 的分泌；miR-146a 在外周血白细胞中降低导致 toll 样受体（TLR）7/9 通路过度激活，IFN-α 过度分泌而促进炎症。

4. **性别差异** SLE 主要影响育龄期妇女，男女患病比例为 1:7～9。研究提示雌激素在 SLE 的发病中具有重要作用。对 SLE 动物模型的研究也支持了这一假设，卵巢切除可以延缓疾病的进展，提高狼疮小鼠的存活率。事实上，免疫细胞上存在雌激素受体，雌激素被认为可以促进体液免疫并维持 B 细胞的自身反应性。反之，有研究表明睾酮可以抑制抗 DNA 抗体的产生。需要指出的是，对 SLE 患者应用阻断雌激素的疗法并没有达到有益的效果，反而加重了高血压和肾损伤。其他性别相关因素也会影响 SLE 的发病，包括基因甲基化和 X 连锁易感位点（如 *TLR7* 和 *Foxp3*）的表达差异。患有克氏综合征的 XXY 男性 SLE 发病率高于正常 XY 男性，也支持了 X 染色体在 SLE 发病中的作用。

5. **免疫系统异常机制** 系统性红斑狼疮的病理过程表现为持续的慢性炎症，目前已知的潜在免疫相关的异常包括：细胞凋亡的改变和细胞碎片的清除，异常抗原表达的改变，多种免疫细胞亚群的比例、表型和分子信号传导的异常以及细胞因子的失调（图 16-3-1）。

在 SLE 的发病机制中，细胞凋亡功能改变（或凋亡细胞清除减少）可以促使死亡的细胞的自身抗原被自身免疫细胞所识别，诱发免疫反应，促进炎性细胞因子分泌、自身抗体产生和组织炎症与损伤。凋亡细胞的异常清除可能受到包括吞噬细胞功能缺陷、DNase I 水平降低、五羟色胺、C3b/C4b 受体水平下降相关的补体缺陷等多种因素的影响。有研究表明，生发中心的凋亡产物的持续存在可持续促进滤泡树突状细胞激活自身反应性 B 细胞，导致自身抗体的产生，自身抗体结合自身抗原后可以促进 FcγR 介导的吞噬作用及 IL-6、IL-8、IL-1β、IL-10、IL-12 和 TNF-α 等炎性细胞因子的分泌。来源于固有免疫细胞（如 IFN-α）和适应性免疫细胞（如 IL-2、IL-10）的多种异常产生的细胞因子，参与驱动并维持从自身抗体的生产到组织损伤的 SLE 发病过程。

狼疮患者死亡细胞的清除缺陷导致了含有核酸的免疫复合物的形成，从而触发 pDCs 持续产生 I 型 IFN，除此以外，中性粒细胞胞外陷阱也可以刺激 pDCs 产生 IFN-α。IFN-α 具有多种免疫促进作用：刺激单核细胞分化 DCs，诱导 MHC I 类分子和 II 类分子、共刺激 CD80 和 CD86 分子的表达，促进 DCs 的成熟；IFN-α 也增强细胞毒性 T 细胞和 NK 细胞的溶细胞活性，抑制 T 调节细胞（Treg）的分化、并促进 Th1 细胞的极化；持

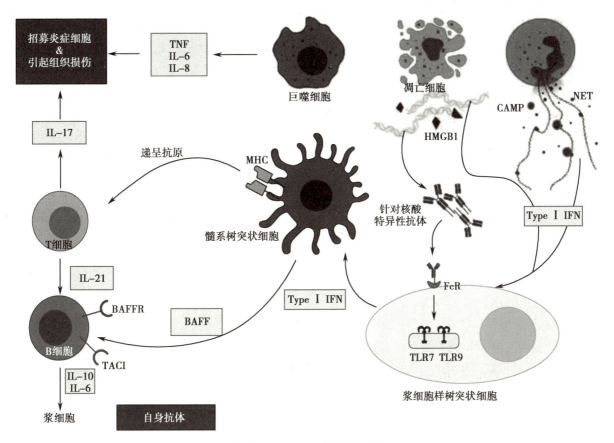

图 16-3-1 SLE 的发病机制

BAFF：B 细胞刺激因子；BAFF-R：B 细胞刺激因子受体；CAMP：扰菌肽；HMGB1：高迁移率族蛋白；NET：中性粒细胞胞外陷阱；FcR：Fc 受体；MHC：主要组织相容性复合物；TACI：跨膜激活剂和亲环蛋白配体相互作用剂；TLR：Toll 样受体；TNF：肿瘤坏死因子；Type Ⅰ IFN：Ⅰ 型干扰素。

续的 IFN-α 刺激可抑制 Th1 分化，促进辅助性滤泡 T 细胞（Tfh）的发育，进而促进 B 细胞的活化；另外，IFN-α 可以通过诱导 B 细胞活化因子的表达来促进 Ig 类别转换和 B 细胞存活，并通过结合 IL-6，诱导浆细胞分化和抗体的产生。最后，以 IFN-α 为主的免疫异常形成一个恶性循环，导致慢性炎症和组织损伤。

SLE 的遗传学研究发现，一些罕见的、高度外显型的单基因改变，如 *C1q*、*TREX1* 和 *TRAP1*（*ACP5*），都与Ⅰ型 IFN 系统的激活密切相关。同时，许多常见单核苷酸多态性（SNP）也同 SLE 相关，这类 SNP 常见于基因组的非编码区，并有很大一部分可能与 IFN 相关的通路有关，包括凋亡碎片和免疫复合物（Fc 受体、核酸酶）的清除、TLR 信号（*IRF5*、*IRF7*、*IRAK1*）和 IFNAR 信号（*TYK2*、*STAT4*）的转导等。早期的研究表明，在血清中的 IFN-α 水平和 SLE 疾病活动和严重程度之间有关

联。基因芯片和二代测序的数据都表明，在 SLE 患者中Ⅰ型 IFN 系统的异常激活是普遍而非常复杂的。进一步，SLE 小鼠模型的数据表明，IFN-α 参与肾炎和终末器官损害，靶向 pDCs 可以改善自发性狼疮小鼠模型的病理学特征。

SLE 治疗的传统药物，比如高剂量的糖皮质激素和羟氯喹均具有下调干扰素诱导表达基因的作用，同时靶向 IFN-α 的生物药物也正在研发。目前，靶向 IFN-α 或 IFNAR 的单克隆抗体、接种 IFN-α 诱导抗 IFN-α 的自身抗体、利用核酸酶或者抑制性寡脱氧核苷酸阻断 TLR 的激活、利用单克隆抗体或蛋白酶体抑制剂靶向 pDC 等诸多疗法都在研发阶段。

此外，SLE 外周 Tregs 的比例降低和 / 或功能受损，特别是处于活动期的患者。SLE 中 Tregs 活性降低的一个主要原因可能是 IL-2 的产生减少，IL-2 是 SLE 患者和狼疮易发小鼠 T 细胞的

产物。IL-2 在狼疮 T 细胞中转录水平的降低受到转录因子 CREB 和 CREMα 的影响，并与钙调蛋白激酶Ⅳ（CAMKIV）活性增加有关。反之，CAMKIV 抑制剂可以减轻 MRL/lpr 小鼠的器官损伤，诱导 Foxp3 表达，降低 Th17 细胞的比例。

对于红斑狼疮患者的 B 细胞，BCR 和 TLR 协同作用可维持其异常激活状态和随后产生的自身抗体。SLE 患者的血清 BAFF 水平升高，B 细胞过度表达 BAFF 受体。BAFF 和 APRIL 通过记忆 B 细胞和浆细胞，以 T 细胞非依赖的方式提供生存信号，避免自身反应性 B 细胞失能。

6. 组织损伤机制 浸润的免疫细胞介导的慢性炎症是 SLE 组织损伤的重要原因。在 SLE 中，浆细胞可以迁移到发生炎症的组织中，并在那里增殖分化为长寿浆细胞（LLPCs），LLPCs 可以在人类和小鼠的肾脏中发现，可以促进自身抗体的产生。据估计，已发现有超过 100 种与 SLE 相关的自身抗体，如抗 -dsDNA 抗体与疾病相关，抗染色质抗体和抗核小体抗体与狼疮性肾炎相关，抗 N- 甲基 -D- 天门冬氨酸受体抗体与神经精神表现相关，抗 β₂- 糖蛋白 1 抗体与血栓事件相关。自身抗体与自身抗原一起形成免疫复合物（ICs），可被局部的 pDCs 内化，并通过后续的 IFN-α 的产生和 T 细胞依赖性和非依赖性机制介导浆细胞分化，由此形成一个自身免疫应答环路维持全身和局部炎症。在组织损伤发生后，慢性炎症和 / 或组织重塑过程会招募氧化应激通路相关分子，释放金属蛋白酶，激活肾脏和循环系统中的内皮细胞，从而分别促进肾衰竭或动脉粥样硬化等并发症的发生。

二、诊治基础

1. 临床表现 SLE 的临床特点为多系统 / 器官受累，表现多种多样，病程和疾病严重性不一。不同患者的临床表现各不相同，同一患者在病程的不同阶段会出现不同的临床表现。因此，SLE 也被称为"千人千面"的疾病。大部分患者表现为亚急性或慢性起病，少数患者可为急性起病。发病时大部分患者表现为一个或多个系统受累，随着疾病进展，可有新的系统受累。患者的病程通常表现为疾病活动与缓解交替，但达到完全缓解的患者较少。临床表现的异质性为 SLE 的诊断带来极大的挑战和机遇。

（1）全身症状（constitutional symptoms）：全身症状通常是 SLE 患者起病的主要表现之一，也是治疗稳定的 SLE 患者出现疾病活动的警示。SLE 患者的全身症状包括：发热、疲乏和体重下降。发热通常为 SLE 疾病活动的重要提示，但在实践中需要与感染相鉴别。疲乏是 SLE 患者最常见的主诉之一，由多种因素造成，包括疾病活动、疾病所致损伤、药物因素、精神因素、慢性疼痛及纤维肌痛等。

（2）皮肤黏膜（mucocutaneous）：皮肤黏膜损害见于大部分 SLE 患者，分为狼疮特异性和非狼疮特异性。狼疮特异性皮损包括急性皮肤红斑狼疮（ACLE）、亚急性皮肤红斑狼疮（SCLE）和慢性皮肤红斑狼疮（CCLE）。非特异性皮肤黏膜表现包括网状青斑、雷诺现象、荨麻疹、血管炎、扁平苔藓等。此外，SLE 患者常出现光过敏、脱发、口腔黏膜溃疡等，光过敏患者在光照后常诱发疾病活动，溃疡常发生于口腔和鼻腔黏膜，脱发表现为斑秃或弥漫性脱发，瘢痕性脱发是盘状狼疮的并发症。

（3）肌肉骨骼（musculoskeletal）：肌肉骨骼系统受累在 SLE 中较常见。典型的关节受累表现为对称分布的非侵蚀性关节痛和关节炎，通常累及双手小关节、腕关节和膝关节。全身性肌痛与肌肉压痛在 SLE 患者中常见，部分患者出现肌炎伴近端肌无力和肌酸激酶升高。

（4）肾脏（renal）：肾脏受累可表现为活动性尿沉渣（血尿、管型尿）、蛋白尿、低蛋白血症、高血压和肾功能不全，部分患者表现为肾炎综合征或肾病综合征。狼疮性肾炎（lupus nephritis，LN）患者的肾脏病理表现并不相同，2003 年国际肾脏病协会及肾脏病理学会工作组（ISN/ RPS）对 LN 的病理分型定义进行修订，将 LN 分为六型，不同病理分型 LN 的治疗方案和预后不同。LN 是 SLE 患者预后不良的主要危险因素，患者预后与肾脏受累所致肾衰竭以及免疫抑制治疗带来的副作用均具有一定的相关性。

（5）神经系统（nervous system）：SLE 患者可出现中枢神经系统或外周神经系统受累，临床症状可表现为神经症状和精神症状。最常见的弥漫性中枢神经系统狼疮表现为认知功能障碍、头痛和癫痫；精神症状包括抑郁呆滞、兴奋狂躁、幻觉、猜疑、强迫观念等。脊髓受累最严重的表现为横贯性脊髓炎，患者可出现截瘫甚至二便失禁，延误治疗常导致患者残疾，需要及时诊断并应用大剂量激素治疗。外周神经系统受累可表现为吉兰-巴雷综合征、单发或多发的单神经病变、自主神经功能障碍、重症肌无力、多神经病变等。SLE 患者中枢神经系统受累具有较高的致残率和致死率，是重症狼疮的表现，需要尽早识别并给予合适的治疗。

（6）肺（pulmonary）：SLE 最常见的肺部累及症状为胸膜炎，部分患者可合并胸腔积液。肺实质损害常见肺间质纤维化，也可出现急性狼疮性肺炎，弥漫性肺泡出血病少见但病死率较高。肺高压在 SLE 患者中发生率为 2%～14%，可表现为劳力性呼吸困难、干咳和胸痛等，肺高压严重影响患者预后和生活质量且症状隐匿，应重视对患者的筛查和随访。肺萎缩综合征极其罕见。

（7）心脏（cardiac）：心脏的各个结构均可受累，包括心包、心肌、瓣膜、传导系统和冠状动脉。SLE 最常见的心脏受累表现为心包炎，患者可表现为有症状或无症状的心包炎，伴或不伴心包积液，但较少发生心包填塞。心肌炎相对少见，表现与其他原因所致心肌炎相似，主要是心律失常和心力衰竭，但 MRI 可检测出无症状的亚临床型心肌损害。SLE 患者心脏瓣膜病变可表现为瓣膜增厚和疣状心内膜炎（Libman-Sack 心内膜炎），瓣膜病变通常无临床症状，但容易继发外周血管栓塞和感染性心内膜炎。瓣膜病变常与抗磷脂抗体阳性相关。最后，越来越多的证据表明 SLE 患者动脉粥样硬化和冠心病的发生率显著增高，是西方国家 SLE 死亡的重要原因。

（8）胃肠道（gastrointestinal）：SLE 患者出现消化道症状并不少见，但很多症状与疾病活动无关，因此需排除药物反应。常见 SLE 相关的胃肠道症状包括腹痛、呕吐、腹泻及假性肠梗阻等，影像学可表现为肠壁水肿伴或不伴肠系膜血管炎，少数患者出现肠系膜血栓或梗死，临床表现为急腹症。SLE 相关胰腺炎发生率较低，但病情严重，常与疾病高度活动相关。蛋白丢失性肠病极为罕见，表现为低蛋白血症、高度水肿和多浆膜腔积液。

（9）血液（hematological）：血液系统受累较为常见，主要临床表现包括白细胞减少、贫血、血小板减少和淋巴结肿大。较为严重的血液系统并发症包括血栓性血小板减少性紫癜和嗜血细胞综合征，两者的病死率较高，需要及时识别与治疗。血栓性血小板减少性紫癜（或称血栓性微血管病）的主要表现为血小板减少、微血管病性溶血性贫血、急性肾衰竭、中枢神经系统症状和发热。嗜血细胞综合征（又称巨噬细胞过度活化综合征）极为罕见但病死率极高，继发于 SLE 的嗜血细胞综合征可与疾病活动或感染相关，表现为发热、脾大、血细胞减少、肝酶升高、高甘油三酯血症和/或低纤维蛋白原血症、骨髓或外周血可见噬血细胞。

（10）眼（ocular）：SLE 患者最常见的眼部受累是干燥性角膜结膜炎，表现为眼干涩、异物感、灼热感、泪少、视物模糊等，常与继发干燥综合征相关。视网膜血管病和视神经炎是威胁患者视力的严重并发症，患者若未得到有效治疗可在数天至数周内致盲。

2. 实验室检查 SLE 临床表现的异质性导致其实验室检查同样具有异质性，根据其临床表现可有相应的实验室检查异常（本部分将不再赘述），作为自身免疫病的原型，SLE 患者血清中具有特征性的针对自身抗原的多种自身抗体，因此，自身抗体的存在是诊断 SLE 和其他自身免疫病的前提条件，本部分将重点讨论。实验室检查在 SLE 患者诊治过程中具有以下重要作用：①在初诊时明确疾病诊断；②在随访过程中评估疾病活动与复发；③在治疗过程中评价治疗效果和不良反应。

（1）抗核抗体（antinuclear antibodies，ANA）：是针对真核细胞细胞核成分或细胞质中的某些核蛋白和核酸等靶抗原的自身抗体的总称，迄今已发现 20 余种 ANA，统称抗核抗体谱。以人喉表皮样细胞（HEp-2）为基质的间接免疫荧光法是 ANA 筛查的标准方法，不同荧光分型（如均质型、斑点型、着丝点型、核仁型等）取决于不同靶抗原的位置，对应针对不同抗原的自身抗体。ANA 阳性对 SLE 具有较高的敏感性（>90%），但特异性不强，因为 ANA 阳性可见于其他自身免疫病，而低滴度阳性也可见于健康人群，尤其是 65 岁以上老年人。

（2）抗双链 DNA 抗体（anti-double stranded DNA antibody，anti-dsDNA）：60%～80% 的 SLE 患者抗双链 DNA 抗体阳性，该抗体具有一定特异性，且与疾病活动性和肾脏累及具有一定的相关性。最常用的抗 dsDNA 检测方法有酶联免疫吸附试验（ELISA）、绿蝇短膜虫间接免疫荧光法（CLIFT）和放射免疫法（Farr 试验）。其中 ELISA 敏感性最高但特异性不强，Farr 试验特异性高而敏感性稍低，CLIFT 法则介于两者之间，目前国际上推荐采用 Farr 方法。高滴度抗 dsDNA 抗体阳性通常发生在 SLE 疾病活动时，在一部分患者中提示增殖型狼疮性肾炎，需对患者进行密切随访。

（3）抗可提取核抗原抗体（antibodies to extractable nuclear antigen，ENA）：可提取核抗原是指细胞核在盐水中可以溶解的一部分抗原成分，目前可用于检测的有 10 余种，常用的检测方法有对流免疫电泳、免疫印迹、免疫斑点等方法。常见 ENA 包括 Sm、U1RNP、SS-A（Ro）、SS-B（La）、Scl-70、Jo-1、核糖体等，每种抗 ENA 抗体在 SLE 患者中的阳性率和临床意义均不相同。抗 Sm 抗体见于 10%～30% 的 SLE 患者，对 SLE 诊断具有高度特异性；抗 SS-A 和抗 SS-B 抗体阳性是干燥综合征的特征型抗体，也可见于 SLE 患者，通常与亚急性皮肤红斑狼疮、新生儿狼疮以及胎儿心脏传导阻滞相关。

（4）抗磷脂抗体（anti-phospholipid antibodies，aPL）：磷脂是指分子中含有醇、脂肪酸和磷酸基团的一类化合物，抗磷脂抗体是一组针对带负电荷磷脂或磷脂与蛋白复合物的异质性抗体。目前用于临床检测的 aPL 包括：狼疮抗凝物（LA），抗心磷脂抗体和抗 β_2 糖蛋白 1（β2GP1）抗体。aPL 阳性患者发生血栓和妊娠并发症如复发性流产风险增高。aPL 检测结果会随时间变化，因此需要定期复查。

（5）补体（complement）：免疫复合物激活经典补体途径致相关补体成分消耗参与部分 SLE 患者的发病过程，因此在部分患者中可见补体 C3、C4 以及总补体活动 CH50 下降。然而，低补体血症并非 SLE 特异性，任何有免疫复合物参与发病的疾病均可有低补体血症。

3. 诊断和评估 SLE 的诊断需结合临床症状和典型的血清学异常。SLE 临床表现和疾病严重程度的高度异质性给诊断带来了极大的挑战，尽管目前尚无 SLE 的诊断标准，但临床广泛使用分类标准指导诊断。目前常用的分类标准包括 1982 年和 1997 年修订的美国风湿病学会（American College of Rheumatology，ACR）SLE 分类标准，2012 年系统性红斑狼疮国际协作组（Systemic Lupus International Collaborating Clinics，SLICC）SLE 分类标准。由于 SLE 临床表现的多样性，其鉴别诊断也相当广泛，具体的鉴别需根据个体患者的临床表现进行选择，但总体上主要包括：药物性狼疮，其他自身免疫病（如类风湿关节炎、干燥综合征、混合结缔组织病、炎症性肌病、未分化结缔组织病等），感染（如感染性心内膜炎、莱姆病、HCV 感染、HIV 感染等），淋巴瘤等。

SLE 的疾病评估主要包括疾病活动度和疾病所致损伤的评估，活动性评估通常包括疾病的整体活动性评估和单个器官活动性评估。临床医生通常会对患者的疾病活动度进行主观评价，判断患者的疾病活动程度以选择合适的治疗，较为常用的整体活动性评分包括系统性红斑狼疮疾病活动度评分（systemic lupus erythematosus disease activity index，SLEDAI）和大不列颠群岛狼疮评估组（British Isles Lupus Assessment Group，BILAG）评分。SLE 疾病所致的损伤主要为疾病本身以及治疗给患者带来的持续且不可逆的损伤，这些损伤为患者预后带来较大的影响，目前常用的是 SLICC/ACR 损害指数（SDI）。

4. 治疗 SLE 是一种慢性疾病，SLE 在现阶段无法被治愈，其治疗是多学科的，基于医生和患者的共同决定，治疗过程应该充分考虑个人、医疗和社会成本。SLE 的治疗目标应当是提高患者长期生存率，预防器官损伤和优化与健康相关的生活质量。为达到上述目标，SLE 的治疗应当包括控制疾病活动和预防疾病复发。SLE 的治疗药物主要包括糖皮质激素、羟氯喹、免疫抑制剂和生物制剂。以下将以糖皮质激素、羟氯喹和环磷酰胺为例，讨论上述药物治疗 SLE 的机制。

糖皮质激素（GC）是治疗 SLE 最有效的药物之一，但其不良反应多，停药后会复发，目前临床多主张与其他免疫抑制剂联合使用。糖皮质激素通过多种机制抑制多种炎症和免疫反应。糖皮质激素可有效地阻断细胞表面受体与免疫球蛋白的结合反应,抑制细胞因子的分泌,避免 T 淋巴细胞转变为淋巴母细胞,降低单核细胞、嗜酸性细胞的水平。

GC 的作用机制主要可分为基因组和非基因组机制。基因组途径是由 GC 与糖皮质激素受体(GR)结合触发的,GR 是类固醇激素受体家族的成员,是配体诱导的转录因子的超家族。GC 到达胞质后,可以与被激活的胞质 GR 高亲和力结合。这一现象导致 GC-GR 复合物进入细胞核,在细胞核中与特定的 DNA 结合位点糖皮质激素反应成分(GRE)结合。GC-GR 复合物与 GRE 之间的相互作用决定了基因表达的调节是正向(反激活)还是负向(反抑制)。GC-GR 复合物诱导的转录抑制多种促炎分子,成为 GC 免疫抑制和抗炎作用的重要机制之一。非基因组途径以一种不同的方式工作。首先,GC 可以通过依赖 GR 但不依赖于转录的机制与胞质 GR 相互作用。这一现象可能是由于 GR 复合物与 GC 结合后,不仅可以通过经典的基因组机制与 DNA 相互作用,还可以与细胞内蛋白相互作用,从而迅速抑制花生四烯酸等炎症介质。其次,GC 可能通过与生物膜特别是细胞和线粒体膜的相互作用产生作用。通过这种机制,GC 可以减少维持免疫细胞功能至关重要的 ATP 水平。最后,GC 可能与膜结合的 GR 相互作用。

羟氯喹(HCQ)是治疗 SLE 的基础药物,大量循证医学证据表明,HCQ 可以降低疾病活动度,减少复发率,并有助于激素减量。HCQ 是疏水性的弱碱,可迅速通过细胞膜扩散到酸性溶酶体小室,进而改变溶酶体酸化情况。溶酶体酸化的改变反过来又会影响许多酸性水解酶的活性,这些酶会消化溶酶体内的部分大分子,减少自身抗原肽与 II 类 MHC 分子的结合,从而抑制蛋白水解、趋化、吞噬和抗原呈递。其次,体内和体外研究证实,HCQ 可以影响 Toll 样受体通路的传导。其中具体机制尚不明确,但是越来越多的证据表明,HCQ 可能是通过溶酶体内 pH 的变化,并且通过直接与核酸结合而影响核酸与 TLR 分子结合。另外也有研究证明,HCQ 可以通过抑制钙依赖信号通路来阻断 T 细胞的活化。在 B 细胞和中性粒细胞中也观察到类似的作用。

环磷酰胺(CTX)属于人工合成烷化剂,其抗肿瘤活性较强,可抑制 B 淋巴细胞异常增殖,降低血清 IgA、IgM 和 IgG 水平,已被广泛用于多种自身免疫病患者的治疗中。CTX 是治疗重症 SLE 的有效药物之一,较多证据提示 CTX 对 LN、神经精神狼疮及血管炎治疗效果良好,CTX 与激素的联用能迅速诱导活动期 SLE 缓解,阻止并逆转病变发展,改善预后。研究表明,CTX 对 $CD4^+$、$CD25^+T$ 细胞的功能有明显的中和消除作用。但是对 $CD8^+T$ 细胞是通过调节阻碍 CTLA4-CD80 和 CTLA4-CD86 之间的分子环路而发挥免疫抑制反应的作用。在吞噬细胞方面,已有研究表明 CTX 在鱼类和动物机体内发挥免疫抑制作用主要是通过降低吞噬细胞的数量及其功能实现的。同时 CTX 能够降低外周血中 NK 细胞和 T 淋巴细胞比例及 T 淋巴细胞转化增殖能力、脾 NK 细胞活性。另外有研究表明,适量 NOS 表达有利于宿主抗感染和抗肿瘤,但 NOS 过度表达会导致 NO 产生过量,促使免疫病理过程,造成组织细胞损伤;CTX 所致低水平 NO 机体抗病(菌)能力减弱,可推测出 CTX 通过降低 NOS 活性,减少体内 NO 合成表达量,削弱非特异性免疫能力,对免疫系统起着抑制的作用。同时,在哺乳动物中 CTX 具有降低特异性免疫的作用,主要通过其直接引起淋巴组织的损耗,并且抑制机体增强特异性免疫调节作用。

第四节　未来研究方向与展望

一、疾病诊断现状与挑战

自身免疫病的临床表现复杂多样,自身抗体异质性强,使得自身免疫病的诊断充满挑战。目前大部分系统性自身免疫病尚无统一的诊断标准(diagnostic criteria),临床广泛使用分类标准(classification criteria)指导诊断。诊断标准与分类标准的目标均是准确判断患者是否具有某种自身免疫病,但两者的侧重点有所不同。诊断标准是服务于个体患者诊疗的一组症状、体征和实验室检查的组合,应尽可能包括疾病的各种特征,满足不同地域、种族人群的疾病特点,由于诊断结果直接关系到患者是否能够得到及时治疗,因此对诊断标准的敏感性和特异性的要求均较高。

分类标准建立的初衷是根据标准寻找一群均质性较好的疾病人群用于临床研究，该标准不一定纳入疾病的所有特征，而是出于研究目的需要纳入主要疾病特征，因此对特异性的要求更高，从而可能一定程度牺牲敏感性，导致部分确实是该疾病的患者不符合分类标准而漏诊。由于自身免疫病的异质性极强，缺乏诊断"金标准"，且不同地域、种族人群的疾病特征差异较大，因此很难建立符合要求的诊断标准，故临床实践中常以分类标准为框架指导诊断。

由于自身免疫病的危害性较大，建立敏感性更高的早期诊断标准，是自身免疫病的诊断趋势之一。以 SLE 为例，从 1971 年美国风湿协会（American Rheumatism Association，ARA）发布最早的 SLE 分类标准，其后修订 2 次（1982 年和 1997 年）；2012 年系统性红斑狼疮国际协作组（Systemic Lupus International Collaborating Clinics，SLICC）历时 8 年发布了新的 SLE 分类标准，2012 年的 SLICC 分类标准与 1997 年的 ACR 分类标准相比，敏感性增加（94%）而特异性不变（92%），且 SLICC 标准更有利于早期诊断。2019 年美国风湿病学会（American College of Rheumatology，ACR）和欧洲抗风湿病联盟（The European League Against Rheumatism，EULAR）联合发布了新的 SLE 分类标准，该分类标准的制定摒弃了现有标准的结构，采用积分制；在方法学上摒弃了专家共识，采用了更加科学规范的统计学方法。EULAR-ACR 分类标准的制定过程分为四个阶段：第一阶段对 ANA 的敏感性和特异性进行系统回顾，并采用文献复习和患者问卷调查等方法确定标准的候选项；第二阶段采用名义群体法（Nominal Group Technique，NGT）进行候选项筛减；第三阶段通过多准则决策分析（Multicriteria Decision Analysis，MCDA）对留存项进行权重赋值；最后在大样本人群中进行验证并与现有分类标准进行比较。新标准制定的初衷之一便是在早期狼疮患者中提高诊断的敏感性，故其标准制定的过程中纳入了早期狼疮患者队列加以验证。

此外，自身免疫病极高的异质性常常使得寻找更为均一的临床标准来定义疾病颇为困难，这可能与众多不同的发病机制参与疾病的发生发展有关。在肿瘤学领域，随着基因测序技术的不断发展，分子分型的应用日益广泛，"同瘤异治"和"异瘤同治"的现象不再少见。在自身免疫病领域，我们更有理由相信未来的疾病诊断和分型将由分子诊断和分型取代临床诊断和分型，因为大部分的自身免疫病共享了部分临床表现、治疗和应答。实现个体化精准治疗的前提是对患者的精准分层，精确识别能够从某一治疗中获益的患者群，而精准分层的依据通常是借助基因组学技术所确定的分子表型。例如在 SLE 中，越来越多的证据表明罕见基因突变可能与 SLE 发病相关。Aicardi-Goutieres 综合征是一种罕见的遗传性脑病，部分病例由 *TREX1* 基因突变所致，*TREX1* 编码一种 3′-5′ 核酸外切酶以防止核酸在细胞内的积累。这种积累导致针对病毒的先天性免疫反应激活并产生 I 型 IFN，患者表现类似先天性病毒性脑炎。携带 *TREX1* 杂合子突变的成年 SLE 患者具有相对少见的冻疮样狼疮皮疹，并且在神经精神狼疮中发现较大比例的患者携带 *TREX1* 突变。另一个罕见突变是在冻疮样狼疮皮疹患者中发现的 *STING* 基因的功能获得性突变导致 I 型 IFN 的持续激活。在 SLE 患者中识别具有罕见基因突变的患者能够使靶向治疗真正实现打靶。利用 SLE 家系和新一代基因测序技术或许能够在不远的将来发现更多致病性罕见突变，为研究 SLE 发病机制和分子分型提供有价值的信息。

二、靶向治疗现状和挑战

自身免疫病的治疗方法通常涉及纠正异常的免疫系统，但在器官特异性自身免疫病中，针对代谢异常所进行的替代治疗常足以有效控制患者症状（如，在桥本氏甲状腺炎患者中应用甲状腺素替代治疗，在 1 型糖尿病患者中应用胰岛素进行替代治疗）。在系统性自身免疫病中，治疗目标是抑制致病性的自身免疫反应，目前的常用治疗药物包括全身应用糖皮质激素、非甾体抗炎药、免疫抑制剂和靶向药物。其中，糖皮质激素和免疫抑制剂对免疫系统的抑制为非选择性，可能导致机体的免疫状态异常，从而影响机体对抗外界病原体的能力，导致严重感染等不良反应。靶向药物是一类针对疾病发病机制中的关键分子进行干预的药物，具有较强的特异性和相对较小的副作用。目前针对自身免疫病的靶向治疗主要

有三种策略：干扰细胞因子的产生、功能或信号传导；抑制 T/B 细胞共激活通路；B 细胞清除。（图 16-4-1）

靶向细胞因子的制剂中，以"-cept"结尾的是指融合于人 IgG1 上 Fc 段的受体，"-mab"结尾的是单克隆抗体，"-ximab"是嵌合单克隆抗体，"-zumab"是人单克隆抗体，"-umab"是完全人单克隆抗体。目前主要有三种下调或者抑制细胞因子体内效应的方法，第一种是使用可溶性受体拮抗剂，循环中的可溶性受体可与它们的靶向细胞因子结合，从而可抑制它们与细胞膜受体的结合和下游效应。第二种是细胞因子或者其受体的单克隆抗体，它们比可溶性受体有更高的亲和性。第三种是细胞表面受体拮抗蛋白，它们可与细胞因子竞争与细胞表面受体的结合。依那西普（Etanercept）是一种可溶性受体拮抗剂，它由人 p75 肿瘤坏死因子受体胞外配体结合部分与人 IgG1 的 Fc 段融合而成。人的 TNF 受体有 p55 和 p75 两种，TNF 与其中任一种结合都可以发挥效应。依那西普可以特异性地与 TNF 结合并阻断其与细胞表面的 TNF 受体相互作用，它最早在 1998 年被 FDA 批准用于类风湿关节炎的治疗。现在也用于幼年特发性关节炎、强直性脊柱炎和银屑病型关节炎的治疗。现有的针对 I 型干扰素信号通路的靶向治疗主要手段包括干扰素和其受体的单克隆抗体，或是使用 kinoids 诱导抗干扰素的多克隆中和抗体。某些重要的细胞因子信号传导通路可以使用一些小分子激酶抑制剂阻断，它们的一个优点是可以口服。其中 Janus 激酶（JAK）在 IL-2、IL-4、IL-7、IL-9、IL-15、IL-21 和干扰素受体向核内信号转导通路中发挥有关键功能，目前试验中的 JAK 抑制剂包括扎珠替布和巴瑞替尼等多种。

通过靶向共刺激分子可以调节 T/B 细胞的免

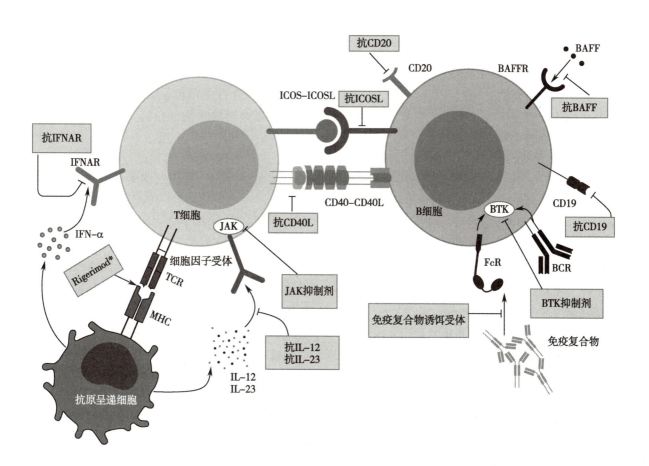

图 16-4-1　SLE 靶向治疗基本机制

*Rigerimod 的机制尚未完全阐明；BAFF：B 细胞刺激因子；BAFF-R：B 细胞刺激因子受体；BCR：B 细胞受体；BTK：酪氨酸蛋白激酶；CD40L：CD40 配体；FcR：Fc 受体；ICOS：诱导型 T 细胞共刺激物；ICOSL：ICOS 配体；MHC：主要组织相容性复合物；IFNAR：I 型干扰素受体；JAK：Janus 激酶；TCR：T 细胞受体。

疫反应。共刺激分子 CD28 和 CTLA-4 对于 T 细胞活化和功能的调节非常重要，它们的配体是 B7 分子，其中 CD28 可以降低 Treg 细胞的活性并增加 T 效应细胞的活性，而 CTLA-4 可以诱导 T 细胞无反应性。另一对共刺激分子是 B 细胞上的 CD40 和 T 细胞上的 CD40L 或 CD154，它们也为 T 细胞和 B 细胞活化提供重要的共刺激信号。而 ICOS 和其配体 ICOSL 的结合也在 T 细胞的反应中发挥各种作用，包括介导自身免疫和提高 Treg 细胞的反应。

B 细胞在自身免疫病的发病中除了可以产生抗体以外，还可以向 T 细胞递呈抗原，激活 T 细胞，促进促炎因子的产生。B 细胞清除或是抑制 B 细胞活化的靶向治疗被用于自身免疫病的治疗。利妥昔单抗是靶向 CD20 的嵌合 IgG1 单克隆抗体，被用于风湿性疾病和某些血液肿瘤的治疗，它可以除去 CD20 阳性的 B 细胞，诱导凋亡和补体介导的细胞毒效应。浆细胞是产生自身抗体的细胞，但是记忆性浆细胞无法被常规的免疫抑制剂除去，一种有效的方法就是使用蛋白酶体抑制剂，如伊沙佐米和硼替佐米。

除了以上提到的三种主要策略以外，还有各种潜在的治疗靶点和在试验中的靶向治疗手段。比如浆细胞样树突状细胞可通过 TLR-7 和 -9 通路产生 I 型 IFN，被认为是狼疮发病机制中发挥重要作用的细胞，目前有靶向 pDC 的试验在狼疮患者中开展。磷酸鞘氨醇 S1P 的累积可以导致各种反应，包括淋巴细胞的凋亡和组蛋白去乙酰化酶 HDAC1 和 HDAC2 发挥作用调节基因的转录，目前有几种 S1P 受体激动剂进入临床试验。补体是先天免疫中重要的一员，终末补体复合物的活化与狼疮的活动和脏器损伤有关。NNC 0151-0000-0000 是一种抗 C5 单克隆抗体，OMS721 是一种抗 MASP-2 抗体，它参与凝集素介导的补体途径。

在未来的靶向治疗发展中，针对难治性自身免疫病的治疗手段开发和试验将会是重中之重。其中，针对 SLE，未来将会致力于降低参与试验患者的异质性、开发新的疾病活动度评价方法、标准化检查结果以及开展针对器官特异性的试验。针对类风湿关节炎，需要更好地对难治性进行定义并且针对这些患者使用新型靶向治疗或现

有治疗联合使用。而对于强直性脊柱炎，未来需要了解微生物在发病机制中的作用以及其潜在的治疗价值，同时由于靶向 IL-23 治疗的失败，需要进一步对疾病病理进行了解。随着近年来对各种风湿性疾病致病机制探索的深入，靶向治疗不断发展，有望早日实现比常规治疗更有效的精准治疗，同时减少脏器的损伤和严重感染的发生。

三、未来研究重点和转化医学生长点

自身免疫病确切病因不明，发病机制复杂，临床表现异质性高，有效治疗手段匮乏，该病从发病机制到临床治疗均有大量未被满足的需求。因此，无论是自身免疫病的基础研究还是临床研究都充满了机遇和挑战。未来，自身免疫病的研究与转化可以围绕生物标志物和不同策略的新药开发。

1. 生物标志物 自身免疫病普遍缺乏客观的疾病诊断和评价指标，更加客观的疾病活动性评估指标能够为临床实践和临床研究带来一定程度的改革，生物标志物在这一领域具有一定的优势。生物标志物是一种可作为正常生物学过程、病理过程或治疗干预药理学反应的指示因子被客观检测和评价的特征性指标。生物标志物在自身免疫病诊疗中可用于以下方面：发病危险因素分层、疾病早期诊断、疾病活动性评估、靶器官损伤预测、疾病复发预警、治疗效果预测和预后判断等。

目前所熟知的应用于自身免疫病中的生物标志物大部分用于疾病的早期诊断，比如抗 ANA 抗体，抗 ds-DNA 抗体，抗 Sm 抗体等自身抗体。由于敏感性和特异性不佳，检测成本高等原因，生物标志物的开发和应用具有很大的局限性。越来越多的针对不同自身免疫病的生物标志物被研究和报道，而真正转化为临床应用的却很少。例如，IgM-RF 和抗 CCP 抗体阳性已被确定为类风湿关节炎进展的危险因素，目前已被纳入 RA 分类标准以及作为重要的预后指标。HLA-B27 对于诊断非影像学提示的脊柱关节炎具有独特作用。抗着丝粒抗体、抗拓扑异构酶 I 及抗 RNA 聚合酶 III 抗体已被纳入 2013 年 ACR/EULAR 系统性硬化症的分类标准。由于自身免疫病的复杂性和患者人群的高度异质性等引起疾病的发病机制

不明,临床表现、病程和严重程度各异,及对治疗的反应不一,给生物标志物的临床应用转化带来了较大的阻碍。

伴随高通量测序和生物信息学等前沿技术的发展,多维组学(基因组学、转录组学、蛋白组学、代谢组学)为生物标志物研究开启了一扇崭新的大门。现阶段,除了采用高通量技术筛选生物标志物以外,在大样本人群中对潜在生物标志物进行验证也至关重要。只有经过大样本人群验证的生物标志物才可能进一步被转化为临床实践,而大样本人群的验证涉及临床研究设计和生物样本保存。临床研究设计应当以生物标志物的应用场景及目的为主导,借助高质量的临床队列进行研究设计,生物样本保存则可以借助生物样本库进行统一标准的管理,以确保采用不同研究中心的样本进行检测所取得的结果具有可比性。

2. 药物研发 目前自身免疫病的药物研发主要由新药研发及药物再利用两部分构成。对于新药研发来说,寻找新靶点是攻克的重点,新靶点代表了全新疗法的可能。近年来正在评估的药物包括针对炎症细胞因子、趋化因子或其受体、B细胞或浆细胞、细胞内信号通路、T/B细胞共刺激分子、干扰素、浆细胞样树突状细胞及其他各种靶点。但由于正在开发的新靶点越来越少,且昂贵、失败率高等因素,药物再利用也逐渐被人重视。药物再利用可更快且较低风险的为自身免疫病带来新的治疗策略,也是现今引入相关疾病新治疗常用的策略。同时基因治疗也是广泛关注的新型治疗手段之一。

新药研发方面,除了前文提及的以抗体为基础的靶向生物制剂以外,尚有更新的仍然处于临床前阶段的治疗方法,包括非编码 RNA 和 CAR-Treg。miRNA 是一类由内源基因编码的长度约为 22 个核苷酸的非编码单链 RNA 分子,它调节三分之一人类基因的表达。miRNA 参与了胸腺中 T 细胞选择、B 细胞亲和力成熟、生发中心的选择以及调节性 T 细胞发育,表明其可能在维持免疫耐受中起关键作用。目前研究发现 Let-7、miR-155、miR-410、miR-146a、miR-23b、miR-302d、miR-17 和 miR-181b 等与 SLE 有关,Let-7b、miR-155、miR-140 等与 RA 有关,miR-21、miR-31 和 miR-340 等与 PsA 有关,miR-23b、miR-448 等与多发性硬化有关。miRNA

很小且具有已知的序列,稳定存在于机体,它可以通过使用合成寡核苷酸或小分子等方法来增加或下调 miRNA 作用,且单一 miRNA 可干预不同靶点进而影响整个通路或病理过程。在过去的五年中,许多基于 miRNA 的药物进入临床试验,主要用于癌症治疗,有望在今后获得大量研究数据,具有良好的治疗前景。CAR-Treg 细胞可以针对自身免疫病中的病理性自身抗体发挥杀伤作用,且保护靶细胞免受免疫系统的攻击。在 RA 中,CAR-Treg 细胞便可通过血液迁移到炎症部位并进入关节,CAR 识别抗原并激活 Treg 细胞达到治疗效果。

药物再利用是基于自身免疫病存在共同的发病机制通路,部分药物可以通用。相较于新药研发,药物再利用(可定义为符合一个适应证评估且已批准或已废弃的药物)是更为经济的研发方法。药物再利用在自身免疫病中的应用可以追溯到 20 世纪 30 年代,早期药物再利用常基于病因,治疗偶然性和脱钯效应假设所建立的小型研究。1930 年科学家认为 RA 的病因可能与感染有关,1995 年科学家证实四环素类抗生素对 RA 治疗为有效。同时,1930 年研发的柳氮磺胺吡啶用于治疗风湿性多关节炎和溃疡性结肠炎,1996 年被批准用于 RA,随后在 AS 及 PsA 中进行研究显示有效。早期报道使用抗疟疾药羟氯喹可使 SLE 和 RA 有所改善,而后也证实有效且被 FDA 批准,后来还用于原发性干燥综合征(pSS)。甲氨蝶呤最初被批准用于癌症治疗,也因偶然观察和对照研究后目前已成为 RA 和 PsA 的首选药物。尽管其在 AS 及 SLE 的疗效尚未有充分记载,但许多医生也将甲氨蝶呤用于其中。

近年来,更多地采用基于疾病发病机制的方法去研究是否能将批准用于一种疾病的药物扩展到另一种疾病上。生物制剂的出现极大改变了自身免疫病的治疗,然而最初用于风湿类疾病适应证开发的生物制剂极少。1997 年,利妥昔单抗,一种消耗 CD20 表达 B 细胞的抗体,最初批准用于治疗淋巴瘤,被发现用于 RA 有很好疗效,2009 年经 FDA 批准使用于 RA。1998 年,人源化 TNF-α 受体 - 抗体融合蛋白依那西普成为在 RA 中首次获准使用的生物制剂,后于 2002 年批准用于 PsA,2003 年批准用于 AS。另一个具有前景的是针对 IL-12 和 IL-23 的抗体尤特克单抗，其在 2009 年首次被批准用于 PsA，后经大数据及文献分析提出在 SLE 治疗上也有效果，Ⅱ期临床试验也显示成功，目前正处于Ⅲ期临床试验中。小分子抑制剂的研发也是如此，托法替尼被批准用于 RA，后应用于 PsA。目前正在 SLE 和 AS 中进行测试。同样，JAK1-JAK2 抑制剂巴瑞替尼首次获准在 RA 中使用，目前正在 SLE 中进行临床试验。

虽许多药物和生物制品自 2000 年来已进入临床试验，仍有许多失败案例，研究设计和执行问题或为失败的主要原因，包括疾病异质性、试验规模或持续时间不足及主要终点的选择。除开发新药外，未来需要新的药物开发方法，且临床试验须集中在更有效的研究设计上，以提高试验成功的概率。

（徐　林　沈　南）

参 考 文 献

[1] Firestein G S, Budd R C, Gabriel S E, et al. Kelley and Firestein's Textbook of Rheumatology. 10th ed. Amsterdam: Elsevier, 2016.

[2] Tsokos G. Systemic Lupus Erythematosus: Basic, Applied and Clinical Aspects. Cambridge: Academic Press, 2016.

[3] Wallace D, Hahn B H. Dubois' Lupus Erythematosus and Related Syndromes. 9th ed. Amsterdam: Elsevier, 2018.

[4] Rees F, Doherty M, Grainge M J, et al. The worldwide incidence and prevalence of systemic lupus erythematosus: A systematic review of epidemiological studies. Rheumatol. (United Kingdom) 2017, 56(11): 1945-1961.

[5] Dörner T, Furie R. Novel paradigms in systemic lupus erythematosus. Lancet, 2019, 393(10188): 2344-2358.

[6] Petri M, Orbai A M; Alarcón G S, et al. Derivation and validation of the Systemic Lupus International Collaborating Clinics classification criteria for systemic lupus erythematosus. Arthritis Rheum, 2012, 64(8): 2677-2686.

[7] Aringer M, Dörner T, Leuchten N, et al. Toward new criteria for systemic lupus erythematosus—a standpoint. Lupus, 2016, 25(8): 805-811.

[8] Tedeschi S K, Johnson S R, Boumpas D T, et al. Multicriteria decision analysis process to develop new classification criteria for systemic lupus erythematosus. Ann Rheum Dis, 2019, 78(5): 634-640.

[9] Fanouriakis A, Kostopoulou M, Alunno A, et al. 2019 Update of the EULAR recommendations for the management of systemic lupus erythematosus. Ann Rheum Dis, 2019, 78(6): 736-745.

[10] Stohl W, Hilbert D M. The discovery and development of belimumab: The anti-BLyS-lupus connection. Nat Biotechnol, 2012, 30(1): 69-77.

[11] Ramos P S, Shaftman S R, Ward R C, et al. Genes associated with SLE are targets of recent positive selection. Autoimmun Dis, 2014, 2014: 203435.

[12] Rullo O J, Tsao B P. Recent insights into the genetic basis of systemic lupus erythematosus. Ann Rheum Dis, 2013, 72(Suppl. 2): 56-61.

[13] Qu B, Shen N. miRNAs in the Pathogenesis of Systemic Lupus Erythematosus. Int J of Mol Sci, 2015, 16(5): 9557-9572.

[14] Gatto M, Zen M, Ghirardello A, et al. Emerging and critical issues in the pathogenesis of lupus. Autoimmun Rev, 2013, 12(4): 523-536.

[15] Muñoz L E, Lauber K, Schiller M, et al. The role of defective clearance of apoptotic cells in systemic autoimmunity. Nat Rev Rheumatol, 2010, 6(5): 280-289.

[16] Pascual V, Farkas L, Banchereau J. Systemic lupus erythematosus: all roads lead to type I interferons. Curr Opin Immunol, 2006, 18(6): 676-682.

[17] Choi J, Kim S T, Craft J. The pathogenesis of systemic lupus erythematosus - an update. Curr Opin Immunol, 2012, 24(6): 651-657.

[18] Kirou K A, Gkrouzman E. Anti-interferon alpha treatment in SLE. Clin Immunol, 2013, 148(3): 303-312.

[19] La Cava A. T-regulatory cells in systemic lupus erythematosus. Lupus, 2008, 17(5): 421-425.

[20] Hennessy E J, Parker A E, O'Neill LA. Targeting Toll-like receptors: emerging therapeutics?. Nat Rev Drug Discov, 2010, 9(4): 293-307.

[21] Sherer Y, Gorstein A, Fritzler M J, et al. Autoantibody explosion in systemic lupus erythematosus: more than

100 different antibodies found in SLE patients. Semin Arthritis Rheum, 2004, 34 (2): 501-537.

[22] Sakkas L. New Developments in the Pathogenesis of Rheumatoid Arthritis. London: Intech, Rijeca, 2017.

[23] Blüml S, Smolen J S. Rheumatoid Arthritis. The Auto-immune Diseases.6th Ed. Amsterdam: Elsevier, 2020.

[24] Hochberg M C, Silman A J, Smolen J S, et al. Rheuma-toid Arthritis. Amsterdam: Elsevier, 2009.

[25] Lucchino B, Spinelli F R, Iannuccelli C, et al. Mucosa-Environment Interactions in the Pathogenesis of Rheu-matoid Arthritis. Cells, 2019, 8 (7). pii: E700.

[26] Carubbi F, Alunno A, Gerli R, et al. Post-Translational Modifications of Proteins: Novel Insights in the Auto-immune Response in Rheumatoid Arthritis. Cells, 2019, 8 (7). pii: E657.

[27] Wells P M, Williams F M K, Matey-Hernandez M L, et al. 'RA and the microbiome: do host genetic factors provide the link?. J Autoimmun, 2019, 99: 104-115.

[28] Schinnerling K, Rosas C, Soto L, et al. Humanized Mouse Models of Rheumatoid Arthritis for Studies on Immunopathogenesis and Preclinical Testing of Cell-Based Therapies. Front Immunol, 2019, 10: 203.

[29] Moran-Moguel M C, Petarra-Del Rio S, Mayorquin-Galvan E E, et al. Rheumatoid Arthritis and miRNAs: A Critical Review through a Functional View. J Immunol Res, 2018, 2018: 2474529.

第十七章 病毒性肝炎

第一节 概　述

随着全球化的发展，传染病的防治面临新的困难：频繁的人口流动使得在一地暴发的传染病可能迅速地传播到其他地区；我们消费的各种加工食品可能来自他乡异国，在生产加工的任一环节如果出现病原体污染，都可能导致疾病在全球范围内的传播；很多国家进入了老龄化社会，老年人对疾病的免疫能力下降，更容易被病毒击溃；城市化导致人口居住过度集中，在一些大城市中出现的城中村，卫生条件极端糟糕，是病原体最容易藏身的地方；在战争和自然灾害中流离失所的难民会进入城市或逃往其他国家，加速了传染病的传播；人类活动改变了很多动物的生活习性，使得原来和人类有隔离的动物身上携带的病毒、细菌暴露在人类面前；静脉注射毒品和不安全的性生活的人口增加；另外，公共健康的注意力逐渐转移到心血管病和癌症等"现代病"，抗生素和疫苗的研发没有跟上。这些，都使得我们在新时代面临着新的挑战，对传染病的防治始终不能松懈。

我国是病毒性肝炎的高发区。病毒性肝炎可由多种肝炎病毒引起，以肝脏损害为主，可波及全身。目前病原学明确分类的有甲型肝炎病毒（hepatitis A virus，HAV）、乙型肝炎病毒（hepatitis B virus，HBV）、丙型肝炎病毒（hepatitis C virus，HCV）、丁型肝炎病毒（hepatitis D virus，HDV）和戊型肝炎病毒（hepatitis E virus，HEV）。相应的，引起的病毒性肝炎也分别简称为甲肝、乙肝、丙肝、丁肝和戊肝（HDV 为缺陷病毒，必须在 HBV 或其他嗜肝 DNA 病毒的辅助下才能复制增殖，HDV 的发病机制和治疗方案与 HBV 基本重叠，故本章内容不对 HDV 进行过多阐述）。各型病毒性肝炎临床表现相似，以疲乏、食欲减退、厌油、肝功能异常为主，部分病例出现黄疸。甲肝和戊肝主要表现为急性感染，经粪 - 口途径传播；乙肝、丙肝和丁肝多呈慢性感染，少数病例可发展为肝硬化或肝细胞癌，主要经血液、体液等胃肠外途径传播。

世界卫生组织（World Health Organization，WHO）发布的《2017 年全球肝炎报告》显示全球约有 3.24 亿人感染了病毒性肝炎，占世界总人口的 4.4%；每年全球有 134 万人因病毒性肝炎死亡，与结核病和艾滋病导致的死亡人数相当，并且肝炎致死率持续上升，成为世界死亡率最高的疾病之一。WHO 设定目标敦促各国建立国家层面的体系以最终消灭病毒性肝炎这一公共卫生问题：到 2030 年，新发慢性乙肝和丙肝减少 90%，乙肝和丙肝死亡率降至 65%，慢性乙肝和丙肝治疗覆盖 80% 的患者。这一目标的实现离不开科学家对病毒性肝炎流行病学、病原学、发病机制、诊治方案等方面的研究和突破。

世界各国的科研人员为全球病毒性肝炎防治做出了卓越贡献。我国是乙肝大国，早在 20 世纪 70 年代就启动了乙肝疫苗的研发项目，但由于我们设计的疫苗为血源性疫苗，在安全性方面存在潜在问题，量产能力也较低，导致疫苗接种率很低，新生儿的感染率居高不下（接近 10%）。1989 年，美国 Merck 公司将最新基因工程乙肝疫苗技术以 700 万美元的价格转让给中国，未收取其他专利费或利润，也不在中国市场出售乙肝疫苗。数十年后，该公司的负责人表示此举有望拯救的生命数量超过了 Merck 曾经做过的任何事。来自联合国的统计数据显示，中国乙肝疫苗的接种率，在 1992 年为 30% 左右，2005 年，这一数值已经升至 90%；2011 年统计数据显示，82% 的中国新生儿在出生后 48 小时内，及时接种了乙肝疫苗;接种疫苗后,中国 5 岁以下儿童的乙肝表面抗原感染率降低了 90%;15 岁以下的儿童中,预防了 1 600 万~2 000 万例的乙肝病毒携带者,预防了 280 万~350 万人死于肝癌;乙肝疫苗已经成为中国国家免疫计划的一部分,由政府承担费用。

在戊肝领域的故事又有所不同,也许正能反映出这几十年来中国在传染病防治领域的砥砺奋进。全球首支戊肝疫苗"益可宁"(Hecolin®)是由厦门大学公共卫生学院夏宁邵教授、张军教授带领的研究团队研发。2004 年,该疫苗开始在中国进行 Ⅰ 期、Ⅱ 期临床试验。2009 年,他们成功完成了江苏省 12 万名志愿者参与的、迄今为止世界上规模最大的临床试验。2010 年 8 月,《柳叶刀》发表了戊肝疫苗三期临床试验的结果,在健康人群中其保护性达到 100%,充分证明了它的安全性和有效性。2012 年 10 月 27 日,该戊肝疫苗正式在中国上市,也是全球首支戊肝疫苗,并逐步通过泰国、巴基斯坦等国家的药品生产质量管理规范认证,2019 年该疫苗获美国食品药品监督管理局批准在美国开展临床试验。戊肝在"一带一路"沿线的一些国家和地区常年流行并时有大规模暴发,该疫苗的上市,可造福于戊肝高发地区的民众,为这一地区日益增强的区域合作、人员交流保驾护航。

第二节 病 因

一、甲型肝炎病毒

甲型肝炎病毒(hepatitis A virus,HAV)是 1973 年由 Feinstone 等应用免疫电镜方法在急性肝炎患者的粪便中发现的,1987 年 HAV 全长核苷酸序列被克隆。HAV 是单股正链 RNA 病毒,约长 7.5kb,属于微小病毒科(Picornaviridae)的嗜肝病毒属(*Hepatovirus*)。HAV 基因组进入人体后可直接作为信使 RNA 翻译蛋白。和其他微小病毒科的成员相比,HAV 基因组的 G+C 含量很低(<38%),且密码子较为罕见。基因组的 5′ 端无帽子结构,而是和病毒非结构蛋白 3B 共价连接,起始 RNA 合成;3′ 端有较长的 poly(A)尾。

根据核苷酸序列的同源性,HAV 可分为 6 个基因型,其中 Ⅰ、Ⅱ、Ⅲ 型感染人类,Ⅳ、Ⅴ、Ⅵ 型是从非人灵长类动物中分离得到的。基因 Ⅰ、Ⅱ、Ⅲ 型可进一步分成 A、B 亚型,且有不同的地理分布。基因 Ⅰ 型流行范围最广,Ⅰ A 比 Ⅰ B 更加普遍。Ⅰ A 亚型主要流行于南美、北美、欧洲、亚洲和非洲。Ⅰ B 亚型主要分布在中东和南非。基因 Ⅱ 型很少报道,起源于西非,目前主要分布在贝宁。基因 Ⅲ 型也呈全球流行。Ⅲ A 型主要分布在亚洲、欧洲,在马达加斯加和美国也有报道。由于目前没有证据表明 HAV 基因型在疾病传播和自然史方面存在差异,故此临床上一般不对其进行分型。

已经克隆并测序了很多株 HAV 基因组,其中 HM175,一个澳大利亚患者身上分离的病毒株,是目前研究最多的。该基因组包含一个长的开放读码框(open reading frame,ORF)、735 个核苷酸的 5′ 非翻译区(untranslated region,UTR)和一个 63 个核苷酸的 3′UTR。ORF 编码一个 2 230 个氨基酸的多聚蛋白,主要由病毒编码的 3C^pro 加工成 10 个成熟蛋白:结构蛋白位于多聚蛋白的氨基端,依次为 1AB(又称 VP0)、1C(又称 VP3)和 1D(又称 VP1pX)。各 6 个拷贝的结构蛋白可以组装成蛋白衣壳,当 RNA 基因组被包装进入衣壳后,1AB 会进一步被切开形成成熟的 1A(VP4)和 1B(VP2)。非结构蛋白在羧基端,参与 HAV RNA 的复制,依次为 2B、2C、3A、3B(又称 VPg)、3C^pro 和 3D^pol(图 17-2-1)。

HAV 感染患者血液中的病毒由宿主细胞膜包被,可保护病毒颗粒免受中和抗体识别,而消化道排出的病毒是无胞膜包被的裸露病毒颗粒。有膜包被的病毒颗粒直径介于 50~110nm 之间,

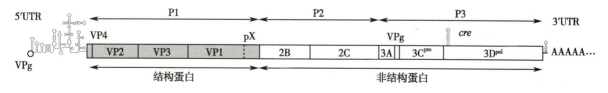

图 17-2-1 HAV 基因组结构

裸露的病毒颗粒直径约27nm。这两种病毒颗粒进入细胞的方式不同,前者通过内吞途径,缓慢地褪去外膜,而后者进入细胞要快得多。一旦进入细胞,RNA基因组将被从衣壳中释放到细胞质中,开始病毒蛋白的转录及基因组的复制。

在实验室条件下,许多灵长类动物,如黑猩猩、狨猴、狒狒、恒河猴猕猴、短尾猴等均对HAV易感。1979年HAV的细胞培养首获成功。目前很多细胞系均可支持HAV复制,如非洲绿猴肾细胞、Huh7.5细胞等。从人体分离的野生病毒接种细胞后通常需要几周时间才可在细胞上清中检出HAV抗原。细胞培养中HAV复制缓慢,一般不引起细胞病变,可持续传代。通过持续传代,病毒获得适应性突变后可以增加复制效率,但持续传代的病毒毒力往往变弱,免疫原性也下降。

HAV对外界抵抗力较强,可耐受较低pH、干燥或去污剂。85℃以上加热1分钟才能使食物中的HAV灭活。被HAV污染的表面需要用1:100稀释的次氯酸钠溶液(家用漂白剂)清洁1分钟。当含有HAV的粪便污染饮用水源、食物、蔬菜和玩具时可引起流行。水源或食物污染可致暴发流行,如1988年上海爆发甲型肝炎疫情,4个月内发生31万例,是由食用受粪便污染的未煮熟毛蚶引起的。日常生活接触多为散发性发病,输血后引起的甲型肝炎极罕见。

人群中抗HAV抗体阴性者均为易感人群。6个月以下的婴儿有来自母亲的抗HAV抗体而不易感,6月龄后,血中抗HAV逐渐消失而成为易感者。我国人群大多在幼儿、儿童、青少年时期获得感染,以隐性感染为主,成人抗HAV-IgG的检出率达80%。甲型肝炎的流行率与居住条件、卫生习惯及教育程度有密切关系,农村高于城市,发展中国家高于发达国家。在一些经济欠发达地区或处于人道主义危机的国家,甲型肝炎流行率较高,年龄较大的儿童基本100%均可检出抗HAV-IgG抗体,提示既往感染。高收入国家的甲型肝炎流行率很低。然而,低甲型肝炎流行率往往伴随着HAV感染入院治疗人数和病死率的上升,因为这些国家甲型肝炎感染患者通常年龄较大,病情较儿童更为明显,也更严重。近年来一些发达国家有报道男男性行为者、无家可归者、注射毒品者及监犯之间有急性甲肝的传播。

甲肝感染后可产生持久免疫。注射甲肝疫苗是防止HAV感染最有效的办法。甲肝疫苗已在全球广泛应用,阻止了数以百万计的潜在感染危险。

二、乙型肝炎病毒

乙型肝炎病毒(hepatitis B virus,HBV)完整的病毒颗粒(Dane颗粒)在1970年由Dane在电镜下发现,为直径约42nm的球形,分为包膜(HBsAg)及核心(core),后者由核衣壳(HBcAg)及其所含的病毒DNA基因组、DNA聚合酶、HBeAg等组成。电子显微镜检查乙型肝炎感染者血清,可见到三种颗粒:①球状颗粒,直径20nm。②管状颗粒,直径22nm,长度50~220nm,系空心(不含核心蛋白)的颗粒。③病毒颗粒(Dane颗粒),直径42nm。管形颗粒和小圆形颗粒均由组装乙型肝炎病毒后多余的包膜蛋白组成。

HBV是脱氧核糖核酸病毒,属嗜肝DNA病毒科(Hepadnaviridae)。HBV基因组结构独特而精密,是一个仅约3.2kb的部分双链环形DNA(图17-2-2)。全长的一链因与病毒mRNA互补,按惯例将其定为负性,较短的一链则定为正极性。长链(负链)约含3 200个核苷酸(nucleotide,nt),短链(正链)的长度可变,相当于长链的50%~80%。HBV基因组中4个ORF均位于长链,分别是S区、C区、P区和X区。其中S区完全嵌合于P区内,C区和X区分别有23%和39%与P区重叠,C区和X区有4%~5%重叠,ORF重叠的结果使HBV基因组利用率高达150%。S区又分为前S1、前S2及S三个编码区,分别编码前S1蛋白(preS1)、前S2蛋白(preS2)及HBsAg。HBsAg为小分子蛋白或主蛋白;preS2与HBsAg合称为中分子蛋白;三者合称为大分子蛋白。C区由前C基因和C基因组成,编码HBeAg(hepatitis B e antigen)和HBcAg(hepatitis B c antigen)。前C基因开始编码(含前C基因和C基因)的蛋白质经加工后分泌到细胞外即为HBeAg,C基因开始编码(仅含C基因)的蛋白质为HBcAg。P区是最长的读码框,编码多种功能蛋白,包括具有反转录酶活性的DNA聚合酶、RNA酶H等参与HBV的复制。X基因编码X蛋白,即HBxAg(hepatitis B x antigen),HBxAg具有反式激活作用,可激活HBV本身的、其他病毒或细胞的多种调控基因,促进 HBV 或其他病毒(如艾滋病病毒)的复制。前 S 蛋白有很强的免疫原性。HBsAg 的抗原性较复杂,有一个属特异性的共同抗原决定簇"a"和至少两个亚型决定簇"dy"和"w/r",据此将 HBsAg 分为 10 个亚型,其中两个为混合亚型,主要亚型是 adw、adr、ayw 和 ayr。各地区的亚型分布有所不同,我国长江以北以 ad 占优势,长江以南 adr 和 adw 混存。

根据 HBV 全基因序列差异≥8% 或 S 区基因序列差异≥4%,将 HBV 分为 A~H 8 个基因型,各基因型又可分为不同基因亚型。A 型主要见于美国和北欧,B、C 型主要在亚洲及远东地区,我国以 B 型和 C 型为主。D 型世界各地均有,主要在地中海地区,E 型仅限于非洲,G、H 型分布不明。HBV 基因型与疾病进展和干扰素 -α(interferon-α,IFN-α)治疗应答有关。与 C 型感染者相比,B 型感染者较少进展为慢性肝炎、肝硬化和肝细胞癌。从 HBeAg 阳性患者对 IFNα 治疗的应答率来看,B 型高于 C 型,A 型高于 D 型。根据 HBsAg 抗原性表现进行的分型与基因分型并不完全一致,分型在流行病学及对治疗反应上有一定意义。

当 HBV 侵入肝细胞后,部分双链环状 HBV DNA 在细胞核内以负链 DNA 为模板延长正链以修补正链中的裂隙区,形成共价闭合环状 DNA(covalently closed circular DNA,cccDNA),然后以 cccDNA 为模板,转录成几种不同长度的

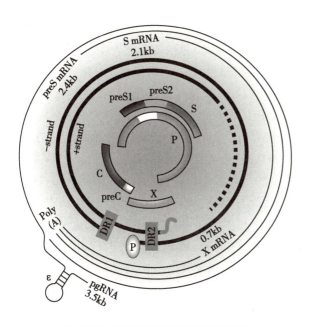

图 17-2-2　HBV 基因组结构及编码蛋白

mRNA 并编码 HBV 的各种抗原。患者血清中存在 3.5kb 的前基因组 RNA(pregenomic RNA,pgRNA)可反转录为负链 DNA,再合成正链 DNA 在细胞质内装配后,分泌到血液。双链 DNA 又可成熟为 cccDNA,以此为模板再行复制,如此循环。cccDNA 半寿(衰)期较长,难以从体内彻底清除,对慢性感染起重要作用。由于 pgRNA 以感染的肝细胞核内的 cccDNA 为模板转录而成,且其产生过程不受核苷(酸)类抗病毒药物的影响,因此 pg RNA 应该能反映接受治疗的患者肝细胞内 cccDNA 的存在及转录活性。

HBV 感染是一个严重的公共卫生问题。据世界卫生组织报道,全球 60 亿人口中,约 20 亿曾感染 HBV 感染,其中 3.5 亿~4 亿人为慢性 HBV 感染,约占全球人口 6%。在慢性 HBV 感染者中,15%~25% 最终将死于与 HBV 感染相关的肝病。虽然 HBV 感染呈世界性分布,但不同地区的 HBV 流行率差异较大。由于乙型肝炎疫苗免疫普及,急性 HBV 感染明显减少。然而,随着感染 HBV 人口的老龄化,再加上抗病毒药物的广泛应用,近年 HBeAg 阴性慢性乙型肝炎(chronic hepatitis B,CHB)患者的比例有所上升。2006 年全国乙型肝炎血清流行病学调查表明,我国 1~59 岁一般人群 HBsAg 携带率为 7.18%。据此推算,我国有 HBV 感染者约 9 300 万人,其中 CHB 患者约 2 000 万例。2014 年中国疾病预防控制中心对全国 1~29 岁人群乙型肝炎血清流行病学调查结果显示,1~4 岁、5~14 岁和 15~29 岁人群 HBsAg 检出率分别为 0.32%、0.94% 和 4.38%。在慢性 HBV 感染者中,有 15%~25% 会因肝硬化或肝癌而过早死亡。根据现有调查数据估计,每年因 HBV 感染相关肝癌或肝硬化死亡人数近 30 万人,占全球 HBV 感染相关死亡的 37%~50%,目前我国属 HBV 中中度流行地区,但各地一般人群 HBsAg 流行率分布并不一致。

人群对 HBV 普遍易感。随着年龄增长,通过隐性感染获得免疫的比例逐渐增加,故 HBV 感染多发生于婴幼儿及青少年。成年以后,除少数易感者以外,已感染 HBV 的人多已成为慢性或潜伏性感染者。到中年后,无症状 HBsAg 携带者随着 HBV 感染的逐步消失而减少。

急性、慢性乙型肝炎患者和病毒携带者,特

别是无症状携带者是乙型肝炎的主要传染源，通过血液和体液排出病毒，其传染性贯穿于整个病程。HBV 主要经血、血制品、母婴、破损的皮肤和黏膜以及性传播。围生（产）期传播是母婴传播的主要方式，多在分娩时接触 HBV 阳性母亲的血液和体液传播。经皮肤黏膜传播主要发生于使用未经严格消毒的医疗器械、注射器、侵入性诊疗操作、手术及静脉内滥用毒品等。其他如修足、文身、扎耳环孔、医务人员工作中的意外暴露、共用剃须刀和牙刷等也可传播。与 HBV 阳性者性接触，特别是有多个性伴侣者，其感染 HBV 的危险性增高。由于严格实施对献血员进行 HBsAg 筛查，经输血或血液制品引起的 HBV 感染已较少发生。HBV 不经呼吸道和消化道传播，因此，日常学习、工作或生活接触，如同一办公室工作（包括共用计算机等办公用品）、握手、拥抱、同住一宿舍、同一餐厅用餐和共用厕所等无血液暴露的接触，一般不会传染 HBV。经吸血昆虫（蚊、臭虫等）传播未被证实。

我国 15～49 岁育龄妇女 HBsAg 携带率从 1992 年的 8.2% 降至 2006 年的 6.6%，虽有一定的下降趋势，但仍然处于高携带状态。母体血清 HBV DNA 载量愈高，母婴传播的概率亦愈高。HBeAg 阳性的孕妇，血清 HBV DNA 载量明显高于 HBeAg 阴性的感染者，这些孕妇如不采取母婴阻断措施，她们把病毒传播给自己的孩子的可能性较大。按照调查数据估算，我国每年仍有 100 万名新生儿出生后面临感染 HBV 的高风险，因此，HBV 母婴传播仍是造成乙肝慢性感染的重要原因，同时医源性传播、性传播及肠道外传播（如静脉内滥用毒品等）有所上升，据世界卫生组织报告，全球每年新发生的 HBV 感染者中，约 32% 是由不安全注射引起的。

HBV 抵抗力很强，能耐受 60℃ 4 小时常规浓度消毒剂，煮沸 10 分钟和高压蒸汽消毒可灭活，戊二醛也有效。

三、丙型肝炎病毒

丙型肝炎病毒（hepatitis C virus，HCV）的分子克隆最早于 1989 年在一例输血后非甲非乙型肝炎患者的血清中通过免疫法筛选表达文库时被鉴定出来。1991 年国际病毒命名委员会将其归为黄病毒科（Flaviviridae）丙型肝炎病毒属（*Hepacivirus*）（黄病毒科中还包括其他能导致肝炎的病毒，如登革热病毒和黄热病毒）。本病呈全球分布，可引起急性肝炎，通常症状较轻，多为慢性肝炎，肝功能可以持续正常，部分患者可进展为肝硬化和肝细胞癌。在过去 30 年里，随着体外 HCV 复制子（replicon）系统、HCV 假病毒系统（HCV pseudotyped particles，HCVpp）以及 HCV 感染性细胞模型（HCV cell culture，HCVcc）的构建和完善，使得对 HCV 病原学上的认识能够更加深入，并极大地促进了药物研发和筛选。干扰素和利巴韦林抗病毒治疗曾使一部分患者获得临床治愈。近几年得益于直接抗病毒药物（direct acting antiviral agent，DAA）的发明和应用，目前认为丙型肝炎是一种可以治愈的传染病，关键在于早诊和早治。

HCV 主要经血液传播和经破损的皮肤和黏膜传播。急、慢性丙型肝炎患者和无症状病毒携带者均是可能的传染源。传播的主要方式有输血或血制品传播、通过非输血途径传播、性接触传播和母婴传播等。我国自 1993 年开始对献血员筛查抗 HCV，2015 年开始对抗 HCV 阴性献血员筛查 HCV RNA，经输血和血制品传播已很少发生，而通过非输血途径（如静脉药物不洁注射、性接触等）的传播呈上升趋势。由于丙肝感染具有隐匿性，目前发现的老年丙型肝炎患者大多有 1993 年以前接受输血或单采血浆还输血细胞的历史。经破损的皮肤和黏膜传播是目前最主要的传播方式，包括使用非一次性注射器和针头、未经严格消毒的牙科器械、内镜、侵袭性操作和针刺等。在某些地区，因静脉注射毒品导致 HCV 传播占 60%～90%。共用剃须刀和牙刷、文身、穿耳环孔及扦脚等也是 HCV 潜在传播方式。与 HCV 感染者性接触和有多个性伴侣者，感染 HCV 的危险较高。感染人类免疫缺陷病毒（HIV）者，感染 HCV 的危险性更高。抗 HCV 阳性母亲将 HCV 传播给新生儿的危险性为 2%～7%。接吻、拥抱、喷嚏、咳嗽、食物、饮水、共用餐具和水杯、无皮肤破损及其他无血液暴露的接触一般不传播 HCV。

人群对 HCV 普遍易感。曾经感染过 HCV 的人群会产生抗 -HCV 抗体，但该抗体并非保护性抗体，仍有再次感染的风险。HCV 全球感染率约为 2.35%，据估计感染总数约为 2.1 亿人，其中慢性感染者约 1.6 亿。我国 2006 年的流行病学调查显示，1～59 岁人群抗 -HCV 阳性率为 0.43%，由此推算，一般人群 HCV 感染者约 560 万人，如加上高危人群和高发地区的 HCV 感染者，约 1 000 万人。以长江为界，抗 HCV 阳性率北方（0.53%）高于南方（0.29%），且随年龄增长而逐渐上升，1～4 岁组为 0.09‰，50～59 岁组升至 0.77%，男女间无明显差异。静脉药瘾者、血液透析、性乱者及输血者感染 HCV 的风险远高于普通人群。中国 HCV 感染就全球而言属于低流行区。我国 HCV 感染者白细胞介素（IL）-28B 基因型以 rs12979860 CC 型为主（84.1%），该宿主基因型对聚乙二醇干扰素（pegylated interferon，Peg IFN）的抗病毒治疗应答较好。

HCV 为单股正链 RNA 病毒，基因组全长约为 9 600 个核苷酸，包括一个 5′UTR，一个大的 ORF 和一个 3′UTR，编码一条长约 3 010 个氨基酸的聚合蛋白前体，经病毒和宿主蛋白酶及信号肽酶裂解产生至少 10 个结构和非结构蛋白。结构蛋白位于多肽的 N（氨基）端，包括核心蛋白（core）、包膜蛋白 E1、E2 和离子通道蛋白 p7；非结构蛋白包括 NS2、NS3、NS4A、NS4B、NS5A 和 NS5B，参与聚合酶的活化、蛋白酶的水解以及病毒的复制等（图 17-2-3）。

HCV 与其他 RNA 病毒一样，以一群存在细微差异却又高度相似的变异体准种（quasispecies）形式在宿主体内复制。根据 Simmonds 提出的 HCV 基因型命名系统，目前已在全世界范围内鉴定出 6 种主要 HCV 基因型和 50 多种亚型（图 17-2-4），每种基因型基因组核苷酸序列的差异在 31%～34%，亚型间为 15%，准种间为 1%～5%，HCV 基因型按发现次序先后，用阿拉伯数字 1，2，3…表示，HCV 基因亚型用英文字母 a，b，c… 以下标方式表示。

免疫电镜显示 HCV 为直径 55～65nm 的球形颗粒，外有脂质外壳、囊膜和棘突结构，内部由核心蛋白和核酸组成的核衣壳构成。在蔗糖水密度梯度离心法中完整 HCV 病毒颗粒的浮力密度为 1.15g/cm³。HCV 对有机溶剂和一般化学消毒剂均敏感，10%～20% 氯仿可杀灭 HCV，100℃ 5 分钟或 60℃ 10 小时、高压蒸气和甲醛熏蒸等均可灭活病毒。

HCV 基因组的 5′UTR 由约 340 个核苷酸组成，包含内核糖体进入位点（internal ribosome entry site，IRES），在病毒进化过程中相对稳定，变异较少，不同分离株在该区域同源性最高，常根据该区域基因序列设计引物用于扩增检测 HCV RNA。3′UTR 由三部分序列构成，包括一段 30～50 个核苷酸的非编码高变区，一段长度可变的多聚 UC（Poly U-C）（20～200 核苷酸），以及一段由

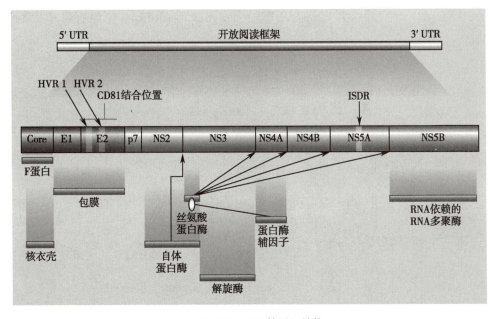

图 17-2-3　HCV 基因组结构

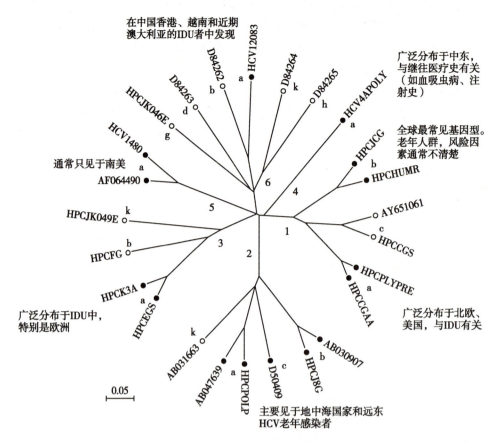

图 17-2-4　HCV 基因型及亚型

98 个核苷酸构成高度保守的 3′X 区，3′X 区可形成一个三茎环结构（SL1-SL3）（图 17-2-5）。

由 HCV 开放读码框编码的多聚蛋白前体裂解的产物包括：①高度碱性的核心蛋白，主要是形成核衣壳的大部分；②包膜蛋白（E1 和 E2），是糖基化膜蛋白；③ p7，一个短肽，目前认为是离子通道蛋白，主要作用是调节膜的渗透性和分泌作用；④非结构蛋白，其中 NS2、NS3、NS4A 主要具有蛋白水解酶活性，NS4B 主要参与形成复制复合体，NS5A 主要是结合 RNA，而 NS5B 则为 RNA 依赖的 RNA 聚合酶（RNA-dependent RNA polymerase，RdRp）；⑤也有研究发现，HCV 的核

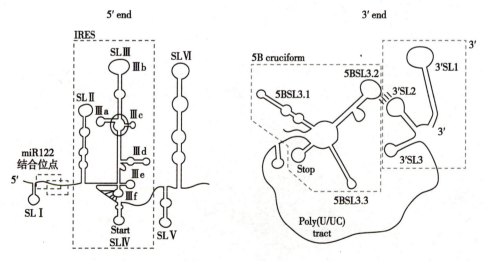

图 17-2-5　HCV 基因组非编码区结构

心蛋白 Core 基因在翻译过程中核糖体发生移位，从正常的读码框架到 +1/-2 读框，由此产生一个 17kDa 的蛋白，命名为核糖体读框移位替代蛋白（alternative ribosomal frameshift protein，ARFP）或简称 F 蛋白，可以诱导 T 细胞和 B 细胞介导的免疫应答，但其具体作用机制尚不明确。HCV 主要蛋白及功能总结见表 17-2-1。

表 17-2-1 丙型肝炎病毒蛋白和功能

HCV 蛋白	主要功能
核心蛋白 Core	病毒核衣壳
包膜糖蛋白 E1 和 E2	病毒包膜成分，介导病毒和肝细胞膜受体结合和融合
p7	离子通道蛋白，促进病毒颗粒释放
NS2-3 蛋白酶	裂解 HCV 多聚蛋白形成非结构蛋白
NS3 丝氨酸蛋白酶	裂解 HCV 多聚蛋白形成非结构蛋白
NS3 RNA 解螺旋酶 / NTPase	解旋双链 RNA 或单链 RNA 的二级结构
NS4A	与 NS3 结合形成复合体
NS4B	促进 HCV 复制复合体形成
NS5A	可能与 HCV 复制复合体形成相关
NS5B RNA 依赖的 RNA 聚合酶	介导 HCV RNA 合成

HCV 主要嗜肝细胞，但在肝脏其他细胞中也可检测到病毒基因组和抗体，包括 Kupffer 细胞和内皮细胞。在外周血白细胞、淋巴结、肠上皮细胞和脑细胞中也可检测到病毒的存在。宿主细胞表面蛋白 CD81 四聚体，是病毒入胞的重要功能分子。最新研究表明病毒入胞也存在其他必需分子，包括 B 类 I 型清道夫受体（scavenger receptor class B type I，SR-BI）、低密度脂蛋白受体（low-density lipoprotein receptor，LDL-R）、凝集素分子 DC-SIGN（dendritic cell-specific ICAM-3-grabbing nonintegri）和 L-SIGN（liver/lymph node-specific ICAM-3-grabbing nonintegrin）以及细胞间紧密连接蛋白 Claudin-1（CLDN）和 Occludin（OCLN）。

包膜蛋白 E1 和 E2 分别是 30~35kDa 和 70kDa 的糖蛋白，两者构成一个稳定的异二聚体。

包膜蛋白位于病毒颗粒外层，在感染中首先与宿主细胞接触。E2 是包膜蛋白异二聚体的主要组成部分，其上存在 CD81 结合位点，在病毒黏附和入胞过程中发挥最主要介导功能。病毒包膜蛋白的功能不仅仅局限于结合宿主细胞和入胞，它们对宿主细胞功能的调节也起重要作用。E2 蛋白为 T 细胞激活提供了共刺激信号，但 E2 与 NK 细胞结合后则会抑制 T 细胞功能。

7kDa 的 p7 蛋白在病毒离子通道形成中起重要作用，可能在病毒颗粒的包装和释放中也起一定作用。NS2/3 之间由 NS2 自身蛋白酶裂解，其他非结构蛋白则是通过 NS3/4A 丝氨酸蛋白酶裂解。23kDa 的 NS2 蛋白羧基端的 2/3 包含一个半胱氨酸蛋白酶结构域，NS2 在病毒颗粒包装中也起一定作用。NS3 是一个 70kDa 的多功能蛋白，其羧基端含有丝氨酸蛋白酶结构域，氨基端含有 RNA 解螺旋酶或 NTPase 结构域。NS3 丝氨酸蛋白酶在 NS3/4A 自身催化裂解中起重要作用。NS3 蛋白与 NS4A 形成复合体参与裂解 NS4A/B、NS4B/5A 和 NS5A/B，同时该复合体在 NS5A 磷酸化中也起一定作用。嵌膜蛋白 NS4B 在膜网（membranous web）形成中起作用，并可能是复制复合体（replication complex）装配的支架。在 HCV 复制子模型中的研究提示 NS4B 上的发生的适应性突变能够增强复制效率。NS5A 是一种亲水性磷蛋白，以磷酸化（56kDa）和高度磷酸化（58kDa）两种形式存在。NS5B（68kDa）主要定位于细胞质核周，包含高度保守的结构域，主要发挥 RNA 依赖的 RNA 聚合酶功能。

在 HCV 的生命周期（图 17-2-6）中，首先是病毒包膜蛋白结合细胞表面受体通过细胞内摄作用入胞（a），释放出正链 RNA（b），IRES 介导翻译和多聚蛋白处理（c），然后 HCV RNA 进行复制（d），病毒装配（e），病毒颗粒成熟并释放入胞外（f）。

四、戊型肝炎病毒

1978 年在印度克什米尔暴发了大规模的肝炎疫情，估计约有 52 000 例患者染上黄疸型肝炎，导致 1 700 人死亡。约 20% 的患者有胆汁淤积，主要感染年轻人，在孕妇中发病率高，死亡率也很高。病人体内未发现 HAV 和 HBV 相关的血清学标志物。1981 年，阿富汗的一个军营暴发了

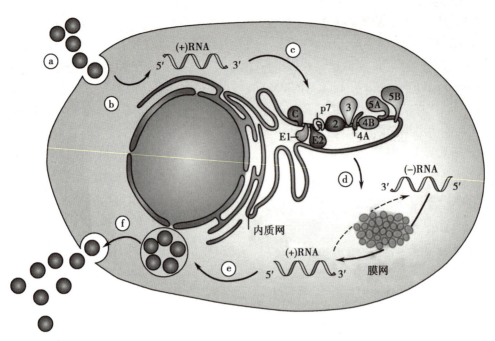

图 17-2-6　HCV 生命周期示意图

非甲、非乙型肝炎。1983 年，Balayan 医生服用了 9 名患者粪便的提取液，也产生了类似的典型症状。后来，科学家在患者的粪便中鉴定到了戊型肝炎病毒（hepatitis E virus，HEV）的病毒样颗粒。1990 年，HEV 的部分基因组也被克隆出来。

戊肝是人兽共患病。全球每年约有 2 000 万人感染 HEV，其中约 330 万人有临床症状，导致约 4.4 万人死亡。传染源和传播途径与甲肝类似，在发展中国家流行率较高，一般认为由于水源污染所致；在发达国家以散发病例为主，多为食用了被 HEV 污染的不洁食物所致。1986—1988 年中国新疆地区曾有戊肝大流行，总计报告病例近 12 万例，逾 700 人死亡。近年来中国各地多为散发性报告，约占急性散发性肝炎 10%。根据《2016 年中国传染病监测报告》及卫生部发布的历年《全国法定传染病疫情概况》，我国 1997—2011 年戊肝年报告发病率呈总体逐年上升趋势，2020 年报告发病率 1.356/10 万，较 2019 年（2.016/10 万）略微下降。我国 HEV 基因型也随着时间推移发生了变化，在新疆的大流行为基因 1 型，而目前散发病例多由基因 4 型引起。由于 HEV 可感染动物，如基因 3 型和 4 型可感染家猪和野猪，在养殖场里猪 HEV 检出率很高，使彻底清除 HEV 成为难点。在我国多地进行的 HEV 抗体流行病学调查显示，抗 HEV-IgG 阳性率随年龄增加而逐渐增加；在 30 岁以上的成年人中，男性高于女性；各地的数据存在地区差异。

HEV 属于戊型肝炎病毒科，正戊型肝炎病毒属，并可分为 A～D 四个种。HEV 至少有 8 个基因型，只有 1 个血清型。能够感染人的 HEV 基因 1、2、3、4 和 7 型均属于正戊肝病毒种 A。和 HAV 类似，HEV 也是单股正链 RNA 病毒，约 7.2kb。基因组由 5′UTR、3′UTR 和 3 个 ORF（仅在基因 1 型 HEV 中发现第 4 个 ORF）组成（图 17-2-7）。5′ 端有 7-mG 帽子，3′ 端有 poly（A）尾，和宿主 mRNA 类似。ORF1 编码一个含多个功能域的大的非结构蛋白，包括甲基转移酶、木瓜蛋白酶样的半胱氨酸蛋白酶、X 结构域、解旋酶和 RNA-依赖的 RNA 聚合酶。ORF1 是否需要被切开成单独的功能域以发挥作用仍存在争议。ORF2 和 ORF3 均由一个 2.2kb 的亚基因组 RNA 编码，ORF2 编码核壳蛋白，负责把病毒基因组包裹进去，并与宿主受体蛋白相互作用，也是中和抗体识别的主要靶点，我国开发的戊肝疫苗 Hecolin® 就含有 ORF2 的第 368～606 位氨基酸残基。ORF2 有 2 种形式，分别从不同的起始密码子转录而成。衣壳型 ORF2（ORF2^c）能结合 HEV RNA 并多聚化形成有感染性的病毒颗粒；分泌型的 ORF2（ORF2^s）从 ORF2 基因内部的一个 AUG 开始翻译，略小一些，以糖基化的二聚体形式分泌,可以竞争性结合抗 ORF2 的中和抗体,耗竭宿主免疫系统。ORF3 与 ORF2 部分重叠,编码一个 13kDa 的离子通道蛋白,可被磷酸化和棕榈酰化,参与病毒的释放:ORF3 可以和 ORF2 及宿主内体转运复合物中的 Tsg101 蛋白相互作用,病毒颗粒被细胞膜包裹后,通过囊泡经外泌体通路分泌,形成有胞膜包被的病毒(quasi-enveloped)。这种病毒颗粒如果经肝细胞的游离面进入胆管,会被胆汁酸消化去除了胞膜而形成裸露的病毒颗粒,最后经肠排出体外;如果经过肝细胞的基底面进入血流,就会维持胞膜包被的状态,阻碍中和抗体对 ORF2 抗原的识别,是 HEV 逃避宿主免疫系统的机制之一。体外细胞培养的结果表明 ORF3主要处于肝细胞靠近微胆管的那一侧,所以大部分的感染性颗粒是从肝细胞的游离面进入胆管,最终以粪便的形式排毒,只有少部分的病毒颗粒经血液释放,也解释了临床上观察到的相比于血液,粪便中的 HEV 颗粒的滴度较高,持续时间较长的现象。

HEV 基因 1 型和 2 型只感染人,分布于亚洲、非洲和加勒比地区。基因 3 型和 4 型可感染人、家猪和野猪,从鹿、兔、山羊、绵羊、牛、马、猫和狗中也可检测到抗 HEV 抗体,提示感染过类似的病毒。基因 5 型和 6 型从亚洲野猪体内分离得到,但无感染人的报道。基因 7 型和 8 型可感染骆驼,多见于中东、非洲和中亚,最近有报道 1

例肝移植患者因食用骆驼肉感染 *HEV* 基因 7 型病毒导致慢性化的病例,还有 1 例肝移植后感染属于正戊肝病毒种 C 大鼠 HEV 导致慢性化的病例。

基因 1 型和 2 型主要通过污染的水源传播。基因 1 型感染多见于卫生条件较差的中亚、东南亚、中东等地区,包括我国新疆,主要感染男性青壮年,孕妇感染后病死率高达 20%。基因 2 型分离于墨西哥及少数非洲国家。基因 3 型广泛分布于欧美和日本。基因 4 型流行于亚洲,是我国家猪养殖场及我国人群散发 HEV 感染的优势基因型。基因 3 型和 4 型感染常因为食用遭 HEV 污染的肉制品而引起,容易感染老年人及免疫力低下人群。血液传播也可引起 HEV 感染。目前一些欧洲国家已经开始对血液制品进行 HEV 的 RNA 筛查以降低感染风险。

和甲肝不同,戊肝的感染近年来出现全球上升趋势。这有可能是由于我们对这种疾病的认识逐渐深入。有研究表明,一些既往被诊断为药物性肝损害的患者其实是由于 HEV 感染所致。戊肝疫苗目前只在中国获批上市,其有效性数据主要来源于对基因 4 型 HEV 感染的保护,对其他基因型的效果还有待全球范围内的验证。据估计,2005 年有两千万人感染基因 1 型和 2 型 HEV,导致 70 000 人死亡。由于基因 3 型和 4 型为人兽共患,实际感染人数很难估计,但应比以往认为的要高得多。

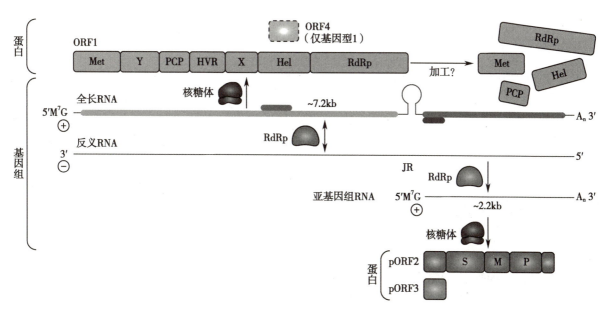

图 17-2-7　HEV 基因组结构及编码蛋白

第三节 发病机制

一、甲型肝炎

甲肝在临床上表现为急性起病,有畏寒、发热、食欲减退、恶心、疲乏、肝肿大及肝功能异常,一般自行缓解。HAV 感染 14~28 天(最长一般不超过 50 天)后,患者往往出现谷丙转氨酶(alanine aminotransferase,ALT)、谷草转氨酶(aspartate aminotransferase,AST)升高,尿色发深,有时出现陶土样粪便并伴随黄疸。无症状感染病例较常见,一般不转为慢性和病原携带状态。儿童感染症状较轻,成人感染后往往表现为有症状的急性肝炎,通常持续 2~8 周。感染时年龄大于 40 岁或肝脏存在基础疾病会加剧疾病严重程度。10%~20% 的患者会出现肝炎的反复发作、胆汁淤积或肝外表现,通常半年内会完全恢复。一般而言,仅有不到 1% 的患者会进展成肝衰竭并需要肝移植。

已报道的 HAV 感染后的肝外表现包括急性肾损害、非结石性胆囊炎、胰腺炎、胸腺/心包积液、溶血、噬红细胞、红细胞发育不全、急性关节炎、皮疹、单神经炎、横贯性脊髓炎和 Guilain-Barre 综合征。孕妇感染 HAV 预后较好,但在孕中期和孕晚期,子宫收缩较为常见,可能与 HAV 感染后机体产生的促炎性细胞因子及高胆红素血症有关。

HAV 经口进入人体后,可耐受胃酸,并最终到达肝脏,在肝细胞中复制,经胆管分泌,又回到消化道,最终混在粪便中排出体外,或经过肠肝循坏回到肝脏。在症状出现之前,粪便排毒和病毒血症已经开始。当 ALT 达到峰值时,粪便排毒和病毒血症已经开始下降。因此,传染的高峰期在肝炎症状出现之前。血清中 HAV 的含量一般比粪便中低 2~3 个数量级,唾液中的病毒量更低。当血清中抗 HAV 抗体出现时,粪便排毒基本停止。

HAV 感染后可观察到肝细胞退行性病变、单核淋巴细胞浸润、Kupffer 细胞激活甚至是毛细胆管破坏。HAV 引起肝细胞损伤的机制尚未完全明了,目前推断并非由于 HAV 直接导致细胞病变,因为病毒复制和粪便排毒的峰值均早于血清 ALT 升高,而且体外培养中 HAV 感染的细胞并无细胞病变。目前认为免疫介导的损伤起主要作用,T 细胞、抗原抗体免疫复合物、细胞因子、趋化因子可能均参与其中。

二、乙型肝炎

急性乙型肝炎病理表现为肝小叶内坏死、变性和炎症反应。病变严重时,在中央经脉与门静脉之间形成融合性带状坏死,提示预后不良或转化为慢性活动性肝炎。急性肝炎一般无毛玻璃样细胞,免疫组织化学常无 HBcAg 和 HBsAg。慢性乙型肝炎时,肝组织有不同程度的变性坏死和炎症,根据病情发展有小叶内和小叶周围区坏死(碎屑状坏死),并有以淋巴细胞和单核细胞浸润为指征的炎症反应,常可见到毛玻璃样的肝细胞,用地衣红染色呈阳性,免疫组化可见胞质内有 HBsAg。肝窦内有库普弗(Kupffer)细胞增生,窦房有肝细胞增生。根据炎症的程度和发展,汇管区和小叶周围区有不同程度的纤维化,最终形成肝硬化。

慢性乙型肝炎的病理分级主要按照炎症活动度和纤维化程度进行分级(G)和分期(S),见表 17-3-1。

目前对 HBV 复制周期的认识仍有许多空白,这些空白成为乙肝完全治愈的主要障碍。近年来的研究发现,存在于肝细胞膜上的钠离子-牛磺胆酸-协同转运蛋白(sodium taurocholate cotransporting polypeptide,NTCP)是 HBV 感染所需的细胞膜受体,NTCP 的发现使得更多的细胞培养模型得以开发,这些模型与其他可用细胞系统(原代人肝细胞、HepaRG 细胞、瞬时转染系统、稳定转化的细胞系、源自诱导多能干细胞的肝细胞样细胞)及人源化小鼠模型一起,使我们可以了解 HBV 的整个复制周期(图 17-3-1)。这些发展使得系统地研究控制 cccDNA 转录模板的生物发生、同源状态和衰退的机制成为可能,并可使用这些信息来鉴定 cccDNA 的脆弱性,最终实现从受感染的细胞中清除 HBV 病毒。

乙型肝炎发病机制极为复杂,迄今尚未完全阐明。HBV 侵入人体后,未被单核-吞噬细胞系统清除的病毒到达肝脏,病毒包膜与肝细胞膜融

表 17-3-1 慢性乙型肝炎分级、分期标准

分级	炎症活动度（G）		期	纤维化程度（S）
	汇管区及周围	小叶		纤维化程度
0	无炎症	无炎症	0	无
1	汇管区炎症	变性及少数点、灶状点坏死灶	1	汇管区纤维化扩大，局限窦周及小叶内纤维化
2	轻度碎屑样坏死	变性、点、灶状坏死或嗜酸性小体	2	汇管区周围纤维化，纤维间隔形成，小叶结构保留
3	中度碎屑样坏死	变性、融合坏死或见桥接坏死	3	纤维间隔伴小叶结构紊乱，无肝硬化
4	重度碎屑样坏死	桥接坏死范围广，多个小叶坏死	4	早期肝硬化

注：轻度慢性肝炎：G1-2，S0-2 期；中度慢性肝炎：G3，S1-3；重度慢性肝炎：G4，S2-4

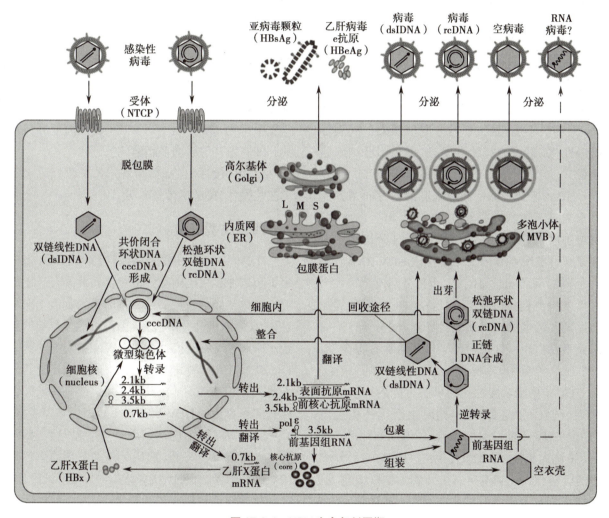

图 17-3-1 HBV 生命复制周期

合，导致病毒侵入。HBV 感染的自然史取决于病毒、宿主和环境之间的相互作用。HBV 感染时的年龄是影响慢性化的最主要因素。在围生期和婴幼儿时期感染 HBV 者中，分别有 90% 和 25%～30% 将发展为慢性感染，而 5 岁以后感染者仅有 5%～10% 发展为慢性感染。我国 HBV 感染者多为围产期或婴幼儿时期感染。

2017 年版欧洲肝病学会《慢性乙型肝炎病毒感染管理临床实践指南》根据慢性 HBV 感染者有无 HBV 标志物和肝病指标，将慢性 HBV 感染的自然史分为五个阶段：① HBeAg 阳性慢性 HBV 感染，仅有 HBV 标志物，而无肝病指标；② HBeAg 阳性慢性乙型肝炎，同时有 HBV 标志物和肝病指标；③ HBeAg 阴性慢性 HBV 感染，

仅有 HBV 标志物而无肝病指标；④ HBeAg 阴性慢性乙型肝炎，同时有 HBV 标志物和肝病指标；⑤ HBsAg 阴性但抗 HBcAg 抗体阳性，提示既往感染，患者通常肝功能正常，血清 HBV DNA 检测不到，但肝脏仍有 cccDNA。对可以检出病原学指标，但无疾病指征的隐性感染，患者只需要定期监测，无须治疗；对既有病原学指标，又有疾病指征的显性感染者，则需要及时进行抗病原治疗。这样的五期分期更清晰、全面地说明患者的疾病状况，可为患者提供更为合理的治疗策略。

三、丙型肝炎

丙肝是由 HCV 感染引起的以肝脏病变为主的传染病，临床表现以食欲减退、恶心、乏力、上腹部不适、肝区隐痛、黄疸等主，也可以隐匿感染，无明显不适，通过体检才发现感染。疾病容易慢性化，进展为肝纤维化、肝硬化和肝细胞癌（HCC）。

HCV 感染人体后通过人肝细胞表面多种受体介导进入细胞完成复制，首先引起病毒血症，病毒血症间断出现于整个病程。第 1 周即可从血液或肝脏组织中用 PCR 法检测出 HCV RNA。第 2 周开始，可检出抗 -HCV。少部分病例感染 3 个月后才检测到抗 -HCV。大多数 HCV 感染者在急性期及慢性感染早期症状隐匿，60%～85% 的感染者易出现慢性化，HCV 自发清除者很少见，女性感染者慢性化率略低于男性。

HCV 感染后慢性化的机制可能为：① HCV 基因组存在高度变异性，同时由于机体免疫压力，使 HCV 不断发生变异，在体内以准种形式存在，来逃逸免疫，导致慢性化；② HCV 对肝外细胞的泛嗜性，HCV 也可感染外周血单核细胞，这可能成为反复感染肝细胞的来源；③ HCV 在血液中的滴度低，免疫原性弱，机体对其免疫应答水平低下，甚至产生免疫耐受，造成病毒持续感染；④ HCV 通过各种机制逃避宿主天然免疫识别及清除。

丙型肝炎的临床表现一般比较轻，常为亚临床型。输血后丙型肝炎潜伏期为 2～26 周，平均 8 周。非输血后散发病例的潜伏期尚不明确。

急性丙型肝炎约占 HCV 感染者的 20%。40%～75% 的急性 HCV 感染者无症状。临床上

发病者除急性肝炎相关症状外，肝功能异常主要是血清 ALT 升高，但峰值较乙型肝炎低。输血后丙型肝炎 2/3 以上为无黄疸型，多无明显症状或症状很轻，非输血后散发性丙型肝炎无黄疸型病例较多。即使是急性黄疸型病例，临床症状也较轻，少见高黄疸，血清 ALT 轻中度升高。仅少数病例临床症状明显，肝功能改变较重。

单纯 HCV 感染所致的重型肝炎或急性肝衰竭极少见。近年来的研究发现，乙型肝炎或慢性 HBV 携带者重叠 HCV 感染，及慢性丙型肝炎同时嗜酒者易重型化。慢性丙型肝炎发展到失代偿期后可出现肝衰竭。

60%～80% 的 HCV 感染者会出现慢性化。慢性丙型肝炎病程在 20～25 年的患者进展为肝硬化者高达 20%。肝硬化患者可出现肝细胞癌，年发生率为 1%～4%。近年来，我国丙型肝炎相关肝细胞癌有逐渐增多趋势。

无症状慢性 HCV 携带者：HCV 隐性感染及无症状慢性 HCV 携带者多见。

四、戊型肝炎

HEV 感染后一般为自限性急性肝炎，病死率不超过 2%。HEV 基因型对疾病发展有一定影响。导致孕妇孕晚期高死亡率的多为基因 1 型和 2 型，具体的机制并不清楚，推测可能与孕妇的激素水平和 / 或免疫状态有关。仅感染人类的基因 1 型和 2 型引起的肝炎的严重程度显著高于其他人兽共患的基因型。2 岁以下儿童或有其他肝脏疾病的患者感染 HEV 后死亡率较高。基因 3 型、4 型和 7 型可在免疫抑制患者中引起慢性感染，如实体器官移植患者、服用免疫抑制剂的患者或 HIV 感染患者。慢性 HEV 感染常导致肝纤维化 / 肝硬化的快速进展及失代偿事件，肝脏移植后服用他克莫司的患者感染 HEV 后转为慢性化的风险较高。基因 1 型和 3 型较其他基因型较多引起 HEV 感染后的肝外表现，包括急性神经性病变、肌肉炎、肾脏疾病、急性胰腺炎、关节炎、自身免疫学甲状腺炎、心肌炎等。HEV 感染和神经性疾病——如 Guillain-Barre 综合征、神经痛性肌萎缩、脑炎和急性脊髓炎，有较强的因果联系。

HEV 与神经损伤是临床研究热点之一。大约有 150 例 HEV- 相关神经性损伤的病例报道，症

状包括多发性单一神经炎、贝尔氏面神经麻痹、前庭神经炎、肌炎和周围神经病变、格林巴利综合征（Guillain-Barre syndrome，GBS）、神经痛性肌萎缩症和脑炎/脊髓炎等。有胞膜包被的 HEV 病毒颗粒可以通过内吞机制进入中央神经系统，这可能是 HEV 导致神经性疾病的原因之一。

适应性免疫在抵抗 HEV 中的作用尚不明确。急性感染后 HEV-IgG 的持续时间目前并不清楚。虽然 HEV-IgG 抗体随时间逐渐消退，但人体中的研究表明该抗体是有保护性的，只不过并不确定最低的抗体保护滴度阈值。这也许就是为什么通过水源污染导致的大规模流行特别青睐年轻人，他们无 HEV 暴露史，体内不存在抗 HEV-IgG，一旦接触 HEV 就容易被感染。相反，散发性病例在老年男性较为多见，可能与他们下降的免疫力和一些生活方式（饮酒、外出就餐）有相关性。

第四节　诊治基础

一、甲型肝炎

血清中 HAV-IgM 抗体出现是急性感染的诊断依据，但是也有 6%~11% 的有症状的患者并未检测到 HAV-IgM 抗体，特别是在症状出现的早期。因此，怀疑感染 HAV 的患者在首次检查 HAV-IgM 呈阴性后，可于 2~5 日后重复检测。少数注射甲肝疫苗的患者会出现 HAV-IgM 的一过性升高。HAV-IgG 阳性代表既往感染，通常持续终生。虽然唾液 HAV-IgM 也有报道用于 HAV 筛查，但敏感性不如血清学检测。在血液或粪便中检测 HAV RNA 可以从分子水平确定传播毒株。

HAV 感染无特异性抗病毒治疗，以补水、缓解症状（如退热、止吐）的支持性治疗为主。暴露 2 周内可以通过注射疫苗或免疫球蛋白被动免疫预防感染。肝外表现需要予以监控，如肾功能障碍，可能需要进行透析。当出现较长时间的胆汁淤积症状时，是否需要进行皮质醇激素治疗仍存在争议，因为激素可能导致 HAV RNA 的长期存在，也不利于对 HAV 的免疫控制。HAV 相关的肝衰竭可能进展很快，此时需要进行多学科会诊，分析预后危险因素，以决定是否需要立即进行肝移植。

二、乙型肝炎

急性乙型肝炎分为急性黄疸型、急性无黄疸型和急性淤胆型肝炎，临床表现与甲型肝炎相似，多呈自限性（占 90%~95%），常在半年内痊愈。慢性肝病的临床症状主要有乏力、纳差、消瘦、肝区不适或隐痛，临床体征主要有面色晦暗、蜘蛛痣、肝掌、肝脾大等。

（一）实验室检查

1. 肝生化功能检查　可反映肝脏损害的严重程度，ALT、AST 升高，急性期增高幅度低于甲型肝炎水平，但不可作为病原学诊断。主要依靠 HBV 抗原、抗体和病毒核酸的检测。

2. HBV 的抗原抗体系统　乙型肝炎血清病毒标志物及其意义见表 17-4-1。

（1）HBsAg 与抗 HBs：成人感染 HBV 后最早 1~2 周，最迟 11~12 周血中首先出现 HBsAg。急性自限性 HBV 感染时血中 HBsAg 大多持续 1~6 周，最长可达 20 周。无症状携带者和慢性患者 HBsAg 可持续存在多年，甚至终身。HBsAg 本身只有抗原性，无传染性。抗 HBs 是一种保护性抗体，在急性感染后期，HBsAg 转阴后一段时间开始出现，在 6~12 个月内逐步上升至高峰，可持续多年，但滴度会逐步下降；约半数病例抗 HBs 在 HBsAg 转阴后数月才可检出；少部分病例 HBsAg 转阴后始终不产生抗 HBs。抗 HBs 阳性表示对 HBV 有免疫力，见于乙型肝炎恢复期、既往感染及乙肝疫苗接种后。

（2）HBeAg 与抗 HBe：HBeAg 是一种可溶性蛋白，一般仅见于 HBsAg 阳性血清。急性 HBV 感染时 HBeAg 的出现时间略晚于 HBsAg。HBeAg 的存在表示患者处于高感染低应答期。HBeAg 消失而抗 HBe 产生称为 e 抗原血清转换（e antigen seroconversion）。每年约有 10% 的病例发生自发血清转换。抗 HBe 阳转后，病毒复制多处于静止状态，传染性降低。部分患者仍有病毒复制，肝炎活动。

（3）HBcAg 与抗 HBc：血液中 HBcAg 主要存在于 Dane 颗粒的核心，游离的 HBcAg 极少，故较少用于临床常规检测。肝组织中 HBcAg 主要存在于受感染的肝细胞核内。HBcAg 有很强的免疫原性。HBV 感染者几乎均可检出抗 HBc，

表 17-4-1　乙型肝炎血清病毒标志物及其意义

HBsAg	抗 HBs	HBeAg	抗 HBe	抗 HBc	HBV DNA	意义
+	−	+	−	−	+	HBV 复制活跃
+	−	+	−	+	+	HBV 复制活跃
+	−	−	−	+	+	HBeAg 或抗 HBe 空白期
+	−	−	+	+	+	HBeAg 阴性 CHB
+	−	−	+	+	−	HBV 极低复制或已停止
−	−	−	−	+	−	HBV 极低复制或 HBV 既往感染
−	−	−	+	+	−	HBV 低复制,抗 HBs 出现前期
−	+	−	+	+	−	HBV 感染恢复期
−	+	−	−	+	−	HBV 感染恢复期
−	+	−	+	+	+	HBV 不同亚型感染
+	−	−	−	−	−	HBV DNA 整合
+	−	−	+	−	−	前 C 区基因变异
−	+	−	−	−	−	已获免疫力

除非 *HBV C* 基因序列出现变异或感染者有免疫缺陷。抗 HBc IgM 是 HBV 感染后较早出现的抗体,绝大多数出现在发病第 1 周,多数在 6 个月内消失,抗 HBc IgM 阳性提示急性期或慢性肝炎急性发作。抗 HBc IgG 出现较迟,但可保持多年甚至终身。

3. HBV DNA 检测　DNA 是病毒复制和传染性的直接标志。定量测定对于判断病毒复制程度,传染性大小,抗病毒药物疗效等有重要意义。我国常用实时荧光定量 PCR 法,最低检测值已达 50～100IU/ml。

4. *HBV* 基因分型及耐药变异检测　HBV DNA 检测还有前 C 区变异、基因分型及基因耐药变异位点等检测。前 C 区变异可能与重型肝炎发生有关,我国主要基因型为 B 型和 C 型,基因分型对预后判断及抗病毒药物疗效等有一定意义,而基因耐药变异位点检测对核苷类似物抗病毒治疗有重要意义,国际上推荐 Roche Cobas Taqman 法检测,其最低检测值为 20IU/ml(约等于 100 拷贝/ml)。

HBV 基因分型常用的方法有:①基因型特异性引物 PCR 法;②限制性片段长度多态性分析法(restriction fragment length polymorphism, RFLP);③线性探针反向杂交法(INNO-line probe assay,INNO-LiPA);④PCR 微量板核酸杂交酶联免疫法;⑤基因序列测定法等。

HBV 耐药突变株检测常用的方法有:① HBV 聚合酶区基因序列分析法;②限制性片段长度多态性分析法(RFLP);③荧光实时 PCR 法;④线性探针反向杂交法等。

(二)临床诊断

1. 急性乙型肝炎　追问患者病史,是否有流行病史或输血、血制品或其他药物注射史;急性肝炎的临床表现;肝生化指标,特别是 ALT 和 AST 升高,伴或不伴胆红素升高;急性期 HBsAg 阳性,可伴有短暂 HBeAg 和 HBV DNA 阳性;抗 HBc IgM 高滴度阳性,抗 HBc IgG 低滴度阳性;恢复期 HBsAg 和抗 HBc-IgM 低滴度下降,最后转为阴性,若患者发病前 6 个月内证实乙型肝炎血清标志物阴性,则更支持急性乙型肝炎的诊断。

2. 慢性乙型肝炎

(1)HBeAg 阳性慢性乙型肝炎:血清 HBsAg、HBeAg 和 HBV DNA 阳性,抗 -HBe 阴性,血清 ALT 持续或反复升高,或肝组织学检查有肝炎病变。在此期间,若 HBV 复制停止、HBV DNA 转阴,肝脏活动性炎症逐渐消退,肝功能可恢复正常,但是若反复或进行性发作则可发展至重型肝炎、肝硬化,甚至肝癌。

(2)HBeAg 阴性慢性乙型肝炎:血清 HBsAg 和 HBV DNA 阳性,HBeAg 持续阴性,抗 -HBe 阳性或阴性,血清 ALT 持续或反复异常,或肝组织学检查有肝炎病变。若 HBV DNA 复制得不到控制，肝脏呈慢性活动性炎症，血清 ALT 波动性大，易发展至重型肝炎、肝硬化及肝癌。

3. 乙型肝炎肝硬化

（1）代偿期肝硬化：一般属 Child Pugh A 级。可有轻度乏力、食欲减退或腹胀，ALT 和 AST 可异常，但尚无明显肝功能失代偿表现。可有门静脉高压症，如脾功能亢进及轻度食管胃底静脉曲张，但无食管胃底静脉曲张破裂出血、无腹水和肝性脑病等。

（2）失代偿期肝硬化：一般属 Child Pugh B、C 级。患者常发生食管胃底静脉曲张破裂出血、肝性脑病、腹水等严重并发症。多有明显的肝功能失代偿，如血清白蛋白 $<35g/L$，胆红素 $>35\mu mol/L$，ALT 和 AST 不同程度升高，凝血酶原活动度（PTA）$<60\%$。

4. 携带者

（1）慢性 HBV 携带者：血清 HBsAg 和 HBV DNA 阳性，HBeAg 或抗 -HBe 阳性，但 1 年内连续随访 3 次以上，血清 ALT 和 AST 均在正常范围，肝组织学检查一般无明显异常。对血清 HBV DNA 阳性者，应动员其做肝穿刺检查，以便进一步确诊和进行相应治疗。

（2）非活动性 HBsAg 携带者：血清 HBsAg 阳性、HBeAg 阴性、抗 -HBe 阳性或阴性，HBV DNA 检测不到（PCR 法）或低于最低检测限，1 年内连续随访 3 次以上，ALT 均在正常范围。肝组织学检查显示：Knodell 肝炎活动指数（HAI）<4 或其他的半定量计分系统病变轻微。

5. 隐匿性慢性乙型肝炎
血清 HBsAg 阴性，但血清和 / 或肝组织中 HBV DNA 阳性，并有慢性乙型肝炎的临床表现。患者可伴有血清抗 -HBs、抗 -HBe 和 / 或抗 -HBc 阳性。另约 20% 隐匿性慢性乙型肝炎患者除 HBV DNA 阳性外，其余 HBV 血清学标志均为阴性。诊断需排除其他病毒及非病毒因素引起的肝损伤。

（三）治疗

急性乙型肝炎多能自愈，无需特殊药物治疗。患者只需适当休息、平衡饮食，在必要时根据症状对症支持治疗。慢性乙型肝炎治疗的总体目标是：最大限度地长期抑制或消除 HBV，减轻肝细胞炎症坏死及肝纤维化，延缓和阻止疾病进展，减少和防止肝脏失代偿、肝硬化、原发性肝癌及其并发症的发生，从而改善生活质量和延长存活时间。

抗病毒治疗的一般适应证包括：① HBV DNA $\geq 10^5$ 拷贝 /ml（HBeg 阴性者为 $\geq 10^4$ 拷贝 /ml）；② ALT $\geq 2\times$ 正常上限（ULN）；如用干扰素治疗，ALT 应 $\leq 10\times$ULN，血 TBil $\leq 2\times$ULN；③如 ALT <2 倍正常值上限，肝脏炎症程度中度（G2～3）和 / 或中度（S2）以上纤维化病变。注意排除由药物、酒精和其他因素所致的 ALT 升高，也应排除因应用降酶药物后 ALT 暂时性正常。

抗病毒治疗疗效判断标准为①完全应答：HBV DNA 阴转，ALT 正常，HBeAg 血清学转换；②无应答：HBV DNA、ALT、HBeAg 均无应答；③部分应答：介于完全应答和无应答之间。

1. 药物治疗
目前已批准普通干扰素 -α（IFN-α）、聚乙二醇化干扰素 -α（PegIFN-α）、核苷（酸）类似物，如拉米夫定（LAM）、阿德福韦酯（ADV）、恩替卡韦（ETV）、替比夫定（LdT）和替诺福韦（TDF）等药物用于治疗成人慢性 HBV 感染者。普通 IFN-α 和 LAM 被批准用于治疗儿童慢性 HBV 感染者。

（1）干扰素：疗程相对固定，HBeAg 血清学转换率较高，疗效相对持久，较少耐药变异问题，但需要注射给药，不良反应明显，不适于肝功能失代偿者。

干扰素具有抗病毒和免疫调节的双重作用。普通 IFN-α 的应用已有 20 多年，停药后疗效持久，但治疗效果明显低于 PegIFN-α。普通干扰素 -α 治疗后复发的患者，再用普通干扰素 -α 治疗仍可获得疗效，也可换用其他普通干扰素 a 亚型、聚乙二醇干扰素 α-2a 或核苷（酸）类似物治疗。

1）干扰素治疗疗效较好的预测因素：①治疗前高 ALT 水平；② HBV DNA $<2\times 10^8$ 拷贝 /mL；③女性；④病程短；⑤非母婴传播；⑥肝脏纤维化程度轻；⑦对治疗的依从性好；⑧无 HCV、HDV 或 HIV 合并感染者。其中治疗前 HBV DNA、ALT 水平及患者的性别是预测疗效的主要因素。治疗 12 周时的早期病毒学应答对预测疗效也很重要。

2）不良反应：①流感样症候群；②一过性骨髓抑制：如中性粒细胞绝对计数 $\leq 1.0\times 10^9/L$，血

小板 $<50\times10^9$/L，应降低干扰素 α 剂量；1～2 周后复查，如恢复，则逐渐增加至原量。如中性粒细胞绝对计数 $\leq0.75\times10^9$/L，血小板 $<30\times10^9$/L，则应停药。对中性粒细胞明显降低者，可试用粒细胞集落刺激因子（G-CSF）或粒细胞巨噬细胞集落刺激因子（GM-CSF）治疗；③精神异常：可表现为抑郁、妄想症、重度焦虑等精神病症状，症状严重者，应及时停用干扰素 α；④干扰素可诱导产生自身抗体和自身免疫病，严重者应停药；⑤其他少见的不良反应：包括肾脏损害（间质性肾炎、肾病综合征和急性肾衰竭等）、心血管并发症（心律失常、缺血性心脏病和心肌病等）、视网膜病变、听力下降和间质性肺炎等，发生上述反应时，应停止干扰素治疗。

3）禁忌证：①绝对禁忌证包括：妊娠、精神病史（如严重抑郁症）、未能控制的癫痫、未戒断的酗酒/吸毒者、未经控制的自身免疫病、失代偿期肝硬化、有症状的心脏病、治疗前中性粒细胞计数 $<1.0\times10^9$/L 和治疗前血小板计数 $<50\times10^9$/L；②相对禁忌证包括：甲状腺疾病、视网膜病、银屑病、既往抑郁症史、未控制的糖尿病、未控制的高血压、总胆红素 $>51\mu$mol/L，特别是以间接胆红素为主者。

（2）核苷（酸）类似物：核苷（酸）类似物口服给药抑制病毒作用强，不良反应少而轻微，可用于肝功能失代偿者，但疗程长，HBeAg 血清学转换率低，疗效不持久，长期应用可能产生耐药变异，停药后可出现病情恶化。

1）拉米夫定（LAM）：为 L- 核苷酸类药物，可有效抑制 HBV 复制。其安全性和耐受性较好，不良反应少，但易发生 YMDD 变异。

2）阿德福韦酯（ADV）：5'- 单磷酸脱氧阿糖腺苷的无环类似物，可用于需长期用药或已发生拉米夫定耐药者。在较大剂量时有一定肾毒性，主要表现为血清肌酐的升高和血磷的下降，患者应定期监测血清肌酐和血磷。

3）恩替卡韦（ETV）：环戊酰鸟苷类似物，疗效优于拉米夫定。对初治患者治疗 1 年时的耐药发生率为 0，但对已发生 YMDD 变异患者治疗 1 年时的耐药发生率为 5.8%。

4）替比夫定（LdT）：L- 核苷类似物，具有特异高度抗 HBV 活性，但应用其治疗后血清磷酸肌酸激酶明显高于拉米夫定和阿德福韦酯。此外，LdT 与 PegIFN 联合应用可导致周围性神经病变，临床医师需提高警惕，禁止两者联用。LdT 耐药率低于拉米夫定，却高于阿德福韦酯及恩替卡韦。

5）替诺福韦（TDF）：非环状腺嘌呤核苷酸类似物，化学结果类似阿德福韦，但抗病毒活性比阿德福韦快且强。Ⅲ期临床试验表明，TDF 治疗 48 周时 HBeAg 阳性 CHB 患者中 HBV DNA 转阴（<400 拷贝 /ml）率为 76%、HBeAg 血清学转换率为 21%、ALT 复常率为 68%。在 HBeAg 阴性 CHB 患者中 HBV DNA 转阴（<400 拷贝 /ml）率为 93%、ALT 复常率为 76%。TDF 治疗 5 年的组织学改善率为 87%，纤维化逆转率为 51%；在治疗前被诊断为肝硬化的患者中（Ishak 评分为 5 或 6），经 5 年治疗后，74% 患者的 Ishak 评分下降至少 1 分。经过 8 年 TDF 治疗，HBeAg 阳性患者的 HBV DNA 转阴（<400 拷贝 /ml）率为 98%，HBeAg 血清学转换率为 31%，HBsAg 消失率为 13%。HBeAg 阴性患者的 HBV DNA 转阴（<400 拷贝 /ml）率为 99.6%。未检测到 TDF 相关耐药。在长期治疗过程中，2.2% 的患者发生血肌酐升高 ≥0.5mg/dl，1% 的患者发生肌酐清除率低于 50ml/分钟，长期用药的患者应警惕肾功能不全和低磷性骨病的发生。TDF 治疗各种核苷（酸）类似物经治患者 48 周至 168 周的研究结果显示，TDF 均表现出较高的病毒学应答，且耐受性良好，我国 2015 年版指南推荐其为一线药物之一。

目前，国内外指南均建议，初治应尽可能选择抗病毒作用强、耐药发生率低的药物。最新文献显示，对 HBeAg 阳性初治患者经 48～52 周核苷（酸）类似物治疗达到血清 HBV DNA 不可测的比例分别为：LAM 40%～44%，ADV 21%，ETV 67%，LdT 60%，TDF 76%；对 HBeAg 阴性患者为：LAM 60%～73%，ADV 51%，ETV 90%，LdT 88%，TDF 93%。

2. 疗效及不良反应的监测

（1）疗效监测

1）HBV DNA：HBV DNA 是治疗过程中的一项重要监测指标。一般开始治疗后最好每月检测一次，以判定药物疗效及是否存在原发无应答，3 个月后可每 3～6 个月检测 1 次。

2）HBsAg 清除 /HBeAg 转换：HBsAg 清除 /HBeAg 转换是目前可用以判断何时停药的替代指标。国内外最新研究显示不同核苷酸类似物治疗 1 年的 HBeAg 血清学转换率分别为：LAM 16%~21%，ADV 12%~18%，ETV 21%，LdT 22%，TDF 21%。进一步延长治疗后，累积 HBeAg 血清学转换率均有所提高：LAM、ADV 治疗 5 年后分别为 50%、48%，TDF、ETV 治疗 3 年后分别为 26% 及 39%，而 LdT 治疗 2 年后为 30%。

3）ALT：反映肝损伤的敏感指标，也是评估肝脏炎症活动度的一项重要生化指标，我国指南建议：治疗开始后每月 1 次，连续 3 次，后随病情改善可每 3 个月检测 1 次。

（2）不良反应

1）肾损伤：欧洲指南推荐，开始应用 TDF 的第一年每 4 周监测 1 次肾功能，以后每 3 个月监测 1 次；ADV 则常规每 3 个月监测 1 次肾功能，必要时行药物剂量调整；而 ETV 则无需常规肾功能监测。

2）骨密度降低：在高年龄的 CHB 患者中，应警惕骨密度降低引发的并发症，如骨质疏松、骨折等，必要时予以监测。

3）其他少见不良反应：包括肌肉骨骼系统损害、乳酸性酸中毒和低磷血症等。

3. 耐药的处理　耐药是 CHB 长期管理过程中最棘手的问题。耐药不仅可抵消抗病毒治疗的长期获益，而且致使疾病进展风险增大；耐药患者的再治疗较初治时更为困难，多重耐药发生风险高。耐药更增加直接医疗成本、患者经济和心理负担等。

治疗过程中定期行 HBV DNA 检测，当 HBV DNA 出现病毒学突破时，首先须排除非 HBV 因素（如依从性差、药代动力学改变等），再考虑因耐药导致治疗失败。对于原发性抗病毒治疗失败（无应答）或继发性治疗失败（病毒学突破）者，均应当行 HBV 耐药基因型检测以确认耐药以指导挽救治疗。国内外指南均建议，初治患者尽可能选择抗病毒作用强、耐药发生率低的药物；避免单药序贯治疗。

一旦发生耐药，建议尽早加用无交叉耐药的另一种核苷（酸）类似物进行联合治疗。LAM/LdT 耐药并出现 L180M±M204V/I 突变基因时，可减

弱 ETV 和 LdT 后续治疗的敏感性，而 ADV 和 TDF 对病毒仍有活性；ADV 耐药且出现 N236T 突变时，TDF 敏感性减弱，而 ETV、LAM、LdT 治疗仍敏感；ADV 耐药伴 A181T/V±N236T 突变时，LAM、LdT、TDF 均与其出现交叉耐药，仅 ETV 后续治疗有效；ETV 耐药时，LAM、LdT 后续治疗敏感性减弱，而 ADV、TDF 治疗对病毒仍然具有活性。

4. 停药时机　各指南更新的总体趋势一致，均建议巩固治疗时间延长。我国 2010 年指南对 HBeAg 阳性和 HBeAg 阴性 CHB 患者建议，总疗程分别"至少已达 2 年"和"至少已达 2 年半"方可考虑停药，并基于降低复发的考虑，建议延长疗程。

5. 停药后复发再治疗　即使经过巩固治疗并严格按照标准停药，CHB 患者停药后仍有复发风险，因此各指南建议的治疗时间趋于延长。复发再治疗的临床试验数据至今仍然较少。因此，对于达到标准停药后复发者、或未达到标准停药复发但并无耐药相关变异者，采用原方案重新治疗可能有效；而对于未达到停药标准即停药、且出现耐药相关变异者，则需采取联合治疗。

三、丙型肝炎

丙型肝炎的诊断主要依靠病原学检查：

1. 抗 -HCV IgM 和抗 -HCV IgG　HCV 抗体不是保护性抗体，是 HCV 感染的标志。抗 -HCV IgM 在发病后即可检测到，一般持续 1~3 个月，抗 -HCV IgM 阳性提示现症感染。抗 -HCV IgG 阳性提示现症感染或既往感染。

2. HCV RNA　HCV RNA 阳性是 HCV 感染和复制的直接标志。HCV RNA 定量方法包括 bDNA 探针技术、竞争 PCR 法、荧光定量法等，定量测定有助于了解病毒复制程度、抗病毒治疗的选择和疗效评估。

3. HCV 基因分型　HCV RNA 阳性的患者才可以检测基因分型，常用 Simmonds 等 1~6 型分型法。HCV RNA 基因分型结果有助于判定治疗的难易程度及制定抗病毒治疗的个体化方案。

4. 肝穿刺　组织肝穿刺组织中可检测 HCV 抗原及 HCV RNA。

丙肝的治疗目标主要是清除 HCV，获得治

愈，清除或减轻 HCV 相关肝损害，阻止进展为肝硬化、失代偿期肝硬化、肝衰竭或肝癌。自 1989 年发现 HCV 至今，丙肝的治疗经历了几个阶段，即标准干扰素（IFN）、IFN 联合利巴韦林（RBV）、聚乙二醇干扰素（Peg-IFN）联合 RBV（PR）、直接抗病毒药物（direct acting antiviral agent，DAA）。随着 DAA 在中国的先后上市，丙肝的治疗已由 DAA 逐步取代了原来的 PR 治疗。

在以干扰素和利巴韦林为基础的治疗方案中通常遵循"应答指导的治疗原则"（response-guide therapy，RGT）。所谓 RGT 是指在慢性丙型肝炎抗病毒治疗过程中，其疗程是根据患者治疗中的病毒学应答情况来确定，对于能够快速清除血液中病毒的患者，疗程可以缩短；对于病毒学应答出现较慢的患者，治疗中则应采用标准疗程或延长疗程。

慢性丙型肝炎抗病毒治疗中常见的应答类型及定义如表 17-4-2 所示。

近年来研发的 DAA 药物包括 HCV NS3/4A 蛋白酶抑制剂、NS5A 和 NS5B 聚合酶抑制剂等。NS3/4A 蛋白酶抑制剂包括：Simeprevir（SMV）、Asunaprevir（ASV）、Partaprevir（PTV）、Voxilaprevir（VOX）等；NS5A 抑制剂包括 Ledipasvir（LDV）、Elbasvir（EBR）、Pibrentasvir（PIB）、Daclatasvir（DCV）、Ombitasvir（OBV）、Velpatasvir（VEL）等。NS5B 聚合酶抑制剂包括：Sofosbuvir（SOF）和 Dasabuvir（DSV）。不同 HCV 基因型患者，采用 DAA 治疗的方案及疗程不尽相同，如 LDV/SOF（GT1/4/5/6）、OBV/PTV/ritonavir＋DSV＋RBV（GT1）、DCV/ASV（GT1b）、EBR/GRZ（GT1/4）、SOF/VEL、SOF＋DCV 和 GLE/PIB 用于泛基因型、SOF/VEL/VOX 可用于以上 DAA 治疗失败者等。DAA 可用于失代偿期肝硬化患者的治疗。应用 DAA 应注意与其他药物同时使用所产生的药物相互影响。

DAA 的使用也会产生耐药，目前已知的与 DAA 耐药相关突变位点主要有：① NS3/4A 相关靶点，包括 $V36M$、$T54A$、$Q80K$、$R155K$、$A156T$ 和 $D168V$；② NS5A 相关靶点，包括 $M28T$、$Q30E/H/R$、$L31M$、$H58D$ 和 $Y93H/N$；③ NS5B 相关靶点，包括 $S282T$、$C316N/H/F$、$M414T$、$P495L/S$ 和 $S55G$ 等。这些耐药突变通常在抗病毒治疗压力下产生，但也可在初治患者中存在，对抗病毒疗效有影响。

目前关于 DAA 在中国治疗丙型肝炎的研究数据尚不充分，相信随着 DAA 在中国的逐步上市及应用，会有更多的关于 DAA 在中国丙肝人群中的疗效和安全性数据展现。关于丙型肝炎的预防目前尚无有效疫苗。主要的预防措施包括献血员的筛查，预防母婴传播，性接触传播及经皮肤和黏膜传播。

四、戊型肝炎

过去，戊肝的诊断仅依赖于抗体检测，由于戊肝和一些其他影响肝脏的疾病存在临床指征的重叠，常带来误诊。如自身免疫性肝炎和戊肝一

表 17-4-2　丙型肝炎抗病毒治疗的应答类型及定义

类型	定义
快速病毒学应答（rapid virological response，RVR）	治疗 4 周后，采用敏感实时定量 PCR 检测血清 HCV RNA 为阴性（＜50IU/ml）
早期病毒学应答（early virological response，EVR）	治疗 4 周后，可以检测出 HCV RNA，但 12 周后检测为阴性
延迟病毒学应答（delayed virological response，DVR）	治疗 12 周后，HCV RNA 检测为阳性，但下降大于 2 倍 log 值，在 24 周后检测为阴性
无应答（null response，NR）	治疗 12 周后，HCV RNA 下降始终小于 2 倍 log 值
部分无应答（partial nonresponse，PR）	治疗 12 周后，HCV RNA 下降大于 2 倍 log 值，但治疗 12 周后和 24 周后检测均为阳性
治疗中反弹（breakthrough，BT）	在治疗过程中血清 HCV RNA 复阳
复发（relapse）	停药后，血清 HCV RNA 复阳
持续病毒学应答（sustained virological response，SVR）	停药后 24 周，HCV RNA 检测为阴性

样，均多发于老年患者，且自免肝患者血液中常出现非特异性的抗 HEV 抗体。

HEV RNA 是确认急性戊肝和慢性戊肝感染最好的标志物，但持续时间较短：在症状出现约 3 周后，血清中的 HEV RNA 水平就逐渐下降以致检测不到，粪便中的 HEV RNA 还会再持续阳性 1~2 周，因此，取样的时间会影响 HEV RNA 检出率。

抗 HEV IgM 阳性提示急性感染，但由于它存在时间较长，即使不考虑假阳性的情况，也会对那些 RNA 已经转阴、但抗体仍然阳性的患者带来困扰。抗 HEV IgG 略晚于 IgM 出现，可持续数年，是既往感染的指标。抗 HEV IgG 可提供保护性，但确切的可发挥保护性作用的 IgG 滴度尚不清楚。少数戊型肝炎患者始终不产生抗 HEV IgM 和 IgG 抗体，两者均阴性时可以通过 HEV RNA 核酸检测鉴别。

急性戊肝一般采用对症治疗。为了避免 HEV 感染的慢性化，免疫抑制患者可适当降低所使用的免疫抑制剂的剂量或改变药物种类（他克莫司因为对 T 细胞的免疫抑制最强，最容易导致 HEV 的慢性化）。如果出现慢性化，可以采用利巴韦林单药治疗 3 个月；如果病毒发生反弹，可以将利巴韦林治疗时间延长到 6 个月；如果仍然失败，对肝移植患者可以采用聚乙二醇干扰素治疗 3 个月，对其他器官移植患者，尚无更好的治疗措施。

一些针对 HEV 的直接抗病毒药物正在研发中。除了已经应用于临床的聚乙二醇干扰素和利巴韦林外，用于治疗 HCV 感染的索磷布韦是唯一一个进入临床试验的 HEV 药物，但是已报道的结果并不好。Silvestrol 是米仔兰属植物中提纯的天然产物，在细胞实验和人源化小鼠感染实验中均可以降低 HEV 病毒滴度，可能是下一个有可能进入临床试验的候选药物。

第五节　未来研究方向与展望

一、甲型肝炎

自 20 世纪 90 年代开始在全球推广甲肝疫苗并有效地控制了 HAV 感染后，学术界对 HAV 的研究热情逐年消退。然而，近几年，随着一些关于 HAV 的基础研究取得的进展，这种情况有所改变：HAV 对天然免疫的抑制机制也是现在的研究热点，通过蛋白酶解 MAVS 和 TRIF，HAV 抑制干扰素产生通路，然而，HAV 为什么没有发生慢性化？在适应性免疫方面，目前发现 CD4$^+$T 细胞而非 CD8$^+$T 细胞主要控制 HAV 的感染。在蝙蝠和其他小型哺乳动物中发现了和 HAV 较为同源的病毒，为 HAV 的进化起源研究提供了新的线索。在小动物模型方面，敲除干扰素受体（IFNAR1）的小鼠（$Ifnar1^{-/-}$）对 HAV 易感，可用于研究病毒与免疫系统的互相作用，阐明免疫系统介导的肝损伤机制。

二、乙型肝炎

虽然每年仅约 1% 的慢性感染个体能产生有效的免疫反应来控制慢性乙型肝炎感染，但急性和慢性乙型肝炎患者病毒清除证明 HBV 感染的免疫控制是有可能的。然而，慢性感染或急性肝炎的临床治愈并不意味着病毒完全根除，少量 cccDNA 阳性肝细胞可以在这些个体中持续存在，并可能是免疫抑制过程中病毒重新激活的原因。因此，如果我们要制定从受感染细胞中消除或控制其表达的治疗方案，就迫切需要提高我们对 HBV 复制周期及 cccDNA 生物发生和同源状态的认识。

目前 HBV 感染的动物模型并非最佳，尤其是在研究 HBV 治愈方面。黑猩猩易感，但价格昂贵，作为动物实验模型受很大限制。HBV 转基因小鼠可作为一个整体模型对 HBV 进行研究。尽管存在免疫缺陷的人源化小鼠模型，用以研究 HBV 感染和体内传播，以及评价抗病毒化合物在 HBV 感染的原代人肝细胞中的功效，但对 HBV 感染敏感的能产生免疫反应的小鼠模型才开始出现。人源化小鼠模型也将有助于研究药物对非分裂肝细胞和分裂肝细胞中 cccDNA 维持和丢失的长期影响。进一步开发双人源化小鼠模型（肝脏和免疫系统）将对免疫介导的清除进行深入研究。

树鼩是目前 HBV 研究可用的动物模型。然而，由于缺乏基于树鼩的用于深度病毒学和免疫学分析的试剂组合，该模型的研究受到严重限制。HBV 使用 NTCP 作为其受体的发现提高了通过用重组腺病毒载体感染后在猕猴肝细胞上表达人 NTCP 来创建 HBV 感染猕猴模型的可能性，可以使 HBV 感染持续至少 6 周。如果得到改进，该模型不仅有可能更好地理解 HBV 感染的免疫生物学和发病机制，并可测试治愈慢性 HBV 感染的免疫调节方法，研究 HBV 靶向药物的治疗潜力，包括靶向 cccDNA 的药物。

许多药物正在进行临床前评估，旨在研发针对 HBV 靶点药物（图 17-5-1），包括干扰病毒进入的药物、靶向 cccDNA 或病毒核糖核酸的药物或其他方法、新型聚合酶或核糖核酸酶 H 抑制剂、核心蛋白变构调节剂和衣壳组装调节剂、干扰 HBx 功能的药物、靶向病毒和 HBsAg 出口的药物或影响病毒蛋白质组的分子。有一些化合物可显著降低 HBV 病毒载量或 HBsAg，或两者都有显著降低，并促进 HBsAb 的产生，但迄今为止仍没有一种化合物能够治愈 HBV 感染。这些方法都不是直接针对 HBV cccDNA 库，但是将这些方法结合起来进行评估，以确定它们在 cccDNA 清除动力学中的有效性或改善抗病毒免疫应答恢复的能力将是很重要的。

（一）在不杀死被感染细胞的情况下治愈 HBV 感染

消除 cccDNA 将是治愈慢性 HBV 感染最直接和有效的策略。直接靶向 cccDNA 的方法（如

CRISPR/Cas9 或其他基因编辑方法）在实验室研究中已显示出良好的结果，但包括肝细胞递送、非靶向效应以及它们也切割染色体整合的 *HBV* 基因从而引发染色体重组的不可预测等问题需要仔细考虑。由于这些潜在的危险和困难，必须进一步探索针对病毒或宿主蛋白质的方法，这些蛋白质对 cccDNA 的形成、稳定性和表达（如 HBx）至关重要。对 cccDNA 产生、维持和周转的生化、细胞和生理基础的研究势在必行，因为消除 cccDNA 是唯一有可能最终安全、持久地治愈 HBV 感染的策略。

由于在急性或慢性感染的自发或治疗诱导的缓解过程中未涉及 cccDNA 清除，因此在药理学上未完全根除 cccDNA。在大部分的 cccDNA 被消除后，剩余的 cccDNA 池的转录沉默或者抗体介导的预防病毒从剩余的受感染细胞中的传播也是必要的。cccDNA 表达的转录控制可以通过靶向 HBx 蛋白来实现，这对于 cccDNA 的表达或稳定性至关重要。因此，必须更深入地了解 HBx、HBc 和其他病毒蛋白在控制 cccDNA 转录和表达中的作用。最近发现，HBx 通过劫持含有细胞 DDB1 的 E3 泛素连接酶以靶向降解 Smc5/6 复合体来促进 cccDNA 转录。因此，针对 HBx-DDB1 结合相互作用的治疗方法也值得研究。

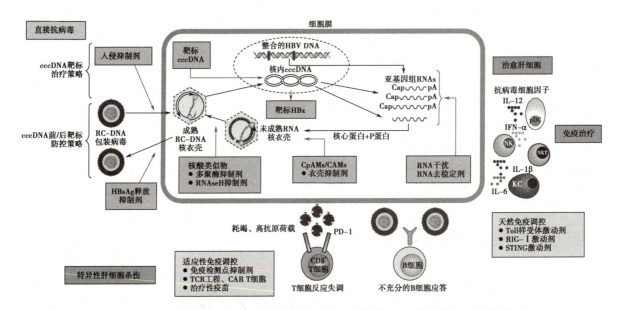

图 17-5-1 当前和未来治疗和治愈慢性乙型肝炎所需的 HBV 病毒学和免疫学靶标

CpAMs/CAMs：核心蛋白变构调节剂 / 衣壳组装调节剂；CAR：嵌合抗原受体；cccDNA：共价闭合的环状脱氧核糖核酸；IL：白细胞介素；IFN-α：干扰素 -α；KC：库普弗细胞；NK：自然杀伤细胞；NKT：自然杀伤 T 细胞；pDC：浆细胞样树突状细胞；RC DNA：松弛的环状脱氧核糖核酸

（二）诱导免疫应答以安全消除 HBV 感染细胞

固有免疫应答和适应性免疫应答的相互作用对病毒清除至关重要，免疫应答的失败可能导致肝脏疾病。CD8+T 细胞是消除病毒的主要效应细胞，通过细胞溶解和非细胞溶解效应发挥功能。然而，保护性免疫需要足够的 CD4+T 细胞活性和中和抗 HBV 包膜抗体的产生。研究者已做出重大努力，将急性感染 HBV 清除的有效免疫应答与慢性乙肝患者观察到的免疫应答失调进行比较。这些知识已带来了第一代免疫疗法，第二代治疗性疫苗的开发也进入了 I 期和 II 期临床试验。

1. 慢性 HBV 感染的免疫治疗关键点　注射靶向 Toll 样受体或 RIG-I 的配体可抑制 HBV 小鼠模型中的病毒复制。这一观察结果导致了针对 TLR-7、TLR-8 和 RIG-I 的药物开发，以用于治疗慢性 HBV 感染患者。大量实验表明阻断抑制受体可以增强 HBV 特异性 T 细胞在体外和体内的扩增和功能。这推动了 PD-1/PD-L1 抗体在慢性 HBV 感染患者的 I 期临床试验。此外，IL-12 似乎对恢复慢性感染中的 T 细胞扩增和功能至关重要。因此 IL-12 和诱导它的佐剂被纳入新一代慢性 HBV 治疗性疫苗。

2. HBV 介导的 T 细胞耗竭和恢复机制　HBV 持久性与 CD8+T 细胞耗竭（在较小程度上）导致的病毒逃逸有关。持续暴露于高抗原负荷和肝细胞抗原呈递在 CD8+T 细胞耗竭中起关键作用。抑制性受体（主要是 PD-1）的表达、氨基酸（如精氨酸和色氨酸）的耗竭和线粒体的改变导致了 CD8+T 细胞功能障碍。此外，CD4+T 细胞辅助活性、免疫抑制细胞因子、调节性 T（Treg）细胞、粒细胞髓源性抑制细胞和自然杀伤细胞的缺乏也与 CD8+T 细胞衰竭有关。然而，这些不同机制对 T 细胞衰竭的相对贡献还没有很好的描述，应该积极研究。此外，耗竭 CD8+T 细胞功能性修复是否可能，如果可能，HBV 控制需要多少程度的 T 细胞修复，还没有完全了解。了解这些内容将可以完善我们恢复 T 细胞功能和改善免疫疗法的目标。另外，需要更好地理解抑制受体（如 PD-1、CTLA-4、Tim-3）在疾病不同阶段的相对贡献，以确定最有可能受益于检查点阻断疗法的患者群体。

3. 应重视疾病自然史中的 B 细胞　抗 HBV 抗体被用作解决 HBV 感染的生物标志物，但 B 细胞和抗体对慢性 HBV 感染的自然史和解决方案的影响，或对慢性 HBV 感染的血清转换的影响尚未得到充分研究。B 细胞可以产生免疫抑制性细胞因子 IL-10，但它们的耗竭也可以导致已痊愈的患者和慢性乙型肝炎患者的临床再激活。因此，需要解决与 B 细胞生物学、特异性抗体产生和中和能力相关的基本问题，以便将 B 细胞更有效地纳入新的免疫治疗方法。

4. 准确测量感染肝细胞的频率　慢性 HBV 感染免疫疗法的主要安全性问题是引发暴发性肝炎。因此，了解受感染肝细胞的实际数量、表达病毒抗原的肝细胞数量以及在个体患者中可被破坏而不会导致肝功能受损的肝细胞数量非常重要。在短期内，需要更好的方法来定量活组织检查或血清生物标志物中的感染肝细胞和整合肝细胞。利用医学成像仪器显示受感染肝脏的体内诊断将是一个理想的长期目标。

5. 临床试验中免疫监测技术的标准化　临床试验期间免疫监测技术的标准化是一项巨大但必需的任务。为了提高不同位点之间免疫监测的一致性，我们建议开发集中管理和广泛可用的 HBV 肽库和四聚体。与此相结合的是 ELISPOT 和流式细胞术染色的有效方案。这种方法将有助于促进持续的 T 细胞监测。

6. 免疫疗法的未来　目前在第一阶段试验中测试的检查点抑制剂恢复 HBV 特异性 CD8+T 细胞功能的潜力为 HBV 免疫疗法提供了一个有希望的前景。然而，在未来的试验中，还需要解决一些重要的问题，如 CD8+T 细胞的修复程度、抗 PD-1 抗体的剂量、根据生物标志物或疾病阶段选择可能有反应的患者，以及修复后的 CD8+T 细胞造成组织损伤的不良反应风险。对于针对固有免疫的治疗，用模式识别受体激动剂将抗病毒功效与炎症分开可以提高它们的治疗指数。除了完善免疫疗法，推进抗病毒免疫细胞工程的策略也有希望。T 细胞受体和嵌合抗原受体基因疗法规避了修复的需要。然而，是否需要长期植入针对 HBV 的基因工程 T 细胞，以控制从逃避清除的受感染细胞中传播病毒的可能性，还有待解决。这些都是在联合治疗的背景下，应考虑和研究的免疫治疗策略。基于互补作用机制合理配合使用抗病毒和免疫治疗药物，有望确保有效的抗病毒作用，消除感染肝细胞，提高 HBV 感染治愈率。

7. 促进 HBV 感染治愈的综合临床研究 应建立一个已经获得恢复的 HBV 感染患者血清样本库，包括 HBsAg 清除患者和免疫控制（HBsAb）患者，并在缓解前提供适当的匹配对照，供全球研究人员使用。研究者还迫切需要类似于艾滋病毒领域的 HBV 相关材料的集中储存库，使 HBV 研究人员能够方便地在全球范围内获取。

三、丙型肝炎

HCV 的研究一直是伴随着 HCV 体外培养系统而进展的。1999 年，Lohmann 等首次用 Huh-7 细胞系和 1 例慢性丙型肝炎患者（来自德国，基因 1b 型）体内 HCV cDNA 共有序列 Con1 的克隆，建立了选择性双顺反子亚基因组 HCV 复制子模型，这一亚基因组 HCV 复制子的建立显示 HCV 中结构蛋白对 HCV 的复制不是必须的。随后，HCV 亚基因组复制子系统在运用中不断得到改进，有学者发现在电转 Con1 亚基因组复制子 HCV RNA 入 Huh-7 细胞后，通过 G418 筛选后，HCV RNA 上会出现一些适应性突变，能够帮助 HCV RNA 高效复制；我国学者钟劲通过干扰素处理 G418 筛选后的含有 HCV 复制子的细胞，去除其中的 HCV RNA 而达到"治愈"后，发现再次转染复制子 HCV RNA 到这些"治愈"的细胞中能够有更高的 HCV RNA 复制效率，通过这种方法筛选建立 HCV RNA 复制容受性更高的细胞系——Huh-7.5.1，能够更好地支持 JFH-1 HCV RNA 复制，并能产生更高滴度的病毒颗粒。感染性 HCV 细胞培养模型（HCVcc）的建立为研究 HCV 的生命周期、抗 HCV 药物的筛选等提供了良好的平台，极大地促进了 HCV 领域的研究进展，自此基于 JFH-1 克隆和 Huh-7.5.1 细胞系的 HCV 体外感染性细胞模型也得到世界范围内的

认可和推广，为丙型肝炎抗病毒药物的筛选提供了极为有效的平台，也极大地促进了 DAA 的发现和临床应用。

DAA 抗病毒治疗方案的疗效相较 PR 方案已经极大改善，今后 DAA 方案肯定会向着泛基因型、短周期、无需基线耐药突变检测的方向发展，并可惠及进展期肝病、合并 HIV 或 HBV 感染、肾损害、儿童或老年人患者、肝移植后复发等多个特殊人群，使更多的患者受益。

治疗性肝炎疫苗的发展是日益活跃的领域。一系列临床前和临床研究的结果提示在 HCV 感染中以 T 细胞为基础的疫苗能够影响 HCV 感染。这种疫苗应该表达多种病毒抗原，而不是像大多数候选疫苗只表达一种或两种抗原蛋白。

四、戊型肝炎

HEV 研究领域也有一些一直没有解决的疑问。比如，HEV 基因 1 型和 2 型的病毒与基因 3 型和 4 型相比，无论是基因组结构、核酸序列、免疫原性都非常相似，但在宿主范围、急性肝炎的严重程度和慢性化方面为何相差如此悬殊？孕妇感染基因 1 型和 2 型 HEV 的死亡率很高的原因是什么？HEV ORF1 的高度可变区可以被宿主基因序列替代，这种序列置换的生理意义何在？HEV 的 ORF1 编码蛋白是否需要被蛋白酶解？它是像其他正链 RNA 病毒蛋白那样酶解成为多个小的功能蛋白，还是以一个大的多聚蛋白发挥功能？

HEV 和 HAV 有一些共性的问题尚无答案：在血液和消化道存在着不同形式的病毒颗粒（有胞膜包被的和裸露的），它们在 HAV/HEV 传播中的作用有什么不同？经污染的食物或水源进入消化道后，病毒如何跨越肠道上皮细胞最终抵达肝脏？在消化道中它们是否能够复制？

（谢 青）

参 考 文 献

[1] Simmonds P，Bukh J，Combet C，et al. Consensus proposals for a unified system of nomenclature of hepatitis C virus genotypes. Hepatology，2005，42（4）：962-973.

[2] Moradpour D，Penin F，Rice C M. Replication of hepatitis C virus. Nat Rev Microbiol，2007，5（6）：453-463.

[3] 中华医学会肝病学分会，中华医学会感染病学分会.

慢性乙型肝炎防治指南(2015年更新版). 肝脏, 2015, 20: 715-732.

[4] Lanini S, Pisapia R, Capobianchi M R, et al. Global epidemiology of viral hepatitis and national needs for complete control. Expert Rev Anti Infect Ther, 2018, 16(8): 625-639.

[5] Sorbo M C, Cento V, Di Maio V C, et al. Hepatitis C virus drug resistance associated substitutions and their clinical relevance: Update 2018.Drug Resist Updat, 2018, 37: 17-39.

[6] Shin E C, SH J. Natural History, Clinical Manifestations, and Pathogenesis of Hepatitis A. Cold Spring Harb Perspect Med, 2018, 8(9): pii: a031708.

[7] Vermehren J, Park J S, Jacobson I M, et al. Challenges and perspectives of direct antivirals for the treatment of hepatitis C virus infection. J Hepatol, 2018, 69(5): 1178-1187.

[8] Liu S, Zhou B, Valdes J D, et al. Serum Hepatitis B Virus RNA: A New Potential Biomarker for Chronic Hepatitis B Virus Infection. Hepatology, 2019, 69(4): 1816-1827.

[9] Revill P A, Chisari F V, Block J M, et al. A global scientific strategy to cure hepatitis B. Lancet Gastroenterol Hepatol, 2019, 4(7): 545-558.

[10] Lemon S M, Walker C M. Hepatitis A Virus and Hepatitis E Virus: Emerging and Re-Emerging Enterically Transmitted Hepatitis Viruses. Cold Spring Harb Perspect Med, 2019, 9(6): pii: a031823.

[11] Ju X, Ding Q. Hepatitis E virus assembly and release. Viruses, 2019, 11(6): pii: E539.

[12] Bailey J R, Barnes E, Cox A L. Approaches, Progress, and Challenges to Hepatitis C Vaccine Development. Gastroenterology, 2019, 156(2): 418-430.

[13] Baumert T F, Berg T, Lim J K, et al. Status of Direct-Acting Antiviral Therapy for Hepatitis C Virus Infection and Remaining Challenges. Gastroenterology, 2019, 156(2): 431-445.

[14] Singal A G, Lim J K, Kanwal F. AGA Clinical Practice Update on Interaction Between Oral Direct-Acting Antivirals for Chronic Hepatitis C Infection and Hepatocellular Carcinoma: Expert Review. Gastroenterology, 2019, 156(8): 2149-2157.

第十八章 慢性阻塞性肺疾病

第一节 概　述

慢性阻塞性肺疾病（chronic obstructive pulmonary disease，COPD），简称慢阻肺，这一名词用于临床已有 50 多年，其命名和概念有较大的演变过程，曾出现过一些分歧。今天关于慢阻肺的名称和概念已被大家所接受，但对慢阻肺的一些内涵仍然存在不同的看法。回顾慢阻肺的认识研究史，对于我们今后更好地开展慢阻肺的基础研究和防治工作很有必要。

一、慢阻肺的名称和定义

六十年代以前没有慢阻肺的名称和概念，将这一疾病称为慢性气管炎和肺气肿。1962 年美国胸科学会（ATS）发表了慢性支气管炎、肺气肿和支气管哮喘的定义及分类，慢性支气管炎的定义是指咳嗽、咳痰症状，每年至少 3 个月，连续 2 年，并排除其他原因所致的慢性咳嗽者。肺气肿的定义是指终末细支气管远端气腔扩大及肺泡壁破坏者。这两个疾病的定义沿用至今，前者是以临床诊断为主，后者是以病理诊断为主。在临床上慢性支气管炎和肺气肿常常合并存在，难以区分，他们都有气流阻塞的特征。

1963 年 William 首次提出"慢性阻塞性肺疾病"的病名，将临床上以慢性呼吸困难为主要症状，有持续阻塞性肺功能障碍的一组慢性肺疾病称为慢性阻塞性肺疾病。1964 年英国学者 Fletcher 和美国学者 Burrows 等将在英国诊断的慢性支气管炎和美国诊断的肺气肿各 50 例，病例选择标准为男性，45～65 岁，FEV_1 在 60% 以下，进行了临床症状、胸部 X 线及肺功能等对比研究，结果显示两组病例并无显著性差异，其共同的特点均为非特异性慢性广泛气道阻塞。他们认

为此类疾病应诊断为慢性阻塞性肺疾病。

1965 年 ATS 鉴于支气管哮喘、慢性支气管炎和肺气肿在发生慢性气道阻塞后鉴别诊断颇为困难，将这三种疾病归为慢阻肺，这一病名当时在世界各国被广泛应用。以后 Burrows 等学者提出慢阻肺包括不可逆性阻塞性通气障碍的慢性支气管炎和阻塞性肺气肿，而不是以上三种疾病的总称。

1975 年 ATS 和美国胸科医师学院提出从病因学考虑慢性支气管炎的诊断，以病理学为基础来诊断肺气肿和细支气管炎，根据临床表现来诊断支气管哮喘和慢阻肺。

1987 年 ATS 提出慢性气道阻塞包括慢阻肺和支气管哮喘，认为慢阻肺包括肺气肿、末梢气道疾病和慢性支气管炎，而支气管哮喘不在慢阻肺之内。支气管哮喘也有气流阻塞，但哮喘是一种特殊的气道炎症性疾病，其气道阻塞具有可逆性。九十年代北美和欧洲相继制定了慢阻肺的诊治标准或指南，1995 年 ATS 制定的慢阻肺的诊治标准中，慢阻肺的定义为：由慢性支气管炎和肺气肿所引起的气流阻塞（airflow obstruction），其程度呈进行性的，可能伴有气道高反应性，部分是可逆的。与以往称为气道阻塞不同，该定义采用了"气流阻塞"一词。按此定义气流阻塞是慢阻肺的最重要特征，若无气流阻塞，只能诊断慢性支气管炎和肺气肿，而不能诊断为慢阻肺。欧洲呼吸学会（European Respiratory Society，ERS）的慢阻肺诊治标准中指出慢阻肺的特点是最大呼气流速的降低，肺用力排空延缓，提出了气流受限（airflow limitation）的概念。气流受限较气流阻塞更能反映慢阻肺的生理功能受损的特点。

1998 年由美国国立心肺血管研究所和世界卫生组织组织全球多国有关专家启动编写"慢性阻塞性肺疾病防治全球创议"（global initiative for chronic obstructive lung disease，GOLD），于 2001

年正式颁布，就慢阻肺的定义、发病机制、诊断和治疗进行了全面阐述。当时慢阻肺的定义是：慢阻肺是一种可以预防、可以治疗的疾病，以不完全可逆的气流受限为特点。气流受限呈进行性加重，且多与肺部对有害颗粒或气体、主要是吸烟的异常炎症反应有关。此定义强调了慢阻肺可以预防和治疗，是一种炎症性疾病，不仅是肺部疾病，还有全身效应。GOLD 问世以来对于慢阻肺的研究和防治工作起到了巨大的推动作用。

GOLD 在 2006 年、2011 年和 2017 年进行了全面修订再版。现在 GOLD 根据过去一年来全球发表的有关慢阻肺研究文献，每年都有适当的内容更新。

2019 年更新后的慢阻肺定义是：慢阻肺是一种常见的可以预防、可以治疗的疾病，其特征是存在持续的呼吸症状和气流受限，通常是由于明显暴露有害颗粒和气体，引起气道和 / 或肺泡的异常所导致。慢阻肺最常见的呼吸症状是咳嗽、咳痰和呼吸困难。

二、慢性阻塞性肺疾病的流行病学

慢阻肺是常见的慢性呼吸疾病之一。一项阻塞性肺疾病负担研究通过用问卷和肺功能检查标准化方法对全球 38 个国家 40 岁以上人群慢阻肺的发病率进行了调查，初步结果表明肺功能达到慢阻肺 2 级以上的总体比例达 10.1%，男性为 11.8%，女性为 8.5%。基于本项研究和其他大型流行病学的研究，估计 2010 年全球慢阻肺患者达 3.84 亿，发病率为 11.7%。慢阻肺在我国 10 年间患病率呈显著增加，中国慢阻肺患者几乎占据全球总数的 40%。

2007 年钟南山院士牵头进行了全国慢阻肺流行病学调查，对 7 个地区 20 245 名成年人的调查结果显示，40 岁以上人群中慢阻肺的患病率为 8.2%。

2018 年由王辰院士牵头的全国慢阻肺流行病学调查结果显示，2012—2015 年中国 20 岁及以上人群慢阻肺的患病率为 8.6%，其中 40 岁及以上为 13.7%，估计全国有 9 990 万人患慢阻肺。

全球每年约 300 万人死于慢阻肺。随着发展中国家吸烟率的升高，高收入国家老龄化加剧，预计慢阻肺的发病率在未来的 30 年内会持续上升，到 2030 年可能每年有超过 450 万人死于慢阻

肺和相关疾病。据全球疾病负担研究表明 2016 年中国慢阻肺死亡率为 64.1/10 万，死亡人数为 87.63 万，占全球慢阻肺死亡总数的 29.86%，慢阻肺已成为中国第三大死因。

慢阻肺给社会和患者带来了沉重的经济负担，在欧盟慢阻肺占呼吸系统疾病费用的 56%（386 亿欧元），在美国慢阻肺预算直接费用为 320 亿美元，间接费用为 204 亿美元。同样在我国慢阻肺也给患者和社会带来了沉重的经济负担和社会负担。

第二节　病　因

慢阻肺发病与吸烟等有害气体暴露、机体遗传易感因素、肺部微生态失调（dysbiosis）、个体早期肺部发育不良等因素有关。慢阻肺的发病具有高度异质性，不同慢阻肺患者的发病机制不完全相同，且存在多种危险因素共同存在于同一个体的情况。

一、吸烟等有害物质暴露

吸烟者释放的烟雾、空气污染、室外除草剂及杀虫剂、生物燃烧物往往含有大量活性氧（reactive oxygen species，ROS）和其他氧化剂，引起呼吸道局部损伤，继而招募巨噬细胞和中性粒细胞等浸润而诱发炎症反应。

（一）烟草暴露

2010 年全球成人烟草调查显示，中国总吸烟人数达 3.58 亿，是世界上吸烟人数最多的国家。2003—2013 年，我国青少年吸烟率由 8.3% 上升到 12.5%。2018 年，15～24 岁人群吸烟率上升到 18.6%，其中男性青少年吸烟率达 34%。吸烟年龄小于 20 岁者发生慢阻肺死亡风险为不吸烟的 9.09 倍，吸烟年龄在 20～24 岁者发生慢阻肺死亡风险为 3.89 倍，吸烟年龄在 25 岁以上者发生慢阻肺死亡风险为 2.89 倍。被动吸烟也会导致呼吸症状和慢阻肺。

（二）空气污染

据世界卫生组织报道，全球每年因室内空气污染死亡的人数达到 160 万。燃煤产生的室内空气污染是我国慢阻肺重要的危险因素之一。室外空气污染物主要有工业生产、机械加工、热电力、化工、生物燃料与化学染料燃烧释放到空气中的

有害气体与细小颗粒（particulate matter，PM）的混合体。

（三）职业暴露

呼吸系统是职业及环境有害物质进入机体的主要途径，职业暴露包括有机与无机粉尘，化学物质，农业除草剂和杀虫剂及烟雾等。美国一项研究对1万例年龄在30~75岁的成年人进行调查后发现，因工作导致的慢阻肺者占总人数的19.2%，占不吸烟者31.1%，这一评估结果与美国胸科协会发表的一项声明结果是一致的，职业性暴露可导致10%~20%患慢阻肺。

二、遗传易感因素

只有15%~20%吸烟者最后发展为临床特征明显的慢阻肺，提示还有遗传等其他因素的参与，其中先天性α-1抗胰蛋白酶（α1-antitrypsin，AAT）缺乏是导致慢阻肺的最主要遗传因素。

（一）编码基因

通过全基因组关联研究（genome-wide association study，GWAS）发现，多个单核苷酸多态性（single nucleotide polymorphism，SNP）与慢阻肺有关。另外，1项基于15 256例慢阻肺患者和47 936例健康对照的大样本分析显示，22个遗传易感位点与慢阻肺发病显著相关，其中9个基因多态性与肺功能调节有关。除编码α-1抗胰蛋白酶的基因SERPINA1（Serpin Family A member 1）突变外，其他如晚期糖基化终产物特异性受体（advanced glycosylation end product-specific receptor，AGER）、弹性蛋白（elastin）、表面活性蛋白D

（surfactant protein D，SFPD）、端粒酶（TERT）和核组装因子（nuclear assembly factor，NAF1）等亦与慢阻肺发病关联（表18-2-1）。而基于全外显子测序（whole exome sequencing，WES）分析显示IL-27外显子多态性与慢阻肺有关。

（二）非编码基因

全基因组扫描分析显示部分非编码易感基因与肺脏发育有关，且这些发育相关基因亦参与肺组织的再生和修复过程，如多个非编码基因多态性分布在TGF-β及其家族、Hedgehog相互作用蛋白（Hedgehog interacting protein，HHIP）家族及β-Catenin/Wnt通路分子的编码基因位点附近。另外，促进脂肪酸氧化磷酸化基因（family with sequence similarity 13 member A，FAM13）和铁代谢相关分子（iron-responsive element binding protein 2，IREB2）附近亦存在数个多态性基因位点（表18-2-1）。

（三）表观遗传调节

表观遗传学变化在慢阻肺发病中具有重要作用。通过全基因组DNA甲基化分析，慢阻肺与健康对照之间存在平均最小5%的甲基化差异。与GWAS结果交叉分析显示，甲基化差异最高的位点有CHRM1、DTX1、GLT1D1和C10orf11。其中CHRM1编码蛋白M_1毒蕈碱乙酰胆碱受体（M_1 muscarinic acetylcholine receptor）与支气管收缩功能有关；E3泛素化酶DTX1（Deltex 1）与NKT细胞发育、NOTCH通路调节有关；GLT1D1全称为含1的糖基转移酶1结构域（glycosyltransferase 1 domain containing 1），主要调节机体对白三烯的

表18-2-1　慢阻肺主要遗传易感基因

基因性质	基因名称	靶基因功能	野生型基因活性	可能机制
编码基因	SERPINA1	使ZZ等位基因Glu342突变为Lys	抑制肺气肿	维持胞外基质的完整
	AGER	Gly342突变为Ser，上调血清sRAGE	促进肺气肿	促进中性粒细胞浸润
	ELN	Gly773突变为Asp	抑制肺气肿	突变体影响弹力纤维形成
	SFTD	表面活性蛋白降低	抑制肺气肿	抑制金属基质蛋白酶及炎症
	TERT	端粒长度缩短	抑制肺气肿	影响端粒形成
	NAF1	端粒长度缩短	抑制肺气肿	影响端粒形成
非编码基因	HHIP	降低远端增强子活性，下调HHIP表达	抑制肺气肿	调节Hedgehog通路，淋巴细胞活化和氧化应激
	FAM13A	上调肺组织表达FAM13A	促进肺气肿	调节β-catenin/Wnt通路和脂质代谢
	IREB2	上调肺组织表达IREB2	促进肺气肿	调节铁代谢

反应性；*C10orf11* 为 10 号染色体开放读码框架 11（*chromosome 10 open reading frame 11*），其编码分子调节肺功能。另外，去乙酰化酶抑制剂（histone deacetylase inhibitor，HDAC）抑制炎症因子的表达，在慢阻肺患者内随着肺功能下降表达降低。

（四）转录后调节

慢阻肺患者同样存在 miRNA 和 lncRNA 的表达变化。吸烟或有害物质暴露可改变 miRNA 和 lncRNA 的表达和功能，参与慢阻肺发生中的慢性炎症、线粒体功能障碍、黏液分泌、表观遗传修饰和细胞衰老等过程。

三、微生态失调

肺脏曾一度被认为是无微生物定植的器官。随着人类微生物组计划（Human Microbiome Project）的实施，越来越多的证据表明慢阻肺与肺脏局部微生态失调有关。

（一）呼吸道微生态的特点

机体呼吸道存在动态变化的微生态。对健康个体而言，上呼吸道细菌（尤其是口腔）或外部环境直接迁移进入下呼吸道的微生物被呼吸道局部黏液分泌、上皮纤毛运动等防御作用而排出体外。进入呼吸道的病原体长期定植能力受细菌毒力、微生物负荷和宿主局部微环境（如黏液分泌、表面活性成分、防御素、pH 值、氧气负荷、上皮组织完整性和免疫功能）有关。

通常上呼吸道细菌负荷是下呼吸道的 100～10 000 倍。鼻腔内主要定植丙酸杆菌属、棒状杆菌属、葡萄球菌属等；口腔内含有链球菌、流感嗜血杆菌、梭杆菌、奈瑟菌和棒状杆菌等。基于细菌 16S RNA 测序，可以分析不同组织部位的细菌分布。慢阻肺患者呼吸道分布的细菌多样性与健康个体明显不同，且下呼吸道细菌分布的差异性更大。然而，目前尚不清楚是由于肺部细菌分布改变而导致局部炎症发生，还是由于肺部炎症影响了细菌微生态的变化。

（二）常见呼吸道病原体

1. 细菌　大多数稳定期慢阻肺患者（～74%）体内可分离出潜在病原体。约 80% 慢阻肺急性加重的患者与细菌或病毒感染有关，其中细菌感染占 50%。常见感染病原体包括流感嗜血杆菌、肺炎链球菌、卡拉莫拉菌等。世界范围内慢阻肺

合并结核菌感染（或有结核菌感染史）者的阳性率可在 15%～79% 之间波动，说明慢阻肺和结核菌感染存在相互促进的情况。一方面，结核感染者易发展为慢阻肺，特别是对非吸烟者而言，结核分枝杆菌的感染使患者增加 1.3～5.8 倍患慢阻肺的风险；另一方面，由于机体免疫功能下降、纤毛运动受阻或部分患者长期雾化吸入糖皮质激素等原因，慢阻肺患者对结核菌易感性大为增加。肠道细菌及其代谢产物亦可通过调节机体炎症反应和免疫功能而参与慢阻肺。

2. 病毒　对慢阻肺患者呼吸道病毒组学的研究相对较少。在慢阻肺急性加重的患者中，约 30% 与病毒感染有关。基于基因组学测序分析显示，下呼吸道更易受到呼吸道合胞病毒、鼻病毒、流感病毒、腺病毒感染，但这些病毒如何影响呼吸道的免疫功能还需要深入研究。

3. 真菌　对慢阻肺患者真菌分布的研究相对较少。念珠菌是常见的口腔真菌，烟曲霉菌（*Aspergillus fumigatus*）是慢阻肺主要的真菌病原菌之一。

（三）呼吸道感染对免疫功能的调节

呼吸道细菌、病毒和真菌的分布受到免疫功能的影响，同时呼吸道微生态变化对局部免疫功能产生重要影响。病原体的结构成分及代谢产物均具有免疫调节活性。

病原体的结构成分作为病原体相关分子模式（PAMP），包括细菌脂多糖、细胞壁肽聚糖、鞭毛蛋白、细菌和病毒的特征性 DNA、RNA 或 CpG 岛等，这些分子与免疫细胞或呼吸道上皮细胞的模式识别受体结合后，激活细胞的炎症反应通路，促进固有免疫细胞分泌细胞因子，或抗原提呈给获得性免疫细胞从而诱导特异性细胞免疫应答和 SIgA 产生，维持内环境稳态。

肠道和口腔微生物从膳食纤维发酵而产生血管活性肽、短链脂肪酸（short-chain fatty acid，SCFA）等，并抑制局部亚硝酸盐和一氧化氮等物质产生，调节体内氧化应激状态。这些代谢物通过抑制组蛋白脱乙酰酶或激活 G 蛋白耦联受体如 GPR1、GPR43 和 GPR109a 等，从而抑制急性和慢性呼吸道的炎症反应。肺部假单胞菌属还可产生硝酸盐还原剂和 SCFAs，诱导调节性 T 细胞产生。肺部微生物产生的色氨酸代谢产物（如吲哚乙酸）可抑制巨噬细胞炎症反应。真菌可合成

一系列芳香族氨基酸（即色氨酸、苯丙氨酸和酪氨酸），它们作为部分毒素前体分子（如 gliotoxin）诱发肺部炎症，其下游次级代谢产物却产生免疫保护性。如色氨酸被宿主吲哚胺 2,3- 双加氧酶转化为酪氨酸，诱导调节性 T 细胞和抑制 Th17 细胞介导的炎症反应（图 18-2-1）。

四、肺脏发育异常

在胚胎及童年时期，任何影响肺脏生长发育的因素都具有增加成年期患慢阻肺的风险。机体肺部发育不良除遗传因素外，出生前母亲行为和出生后的儿童早期行为或患病史对成年后慢阻肺发病具有一定的影响。

（一）胚胎期的危险因素

1. 母亲吸烟史 由母亲吸烟导致子宫内胚胎的烟草暴露，对胎儿肺部正常发育产生长期影响，并降低其成年后的 1 秒钟最大呼气量（forced expiratory volume in 1 seconed，FEV_1）峰值。

2. 早产儿 据美国流行病学调查，10% 的早产儿（即妊娠前 37 周分娩）其肺部发育和功能发生变化。在少于 27 周分娩的早产儿（0.3%）中，

至少需要 28 天的吸氧治疗。在肺、支气管发育不全的患者中，16.2% 患者曾经在出生后接受 28 天以上吸氧，18.9% 患者曾接受 36 周以上的吸氧。肺、支气管发育不全是导致严重肺功能减退的主要危险因素。

3. 母亲营养不良 在长期营养不良的人群中，母亲微量营养素缺乏可能影响后代的最大 FEV_1 和用力肺活量（forced vital capacity，FVC）值。

（二）儿童期的危险因素

1. 肺部感染 纵向研究表明，早年患有下呼吸道疾病的儿童成年后肺功能下降，易发生慢性呼吸系统症状和 FEV_1 降低。3 岁以前确诊为肺炎的儿童，其成年后 FEV_1：FVC 比率显著低于无早期呼吸系统疾病的成人。

2. 烟草暴露 父母吸烟、室内有害气体释放、环境污染均对儿童呼吸系统发育产生不良影响。父母吸烟的儿童成年后其 FEV_1 值比父母不吸烟者有更大的降低。

3. 哮喘 患慢性持续性哮喘的儿童在其生命前 30 年 FEV_1 水平一直低于无哮喘儿童。与那些无哮喘者相比，慢性持续性哮喘儿童在出生后

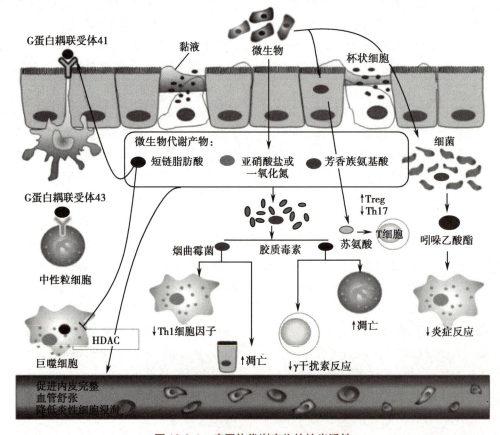

图 18-2-1 病原体代谢产物的抗炎活性

不久就显著降低最大呼气流量和呼吸系统的顺应性，当到达学龄期时，慢性持续性哮喘儿童有更大比例的 FEV_1 降低。

第三节　发病机制

慢阻肺源于长期吸入烟草和其他生物燃料等产生的有害颗粒或气体，引起肺部氧化应激（oxidative stress）和炎性细胞浸润产生的炎症反应。这种炎症反应不仅影响支气管，还累及细支气管和肺泡，导致肺实质破坏。肺部慢性持续性炎症反应导致肺部组织结构不可逆的破坏，表现为气道上皮细胞增生、基底膜增厚、胶原沉积、支气管周围纤维化、气道上皮向间充质转化和支气管平滑肌细胞增生，最终导致气道狭窄或阻塞、小气道纤维化及分泌物增多和肺气肿（图 18-3-1）。这些病理改变最终导致患者进行性加重的气流受限。

一、氧化应激

（一）ROS 的来源

活性氧族（reactive oxygen species，ROS）分子包括超氧阴离子（$O_2^{\cdot-}$）、过氧化氢（H_2O_2）、羟自由基（$\cdot HO$）和次氯酸（HOCl）等。ROS 既可来源于外部环境如吸烟、空气污染物、离子辐射、药物和食品等，又可由炎症环境的中性粒细胞、巨噬细胞激活后释放而来（图 18-3-2）。

（二）ROS 的生物学活性

ROS 可与局部生物大分子如蛋白质、脂质成分和 DNA、RNA 和线粒体 DNA 相互作用后生成过氧化物，进而影响宿主细胞的活性。

1. **ROS 作用于蛋白质** 中性粒细胞通过呼吸暴发释放髓过氧化物酶，催化氯离子（Cl^-）氧化生成次氯酸（HOCl）。一般来讲，炎性组织间质液内 HOCl 浓度可达 5mmol/L 以上，易与近距离范围多种生物分子迅速产生氧化反应。当 HOCl 与胺反应产生氯胺后，还可与远距离蛋白质发生反应。另外，ROS 可使蛋白质发生 S- 磺基化、S- 亚硝基化、S- 谷氨酸 - 磺基化修饰。蛋白质氧化后激活细胞内 NF-κB、p38 MAPK 信号通路，激活炎性小体和抑制内源性抗蛋白酶，介导慢阻肺发病。

2. **ROS 作用于脂质** ROS 催化脂质发生过氧化反应，产生丙二醛，其通过促进蛋白质交联来灭活许多细胞，促进肺部炎症发展。脂质过氧化的另一个产物是 4- 羟基 -2,3- 烯丙醛，它引起细胞质内钙离子积聚，诱导炎性细胞因子表达和

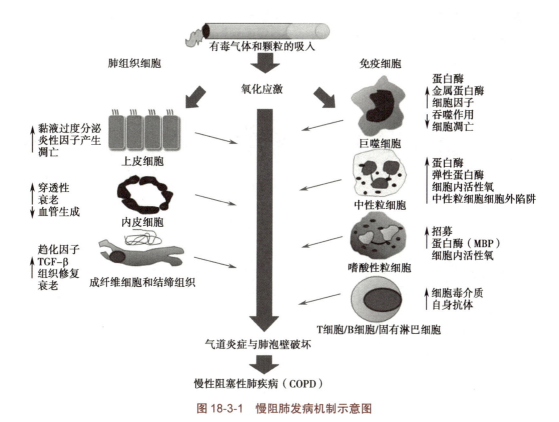

图 18-3-1　慢阻肺发病机制示意图

NF-κB 活化，导致线粒体功能紊乱和细胞凋亡。慢阻肺患者的呼吸道灌洗液和血清内脂质过氧化终产物如乙烷、戊烷和 8- 异前列烷浓度均增高。

3. ROS 作用于核苷酸 与 DNA 相比，RNA 更容易被氧化。RNA 中最常见的氧化基团是 8- 羟基鸟嘌呤。肺气肿患者肺泡壁细胞的 RNA 氧化比 DNA 氧化更为普遍。DNA 被氧化后其微卫星不稳定性增高，抑制甲基化程度降低及端粒缩短。线粒体 DNA 中嘧啶类化合物中的胸腺嘧啶乙二醇和嘌呤类化合物中的 8- 羟基鸟嘌呤是氧化应激损伤的主要产物。前者的致突变性较低，后者在复制时可引起特征性的 G→T 突变。

4. ROS 引起线粒体损伤 线粒体分裂（mitochondria fission）往往诱导细胞凋亡，而调控线粒体断裂的关键分子是动力相关蛋白 1（dynamin-related protein 1，Drp1）。吸烟诱导的线粒体 ROS 促进 Drp1 的磷酸化，增强 Drp1 从细胞质移位到线粒体，并触发线粒体分裂和丢失。另外，当线粒体 DNA 被高浓度 ROS 氧化后，导致线粒体电子传递链亚单位合成缺陷，进一步使线粒体跨膜电位降低，促进 ROS 过量产生，从而损伤细胞。当线粒体功能障碍、线粒体外膜通透性增高时，还可促进细胞色素 c 的释放，进而诱导细胞凋亡。

（三）ROS 的生物学效应

一般来说，低浓度 ROS 抑制细胞增殖、诱导凋亡和坏死，引起不完全自噬；而高浓度 ROS 可引起脂质过氧化、DNA 断裂等导致细胞发生结构变化（图 18-3-3）。肺泡上皮细胞、局部巨噬细胞和肺成纤维细胞等都是 ROS 的靶细胞，而且这些细胞受损后又释放更多 ROS 加剧局部组织损伤。

（四）抗氧化酶

机体内同样存在一系列抗氧化酶来拮抗 ROS 的活性，目前仅有˙HO 缺少有效的酶来清除。谷胱甘肽（glutathione，GSH）是最常见的抗氧化剂，主要依赖谷胱甘肽还原酶来催化其氧化型（GSSG）和还原型（GSH）的转化。超氧化物歧化酶（superoxide dismutase，SOD）主要催化超氧阴离子（O_2^-）形成过氧化氢和氧气。过氧化物酶（peroxiredoxins，Prxs）是一种依赖巯基的酶，当 H_2O_2 为底物时将过氧化物转化为水，当含有 ROOH 的有机过氧化物为底物时则催化形成醇。Prxs 与过氧化物亲和力极高、反应速度快，表明它们可能是清除过氧化物的第一道防线。谷胱甘肽过氧化物酶（glutathione peroxidases，Gpxs）是一类在其活性部位具有硒半胱氨酸残基的氧化应激防御酶，其通过与 Prxs 大致相同的催化策略去除过氧化物。

二、炎症反应

基于肺部临床标本、痰液及肺泡灌洗液的检查均证实慢阻肺患者肺部存在明显的炎症反应，这种慢性持续性炎症反应甚至在患者戒烟后十年依然存在。在肺部长期炎症过程中，局部浸润的免疫细胞、气道上皮细胞、血管内皮细胞甚至肺部间质细胞均呈现出异常功能变化。

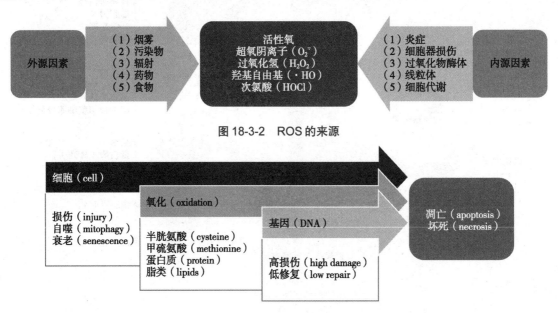

图 18-3-2 ROS 的来源

图 18-3-3 ROS 的生物学效应

(一)炎症细胞

1. 固有免疫细胞 慢阻肺患者炎性肺组织、痰液及肺泡灌洗液中性粒细胞和巨噬细胞明显增多，且慢阻肺患者中性粒细胞内储存的蛋白酶量是正常个体中性粒细胞的 25 倍。炎性组织局部释放的 IL-8、CXCL2、白三烯（LTB4）及甲酰甲基亮氨酸苯丙氨酸短肽（formyl-met-leu-phe，fMLP）均可趋化吸引中性粒细胞。巨噬细胞在炎性组织的浸润亦明显增多。巨噬细胞不仅释放 TNF-α、IL-8、MCP-1 及其他趋化因子招募更多炎症细胞，还是基质金属蛋白酶（MMPs）和其他组织蛋白酶的主要来源。中性粒细胞和巨噬细胞释放的多种蛋白酶直接导致肺损伤。肺组织定居型巨噬细胞则在组织再生修复中发挥重要作用。另外，1 型天然淋巴细胞（ILC1）、NK 细胞亦参与慢阻肺的发病过程。

2. 获得性免疫细胞 组织病理学分析显示，慢阻肺炎性组织内 T 和 B 细胞的浸润增多，甚至形成三级淋巴组织。CD4$^+$T 细胞作为辅助性 T 细胞，在局部微环境内细胞因子的作用下分化为 Th1、Th2、Th17 和调节性 T 细胞（Treg）。肺气肿被认为主要由 Th1 细胞介导。CD8$^+$T 细胞通过直接杀伤感染或损伤的细胞而参与炎症过程。T 细胞介导的免疫应答与慢阻肺患者长期炎性损伤有关，吸烟者戒烟多年后仍然可以检测到 T 细胞的浸润。部分慢阻肺患者局部 B 淋巴细胞的增生可形成淋巴滤泡，产生自身抗体而加剧局部组织的炎性反应。

3. 肺部其他细胞 除免疫细胞外，肺组织其他结构细胞包括上皮细胞、内皮细胞、平滑肌细胞和间质内成纤维细胞等，这些细胞以不同程度和方式参与了局部炎症反应。

1）气道上皮细胞：呼吸道上皮细胞作为呼吸系统的第一道防线，其形成的物理（如紧密连接）和化学屏障（防御素、抗菌肽和黏液分泌）可抵抗外来物的损伤。另外，上皮细胞针对感染物刺激可分泌炎性因子（IL-1β 等）和趋化因子，招募中性粒细胞和巨噬细胞到炎症部位共同发挥抗感染作用。慢阻肺患者的呼吸道上皮完整性和产生防御的能力均下降。

2）内皮细胞：肺气肿患者气道的破坏与肺泡毛细血管的功能异常有关。研究发现，内皮细胞来源的胞外小体（endothelial microparticles，EMPs）可诱导邻近内皮细胞、上皮细胞等的凋亡。外周血 EMPs 的增高提示肺损伤，可作为早期靶向干预的时间点之一。

3）间质细胞：鉴于肺损伤修复能力不足参与慢阻肺发生，输注肺组织干细胞理论上促进损伤部位的修复。给患者输入间充质干细胞（mesenchymal stem cell，MSC）不仅发挥免疫调节活性、改善局部炎症状态，还促进局部组织再生修复，有望成为慢阻肺患者改善肺功能、提高生存质量的辅助治疗手段之一。

(二)炎症介质

肺部组织细胞和炎症细胞均可释放大量的细胞因子和趋化因子参与炎症反应。COPD 患者局部和全身检测到 TNF-α、IFN-λ、IL-1β、IL-6 和 GM-CSF 的浓度增高；且随着病程的进展，这些炎性因子浓度呈上升趋势。吸烟的慢阻肺患者肺组织 IL-4 和 IL-13 的浓度亦增高。IL-1β 和 IL-18 可由肺部上皮细胞、巨噬细胞受到相关死亡信号（如 DAMP）和危险信号（如 PAMP）作用后，激活炎症小体（inflammasome）而产生。IL-18 作为一种重要的炎症刺激因子，可同时辅助 Th1 和 Th2 细胞的分化。肺泡定居巨噬细胞产生 IL-10、TGF-β 和 IL-1Rα 等调节因子下调局部炎症反应。

三、蛋白酶 - 抗蛋白酶失衡

正常个体肺组织蛋白酶活性受到抗蛋白酶（antiprotease）的作用而处于平衡状态。吸烟或肺部感染者由于局部浸润的中性粒细胞和巨噬细胞释放大量蛋白酶，使原先的平衡向蛋白水解方向偏移。肺部感染病原体如绿脓杆菌亦可以分泌弹性蛋白酶参与炎症反应。蛋白酶主要水解细胞外基质成分，特别是弹性蛋白，当弹性蛋白被破坏后发生肺气肿。另外，蛋白酶水解细胞外基质的层粘连蛋白和纤维连接蛋白产生的产物具有类似趋化因子的活性，可招募更多中性粒细胞和巨噬细胞到达炎症部位，使炎症持久和加剧。

四、自身免疫反应

大量 T 和 B 细胞浸润至慢阻肺患者的支气管和肺泡组织，部分患者体内甚至在终末支气管和肺泡壁形成淋巴滤泡，提示自身免疫反应的参与。

（一）自身抗原产生

吸烟等有害物质暴露可导致局部组织蛋白质和多肽发生氧化、硝基化、聚合、瓜氨酸化或以其他化学方式修饰，从而产生新的抗原表位。细胞异常凋亡可产生新的抗原表位，如抗细胞角蛋白 -18、弹力蛋白、热休克蛋白 70、核蛋白等。局部氧化应激分子（如 ROS）诱导核酸突变后亦可编码新的抗原表位。病毒（如肠道病毒、流感病毒）或细菌（如幽门螺杆菌）感染后，外源性短肽可被宿主细胞 MHC 分子提呈并激活抗原特异性 T 细胞。如果病原体来源的短肽和宿主自身分子存在共同或相似抗原表位，可导致这些 T 细胞攻击自身组织和细胞。

（二）自身免疫损伤

慢阻肺的自身免疫反应涉及细胞与体液免疫应答。研究发现，慢阻肺患者血清内存在抗肺泡上皮细胞、内皮细胞、中性粒细胞及黏液蛋白的抗体，自身抗体可通过激活补体、调理巨噬细胞和中性粒细胞吞噬活性及激活 ADCC 作用损伤宿主细胞。实验证明，过继输入人血管内皮细胞特异性免疫血清可在大鼠体内诱导形成肺气肿。自慢阻肺患者分离的 CD4$^+$T 细胞，体外被弹力蛋白活化后分泌 IFN-γ 和 IL-17 等炎性因子。过继输入肺泡抗原特异性 CD8$^+$T 细胞直接引起受体鼠肺损伤。

五、脂代谢异常

体内脂质主要包括甘油三酯（triglycerides，TG）、胆固醇（cholesterol）和磷脂（phospholipid），发挥储存能量、构成细胞膜和参与信号传导等生物学活性。第二次世界大战期间在华沙贫民区进行的一项研究表明，死于饥饿的人中有很高比例患有肺气肿。另一方面，流行病学研究表明肥胖与中重度慢阻肺患者发病率增加和肺功能下降有关。

（一）脂质的分解代谢

1. 分解代谢过程 在长时间禁食、运动或代谢压力存在的情况下，主要依赖脂肪酸氧化（fatty acid oxidation，FAO）供能。FAO 产生的 ATP 是葡萄糖氧化的 2.5 倍。肉碱棕榈酰转移酶（carnitine palmitoyl transferase，CPT）负责将细胞质内脂酰 CoA 转运至线粒体内进行脂肪酸 β- 氧化。长期吸烟（超过 8 周）可降低小鼠肺泡上皮细胞的糖代谢，并通过 FAO 来代替供能。而持续 FAO 会加剧烟草暴露引起的 ROS 聚集、线粒体损伤和细胞死亡等效应。另一方面，持续 FAO 促进磷脂酰胆碱降解，从而引起肺泡表面活性物质缺乏而参与慢阻肺发病。

2. 脂代谢相关分子的作用 慢阻肺发病涉及多种脂代谢产物的作用。衣康酸、花生四烯酸、以及环氧合酶催化花生四烯酸产生的前列腺素分子，如 PGD$_2$、PGE$_2$、PGF$_2$ 和 PGI$_2$ 均参与呼吸道的炎性损伤和修复过程。活化的巨噬细胞、中性粒细胞和上皮细胞均可产生白三烯（leukotrienes）家族分子，特别是 LTB$_4$ 是活性很强的中性粒细胞和 T 细胞趋化因子。

脂代谢亦可产生一类具有抑制炎症活性的生物介质，主要由 ω-3 必需脂肪酸生物合成，包括二十碳五烯酸和二十二碳六烯酸。一般分为脂质素（lipoxins）、D- 系列消退素（resolvin）、E- 系列消退素和保护素（protectins）等。补充 D1 消退素可降低吸烟引起的炎性细胞浸润和肺气肿。另外，硝化脂肪酸（nitrated fatty acid，NFA）是不饱和脂肪酸与体内活性氮物质（如 NO）反应后的产物，具有显著抗炎活性。这些分子是目前研究的热点，因为它们代表了新一代的抗炎药物。

（二）脂质的合成代谢

1. 合成代谢过程 脂肪酸主要在细胞质内合成，由糖酵解、三羧酸循环、及葡萄糖的磷酸戊糖分解途径提供乙酰 CoA、NAPDH 和 ATP 供能。细胞质内乙酰 CoA 在 ATP 和乙酰 CoA 羧化酶 1（acetyl-CoA carboxylase 1，ACC1）的作用下合成丙二酰辅酶 A。在脂肪酸合成酶（fatty acid synthase，FAS）的催化下，依赖 NADPH 催化乙酰 CoA 和丙二酰 CoA 的缩合生成 16 碳的饱和脂肪酸（软脂酸）和其他长链饱和脂肪酸（如硬脂酸）。饱和长链脂肪酸可通过延伸酶或去饱和酶进一步修饰，形成更复杂脂质，然后用于合成磷脂、甘油三酯和胆固醇酯。

鼻病毒感染可增强呼吸道上皮细胞的脂肪酸合成反应，而抑制脂肪酸合成可以控制鼻病毒感染。吸烟对呼吸道上皮细胞的能量代谢方式具有调节作用。用香烟浓缩液处理人支气管上皮 BEAS$_2$B 细胞，7 个月后其葡萄糖消耗和乳酸生成增加，且脂质生物合成能力和净还原羧基化作用增强，表明吸烟可导致呼吸道上皮细胞的代谢重编程。

2. 脂代谢的转录调节 与肝上皮细胞和脂肪细胞的脂代谢调控相比，针对呼吸系统脂代谢的研究相对不够深入。脂质合成的转录水平调节依赖于相关核转录因子，包括过氧化物酶体增殖物激活受体（PPAR）、肝 X 受体（LXR）和固醇反应元件结合蛋白（SREBP）。

PPAR-γ 与维甲酸 X 受体形成异源二聚体，与 PPAR 反应元件结合，调控靶基因的转录。慢性阻塞性肺疾病患者肺组织、上皮细胞和髓样树突状细胞 PPAR-γ 表达下调。小鼠气道上皮细胞特异性缺乏 PPAR，增强了对吸烟导致肺气肿的易感性，并促进巨噬细胞过度聚集。这些现象提示 PPAR-γ 激动剂可作为慢阻肺治疗的候选药物之一。

LXR 是细胞胆固醇负荷的感受分子，其主要调节胆固醇外排和低密度脂蛋白受体降解相关基因的转录。慢阻肺患者和吸烟者的肺组织提取物中 LXR 水平显著升高，且以小气道和肺泡上皮的升高为主。

SREBP 是调节胆固醇和不饱和脂肪酸合成所需酶基因表达的转录因子。条件性敲除肺泡上皮细胞 SREBP 裂解活化蛋白基因可降低磷脂合成，却增加肺成脂细胞（lipofibroblast）的脂质储存、合成和转运活性。机体吸入二手烟后通过调节 AMPK 和 SREBP 分子表达，刺激肝脏脂质积聚。

（三）胆固醇与磷脂的作用

1. 胆固醇 胆固醇由乙酰 CoA 通过羟甲戊二酸单酰 CoA（HMG-CoA）还原酶（HMG-CoA reductase，HMGCR）途径合成。HMGCoA 还原酶活性主要受到高浓度胆固醇的负反馈，以及 AMPK、SREBP、胆固醇诱导的多泛素化和蛋白酶体降解等因素调节。慢阻肺急性加重期患者血液中胆固醇和血清载脂蛋白 M 含量增高，且慢阻肺患者气道内氧化胆固醇产物，27 羟基胆固醇（27-HC）和 25 羟基胆固醇（25-HC）升高。

血液胆固醇浓度增高亦可由载脂蛋白浓度下降导致。胆固醇不溶于水，必须通过血浆脂蛋白进行运输。研究发现，吸烟上调循环低密度脂蛋白（LDL）水平，却抑制高密度脂蛋白（HDL）浓度。载脂蛋白 A1（ApoA1）是高密度脂蛋白的主要组成蛋白，在胆固醇逆向转运中发挥重要作用。慢阻肺患者肺组织 ApoA1 水平显著降低；过度表达 ApoA1 则减轻烟草暴露对小鼠产生的肺部炎症。这些现象提示，针对慢阻肺合并心血管疾病等的患者，使用他汀类药物降脂治疗的适应性更好。

2. 磷脂 磷脂是细胞膜的主要成分，分为鞘磷脂和甘油磷脂。非靶向脂质组学分析显示，吸烟慢阻肺患者痰中鞘脂的浓度明显高于非吸烟者。鞘磷脂与肺气肿密切相关，而鞘糖脂与慢阻肺急性加重有关。神经酰胺（ceramide）是鞘磷脂的一种成分，存在于细胞膜中，与细胞生长、分化和凋亡等功能相关。神经酰胺可由丝氨酸棕榈酰转移酶、神经酰胺合酶或鞘磷脂酶水解细胞膜产生。它还可被神经酰胺激酶直接磷酸化生成神经酰胺 -1- 磷酸（C1P），C1P 可减轻吸烟引起的小鼠急性和慢性肺部炎症和肺气肿。相反，吸烟诱导小鼠肺上皮细胞内 C16- 神经酰胺的积累，导致线粒体损伤进而产生坏死性凋亡（necroptosis）。

六、再生修复障碍

慢阻肺患者或无症状吸烟者细支气管周围纤维化和间质改变的现象与肺部再生修复能力不足有关。研究发现，与组织再生修复相关的 TGF-β、Hedgehog、Wnt 和 Notch 信号通路均参与慢阻肺的发病。

Ⅱ型肺泡上皮细胞在培养过程中能自我更新，可分化为包含Ⅱ型和Ⅰ型肺泡上皮细胞的肺泡样结构。抑制肺上皮细胞的上皮 - 间充质细胞转化（epithelial-mesenchymal transition，EMT）可恢复上皮组织完整性，是影响再生修复的关键因素。另外，输注外源性 MSC 细胞有助于肺动脉高压大鼠模型的组织重塑，减轻肺炎模型鼠的慢性气道炎症，降低内毒素诱导的急性肺损伤，并调节辐射诱导的肺损伤反应。MSC 细胞被移植入体内后，可迁移至肺纤维化模型小鼠的肺组织，分化为表达表面活性蛋白的Ⅱ型肺泡上皮细胞，并分泌血管内皮生长因子（VEGF）、低氧诱导因子和角质细胞生长因子等抑制肺上皮细胞凋亡，促进上皮增生及增强内皮细胞功能。

七、肺早衰

年龄增长是慢阻肺的重要危险因素。2015 年中国 60 岁及以上老年人口为 22 200 万人（比重 16.1%），其中 65 岁以上老年人口 14 386 万人（比重 10.5%）。目前还不完全清楚年龄增长、肺实质老化、免疫功能衰退与慢阻肺之间的关系。

（一）肺实质衰老

肺实质细胞衰老表现为上皮细胞屏障功能降低、其产生防御素和抗炎活性物质减少。慢阻肺患者还存在与肺部衰老相关的分泌表型（senescence-associated secretory phenotype，SASP），表现为细胞因子、趋化因子、缓激肽、前列腺素、蛋白酶、miRNA、止血因子、损伤相关分子模式（DAMP）、导致干细胞功能障碍和组织再生因子的分泌变化。循环的衰老细胞易堆积于衰老组织，但年轻细胞也可以在原位组织被诱导进入衰老状态。特别在慢阻肺发展过程中，肺部上皮细胞、内皮细胞、肺动脉平滑肌细胞和成纤维细胞在局部相关因子（如细胞因子、DMAP 等）的作用下进入老化状态。

与衰老相关的分子机制均与慢阻肺有关，包括基因组不稳定性、端粒酶突变和端粒缩短、蛋白质稳态丧失和自噬增加、上皮细胞和内皮细胞凋亡增加、线粒体功能障碍和自噬、干细胞衰竭和功能障碍、以及细胞外基质生成失调等。慢阻肺存在异常自噬现象。一方面，对肺部氧化应激或其他损伤产生的蛋白质和细胞器清除能力不足，导致不完全自噬（insufficient autophagy）而引起肺组织炎症和衰老；另一方面，过度自噬（如长期饥饿）可导致肺部细胞死亡／凋亡和纤毛丧失，最终导致肺气肿。自噬在慢阻肺不同阶段和不同亚型中发挥的作用不同，临床使用自噬激活剂（如卡马西平、雷帕霉素等）治疗慢阻肺时须充分考虑患者的发病阶段及检测确认肺部细胞的自噬状态。

（二）免疫功能衰退

慢阻肺患者肺部免疫功能退化会导致不能有效清除肺部感染物、或及时降解新陈代谢相关的死亡细胞及其分子，从而导致慢性炎症和／或自身免疫反应的发生。这种患者体内长期、系统性、慢性炎症诱导的衰老被称作炎性衰老（inflammaging）。

1. 免疫细胞自身衰老 衰老的固有免疫细胞如中性粒细胞、巨噬细胞、树突状细胞和 NK 细胞等在吞噬、趋化迁移、细胞因子分泌、抗原提呈及胞内杀菌活性等方面均明显衰退。固有免疫细胞的衰老亦会影响获得性免疫功能。细胞免疫功能衰退体现为胸腺内成熟并输出至外周的 T 细胞多样性降低、而记忆性寡克隆细胞增殖能力提高，外周 T 细胞自 Th1 向 Th2 方向极化。Th2 细胞的极化还将促进体内自身应答性抗体的产生。B 细胞衰老则表现为初始 B 细胞多样性降低和记忆性寡克隆增多、抗体应答能力减弱、高亲和力抗体产生减少、增殖能力衰退。T 细胞和 B 细胞的衰老最终导致对外环境多样性抗原应答能力降低。

2. 免疫细胞衰老对机体内环境的影响 慢性长期的炎性衰老状态可通过多种途径导致内环境稳态失衡，具体表现为：衰老免疫细胞释放的炎症因子作用于其他免疫细胞，加重局部的炎症状态；炎症细胞释放的蛋白酶类等物质影响肺部上皮细胞等的固有防御功能；衰老相关的慢性炎症状态可导致脂肪合成和激素释放等内分泌功能的紊乱，游离脂肪酸和部分激素的释放又可加剧体内炎症状态；炎性衰老影响肺脏和肠道微生物的分布，导致微生态失调；炎性反应导致组织局部产生大量的死亡相关分子，这些分子如不能被细胞内的自噬作用及时清除，又可激发炎症反应。

第四节 诊治基础

一、诊断和分型

在慢阻肺的定义中除有咳嗽、咳痰和呼吸困难症状外，必须要有气流受限的特点，因此肺功能检查是诊断慢阻肺的"金标准"。

以往英国将慢性支气管炎分为慢性阻塞性支气管炎和喘息性支气管炎，前者是指慢性支气管炎具有气流阻塞者，后者是指具有咳嗽、咳痰和喘息症状者。1964 年 Burrows 等将慢阻肺分为 A 型（肺气肿型）、B 型（支气管炎型）和 X 型（中间型）。我国在 1979 年将慢性支气管炎分为单纯型和喘息型两种类型；将肺气肿分为三种类型：小叶中心型、泛小叶型和远端小叶中心型，由慢性支气管炎引起的肺气肿称为阻塞性肺气肿。将慢阻肺发展成肺动脉高压和肺心病后的不同临床表现分为红喘型（PP 型）和紫肿型（BB 型），A 型容易出现重度低氧血症，即表现为 PP 型；B 型容易出现继发性红细胞增多症，即表现为 BB 型。而现在的 GOLD 中已不再区分以上这些临床类型，其实在临床上慢阻肺患者有两种临床表型，一种是以咳嗽、咳痰为主要症状的支气管炎型，另一种是以呼吸困难为主的肺气肿型，临床表型不同对药物治疗的效果也不一样。

二、治疗

针对慢阻肺的常规治疗主要是以改善气流受限，减轻呼吸道症状为主。然而，如何有效改善患者呼吸道免疫功能、减少气道破坏及促进组织损伤修复，根本缓解甚至逆转慢阻肺的进展才是今后研究的方向。

（一）常规治疗

药物治疗可以缓解慢阻肺症状，减少急性加重的频率、改善健康状况和提高运动耐力。至今为止，没有一种治疗慢阻肺的药物可以延缓肺功能的下降。目前在临床应用的药物如下：

1. 支气管扩张剂 常用扩张支气管的药物包括抗胆碱药、β_2 受体激动剂和茶碱类药物。

（1）抗胆碱药：抗胆碱药阻断在支气管平滑肌上表达的乙酰胆碱毒蕈碱样受体 M_3 介导的支气管收缩作用。抗胆碱药有短效的异丙托溴铵，长效的噻托溴铵、格隆溴铵等，剂型有气雾剂和干粉剂。短效抗胆碱药（SAMA）主要用于按需治疗，长效抗胆碱药（LAMA）用于稳定期的长期治疗。注意事项：患有青光眼以及有前列腺肥大的患者应慎用。

（2）β_2 受体激动剂：通过对气道平滑肌和肥大细胞等细胞膜表面的 β_2 受体的作用，舒张气道平滑肌、减少肥大细胞和嗜碱性粒细胞脱颗粒和介质的释放、降低微血管的通透性、增加气道上皮纤毛的摆动等缓解症状。

短效 β_2 受体激动剂（SABA），主要有沙丁胺醇和特布他林。沙丁胺醇气雾剂每次 1～2 喷，按需使用。长效 β_2 受体激动剂（LABA）舒张支气管平滑肌的作用可持续 12 小时以上，主要有沙美特罗、福莫特罗、茚达特罗、维兰特罗等。福莫特罗起效快，也可作为缓解药物按需使用。注意事项：大剂量使用 β_2 受体激动剂可引起心悸、手抖、肌颤和低血钾。

近年来研究表明，LABA 联合 LAMA 治疗慢阻肺可以获得较好的效果，常用药物有茚达特

罗 / 格隆溴铵、维兰特罗 / 乌美溴铵、奥达特罗 / 噻托溴铵，每日 1 次吸入，使用方便。

（3）茶碱：具有舒张支气管平滑肌及强心、利尿、兴奋呼吸中枢和呼吸肌的作用，低浓度茶碱具有一定的抗炎作用。常用口服茶碱：氨茶碱（普通茶碱），每次 0.1～0.2g，每日 3 次；茶碱缓释片（缓释型茶碱），每次 0.2g，每日 2 次；常用静脉茶碱：氨茶碱，每日剂量不要大于 0.8g；多索茶碱，每次 0.3g，每日 1 次。注意事项：茶碱有效血药浓度与中毒浓度接近，且影响茶碱代谢的因素较多（如同时应用喹诺酮类或大环内酯类等可影响茶碱代谢而使其排泄减慢，增加其毒性（恶心、呕吐、心率增快、心律失常等）。

2. 抗炎药物 用于肺部抗炎的药物主要包括糖皮质激素和磷酸二酯酶抑制剂。

（1）糖皮质激素：临床研究发现，单独吸入糖皮质激素（ICS）治疗慢阻肺不能改变肺功能，也不能降低患者的死亡率。但是 ICS 联合长效支气管扩张剂后可以改善肺功能、健康状况和减少急性加重。在临床上常用的 ICS/LABA 复合制剂，适用于中重度慢阻肺患者、有反复急性加重史以及外周血嗜酸性粒细胞计数增高的患者长期治疗，常用药物有丙酸氟替卡松 / 沙美特罗：250/50μg 或 500/50μg，每次 1 吸，每日 2 次；布地奈德 / 福莫特罗：160/4.5μg 或 320/9μg，每次 1～2 吸，每日 2 次。ICS/LABA/LAMA 三药联合的复合制剂，如糠酸氟替卡松 / 维兰特罗 / 乌美溴胺，布地奈德 / 福莫特罗 / 格隆溴铵也已在国内临床应用。

（2）磷酸二酯酶 4（PDE4）抑制剂：PDE4 抑制剂通过抑制细胞内环磷酸腺苷降解来减轻炎症。第二代 PDE4 抑制剂（如罗氟司特）还具有抑制呼吸道产生 TNF-α 和金属蛋白酶的活性，从而抑制肺部炎症进展。罗氟司特为口服药物，每次 400mg，每日 1 次，主要用于重度慢阻肺患者。注意事项：常见的副作用是腹泻、恶性、体重下降等。

3. 化痰药和抗氧化药 慢阻肺患者长期口服化痰药如羧甲司坦，以及口服抗氧化药如 N- 乙酰半胱氨酸可以减少慢阻肺急性加重。

（二）抗生素治疗

长期使用大环内脂类抗生素（macrolides）可以减少气道定植的细菌，并减少慢阻肺急性加重。除抑菌外，大环内脂类抗生素长期应用还具

有免疫调节和抗炎作用,可用于反复急性加重的慢阻肺患者。但是长期使用大环内脂类药物需注意腹泻、耳毒性、Q-T间隙延长等不良反应。

(三)生物靶向药物治疗

1. 免疫治疗 针对机体炎症反应发生的任何环节(包括免疫细胞及其释放的炎症因子)进行干预,理论上具有抑制炎症进展的效果。

(1)靶向 Th2 和嗜酸性粒细胞:针对血嗜酸性粒细胞增多的慢阻肺患者,使用皮质激素和 Th2 细胞型细胞因子的抑制剂治疗,反应较好。使用激素吸入治疗前,检测血嗜酸性粒细胞水平可用来预测慢阻肺患者对激素吸入治疗的反应性。Th2 细胞分泌的细胞因子,主要包括 IL-5、IL-4 和 IL-13,在介导慢阻肺患者肺部嗜酸性粒细胞炎症中发挥关键作用,这些细胞因子抑制剂对部分慢阻肺患者可能有治疗作用。

(2)靶向蛋白酶:血清抗蛋白酶有望在慢阻肺治疗中发挥重要作用。初步证据表明,静脉输入抗胰蛋白酶制剂减缓肺气肿的发生。使用吸入 α-1- 抗胰蛋白酶的Ⅱ期临床试验正在进行中。另外,通过中和或减少金属蛋白酶的表达和释放是保护气道和减少肺损伤的重要靶点之一。在吸烟诱导小鼠肺气肿模型中,金属蛋白酶结构域 -8 和金属蛋白酶结构域 -9 缺乏可抵抗肺气肿的发展;但亦有相反报道,认为上调该酶表达对抑制肺泡细胞凋亡、促进肺损伤修复反应有一定保护作用。

(3)靶向自身免疫反应:自身免疫反应参与肺部气道的损伤过程。虽然激素吸入治疗慢阻肺时,在减轻气道炎症和肺功能下降方面效果不佳,但如果对稳定期慢阻肺患者停用激素吸入,可导致患者支气管黏膜 CD3$^+$CD4$^+$CD8$^+$T 细胞增多。B 细胞激活因子(B cell activating factor,BAFF)调节 B 细胞存活和成熟,在慢阻肺患者小气道淋巴滤泡的 B 细胞内明显上调表达。Belimumab 是一种抗 BAFF 的单克隆抗体,被批准用于治疗系统性红斑狼疮患者。在香烟诱导小鼠肺气肿模型中,该抗体药具有减轻气道炎症和肺泡破坏的作用。Th17 细胞促进中性粒细胞和巨噬细胞的募集参与局部炎症反应。高水平 IL-17A 与自身免疫病的发展密切相关。抗 IL-17A 单克隆抗体已被批准用于银屑病,但其在慢阻肺的治疗效果还需要临床试验进行评估。

2. 呼吸道疫苗使用 慢阻肺患者常用的疫苗是肺炎球菌疫苗和流感疫苗,可以减少这些病原体的感染。

3. 微生物制剂 活微生物为益生菌(probiotics),肠道细菌代谢产生的不可消化的碳水化物为益生元(prebiotics)。益生菌和益生元均具有调节肠道微生态活性,并作用于固有免疫和适应性免疫细胞,促进抗炎或抗氧化应激分子的释放,诱导调节性 T 细胞产生,调节免疫功能。但是益生菌和益生元治疗慢阻肺是否有效还需要进一步研究。

第五节 未来研究方向与展望

从慢阻肺的发病机制到临床诊治还有很多问题尚不清楚,也是我们未来研究的方向与挑战。

一、发病机制

慢阻肺发病是遗传因素和环境因素经过复杂的相互作用导致的结果。吸烟是慢阻肺的主要发病因素,但是吸烟者患慢阻肺的比例较低,提示慢阻肺存在遗传易感人群。一方面,利用更大范围人群以及对不同患病危险因素人群进行分层,基于全基因组关联分析和外显子测序技术,寻找和明确关键的遗传易感基因很有必要;另一方面,利用单细胞测序、靶向基因敲除(如 CRISPR/Cas9)和体外诱导多能干细胞(induced pluripotent stem cell,iPSC)技术,阐明相关遗传易感基因是如何参与和影响慢阻肺的发生具有重要意义。

在慢阻肺的发病机制研究方面,要探讨造成慢阻肺慢性炎症反应和氧化应激的分子机制,阐明吸烟暴露、肺部微生态失衡和感染、局部肺组织代谢和自噬活性、肺损伤修复能力不足的病理生理学机制。另外人的自然衰老与慢阻肺发病之间的关系不清楚。年龄被视作慢阻肺发病的危险因素,老年人的肺功能每年会自然下降,慢阻肺患者的肺结构改变类似于正常人肺衰老,这二者之间的关系今后需要进一步研究。

二、精准诊断

在诊断方面,对于早期慢阻肺的概念不清楚。气流受限是否是慢阻肺诊断所必需的?研究发现无气流受限的吸烟者存在咳嗽、咳痰症状，生活质量受到影响，并会出现急性加重。有学者推荐用"慢阻肺前期"来定义，目前尚存争议。对于"早期慢阻肺"的定义，国内、外的意见并不统一。

评估慢阻肺病情的方法还不够简易、方便。至今还没有明确诊断慢阻肺的生物标志物。除了做肺功能检查诊断慢阻肺以外，胸部CT检查能否早期识别慢阻肺的特征，可以将肺功能和胸部CT检查二者结合进行研究。另外，对慢阻肺患者进行相关遗传学、病理学（如抗蛋白酶、嗜酸性粒细胞、肺组织自噬状态）检测，对慢阻肺急性加重患者进行病原学检测，可以用于指导临床用药。

三、精准治疗

慢阻肺患者的气流受限是不能完全逆转的，疾病呈进行性发展。尽管用药物进行长期治疗，只能减轻患者症状，改善其生活质量，减少急性加重次数，但是不能从根本上改变其病情的逐年加重。慢阻肺个体化治疗目标可否实现？要研究不同临床表型慢阻肺患者的治疗效果和预后。吸入激素在慢阻肺治疗中的地位、外周血嗜酸性粒细胞是否能够作为慢阻肺药物治疗的一项生物标志，如何通过有效免疫治疗控制肺部炎症，进而延缓患者的肺功能减退等问题，需要今后临床研究来回答。

在非药物治疗方面，要开展和研究慢阻肺患者的肺康复治疗，尤其是要探索在我国基层社区、家庭进行肺康复治疗的方式、方法以及评估疗效的指标。

总之，慢阻肺是一种常见病、多发病，可由多种环境因素和遗传因素导致。阐明其发病机制和开发新型有效治疗药物，还期待基础和临床工作者的共同努力。在公共卫生方面需要提高空气质量，提倡健康行为（如不吸烟、合理膳食和适度锻炼）等减少慢阻肺的发病因素暴露。开展健康科普宣传工作，提高公民对慢阻肺的知晓率，40岁以上人群和慢性呼吸疾病高危人群每年要检查肺功能1次。要重视早诊早治、规范诊治慢阻肺，将慢阻肺患者健康管理纳入国家基本公共卫生服务项目。慢阻肺的防治需要政府、社会、医疗卫生机构、临床及科研人员和公民的共同努力，以提升我国慢阻肺的防治水平，最终减少慢阻肺的发生率和死亡率，延长健康寿命，提高健康水平。

（周　新　龚卫娟）

参 考 文 献

[1] Agustí A，Hogg J C. Update on the pathogenesis of chronic obstructive pulmonary disease. N Engl J Med，2019，381（13）：1248-1256.

[2] Martinez F D. Early-life origins of chronic obstructive pulmonary disease. N Engl J Med，2016，375（9）：871-878.

[3] Li Y，Cho M H，Zhou X. What do polymorphisms tell us about the mechanisms of COPD?. Clin Sci，2017，131（24）：2847-2863.

[4] Bagdonas E，Raudoniute J，Bruzauskaite I，et al. Novel aspects of pathogenesis and regeneration mechanisms in COPD. Int J Chron Obstruct Pulmon Dis，2015，10：995-1013.

[5] Boukhenouna S，Wilson M A，Bahmed K，et al. Reactive oxygen species in chronic obstructive pulmonary disease. Oxid Med Cell Longev，2018，2018：5730395.

[6] Van Eeden S F，Hogg J C. Immune-modulation in chronic obstructive pulmonary disease：current concepts and future strategies. Respiration，2020，99（7）：550-565.

[7] Rabe K F，Watz H. Chronic obstructive pulmonary disease. Lancet，2017，389（10082）：1931-1940.

[8] Wang C，Xu J，Yang L，et al. Prevalence and risk factors of chronic obstructive pulmomary disease in China（the China Pulmonary Health Study）：a national cross-sectional study. Lancet，2018，391（1031）：1706-1717.

[9] GBD 2015 Chronic Respiratory Disease Collaborators. Global，regional，and national deaths，prevalence，disability-adjusted life years，and years lived with disability for chronic obstructive pulmonary disease and asthma，1990-2015：a systematic analysis for the Global Burden of Disease Study 2015. Lancet Respir Med，2017，5（9）：691-706.

[10] Barnes P J. Cellular and molecular mechanisms of asthma and COPD. Clin Sci（Lond），2017，131（13）：1541-1558.

中英文名词对照索引

A

B

C

D

H

K

M

Q

T

W

X

Y

登录中华临床影像库步骤

▌公众号登录 >>

> 扫描二维码
> 关注"临床影像库"公众号

> 点击"影像库"菜单
> 进入中华临床影像库首页

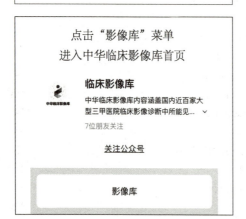

▌网站登录 >>

> 输入网址 medbooks.ipmph.com/yx
> 进入中华临床影像库首页

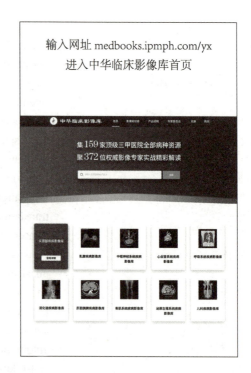

进入中华临床影像库首页

注册或登录

PC 端点击首页"兑换"按钮
移动端在首页菜单中选择"兑换"按钮

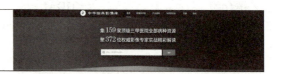

输入兑换码,点击"激活"按钮
开通中华临床影像库的使用权限

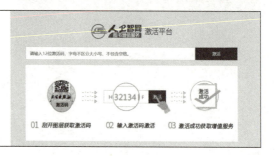

08

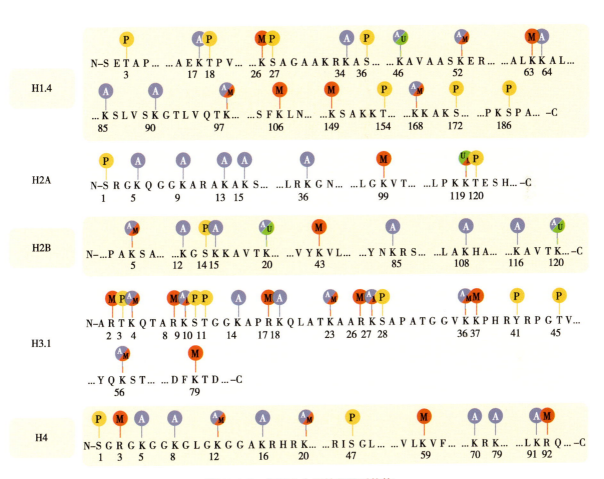

图 10-3-2 组蛋白主要的翻译后修饰

乙酰化（蓝色）、甲基化（红色）、磷酸化（黄色）和泛素化（绿色）。每个氨基酸下面的灰色数字表示其在序列中的位置

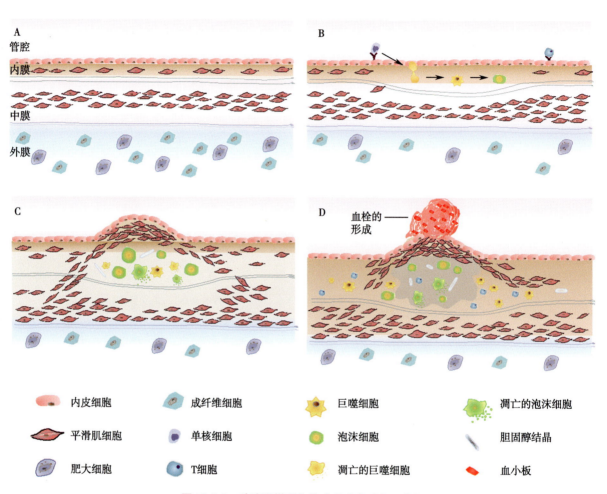

图 11-1-1 动脉粥样硬化的病理改变过程示意图

A．内皮细胞损伤是动脉粥样硬化形成的初始事件。受损的内皮细胞分泌黏附分子，如血管内皮细胞黏附分子 1（vascular endothelial cell adhesion molecule 1，VCAM-1）和 P- 选择素（P-selectins），吸引单核细胞和 T 细胞在损伤部位聚集。B．内膜单核细胞分化为巨噬细胞，分泌细胞因子，加剧炎症环境。巨噬细胞也能吞噬低密度脂蛋白（low-density lipoprotein，LDL）和氧化低密度脂蛋白（Oxidized low density lipoprotein，Ox-LDL），变成充满脂肪的泡沫细胞。C．血管平滑肌细胞迁移到内膜，在内膜增殖并分泌胶原纤维，形成纤维帽病变。巨噬细胞 / 泡沫细胞发生凋亡，导致形成富含胆固醇的坏死核心，破坏病变的稳定性。D．如果动脉粥样硬化病变破裂，血液接触到病变的内容物，就会形成血栓

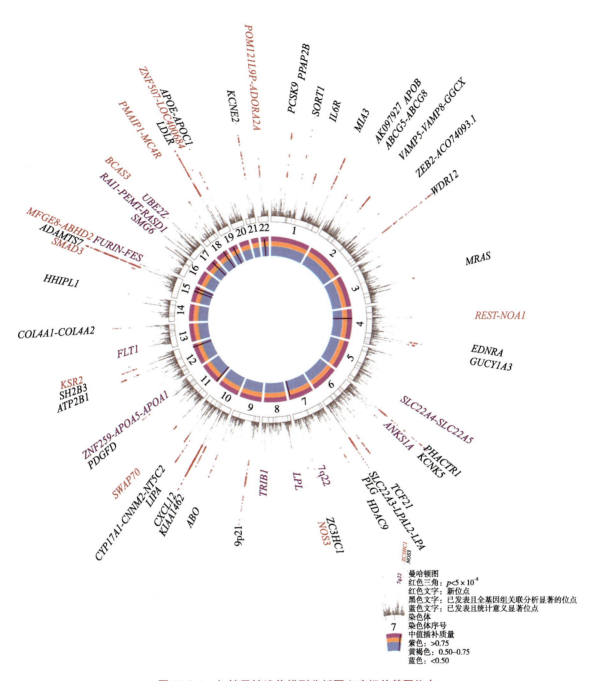

图 11-3-1 加性显性遗传模型分析冠心病相关基因位点

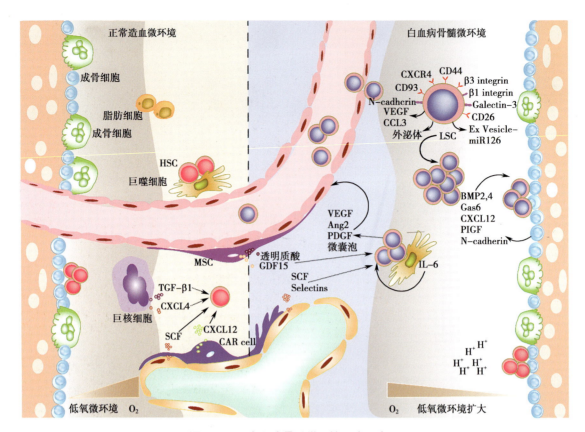

图 13-2-1 白血病骨髓微环境组成示意图

白血病骨髓微环境是一个较正常造血微环境更为缺氧和酸性的微环境，由多种细胞成分组成，如内皮细胞（endothelial cell）、成骨细胞（osteoblast）、脂肪细胞（adipocyte）、巨噬细胞（macrophage）、间充质干细胞（MSC）、巨核细胞（megakaryocyte）、CXCL12 富集网状细胞（CAR cell）等。这些细胞分泌各种生长或细胞因子，如 SCF、CXCL12、CCL3、GDF1、IL-6、selectins、hyaluronic acid 等，并通过 LSCs 的表面受体或配体（CXCR4、ITGB3、CD44、CD93 等）促进其快速增殖，同时影响正常造血微环境的重塑和造血干细胞的功能

CAR cell：CXCL12 富集网状细胞；HSC：造血干细胞；SCF：干细胞因子；CXCL12：趋化因子（C-X-C 基序）配体 12；CXCL4：趋化因子（C-X-C 基序）配体 4；TGF-β1：转化生长因子 β 化；GDF15：生长分化因子 15；VEGF：血管内皮生长因子；PDGF：血小板衍生生长因子；IL-6：白细胞介素 -6；CCL3：趋化因子 C-C 基序配体 3；GDF1：生长分化因子 1；selectins：选择素；CXCR4：趋化因子 C-X-C- 基元受体 4；ITGB3：整合素 β 合亚单位；BMP2，4：骨形态发生蛋白 2，4；Gas6：生长停滞特异性蛋白 6；PIGF：胎盘生长因子

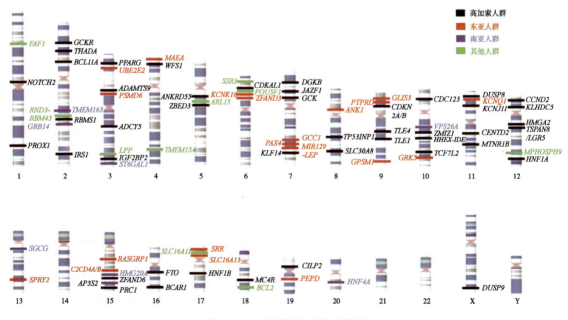

图 14-3-3 2 型糖尿病易感基因